·现代主治医生提高丛书·

心脏内科主治医生922问

（第3版）

主　编　张泽灵　陈漠水
副主编　池文渊　邢　波

中国协和医科大学出版社
北　京

图书在版编目（CIP）数据

心脏内科主治医生922问／张泽灵，陈漠水主编．—3版．—北京：中国协和医科大学出版社，2010.7（2024.7重印）．

（现代主治医生提高丛书）

ISBN 978－7－81136－379－1

Ⅰ．①心…　Ⅱ．①张…　②陈…　Ⅲ．①心脏病－诊疗－问答　Ⅳ．①R541－44

中国版本图书馆CIP数据核字（2010）第106852号

现代主治医生提高丛书

心脏内科主治医生922问（第3版）

编　　著：张泽灵　陈漠水

责任编辑：吴桂梅　林　娜

出版发行：中国协和医科大学出版社

（北京市东城区东单三条9号　邮编100730　电话010-65260431）

网　　址：www. pumcp. com

经　　销：新华书店总店北京发行所

印　　刷：北京捷迅佳彩印刷有限公司

开　　本：787×1092毫米　1/16开

印　　张：54. 25

字　　数：1200千字

版　　次：2010年10月第3版

印　　次：2024年7月第5次印刷

定　　价：88. 00元

ISBN 978－7－81136－379－1

第3版前言

《心脏内科主治医生400问》自1997年3月第1版、2000年第2版发行以来，以其内容新颖、重点突出、简明实用等特点而深受广大读者欢迎。先后多次印刷仍供不应求。然而，随着心脏内科领域发展迅猛，大量循证医学证据不断涌现，新理论、新观念不断形成与发展，第2版书中的不少内容愈显陈旧，故已于2004年建议出版社不再印刷。近几年来陆续有不少读者通过电话或来信等形式询问再版情况。为满足读者需求，并应出版社之邀，对该书又进行了全面修订。使得第3版与读者见面。

此次修订本着充实、更新、精简的原则，力争跟上时代发展步伐，反映当今学术和专业发展水平，充实新内容，淘汰旧知识，删繁就简，突出主题。尤其对心血管领域中循证医学研究的最新成果和相关专题专家组所形成的最新共识或指南性建议进行重点增补介绍。根据多数相关专著编写传统和读者查阅习惯，对原来版本内容的前后顺序进行了适当调整，并增加了“心血管疾病的预防”部分。在保持第1、2版特色的基础上，使其更具科学性、先进性和实用性。

诚然，书的编著离不开国内外前辈与同道们众多宝贵经典理论与经验。但由于篇幅所限，且内容阐述是采取问答形式，故本版书中仍未附参考文献资料。对于一些作者本人认为有必要明确来源出处的内容则直接述于文中，敬请谅解。

时间仓促及个人水平所限，本次修订中谬误疏漏在所难免，望广大读者批评指正，以益于再版。

张泽灵
2010年9月

第1版序

有关心血管病的诊断治疗技术发展极其迅速。这一方面是由于高新技术的应用，基础与临床研究相结合以及边缘学科的发展，另一方面也由于近廿年来，心血管领域的大量临床试验取得的成就，新理论、新概念和新的诊疗规则令人目不暇接，这对于承担临床主要工作的主治医生而言，意义极大。

为适应这种形势，国内相应推出不少心血管病专业书籍和刊物，科技信息也有较快的发展。但是各种出版物很少有采用问答形式的。为了解决一个问题，医生常常需要从浩瀚的文献中检索或者翻阅多种书刊。对于工作十分繁重的主治医生，这几乎是不可能做到的。

本书作者针对心脏病领域发展迅速这个客观实际，为帮助主治医生更新观念从而更好地从事临床实践，搜集了大量资料，撰写了《心脏内科主治医生400问》使读者能够快捷地找到答案。这种形式是值得提倡的。

由于是“问”和“答”，所以要求很高，内容务求新颖，答案必须准确，加以涉及的内容广泛。足见编著者的巨大付出与艰辛，故值本书出版之际乐为此序以向读者推荐。

刘力生

第1版前言

心血管疾病是严重危害人类健康的常见病、多发病，该领域的研究进展十分迅速。为了帮助临床主治医生更新观念、解决实际医疗问题，作者在大量收集国内外资料的基础上，结合自己长期临床工作中的经验与体会，撰写了这本《心脏内科主治医生400问》。

全书共分17部分，包括：心血管疾病诊断技术、高血压、冠心病、肥胖与高血脂、瓣膜病、心包心肌疾病、肺心病、先天性心脏病、其他心脏病、心力衰竭、心律失常、人工心脏起搏、心跳骤停和晕厥、其他系统疾病心血管表现、血管疾病、心血管病治疗药物及其他。本书除对临床主治医生常遇到的重要问题外，着重对近年来的新理论、新技术和新进展等有关问题采用问答形式，以当今观点进行解答、阐述，内容力求新颖、重点突出、简明实用，是内科临床、教学及医学生的参考书。篇幅所限，本书内容上可能存在挂一漏万的现象，加之本人水平有限，书中也难免有不足或错误之处，恳切希望广大读者批评指正。本书编著过程中，承蒙中国高血压协会主任委员、中国医学科学院、心血管病研究所刘力生教授、深圳市孙逸仙心血管病医院方卫华教授的热情鼓励和指教，刘力生教授还欣然为本书作序，在此表示衷心感谢。

张泽灵

1996年6月于海口

目 录

一、心血管疾病的预防

二、高 血 压

三、冠 心 病

四、肥胖与血脂异常

五、心包、心肌、心内膜疾病

六、肺 心 病

七、先天性心脏病

八、其他心脏病

九、心力衰竭

十、心 律 失 常

十一、人工心脏起搏

十二、心脏复苏

十三、晕　厥

十四、其他系统疾病心血管表现

十五、血管疾病

十六、心血管疾病治疗药物

十七、基础及其他

十八、心血管疾病诊断技术

一、心血管疾病的预防

1. 心血管疾病一级预防的内容是什么？

世界卫生组织（WHO）所指心血管疾病一级预防包括以下内容：

（1）生活方式干预

戒烟：所有非吸烟者均应鼓励不吸烟，所有吸烟者强烈建议戒烟。建议停用其他烟草类产品。危险分层≥20%、劝导戒烟无效者推荐使用尼古丁替代治疗和/或去甲替林、安非他酮（丁氨苯丙酮）。

膳食：减少总脂肪及饱和脂肪摄入量。总脂肪摄入减至总热量的30%，饱和脂肪＜总热量的10%，尽量减少或不摄入反式脂肪酸，多数膳食脂肪应为多不饱和（≤10%总热量）或单不饱和脂肪（10%～15%总热量）。每日盐摄入量减少1/3，尽可能＜5g/d或＜90mmol/d。每日摄入≥400g蔬菜/水果以及全麦和豆类。

运动：每天至少30分钟中强度运动（如快走）。

控制体重：超重或肥胖者鼓励减重，包括降低饮食能量摄入和增加运动。

限酒：每日饮酒超过3个单位（每单位约等于10%乙醇100ml或40%乙醇25ml）者，应减少乙醇摄入量。

（2）药物干预

降压：血压≥160/100mmHg（1mmHg＝0.133kPa），或低于这一水平但存在靶器官损害者，应接受药物治疗及生活方式干预，以降低血压及心血管疾病危险。血压＜160/100mmHg且无靶器官损害者，根据心血管危险分层采取相应治疗：危险＜10%、血压持续≥140/90mmHg者，应继续生活方式干预，每2～5年重复危险评估；危险10%～20%、血压持续≥140/90mmHg者，应继续生活方式干预，每年重复危险评估；危险20%～30%、血压持续≥140/90mmHg、在指导下进行生活方式干预4～6个月不能改善血压者，或危险≥30%、血压持续≥130/80mmHg者，应考虑使用噻嗪类利尿剂、血管紧张素转换酶抑制剂（ACEI）、钙离子通道阻滞剂或β受体阻滞剂中任一药物。推荐小剂量噻嗪类利尿剂、ACEI或钙离子通道阻滞剂作为一线治疗。

降脂（他汀）：三酰甘油（TC）≥8mmol/L者应采取低脂饮食，并使用他汀类药物降低心血管疾病危险。其他患者根据心血管危险分层采取相应措施：危险＜20%，建议低脂饮食；危险20%～30%、年龄＞40岁、在低脂饮食基础上TC持续升高＞5.0mmol/L和/或低密度脂蛋白胆固醇（LDL-C）>3.0mmol/L 者，应服用他汀；危险≥30%者，建议低脂饮食+他汀治疗，使 TC 降至<5.0mmol/L（LDL-C<3.0mmol/L）或 TC 降低 25%（LDL-C 降低 30%）。

降糖：在控制饮食基础上，空腹血糖持续>6mmol/L 者应接受二甲双胍治疗。

抗血小板：危险<10%，使用阿司匹林的风险大于获益，不应接受阿司匹林治疗；危险 10%~20%，风险与获益相抵，不应使用阿司匹林；危险 20%~30%，风险与获益的关系尚不清楚，可能不应使用阿司匹林；危险≥30%，推荐小剂量阿司匹林。

激素替代治疗，维生素 B、C、E 和叶酸均不推荐用于心血管疾病的一级预防。一级预防中效价比最高的治疗是阿司匹林及初始降压治疗（小剂量噻嗪类药物），其次为强化降压及他汀治疗。在资源有限的情况下，所有高危患者在接受强化降压及他汀前可先采用阿司匹林及初始降压治疗。

2 WHO 规定的心血管疾病二级预防内容是什么？

明确心血管疾病者再发心血管事件的危险极高，此类患者不需危险评估来决定治疗策略。

（1）生活方式干预 强化生活方式干预应与药物治疗同时进行。

戒烟：强烈建议明确冠心病（CHD）和/或脑血管疾病（CeVD）者在专业指导下戒烟，并停止使用其他形式的烟草产品；每日吸烟≥10 支或明显尼古丁依赖者，应给予尼古丁替代治疗；不常规推荐使用抗抑郁药物；不吸烟者应尽量避免被动吸烟。

运动：所有主要冠心病事件的康复者进行轻至中强度运动，并建议在监护下开始运动计划。

膳食、控制体重、限酒的建议同一级预防。

（2）药物干预

降压：所有确诊 CHD 者均应考虑降压治疗，尤其是血压>140/90mmHg 者。首先进行生活方式干预（特别是酗酒者），若血压仍>140/90mmHg，应采取药物治疗。不能使用 β 受体阻滞剂、ACEI 或疗效不佳者，噻嗪类利尿剂可能有助于降低心脑血管事件的再发危险。适当的血压目标值为 130/(80~85)mmHg。既往有短暂脑缺血发作（TIA）或卒中的患者，目标值亦为<130/(80~85)mmHg。

降脂：所有确诊 CHD 的患者推荐长期（甚至终生）服用他汀，基线危险高者获益更多。所有 CeVD 患者推荐使用他汀，尤其合并 CHD 时。血胆固醇水平的监测不是必需的。理想的 TC 目标值为<4.0mmol/L（LDL-C<2.0mmol/L）或 TC 下降 25%（LDL-C 下降 30%）。不推荐使用其他类降脂药物，无论是单用还是与他汀联用。

降糖：对于 1 型或 2 型糖尿病患者，CHD、CeVD 及周围血管疾病（PVD）的二级预防非常重要。饮食控制下空腹血糖持续>6mmol/L 者应接受二甲双胍和/或胰岛素治疗。

抗血小板：所有明确 CHD 者，如无禁忌证，均应常规服用阿司匹林，建议早期使用并终身服用。脑缺血或梗死引起的 TIA/卒中患者，如无禁忌证，应长期（终生）使用阿司匹林。

心肌梗死（心梗）后ACEI的使用：心梗后患者均推荐使用ACEI，尽早开始并长期（终生）使用，左心室功能受损者获益更大。

心梗后使用β受体阻滞剂：心梗以及CHD合并左心室功能不全致心力衰竭（心衰）的患者均推荐使用β受体阻滞剂。心梗后至少使用1~2年，可终身服用，除非发生严重不良反应。β受体阻滞剂可能对心绞痛患者有益，但缺乏有力证据。

抗凝：既往有TIA/卒中的窦性心律者不建议长期抗凝治疗。长期抗凝治疗推荐应用于心房颤动（房颤）、低出血危险、可安全监测的患者。无条件监测或不能使用抗凝者应给予阿司匹林治疗。

（3）非药物干预

冠脉再血管化治疗：可能为左主干或三支血管病变的中高危患者，在最佳药物治疗（阿司匹林、降脂、ACEI和β受体阻滞剂）基础上，可考虑冠状动脉旁路移植术（CABG）。已接受最佳药物治疗的顽固性心绞痛患者，为缓解症状可接受经皮血管腔内成形术（PTCA）。

颈动脉内膜切除术（CEA）：既往TIA或非致残性卒中患者，如有严重同侧颈动脉狭窄（70%~99%），行CEA可降低卒中再发及死亡危险，中度狭窄（50%~69%）者可能获益，但轻度狭窄不推荐行CEA。

基于目前证据，不推荐Ⅰ类抗心律失常药物、钙离子通道阻滞剂、抗氧化维生素、叶酸和激素替代用于CHD或CeVD患者的二级预防。

3 • 何谓冠心病的一级预防？何谓冠心病的二级预防？

所谓冠心病的一级预防，是指尚未患冠心病时进行预防，即原发预防。冠心病是一个多因素疾病，高血压、高血脂、吸烟、糖尿病等是冠心病的主要致病因素，其他的危险因子包括超体重、缺少体力活动、A型性格等。一级预防就是针对这些因素的预防。一级预防是人群中的主要预防类型。有人主张一级预防应从幼儿，甚至婴儿时做起。

二级预防亦称继发性预防，是指对已患冠心病者采用药物或非药物性措施，以预防复发或病情加重。但近年来，冠心病二级预防的概念与范围发生了重大变化。冠心病二级预防最初仅仅涵盖心肌梗死后的患者，之后，冠心病二级预防的目标扩大到有冠心病、脑血管病和外周血管疾病客观证据的患者。最近，随着人们认识到，糖尿病患者在预后意义上是冠心病的等危症，使冠心病二级预防进一步扩展到冠心病高危人群，这原本为冠心病一级预防的范畴，包括①有多重危险因素，在未来10年发生心血管事件危险>20%的患者；②糖尿病（尤其有另外一种心血管危险因素者）；③动脉粥样硬化性血管疾病；④先前有过心肌梗死，这代表了心血管疾病最高危的人群。

二级预防的重要策略为：①评估每一个体的全身综合危险因素（global cardiovascular risk）；②干预所有的危险因素和；③从治疗性生活方式改变（therapeutic lifestyle changes，TLC）启动，其内容包括限制饮食摄入的热量，控制体重、有氧运动、戒烟和控制血压。

综合评估与干预多重危险因素而不是针对单一危险因素是心血管疾病预防的现代策略的突出特点。在高危人群，血浆低密度脂蛋白胆固醇（LDL-C）应降至 2.6mmol/L(100mg/dl) 以下。推荐使用阿司匹林（80～150mg/d）。有关阿司匹林的随机临床试验（randomized clinical trial，RCT）的荟萃分析表明，与安慰剂比较，阿司匹林使联合的心血管终点减少 25%。CURE（clopidogrel in unstable angina and recurrent event）试验显示，在使用阿司匹林的基础上，加用氯吡格雷使心血管事件进一步减少 16%。在 HOPE（heart outcome and prevention evaluation）试验，血管紧张素转换酶抑制剂（ACEI）显著降低冠心病高危患者的死亡率。

30 多年前提出的动脉粥样硬化不是老龄化的必然后果，动脉粥样硬化可防可逆转的假说，已被以他汀为代表的调脂干预的前瞻性随机临床试验证实。

冠心病二级预防的 A、B、C、D、E 疗法包括：

A：阿司匹林，75mg（稳定时），≥150mg（不稳定时）；ACEI 类药物；（低分子）肝素抗凝（不稳定时）。

B：β 受体阻滞剂，血压控制至理想水平。

C：他汀类药物，彻底戒烟。

D：控制糖尿病，清淡饮食。

E：健康教育（对患者）和继续教育（对医护人员），适量体力运动（有氧运动）。

4 · 怎样进行经皮冠状动脉介入治疗后二级预防药物治疗？

冠心病经皮冠状动脉介入治疗（PCI）后二级预防是冠心病防治的重要环节，需要引起重视。预防目标是降低 PCI 后人群的病死率，并减少不良心血管事件的复发。

PCI 术后的二级预防用药建议：

（1）抗高血压治疗　初始治疗使用 β 受体阻滞剂和/或 ACEI，必要时加用其他降压药物，以使血压达标，<140/90mmHg（1mmHg = 0.133kPa），慢性肾病或糖尿病者血压应<130/80mmHg（Ⅰ类推荐，证据水平 A）。

（2）调脂治疗　使用他汀类药物达到以下目标：①LDL-C<2.60mmol/L（Ⅰ类推荐，证据水平 A）；②极高危患者（如 ACS、糖尿病）LDL-C<2.08mmol/L（Ⅱa 类推荐，证据水平 A）。

（3）糖尿病治疗　进行生活方式调整和药物治疗以使 HbAIC<6.5%（Ⅰ类推荐，证据水平 B）。

（4）抗血小板/抗凝治疗

阿司匹林：无过敏及出血风险增加的支架术后患者，阿司匹林 100mg/d，长期服用（Ⅰ类推荐，证据水平 B）。

氯吡格雷：①植入 DES 者，无高危出血风险时氯吡格雷 75mg/d 至术后至少 12 个月。植入 BMS 者，75mg/d 至少 1 个月，最好 12 个月（出血风险增高者最少 2 周）（Ⅰ类推荐，证据水平 B）；②所有接受 PCI 但未植入支架的 STEMI 患者，氯吡格雷应至少持续 14 天（Ⅰ类推荐，证据水平 B）；③未行再灌注治疗的 STEMI 和非 STEMI 患者择期 PCI 后可长期

（1年）口服氯吡格雷75mg/d（Ⅱa类推荐，证据水平C）；④阿司匹林过敏或不能耐受者可用氯吡格雷替代（I类推荐，证据水平A）。

华法林和阿司匹林长期合用：①华法林联用阿司匹林和/或氯吡格雷时可增加出血风险，应尽量选用裸金属支架（BMS），且术后应密切观察出血情况（Ⅰ类推荐，证据水平B）；②PCI后需用华法林、氯吡格雷和阿司匹林时，建议INR应控制在2.0~2.5，阿司匹林采用低剂量（7mg/d），氯吡格雷75mg/d（Ⅰ类推荐，证据水平C）。

（5）ACEI　除非有禁忌证，所有LVEF≤40%及高血压、糖尿病或慢性肾脏疾病的患者均应开始并长期服用ACEI（Ⅰ类推荐，证据水平A）。

（6）血管紧张素受体拮抗剂　①建议用于不能耐受ACEI的患者，以及心力衰竭或MI后LVEF≤40%的患者（Ⅰ类推荐，证据水平A）；②用于不能耐受ACEI的高血压患者（Ⅰ类推荐，证据水平B）。

（7）醛固酮拮抗剂　建议用于MI后无明显肾功能障碍或高钾血症，且已接受治疗剂量ACEI和β受体阻滞剂、LVEF≤40%、合并糖尿病或心力衰竭的患者（Ⅰ类推荐，证据水平A）。

（8）β受体阻滞剂　除非有禁忌，对MI后、ACS、左心室功能障碍（无论有无心力衰竭症状）的患者，均应长期应用（Ⅰ类推荐，证据水平A）。

5 • 在冠心病预防中目前有哪些焦点问题？

20世纪80年代流行病学研究和临床试验，如LRC-CPPT（the lipid research clinics primary prevention trial）、CDP（the coronary drug project）和Helsinki研究成为预防冠心病的早期建议的依据，即1988年公布的NCEP的基础。斑块消退研究和汇总的流行病学资料影响了NCEPⅡ（1993年）的制定。有关冠心病一级和二级预防的大规模临床试验、综合危险因素评估的概念和代谢综合征的提出产生了NCEP ATPⅢ（2001年）。在NCEP ATPⅢ公布不久，发表了HPS的结果，这一试验提出了现有指南尚未回答的一些重要问题。也是目前在冠心病预防中存在的一些焦点问题。

（1）是否存在起始血脂干预的临界水平？“临界水平”假说始于CARE和汇总的普伐他汀的结果，它提出当LDL-C＜120mg/dl（3.2mmol/L）时，启用普伐他汀干预很少可能获益。但4S未见有在较低基线水平LDL-C时辛伐他汀的有益作用减弱。4S的LDL-C基线水平高于CARE与LIPID。HPS表明，LDL-C＜100mg/dl（2.6mmol/L）的亚组从辛伐他汀获益程度与其他LDL-C基线水平类似。在HPS中，LDL-C基线水平＜120mg/dl（3.0mmol/L）的患者6793例，已超过CARE入选患者之总数。因此，“临界水平”假说应被否定。

（2）是否LDL-C降得越低越好？TNT（the treat to new targets）研究入选1万多例冠心病患者，比较使用阿托伐他汀10mg/d和80mg/d，将LDL-C降至100ms/dl和75mg/dl（1.9mmol/L）；SEARCH（the study of Effectiveness of Additional Reduction in Cholesterol and Homocysteine）已随机入选12 000例患者分别接受辛伐他汀20mg/d和80mg/d，同时联合使用叶酸和维生素B_{12}、同型半胱氨酸或双安慰剂。IDEAL（the Incremental Decrease in Events with Affressive LDL Lowing）研究将对比4S中使用的干预方案和阿托伐他汀80mg/d，入选

8 888例患者。PROVE-IT 将对比普伐他汀 40mg 和阿托伐他汀 80mg。

从已有的资料推论，支持 LDL-C 目标水平越低可能进一步获益。第二为治疗目标针对 LDL-C 以外的血脂组分。NCEP Ⅲ提出将非 HDL-C 作为干预目标，尤其在代谢综合征的患者。鉴于总 ApoB 反映了循环中颈动脉粥样硬化颗粒之总和，也推荐将 ApoB 列入治疗目标。

（3）随访性血脂测定是否必要？有无意义？NCEP ATPⅢ和大多数共识都推荐治疗高危个体，采用血脂异常干预的目标策略。开始对基线血脂指标进行筛查，除外血脂异常的继发原因和可能影响血脂情况的共存因素，例如饮食、吸烟和饮酒。MIRACL（the Myocardial Ischemia Reduction with Aggressive Cholesterol Lowering）研究中 3 086 例急性冠状动脉综合征的患者，24 ~ 96 小时内随机接受阿托伐他汀 80mg 或安慰剂，观察早期他汀干预的安全性与效果。其结果表明，治疗 16 周他汀干预组的冠心病事件减少 16%，主要获益来自需住院的心绞痛恶化减少。研究显示，高危个体出院前使用大剂量他汀短期治疗获益，并且安全。HPS 使用单一剂量 40mg/d 的辛伐他汀治疗 5 年。随访期间的副作用与安慰剂组差异无统计学意义。在 LDL-C 水平 < 100mg/dl（2. 6mmol/L）的患者，未报道有不良作用。因而提出了一系列问题：①在高危患者，起始治疗前是否需确定基线血脂水平？或起始治疗后是否需根据定期复查血脂水平调整药物剂量？②间隔多久复查血脂水平？复查血脂应包括哪些项目（TC、直接 LDL-C、所有组分、ApoB）？③在高危个体，目标水平有无意义？

许多问题可能永远不能有临床试验回答，但 NCEPⅢ应作为血脂干预的底线标准。使用较大剂量的他汀，即 40mg/d 辛伐他汀的对等剂量已经证明安全，并可降低死亡率。在欧美国家，有经验的专科医生使用更大剂量的他汀（辛伐他汀 80mg/d，阿托伐他汀 80mg/d 和 rosuvastatin 80mg/d）已证明安全有效，肌炎和横纹肌溶解症的危险增高。目前，我国很少需要或可能使用如此大剂量的他汀药物，大多数患者可能需用的辛伐他汀剂量范围为 10 ~ 40mg/d，阿托伐他汀 10 ~ 20mg/d。就安全性而言，美国 FDA 的资料表明，除西立伐他汀外，报道的所有他汀引起的致死性横纹肌溶解症发生率 < 0. 2 例/百万患者。与之比较，在所干预高危人群的严重心血管事件的危险 > 20%/10 年（或20 000/百万）；风险-获益比支持他汀的临床应用。因此，在高危患者，以辛伐他汀 20 ~ 40mg/d 的对等他汀剂量为起始剂量是安全的。在 6 ~ 12 周内滴定剂量，将 LDL-C 降至 < 100mg/dl（2. 6mmol/L）是适宜的。尚未确定更低的安全 LDL-C 低限。

（4）是否应测定 C 反应蛋白（CRP）？CRP 升高的干预措施是什么？CRP 是应对炎症刺激的反应，由肝脏产生的急性期反应物。从前瞻性研究获取的一致性和可重复性资料表明，高敏 CRP（hsCRP）为独立的心血管危险因素，可预测危险性，在统计学上优于 LDL-C。并且，从大规模治疗研究的回顾性资料显示他汀类药物降低 hsCRP，这属于他汀类药物的传统作用。更为重要的是，即使 LDL-C 低，hsCRP 升高的患者仍从他汀获益。目前，为预防心血管疾病，尚不能作出明确支持或反对常规测定 hsCRP 的建议。在高危患者，强力推荐使用他汀。最可能应用 hsCRP 评估危险度的对象是中度危险的患者，传统的分类策略对这些患者可能不准确，尤其在代谢综合征的患者。这一作法仍需前瞻性研究评价。

（5）如何适当治疗（主要是）HDL-C 低的患者？如何治疗这类患者仍有争议。VA-HIT 提供了直接证据表明，“贝特”类药物吉非罗齐减少心脏事件，这一作用独立于对 LDL-C 水平的作用。HATS（the HDL atherosclerosis treatment study）入选低 HDL-C 的 163 例患者，在男性 < 35mg/dl（0.91mmol/L），在女性 < 40mg/dl（1.03mmol/L），LDL-C < 145mg/dl（3.75mmol/L），均经冠状动脉造影确诊有冠心病。自 10～20mg 起始，允许递增至 80mg 的辛伐他汀单独使用或联合烟酸，联合或不联合抗氧化剂治疗 3 年后，联合使用辛伐他汀和烟酸使 HDL-C 增加 26%，严重心血管事件减少 90%。HPS 显示，在基线 LDL-C < 100mg/dl（2.6mmol/L）的患者，使用 40mg/d 辛伐他汀有类似获益，同基线 LDL-C 高于此水平的患者获益程度也类似。

在此类高危患者，目前的证据建议，依据已发表研究资料，可适当选用大剂量他汀（相当于辛伐他汀 40mg/d）、联合使用小剂量他汀和烟酸（2～4g/d）或吉非罗齐 1200mg/d。是否所有贝特类药物都有心脏保护作用尚不清楚。BIP（Bezafibrate Infarction Prevention）的结果难以下结论，尽管该试验的规模很大，部分是因为有较多的患者正在参加其他试验，用了研究方案以外的降脂药物。DAIS（the Diabetes Atheosclerosis Intervention Study）在 418 例 2 型糖尿病患者用冠状动脉造影评价非诺贝特冠心病斑块进展的影响。血脂的入选标准为低 HDL-C 水平和 TG 增高。尽管主要终点未见显著差异，但非诺贝特对冠状动脉造影的最小腔直径具有有益的作用，改善了其他冠状动脉造影的评价指标，临床事件减少。

（6）目前有无升高 HDL-C 有益于心血管事件预防的证据？是否应设立 HDL-C 的目标？对资料认真进行统计学处理可显示 HDL-C 对临床预后的独立作用。4S、CARE、LIPID、VA-HIT 等大规模临床试验以及 BIP、DAIS 和 HATS 试验都提供有药物对 HDL-C 的作用。与安慰剂比较，他汀类使 HDL-C 轻度增加（5%～10%）。贝特类的结果较不一致。只有吉非罗齐和辛伐他汀（4S）增高的 HDL-C 伴有心血管事件减少，而在 4S、多因素回归分析后，这一相关性丢失其统计学意义。NCEP ATPⅢ已选择 HDL-C < 40mg/dl（1.03mmol/L）作为明确的危险因素。即使考虑 HDL-C 和心血管危险之间的连续与分级关系，上述作法是合理的，但有争议的问题是是否应努力把 HDL-C 水平提高到 40mg/dl 以上，或选用另外的致动脉粥样硬化脂蛋白标志物作为治疗目标。NCEP 选择了非 HDL-C 为目标，加拿大指南选择的是 TC/HDL-C 比率。以 HDL-C 作为治疗目标不合适，因为缺乏证据支持用药物升高 HDL-C 可预防冠心病，并且除烟酸以外，缺少升高 HDL-C 的有效药物。设置 HDL-C 的目标水平可能在临床上会扩展对烟酸的使用，有可能增加副作用。已知生活方式改变（戒烟、合理饮食、减轻体重、运动和适度饮酒）可升高 HDL-C，这些措施本身就有利于心血管事件的预防。

（7）他汀的其他作用　动脉粥样硬化为炎症疾病。他汀可降低 CRP，诱发平滑肌细胞凋亡，改变动脉粥样硬化斑块的胶原含量，改善内皮功能和减少斑块内的炎症成分。这些被称为降胆固醇以外的作用。但在临床实践中难以评价这些作用的实际效果。PROVE-IT 可能部分回答这一问题。

（8）联合用药　对于严重的血脂异常，单一的降脂药物不能使血脂降至目标水平，或不能耐受单一药物较大剂量的患者，需要联合使用 2 种或多种降脂药物。鉴于联合用药增加药物相互作用的可能性，应加强随访和监测不良反应。在 LDL-C 严重升高，如家族性高胆固醇血症的患者，在使用他汀基础上，可加用胆酸结合树脂（colestipol 或 cholestyramine）或加用抑制胆固醇小肠吸收的药物 ezetimibe，可使 LDL-C 下降 > 60%。混合型脂蛋白异常的患者治疗困难。对于许多有代谢综合征的患者，有多种因素阻碍生活方式改变的切实落实，例如缺乏有效的患者教育和患者的积极性，缺乏资源（如营养师和运动设施）或缺少经费。根据目前的知识，首要的干预目标仍是 LDL-C 的水平。持续存在的高三酰甘油血症，尤其并存 HDL-C 低的患者可能需联合使用他汀和贝特两类药物，但应注意，尚无随机的临床试验评估这种联合用药的有效性和安全性。在有经验的医生，在小规模的临床试验中，显示联合使用他汀和烟酸明显获益。

研发选择性抑制肠道对胆固醇的吸收药物是治疗脂蛋白异常的一项重大进展。ezetimibe 是第一个用于临床的这类药物。其分子水平的精确作用机制尚未完全清楚，但该药似乎是选择性抑制胆固醇经小肠上皮细胞的吸收。它适用于 LDL-C 水平显著升高的患者，与中等剂量的他汀合用，可使 LDL-C 降低 55% ~60%，与大剂量他汀大致等效。

通过调节脂蛋白代谢治疗动脉粥样硬化的新思路包括研发胆固醇酯转移蛋白抑制剂（升高 HDL-C 水平或调节卵磷脂：胆固醇酰基转移酶）、酰基：辅酶 A 乙酸基转移酶抑制剂（抑制泡沫细胞中胆固醇酯的形成）、微粒体的三酰甘油转移蛋白抑制剂（预防肝脏分泌含脂蛋白的 apoB）以及胆酸转运抑制剂和肠胆固醇吸收抑制剂（减少肠道胆固醇吸收）。这些药物目前都仍在评价之中，它们对人类动脉粥样硬化的作用目前尚无临床试验的证实。除烟酸以外的其他药物对 HDL-C 水平的调节尚未达到与他汀降 LDL-C 水平呈比例的成果。HDL-C 水平可能的调节剂包括清道夫受体 β-1 和三磷酸腺苷结合区转运蛋白 AI 通路。

综上，在过去的 30 年，脂质学说已得以确立。降低血浆 LDL-C 水平使高危人群的死亡率下降。但尽管有这些令人鼓舞的重大成就，确诊的冠心病患者和发生冠心病的高危患者的预后仍持续地差于健康者。在这些个体必须认真改变生活方式，强有力地控制危险因素。对动脉粥样硬化血栓形成过程的药理学干预可能改善预后。

6 • 如何预防女性心血管疾病？

2007 由美国心脏协会（AHA）、美国家庭医师协会、美国妇产科学会、美国心脏病学会基金会、胸科医师学会等机构共同更新并颁布的女性心血管疾病预防指南对于女性心血管疾病的预防、发生、治疗等方面做了如下的建议和指导。

主要建议

（1）生活方式干预

1）吸烟：女性不应吸烟且应尽量避免被动吸烟。对于吸烟的女性应采取各种措施戒烟，如戒烟咨询、尼古丁替代、行为疗法等（ⅠB）。

2）体力活动：每日应保证最少 30 分钟的中等强度体力活动（例如快步行走，ⅠB）。需要减轻体重者每日至少保证 60 ~90 分钟的中等强度体力活动（例如快步行走，ⅠC）。

3）康复：对于近期患急性冠状动脉综合征或接受介入治疗者、新近发生的心绞痛或慢性心绞痛、近期发生脑血管事件、外周动脉疾病的女性，应推荐在医生指导下进行以家庭或社区为基础的康复锻炼程序（ⅠA），有心力衰竭症状且左心室射血分数 <40% 者也推荐上述康复训练程序（ⅠB）。

4）膳食：应多摄入蔬菜与水果，宜选全麦与高纤维食物，每周至少进食两次鱼类。饱和脂肪酸摄入量不超过饮食总热量的10%，如有可能努力控制在7%以内。饮食中胆固醇含量不超过300mg/d，严格控制饮酒。每日钠摄入量不超过2.3g（约一汤匙食盐）。尽量减少反式脂肪酸的摄入量（不超过饮食总热量的1%，ⅠB）。

5）控制体重：女性应通过调节适量运动与控制饮食将体重控制在理想范围，即体质指数18.5~24.9kg/m^2，腰围小于35英寸（88.9cm，ⅠB）。

（2）ω-3脂肪酸　作为饮食添加剂，女性冠心病患者可以服用ω-3脂肪酸胶囊（含85~1000mg二十碳五烯酸与二十二碳六烯酸）。大剂量（2~4g）服用本品可用于治疗女性高三酰甘油血症（ⅡbB）。

（3）抑郁　对于患有冠心病的女性患者应考虑作抑郁症筛查，并视情况给予干预（ⅡaB）。

（4）主要危险因素干预

1）血压——最佳水平与改善生活方式：鼓励通过改善生活方式（如控制体重、增加体力活动、限制乙醇摄入、限制食盐摄入、增加新鲜水果与蔬菜摄入以及低脂饮食）将血压控制在理想范围内（<120/80mmHg）（ⅠB）。

血压——药物治疗：如果血压超过140/90mmHg，合并糖尿病或明显肾脏损害者且血压超过130/80mmHg时，即应启动药物治疗。若无禁忌证，多数患者可首选噻嗪类利尿剂，除非有使用其他降压药物的强制适应证。高危女性患者应选用β受体阻滞剂和/或血管紧张素转换酶抑制剂（ACEI）/血管紧张素受体阻滞剂（ARB），如血压不能达标可加用噻嗪类利尿剂或其他降压药物（ⅠA）。

2）血脂与脂蛋白水平——最佳水平与改善生活方式：应鼓励女性通过改善生活方式达到以下血脂目标：LDL-C<100mg/dl，高密度脂蛋白胆固醇（HDL-C）>50mg/dl，TG<150mg/dl，非HDL-C<130mg/dl（ⅠB）。如果是高危女性，或存在高胆固醇血症，其饱和脂肪酸摄入量应低于饮食总热量的7%，胆固醇摄入量<200mg/d（ⅠB）。

血脂——药物治疗：对于已患冠心病、其他动脉粥样硬化性心血管疾病、糖尿病或10年冠心病风险>20%的女性，在积极改善生活方式的同时，可使用降脂药物将LDL-C降至100mg/dl以下（ⅠA）。对于极高危的女性冠心病患者，可以考虑将LDL-C降至70mg/dl以下，此时常需要联合应用降脂药物。对于存在多重危险因素或10年冠心病风险为10%~20%者，在改善生活方式同时可以应用降脂药物将LDL-C降至130mg/dl以下（ⅠB）。

如果经过生活方式改善，其LDL-C仍≥160mg/dl且存在多重危险因素，即使其10年冠心病风险<10%，仍应启动降脂药物治疗（ⅠB）。在改善生活方式以后，无论其是否存在冠心病或其他危险因素，若LDL-C≥190mg/dl即应启动药物治疗（ⅠB）。

血脂——低HDL-C或非HDL-C升高的高危女性的药物治疗：对于LDL-C已达标但HDL-C降低或非HDL-C升高的高危女性，可以使用烟酸或贝特类药物治疗（ⅡaB）。

血脂——低HDL-C或非HDL-C升高的其他危险程度女性的药物治疗：对于LDL-C已达标但HDL-C降低或非HDL-C升高且存在多重危险因素、10年冠心病风险10%~20%的女性，可以使用烟酸或贝特类药物治疗（ⅡbB）。

3）糖尿病：女性糖尿病患者应进行生活方式改善与药物治疗（ⅠB），若无显著低血糖，应将糖化血红蛋白控制在7%以内（ⅠC）。

（5）预防性药物干预

1）阿司匹林——高危患者：若无禁忌证，所有高危患者应接受阿司匹林（75～325mg/d）治疗（ⅠA）。若不能耐受阿司匹林，可用氯吡格雷替代（ⅠB）。

阿司匹林——其他危险程度或健康女性：年龄≥65 岁的女性，如血压控制满意可给予阿司匹林 81mg/d 或 100mg 隔日一次。其预防脑卒中和心肌梗死的获益可能超过胃肠道出血或出血性卒中的风险（ⅡaB）。年龄 <65 岁的女性服用阿司匹林预防脑卒中的获益可能超过由此所致的不良反应（ⅡbB）。

2）β 受体阻滞剂：只要没有禁忌证，所有心肌梗死后、急性冠状动脉综合征、伴或不伴心力衰竭症状的左心室功能不全的女性患者均应无限期使用 β 受体阻滞剂（ⅠA）。

3）ACEI 与 ARB：若无禁忌证，所有心肌梗死后、心力衰竭、左心室射血分数≤40%或患糖尿病的女性患者均应使用 ACEI（ⅠA）。上述患者若不能耐受 ACEI，可选 ARB 替代治疗（ⅠB）。

4）醛固酮阻滞剂：对于左心室射血分数≤40% 的有症状的心力衰竭女性患者，已经接受治疗剂量的 ACEI 与 β 受体阻滞剂治疗且无显著肾功能不全与高血钾者，可以使用醛固酮阻滞剂（ⅠB）。

（6）在女性冠心病或心肌梗死预防中无效甚至有害的干预措施

1）停经后治疗：激素替代疗法或选择性雌激素受体调节剂不推荐用于冠心病的一级与二级预防（ⅢA）。

2）抗氧化剂：抗氧化剂（如维生素 E、维生素 C，以及 β 胡萝卜素）不推荐用于冠心病的一级与二级预防（ⅢA）。

3）叶酸：不推荐叶酸、维生素 B_6 与 B_{12} 用于冠心病的一级与二级预防（ⅢA）。

4）阿司匹林——65 岁以下女性预防心肌梗死：不推荐为 65 岁以下健康女性常规服用阿司匹林预防心肌梗死（ⅢB）。

7. 流感疫苗接种在心血管疾病二级预防中应用的专家建议有哪些？

流行性感冒对心血管病（CVD）患者具有很大威胁，但采取有效措施常可以在一定程度上预防其发生。临床试验与观察性研究证实接种流感疫苗可以显著降低心血管病死亡率与非致命性事件发生率。根据现有研究结果，美国心脏协会/美国心脏病学会（AHA/ACC）推荐将接种灭活流感疫苗作为冠心病与其他动脉硬化性疾病二级预防的内容之一（推荐级别Ⅰ，证据水平 B）。即应为所有无禁忌证的 CVD 患者接种流感疫苗，其证据来源于一项随机临床试验与数项非随机人群队列研究。

由于已有较充分证据表明为 CVD 患者接种流感疫苗可使患者获益，故应着力在相应人群中推广这一措施，提高接种率。

8 阿司匹林用于缺血性心血管病高危人群一级预防的建议有哪些？

建议下列高危人群应用阿司匹林（75～100mg/d）进行一级预防：

（1）患有高血压但血压控制满意（＜150/90mmHg），同时有下列情况之一者 ①年龄在50岁以上；②具有靶器官损害，包括血清肌酐中度增高；③糖尿病。

（2）患有2型糖尿病，40岁以上，同时有心血管危险因素者 ①有早发冠心病家族史；②吸烟；③高血压；④超重与肥胖，尤其腹型肥胖；⑤清蛋白尿；⑥血脂异常。

（3）10年缺血性心血管病风险≥10%的人群或合并下述3项及以上危险因素者 ①血脂代谢紊乱；②吸烟；③肥胖；④年龄≥50岁；⑤早发CeVD家族史（男＜55岁、女＜65岁发病）。

9 在缺血性心脏病患者中应用阿司匹林治疗有何建议？

一是适合于阿司匹林单药应用的情况：

（1）慢性稳定性心绞痛 建议口服阿司匹林100mg/d（75～150mg/d），长期应用。对阿司匹林不能耐受或过敏者，建议选用氯吡格雷75mg/d替代治疗。

（2）既往心肌梗死史（ST段抬高和不抬高的急性心肌梗死后） 建议口服阿司匹林100mg/d(75～150mg/d)，长期服用。对阿司匹林不能耐受或过敏者，建议选用氯吡格雷75mg/d替代治疗。

（3）冠状动脉旁路移植术 建议术前不必停用阿司匹林，术后24小时开始口服阿司匹林100mg/d（75～150mg/d），长期应用。

（4）外周血管疾病 慢性肢体缺血患者无论是否接受介入治疗，颈动脉狭窄患者无论是否接受颈动脉内膜切除术，建议长期服用阿司匹林100mg/d（75～150mg/d）。对阿司匹林不能耐受或过敏者，可选用氯吡格雷75mg/d替代治疗。

（5）冠心病合并糖尿病患者 建议常规应用阿司匹林100mg/d（75～100mg/d）。

（6）心房颤动 建议阿司匹林300mg/d，用于非瓣膜性心脏病心房颤动的中低危患者或不宜应用华法林的高危患者。

（7）瓣膜置换术后 所有置入机械瓣膜者，均应华法林治疗，推荐INR目标值为2.5(2.0～3.0)，对同时合并其他危险因素，如心房颤动、心肌梗死、左心房扩大、射血分数降低等，建议同时联合应用小剂量阿司匹林75～100mg/d。瓣膜置换术患者必须停用华法林时，建议使用低分子量肝素和阿司匹林75～100mg/d治疗。

二是阿司匹林需要与其他抗血小板药联合应用的情况：

（1）ST段抬高的AMI 不论是否接受PCI治疗，均建议联合使用阿司匹林加氯吡格雷。阿司匹林初始剂量150～300mg/d，1～7天后100mg/d(75～150mg/d)，长期应用。氯吡格雷300mg负荷量，然后75mg/d。对非介入患者氯吡格雷至少服用1个月，阿司匹林不能耐受或过敏者，可用氯吡格雷替代治疗。对行介入治疗患者，建议氯吡格雷 75mg/d，继续应用 9～12 个月。围术期必要时加用血小板 GPⅡb/Ⅲa 受体阻滞剂静脉滴注。

（2）非 ST 段抬高的 AMI　不论是否行介入治疗，均应联合使用阿司匹林加氯吡格雷。阿司匹林初始剂量 150～300mg/d，1～7 天后 100mg/d（75～150mg/d），长期应用。氯吡格雷 300mg/d 负荷量，继之 75mg/d，建议服用 9～12 个月。对行介入治疗者，必要时应用血小板 GPⅡb/Ⅲa 受体阻滞剂静脉滴注。

（3）择期 PCI　建议阿司匹林口服 100～300mg/d 预处理 2～3 天；若拟行支架置入术时，术前 6～24 小时加用氯吡格雷 300mg；术后阿司匹林 100～300mg/d 继续长期服用。同时加用氯吡格雷 75mg/d，置入裸金属支架者至少 1 个月，置入药物洗脱支架者至少 6 个月。

10 • 近年来，国内外一些主要的高血压防治指南对高血压人群使用阿司匹林有何建议？

• 中国高血压防治指南（2005 年修订版）：对于有心脏事件既往史或心血管病患病危险较高的患者，抗血小板治疗可降低脑卒中和心肌梗死的危险。小剂量阿司匹林对 50 岁以上、血清肌酐中度升高或 10 年总心血管危险≥20% 的高血压人群有益。

• 欧洲高血压协会指南（ESH 2003）：推荐肌酐中度增高、50 岁以上、心脏病危险中度增高或基线血压较高的患者使用小剂量阿司匹林。

• 美国高血压病普查治疗委员会（JNC）第 7 版指南：血压控制较好的高血压患者应考虑使用阿司匹林。

• AHA/美国卒中学会（ASA）指南（2006）：对有心脑血管事件中、高危风险的人群（10 年心脑血管事件危险≥6%，推荐长期服用阿司匹林 75～160mg/d 预防心脑血管事件（Ⅰ，A）。

• 中国专家共识 2005：血压控制稳定（＜150/90mmHg）的高血压患者，如合并一项高危因素则应服用阿司匹林。

• 2006 年 AHA/ACC 指南：除非有禁忌证，动脉粥样硬化患者应终身服用阿司匹林 75～162mg/d（Ⅰ，A）。

11 • 何时服用阿司匹林最合适？

心脑血管事件高发时段为 6～12 时，肠溶阿司匹林服用后需 3～4 小时才能达到血药浓度高峰。如果每天上午服用阿司匹林，则不能起到最佳的保护作用。18～24 时是人体新生成血小板的主要时间段，因此部分学者提出睡前服用阿司匹林疗效最佳。

Hermida 等研究显示，对于轻度高血压患者，睡前服用阿司匹林具有轻度降压作用，而上午服用则无此作用，说明阿司匹林服用方法具有生物时效性。

考虑到阿司匹林不可逆抑制血小板环氧合酶的机制，最重要的是每天坚持服用 1 次阿司匹林。对于高质量的肠溶剂型，空腹服用利于提高生物利用度，降低胃肠道反应。

二、高　血　压

12• 近30年来高血压诊断、分类标准有何改变？

1978年世界卫生组织（WHO）高血压专家委员会确定的高血压标准为：静息时，若成人收缩压（SBP）≥21.3kPa(160mmHg）和/或舒张压（DBP）≥12.7kPa(95mmHg)，可诊断为高血压；若SBP在18.9～21.2kPa(141～159mmHg）和/或DBP在12.1～12.5kPa(91～94mmHg)，称临界性高血压。SBP≤18.7kPa(140mmHg）和/或DBP≤12.0kPa(90mmHg)，则为正常血压。1979年郑州会议修订了我国高血压诊断标准，基本上参照1978年WHO的标准。经多年临床实践证明，上述标准有一定缺点，关键在对临界性高血压的危险性估计不足，对收缩压增高重视不够。为此，WHO和国际高血压学会（ISH）于1993年提出了新的高血压分类诊断标准（表2-1）。

表2-1　高血压分类（按血压水平）

	收缩压（mmHg）		舒张压（mmHg）
正常血压	<140	和	<90
轻度高血压	140～180	和/或	90～105
亚组：临界高血压	140～160	和/或	90～95
中、重度高血压	>180	和/或	>105
纯收缩期高血压（ISH）	>160	和	<90
亚组：临界ISH	140～160	和	<90

注：1mmHg＝0.133kPa

美国全国联合委员会（JNC）也曾在1984、1988、1992和1993年4次修订了高血压标准。1994年中国高血压联盟结合美国JNC的1992年方案提出了我国的高血压分类标准及随访建议（表2-2），被作为以后高血研究的依据，而1978年WHO标准和1979年郑州会议制定的我国高血压标准则被摒弃。

表 2-2 按初次血压测量为依据的随访建议

血压分类	血压值 kPa（mmHg）		随访建议①
	收缩压（SBP）	舒张压（DBP）	
正常	<18.7（140）	<12.0（90）	1~2 年内复查②
轻度	8.7~21.2（140~159）	12.0~13.2（90~99）	1~2 个月内复查③
中度	21.3~23.9（160~179）	13.3~14.5（100~109）	1 个月内复查
重度	≥24.0（180）	≥14.7（110）	立即或 1 周内提出处理建议

注：①如 SBP 和 DBP 属不同分类，按较短时间随访，例如血压为 21.3/11.3kPa（160/85mmHg）应在 1 个月内随访；②随访计划还要根据过去可靠的血压值以及其他心血管危险因素或靶器官损伤情况进行修改；③考虑提出有关改善生活方式的建议

1993 年美国 JNC 再次修订高血压标准，将轻、中、重度高血压改为 1、2、3、4 四期分类，即正常为 SBP<130mmHg，DBP<85mmHg；高正常血压为 SBP 130~139mmHg，DBP 85~89mmHg；高血压Ⅰ期（轻度）为 SBP 140~159mmHg，DBP 90~99mmHg；高血压Ⅱ期（中度）为 SBP 160~179mmHg，DBP 100~109mmHg；高血压Ⅲ期（重度）为 SBP 180~209mmHg，DBP 110~119mmHg；高血压，Ⅳ期（极重度）为 SBP≥210mmHg，DBP≥120mmHg。

1997 年 11 月美国心肺血研究所（NHLBI）发表了关于预防、检测、评估与治疗高血压全国委员会的第六次报告（JNC6），对高血压的定义和分类又重新进行了修订（表 2-3），对成年人（≥18 岁）血压进行了分类及分期。高血压定义是 SBP≥140mmHg、DBP≥90mmHg，或正在接受抗高血压药物治疗。本次报告还制定了儿童与未成年人高血压标准（表 2-4）。凡达到其诊断标准均应视为高血压。并指出，儿童高血压用药选择与成年人相同，但剂量较小，调整时要更加小心。

表 2-3 JNC6 血压分类与分期标准

判断	SBP（mmHg）		DBP（mmHg）
最佳	<120	和	<80
正常	<130	和	<85
正常高限	130~139	或	85~89
高血压			
Ⅰ期	140~159	或	90~99
Ⅱ期	160~179	或	100~109
Ⅲ期	≥180	或	≥110

注：如果 SBP 与 DBP 不在同一期，则按高的一期算，例如患者血压为 160.92mmHg，应列入“Ⅱ期”高血压

表 2-4 儿童与未成年人高血压诊断标准（mmHg）

年龄（岁）	男 孩	女 孩
1	>105/59	>104/58
6	>112/73	>115/75
12	>124/81	>125/82
17	>130/85	>138/88

此外，本次报告还特别指出，老年人降压标准和年轻人一样，应<140/90mmHg。ISH应降到<160mmHg，如达不到上述标准，则越接近正常越好。

我国目前基本采用了 WHO/ISH 的最新标准（表 2-5）。

表 2-5 WHO/ISH 血压水平的定义和分类

类 别	收缩压（mmHg）	舒张压（mmHg）
理想血压	<120	<80
正常血压	<130	<85
正常高值	130~139	85~89
1 级高血压（轻度）	140~159	90~99
亚组：临界高血压	140~149	90~94
2 级高血压（中度）	160~179	100~109
3 级高血压（重度）	≥180	≥110
单纯收缩性高血压	≥140	<90
亚组：临界高血压	140~149	<90

注：1mmHg=0.133kPa

关于高血压的分级问题，WHO/ISH 认为 1、2、3“期”（stage）这一术语有随时间病情进展之含义，以“级”（grade）替代“期”为好。在本分类方法中与之相应地采用了高血压第 1、2、3 级的分类方法。除此之外，诊断标准与术语都与 JNC6 相同。WHO/ISH 以前版本所用的“轻、中、重度”分别与第“1、2、3 级”相对应。既往的 WHO/ISH 常用的术语“临界高血压”则为高血压 1 级的一个亚组。

收缩压和舒张压属于不同分级时，选择较高的级别作为该个体的血压分级。JNC6 不再将单纯收缩期高血压单独分类。但单纯收缩期高血压作为一种特殊类型，仍有保留必要。WHO/ISH 的指南仍将收缩压≥140mmHg 和舒张压<90mmHg 单独列为单纯性收缩期高血压，将收缩压在 140~149mmHg，舒张压<90mmHg 列为临界性单纯性收缩期高血压。

《2004 年中国高血压防治指南》基本维持了 1999 年防治指南的制定的高血压定义与分类，只是取消了“理想血压”和“临界高血压”的分项与说法。高血压是指体循环动脉压增高，使收缩压和/或舒张压高于正常。临床诊断高血压的标准是在大量的流行病调查材料分析的基础上人为制定的，1999 年 WHO/ISH 提出的高血压治疗指南将 18 岁以上成人高血压定义为：未服用抗高血压药情况下，收缩压≥140mmHg 和/或舒张压≥90mmHg，即为高血压。2005 年版中国高血压防治指南对血压水平进行了重新的定义和分类（表 2-6）。

表 2-6 血压水平的定义和分类

类别	收缩压（mmHg）	舒张压（mmHg）
正常血压	<120	<80
正常高值	120～139	80～89
高血压	≥140	≥90
1 级高血压（轻度）	140～159	90～99
2 级高血压（中度）	160～179	100～109
3 级高血压（重度）	≥180	≥110
单纯收缩期高血压	≥140	<90

注：1mmHg＝0. 133kPa；若患者的收缩压与舒张压分属不同级别时，则以较高的分级为准；单纯收缩期高血压也可按照收缩压水平分为 1、2、3 级；将血压 120～139/80～89mmHg 列为正常高值是根据我国流行病学数据分析的结果，血压在此范围内者，应认真改变生活方式，及早预防，以免发展为高血压

13 • 如何正确测量血压？为何提倡患者自测血压？

2005 年版中国高血压防治指南（实用本）规定血压测量包括两方面。

针对诊所血压测量的规定：

（1）选择符合标准的水银柱式血压计或符合国际标准（BHS 和 AAMI）的电子血压计进行测量。

（2）袖带的大小适合患者的上臂臂围，至少覆盖上臂臂围的 2/3。

（3）被测量者至少安静休息 5 分钟。

（4）被测量者最好坐在有靠背的座椅上，裸露出右上臂，上臂与心脏同一水平，如果怀疑外周血管病，首次就诊时应测量四肢血压。特殊情况下可以取卧位或站立位。老年人、糖尿病患者及出现直立性低血压情况者，应加测站立位血压。

（5）将袖带紧贴缚在被测者上臂，袖带下缘应在肘弯上 2. 5cm。将听诊器胸件置于肘窝动脉处。

（6）在放气过程中仔细听取柯氏音，观察柯氏音第Ⅰ时相（第一音）和第Ⅴ时相（消失音）水银柱凸面的垂直高度。收缩压读数取柯氏音第Ⅰ时相，舒张压读数取柯氏音第Ⅴ时相。<12 岁儿童、妊娠妇女、严重贫血、甲状腺功能亢进症、主动脉瓣关闭不全及柯氏音不消失者，以柯氏音第Ⅳ时相（变音）作为舒张压读数。

（7）应间隔 1～2 分钟重复测量，取 2 次读数的平均值记录。如果收缩压或舒张压的 2 次读数相差 5mmHg 以上，应再次测量，以 3 次读数的平均值作为测量结果。

另一方面是指动态血压方面的测量，详见相关专题问答。

对高血压患者，应提倡患者在家中自测血压。自测血压有利于患者了解自己服用抗高血压药物的疗效，提高患者坚持用药的顺从性和评价“白大衣高血压”。

在家中测得的血压＞135/85mmHg，一般应视为高血压。家中的血压计应定期校对，保证测压的准确。

14 • 如何进行高血压的危险分层？

毫无疑问，血压水平与心血管疾病发病率呈连续性相关，靶器官损害程度与血压增高程度密切相关。但两者严重程度往往并不平行，在临床实践中，有些患者血压很高，但心、脑、肾等脏器损害程度在相当长一段时间内并不严重。相反，有些患者血压并不太高，但已发生明显的脏器损害，如脑血管意外、心功能不全或肾功能损害；有许多与高血压有关的疾病发生于通常认为的“正常血压”者。因此，高血压所致靶器官损害除血压因素外，还与病程、个体差异和其他并发症有关；高血压患者的心血管病危险不仅取决于血压水平，还取决于同时存在的其他危险因素的数量和程度；2005 年版中国高血压防治指南中专门对高血压进行了危险层。明确指出，高血压患者的治疗决策不仅根据其血压水平，还要考虑：①有无其他危险因素；②有无靶器官损害或糖尿病；③有无并存的临床情况，如心、脑、肾脏病变（表 2-7）；并根据我国高血压人群的危险度分层标准进行危险度分层和确定治疗方案（表 2-8）。

表 2-7 影响预后的因素

心血管疾病的危险因素	靶器官损害	糖尿病	并存的临床情况
SBP 和 DBP 水平	左心室肥厚	空腹血糖	脑血管疾病
（1～3级）	心电图	≥7.0mmol/L	缺血性卒中史
男性＞55岁	超声心动图：左心室心肌梗死	(126mg/dl)	脑出血史
女性＞65岁	X 线	餐后血糖	短暂性脑缺血发作史
吸烟	动脉壁增厚	≥11.1mmol/L	心脏疾病
血脂异常	颈动脉超声 IMT≥0.9mm 或动	(200mg/dl)	心肌梗死
TC≥5.7mmol/L(220mg/dl)或	脉粥样斑块的超声表现		心绞痛
LDL-C≥3.3mmol/L(130mg/dl)或	血清肌酐轻度升高		冠状动脉血运重建
HDL-C＜1.0mmol/L(40mg/dl)	男性		充血性心力衰竭
糖尿病	115～133μmol/L		肾脏疾病
早发心血管疾病家族史	(1.3～1.5mg/dl)		糖尿病肾病
一级亲属发病年龄男＜50岁	女性		肾功能受损
腹型肥胖或肥胖	107～124μmol/L		血清肌酐
腰围	(1.2～1.4mg/dl)		男性＞133μmol/L
男性≥85cm	微量蛋白尿		(1.5mg/dl)
女性≥80cm	尿蛋白		女性＞124μmol/L
BMI≥28kg/m^2	30～300mg/24h		(1.4mg/dl)
C 反应蛋白≥1mg/dl	清蛋白/肌酐比		蛋白尿＞300mg/24h
	男性≥22mg/g		肾衰竭
	(2.5mg/mmol)		血清肌酐＞177mmol/L
	女性≥31mg/g		(2.0mg/dl)
	(3.5mg/mmol)		外周血管疾病
			视网膜病变
			出血或渗出
			视盘水肿

表 2-8 按危险分层量化地估计预后

其他危险因素和病史	1级高血压(mmHg) SBP 140～159或 DBP 90～99	2级高血压(mmHg) SBP 160～179或 DBP 100～109	3级高血压(mmHg) SBP≥180或 DBP≥110
Ⅰ 无其他危险因素	低危	中危	高危
Ⅱ 1～2个危险因素	中危	中危	很高危
Ⅲ ≥3个危险因素或靶器官损害或糖尿病	高危	高危	很高危
Ⅳ 并存的临床情况	很高危	很高危	很高危

15 • 对高血压患者怎样进行诊断性评估?

对高血压患者进行诊断性评估包括三个方面：①确定血压值及其他心血管危险因素；②高血压的病因（明确有无继发性高血压)；③靶器官损害以及相关的临床情况。

根据患者的病史、家族史、体格检查及实验室检查作诊断性评估，其目的是对于高血压病因的鉴别诊断、心血管病危险因素的评估、指导诊治措施及判断预后。

（1）家族史和临床病史　重点了解高血压、糖尿病、血脂紊乱、冠心病、卒中、肾病、心律失常及心力衰竭的病史，可能存在的继发性高血压、危险因素、靶器官损伤的症状和既往药物治疗情况。

（2）体格检查　正确测量双上肢血压（必要时测下肢血压)、体质指数（BMI)、腰围（WC)；检查眼底，观察有无库欣（Cushing）面容、神经纤维瘤性皮肤斑、甲状腺功能亢进性突眼征、下肢水肿；听诊颈动脉、胸主动脉、腹部动脉及股动脉有无血管性杂音甲状腺触诊；全面的心肺检查；检查腹部有无肾脏扩大、肿块；检查四肢动脉搏动；神经系统检查。

（3）实验室检查　①常规检查：血液生化（血钾、空腹血糖、血清总胆固醇、三酰甘油、高密度脂蛋白胆固醇、低密度脂蛋白胆固醇、尿酸和肌酐)；血红蛋白和血细胞比容；尿液分析：尿比重、尿蛋白、尿糖和尿沉渣镜检；心电图；糖尿病和慢性肾病患者应每年至少查 1 次尿蛋白；②需要时进一步检查的项目：24 小时动态血压监测、超声心动图、颈动脉和股动脉超声、餐后血糖或糖耐量试验（当空腹血糖≥6. 1mmol/L 或 110mg/dl 时测量)、C 反应蛋白（高敏性)、微量清蛋白尿（糖尿病患者必查项目)、尿蛋白定量（纤维素试纸检查为阳性者检查此项目）和胸片。

可疑及继发性高血压者，根据需要分别进行以下检查：血浆肾素活性，血、尿醛固酮，血、尿儿茶酚胺，大动脉造影，肾和肾上腺超声，CT 或 MRI。

16 • 与 JNC6 比，JNC7 对成人血压的分类有哪些修订和更新?

30 多年以前美国心肺血研究所（the national heart，lung，and blood institute，NHLBI)

组建了全国高血压教育计划协调委员会，由来自39个专业学会或公共事业组织和7个联邦机构的人员参与，其主要功能之一是起草指南与建议，以提高对高血压的认知、预防、治疗和控制水平。1997年该机构公布了高血压预防、检测、评价和治疗全国委员会第6次报告（the sixth report of the joint national committee on prevention, detection, evaluation, and treatment of high blood pressure，JNC6）。2003年5月14日在新闻发布会上公布了第7次报告，即JNC7。

JNC7是荟萃了自1997年以来重大的高血压干预临床试验的成果，遵循循证医学原则，由多个相关学科的数百名专家参与起草的高血压最新的指南，对于我国的高血压防治有重要参考价值。

与JNC6比，JNC7的血压分类更为简明扼要。JNC7对≥18岁成人血压的分类进行了如下修订和更新：

（1）收缩压<120mmHg和舒张压<80mmHg在JNC6中被列为理想血压的范围，而在JNC7中则被称为正常血压。

（2）JNC7将JNC6中正常和正常高限（high normal）合并称为高血压前状态（prehypertension），指收缩压120～139mmHg或舒张压80～89mmHg。将此范围血压命名为高血压前状态是基于：①这些个体未来发生高血压的危险显著增加；②未来发生心血管事件和脑卒中的危险明显增高。

（3）1级高血压在两期报告中一致，指收缩压140～159mmHg或舒张压90～99mmHg。

（4）将JNC6中的2级和3级高血压合并为JNC7中的2级高血压，指收缩压≥160或舒张压≥100mmHg不再列3级高血压。

17 • JNC7中规定，不同血压水平个体的防治原则和对策是什么？

（1）正常血压者　主要应注意预防高血压，是高血压的一级预防和心血管疾病的初级预防，主要措施是鼓励改变生活方式，合理饮食和坚持运动。

（2）高血压前状态　要求处于这一水平血压个体认真改变生活方式，一般无需使用抗高血压药物，但如果同时有糖尿病或慢性肾脏疾病，收缩压≥130mmHg或舒张压≥80mmHg，应酌情选择抗高血压药物治疗。

（3）1级高血压　对无并发症或并存疾病的大多数患者首选噻嗪类利尿剂，也可酌情选用血管紧张素转换酶抑制剂（ACEI）、血管紧张素受体阻滞剂（ARB）、β受体阻滞剂（BB）、钙离子通道阻滞剂（CCB）或联合用药。

（4）2级高血压　无并发症或并存疾病的大多数患者起始联合用2种抗高血压药物，通常为噻嗪类利尿剂和ACEI、ARB、BB或CCB合用。

18 • 高血压与心血管疾病事件的关系怎样？

Framingham心脏研究的最近资料显示，55岁时正常血压者在以后生命过程中90%发生高血压。血压和心血管疾病事件之间的关系是连续性的，独立于其他危险因素。血压越高，未来发生心肌梗死、心力衰竭、脑卒中和肾脏疾病的危险越大。年龄40~70岁的个体血压从115/75mmHg至185/115mmHg的整个范围，收缩压每增加20mmHg或舒张压每增加10mmHg，心血管疾病危险倍增。JNC7的新分类正是基于这一关系，修订了血压分类，列出了高血压前状态，将预防干预措施前移，干预力度加强。

降血压治疗可明显减少心血管疾病事件危险。诸多临床试验表明，抗高血压治疗可使脑卒中发病率下降35%~40%，心肌梗死减少20%~25%，心力衰竭减少50%以上。在1级高血压并有心血管危险因素的患者，如经治疗使收缩压持续下降12mmHg10年，每治疗11例患者，可减少1例死亡；存在心血管疾病或靶器官损害者，减少1例死亡，仅需治疗9例患者。

19. 左心室肥厚的后果怎样？怎样区别左心室劳损与冠心病的ST-T改变？

目前认为，左心室肥厚（LVH）是较其他因素更为重要的独立的心血管危险因素。高血压引起左心室肥厚、心肌质量的增加可以认为是对增加的血流动力学负载（如发生在持续的动脉性高血压）进行代偿的一种适应机制。最初阶段，除了使心室壁应力降到正常值外，心肌质量的增加对心脏功能几乎无多大作用。但是，随着高血压性心血管疾病的进展和左心室肥厚的进一步加剧，可以观察到下述四个方面的心脏结局。

（1）室壁增厚导致左心室顺应性下降。

（2）许多研究已经表明，冠状动脉储备随左心室肥厚进展而受损。冠状动脉储备的降低既可由血流动力学负荷增加所致，也可由左心室心肌质量加大引起，两者均需更多的氧供。于是，冠状动脉性心脏病便成为长期高血压的一种常见结局，而微血管疾病通常也见于有原发性高血压甚至缺乏左心室肥厚的患者。

（3）左心室肥厚往往与左心室异位节律有关　各种独立的研究也充分证实了左心室肥厚引起心律失常发生的可能性。心室异位节律增加已能圆满地解释在左心室肥厚患者所观察到的猝死大大增加的原因。

（4）收缩功能受损　左心室肥厚导致收缩功能受损。左心室发生进行性扩张，其功能曲线在Frank-Starling曲线上表现右移。左心室泵功能的下降预示着高血压性心脏病的最后阶段已经来临，即充血性心力衰竭（心衰）。

正由于左心室肥厚可导致上述几种后果，因此，左心室肥厚是心脏病发作、猝死、充血性心衰、其他心血管疾病和死亡最强有力的危险因子之一。而左心室肥厚可为特异性的降压治疗所减轻，并有资料提示左心室肥厚的减轻也使病理结局，即受损的心室充盈、冠状动脉储备及室性异位节律获得改善，左心室泵功能得以维持。尽管这些病理生理学的发现令人鼓舞，但左心室肥厚的减轻最终不会过多地降低猝死、减少发生急性心梗及与左心室肥厚有关的充血性心衰的危险性，现在这仍是一个谜。

关于怎样区别左心室劳损与冠心病的ST-T改变的问题，理论上，左心室劳损与冠心病分别代表某一方面的病理生理改变。而实际上鉴别比较困难，以下两点可供鉴别：

（1）左心室肥厚劳损时ST段略呈弓背向上压低，T波双肢不对称，倒置T波的尖端较钝，T波回升支至基线以上，伴随的R波电压增高，其室壁激动时间延长。冠心病的ST-T改变与劳损不同，ST段呈水平型压低，T波呈“缺血型”倒置（冠状T）。同时，无左心室肥厚的R波改变。

（2）左心室肥厚合并劳损的心电图形持久不变，无动态改变；冠脉循环功能不全的ST-T表现可有动态改变。

20 • 何谓高血压血管重构？其机制是什么？

血管壁是个能感受整个急、慢性刺激并能作出反应的器官。它的结构和成分不是固定不变的，而是处于持续、复杂的变化状态中。高血压是种复杂的病因尚不完全明确的疾病。临床和实验研究发现高血压的发生发展过程中伴随着血管结构和功能的改变，这种改变即为高血压血管重构（vascular remodeling hypertension），主要包括血管壁增厚、血管壁腔比增高和小动脉稀少，随之产生血管功能异常。从大动脉到微循环血管皆可发生变化，受累最严重的靶器官是心、脑、肾。血管中层平滑肌细胞总体积增加是高血压血管重构的重要内容。血管中层平滑肌总体积增加可以是单个平滑肌体积增加（肥大），也可以是平滑肌细胞数量增加（增生），这与被检查的动脉类型、不同模型的高血压有关，不同的检测方法可能产生不同的结论。

高血压血管重构的机制目前尚不完全清楚，有资料表明血压、遗传、血管活性物质和生长因子等多种因素共同参与所致。现有人认为内皮细胞衍生的一氧化氮和肝素可能是高血压血管重构的抑制因子。各种促进因素在不同模型高血压和不同类型高血压的高血压血管重构过程中发生的作用也不同；不同的抑制因素抑制的环节也不同。当促进因素与抑制因素相互作用失衡，在多种体液机制的参与下便导致高压血管重构的形成。目前在体内研究已证实对高血压血管重构可能有促进作用的因子为血管紧张素Ⅱ、内皮素及生长因子。

21 • 动态血压监测（ABPM）的正常值应为多少？

从开始研究动态血压监测（ambulatory blood pressure monitoring，ABPM）到现在，正常值一直是研究的焦点，至今未能解决。O'Brien等认为ABPM的正常值还在研究的情况下将该仪器过早地推向市场不太适宜，现在应该对这个重要问题进行补课。正常人群普查确定ABPM的正常值是其中的方法之一，其可靠性不及前瞻性随访研究。但后者时间长、耗资大并在研究过程中容易受诸多因素的影响。世界各地正在进行多中心、大样本、正常人群24小时ABPM的调查研究，有的已报道初步结果。由于不同的人群、不同的设计及计算方法的各异，得出结果也有差异。许多研究小组提出还应组织更大数量，包括不同种族和人群，不同性别、年龄组，不同体型和特殊情况人群（如孕妇）的普查。为了方便应用，20世纪90年代，曾有人提出ABPM的正常参考值：日间平均血压＜18.7/12.0kPa（140/90mmHg），夜间平均血压<16.0/10.7kPa(120/80mmHg)。超过此限为血压超负荷，而血压超负荷与靶器官损害密切相关。1999 年和 2004 年中国高血压防治指南则规定动态血压的国内正常值参考标准为：24 小时平均值<17.3/10.7kPa(130/80mmHg)，日间平均值<18/11.3kPa(135/85mmHg)，夜间平均血值<16.7/10kPa（125/75mmHg)。正常情况下，夜间血压值比日间血压均值低 10%～20%。并要求使用符合国际标准（BHS 和 AAMI）的监测仪。

ABPM 的检查方法尚不统一，间隔多久测压一次，应该测多久，所用参数也各异，哪些参数对诊断高血压和预测心血管疾病的患病率和死亡率更有意义尚有争论。如夜间睡眠时血压曲线不呈杓形下降者容易合并左心室肥厚，但有人提出血压呈杓形下降者容易发生缺血性脑疾病。已有资料认为 ABPM 比偶测血压（DBP）对原发性高血压预后判断更精确，但几乎都是横截面或回顾性分析研究，已有多个前瞻性研究正在进行中。

22 • 目前对 ABPM 的正确性和可重复性评价如何？

ABPM 与水银柱式血压表的手测结果有差异。目前有报道对现有常用的几种 ABPM 仪器以动脉内直接测压（IAP）进行对照，发现 ABPM 每小时平均血压的准确性和重复性较差。Groppelli 等对当今号称比较准确的新型 ABPM Spacelabs90202 和 90207 与 IAP 进行比较，19 例在仰卧休息状态下，两者 24 小时平均血压相关性好；9 例参加一般医院内活动者相关性差，甚至在自动测压时保持上肢在静止状态也出现误差。如果 ABPM 只能在仰卧休息时测压，那么就失去了动态意义。另外，有心律不齐时也影响其准确性。

ABPM 与 IAP 两种测压方法由于测压的机制不同，其结果不可能完全吻合。IAP 测压时动脉内针头逆对血流，测的是动脉内压力波的前缘压力；非创伤性袖套式测的是动脉壁的侧压，后者受血管壁顺应性和周围覆盖组织（主要是脂肪和肌肉）的影响。一般袖套式测压结果比 IAP 低。ABPM 因周围环境的噪声、肌肉收缩或上肢位置的改变更易产生伪差。因此，根据测压的原理，ABPM 仪器还有待改进。近年一些国产 ABPM 仪器也存在很大的误差。

Egmond 等测试市场提供的 30 种家用自动、半自动测压装置，它们的准确性和可重复性更差，还是水银柱式血压表比较实用。最近有根据手指脉搏波的传导速度，以算术公式推算动态血压进入市场，许多研究者呼吁，凡测压仪器在进入市场以前都应经有关部门检测。

23 • 如何评价无创性 ABPM 技术？

近年来发展的无创性动态血压监测（ABPM）技术避免了单次测压之间的客观差异和“白大衣效应”，目前已推广应用到临床。与随测血压相比，ABPM 的优点在于：①有助于筛选临界或轻度高血压：以往采用人工测压法诊断的轻度高血压中 20%～25% 患者经 ABPM 监测后发现血压基本正常；而诊所血压正常者中约 10% 经 ABPM 监测后血压>18.7/12kPa(140/90mmHg)；②评价降压疗效并合理指导降压：由于 ABPM 有良好的短期重复性，故可用于评价各种状态下的血压总体水平及药物的作用时间，并可根据各种降压药物对昼夜节律及波动程度的影响不同而选择用药；③探讨靶器官损伤程度并估计预后，如一般说来，动态血压水平高，波动程度大，昼夜节律消失者更易发生并发症。总之，ABPM 是一项颇有前景的诊断技术。然而，由于技术本身并不完善，且目前尚无统一标准的正常参照值，故并不能代替随测血压法。

24 • 2005 年版中国高血压防治指南对 1999 年中国高血压防治指南重点进行了哪些修订？

中国高血压防治指南起草委员会根据我国近五年来高血压和心血管病的发展趋势，参考 JNC7 与 2003 年欧洲高血压指南和 2002 年 WHO/ISH 关于高血压处理的建议，以循证医学和国内外专家临床实践的经验为依据，历时一年余，对 1999 年中国高血压防治指南进行最新修订。制定出了 2004 年中国高血压防治指南。重点对以下几点进行了修订：

（1）不再提“理想血压”的概念，却保留了正常高值的说法　2002 年全国营养调查结果显示我国高血压患病率有较快增长，这是与我国经济的快速发展、人口老龄化和城市化进程密不可分的。为了防止 21 世纪心血管发病高峰的到来，有必要将预防的战线前移。对于是否采纳 JNC7 提出的“高血压前期”经过多次讨论，最终同意将血压在 120～139/80～89mmHg 者列为正常高值，而不冠以“高血压前期”的名称用以警示，但又不增加群众的顾虑。所采取的加强健康教育、改善生活方式的措施又有助防患于未然。

（2）修改工作中之另一讨论重点为危险度分层　危险度分层标志着对高血压防治概念的转变。以“心血管总危险”取代单纯追求降压，有利于多种危险因素综合治理的实施也更符合发展中国家有效地利用有限资源。

（3）推出的危险度分层沿用了 1999 年指南的方法，同时指出按此分层获得的低、中、高、很高危的定义需根据我国队列人群的数据，否则将高估其危险度。

（4）危险因素和靶器官损伤中分别增添了新的内容，重视了代谢综合征和糖尿病与高血压的密切关系，也重视了亚临床靶器官损害的检出，便于有条件的单位参考使用。

（5）最后是根据近年临床试验的结果对糖尿病患者和老年人群的目标血压加以调整。

在治疗方面，主要提倡固定低剂量复方药作为初始或维持用药方法之一，以降低药品费用，提高顺从性，适应广大高血压人群的需求。

25 • 高血压与哪些发病因素有关？

目前认为，血压升高与多种因素有关，从流行病学调查及有关实验研究显示，血压升高主要与下列因素有关。

（1）性别与年龄　在世界绝大多数地区，高血压患病率男性均高于女性，尤其在 35 岁之前，35 岁以后女性高血压患病率及血压升高幅度可超过男性。其原因未明，可能与女性妊娠及产后饮食习惯和内分泌变化有关。无论男性还是女性，平均血压随年龄增长而增高，其中收缩压增幅比舒张压显著。幼年期或青年期血压偏高者，随年龄增长血压增高趋势更为明显，因此不少学者认为防治高血压应从青少年抓起，这样才能起到事半功倍之效。

（2）地域差别　不同地区人群血压水平不尽相同，我国北方地区人群收缩压均数比南方地区高，高血压患病率也相应增高，其可能原因与气候条件、饮食习惯、生活方式等有关。不同种族之间人群血压水平差异除上述因素外，还可能与遗传因素有关。

（3）职业　从事脑力劳动和紧张工作的人群高血压患病率较体力劳动者高，城市居民较农村居民患病率高，其发病年龄较早，其可能原因与生活紧张度、精神心理因素和社会职业有关。

（4）饮食因素　近年来学者们一致认为，饮食习惯、营养因素与血压调节有密切关系，目前较一致看法是摄入过多的钠盐、饮酒过量、长期喝咖啡、膳食中缺少钙、饮食中饱和脂肪过多、多不饱和脂肪酸与饱和脂肪酸比值降低，均可促使血压升高；而经常多吃鱼的地区，血压水平则往往较低。由此可见，饮食和营养因素对血压调节具有十分重要的意义，合理饮食将对高血压的防治起着重要作用。

（5）肥胖和超重　业已证实，肥胖是高血压的重要危险因素，肥胖者高血压患病率是体重正常者的2～6倍。高血压、肥胖、胰岛素抵抗、高胰岛素血症、高三酰甘油血症和低高密度脂蛋白胆固醇往往合并存在。高血压和糖尿病常易诱发动脉粥样硬化性心血管病。因此，减轻体重不仅可以降压，对控制糖尿病和冠心病均有裨益。

（6）吸烟　吸烟不仅是冠心病的危险因子，而它还可使血压升高。烟草中烟碱和微量元素镉（Cd）含量较高，吸入过多可导致血压升高。

（7）遗传　高血压与遗传有一定关系，多数学者认为属于多基因遗传。流行病学调查发现孪生子女高血压的患病率明显增加，尤其是单卵双生者。通过高血压患者家系调查，发现父母均患高血压者，其子女患高血压几率高达45%；相反，双亲血压均正常者其子女患高血压的几率仅为3%。事实表明，原发性高血压是一种由于某些先天性遗传基因，与某些致病性增压因素和生理减压因素相互作用而引起的多因素疾病。

（8）精神心理因素　精神紧张、不良的精神刺激、文化素质、经济条件、噪声等均可影响血压水平。

26・所谓高血压患者心血管病发病的其他危险因素指什么？

近年的研究显示，心血管病发病是多种危险因素综合作用的结果，几种危险因素中度升高时心血管病发病的绝对危险可以超过单独一种危险因素高度升高造成的危险。例如，轻度高血压者，心血管病发病的危险不仅取决于血压水平，同时决定于其他危险因素的水平。高血压患者发生心血管病的绝对危险，除血压水平外，在相当大的程度上由其他危险因素来决定，因此在我们考虑高血压患者的治疗方针和力度时，不仅应根据其血压水平，还应同时考虑其他危险因素的状况，这是新的高血压防治指南的特点。以下简述影响心血管病发病的其他危险因素：

（1）年龄　心血管病的发病随年龄而升高，例如35～74岁北京居民每10年，冠心病发病率增高1～3倍，脑卒中发病率增高1～4倍。这是由于多数心血管病的危险因素水平均随年龄的增长而增高，虽然年龄越大增高的速度有所减慢，但由于老年发病率高，故有关因素导致发病的绝对危险仍然很高。

（2）性别　男性心血管病发病率高于女性，我国14个人群监测5年的结果显示，25～74岁男性冠心病发病率为女性的1.1～6.2倍，男性脑卒中发病率为女性的1.2～3.1倍。因此对男性患者更应加强干预。

（3）吸烟　我国人群吸烟率很高，男性达到60%～70%，女性较低，但也达7%左右。我国10组队列人群的前瞻性研究表明，吸烟者冠心病发病的相对危险比不吸烟者增高约2倍，缺血性脑卒中发病的相对危险增高约1倍，癌症死亡的危险增高45%，总死亡的危险增高21%。据北京心血管患者人群监测配对研究表明：吸烟引起急性心肌梗死的危害与吸烟总量的平方成正比，吸烟总量每增加1倍危害增加4倍。北京监测区人群吸烟对急性心肌梗死的归因危险度为43%。吸烟不仅是心血管病的危险因素，也是呼吸系统疾病和癌症的危险因素。

（4）血脂异常　血清总胆固醇和低密度脂蛋白胆固醇升高是冠心病和缺血性脑卒中的危险因素。虽然我国人群的总胆固醇水平目前尚低于西方人群，但首钢男工的前瞻性研究表明，血清总胆固醇水平5.20～6.21mmol/L（1200～239mg/dl）者，冠心病的发病危险为低于3.12mmol/L（120mg/dl）者的2倍，超过6.24mmol/L（240mg/dl）者为低于5.20mmol/L（200mg/dl）者的3倍，说明血清胆固醇升高仍然是我国人群冠心病发病的危险因素。

上海一组工厂职工前瞻性研究的结果显示，虽然该人群的血清总胆固醇水平远低于西方人群，但其与冠心病死亡的相对危险仍呈对数线性关系。表明血清胆固醇作为冠心病发病的危险因素，其作用没有最低阈值。另一方面，值得注意的是，已有研究资料显示血清总胆固醇过低，例如低于3.64mmol/L（140mg/dl），有可能增加出血性脑卒中的发病危险。我国是脑卒中高发的国家，应强调将血清总胆固醇控制在适宜水平。

我国14组人群危险因素水平和冠心病发病率关系的生态学研究结果显示，人群的高密度脂蛋白胆固醇均值与人群的冠心病发病率呈显著负相关，其作用方向与总胆固醇相反，但作用力度与总胆固醇相似。因此对高血压患者血脂的测定与评价除总胆固醇外，还应包括高密度脂蛋白胆固醇。

（5）超重和肥胖　超重和肥胖是高血压发病的危险因素，同时也是冠心病和脑卒中发病的独立危险因素。我国人群的体质指数水平虽然还低于多数西方人群，但其与心血管病其他危险因素水平、高危率（如低高密度脂蛋白胆固醇，高空腹血糖，高血清总胆固醇）以及高危险因素在个体的聚集率均呈显著相关。10组人群前瞻性研究结果显示，基线时体质指数每增高1kg/m^2，冠心病发病的相对危险增高12%，缺血性脑卒中的发病危险增高6%，均差异有统计学意义。提示超重和肥胖是我国人群冠心病和缺血性脑卒中发病的独立危险因素。保持正常体重是防治高血压、冠心病和脑卒中的重要措施之一。对于高血压患者必须关注其是否超重，如超重应指导其进行减轻体重和控制体重的生活方式。

（6）缺少体力活动　体力活动减少是造成超重肥胖的重要原因之一。我国北京和广州郊区农民的随访研究表明，转向乡镇企业当工人或非农业劳动的农民与持续田间劳动者相比，体质指数显著增高，心血管病其他危险因素也显著增高。近10余年来随着现代化的进程，我国城市和郊区人群的体力活动显著减轻，缺少体力活动的比例显著增加，这是心血管病重要的危险因素之一，缺少体力活动可增加高血压患者发生心血管病的危险。

（7）糖尿病和胰岛素抵抗　糖尿病是动脉粥样硬化性疾病的已确定的危险因素。1994年我国19个省和地区、共计20余万人的调查表明，在25~64岁人群中按照WHO 1985年的诊断标准，糖尿病和糖耐量异常的患病率分别为2.5%和3.2%，比10年前增长约3倍。糖尿病者体质指数、腰臀围比例、收缩压和舒张压均较非糖尿病者高。他们与糖耐量正常者相比，体力活动较少，受教育程度较低。我国的人群研究还显示，血清胰岛素水平与心血管病的许多危险因素显著相关，如高三酸甘油、低高密度脂蛋白胆固醇、超重和肥胖、高血压、高血清总胆固醇和高尿酸等。随胰岛素水平的升高，脂质异常性高血压的危险增高。在一般人群和有高血压家族史的人群内血清胰岛素升高及其有关的代谢异常常发生在超重和肥胖与血压升高之前，提示胰岛素抵抗在中国人群内对心血管病危险因素的聚集性起重要作用。研究还显示胰岛素抵抗与超重和肥胖，尤其是腹部肥胖有密切关系。1986年在我国大庆10万余人的糖尿病调查中新发现630例糖尿病患者，对其中35~74岁600例与410例年龄相似的糖耐量正常者进行病例对照分析显示，根据明尼苏达心电图编码诊断的冠心病在糖尿病组为糖耐量正常组的10倍以上。多因素回归分析显示，在调整了年龄、性别、体质指数、吸烟和血压后，餐后2小时血糖浓度与冠心病呈显著正相关，表明在中国人群中糖尿病是冠心病的危险因素，有糖尿病或糖耐量异常的高血压患者，发生心血管病的危险大大增高。

（8）血浆纤维蛋白原　纤维蛋白原是凝血因素中唯一确定的冠心病和脑卒中的发病危险因素。在西方数组人群研究显示，纤维蛋白原最高3分位组冠心病的相对危险是最低3分位组的2倍。血浆纤维蛋白原水平在吸烟者显著高于不吸者，戒烟后纤维蛋白原水平很快降低。由于冠心病和缺血性脑卒中事件的发生和凝血因素有密切关系，中国人群吸烟率又很高，对于这一危险因素应予以重视。

（9）地域因素　我国高血压的患病率有显著的地域差异，多次调查都反映北方高于南方的趋势，冠心病和脑卒中发病率也呈现同样的差异，我国脑卒中发病率高于冠心病，这些特点可能和不同危险因素的水平以及环境因素有关，在高血压防治中应该加以注意。

（10）其他因素　上述各种与心血管病发病有关的因素都是在评定高血压患者发生心血管病的危险时应该考虑的因素。此外，有心血管病家族史，本人有心血管病史（如心衰、脑卒中或TIA、心肌梗死或不稳定性心绞痛、左心室功能不全等）或肾脏疾病史者，均可增加心血管病的发病危险，在决定高血压患者的治疗方针和强度时也应加以考虑。

27 ● 胰岛素抵抗致高血压的机制是什么？

肥胖、糖耐量减低及高血压常存在于胰岛素抵抗/高胰岛素血症的人群，有学者推测是胰岛素抵抗和/或高胰岛素血症引起了上述异常。一些现况研究的结果常显示高胰岛素血症与血压水平正相关，但却不能从时间先后顺序确定其因果关系。高胰岛素血症、胰岛素抵抗是否引起了高血压？如果他们引起了高血压，其中哪一个成分起作用？是胰岛素抵抗，还是胰岛素抵抗引起的代偿性高胰岛素血症？有报道认为胰岛素抵抗使胰岛素的扩血管作用受损，从而导致血压升高。关于高胰岛素血症引起高血压的文献报道就更多，但结果不尽一致。有文章称胰岛素抵抗引起高血压，有的认为是代偿性高胰岛素血症而非机体糖代谢的胰岛素抵抗本身引起了血压升高。的确，人们在临床实践中常常发现有些人患高血压 10～20 年后发生了糖尿病。而诊断糖尿病时原来的高血压已消失或者血压水平有显著下降，此时患者的肥胖程度并无变化。是什么因素导致糖尿病前期血压高的人在患糖尿病之后血压水平反而下降？大量流行病学资料已显示糖耐量减低和 2 型糖尿病人群胰岛素抵抗程度相似，但前者的血胰岛素水平却远高于后者。因此，人们有理由推测可能是胰岛素起了重要作用。因为从糖尿病前期发展到糖尿病阶段，其胰岛素抵抗并未减弱或恶化，而胰岛素水平会有大幅度下降。可能正是这种胰岛素水平的下降导致血压有所降低。从这个意义上说，糖尿病前期的高胰岛素血症应当在血压升高方面发挥了重要作用。国内有研究结果显示，无论在正常人群还是新诊断 2 型糖尿病人群中胰岛素水平对血压水平都有显著贡献，并认为高胰岛素血症在我国成人高血压发病中起重要作用。高胰岛素血症引起高血压可以用选择性胰岛素抵抗的学说解释：机体的糖代谢出现胰岛素抵抗，诱发了代偿性高胰岛素血症，但在胰岛素抵抗的早期，胰岛素糖代谢以外的生理作用，如促进肾小管重吸收钠和增加交感神经活性的作用尚未发生抵抗，高胰岛素血症通过储钠及使血儿茶酚胺水平升高而促使血压升高。这可能就是为什么只发现了高胰岛素血症与血压升高相关，而胰岛素抵抗与血压升高相关不显著。

上述研究结果对胰岛素抵抗人群高血压的预防和治疗有如下启示：①由于胰岛素抵抗引起血压升高主要是其同时伴有高胰岛素血症所引起，通过改善机体胰岛素敏感性纠正代偿性高胰岛素血症，可能成为防治胰岛素抵抗人群高血压的有效措施；②早期的胰岛素抵抗同时伴有高胰岛素血症，而晚期的胰岛素抵抗（如在糖尿病人群）却可能不伴高胰岛素血症。所以这种防治宜尽早开始，即在糖尿病前期状态（血糖正常或仅轻微升高但血浆胰岛素已显著升高者）进行干预才有效；③至糖尿病阶段，B 细胞功能很差，有胰岛素抵抗但已不伴高胰岛素血症。改善胰岛素抵抗有助于降血糖，但可能无助于降低血压（因其致高血压原因中有远比胰岛素更重要的因素，如肾病、高脂蛋白血症等），故胰岛素增敏剂可能对其血压影响不大，此时使用标准降压药物为好。

28. 高血压、胰岛素抵抗与糖尿病三者在病因学上的关系怎样？

长期以来人们把糖尿病人群的高血压看作糖尿病的后果，是糖尿病的并发症，而且找出了高血糖可以致高血压的许多证据，如高血糖可促进肾小管重吸收钠，从而使血容量增加，糖尿病肾病可致血压升高，糖基化终末产物促进动脉硬化，血管阻力增加，使血压升高。但是，这些理由都不能解释一个众所周知的事实：高血压常常发生在高血糖出现之前，有许多人在患高血压 10～20 年才发现了糖尿病。有研究在大庆地区随访非糖尿病 465 例 6 年之久，发现高血压人群 6 年糖尿病累计发病率为 44.6%，是非高血压组（19.7%）的 2 倍。剔除曾用降血压药物治疗者，并调整空腹血糖和肥胖程度的影响，结果显示收缩压升高 20mmHg

可使6年后发生糖尿病危险大为增加。与基线值收缩压为100mmHg组比较，140mmHg组及160mmHg组，糖尿病的发病危险比为2.6及3.1，差异有明显统计学意义。可以毫不夸张地说原发性高血压是糖尿病的“先行官”。高血压与糖尿病在流行病学上的联系并非偶然，两者在病因学上有着许多共同的基础。最有力的证据莫过于肥胖。无论是遗传因素还是环境因素引起的肥胖都能造就更多的高血压和糖尿病。著名的糖尿病学者Joslin早在1927年曾说过的“糖尿病因肥胖而产生，糖尿病因肥胖而死亡”，这句话若改成：“高血压因肥胖而产生，高血压因肥胖而死亡”也十分合适。减轻体重，去除多余的脂肪既是预防和治疗高血压的有效途径，也是预防和治疗糖尿病的重要措施。肥胖者脂肪组织过多，对胰岛素不敏感，这种胰岛素抵抗和代偿性高胰岛素血症是产生高血压的重要因素。心血管学界普遍承认高血压患者至少有一半同时具有胰岛素抵抗，而2型糖尿病患者至少有3/4具有胰岛素抵抗，高血压和高血糖是胰岛素抵抗综合征的两项基本内容。选择性胰岛素抵抗的理论也可以圆满地解释高血压和糖尿病的密切关系。

当胰岛素的降血糖作用开始受到抵抗时，即在胰岛素抵抗的早期阶段，机体会代偿性分泌过多的胰岛素造成代偿性高胰岛素血症，克服胰岛素抵抗而维持血糖不升高。因此胰岛素抵抗的选择性使胰岛素对糖代谢作用受到削弱时，胰岛素致血压升高的作用仍未受损。即胰岛素抵抗在未能使血糖升高的阶段已能使血压升高，所以不难理解高血压为什么会成为糖尿病的“预报员”或“先行官”。到胰岛素抵抗的晚期阶段，长期胰岛素抵抗使胰岛β细胞功能受损，胰岛素分泌量明显减少，血糖水平明显升高而发生糖尿病。可见高血压和糖尿病病因上本是一脉相承，这根本就是胰岛素抵抗，高血压是胰岛素抵抗早期的表现之一，而糖尿病则为胰岛素抵抗的晚期表现。那么两者在治疗上势必也是一脉相承，那就是改善胰岛素抵抗。高血压、胰岛素抵抗与糖尿病在病因学上的联系也为近年来分子生物学的研究结果所证实。近年来发现，G蛋白β_3基因C825T多态性与原发性高血压相关。不同该基因亚型背景的人群高血压患病危险有3倍之差。这一基因引起血压升高的机制为：增加机体的电解质敏感性，促进肾小管重吸收钠，促进钠离子进入细胞，通过增加血容量和血管对加压物质的反应而升高血压。有趣的是这一与高血压密切相关的基因也被发现与肥胖及胰岛素抵抗相关。另一个与糖尿相关的基因Calpain10GG亚型也与高血压家族史密切相关，同时该基因携带者胰岛素介导的葡萄糖代谢率下降。因此不难理解胰岛素抵抗是原发性高血压和2型糖尿病共同的发病基础之一，可以预见胰岛素增敏剂必定在将来的高血压和糖尿病治疗中发挥重要作用。

29 • 应如何认识饮酒对高血压和心血管病的利与弊？

近年来由于不少流行病学前瞻性研究表明少量饮酒者冠心病和缺血性脑卒中的发病率较不饮者低，这方面的呼声似乎掩盖了饮酒对高血压的不良影响。因此有必要将几方面的研究证据综合起来加以探讨。自20世纪70年代以来，已有70余篇生态学的、病例对照的和前瞻性的研究报道证明少量饮酒可减少冠心病的发病危险。自20世纪80年代以来，也有一些研究报道表明少量饮酒对缺血性脑卒中有保护作用。开始阶段有人怀疑，不饮酒者冠心病发病率比少量饮酒者高，是否由于将最近戒酒者包括在不饮酒之内，而这些戒酒者可能已有心血管病或其他疾病，也有人考虑是否有吸烟、体重等诸多因素的影响。但随后的不少设计较好的研究排除了这种可能。研究又证明饮酒可使血中高密度脂蛋白胆固醇增高，可影响血小板功能、组织纤溶酶原活性，及其他凝血因子，从而有抗凝作用。最近的研究进一步深入到探索饮酒的种类、剂量、饮酒的方式（包括频率）等对冠心病发病的影响。结果表明少量饮酒对冠心病的保护作用，主要是乙醇的作用，不论白酒。啤酒、葡萄酒，所含的乙醇量相同时，都有相同的作用。还观察到经常少量饮酒比一次大量饮酒冠心病的危险低。现在回顾这些研究结果的目的是探讨对冠心病和脑卒中有保护作用的乙醇量和使血压升高的乙醇量之间有无矛盾，饮酒对心血管病的利与弊能否统一起来？多数对于饮酒和冠心病发病关系的研究表明，男性和女性每天饮酒1～2个标准杯（在西方国家饮酒的量常以标准杯来衡量。一个标准杯通常含乙醇约12g，不论是什么酒，所谓一标准杯，即指其乙醇含量约为12g，即相当于360g啤酒、103g葡萄酒或30g白酒），冠心病的发病危险最低。也有一项对前瞻性研究的汇总分析结果表明，中度饮酒（每天饮酒2～3个标准杯）与不饮酒者相比，冠心病的相对危险为0.83（0.77～0.89）。1997年McElduff等利用澳大利亚MONICA研究中的冠心病病例进行的一项病例对照研究，分析饮酒的频率和量对冠心病发病影响，结果显示男性每天饮酒1～2个和3～4个标准杯，每周饮酒少于1次到5～6次，冠心病的相对危险均显著降低；但女性每天饮酒1～2个标准杯，每周饮酒少于1次到5～6次，冠心病的相对危险显著降低。超过此量则降低不显著。关于饮酒和脑卒中的研究发现中度饮酒（每天少于60g乙醇）对白种人可降低缺血性脑卒中发病的相对危险，而每天超过3个标准杯，则可能增加发病危险。但在不同人群中中度饮酒均增加出血性脑卒中的相对危险。

1997年Yuan、Ross等报道中国上海18 244名45～64岁男性前瞻性研究结果，每周饮酒1～14个标准杯，总死亡降低19%（调整年龄、教育水平、吸烟等因素后*RR*=0.81，*CI*为0.70～0.94），冠心病死亡降低36%（*RR*=0.64，*CI*为0.41～0.99），不论饮酒种类，均有相同作用，但对脑卒中死亡无影响。每周饮酒29个标准杯及以上则脑卒中的死亡危险显著增高（*RR*=1.65）。此项研究说明在中国人群中少量饮酒（每天不超过2个标准杯）可以降低总死亡及冠心病死亡危险，而超过每天4个标准杯则增加脑卒中死亡。综合以上国内、国外研究结果表明无论对高血压、冠心病或脑卒中，每天饮酒量应不超过2个标准杯（乙醇24g）。控制在这个水平以下，饮酒对心血管病的利与弊可以统一。1997年发表的美国高血压预防、检出、评价和治疗指南（JNC6）中规定每天饮乙醇量男性不要超过30ml（24g，即2个标准杯），女性及体瘦的人不要超过15ml（12g，即1个标准杯），与上述综合结果基本相符。我国最新高血压防治指南在提倡健康生活方式中提出“适量饮酒。”

30. 正常人的血压昼夜变化节律是什么？目前认为夜间血压变化有什么临床意义？

血压与其他一些生理参数一样并非固定不变，无论是正常人或是高血压患者，血压皆呈明显的波动性。在日常生活中，随着睡眠和清醒、白昼和夜间、休息和运动的更替，血压也有节律性的波动。近年来，由于 24 小时或更长时间动态血压监测（ABPM）技术的推广应用，对血压的这种昼夜变异（circadian variation）及其临床意义有了进一步的了解。

一般来说，正常人血压在半夜 2 ~ 3 时处于最低谷，以后呈上升倾向，早晨起床活动后迅速上升，在上午 8 ~ 9 时达到第一峰值。白昼基本上处于相对较高水平。在下午 17 ~ 18 时可略高些，此为第二峰值。从 18 时起开始缓慢下降，所以 ABPM 曲线呈双峰一谷。在大多数轻中度高血压患者，血压昼夜波动曲线类似，但总的血压水平较高，波动幅度较大。变异节律在同一受检者重复性良好，即使在降压药治疗后血压已有下降时，节律可依然存在。血压昼夜变异的机制尚不清楚，已知受机体生物钟控制的昼夜规律可影响神经体液活性，使诸如血去甲肾上腺素、血氢化可的松（皮质醇）浓度以及血压、心率等发生节律性变化。夜间血压下降也可能与睡眠时交感神经张力减低、副交感神经张力增高有关。中医理论体系中的子午流注学说早已将人体的气血在经脉中的运行消长与一日中不同时间，尤其是子、午（分别为半夜与中午）两个时辰联系起来。

夜间血压变化有如下临床意义：前已述及，夜间（一般指当天 22 时至次日 6 时）血压有下降。可以认为，当夜间血压（主要为收缩压和平均动脉压）均值与白昼血压均值比较时下降 >10% 或 >1.33kPa（10mmHg）者，即为夜间血压下降或“杓形者”（dipper），反之为夜间血压不下降者或“非杓形者”（non-dipper）。老年高血压、重度高血压、有明显靶器官损害者，血压昼夜波动幅度减小或消失。新近国内外有报道显示在高血压患者的血压昼夜节律消失者，其左心室肥厚（LVH）检出率较高，左心室重量指数与夜间收缩压、舒张压呈明显正相关。这提示夜间血压持续升高和变异节律消失使心血管系统长时间地处于过重负荷状态，容易导致和加重 LVH。

高血压夜间血压不下降与卒中的发生也有一定的关系。一组急性出血性和缺血性卒中患者在急性期和病情稳定后作 ABPM，显示血压升高的多为“非杓形者”。在另一组属“非杓形者”高血压患者，在作脑 MRI 检查时多提示有无症状性脑血管损害。以上观察提示，夜间血压水平对是否容易引起心脑血管并发症可能比白天或总体血压水平更为重要，较低的夜间血压对脑血管可有保护性作用。

31 • 目前对急性心血管事件发生率的昼夜变异有什么认识？

临床和流行病学观察均显示急性心肌梗死和心脏性猝死并不随机发生于任何时间，而是更多地发生于上午 6 ~ 12 时，即在起床后的数小时内。关于卒中发生的时间，虽然也提示多在上午起病，报道尚不完全一致。对卒中患者确定起病时间往往比较困难，出血性卒中与缺血性卒中之间的鉴别仅根据临床表现也不容易。

由于急性心肌梗死和心脏性猝死可以由冠状动脉内血栓形成或急性心肌缺血所致，对它们的触发因素和发生规律引起了注意。研究显示：①正常人的血小板聚集率最高值发生在上午 6 ~ 9 时，这可以解释在此时间内较多发生心脏急性事件。然而，当受检者醒来后不起床活动，此种现象不复存在；②急性冠状动脉闭塞可以是动脉粥样硬化斑块破裂和继发性血栓形成的后果。血压早晨升高，同时血去甲肾上腺素、血氢化可的松（皮质醇）浓度也增高，循环中组织型纤溶酶原激活物活性降低，均可使冠状动脉收缩、斑块破裂而导致原有的非阻塞性斑块变为迅速发展的冠状动脉血栓形成，使心肌供血急剧减少；③早晨血压升高伴有心率加快可使心肌耗氧增加，引起心肌缺血。Holter 心电图监测资料表明，伴有 ST 段下降的短暂心肌缺血发作（70%～90%为无症状性）多出现在日常活动时，上午 6～12 时最多见。值得注意的是室性心律失常也趋向于分布在上午 6～12 时。这进一步提示，早晨心脏性猝死发生率较高，与此时间段容易有心肌缺血和室性心律失常有关。所以，无论是引起冠状动脉血流量减少还是导致心肌耗氧量增加的各种促发因素都可以发生在日常活动时，并具有昼夜变异规律。

32 • 血压和心脏事件促发因素的昼夜变异有何临床意义？

了解血压和心脏事件的促发因素的昼夜变异规律后可采取相应的措施，从而有利于更好地控制高血压和减少在上午发生的急性心肌梗死和心脏性猝死。可以考虑的措施有：①应用降压药时，应尽可能使 24 小时血压得以控制，即使用高降压谷峰比率的制剂。目前趋于应用长效制剂，也宜注意给药时间以防止早晨血压过度升高以及夜间血压过低；②针对急性心脏事件的昼夜规律，更有效地使用抗心肌缺血药物，如长作用的硝酸酯类制剂（包括贴敷硝酸甘油），宜在起床之前使用，以防止清晨心肌缺血，而在夜间又宜保持无药物作用时间，以对抗硝酸酯的耐药性；β 受体阻滞剂可有效地防止心肌耗氧量的增加，在夜间给予一长效制剂有可能防止起床时心率增快和心肌缺血；③抗血小板药物如阿司匹林可以减少清晨血小板聚集增加。

然而，对血压昼夜变异规律以及急性心脏事件的各种促发因素还有待进一步的研究，对上述措施的效果也需要予以验证。

33 • 治疗高血压的基本原则是什么？

高血压一旦确诊，在作出治疗决定之前，必须对患者进行危险性评估，判断患者属低危、中危、高危或很高危，从而遵循总的治疗策略，制定出具体治疗方案。对很高危与高危患者，无论经济条件如何，必须立即开始对高血压及并存的危险因素和临床情况进行药物治疗；如为中危患者，如果患者病情允许，先观察患者的血压及其他危险因素数周，进一步了解病情，然后决定是否开始药物治疗，或由临床医师决定何时开始药物治疗；如属低危患者，观察数月，然后决定是否开始药物治疗。

关于治疗高血压应掌握以下基本原则：

（1）高血压的治疗必须采取综合性治疗措施，不同程度高血压应区别对待。

（2）要求认真改变生活方式　戒烟，坚持适量体力活动，膳食适当限制钠、脂肪摄入量，增加蔬菜、水果，节制饮酒，保持正常体重，超重或肥胖者减轻体重，讲究心理卫生，这不仅是高血压治疗的重要手段，也是其他心血管病乃至糖尿病治疗的不容缺少的基础。无论是正常高值还是高血压患者，无论是 1 级、2 级、3 级高血压还是单纯收缩期高血压，均需认真、坚持长期地将上述各项落实于日常生活中。即使已接受药物治疗者亦不容松懈，并持之以恒。对已有伴有危险因素或病史的患者，即使是血压轻度升高也要尽早用药物治疗，以降低和减轻心脏等并发症。

（3）轻、中度高血压一般采用一种降压药即可奏效，应根据患者的全身情况，选择副作用小、服药方便的药物；对于重度高血压或已有严重并发症的高血压应采用联合用药的方法，尽快控制血压，一般采用2~3种降压药即可。

（4）个体化原则　由于每例高血压的患者的情况可能与他人不一，发病机制亦不尽相同，对降压药物的反应也不同，因此在临床用药过程中必须区别对待，选择最合适的药物和剂量，以获得最佳疗效。

（5）除非发生高血压危象，高血压脑病等高血压急症，一般情况下血压宜经数日或1~2周内逐渐下降为好，避免血压在短时间内急剧下降，以免发生心、脑、肾缺血症状，尤其是老年患者。

（6）降压治疗　血压降至18.7/12kPa(140/90mmHg）以下，老年患者的收缩压降至20kPa(150mmHg）以下，有糖尿病或肾病的高血压患者，降压目标是17.3/10.7kPa(130/80mmHg）以下。

（7）轻度高血压在治疗1~3个月后，中度高血压治疗2~4周后，如血压未能控制在18.7/12kPa(140/90mmHg）以下，则可加大药物剂量或加用另一种降压药，必要时换药。

（8）必须熟识各种降压药的药理、不良反应及配伍禁忌，药物治疗过程中不骤停或突然撤掉某一药物，除非有不良反应。

（9）原发性高血压目前尚无根治办法，必须教育患者树立长期治疗的思想准备，只有持之以恒才能减少高血压的并发症。

（10）轻度高血压经治疗血压正常达半年以上，可予停药观察，但应坚持非药物治疗，定期随访；中、重度高血压经治疗后舒张压维持在12kPa(90mmHg）左右达半年之久，可停用一种药物或减少一种药物的剂量。对停药或减量的患者，应定期随访，坚持非药物治疗，如发现血压再度升高，应重新开始治疗，根据血压程度和治疗反应及时调整药物和剂量，以获得最佳疗效。

关于对高血压患者，如何选择用药时机问题。原发性高血压中约70%为轻度高血压。由于血压升高幅度较小，且部分具有向正常波动趋势，故是否选用药物治疗曾有争议。目前认为在没有危险因素情况下，应首先选用非药物治疗，包括减肥、限钠、补钾、运动等。3个月后，若DBP仍>13.3kPa(100mmHg)(不考虑SBP）或SBP 21.3~24kPa(160~180mmHg）而DBP>12.7kPa(95mmHg）应给予药物治疗。此外，正常高值血压〔SBP 17.3~18.55kPa(130~139mmHg)，DBP 11.3~11.95kPa(85~89mmHg)〕也有潜在危险性，特别是与其他危险因素共存时，对这类人群应监测。

同时，还应考虑年龄因素。据西方人群调查，轻度高血压患者中，25~34岁者10年严重心血管事件发生率少于1%，而65~74岁者发生率高达30%以上。且老年人中纯收缩期高血压发病率较高，靶器官的损害亦较青年人更易发生，因此，对老年高血压患者的早期治疗与预防十分关键。而青少年中的纯收缩期高血压常标志着高动力循环状态，可首先改变生活方式，其次再考虑药物治疗。

34 • 高血压的治疗目标与治疗策略是什么？

长期抗高血压治疗的目的是减少心血管疾病的发病危险及高血压导致的致残率和致死率，即主要是减少脑卒中和心肌梗死，减少充血性心衰和肾衰等并发症。而一般应将高血压患者的血压降至何种程度，即目标血压应是多少较为合适，则迄今仍有争议。

1987 年 Anderson 曾提所谓“J”形曲线，即心血管事件在 DBP > 12.0kPa(90mmHg) 时，与血压呈正相关，而在 DBP ≤ 12kPa(90mmHg) 时反而增加。也有人提出以 DBP 为 11.3kPa(85mmHg) 为界，即 DBP < 85mmHg 时心肌缺血发生率又增高。Stewast 也有类似发现。Matilla 发现老年患者 SBP 在 18.7 ~ 22.5kPa(140 ~ 169mmHg) 和 DBP 在 9.3 ~ 12kPa(70 ~ 90mmHg) 者死亡率最低，而在此范围外的反而更高（主要是冠心病），由此提出了高血压患者血压究竟降到何种程度为好的问题，进而对降压的安全性问题也进行了深入的研究。例如在美国老年期高血压研究中，平均舒张压 10.3kPa(77mmHg) 的患者，也能从降压中获益。我国卒中后降压试验还包含了一部分血压正常者，降压也能减少卒中的发病率。又因血压与心血管危险因素呈线性关系，SBP 和 DBP 在正常范围内，血压越低，卒中和冠心病事件的危险也越小。所以治疗目标应是使血压降至能耐受的最低水平。正如国际高血压学会 (ISH) 所认为的：个体治疗目标血压水平应是“最大能耐受的降压程度。” HOT 试验结果也表明，SBP 降至 18.5kPa(139mmHg)，DBP 降至 11.1kPa(83mmHg) 时，主要心血管事件下降最明显，并且血压进一步下降，未见主要心血管事件增多。说明在积极合理降压范围内，包括已有冠心病的患者和老年患者中并不存在以往认为的“J”形曲线情况。目前较普遍认为，血压不宜降到正常高限以下的观点显然是欠妥的，除非有严重器官血流灌注不足或有并发症如高血压伴急性脑梗死等。凡已确诊为原发性高血压的患者，血压均应控制在正常范围。用动态血压计测得的血压总比临床常规方法测得的数字低几个毫米汞柱，所以若以动态血压计测量，就需降至更低水平，以免治疗不到位。最新高血压防治指南规定，一般人群血压降至 18.7/12kPa(140/90mmHg) 以下，老年患者的收缩压降至 20kPa(150mmHg) 以下，有糖尿病或肾病的高血压患者，降压目标是 17.3/10.7kPa(130/80mmHg) 以下。

治疗策略：在检查患者及全面评估其总危险谱的基础上，先判断患者属低危、中危、高危或很高危。

（1）很高危与高危患者　无论经济条件如何，必须立即开始对高血压及并存的危险因素和临床情况进行药物治疗。

（2）中危患者　如果患者病情允许，先观察患者的血压及其他危险因素数周，进一步了解病情，然后决定是否开始药物治疗，或由临床医师决定何时开始药物治疗。

（3）低危患者　观察患者数月，然后决定是否开始药物治疗。

同时，还应考虑年龄因素。据西方人群调查，轻度高血压患者中，25 ~ 34 岁者 10 年严重心血管事件发生率少于 1%，而 65 ~ 74 岁者发生率高达 30% 以上。且老年人中纯收缩期高血压发病率较高，靶器官的损害亦较青年人更易发生，因此，对老年高血压患者的早期治疗与预防十分关键。而青少年中的纯收缩期高血压常标志着高动力循环状态，可首先改变生活方式，其次再考虑药物治疗。

治疗方针既定，医生应为每位患者制定具体的全面治疗方案，监测患者的血压和各种危险因素。

35 • 高血压的主要治疗措施包括哪些？

高血压的主要治疗措施包括非药物治疗（改变生活方式）和药物治疗。

非药物治疗要求认真改变生活方式：戒烟，坚持适量体力活动，膳食适当限制钠、脂肪摄入量，增加蔬菜、水果，节制饮酒，保持正常体重，超重或肥胖者减轻体重，讲究心理卫生，这不仅是高血压治疗的重要手段，也是所有心血管病乃至糖尿病治疗的不容缺少的基础。无论是正常高值还是高血压患者，无论是1级、2级、3级高血压还是单纯收缩期高血压，均需认真、坚持长期地将上述各项落实于日常生活中。即使已接受药物治疗者亦不容松懈，并持之以恒。

药物治疗包括降压药物非降压药物治疗，首先是降压药物治疗。

（1）治疗目标　通过降压治疗使高血压患者的血压达到目标水平，以期降低心血管发病和死亡的总危险。

（2）治疗原则　①采用较小的有效剂量以获得可能的疗效而使不良反应最小，如效果不满意，可逐步增加剂量以获得最佳疗效；②为了有效地防止靶器官损害，要求每天24小时内血压稳定于目标范围内，最好使用一天一次给药而且能持续24小时作用的药物；③为使降压效果增大而不增加不良反应，可以采用两种或多种降压药联合治疗。2级以上高血压患者为达到目标血压常需降压药联合治疗。

（3）降压药的种类　当前用于降压的药物主要有以下六类，即利尿剂、β受体阻滞剂、血管紧张素转换酶抑制剂（ACEI）、血管紧张素Ⅱ受体拮抗剂（ARB）、钙离子通道阻滞剂和α受体阻滞剂。

（4）降压药物的选择　降压治疗的收益主要来自降压本身，要了解各类降压药在安全性保证下的降压能力。主要降压药物选用的临床参考见表2-9。

（5）降压药的联合应用　现有的临床试验结果支持以下类别降压药的组合。

- 利尿剂和β受体阻滞剂。
- 利尿剂和ACEI或ARB。
- 钙离子通道阻滞剂（二氢吡啶类）和β受体阻滞剂。
- 钙离子通道阻滞剂和ACEI或ARB。
- 钙离子通道阻滞剂和利尿剂。
- α受体阻滞剂和β受体阻滞剂。

必要时也可用其他组合（与中枢作用药，如α_2受体激动剂、咪达唑啉受体调节剂组合，以及将ACEI与ARB联合应用），在许多病例中常需联合3～4种药物。

表2-9 主要降压药物选用的临床参考

类别	适应证	禁忌证	
		强制性	可能
利尿剂（噻嗪类）	充血性心力衰竭，老年高血压，单纯收缩期高血压	痛风	妊娠
利尿剂（袢利尿剂）	肾功能不全，充血性心力衰竭		
利尿剂（抗醛固酮药）	充血性心力衰竭，心肌梗死后	肾衰竭，高血钾	
β受体阻滞剂	心绞痛，心肌梗死后，快速心律失常，充血性心力衰竭，妊娠	2~3度房室传导阻滞，哮喘，慢性阻塞性肺疾病	周围血管病，糖耐量减低，运动员，或经常运动者
钙离子通道阻滞剂（二氢吡啶类）	老年性高血压，周围血管病，妊娠，单纯收缩期高血压，心绞痛，颈动脉粥样硬化		快速性心律失常，充血性心力衰竭
钙离子通道阻滞剂（维拉帕米，地尔硫䓬）	心绞痛，颈动脉粥样硬化，室上性心动过速	2~3度房室传导阻滞，充血性心力衰竭	
血管紧张素转换酶抑制剂	充血性心力衰竭，心肌梗死后，左室功能不全，非糖尿病肾病，1型糖尿病肾病，蛋白尿	妊娠，高血钾，双侧肾动脉狭窄	
血管紧张素Ⅱ阻滞剂	2型糖尿病肾病，蛋白尿，糖尿病微量清蛋白尿，左心室肥厚，ACEI所致咳嗽	妊娠，高血钾，双侧肾动脉狭窄	
α受体阻滞剂	前列腺增生，高血脂	直立性低血压	充血性心力衰竭

合并用药有两种方式：采取各药的按需剂量配比处方，其优点是可以根据临床需要调整品种和剂量；采用固定配比复方，其优点是方便，有利于提高患者的依从性。

其次，也要重视非降压药物的治疗。

（1）抗血小板治疗　阿司匹林或其他抗血小板药物的应用已被证明可减少冠心病和脑血管患者的致死性和非致死性冠心病事件、脑卒中和心血管病死亡的危险。根据HOT研究，如果血压已得到严格的控制，或者是高危冠心病的高血压患者，且没有胃肠道和其他部位出血危险，可推荐较小剂量的阿司匹林治疗。

（2）伴脂质代谢紊乱，调理血脂　脂质代谢紊乱常与高血压伴随，并使高血压危险性增加，总胆固醇和低密度脂蛋白胆固醇水平增加，伴随冠心病和缺血性脑卒中的危险。对伴脂质代谢紊乱患者，应加以重视并积极治疗。改善生活方式应是首要：减少饱和脂肪酸、胆固醇、食盐、乙醇摄入、减轻体重、加强身体锻炼。避免使用可影响血脂的降压药。大剂量的利尿剂（噻嗪类和袢利尿剂）至少在短期内可升高血清胆固醇和三酰甘油，小剂量的利尿剂则可避免这类影响。α受体阻滞剂能一过性增高三酰甘油，并降低高密度脂蛋白胆固醇，但仍显示出能减少猝死和总死亡率，以及防止心肌梗死再发的作用。影响血脂比较小者有钙离子通道阻滞剂、ACEI、ARB、β受体阻滞剂和咪达唑啉受体激动剂等。经饮食调控后，胆固醇仍增高者，首选他汀类治疗，随着低密度脂蛋白胆固醇的降低，有防治冠心病的作用。血三酰甘油增高者，可首选贝特类药物治疗，也可选用其他类调节血脂药物。

36 • 老年高血压有何临床和病理生理学特点？

高血压在老年人常见，65 岁以上的个体中 2/3 以上有高血压。同时，老年患者又是人群中血压控制率最低的一部分。欧美国家一般以≥65 岁为老年的界限。中华医学会老年医学学会于 1982 年根据 WHO 西太平洋地区会议所定而提出的老年界限为 60 岁。老年高血压指年龄超过 60 岁，其血压持续或非同日 3 次以上达到或超过高血压标准，即收缩压≥18. 7kPa(140mmHg) 和/或舒张压≥12kPa(90mmHg)。老年高血压有以下特点：

（1）半数以上以收缩压升高为主，多伴动脉硬化，包括大动脉粥样硬化，其血流动力学特点为外周血管阻力显著增高，而心排出量正常或降低，且多属低肾素型高血压。

（2）由中年原发性高血压延续而来者则多属收缩压和舒张压均增高的混合型，以舒张压增高为主的高血容量型高血压在老年人中较为少见。

（3）老年高血压患者心、脑、肾等器官均有不同程度的老化和血管硬化，因此，老年高血压患者上述靶器官的并发症如脑出血、脑梗死、心衰、心肌梗死和肾功能不全较为常见，且预后较差。

（4）高血压患者较常发生阿尔茨海默病（老年性痴呆）和认知功能障碍，有效的抗高血压药物治疗可能减缓认识功能障碍的进展。

老年人高血压患病率高、危害大，属于严重威胁老年人健康的常见病。由于增龄性改变参与了老年高血压的形成，因而在其病理生理学方面也与其他年龄阶段有不同之处。

（1）大动脉顺应性降低　血管顺应性是指血管内压力每改变 0. 133kPa(1mmHg) 时血管容积的变化值。主动脉、肺动脉主干及其最大分支被称为弹性贮器血管。由于这些大动脉的弹性贮器作用，动脉血压波动幅度明显小于心室内压力。正常主动脉中层含有丰富的弹性纤维，具有较大的弹性和可扩张性。当左心室收缩射血时，主动脉扩张缓冲了心室射血时压力的升高，并将这部分压力转变为势能，储存于血管壁；心室舒张时，这部分势能释放转化为压力，推动血液在血管中持续流动。随着年龄增长，大动脉弹力薄板层断裂和破碎，管壁中胶原与弹性蛋白比值失调、中层钙化及内膜粥样硬化，导致大动脉顺应性降低，对压力的缓冲作用降低。当心室收缩射血时，主动脉不能有效扩张，心脏泵出的血液只能通过比正常狭小的管腔，导致收缩压升高；心室舒张时又无足够的弹性回缩，舒张压降低或不变，从而使脉压升高。这就是老年人单纯收缩期高血压的发病机制。

（2）外周血管阻力显著升高　老年人外周血管阻力明显高于非老年人。主要有两方面的原因：①器质性原因：随着年龄增长，小动脉粥样硬化的程度加重、管腔缩小甚至闭塞，导致血管阻力升高；②功能性原因：在衰老过程中，血管平滑肌 β 受体的反应性降低，而 α 受体的反应性却无明显变化，导致血管收缩占优势，外周血管阻力升高。在老年人高血压的发生与发展过程中，外周血管阻力的显著升高起重要作用。

（3）细胞外容量增加　多数老年高血压患者血浆肾素水平和血管紧张素Ⅱ水平低下，

且对食物中的钠很敏感，导致细胞外容量增加。由于老年人动脉扩张度和容积降低，容积压力曲线左移，轻度的容量增加就可使血压尤其是收缩压明显升高。但目前有关老年人细胞外容量的改变医学界尚有不同的意见。

37 • 如何用药物治疗老年高血压？

老年人的高血压，包括单纯收缩压升高的治疗措施原则上与其他高血压相同。但由于老年人高血压有上述诸多特点，其治疗也有不同于非老年人高血压。关于老年人降压治疗用药，大量随机临床试验均已明确，各年龄段（<80 岁）高血压患者均受益于利尿剂、钙离子通道阻滞剂、β 受体阻滞剂、ACEI 等抗高血压药物的治疗。STONE 研究应用的是国产的硝苯地平，Syst-China 研究则应用国产的尼群地平，这些药都有效且不昂贵。

在许多老年患者，抗高血压药物应从小剂量开始。但为达到目标血压水平，大多数老年患者需要用至常规剂量和多种药物联合应用。

直立体位时，收缩压下降≥1.33kPa(10mmHg)，伴有头晕或晕厥者称为直立性低血压，较常见于老年收缩压增高患者，特别是伴有糖尿病和服用利尿剂、静脉扩张药物（例如硝酸酯、α 受体阻滞剂和西地那非等）及神经系统药物的患者。在上述这些患者，应注意测定立位时的血压，应注意避免血容量丢失和过快增加抗高血压药物的剂量。

关于高龄老人（≥80 岁）的降压治疗，现有的大规模临床试验所观察的老年患者，高龄患者并不多。STOP-Ⅰ和 STOP-Ⅱ入选患者的年龄为 70 ~ 84 岁，但 80 岁以上者不多。HYVET（hypertension in very elderly trial）研究对象为 80 岁，应用的药物为 ACEI 及利尿剂，目前研究正在进行。尚缺乏直接资料说明降低血压对高龄老人的影响，不同的血压水平对他们的预后意义亦未明了，高龄老人进行降压治疗是否同样得益？抗高血压治疗对高龄老人的意义如何？亟待研究。

38 • 老年高血压治疗过程中需注意哪些问题？

老年人降压治疗同样受益，应逐步降压，尤其体质较弱者。注意原有的和药物治疗后出现的直立性低血压。老年人有危险因素、靶器官损害、心血管病的居多，常需联合用药。

大量随机临床试验均已明确，各年龄段（<80 岁）高血压患者均受益于利尿剂、钙离子通道阻滞剂在 β 受体阻滞剂、ACEI 等抗高血压药物治疗。80 岁以上的高龄老人进行降压治疗是否同样得益尚待研究。

(1) 由于老年高血压患者多有全身动脉硬化，因此，切忌急剧降压和血压大幅度波动，以免影响重要脏器的血供，诱发肾功能不全、心绞痛、心肌梗死和脑血管意外。

(2) 老年人的心肌收缩力和窦房结功能已减弱，因此，应避免单独使用具有抑制心肌收缩力和影响心脏传导系统的降压药。

(3) 老年人多有肾动脉硬化和不同程度肾功能减退，降压药物的剂量应控制在常规用量的 1/2 ~ 2/3，以免造成药物蓄积和引起副作用。此外，对肾有损害的降压药应避免使用。

（4）老年人自主神经功能较差，应尽量避免使用交感神经节阻滞剂，并应注意发生直立性低血压。

（5）尽量避免使用强效袢利尿剂，以免造成水电解质紊乱。

（6）过去认为一般宜将收缩压控制在 21.28kPa（160mmHg），舒张压控制在 12～13.3kPa(90～100mmHg）为好，血压过低反而会造成心、肾、脑等重要脏器供血不足。近年来有人主张，老年人降压标准和年轻人一样应＜18.6/12kPa(140/90mmHg)，单纯收缩期高血压者收缩压应降到＜21.3kPa(160mmHg)，如达不到上述标准则越接近正常越好。而 2004 年中国高血压指南则提出老年人的降压目标为收缩压降至 20kPa(150mmHg）以下。

39 • 老年收缩期高血压有何临床特点？

老年单纯收缩期高血压是老年高血压的一种特殊类型，在发病机制、临床表现、治疗和预后等方面均具有独立的特征。大量流行病学研究表明，老年收缩期高血压的主要临床特点是：

（1）患病率高　刘力生等报道 390 例老年高血压，其中混合型高血压占 55.0%，而老年单纯收缩期高血压占 45.0%。朱毅君等报道上海部分地区自然人群抽样调查结果表明老年高血压患病率为 43.7%，其中单纯收缩期高血压占老年高血压人数的 49.5%。国外报道结果亦与国内一致。另外，文献报道显示，随年龄增长，老年收缩期高血压患病率就逐渐增高。

（2）血压波动大　老年收缩期高血压患者无论活动还是休息，血压均有明显波动性。不仅在长时间内较明显，而且在 1 日内亦有较大波动，尤其是收缩压。

老年收缩期高血压发生血压异常波动现象可能与老年人血压调节功能障碍有关，多由老年人压力感受器调节血压的敏感性减退所致。故提示仅使用一次测血压值与 24 小时血压平均值作为诊断依据欠妥。有人建议使用 2 小时血压连续监测取得的平均值，可以较好地代表 24 小时血压平均值。考虑到此特点，对该类高血压用药要慎重，选择好用药时间，常规测定立、卧位血压就显得十分必要。

（3）易发生直立性低血压　老年收缩期高血压患者除具有较大的血压波动外，还有体位改变时易发生低血压的独特的临床表现。其原因可能与体位改变引起机体反射性调节血压功能减退有关。如老年收缩期高血压患者动脉硬化、压力感受器敏感性降低、交感神经系统对心血管反射性调节能力减退等均可能是造成体位改变引起血压大幅度降低的原因。据报道，老年收缩期高血压患者，直立性低血压发生率为 11%～50%。

直立性低血压发生除收缩压下降≥3.99kPa(30mmHg)、舒张压下降 1.99kPa(15mmHg)外，还同时出现低血压症状，常见有黑蒙、头晕，甚至昏倒等脑供血不足的表现，少数患者有心绞痛发生。因此，该型高血压患者应避免卧位突然起立，亦要避免过多的服用利尿剂、镇静剂和某些易引起直立性低血压的降压药物。

（4）并发症多而严重　大量流行病学研究已证实，老年收缩期高血压患者并发症不仅发生率高，而且较严重。常见的并发症有脑出血、脑梗死、脑血栓形成、心肌梗死、心力衰竭、肾功能不全等。阜外心血管病医院报道117例老年单纯收缩期高血压，其中并发脑卒中占41.9%，心肌梗死占32.5%，心力衰竭占28.2%，肾功能不全占57.2%。多数患者有两种以上并发症，其并发症发生率高于其他类型高血压。国外研究也证实，收缩期高血压与舒张期高血压更易导致心血管并发症，且病情更为严重。从而否定了高血压的并发症是由舒张压水平决定，而与收缩压无关的看法。Niarehos等报道单纯收缩期高血压脑卒中的危险性升高，并使心血管病残率和死亡率增加2~5倍。还有报道，老年收缩期高血压发生脑卒中几率比血压正常者高2~3倍。

（5）病死率较高　大量流行病学研究结果提示，老年收缩期高血压的病死率明显高于经典型高血压。有人进行高血压普查和随访，提出了单纯性收缩期高血压死亡率为17.6%，而收缩压低于21.3kPa(160mmHg)者死亡率为7.7%。HDFP采用多元回归方法分析老年收缩期高血压，在控制其他危险因素后，60~69岁组收缩期高血压收缩压每增加0.13kPa(1mmHg)，每年死亡率则增加1%。由此不难看出，老年收缩期高血压不但易发生并发症，而且是高血压患者致死的主要临床类型，故对其应加强防治。

40 • 对老年收缩期高血压应采取什么对策?

过去一般认为收缩期高血压（ISH）不必治疗，这种看法在某种程度上是基于两个错误的概念：①认为ISH伴随正常老化是无害的；②老年人不易接受降压治疗。另外，对于ISH进行治疗是否可以减少危险性不明确，对治疗效果的评价未确定。通过近10年的研究，人们已经认识到ISH是危及老年人生存和影响其生活质量的重要因素。几组大的系列临床试验研究证实，积极治疗ISH可明显降低卒中、重要心血管事件的危险性。因此，目前基本已肯定主张对ISH进行积极治疗。

但由于老年人血压多不稳定，且ISH患者DBP较低，因此在降压目标、用药时机和用药种类的选择上都必须谨慎，以期收到降低血压、减少心脑血管疾病、提高生存率、改善生活质量、避免副作用的效果。在治疗中应贯彻整体治疗原则，药物治疗应与心理治疗相结合，注意生活规律，合理饮食，防止各种危险因素侵入。服药应避开晚间，以防夜间血压过低和心率过缓；除非紧急，不要急剧降压。事实证明，长期正规治疗，不无故停药、换药或减量，对治疗高血压及其严重并发症极其有效，提高患者接受药物治疗的依从性更是其中十分重要的环节。血压控制达1年以上，特别是出现了明显的副作用，可逐渐减药、减量或换药，服用维持剂量，并坚持服药，以巩固疗效，提高服药依从性。

（1）降压目标　①因ISH是危及老年人生存和降低其生活质量的重要因素，凡已确诊的ISH患者，应尽量将血压控制在正常范围，SBP应控制在18.7~20.0kPa(140~150mmHg)；DBP应控制在11.2~12.0kPa(84~90mmHg)。防止DBP过低，警惕所谓“J”曲线现象，虽然“J”曲线现象是否存在一定危险目前尚无定论；②减少抗高血压药物的副作用及控制症状是改善高血压患者生活质量的重要目标之一。

（2）用药时机的选择　由于ISH在老年人中发病率较高，靶器官损害亦较青年人更易发生，因此，对老年人ISH早期治疗和预防十分关键。一旦确诊为ISH，即应治疗。首先选择非药物治疗，包括控制体重、限钠、补钾、运动。如 3 个月后无效果，即开始药物治疗。诊断 ISH 是简单的，但应注意排除“白大衣高血压”和假性高血压。用动态血压监测和动脉内压测定对此会有帮助。

（3）用药的选择　用药应根据病情进行选择，既要安全有效地降低血压，又要副作用少，且应用方便，还要考虑到个体化原则。当首选药物疗效欠佳时，不要增加剂量，应换药或采用少量的联合用药法，以求其相互叠加作用出现。目前用于临床的抗高血压药物有数 10 种，WHO/ISH 提出的一线降压药有六大类，即利尿剂、β 受体阻滞剂、ACEI、钙离子通道阻滞剂、α 受体阻滞剂和 ARB。①利尿剂：老年 ISH 患者应首选口服利尿剂。美国老年人收缩期高血压研究计划（SHEP）最终报道显示，利尿剂副作用轻微，治疗组与安慰剂组无差别，两组生活质量衡定相当。因老年人血容量及心排出量均偏低，故用药量宜小，大多数患者小剂量氢氯噻嗪（双氢克尿噻，12.5～25mg/d）和苄氨氟噻嗪（3.5mg/d）是安全有效的，不会造成糖、脂代谢障碍和产生高尿酸血症。如给予补钾或加用保钾利尿剂可能更安全。近年来问世的吲达帕胺（indapamide）不仅有良好的降压效应，还可升高高密度脂蛋白，不影响胆固醇，并具有逆转左心室肥厚作用，优于噻嗪类利尿剂。利尿剂还有一个优点，较为廉价；②钙离子通道阻滞剂：我国 1987 年开始进行的老年收缩期高血压（ISH）临床试验研究第二阶段小结显示，以尼群地平为试验药物的治疗组在副作用和症状的改善方面似乎优于利尿剂，同时有明显的降压作用。因此，钙离子通道阻滞剂有可能取代利尿剂成为治疗老年 ISH 的首选药。此类药有国产的硝苯地平、维拉帕米、地尔硫䓬、尼群地平、尼莫地平、尼卡地平等；③β 受体阻滞剂：以普萘洛尔为代表的 β 受体阻滞剂能否治疗 ISH，目前仍有争论。这些药虽然对伴有心绞痛或心律失常的患者非常有效，且不易引起直立性低血压（适用于老年人），但老年人往往患有充血性心力衰竭、COPD 或周围血管性疾病，使用时可能有危险，因此仅可在无禁忌证的情况下慎用。由于老年人常有肾硬化，肾素分泌减少，故普萘洛尔用量宜小（10～130mg/d）。第三代 β 受体阻滞剂如赛列洛尔（celiprolol），既有长效心脏选择性 β_1 受体阻断作用，又兼部分 β_2 受体激动作用和直接扩血管作用，因而优于其他 β 受体阻滞剂；④ACEI：降压效果好，并对代谢及生活质量无不良影响。除降压作用外，还有防止心衰、动脉硬化、蛋白尿形成等效果，是临床实用性较强，颇有前途的药物。有人主张将其与钙离子通道阻滞剂并列作为治疗老年高血压的首选药；⑤α 受体阻滞剂：因其具有首次剂量反应和直立性低血压副作用，限制了其在老年 ISH 患者的应用，应列为禁忌；⑥ARB：适用与禁用对象与 ACEI，主要用于治疗后发生干咳的患者。

41. 儿童和青少年高血压的诊断标准是什么？如何选择抗高血压药物？

儿童和青少年高血压诊断标准为重复测量（间隔时间大于 3 个月），血压≥95 百分位或高于对年龄、身高和性别校正后的水平。不同年龄儿童的血压所处百分位可从“儿童血压百分位表”查得。在儿童和青少年高血压患者，应注意除外继发性高血压（如肾脏疾病、主动脉狭窄）。应特别强调生活方式改变。对于血压水平较高或生活方式改变降压作用不满意，可使用抗高血压药物。儿童与成人选择抗高血压药物的基本原则一致，但儿童常需较小的剂量，应认真小心调整药物的剂量。ACEI 和 ARB 不宜用于妊娠与性生活活跃的青少年女性。无并发症的高血压，不必限制体育活动，实际上有氧代谢运动有益于血压下降。不可使用合成代谢激素。有力干预其他可改善的危险因素。

42 何谓妊娠期高血压疾病（妊娠高血压综合征）？何谓妊娠合并慢性高血压？何谓妊娠前高血压状态并妊娠期高血压疾病？

孕妇血压高通常有 3 种情况：

（1）妊娠期高血压疾病的概念较为广泛，过去认为只要妊娠期出现高血压，分娩后 3 个月内血压恢复正常，即称为妊娠期高血压疾病。而近年来的中国高血压防治指南则明确规定：妊娠 20 周后，孕妇发生高血压、蛋白尿及水肿称为妊娠期高血压疾病。如仅有高血压，伴或不伴水肿，不伴蛋白尿则称为妊娠高血压；如妊娠期高血压疾病的孕产妇发生抽搐，称为子痫。

高血压：血压升达 18.7/12kPa(140/90mmHg)，或血压较孕前或孕早期血压升高 3.3/2kPa(25/15mmHg)，至少两次，间隔 6 小时。

蛋白尿：单次尿蛋白 30mg，至少 2 次，间隔 6 小时，或 24 小时尿蛋白定量 0.3g。

水肿：体重增加 >0.5kg/w 为隐性水肿。按水肿的严重程度可分为（+）：局限踝部及小腿；（++）：水肿延及下肢；（+++）：水肿延及会阴部及腹部；

（2）孕前已有原发性或症状性高血压，则称为妊娠合并慢性高血压。

（3）孕前已存在高血压，妊娠后血压增高加重，称为妊娠前高血压状态并妊娠期高血压疾病。

先兆子痫系多系统受累，主要发生于肾、肝、脑及凝血系统，由于胎盘血流减少可引起胎儿生长迟缓或胎死宫内。

轻度先兆子痫：高血压并伴有蛋白尿。

重度先兆子痫：血压 21.3/14.7kPa(160/110mmHg)，蛋白尿（3g/d），伴头痛、视物不清、恶心、呕吐、右上腹疼痛，眼底不仅有痉挛还有渗出或出血，肝、肾功能异常或凝血机制的异常，伴有心衰和/或肺水肿。

43 如何处理妊娠期高血压疾病？

由于妊娠期高血压疾病严重影响母儿健康，胎儿可发生宫内生长迟缓，胎死宫内，出生时发生新生儿窒息；孕产妇可发生胎盘早期剥离导致弥散性血管内凝血和/或急性肾衰竭；心力衰竭、肺水肿；HELLP 综合征（溶血性贫血，肝酶升高，血小板减少，肝包膜下出血，肝破裂）。子痫抽搐后可发生脑水肿、脑出血及脑疝，甚至引起孕产妇死亡。因此，应积极处理妊娠期高血压疾病。

（1）加强母儿监测

母亲监测内容：血压，体重，尿量，尿蛋白，血细胞比容，血小板，肝、肾功能，凝血功能，眼底。

胎儿监测内容：子宫底高度，腹围；B 超测量胎儿双顶径，腹围，股骨长度及羊水量；胎心监护无激惹试验；前者阴性时做缩宫素激惹试验。

（2）治疗　主要把握三项原则。

1）镇静止惊：常用的药物有硫酸镁与镇静剂。

硫酸镁：剂量取决于体重及尿量。尿量 <600ml/24h、呼吸频率 <16 次/分、腱反射消失，需及时停药。

镇静剂：常用有冬眠 Ⅰ 号 1/3 量肌内注射，6 小时 1 次，或地西泮 10mg 肌内注射或静脉缓慢推注，6 小时 1 次。

2）积极降压：详见降压药的应用。

3）终止妊娠：终止妊娠的方式取决于产科的情况。

轻度妊娠期高血压疾病：在严密的母儿监测下，至妊娠 37 周，若病情仍不好转，可根据产科情况决定终止妊娠的方法。

重度妊娠期高血压疾病：胎龄 >37 周，及时终止妊娠，胎龄 <35 周促胎肺成熟后，终止妊娠。

（3）降压药的应用　当血压 >22.7/14.7kPa(170/110mmHg) 时，积极降压，以防脑卒中及子痫发生。究竟血压降至多低合适，目前尚无一致的意见。

常用于紧急降压的药物：

硝苯地平（nifedipine）：10mg 口服，60 分钟后必要时再给药。

拉贝洛尔（labetolol）：25 ~ 100mg 加入 5% 葡萄糖溶液 20 ~ 24ml，静脉推注。15 分钟后可重复。

肼苯达嗪（hydralazine）：加 5% 葡萄糖溶液 20ml 静脉缓缓慢推注，每 5 分钟测血压一次，20 分钟后，若血压仍 >21.3/14.7kPa(160/110mmHg)，可重复给药 5 ~ 10mg。若舒张压降至 12kPa(90mmHg) 或以下停药。

常用于缓慢降压的药物：

氧烯洛尔（oxprenolol）

品多洛尔（pindolol）

阿替洛尔（atenolol）：口服 100mg，1 次/日。长期使用 β 受体阻滞剂，有引起胎儿生长迟缓的可能。

甲基多巴（methyldopa）：口服 0.25 ~ 0.5，3 次/日。

哌唑嗪（prazosin）

肼苯达嗪（hydralazine）：口服 25 ~ 50mg，3 次/日。

伊拉地平（isradiPine）：口服 2.5mg，2 次/日。

（4）妊娠期不宜使用的降压药　ARB 和利尿剂。

ARB 可能致胎儿畸形。

利尿剂：可进一步减少血容量，使胎儿缺氧加重。

44. 妊娠妇女高血压应如何选择药物？如何处理妊娠期高血压？

患高血压的妇女妊娠时，母亲与胎儿的危险均增加。考虑胎儿的安全，应首选甲基多巴、β受体阻滞剂和血管扩张药物。ACEI 和 ARB 可能致胎儿畸形，妊娠期不宜使用，可能妊娠的女性也不可使用。

先兆子痫发生于妊娠第 20 周以后，其特征为新发生或恶化的高血压、清蛋白尿、高尿酸血症，有时伴有凝血异常。有时先兆子痫可恶化为高血压危象或急症，可能需住院、强化监护、早期分娩胎儿和经静脉使用抗高血压药物以及抗惊厥治疗。详见相关专题问答。

对妊娠期高血压，无论是妊娠前已有高血压还是妊娠后才出现高血压都应积极治疗。一般认为凡舒张压 > 12.0kPa（90mmHg）都应及时治疗，若血压 > 21.3/14.6kPa（160/110mmHg），即使无临床症状也是应用降压药物的绝对适应证。因为患有妊娠高血压的孕妇较健康孕妇容易引起流产、早产、死胎、胎盘早期剥离。妊娠期高血压不治疗也可进一步发展和/或诱发妊娠期高血压疾病、先兆子痫、子痫，直接威胁母子的安全。对于原先已有高血压的孕妇则可进一步加重靶器官的损害，尤其是肾脏的损害，甚至诱发尿毒症。因此，治疗目的是减少母亲的危险。

妊娠期高血压的治疗原则与一般高血压相似，但也有其特殊性。一般措施包括低盐饮食、劳逸结合、消除精神过度紧张及适当镇静等，两者并无差异。上述一般措施可使轻度高血压者血压恢复正常，若上述措施无效，可在此基础上根据血压水平按阶梯疗法给予治疗。妊娠期高血压在使用降压药时必须严密观察，最好每日测血压 1～3 次，避免血压降至过低和大幅度波动，以免影响胎儿血供，一般宜将血压控制在 17.3～18.6/10.7～11.3kPa（130～140/80～85mmHg）为好。晚近认为，妊娠期高血压并非由于血容量增多所致，因此利尿药在大多数妊娠期高血压患者中应慎用和禁用，这与一般高血压的处理不同，尤其是子痫前期病例存在小动脉痉挛同血液浓缩间的恶性循环，不恰当应用利尿剂可促进该恶性循环和加重病情，应予注意。目前认为，利尿药仅适用于并发左心衰竭或水钠潴留者，以及少数（占 1%）血容量增加的妊娠期高血压疾病患者，除并发左心衰可应用袢利尿剂，如呋喃苯胺酸、布美他尼（丁尿胺）、依他尼酸（利尿酸）等外，一般选用噻嗪类和潴钾利尿剂，如螺内酯（安体舒通）、氨苯蝶啶和氨氯吡咪为宜，同时应注意水电解质和酸碱平衡，避免血液过度浓缩影响母子安全。β受体阻滞剂，如普萘洛尔虽能降压，但死胎和自发性流产发生率增高，故不宜使用。目前认为阿替洛尔（氨酰心安）50mg，每日 1～2 次；美托洛尔（甲氧乙心安）50～200mg，每日 1～2 次，适用于妊娠高血压，可作为首选药物。钙离子通道阻滞剂如硝苯地平、尼卡地平和地尔硫䓬可应用于妊娠早中期，但临产前半个月不宜使用，因为钙离子通道阻滞剂可抑制子宫平滑肌的收缩力，影响产程的进展，不适用于产妇。一般亦不宜使用神经节阻滞剂，因胍乙啶和利血平可通过胎盘影响胎儿，也应避免使用。若阿替洛尔和美托洛尔不能控制血压，可联合或选用肼酞嗪 25mg，每日 3 次，亦可选用甲基多巴

0.25g，每日3次。对于重度高血压患者可应用拉贝洛尔（柳氨苄心定）100mg，每日3次，必要时可增至2400mg/d。血管紧张素转换酶抑制剂一般不适宜用于妊娠早期，但适用妊娠中晚期高血压患者，常用制剂如卡托普利12.5～25mg，每日3次；依那普利2.5～5mg，每日1～2次，多能奏效，并应入院治疗或在门诊严密观察随访。

当妊娠高血压发展为先兆子痫或子痫时，则应视为高血压急症，必须采取注射方法迅速降压，待血压降至安全范围后，即降至21.3～22.6/13.3～14.6kPa（160～170/100～110mmHg）时再过渡到口服降压药维持。妊娠期高血压出现上述情况时可先应用10%硫酸镁10ml加5%葡萄糖20ml缓慢静注，也可用25%硫酸镁10ml肌注，多能奏效。若无效，可立即静脉滴注硝普钠。近年来有人主张静滴硝酸甘油，一般剂量为25mg加于500ml 5%葡萄糖液内滴注，滴速为每分钟20～60μg，作用迅速，且血流动力学监护较硝普钠简单，副作用少为其优点。此外，对于子痫或高血压危象、高血压脑病者，除迅速降压外，防止抽搐可用地西泮10～20mg静注，降低颅内压可用20%甘露醇250ml快速静滴。另外，对症治疗、吸氧、镇静和支持疗法等均不容忽视。若在分娩期出现上述情况，除按上述措施处理外，应尽量缩短产程，并注意产后出血。妊娠期重度高血压若药物治疗无效，则应劝其终止妊娠。

45 • 冠心病并发高血压应如何处理？

1999年高血压防治指南指出，冠心病患者再次发生事件的危险极高。发生过心肌梗死或不稳定心绞痛的患者发生冠心病猝死或不致命心肌梗死的危险高达每年5%以上。它们均与血压有直接关系。β受体阻滞剂、钙离子通道阻滞剂等许多较常用的降压药都曾广泛应用于各种不同情况的冠心病患者，虽然并非用于降低血压。最近INVEST研究表明冠心病患者用维拉帕米加血管紧张素转换酶抑制剂（ACEI）与β受体阻滞剂加利尿剂相比，新的冠心病事件的发生率相似。β受体阻滞剂、ACEI、醛固酮受体阻滞剂是疗效确定的预防冠心病患者在急性心肌梗死后心血管事件药物。临床试验反映β受体阻滞剂减少急性心肌梗死患者再梗死及心血管死亡约1/4；几项大规模的临床试验反映，ACEI用于心衰或左室功能不全患者，心肌梗死或猝死危险减少约1/5。分别用这两种药的多项临床试验均反映它们对冠心病事件的减少似乎不仅由于血压降低，可能还有其他的一些心脏保护作用。

国外研究曾提示维拉帕米（异搏定）和地尔硫䓬可减少心肌梗死的危险，但立即释放的硝苯地平却增加危险。钙通道拮抗剂作为降压药物的一类，总的看来能否减少复发性冠心病事件，关于无心衰或左心室功能不全的高危患者服ACEI是否能减少事件，心脏结局预防评估研究（heart outcome prevention evaluation，HOPE）已得到肯定性的结论。其结果显示，ACEI尽管其降压作用较为温和，却能有效预防那些高危包括有卒中病史的患者新的缺血事件的发生。

总之，冠心病合并高血压时选择抗高血压药物应掌握以下原则：

（1）高血压和稳定性心绞痛的患者首选β受体阻滞剂，也可选用长效钙离子通道阻滞剂。

（2）急性冠状动脉综合征（不稳定性心绞痛或急性心肌梗死）和高血压患者，首选β受体阻滞剂和ACEI，必要时可联合其他药物。

（3）心肌梗死后高血压患者首选ACEI、β受体阻滞剂和醛固酮拮抗剂，同时应强化降脂治疗和阿司匹林75～150mg/d。

46. 如何治疗伴有肾脏损害的高血压？慢性肾脏疾病的高血压如何选择抗高血压药物？

肾脏是高血压损害的主要靶器官之一，同时又是血压调节的重要器官。若高血压一旦对肾脏造成损害，又可以因肾脏对体液平衡调节以及血管活性物质等代谢障碍，加剧了高血压的严重程度。在各种原发或继发性肾实质性疾病中，包括各种肾小球肾炎、糖尿病肾病、梗阻性肾病等，合并高血压者可达80%～90%。无论何种病因所致的肾脏损害，控制高血压对于防止肾脏病变的持续进展都起到十分关键的作用。通常使用的肾功能检查包括血尿素氮、肌酐水平的测定，一般只能在肾脏损害较严重时才得到反映，尿常规检查中蛋白尿的出现往往早期能显示肾脏损害的存在，尿微量清蛋白测定则可检查出更早期的肾脏损害。

伴有肾脏损害或有蛋白尿的患者（尿蛋白>1g/24h），控制血压宜更严格。有研究建议血压应控制到125/75mmHg（2004年中国高血压防治指南提出，伴有肾病的高血压患者，降压目标是130/80mmHg），但应避免使血压过急地下降，同时注意观察在血压下降时肾功能的变化。在同等降低血压的前提下各种不同降压药物对延缓肾脏病变的进展影响可能完全一致。有一些研究提示使用ACEI及ARB对蛋白尿的减少以及延缓肾脏病变的进展有利。重症患者须合用袢利尿剂。

关于慢性肾脏疾病的高血压有两种临床情况：①高血压导致肾损害；②肾血管或肾实质性疾病有高血压的临床表现。这些患者的治疗目的是保护肾功能，阻止肾功能不全恶化和预防心血管疾病。

为将这些患者血压降至<130/80mmHg以下，常需联合使用三种或更多的抗高血压药物。

已有临床试验的证据表明，ACEI与ARB对于糖尿病和非糖尿病肾脏疾病的肾功能有保护作用，可延缓肾功能不全的恶化。在这些患者中使用ACEI和ARB时，只要不出现高钾血症，血清肌酐一定程度增高（高于用药前的基线水平的35%左右）是可以接受的，不要盲目停药。在晚期肾疾病（相应的血清肌酐水平2.5～3.0mg/dl或221～265μmol/L）通常需增大袢利尿剂的剂量。

47. 高血压合并肾功能不全的基本用药原则是什么？

高血压患者均有不同程度肾脏损害，当伴肾功能不全时，使用降压药必须遵循以下基本原则：①应选用增加或不明显减少肾血流量、降压作用温和而持久、不良反应少、使用方便的降压药；②一般宜小剂量开始，逐渐加量，达到降压目的后改用最小剂量维持；③避免使用对肾脏有毒性的降压药；④经肾排泄和/或代谢的降压药，剂量应控制在常规用量的 1/2～2/3，最好能根据药物的血浆半衰期和患者内生肌酐清除率的改变来决定用药剂量与方法，以免造成药物蓄积中毒或过量；⑤伴肾功能不全的高血压患者，血压不宜降得过低，一般以降至 20～21.3/12～13.3kPa（150～160/90～100mmHg）为宜，以免肾血流量减少，影响肾小球滤过功能，加重氮质血症。

基于上述用药的基本原则，一般情况下可选用钙离子通道阻滞剂。其优点为较少激活交感神经和肾素-血管紧张素-醛固酮系统，较少导致水钠潴留，并能维持心、脑、肾的血流量，常用制剂包括硝苯地平 5～20mg，每日 3 次；尼群地平 5～10mg，每日 3 次；尼卡地平 10～20mg，每日 2～3 次；依拉地平（isradipine）2.5mg，每日 1 次等。为了减轻上述钙离子通道阻滞剂由于反射性交感神经兴奋、心率增快等不良反应，可与 β 受体阻滞剂联用，且可加强降压作用。对血浆肾素活性增高的患者首选 β 受体阻滞剂，常用制剂包括普萘洛尔 5～20mg，每日 2～3 次；噻吗洛尔（timolol）5～10mg，每日 2 次；阿替洛尔（atenolol）50～200mg，每日 1 次；纳多洛尔（nodolol）40～80mg，每日 1 次等。高血压并肾功能不全伴水钠潴留者，若肾功能损害较轻，仍可选用噻嗪类利尿降压药，若肾功能已有严重损害应禁用，因它降低肾小球滤过率，可使肾血流量降低，血尿素氮和尿酸增加，加重肾功能不全。此时宜选用袢利尿剂，如呋塞米、布美他尼和依他尼酸。但不宜选用保钾利尿剂。

高血压并肾功能不全也可选用甲基多巴、吲达帕胺、肼酞嗪类、米诺地尔（长压定）、酚妥拉明、α 受体阻滞剂和对 α、β 受体均有阻滞作用的拉贝洛尔等对肾血流量影响较小的降压药。至于血管紧张素转换酶抑制剂，如卡托普利有潴钾和肾毒性（蛋白尿）等不良反应，在双侧肾动脉狭窄和孤立肾的肾功能狭窄患者可能诱发急性肾衰竭，因此应慎用。禁用胍乙定类降压药。

48 • 糖尿病人群高血压的发病机制是什么？

据世界卫生组织报道糖尿病人群之高血压患病率为 20%～40%，为普通人群的 1.5～2 倍。欧洲 35～54 岁糖尿病患者 30%～50% 患高血压，我国学者近年来在黑龙江省大庆油田及北京首都钢铁公司做的逾十五万人的普查中发现，新诊断的糖尿病人群中高血压患病率分别为 26% 及 29.2%。糖尿病合并高血压的糖尿病总死亡率与年龄、性别相配的非高血压糖尿病人群比较，发生冠心病危险性增加 4～5 倍。非胰岛素依赖型糖尿病人群人均寿命较非糖尿病人群缩短 8～10 年，有 50%～70% 的病例死于心、脑血管病，仅 20% 非胰岛素依赖型糖尿病者寿命正常。

关于糖尿病人群高血压的发病机制，胰岛素依赖型糖尿病者认为主要与糖尿病、肾病有关，其高血压发病较晚，病程 30 年以上者 50% 有高血压。糖尿病肾病者有广泛的肾小球硬化、肾小球滤过率减少致血容量增加而发生高血压。但血容量增加可抑制肾素分泌，肾小动脉硬化使肾小球旁器细胞发生营养障碍而萎缩，肾素合成也减少，血管紧张素和醛固酮水平也有所下降，综合结果可在肾病早期血压仅显示轻度升高。但随肾功能进一步恶化时血压会明显升高。而非胰岛素依赖型糖尿病者的高血压发病机制复杂，有些尚未明了。概括起来有以下几个因素：

（1）肥胖　糖尿病肥胖高血压者比非肥胖高血压者血浆去甲肾上腺素水平高 2 倍，是血压升高的重要因素，可能与饮食过度有关。

（2）高血糖　高血糖促进糖在近曲小管重吸收同时伴钠重吸收，通常使总体钠增加 10%，细胞外液扩张。另外，高血糖还促进蛋白质非酶糖化，非酶糖化终末产物与巨噬细胞上的特异受体结合引起肿瘤坏死因子和白细胞介素 1 的合成和分泌，后者可致血管平滑肌细胞增殖使管腔狭窄、收缩性增强而产生高血压。

（3）胰岛素抵抗及高胰岛素血症　近年来这两个因素的致高血压作用越来越受到重视，国外不少人群调查的材料显示空腹或糖负荷后血浆胰岛素水平与血压，特别是与收缩压水平呈正相关。国内研究资料也表明胰岛素对血压的影响在轻度糖耐量异常的年轻人就已出现。人体及动物实验研究已证明，高胰岛素血症可通过以下途径使血压升高；促进肾小管重吸收钠；增强交感神经活性；刺激小动脉平滑肌增生；调节钙离子转运使细胞内钙离子浓度升高。一些研究者发现在非胰岛素依赖性糖尿病人群中胰岛素水平与血压水平不相关而与胰岛素抵抗相关。认为不伴高胰岛素血症，单纯胰岛素抵抗即可致血压升高。原因是胰岛素抵抗损害了“胰岛素的扩血管”作用导致血压升高。其实这也不能排除高胰岛素血症对血压的影响，因为胰岛素抵抗的存在至少还是“曾有过高胰岛素血症”的标志。无高胰岛素血症的胰岛素抵抗人群的高血压也许是既往高胰岛素血症的“痕迹”，因大多数非胰岛素依赖型糖尿病者在临床被诊断前曾有多年的高胰岛素血症史。

49 · 如何治疗糖尿病伴发的高血压？

糖尿病患者发生高血压的是非糖尿病患者的 1.5～2 倍，糖尿病患者约 50% 合并高血压；大血管与微血管均累及是冠心病、脑卒中和肾衰竭、心力衰竭的重要危险因素。

不兼患高血压的糖尿病患者，可望长期存活。1 型糖尿病（WHO 建议取消胰岛素依赖型及非胰岛素依赖型的提法）较少，2 型糖尿病较多（占 90% 以上），两者合并高血压的机制不同。1 型糖尿病早期血压多正常，多年后合并微血管病变可发生糖尿病肾病使血压升高，属肾性高血压。2 型糖尿病也可发生肾病，但高血压往往发生在糖尿病之前，属原发性高血压。在患肾病以后血压可进一步升高。糖尿病合并自主神经功能紊乱时血压波动较大；应多次测量血压或动态血压监测有利于明确诊断。原发性高血压和 2 型糖尿病多发生在老年人，单纯收缩期高血压较多见，可致直立性低血压，应注意测卧位、坐位、立位血压。

已有临床试验证明及早发现和控制患者的血糖和血压有利于防治或延缓冠心病、脑卒中和糖尿病肾病的发生和发展。1 型糖尿病患者经长期应用胰岛素严格控制血糖能明显减少或延缓微血管并发症（如肾病、视网膜和周围神经病）。2 型糖尿病患者经荟萃分析也有类似效果。无论 1 型或 2 型糖尿病患者经长期严格控制血糖可改善血脂（降低 LDL-C），减少大中血管动脉粥样硬化的发病率。虽然多数 2 型糖尿病患者在早期可以通过控制饮食增加体育运动来控制血糖，最终往往需要口服降糖药。如后者仍不能有效地控制血糖或在应激状态时，应及早考虑胰岛素治疗。

糖尿病患者控制血糖的目标：

空腹血糖：5.1～6.1mmol/L(91～110mg/dl)。

餐后血糖：7.0～7.8mmol/L(126～140mg/dl)。

糖化血红蛋白（HbAIC)：6.0%～7.0%。

降压治疗：最近研究反映，兼患高血压和糖尿病的患者，血压降至更低目标水平，有利于降低心血管事件危险。

临床医师近年来认识到糖尿病常与高血压、异常脂蛋白血症肥胖和血小板凝血机制异常等并存，其因果关系不详，共同的病理生理基础可能是胰岛素抵抗。综合性防治上述代谢异常及戒烟尤为重要。

血压超过140/90mmHg在非药物治疗的基础上给予降压药物治疗，希望能下降到130/80mmHg以下。

糖尿病患者常合并心功能不全、血脂异常、直立性低血压、肾功能不全、冠心病和胰岛素抵抗。选择降压药时应兼顾或至少不加重这些异常，此点与非糖尿病患者有所不同。首选的有血管紧张素转换酶抑制剂（ACEI)、钙离子通道阻滞剂，需要时可加用小剂量利尿剂和β受体阻滞剂。一般认为这些药物不引起胰岛素敏感性、血糖和血脂代谢的异常。已有临床试验证明ACEI能防止或改善糖尿病肾病的发生和发展。如患者不能耐受ACEI可选用血管紧素Ⅱ受体阻滞剂。对β受体阻滞剂的应用尚有争论，有人认为它可使糖尿病患者的运动耐量减退，心功能差，影响血糖、脂质代谢和胰岛素敏感性；接受胰岛素治疗的患者如出现低血糖时可能掩盖临床症状，故除非合并心肌梗死，一般应慎用。

因糖尿病高血压比非糖尿病高血压危害更大，故糖尿病人群的高血压治疗应比在非糖尿病人群更积极。在非糖尿病者将血压降至140/90mmHg以下明显降低心血管病死亡率，所以在糖尿病者将血压降至相当水平是合理的。近年来的研究显示舒张压在80～90mmHg的糖尿病患者发生肾脏病变的危险比舒张压<80mmHg患者高2倍，故新指南提出在糖尿病人群的目标血压应降至130/80mmHg以下，以减少发生肾病的危险。单纯收缩期高血压在糖尿病人群比非糖尿病人群更常见，也应认真予以治疗。

非药物降压的措施为限制钠摄入，限制吸烟和饮酒，适当增加体力活动及减轻体重。限制热量是减轻体重的首要措施。可使血浆去甲肾上腺素水平转为正常，使血压降低〔每减1磅（0.454千克）体重能使收缩压下降1mmHg、舒张压下降0.5mmHg〕，如此患者可免受肾上腺素能神经阻滞剂致糖耐量恶化之苦。

对于糖尿病高血压患者如何选择抗高血压药物问题，明显有别于非糖尿病人群：

因对糖尿病伴发高血压患者降压要求将血压降至130/80mmHg以下，因此常需联合用药。已有令人信服的证据，噻嗪类利尿剂、β受体阻滞剂、ACEI、ARB和钙离子通道阻滞剂对于改善这些患者的预后，减少心血管事件和脑卒中的发生有益。尽管噻嗪类利尿剂和β受体阻滞剂对血脂和血糖代谢有一定不良影响，但对患者的预后改善的作用肯定。钙离子通道阻滞剂和ACEI/ARB在对预后硬终点的作用一致，没有显著差异。对于延缓糖尿病肾病进展和减少清蛋白尿，ACEI和ARB具有优势作用；ACEI对1型糖尿病、ARB对防止2型糖尿病肾损害有益。

（1）噻嗪类利尿剂　能有效降压，但其排钾作用可致低血钾从而抑制胰岛素分泌使糖耐量恶化，诱发高渗非酮症昏迷。用于糖尿病肾病合并高血压时每日用量最好不要超过25mg。如肾小球滤过率明显下降〔Cr177～265μmol/L（2～3mg/dl）〕可用呋塞米（速尿），但应监测血钾、BUN及Cr。本品还影响脂代谢。

（2）β受体阻滞剂　也可明显降低糖尿病患者的血压并有降低心肌耗氧量治疗心绞痛的作用；但其许多副作用限制了其在糖尿病人群的使用。它抑制胰岛素分泌，使血糖升高，在不用胰岛素治疗的患者应慎用；它掩盖低血糖的症状，延迟低血糖的恢复；它减少周围组织血流，使间歇性跛行者症状加重；它可引起支气管收缩，使阻塞性肺疾病者病情加重。选择性β受体阻滞剂如美托洛乐副作用远比普萘洛尔少，可在糖尿病者中适当选用，它不掩盖低血糖症状，但也在某种程度上推迟低血糖恢复。此类药使血脂升高。

（3）钙离子通道阻滞剂　降压效果肯定，兼治心绞痛，并无直立性低血压的副作用。它降低细胞内钙离子浓度有利于改善胰岛素抵抗，但另一方面又抑制胰岛素分泌。有报道氨氯地平改善糖耐量者，但也有报道明确指出硝苯地平可降低餐后2小时胰岛素水平，使血糖升高，甚至有报道误服本品致暂时性糖尿病者。故此类药物在糖尿病高血压治疗中可酌情选用，但宜监测血糖变化。钙通道阻滞剂轻度负性肌力，禁用于明显心衰者。它对血脂代谢无不利影响，其舒血管作用对有周围血管病变者有益。本品剂量大时可致QT间期延长。

（4）血管紧张素转换酶抑制剂　如卡托普利、依那普利等在糖尿病高血压治疗中非常有用，单独使用效果就很显著，与利尿剂合用降压效果尤著。本品能减少尿蛋白排泄，对糖尿病肾病者特别有益。其抗蛋白尿作用可能是松弛出球小动脉而降低球内压，后者被推测是益于减少蛋白滤过。上述机制的重要性虽仍有争论，但这种作用确实不为其他抗高血压药物所具备。此类药物还能改善组织胰岛素敏感性，从而有利于控制高血糖。这类药物偶致肾功能恶化及高血钾，所以开始治疗后3周内应监测BUN、Cr，如明显升高则应改用其他药物。此类药物对肾功能的影响程度主要取决于残余肾脏对肾素、血管紧张素系统的依赖程度，越依赖则影响越大。在肾动脉狭窄、心衰时此类药物可能对肾功能不利影响较大。本品一般不产生直立性低血压。

（5）α受体阻滞剂　如哌唑嗪、压宁定（乌拉地尔）对糖及脂类代谢无不利影响，甚至有益。哌唑嗪近期降压效果较好，但易耐药。压宁定降压效果优于哌唑嗪，且可静脉注射，可用于治疗重症高血压。特拉唑嗪对良性前列腺增生有逆转作用。另外，哌唑嗪可有首剂低血压反应。此类药物致反射性心动过速及钠潴留的副作用亦较常见。

（6）ARB　ARB是近年推出的一类新的抗高血压药物，在降低血压、保护心脏功能、抗心衰、保护肾功能和延缓肾脏损害、逆转左心室肥厚以及防止左心室重构和血管重构等方面作用，均与ACEI相似。但不引起咳嗽不良反应。故ARB对防止2型糖尿病肾损害有益。

常用药物有：氯沙坦（losartan）25～100mg，每日一次；缬沙坦（valsartan）80mg，每日一次；伊贝沙坦（irbesartan）150mg，每日一次。

神经节阻滞剂如α-甲基多巴、可乐定等因有直立性低血压及阳痿等副作用，在糖尿病高血压治疗中已少用。

总之，在治疗中使用各种药物时要根据患者病情特点及药物特点灵活选用，必要时联合应用两种以上药物以求减少剂量、取长补短、减少副作用，最有利于患者。

50 • 合并糖尿病的高血压患者能否选用利尿剂？

临床流行病学调查显示，高血压患者中近 50% 合并糖尿病或糖耐量减低，糖尿病患者中约 50% 合并高血压。在临床上经常会遇到合并糖尿病的高血压患者能否选用利尿剂降压的问题。然而，大部分专业书上都强调利尿剂长期使用的安全性问题，主要是低血钾所致胰岛素分泌受抑制，胰岛素抵抗加重，空腹血糖升高，糖耐量下降，对心血管产生不利的影响。因此，一般认为利尿药应禁用或慎用于糖尿病患者。然而，近年来循证医学的证据对“高血压合并糖尿病禁用利尿剂降压”的传统观念提出了挑战。

首先要明确，利尿剂有无可靠的降压作用和良好的效果？利尿剂，尤其是氢氯噻嗪（hydrochlorothiazide，HCTZ）作为主要的降压药之一已有 30 多年的历史。20 世纪 80 年代以来一系列国际多中心、大样本、随机化、安慰剂对照试验的有力证据，进一步确立了它在降压治疗中的地位。近年来公布的临床试验（STOP-2，INSIGHT，NORDIL，ALLHA）等均证明利尿剂与新的降压药血管紧张素转换酶抑制剂（ACEI）、长效钙离子通道阻滞剂（CCB）同样具有良好的降压和减少心脑血管病事件的作用。

第二，长期使用利尿剂是否安全？利尿药的药理学研究和早期的临床实践证明，噻嗪类利尿剂的主要不良反应有低血钾、血胆固醇、三酰甘油和尿酸升高，还增加胰岛素抵抗，可出现高胰岛素血症，加重糖尿病。

研究证明，利尿剂用于抗高血压治疗和用于利尿治疗的剂量要求不同。12.5mg 噻嗪类利尿剂即可使约 50% 的高血压患者的血压下降，剂量增加到 25mg，血压下降者可增加 10% ~ 15%；剂量达 50mg，有血压反应的增加率不到 10%。更重要的是噻嗪类利尿剂的代谢性不良反应是剂量依赖性的，SHEP、TOMHS、PACT、PHICOG 等多个临床试验均证明 12.5mg 噻嗪类利尿剂对肾功正常的高血压患者能有效降压，与大剂量相比还可减少冠心病事件，而代谢的不良反应小，安全性好。

作为中效利尿剂的 HCTZ 口服后 1 ~ 2 小时出现利尿作用，4 小时左右达高峰，作用持续 12 小时。所以临床上用法为每日 2 次，常用剂量 25 ~ 100mg/d。然而以小剂量 HCTZ 降压，剂量 6.25 ~ 25mg/d，每天只需服用 1 次，降压作用可持续 24 小时。有人观察到每日上午 7 时服用 HCTZ25mg，4 周后除白天血压下降，夜间血压也有明显下降，动态血压显示原来 24 小时动态血压曲线的“非杓形”，恢复成正常的血压节律（“杓形”）。HCTZ 作为长效降压药而发挥平稳降压的作用。

合理的联合用药可以最大程度地降低血压，同时使不良反应减少到最低程度，严格控制血压约 70% 的高血压患者需联合用药，已公认利尿剂适宜与多数抗高血压药物联合应用。1993 年以来的许多国家的高血压治疗指南将利尿剂列入抗高血压一线药，重要的原因在于剂量下调后其安全性的增加。1999 年 WHO/ISH 的高血压治疗指南也推荐：“利尿剂应使用小剂量，相当于氢氯噻嗪和氯噻酮每日最大剂量为 25mg，常常可用这一剂量的一半或更低。”美国 JNC6 报告推荐极小剂量的利尿剂（HCTZ6.25mg）可以增强其他抗高血压药物的作用而不产生不利的代谢不良反应。利尿剂与ACEI或血管紧张素受体阻滞剂（ARB）的联合被认为是高血压伴糖尿病患者的最佳选择。

第三，利尿剂对伴2型糖尿病高血压患者的风险/效益比如何？SHEP研究亚组分析显示，使用小剂量氯噻酮（12.5～25mg/d）的2型糖尿病老年单纯收缩期高血压组与非糖尿病高血压组相同，与安慰剂组相比心血管事件发生率均下降34%。利尿剂组血糖水平增高0.51mmol/L，安慰剂组增高0.31mmol/L；利尿剂组糖尿病新病例无明显增加；糖尿病患者的冠心病并发症和死亡率的下降程度明显>非糖尿病患者（54%比23%）。利尿剂组血清胆固醇水平下降0.054mmol/L，安慰剂组下降0.14mmol/L；高胆固醇血症患者冠心病并发症和死亡率下降程度与血清胆固醇水平较低者相同；与安慰剂组相比，冠心病事件下降24%。Gress等的前瞻性队列研究的结果也显示小剂量利尿剂并不增加糖尿病的发生。

多尿是糖尿病的主要症状之一，另一个担忧是利尿剂是否会加重或造成糖尿病的其他损害。从病理生理学的角度，糖尿病的多尿属于高渗性多尿，为肾小球滤过液的渗透压增高，影响水分的重吸收所致。然而，噻嗪类利尿剂是通过在髓袢升支粗段的皮质部和远曲小管前段，抑制 Na^+、Cl^- 和水的重吸收，增加肾脏对 Na^+ 的排泄而产生利尿作用，显然与糖尿病多尿发生的机制不同。此外，小剂量利尿剂的降压作用与利尿机制有明显不同。噻嗪类应用初期可影响 Na^+ 的重吸收，减少血容量和心排出量，连续用药则通过体液和肾脏的反射调节机制，3～9天可重建稳定状态。用药6～8周后利尿剂的降压作用主要靠小动脉平滑肌松弛，使外周阻力下降。临床上表现为维持降压效果而不伴有尿量的增加。

UKPDS的结果发现：对于糖尿病伴高血压患者严格控制血压可使与糖尿病有关的死亡、脑卒中、心肌梗死、外周血管等各种心脑血管病事件的下降比严格控制血糖更明显，提示严格降压使糖尿病患者受益更大，甚至比严格控制血糖更重要。

第四，其成本/效益如何？迄今为止的大量临床对照试验证明，现有的抗高压药单独使用其中任何一种的降压效果是相似的，血压降低对减少心血管病危险的绝对效应也是一致的，至少目前的证据表明降压药的主要效益来自降压的本身。

对抗高血压药物的评价应该包括3个方面：长效（1天服用1次，保持24小时平稳降压）、安全性好（不良反应小）和良好的成本/效益比。卫生经济学的基本思路是：以最低的成本去实现确定的计划目标，良好的结果有下列5种情况：①降低成本或节约开支，达到相同的甚至更好的结果；②成本虽增加，但效益>成本的增加；③尽管效果差一些，但成本也低，相对而言成本降低的幅度>效益减少的程度；④成本相同但效果较好；⑤效果相同但成本较低。而利尿剂在成本/效益比上的优势也是各国推荐利尿剂的重要依据和临床上制定治疗方案时必须考虑的问题。

据估计，药物治疗占原发性高血压治疗直接成本的50%～90%，因此药物的选择是决定治疗费用的重要因素。

我国目前降压药市场上占重要份额的长效钙离子通道阻滞剂氨氯地平，按5mg/d的剂量，每年药费支出需2242.14元；明显呈增长趋势的降压新药缬沙坦，按80mg/d的剂量，每年需2883.50元；而HCTZ按25mg/d计算，每年只需药费7.30元。药品零售价格相差竟高达307～395倍，目前我国有高血压患者1亿3千万，如果按5000万患者用药物治疗按

2000元/人年计算，每年药品消费将高达1000亿元。需理性地思考治疗所获得的益处是否与支出的费用相当，尤其要考虑中国还是个经济欠发达国家，降压药的选择应从我国大批患者处于农村或低收入家庭的现实情况出发，使患者从降压治疗中获得最重要、最基本的益处，应该说HCTZ是一个较满意的选择。

最后应强调应用中的严格遵循个体化原则。合并糖尿病的高血压患者能否选用利尿剂的问题不能简单地用"yes"或"no"来回答。将循证医学的证据应用到临床实践中，必须严格遵循个体化的原则。要回答这一问题可以从下面几个方面去思考。

（1）从病情考虑　糖尿病患者选择降压药时首先应考虑选用的降压药最好能改善胰岛素抵抗，至少不加重糖代谢的障碍，显然ACEI和CCB宜首选。但是严重的糖尿病伴糖尿病肾病、肾功能不全（血清肌酐浓度>1.5mg/dl或肌酐清除率<30ml/min）时，由于肾小球滤过率过低，肾小管内药物浓度过低，同时因为内源性酸性物质堆积，竞争性阻滞利尿剂向肾小管内跨膜转运，导致肾脏对利尿剂的反应随肾功能的恶化渐渐丧失，从而使HCTZ失去了治疗价值。

（2）从构建治疗方案的角度考虑　虽然小剂量HCTZ（12.5~25.0mg/d）并非禁忌，考虑到某些患者一可能对HCTZ特别敏感，首剂剂量6.25mg/d为宜，2周后剂量可增加到12.5mg/d。除观察血压、尿量等临床表现外，必要时可监测血钾和血糖的变化，及时纠正低血钾或高血糖。最好采用联合用药的方法，HCTZ与ACEI的联合用药不仅可增强降压效果，降低尿蛋白的作用更明显，也可使血糖、血钾恢复正常。在联合用药方案中HCTZ的剂量以6.25~12.5mg/d为宜。

（3）从利尿剂的优势考虑　在美国JNC7报告和WHO/ISH的高血压指南中均特别推荐（优选）利尿剂用于老年高血压和单纯收缩期高血压患者，因为已有大量循证医学的证据证明利尿剂在降低心脑血管事件的可靠作用，伴有糖尿病的患者也不例外。此外，从卫生经济学角度，利尿剂具有最佳的成本/效果比，尤其在中国具有特殊的临床意义。

51 • 目前应怎样评价抗高血压药物？

目前用于临床的主要一线降压药物有六大类，即利尿剂、β受体阻滞剂、血管紧张素转换酶抑制剂（ACEI）、钙离子通道阻滞剂、血管紧张素受体阻滞剂（ARB）及α受体阻滞剂，并已得到各国专家同意。而其他类药物在某些特定的情况下也可以考虑。美国JNC6报道就曾对主要的几种抗高血压药物进行了全面评估，最近美国JNC7报道又对ACEI、ARB、β受体阻滞剂、钙离子通道阻滞剂、噻嗪类利尿剂这五类药减少高血压并发症的显著作用又进行了强调。的确，目前有临床试验证据表明可有效降压并减少心血管并发症的常用药物也是这几大类药物。美国JNC7报道中并指出，应根据患者的情况选择不同的药物，而不强调一线药物的作用。

（1）利尿剂　过去的十余年中，大量临床观察证实口服噻嗪类利尿剂可升高总胆固醇、低密度脂蛋白胆固醇及极低密度脂蛋白胆固醇，并产生高尿酸血症、糖耐量减低等副作用，曾一度提出该类药不宜作为一线降压药。但目前认为噻嗪类利尿剂的代谢副作用呈剂量依赖性，而其降压效应并非呈剂量依赖性，即大剂量只增加副作用（如钾的丢失、糖耐量减低、室性期前收缩和阳痿等）而不增加降压效应；小剂量利尿剂仍有降压疗效，也可以减少心血管并发症的发病与死亡，且应该是安全的。另外，利尿剂价格低廉，尤宜作为辅助药物以增强其他抗高血压药物的作用，有利于提高高血压的控制率，又比其他药物便宜，是联合用药方案，包括新、老固定复方制剂（如复降片、北京降压0号、海捷亚、新代文等）中不可缺少的部分。将利尿剂与保钾利尿药或ACEI合用则可以预防钾的丢失。噻嗪类中以氯噻酮副作用最大，其他如使用氢氯噻嗪（12.5~25mg/d）和苄氟噻嗪3.5mg/d均无明显副作用产生。近年来问世的吲达帕胺（indapamide）不仅有良好的降压效应，还升高高密度脂蛋白胆固醇，不影响总胆固醇，并具有逆转左心室肥厚的作用，优于噻嗪类利尿剂。

JNC7建议，对无并发症的大多数高血压患者，应首先选择噻嗪类利尿剂单独或与其他类抗高血压药物（ACEI、ABB、BB、CCB）联合应用。

有研究证明治疗高血压时，控制血浆及细胞外容量的重要性，液体容量的扩充是对降压药抵抗的常见原因，从药物中去掉利尿剂时可发生。当患者摄钠过多，甚至适当量的利尿剂也无效。许多降压药物如利血平、胍乙啶、α受体阻滞剂、血管扩张剂肼苯达嗪、米诺地尔等，当单用时可致相当的钠水潴留，而抵消了其降压作用。若患者已服用2种剂量足够的降压药，而血压仍高，下一步即应使用利尿剂。临床上在经历数个不成功的一种或两种药物治疗后效果不好，常被错误地贴上“难治性”或“顽固性”高血压的标签。实际上除患者依从性问题外，还有医生诊治中的问题。其中，很为重要的就是许多医生不愿用利尿剂。尽管利尿剂可对血脂、糖、电解质代谢产生不良作用，但却已经被证明可减少心血管疾病的发生率及死亡率，因此，它仍被作为抗高血压的一线药物，并仍然是降压药的骨干药物。美国JNC7还明确指出：如果没有其他降压药的强适应证，应该选择噻嗪类利尿剂，不耐受或无效时，再合并其他类降压药。三种有效的降压利尿剂其作用部位、药理作用及血压反应不同。作用于肾单位的袢利尿剂如呋塞米、依他尼酸（利尿酸钠）很少用作降压药，常用作治疗高血压的噻嗪类利尿剂如氢氯噻嗪作用于远曲小管，而ARB螺内酯及保钾利尿剂氨苯蝶啶及amiloride则作用于集合管。但如肾功能明显受损肌酐清除率<30ml/min或血肌酐>2mg/dl(176.8μmol/L)，任何剂量的噻嗪类利尿剂均是无效的，则必须用袢利尿剂如依他尼酸（利尿酸钠）或metolazone等，有时需大剂量。值得提出的，保钾利尿剂可能引起高血钾，故不能用于在未用药物情况下血清钾≥5.0mmol/L的患者。

老人、肥胖者、黑种人、单纯收缩期高血压及高血压合并心衰的患者，对利尿剂的反应更好。小剂量利尿剂合并另一种降压药可使降压作用加强。根据研究，联合两种药物，其中包括利尿剂，约75%的患者高血压可被控制。降压治疗的主要目的主要是减少心血管病的发生率及死亡率。而在尚没有实际的对照试验时，则并不清楚是否CCB或ACEI在预防卒中和心脏病发作上比利尿剂更多、更少或一样。但临床试验已证实：有心脏保护作用的及所有原因引起的死亡率的减少者，都用了以利尿剂为基础的治疗方案。在治疗组与对照组间舒张压5~6mmHg（0.67~0.80kPa）的差别伴随卒中发生率下降42%，据研究冠心病事件的下降14%。噻嗪类利尿剂对于减缓骨质疏松病的脱矿质作用（demineralization）有益。糖耐量减退、糖尿病、高尿酸血症、痛风患者不宜用。有明显低血钠史的患者应慎用。小剂量利尿剂如氢氯噻嗪12.5mg/d，副作用少，少见有低血钾、高血糖及高尿酸血症的副作用；而剂量增加，降压效果并不明显增加。

（2）β受体阻滞剂（BB） β受体阻滞剂用于抗高血压治疗已有30多年历史，被公认为是安全、价廉、有效的药物，已被广泛用于各年龄及各种程度不同的高血压。大量临床观察证实：①使用β受体阻滞剂长期有效的降压治疗可以逆转左室肥厚，且不降低左室收缩功能。一般说无内源性拟交感活性的β受体阻滞剂逆转作用较好；②β受体阻滞剂可作为一级预防用药，降低卒中及急性心肌梗死的发生率；③高血压心肌梗死后患者使用β受体阻滞剂可减少再梗死发生率及死亡率；④β受体阻滞剂有益于治疗快速房性心律失常（尤其是心房颤动，可减慢心室率）、偏头痛、甲状腺功能亢进（短期）、特发性震颤或围术期高血压。

β受体阻滞剂的主要代谢副作用是使三酰甘油升高，高密度脂蛋白胆固醇轻度下降，糖耐量下降。有人提出选择性β_1受体阻滞剂对糖代谢干扰较小，理由是促进肝糖原产生及糖异生作用乃通过β_2受体实现。

β受体阻滞剂应避免用于哮喘、反应性呼吸道疾病或二度、三度房室阻滞。

（3）血管紧张素转换酶抑制剂（ACEI） ACEI是近10年来发展最快的一类药物，已有10多种用于临床。国内最常用的为卡托普利（captopril）、依那普利（enalapril）及培哚普利（perindopril），以后两者作用强、维持时间长。该类药物不仅阻断循环肾素-血管紧张素系统（RAS），更重要的是阻断组织RAS，抑制局部自分泌和旁分泌作用，改善器官及细胞功能。目前认为ACEI治疗高血压的主要优势在于：①增加机体对胰岛素的敏感性，改善胰岛素抵抗状态，可能与激肽释放酶激肽系统（KKS）活性增加有关；②比较其他降压药物能更有效地逆转LVH，并改善心泵功能；③改善肾血流动力学，降低肾小球内压，减少蛋白尿。该类药物不良反应较少，除双侧肾动脉狭窄和严重肾功能不全禁用外，无其他禁忌证。最常见的副作用为持续性干咳，最严重的副作用是血管神经性水肿，但十分少见。少数服用卡托普利等含巯基者可出现药疹。也有人提出ACEI应避免用于孕妇，尤其在妊娠后期，以免增加新生儿死亡率。

目前，ACEI尚未被证明能降低高血压患者的心血管并发症的发病率与死亡率，但已证明能减少充血性心力衰竭患者及心肌梗死后心排血指数降低者的并发症和死亡率，包括冠心病事件。ACEI可以减轻这种患者的左心室扩张，并能够有效地减缓高血压患者左心室肥厚的发展。ACEI并可抑制糖尿病肾病和中度肾功能不全者的肾功能恶化。总之，ACEI是颇有前途的药物，但应用时应注意以下几点：①应用时宜从小剂量开始，确定最低有效量；②为维持24小时浓度，每日2~3次分服（长效剂例外）；③剂量与效应曲线是平坦的，增量效应并不相应增加；④对此类药的反应，取决于体内RAS的激活状态，活力越高疗效越好；⑤个体化用药，药代动力学和药效学并非一致关系，所以测血药浓度多无临床意义；⑥联合用药，尤与利尿剂合用为佳；⑦肾功能损害者，用量应减少；⑧不宜用于高血压急症的快速治疗。

血管紧张素Ⅱ受体阻滞剂（ARB）的血流动力学作用与ACEI类似，但它不影响缓激肽系统，因此无干咳副作用。常用制剂为氯沙坦（losartan），常用剂量为25~100mg/d，分

1～2次口服。ARB 也不可用于妊娠妇女和有血管性水肿史的患者。

(4) 钙离子通道阻滞剂　经典的钙离子通道阻滞剂主要有三种，即苯烷胺类（phenylalkylamine）（如异搏定）、二氢吡啶类〔如硝苯地平、尼群地平、尼卡地平、尼索地平（nisodipine）及非洛地平（felodipine）等〕与硫氮杂草类（benzothiazeping）（如地尔硫革）。其中以硝苯地平为代表的二氢吡啶类钙离子通道阻滞剂曾是最常用的降压药。但目前认为短效的硝苯地平加重缺血事件，大剂量时可导致心肌梗死患者的冠脉死亡增多，硝苯地平与其他短效或快速释放的钙离子通道阻滞剂如地尔硫革、维拉帕米等有导致不良事件的陆续报道，建议慎重使用；而长效钙离子通道阻滞如氨氯地平仍是赞成使用的抗高血压药物。另外，钙离子通道阻滞剂可用于雷诺征（Raynaud syndrome）。非双氢吡啶类钙离子通道阻滞剂（维拉帕米和地尔硫革）可用于快速室上性心律失常的治疗。

(5) α 受体阻滞剂　无选择性 α 受体阻滞剂利血平、胍乙啶等已很少应用。选择性 α_1 受体阻滞剂可以阻滞突触后或血管壁的 α_1 受体，不阻滞突触前 α_2 受体，对抗去甲肾上腺素，产生动静脉扩张效应，降压安全有效。其特点是在血压下降同时伴心脏后负荷减少，故还适用于治疗充血性心力衰竭。由于这类药物对脂质代谢有益，降低总胆固醇和三酰甘油，升高高密度脂蛋白，且对糖代谢无干扰，故可减少心血管危险因素。但是，目前尚无长期临床试验足以说明它能降低高血压患者的并发症与死亡率。目前常用的 α_1 受体阻滞剂有哌唑嗪（prazosin）、多沙唑嗪（doxazosin）、特拉唑嗪。该类药物的主要副作用是直立性低血压，常见于第一个剂量之后，在老年人与有自律神经病（autonomic neuropathy）者，可能成为一个特殊问题，故投药前须测立位血压。多沙唑嗪为长效制剂，极少发生首剂效率。特拉唑嗪尚有抗前列腺肥大的作用。

(6) ARB　ARB 是近年推出的一类新的抗高血压药物，在降低血压、保护心脏功能、抗心力衰竭、保护肾功能和延缓肾脏损害、逆转左心室肥厚以及防止左心室重构和血管重构等方面作用，均与 ACEI 相似。但不引起咳嗽不良反应。

常用药物有氯沙坦（losartan）25～100mg，每日一次；缬沙坦（valsartan）80mg，每日一次；伊贝沙坦（irbesartan）150mg，每日一次。

(7) 其他降压药物　作用于中枢的药物已用了多年，虽然多数是与利尿剂合用，但几个应用了中枢性降压药的临床试验均已证明它们可以减少心血管事件。尤其甲基多巴现仍为一个重要的、经过认定有效地运用于治疗妊娠高血压的药物。不过中枢性降压药物的副作用较多，应权衡利弊。对于低收入人群，小量利血平与利尿剂合用仍不失为一个物美价廉的品种。直接血管扩张剂如肼屈嗪、米诺地尔降压也很有效，但因其副作用（心跳加速、头痛、钠水潴留），不宜用作单一治疗药物。

可乐定可选择性地激动突触前膜 α 肾上腺素受体，抑制递质释放，使儿茶酚胺储存增加。如突然去除这种抑制作用，储存的儿茶酚胺大量释放，产生强烈的拟交感作用，使血压反射性升高。其临床主要表现为突然的动脉压升高、神经紧张、激动、头痛和心率加快。为预防其发生，一般推荐开始治疗从 0.1mg 开始，每日总剂量不超过 1mg；停药应尽量缓慢，逐渐减量。如发生撤药反应时，可立即恢复用可乐定或予酚妥拉明 5～10mg 静注，每 5 分钟 1 次，总量共 20～30mg。如以前未用过 β 受体阻滞剂，此时可加用普萘洛尔 0.1～0.2mg/kg

静注。也可在停药前 10 天开始应用小剂量利血平。

甲基多巴、氯压脒及氯压胍临床应用较少，且撤药综合征不甚明显，常见症状为口干、神经紧张、心悸、出汗、失眠等，预防方法同可乐定。

此外，新抗高血压药物层出不穷，并正用于临床试验，有待评价。

52. 我国专家就β受体阻滞剂用于高血压治疗方面形成了哪些共识？

2006 年《英国成人高血压指南》指出“β受体阻滞剂不再是多数高血压患者的首选降压治疗药物”，国内众多专家对此给予了高度关注，鉴于β阻滞剂目前在高血压，以及冠心病、心力衰竭等治疗中的重要地位，中国医师协会心血管内科医师分会组织国内心血管领域知名专家达成了《β肾上腺素能受体阻滞剂用于高血压治疗的中国专家共识》。

近年来发表的大规模临床试验如 ASCOT 和 LIFE 研究，以及瑞典学者 Lindholm 等 2005 年发表的荟萃分析，对β受体阻滞剂在降血压治疗中的疗效以及长期使用对糖、脂代谢的影响提出了质疑。2006 年 6 月英国国家健康和临床优化研究所（NICE）和英国高血压学会（BHS）共同发布了《成人高血压治疗指南》的更新版（英国指南），提出了“β受体阻滞剂不再是多数高血压患者的首选降压治疗药物”，并将β受体阻滞剂作为第四线的降压药物，由此在学术界引起了不同的反响。鉴于β受体阻滞剂目前在高血压临床治疗中应用非常广泛，而且在冠心病、心力衰竭的治疗中占有非常重要的地位，国内众多专家对英国指南有关β受体阻滞剂的修订给予了高度关注，并通过广泛讨论达成以下共识。

从高血压的发病机制看β受体阻滞剂应用的合理性。交感神经系统过度激活是导致原发性高血压患者血压升高的重要机制之一。表现为中枢交感活性输出增加、心脏及肾脏的去甲肾上腺素释放增加、肌肉交感神经张力增加、神经末梢对去甲肾上腺素的再摄取减少。交感神经系统的激活①首先通过增加肾血管阻力，促进肾素释放，后者进一步激活 RAS；②促进抗利尿激素分泌导致水钠潴留；③使血管壁的张力和对钠的通透性增加，并使血管对收缩血管物质的敏感性增加，从而增高外周血管阻力；④产生对心脏的正性变时、变力作用从而导致心排出量增加。

β阻滞剂不仅可以对抗交感神经系统的过度激活而发挥降压作用，同时还通过降低交感神经张力而预防儿茶酚胺的心脏毒性作用、通过抑制过度的神经激素和 RAS 的激活而发挥全面心血管保护作用，包括改善心肌重构、减少心律失常、提高心室颤动阈值，预防猝死等。因此，β受体阻滞剂用于高血压的治疗有着坚实的理论基础。

中国专家的共识与推荐如下：

通过对既往β受体阻滞剂用于高血压及其相关疾病治疗的大规模临床研究的回顾，对近年来临床试验和荟萃分析的解读，以及对英国 NICE/BHS 成人高血压指南的分析，中国专家对β受体阻滞剂用于治疗高血压达成以下共识：

（1）β受体阻滞剂仍然是临床上治疗高血压有效、安全的药物，是临床上常用的降血压药物之一。

(2) 鉴于阿替洛尔在临床试验中所暴露的问题，除一些特殊人群（飞机驾驶员），一般不建议将其作为降血压治疗的首选用药。

(3) 目前使用β受体阻滞剂进行治疗的患者，如血压稳定控制，应当继续使用，不宜换药。

(4) β受体阻滞剂对合并以下情况的患者具有不可替代的地位，应当首选：快速性的心律失常（如窦性心动过速、心房颤动）、冠心病（稳定/不稳定性心绞痛、心肌梗死后）、心力衰竭合并高血压患者；交感神经活性增高患者（高血压发病早期伴心率增快者、社会心理应激者、焦虑等精神压力增加者、围术期高血压、高循环动力状态如甲状腺功能亢进、高原生活者等）；禁忌使用或不能耐受ACEI/ARB的年轻高血压患者

(5) 在临床用药中，注意尽量选用无内在拟交感活性、对β_1受体选择性较高或兼有α受体阻断作用的β受体阻滞剂，以减少长期用药的不良反应。选择性β_1受体阻滞和兼有α受体阻断作用的β受体阻滞剂不同于传统非选择性β受体阻滞剂，它们对糖、脂代谢的影响以及对外周血管的影响相对较小，可以较安全、有效地应用于糖尿病合并高血压患者。

(6) β受体阻滞剂与其他药物的合用在降血压治疗中具有重要意义。β受体阻滞剂与长效二氢吡啶类CCB或α受体阻滞剂的联合，不仅能获得协同降压作用，可以抑制CCB或α受体阻滞剂引起的反射性交感神经兴奋；从靶器官保护的角度来讲，β受体阻滞剂与ACEI或ARB的联合是目前推荐用于高血压合并冠心病或心力衰竭的标准治疗，ACEI或ARB对糖代谢的有利作用可能抵消β受体阻滞剂潜在的对糖代谢的不利影响。

(7) 在无心力衰竭、心肌梗死的高血压患者，应避免大剂量β受体阻滞剂与噻嗪类利尿剂的单独联合，以减少引起糖、脂代谢紊乱的可能性。

(8) 对代谢综合征和易患糖尿病、且无心力衰竭或心肌梗死或快速性的心律失常（如窦性心动过速、心房颤动）的高血压患者，以及60岁以上的老年患者（注：不存在第4条中提及的情况），不推荐β受体阻滞剂作为初始治疗的用药选择。

总之，交感神经过度激活是高血压重要的发病机制之一，循证医学证据表明β受体阻滞剂具有明确的降压疗效和心血管保护作用。荟萃分析显示，阿替洛尔在降低血压的同时，对心血管事件患病率和病死率的影响不如其他降压药物，因此，一般不建议将其作为降血压治疗的首选用药。武断地将阿替洛尔的研究结论推广到所有的β受体阻滞剂是缺乏科学证据的。鉴于β受体阻滞剂对心血管系统明确的保护作用，在获得进一步研究证据之前，β受体阻滞剂仍可作为高血压患者药物治疗的选择，尤其适用于有心肌梗死病史、心绞痛、快速心律失常（如心房颤动）及心力衰竭的患者。

53 • 目前常用抗高血压药物分哪几类？如何选择应用？

按抗高压药物的作用机制，目前一线抗高血压物主要分为6大类：①利尿剂，如氢氯噻嗪、吲达帕胺等；②β受体阻滞剂，如美托洛尔、阿替洛尔和又具有α受体阻滞剂两种作用的卡维地洛等；③钙离子通道阻滞剂，如硝苯地平、非洛地平、氨氯地平、尼群地平等；④血管紧张素转换酶抑制剂，如培哚普利、依那普利、卡托普利等；⑤血管紧张素Ⅱ受体阻滞

剂，如氯沙坦、缬沙坦和依贝沙坦等；⑥α受体阻滞剂，如哌唑嗪、布拉唑嗪、多沙唑嗪等。

关于如何选择应用上述6类药物问题，可以根据患者的年龄，有无并发症，及血浆肾素水平等进行考虑，①对较年轻和/或正常或高肾素型者，β受体阻滞剂和ACEI效应可能较好，而对老年人和/或肾素低者，则利尿剂或钙离子通道阻滞剂可作为首选药；②对高血压合并冠心病时以β受体阻滞剂或钙拮抗剂为首选药；③有血脂增高、糖尿病或痛风者，不宜使用利尿剂或β受体阻滞剂，应以ACEI或血管紧张素Ⅱ受体阻滞剂为首选；④伴肾功能不全时，β受体阻滞剂可使肾血管收缩，因而导致肾血流及肾小球滤过率下降故不宜使用，呋塞米可使肾皮质血流增加，减少肾血管阻力，呋塞米及降压效应均较噻嗪类为佳，钙离子通道阻滞剂硝苯地平可以首选和ACEI可以使用。

关于如何合理地联合使用抗高血压药物问题，为了达到降压的预期目标，大多数高血压患者需联合使用2种或多种不同类的抗高血压药物。当首先选用的单一药物已用至足够剂量，血压的控制仍未达标时，应考虑联合使用第2种抗高血压药物。如果血压高出目标血压水平20/10mmHg，应考虑起始即联合使用2种抗高血压药物，可分别处方，也可使用固定剂量的复方制剂。起始联合使用一种以上的抗高血压药物有利于及早控制血压，但应注意体位性（直立性）低血压，尤其在糖尿病、自主神经功能障碍和老年患者。

在联合用药时应注意药品的价格，小剂量噻嗪类利尿剂增效，而很少增加费用或副作用。

54 • 抗高血压药物对性功能有何影响？

性功能障碍是高血压治疗中常见的并发症，而且是男性患者服药依从性差的主要原因，严重困扰着男性患者的生活质量。而这恰恰又是容易被医务人员忽视的问题。性功能障碍主要表现为勃起功能障碍，性欲下降和射精障碍三个方面。各种抗高血压药物对性功能的影响表现为：利尿剂和β受体阻滞剂对性功能这三个方面都有影响；钙离子通道阻滞剂主要是影响射精功能；ACEI对这三个方面都没有影响；ARB能起到改善作用；α_1受体阻滞剂在勃起功能障碍方面能起到改善的作用，但其他方面作用不大；中枢抗肾上腺素能和外周抗肾上腺素能药物对性功能多少有一些不利的影响。在常用的抗高血压药物中，能改善性功能的只有ARS类药物。

55 • 降压谷/峰比值与平滑指数指什么？各有何临床意义？

降压谷/峰比值（trough/peak ratio）是于1988年，美国食品与药物管理局（FDA）的心肾药物委员会提出的一项评价抗高血压药物效应的临床指标，是指降压药物前一剂量作用终末，下一剂量使用前的血压降低值（谷）与药物峰作用时测得血压降低值（峰）的比值（均需安慰剂校正）以百分数表示。

谷/峰比值对估价一种降压药的降压效应具有一定临床意义。如果一种降压药日服一次，降压的谷/峰比值小于50%，那么这种药物应每日至少服两次；而如果>50%甚至更高，一方面说明此药在两次使用间期（24小时）一直保持平缓的降压效应，另一方面也提示药物的降压效应在此之后一般还可有效地保持。在意大利进行的一项对硝苯地平控释片的研究中，两组患者分别服用本品30mg和60mg，服药前与服药4周后分别进行动态血压监测，两组患者的收缩压下降幅度在24小时中任一时刻都很显著且近似，用三种不同方法计算出的谷/峰比值都在90%以上，对于舒张压比值也在75%以上。而用药间隔改为30小时和36小时后，计算出的谷/峰比值仍能达到50%以上，说明此药物降压效应能够维持达36小时。

目前在研究降压药物的谷/峰比值时，有些学者已考虑到如果药物降压效应非常显著，且谷/峰比值很高，即谷效应很强，若晨起服药，则可能引起夜间血压降幅过大，增加缺血性脑卒中的发病危险。在实际工作中还应注意避免过分追求高谷/峰比值而盲目加大短效药物的用量，以期加长用药间隔的做法。总之，谷/峰比值是临床上评价药物效应及其有效维持时间的简便的算术指标，可以用来指导临床用药。准确无误地测量血压对于此比值的计算非常重要。目前，何为最佳的谷/峰比值，何为最佳的谷/峰比值的计算方法尚未最后确平滑指数（smoothness index，SI）是指降压药物治疗后24小时每小时血压下降的均值与其标准差的比值。SI越高，药物24小时降压效果越大越均衡。

56 • 怎样测量、计算谷/峰比值？

根据谷/峰比值的定义并未明确用药间隔，一般多采用24小时。FDA虽提出谷/峰比值，并建议一种抗高血压药物应在其谷效应时保持其大部分的峰效应，药物的谷效应应至少保留峰效应的50%~60%。但建议中并未提出计算的标准方法。

谷/峰比值是在治疗稳定期根据血压对药物的反应变化计算的。理想的方法是进行随机交叉设计，结合使用安慰剂，但是这种方法在实际操作中和伦理上存在问题，因而一般采用自身前后对照的方法（有足够长的安慰剂准备阶段）。为了计算上更缜密，还要考虑到安慰剂效应，血压的昼夜变异，标准化的测试条件，个体比值的计算，以及多次测量血压。

谷/峰比值的计算最重要的是确定好谷效应和峰效应。谷效应的确定比较简单，一般主张将服药后第24小时（即下一次服药前）的血压下降小时平均值作为药物的谷效应，并用安慰剂矫正（T_1）。也有人主张将服药后第20或21至24小时这段时间的血压下降值按小时平均后并用安慰剂矫正的值作为谷效应（T_2），这样可以减小由于测量时间段较短而可能导致计算的偏差，使计算更准确。

峰效应的确相对困难一些，这是因为不仅要考虑到安慰剂的影响，还要考虑到不同个体在峰效应出现时间上的差异和每人每天的血压都不尽相同，因此没有测量峰效应的标准时间。目前峰效应的测量主要有以下三种方法：①服药后2~6小时中按小时平均后的最低血压值与服安慰剂时相应时段的血压值之差（P_1）；②服药后2~6小时中小时平均血压的改变最大值，用安慰剂矫正（P_2）；③服药后2~6小时的血压平均值与安慰剂准备阶段同时段的血压平均值之差（P_3）。

谷/峰比值的计算方法有三种：①T_1/P_1；②T_1/P_2；③T_2/P_3。

57 • 何谓抗高血压撤药综合征？

抗高血压药撤药综合征（anti-hypertension withdrawal syndrome）主要见于拟交感神经系统药物，如可乐定、甲基多巴、氯压胍、氯压胍等。多发生于长期服用这些药物后突然停服24～72小时者，临床表现类似嗜铬细胞瘤危害。其原因是可乐定等可选择性地激动突触前膜α肾上腺素受体，抑制递质释放，使儿茶酚胺储存增加。如突然去除这种抑制作用，储存的儿茶酚胺大量释放，产生强烈的拟交感作用，使血压反射性升高。其临床主要表现为突然的动脉压升高、神经紧张、激动、头痛和心率加快。为预防其发生，一般推荐开始治疗从0.1mg开始，每日总剂量不超过1mg；停药应尽量缓慢，逐渐减量。如发生撤药反应时，可立即恢复用可乐定或予酚妥拉明5～10mg静注，每5分钟1次，总量共20～30mg。如以前未用过β受体阻滞剂，此时可加用普萘洛尔0.1～0.2mg/kg静注。也可在停药前10天开始应用小剂量利血平。

甲基多巴、氯压脒及氯压胍临床应用较少，且撤药综合征不甚明显，常见症状为口干、神经紧张、心悸、出汗、失眠等，预防方法同可乐定。

由于目前已有众多有效安全的抗高血压药，上述一些易引起抗高血压撤药综合征的药物已很少应用，只是在一些复方制剂中少量含有。

58 • 近年来又开发研制了哪些新型降压药？

高血压是最常见的心血管疾病，它是冠心病、心衰、脑卒中、肾衰等疾病的重要危险因素，然而在我国高血压的控制率仅为2.9%，因此探索新的抗高血压药物有其必然性。各类降压药由于其本身特点，多存在一定局限性，目前新发展的降压药或在原基础上加以改造或通过新的途径达到更满意的降压效果。新的治疗高血压的药物不仅能够良好的控制血压，而且能够减少其他的危险因素，适用于合并心衰、糖尿病和其他降压药物作用欠佳的患者。

第一部分是在原来几大类药物的基础上，改变其部分结构而开发出新的产品，如以下几类药物：

（1）新的β受体阻滞剂　第三代β受体阻滞剂，如赛利洛尔（celiprolol），既有长效心脏选择性β_1受体拮抗作用，又兼部分β_2受体激动作用和直接扩血管效应。可以有效降压、改善心肌功能，并具有降低三酰甘油及LDL、扩张支气管等作用，因而优于其他β受体阻滞剂。

（2）新的钙离子通道阻滞剂　新一代二氢吡啶类钙离子通道阻滞剂如氨氯地平（amlodipine），对血管组织更具选择性，无明显负性肌力作用，几乎不影响心肌和传导系统，并具有吸收缓慢，逐渐产生扩血管效应，作用时间长等特点。优于传统的二氢吡啶类钙离子通道阻滞剂；非洛地平口服吸收完全，口服后3～5小时达峰值浓度，大部分在肝脏代谢为无活性的产物。半衰期11～16小时。5～10mg，每日一次；拉西地平为第三代二氢吡啶类钙离子通道阻滞剂。半衰期为8小时，降压作用持续24小时。

(3) 新的ACEI　前面已提及，ACEI的重要性在于阻断组织RAS，而对组织RAS的作用取决于不同组织ACE对该抑制剂的亲和力及生物利用度。新的ACEI对组织RAS的选择性不同，如培哚普利（perindopril）对肾组织ACE抑制最强，喹那普利（quinapril）对心脏组织ACE抑制较肾组织更强。

(4) 血管紧张素Ⅱ（ATⅡ）受体阻滞剂　阻断RAS的最直接手段是在其受体水平拮抗ATⅡ作用。分子克隆技术显示ATⅡ受体至少含两个亚型，即AT_1和AT_2。目前已知的ATⅡ生理作用多通过AT_1受体实现。氯沙坦（losartan，Dup753，MK-954）是一种高度选择性的非肽类ATⅡ受体阻滞剂，即通过拮抗AT_1受体阻断ATⅡ的生理效应。其优于ACEI之处是缓激肽不受影响，治疗期间无咳嗽及血管性水肿副作用。目前用于临床的ATⅡ受体阻滞剂还有缬沙坦（valsatan，CGP48933）、伊贝沙坦（irbesartan，SR47436）等。

(5) 钾通道开放剂　钾通道开放促使细胞内K^+外流，产生膜超极化状态，阻滞细胞外Ca^{2+}进入，导致血管平滑肌松弛。钾通道有几种类型，目前研究的钾通道开放剂仅针对K-ATP通道，如吡那地尔（pinacidil）、尼可地尔（nicorandil）。鉴于对血管扩张部位的选择性不同，前者用于治疗轻中度高血压，后者主要用于治疗心绞痛。

(6) 新的α_1受体阻滞剂　如多沙唑嗪（doxazosin），化学结构与哌唑嗪、特拉唑嗪相似。口服吸收起效缓慢，2～3小时达血药浓度峰值。血浆半衰期9～12小时。一般无首过效应。

第二部分是新发展起来的降压药。

(1) 内皮素阻滞剂　内皮素（endothelins，ETs）是一类具有血管收缩作用的多肽，含有21个氨基酸，分布于多种组织中，尤其是血管内皮细胞。内皮素-1(ET-1）是内皮素家族的主要成员，其相应受体有两种，即ET_A和ET_B，ET-1与受体结合后发挥生物学效应。

在血管系统中，由内皮细胞产生的ET-1通过自分泌或旁分泌方式作用于邻近的平滑肌细胞或内皮细胞。动物实验发现，平滑肌细胞含有ET_A和ET_B两种受体，ET-1与其结合后引起血管平滑肌收缩、增生或肥大；内皮细胞表面仅有ET_B受体，激活后可导致一氧化氮和前列腺素释放，继而血管舒张。冠脉血管缺乏ET_B受体，ET-1过度表达将会引起冠脉收缩，心肌缺血。内皮素对肾血管具有收缩作用，此外促进肾小管Na^+重吸收，这可能是内皮素引起血压升高的病理生理学机制。

内皮素参与正常人的血管张力调节。父母患有高血压的血压正常人在应激状态下血浆ET-1水平会明显升高，说明内皮功能障碍发生在高血压形成之前，并受遗传因素影响。高血压患者的ET-1水平在正常范围，仅在某些情况下可见升高。臀部皮肤活检结果发现，中重度高血压患者小动脉内皮细胞中的ET-1表达水平高于血压正常人和轻度高血压患者；美国非洲后裔高血压患者大多为盐敏感性高血压，其内皮素系统往往是激活的，血压水平常重度升高。因此，ET-1表达情况可能与高血压类型及其严重程度有关，在盐敏感性高血压和中重度高血压时，ET-1表达比较活跃。另外，某些继发性高血压时，如慢性肾功能不全、嗜铬细胞瘤、妊娠以及因使用红细胞生成素或环孢霉素而引起的高血压，内皮素系统也被激活。ET-1表达增高与血压升高和小动脉肥厚都有关系。

根据选择性不同，内皮素阻滞剂分为三种类型，即ET_A受体阻滞剂（静脉用药BQ-123，口服用药 A-127722.5）、ET_B 受体阻滞剂（如 RES-701-1）以及非选择性 ET_A/ET_B 受体阻滞剂（TAK-044、L-744，453，bosentan 等）。目前尚不知非选择性 ET_A/ET_B 受体阻滞剂对两种受体都有阻断作用，还是仅作用于 ET_A 受体。

动物实验发现，盐敏感性高血压大鼠内皮素系统激活，血管内皮细胞中 ET-1 正表达升高，给予非选择性 ET_A/ET_B 受体阻滞剂 Bosentan 治疗后血压下降；对于环孢素引起的高血压，以及高血压伴发高胰岛素血症或胰岛素抵抗，bosentan 也具有降压疗效。临床研究表明，轻度高血压患者每次服用 bosentan 500mg，每日两次，其降压效果与依那普利 20mg/d 相当；此外，bosentan 对于神经内分泌系统激活引起的血管收缩也具有抑制作用。

内皮素阻滞剂的其他用途是治疗心肌肥厚和心力衰竭。动物实验发现，心肌肥厚时，心脏组织中 ET-1 表达增加，bosentan 对心肌肥厚具有逆转作用；心力衰竭大鼠，内皮素系统激活，ET_A 受体阻滞剂 BQ-123 治疗后心率变慢，心肌收缩力降低，长期使用可降低死亡率。

总之，血管内皮损伤时内皮素表达增加，ET-1 的主要作用是升高血压，刺激血管平滑肌细胞增生，促使心肌肥厚，内皮素阻滞剂治疗则具有抑制作用。对于盐敏感性高血压和中重度高血压，可能适于使用内皮素阻滞剂，我国尚无临床用药经验。

（2）血管肽酶抑制剂　人体存在几个相互作用的系统，调节血压和血流量，包括肾素-血管紧张素-醛固酮系统（RAAS），缓激肽-激肽系统和钠尿肽系统（NPS），它们调节血管活性、钠含量和平滑肌细胞的生长。从上述相互作用的三个神经体液系统可以发现治疗高血压和心衰的合理方法，血管肽酶抑制剂（VPIs）是这种新的治疗策略的代表。

1）抑制血管肽酶：抑制血管肽酶是一种新的治疗高血压的方法，同时可以减少与其他心血管疾病如心衰等相关疾病的患病率和死亡率。VPIs 是单分子，可以同时抑制神经肽键内切酶（NEP）和血管紧张素转换酶（ACE）。

十年前研究者发现了 NEP 和 ACE 活动相关联，它们调节血压和血流量的稳态。同时抑制 NEP 和 ACE 是基于 NPS、缓激肽-激肽系统和 ACE 共同调节血压和血流量的稳态。三者的相互关系是高血压和心衰治疗的关键因素之一。已有的研究工作发现 NEP 和 ACE 有相似的结构，实际上两者均是含锌的肽酶，它们的活性部位在细胞表面。

同时抑制 NEP 和 ACE 有许多益处。抑制 NEP 的主要结果是活化内源结构相近的血管舒张系统和钠尿肽，称为 NPS；这种结论的根据是 NEP 参与钠尿肽和其他血管舒张肽降解的主要环节。所以抑制 NEP 有降压、抗增殖和排钠利尿的作用；这些作用大体来源于提高利钠肽水平。但是单独使用 NEP 抑制剂不如其他降压药物效果好，因为单独抑制 NEP 会刺激 RAAS 系统的代偿活动，反射性引起血压升高。

抑制 ACE，阻断了血管紧张素Ⅰ转化为血管紧张素Ⅱ，后者是较强的血管收缩剂；此外抑制 ACE 活化了缓激肽-激肽系统促进血管舒张和心血管保护作用。ACEI 引起的缓激肽介导的血管舒张作用在周围循环中是重要的。实际上 ACEI 降压作用的一半应归于缓激肽-激肽系统。Gainer 等在正常人和高血压患者中使用缓激肽的抑制剂 Icatibant，发现它能减少卡托普利降压作用的 53%。

2）钠尿肽系统：目前，人类钠尿肽家族包括三种分子，它们在结构和生化活性上相似：心房钠尿肽（ANP），脑钠尿肽（BNP），和 C 型钠尿肽（CNP）。ANP 和 BNP 分别来源于心房、心室肌，CNP 广泛分布于肾、肺、心脏和内皮细胞。心房扩张时释放 ANP，心室容积和压力过负荷时释放 BNP，当内皮细胞剪切应力升高时释放 CNP。这些多肽受神经激素如血管紧张素Ⅱ的负调节，后者有缩血管和水钠潴留的作用。钠尿肽大部分由 NEP 降解，小部分由循环中细胞膜受体即钠尿肽清除受体（NPR）清除。

ANP 和 BNP 与提高心室舒张，增加血管舒张活性和提高肾小球滤过率有关，同时抑制 RAAS 系统活性。此外 ANP 和 BNP 可以降低血压、尿渗透压，减少肾素分泌和心脏的前后负荷以及钾排泄。这些多肽可以影响神经系统减少交感神经的活性从而降低血压。ANP 和 BNP 能阻止平滑肌细胞增殖，减少血管重构。钠尿肽的抗纤维化功能在治疗心血管疾病上有重要作用。有关 CNP 功能的情况尚不全面，但它可直接扩血管。

ANP、BNP 和 CNP 通过与细胞膜表面的特殊受体结合而发挥生物效能。ANP 和 BNP 是 NPR-A 受体（双聚鸟苷酸环化酶受体）的配体，CNP 是 NPR-B 受体的配体。相反，血管紧张素Ⅱ增加磷酸二酯酶的活性，减少 cGMP 的生成。因此抑制 ACE 即能增加 cGMP 的生成。钠尿肽通过与受体结合，使细胞内第二信使 GMP 发挥功能，这与 NO 不同，后者是通过结合与水溶性鸟苷酸环化酶产生作用。钠尿肽和 NO 可以看作两种不同体液途径激活 cGMP 的产生。

CNP 具有局部血管旁分泌功能，它能够舒张血管但无促尿钠排泄作用。CNP 对心血管系统有明显的作用，包括减少心脏灌注压，静脉回流和继发于血管舒张的心脏排出，但是对肾脏的作用较少。与 ANP 和 BNP 不同，CNP 是非内皮依赖性血管舒张剂，同时它也是强的冠脉扩张剂。

3）神经肽键内切酶：NEP 是与细胞膜的金属酶结合，锌位于其活性中心，在疏水的氨基末端分解内源性多肽。这种外切酶主要存在于肾脏、肺、肠、肾上腺、脑、心等，周围血管也有其存在。它是降解钠尿肽的主要酶。

据报道 NEP 抑制剂能够减少血管收缩剂内皮素的水平。在动物实验中发现，抑制 NEP 可增加肾上腺髓质素，后者能扩张肾血管和促尿钠排泄。肾上腺髓质素的利尿作用是继发于肾小管重吸收钠减少。在先兆子痫的患者中发现母体、脐带的血浆和羊水中肾上腺髓质素浓度升高，这样可以调节和促进胎儿血循环。

4）选择性抑制 NEP：因为钠尿肽独有的舒张血管和保护性质，通过选择性抑制 NEP 活化 NPS 成为新的治疗策略。在高血压患者的临床试验中这些药物加强了内源性 ANP 的作用。钠尿肽水平的升高导致尿排泄水钠增加，ANP 和 cGMP 未改变尿钾分泌。据研究选择性抑制 NEP 只能有限降低收缩压，在一些研究中 NEP 抑制剂升高舒张压。

调节心脏功能的神经体液系统是相互作用的，在心衰时 RAAS 活性增加影响了选择性抑制 NEP 的作用。血管紧张素Ⅱ抗钠尿肽的作用，下调鸟苷酸环化酶受体，增加磷酸二酯酶的活性，两者均减少 cGMP 的生成。因此同时抑制 NEP 和 ACE 能显著抑制血管紧张素Ⅱ，增强 NPS 使血管收缩转化为血管舒张。

5）omaparatrilat：最近报道的血管肽酶抑制剂 omaparatrilat 是双环噻嗪哌酮二肽替代物的巯酰基衍生物，是一种单分子（$C_{19}H_{24}N_2O_4S$），分子量 408.5。表现为等同地、高度选择性抑制 NEP 和 ACE。药物动力学研究显示 omaparatrilat 抑制 NEP 和 ACE 呈线性竞争性抑制方式。在动物模型中，omaparatrilat 对 NEP 的抑制系数（Ki）为 8.9 ±1.0nmol/L，对 ACE 的 Ki 为 6.0 ±0.4nmol/L，作用于 NEP 的方式类似慢式紧密结合抑制剂。这样 omaparatrilat 有相似能力作用于这两种酶。

动物试验表明 omaparatrilat 能降低血压与水、钠水平，这和 RAAS 活性无关。动物模型选择去盐和含盐的 SHR 大鼠，还有 DOCA 鼠。研究提示 VIPs 的降压作用与肾素的高低无关。ACEI 对于高肾素动物的降压效果明显，抑制 NEP 对低肾素动物的降压效果明显。对于正常肾素活性的动物，同时抑制 NEP 和 ACE 的降压作用明显。omaparatrilat 是一种口服的长效降压药物，对于低、正常、高肾素高血压模型均有降压作用，它的效果比单独应用 ACEI 治疗高血压好。

omaparatrilat 不仅是降压药物，还有其他心血管益处。在动物研究中发现它们包括增加心排出量，降低左心室舒张末压和收缩峰压，降低周围血管张力。omaparatrilat 适用于各种水平肾素高血压动物模型提示它的应用范围较广。血管肽酶抑制剂的降压作用与盐含量和肾素活性无关，表明增强 NPS 和抑制 ACE 是相互配合的。

omaparatrilat 能提高心衰动物模型的生存率。一项研究比较 omaparatrilat 和卡托普利对心肌病大鼠的治疗效果。Omaparatrilat 增加尿 ANP 的分泌，提高左心室前负荷，改善左心室重构。omaparatrilat 提高治疗动物的存活率为 44%，而同等剂量的 ACEI 为 23%。血管肽酶抑制剂的靶器官保护作用使生存率提高，改善心衰的左心室重构。在一项左心衰动物研究中，omaparatrilat 比安慰剂显著增高心肌细胞的基础收缩能力和对受体的反应性。从而提示 omaparatrilat 能提高靶器官的保护作用。此外经 omaparatrilat 治疗后减少左心室扩张和心肌长度，没有增加左心室射血分数。

临床研究发现 omaparatrilat 能够长效同时抑制 NEP 和 ACE 的活性。在较早的临床研究中，omaparatrilat 降低收缩压和舒张压且安全，耐受性好。正常人服用 omaparatrilat 会增加尿中 ANP 和 cGMP 的分泌。降压效果是剂量依赖性的，维持时间超过 24 小时。对于肾功能障碍的患者毋需调整剂量。

单分子同时抑制 NEP/ACE 代表了新的治疗方法，为高血压、心衰及其他心血管疾病的治疗带来益处。VPIs 的治疗效果是建立在抑制 RAAS 系统活性和增强钠尿肽及其他血管活性物质作用的基础之上的。

VPIs 对于心血管的多种益处与其抑制 RAAS 的恶化作用和提高 NPS 及缓激肽系统的保护功能有关。omaparatrilat 对于各种肾素水平的高血压动物模型均有降压作用。omaparatrilat 抑制血管收缩，通过多种相互作用的机制降低血管张力。提高心脏血流动力学而不增加心率。

omaparatrilat 比 ACEI 更能提高心脏功能，增加心衰动物模型的生存率。对于人体，omaparatrilat 是安全、易耐受和有效的降压药物。

（3）肾素抑制剂　肾素-血管紧张素系统（RAS）有三个位点适于药物阻断，即肾素-血管紧张素原相互作用部位，血管紧张素转换酶（ACE）催化部位，以及血管紧张素Ⅱ（AngⅡ）与其受体结合部位。起初，药理学家并未选择 ACE 作为阻断 RAS 的突破口，而是认为开发 AngⅡ受体阻滞剂更具吸引力，因为除肾素-血管紧张素转换酶外，AngⅡ产生还有其他途径，无论何种途径生成的AngⅡ，只要受体阻断了，AngⅡ便无从发挥生物学作用。但是由于肾素处于RAS的起始位置，肾素与其底物的结合特异性很高，而且肾素催化血管紧张素原生成血管紧张素Ⅰ（AngⅠ）是该系统级联反应的限速步骤，因此开发肾素抑制剂可能具有更为广阔的应用前景。

1）肾素的生物化学特点与肾素抑制剂：肾素与胃蛋白酶、组织蛋白酶-D以及凝乳酶同属于天冬氨酸蛋白酶家族，该家族成员催化活性部位都有两个天冬氨酸残基。肾素第38位和226位天冬氨酸的p-碳基基团对称排列于同一平面，彼此间以氢键连接。X线晶体衍射发现，肾素有两个功能区，它们围绕催化中心形成翼片结构，催化中心呈深长裂隙状，可容纳七个氨基酸，与底物结合后被翼片结构覆盖，从而使酶分子与其底物能够牢固结合。蛋白水解时，水分子攻击底物肽键的碳基基团，天冬氨酸介导质子转移。血管紧张素原是肾素的唯一天然底物。

最早的肾素抑制剂是利用免疫学方法获得的，包括肾素提取液抗血清、多克隆和单克隆抗肾素抗体；以后又从细菌代谢产物中发现了竞争性肾素抑制剂pepstatin，这是一种肽类物质，IC_{50}为10nmol。现在人们通过氨基酸置换人工合成血管紧张素原类似物，这些类似物的肾素抑制作用达到了0.01nmol。remikiren和enalkiren是两种强效的肾素抑制剂，但是其口服利用度不足10%，只能静脉给药。FK-906、Zankiren和A-74273的口服利用度较高，其肾素抑制作用在动物实验中已经得到了证实。

2）肾素抑制对血压的影响：高血压治疗的最终目的是防止靶器官损害，降低死亡率。由于血压水平具有种族差异，而且还与个体基因型和钠平衡状态有关，因此不同的高血压临床治疗试验可能会有不同的结果。1989年法国学者Jeunemaitre等对肾素抑制剂CJP-38560A和ACEI卡托普利的降压疗效进行了研究，两种药物都使用了最大剂量（每天服用CJP-38560A0.25mg/kg，卡托普利50mg）结果发现，经过最大剂量CJP-38560A治疗后，如果服用卡托普利可使血压水平进一步降低，提示ACEI降压疗效优于肾素抑制剂。但是Neutel等的研究却相反，他们对肾素抑制剂Enalkiren和ACEI依那普利的降压作用进行了比较，受试者均为正在接受噻嗪类药物治疗的高血压患者，两种试验药物及安慰剂均静脉使用，结果发现Enalkiren降压疗效明显优于依那普利。由于接受噻嗪类药物治疗的高血压患者体内RAS系统是激活的，血浆肾素活性较高，这与Jeunemaitre等研究的人群情况有所不同，可能是两项研究结果不尽一致的主要原因。此外，日本学者也发现，在健康人群中卡托普利能够降低舒张压，而肾素抑制剂RO-42-5892对舒张压无影响，说明肾素抑制剂的药物疗效与血浆肾素活性有关，高肾素性高血压患者对肾素抑制剂的反应可能较好。

3）肾素抑制剂对肾功能的影响：AngⅡ对肾脏血浆流量和肾功能都有不利作用，研究证实，ACEI能够减轻糖尿病肾病以及其他肾脏病变时的肾功能损伤。由于ACEI还具有抑制缓激肽降解，促进前列环素合成，刺激内皮细胞一氧化氮释放的作用，因此人们推测ACEI对肾血管的扩张作用可能强于肾素抑制剂。但是，动物实验和临床观察的结果并非如此。

1993年，el Amrani等对肾素抑制剂R042-5892和ACEI赖诺普利（lisinopril）的肾血管扩张作用进行了比较，结果发现，经R042-5892处理的豚鼠的肾脏血浆流量和肾小球滤过高于赖诺普利治疗组，而且R042-5892的利尿利钠作用优于赖诺普利，这可能与肾素抑制剂脂溶性较高，组织穿透力较强，能够直接抑制肾血管局部AngⅡ产生有关。

临床试验结果也支持肾素抑制剂对肾血浆流量的改善作用。1994年，Fisher等人的随访研究发现，Enalkiren的肾血管扩张作用高于卡托普利；此后，另一项临床研究也证实Zankiren比ACEI更有利于改善肾血流灌注。荟萃分析发现，每日Na^+摄入量<10mmol的40岁以下健康男性，服用肾素抑制剂时的对氨基马尿酸肾脏清除率为140～150ml/（min×1.73m^2），而服用ACEI时为90～100ml/（min×1.73m^2），前者较后者高50%左右。这些研究结果均提示，肾素抑制剂对肾脏局部AngⅡ生成的阻断作用可能优于ACEI。

4）肾素-血管紧张素系统阻滞剂的比较：肾素抑制剂能够减少AngⅠ和AngⅡ生成，降低其血浆水平，但对缓激肽代谢无影响；由于血浆AngⅡ水平较低，因此AngⅡ体不易激活。ACEI能够减少ACE催化产生AngⅡ，但对非ACE途径的AngⅡ生成无影响，总的效应是血浆AngⅡ降低，AngⅠ和缓激肽水平升高；由于血浆AngⅡ水平减低，AngⅡ受体不易激活。AngⅡ受体阻滞剂可使肾素释放增多，血浆AngⅠ和AngⅡ相应升高，对缓激肽降解无抑制作用；由于该药使AT_1受体阻断而对AT_2受体无影响，因而服用后AT_2受体是激活的。

三种RAS阻滞剂比较见表2-10。

表2-10 三种肾素——血管紧张素系统阻滞剂比较

	肾素活性	AngⅠ	AngⅡ	缓激肽	AT_1受体	AT_2受体
肾素抑制剂	降低	降低	降低	无影响	不激活	不激活
ACEI	升高	升高	降低	升高	不激活	不激活
AngⅡ受体阻滞剂	升高	升高	升高	无影响	阻断	激活

尽管肾素抑制剂药物疗效十分出色，但是目前只有少数几家药厂参与研制，其原因可能是肾素抑制剂人工合成费用较高，生物利用度较低；而AngⅡ受体阻滞剂的临床疗效与肾素抑制剂相当，副作用较少，故此多数药厂对肾素抑制剂的开发工作不甚热衷，因而肾素抑制剂的临床应用前景也就十分有限。

59. 开发缓释和控释制剂对控制血压及防止冠脉事件发生有何意义？

近十几年来，国外药物制剂正朝“三效”（高效、速效、长效）和“三小”（毒性小、副作用小、剂量小）方向发展。由于高血压及冠心病需要长期服药，为了增加服药顺从性，要求减少服药次数。尤其是Framingham的一项38年的随访研究发现，心脏性猝死、非致死性心肌梗死、症状性和无症状性心肌缺血事件发作具有明显的昼夜变化规律。夜间（0～6时）是发生上述事件最少的时间，凌晨6时以后逐渐增多，高峰时间是7～10时，日间的另一高峰时间是16～20时。Miller-Craig等在1978年就报道了心率和血压的升降都呈昼夜规律性变化。收缩压、舒张压、心率均于夜间3时最低，凌晨6时逐渐升高，日间的两个高峰时间是 7～10 时和 16～18 时，这两段时间正是工作最紧张之时。作者认为，由于这些生理变化，导致神经系统的激活在高峰时间使血压上升，心率加速，血浆肾上腺素、去甲肾上腺素水平上升，此时血小板聚集率升高，纤溶活性下降，冠状动脉张力增加，动脉粥样硬化斑块易破裂。根据这种昼夜变化的特点，要求治疗的药物作用持久，并能在心血管病事件高峰时间发挥效应，防止事件发生。而最高血药浓度（峰浓度）与最低血药浓度（谷浓度）间差异宜小，这样可以避免最高血药浓度所致的不良反应，又能保持在有效浓度范围之内以维持疗效。因此，开发探寻缓释或控释制剂，以达到 24 小时稳定治疗效果，对控制血压及防止冠脉供血不足事件具有重要意义。

60 • 如何评价联合使用降压药和复方降压药？

单药或由固定剂量药物组成的复方各有优缺点。几十年来，学术界对于固定剂量的复方持保留态度。但近年已有众多循证医学的资料证明，其能增加疗效，降低副作用，增进患者顺应性，加之其无需费时调节剂量，服用简便等，对此则趋于肯定。降压药物联合治疗是改善血压控制达标率的重要途径。20 世纪 90 年代开始已经认识到大多数高血压患者（约 70%）需要 2 种或 2 种以上降压药物联合治疗，方能控制血压达到目标值。因此，为了能使血压控制达标，近年来几乎所有的降压临床试验都采用了联合治疗方案。在血压控制较好的 INVEST 研究中，70% 以上患者的血压控制在 140/90mmHg 以下，平均达到 130/76mmHg，达到这样的血压控制水平，82% 患者需要 2 种以上药物，51% 患者需要 3 种以上药物。联合治疗能有效干预多种升压机制，增强降压效应，延长降压作用时间，减少或抵消不良反应，保护靶器官。采用合理的不同降压机制药物联合治疗，其降压效应符合以下规律：疗效（A+B）=疗效（A）+疗效（B）；疗效（A+B）>疗效（2A）或>疗效（2B）。采用合理的不同降压机制药物联合治疗，通过不同的药理作用中和或对抗相互的不良反应，或者通过减少剂量，可以明显减少或避免不良反应，一般符合以下规律：不良反应（A+B）<不良反应（A）+不良反应（B）；不良反应（A+B）<不良反应（2A）或<不良反应（2B）。由于联合治疗的上述规律，近 10 年来降压治疗已经从单药序贯治疗方案或阶梯治疗方案向联合治疗方案发展，并成为临床降压治疗的主导方案。

六类主要降压药物中任一种单独治疗对降压无效时，则可用另一类药物取代第一个药。如单个药部分有效，则可加一个小剂量第二种药，比增大第一个药的剂量更合适，因为这样做可以允许不同的药理作用相叠加，而减少体内平衡代偿对血压下降的限制。

目前，已有几组降压药的联合使用被证明有相加的降压效果，如①利尿剂与 β 受体阻滞剂，或 ACEI，或 α 受体阻滞剂联合；②β 受体阻滞剂与 α 受体阻滞剂或二氢吡啶类钙离子通道阻滞剂联合；③ACEI 与钙离子通道阻滞剂联合；④ARB/HCTZ 固定剂量联合制剂为了能在一切高血压患者中达到充分的抗高血压治疗的作用，两种药，有时三种药联合使用常常是必要的。一旦成分与剂量摸清时，为便于患者服用提高顺应性，两种或三种药物做成的固定复方对许多高血压患者也是合适的。在最新的中国高血压防治指南中专门指出提倡固定小剂量复方药作为初始或维持用药方法之一，以降低药品费用，提高顺从性，适应广大高血压人群的需求。值得一提的，近期为了推动ARB/HCTZ固定剂量联合制剂积极合理应用，中国医师协会心血管内科医师分会/中国医师协会循证医学专业委员会还专门组织国内部分从事心血管病、高血压、糖尿病和肾脏病的专家经过讨论，达成了“新型固定剂量降压制剂ARB/HCTZ临床应用专家共识”。

61. 为什么一些固定剂量的降压药物联合制剂近年来又受到专家们的推荐?

我国应用复方降压制剂已有几十年历史，几十年来，学术界对于固定剂量的复方降压药一直持保留或质疑态度。但近年来，专家们对此的观点则明显改变，由怀疑变为肯定。其原因则基于如下背景：

高血压是最常见的心脑血管病危险因素，患者数量极为庞大。据统计，目前全球约10亿人有高血压，中国有1.6亿（占1/6），即使发病率保持不变，估计2025年时全球约15亿人有高血压，中国有2.5亿。高血压又是心脑血管病重要的可控制的危险因素，前瞻性随机临床降压治疗试验以及荟萃分析表明，降压治疗可显著减少心、脑血管的发生率和死亡率。近年来不少研究证明，血压控制达标能获得更大益处。在INVEST（international verapamil-trandolapril study）研究中，分析血压控制达标程度（占治疗时间的百分比）与终点事件发生的关系，显示血压控制达标所占时间越长者发生心血管事件越少。在VALUE（valsartan antihypertensive long-term use evaluation）研究中，比较治疗6个月时收缩压控制达标与未达标者，达标者心血管危险显著低于未达标者，提示更有效地控制血压和达标对减少心血管病事件十分重要。因此，血压控制达标已经成为降压治疗策略的核心，规范和指导高血压的降压治疗。JNC7，ESH/ESC（2003）和中国高血压治疗指南（2005）都强调指出，目前高血压治疗最主要的目标和任务是努力使血压控制率提高，并确立了相同的血压控制目标值。

目前我国高血压人群的血压控制率还相当低，据2002年的调查资料，无论北方或南方，无论城市或农村，血压控制率均低于10%。影响血压控制达标的因素很多，从临床治疗的角度而言，治疗持续性是影响血压控制达标的一个重要因素。据一组大样本量新诊断高血压患者的治疗随访资料，显示在2年时只有30%患者在继续治疗，约40%患者在3~6个月时已经不治疗或断断续续治疗。影响治疗持续性的主要因素是患者对治疗方案的依从性，药品种类和数量增多，或者复杂的治疗方案，更加剧了依从性和治疗持续性下降。因此，改善依从性和治疗持续性是降压治疗能否取得成效的关键问题。

如何治疗人数如此庞大的高血压患者？采取何种治疗方案或途径改善依从性和治疗持续性来控制血压？这些都是必须解决的具有重要实际意义的问题。根据大量临床研究的结果，采用固定剂量降压药物联合制剂，有助于大多数高血压患者血压控制达标和减少不良反应，有助于大多数高血压患者提高治疗持续性。

通过多层次设计（factorial design）和效应面分析（response surface analyses）开发研究，固定剂量联合制剂往往具有合理的最佳剂量配伍，达到相对较大的降压效应和相对较少的不良反应，从而使联合治疗方案更优化。相对于处方临时联合，固定剂量联合简化治疗药品，减少治疗费用，对患者具有更强的联合治疗制约性，因此提高了长期治疗依从性和持续性，有利于血压控制达标。一些研究表明，固定剂量联合比处方临时联合提高了约20%长期治疗持续性。尤其近10年来问世的ARB/HCTZ固定剂量联合制剂更反映了这方面的研究进展。为了推动ARB/HCTZ固定剂量联合制剂积极合理应用，国内部分从事心血管病、高血压、糖尿病和肾脏病的专家经过讨论，还专门达成了“新型固定剂量降压制剂ARB/HCTZ临床应用专家共识”。

62 ● 推荐使用固定剂量的ARB/HCTZ联合制剂有哪些依据？

固定剂量的ARB/HCTZ联合制剂不但有其他复方降压制剂的共性优势，有效干预多种升压机制，增强降压效应，延长降压作用时间，减少或抵消不良反应，保护靶器官，而且在多种降压药物联合治疗方案中，它还是一种更为双赢的联合方案。ARB通过有效阻断肾素-血管紧张素系统（RAS）的AT1受体，降低外周血管阻力，抑制反射性交感激活和增强水钠排泄，产生平稳而持久的降压效应；ARB在长期降压治疗过程中，还具有改善胰岛素抵抗和减少尿蛋白等有益作用；尤其重要的特点是直接与ARB有关的不良反应发生极少，ARB具有良好的治疗持续性，2年时的治疗持续性达60%以上。长期临床试验LIFE、RENNAL、PRIME等已经确立ARB降压治疗的循证证据地位。噻嗪类利尿剂在降压机制上具有多方面性，它既能减少体内容量和总可交换钠离子，又部分开放血管平滑肌细胞钾通道，使细胞膜超极化，具有部分阻滞电压依赖性钙通道作用，还下调血管紧张素Ⅱ受体（AT1），所以噻嗪类利尿剂与各种类型降压药物都能起很好的协同作用。临床研究表明，HCTZ能明显提高ARB的降压幅度和速度。在一项由43项研究（11281例）组成的ARB降压疗效的荟萃分析中，单药小剂量时舒张压下降幅度8.2～8.9mmHg，降压有效率50%；单药高剂量时舒张压下降幅度9.5～10.4mmHg，降压有效率55%；小剂量ARB+HCTZ12.5mg时舒张压下降幅度达9.9～13.6mmHg，降压有效率提高到70%。在ARB/HCTZ联合治疗中，噻嗪类利尿剂明显提高了血压控制达标率。临床研究也证实，ARB+HCTZ的降压效应明显优于ARB+ACEI，也优于ARB剂量翻倍。噻嗪类利尿剂在联合治疗时使用的剂量往往较低，ARB又显著减少和减轻HCTZ由于容量减少和RAS激活所引起的不良反应，例如体位性低血压、低血钾、血尿酸和低密度脂蛋白升高、糖耐量异常等。现在认为HCTZ对糖、脂代谢的不良反应主要归因于低血钾，在一项使用噻嗪类利尿剂的59个临床试验（58520例）系统分析研究中，发现血钾与血糖改变之间存在密切的负相关性（$r=0.54$，95% *CI* 为 $-0.67 \sim -0.36$；$P<0.01$），提示避免低血钾可阻止噻嗪类利尿剂导致的新发2型糖尿病。在氯沙坦/HCTZ对血钾和血糖影响的研究中，比较氯沙坦50/HCTZ12.5 vs. Losartan50治疗12周，证实氯沙坦50/HCTZ12.5几乎对血钾和血糖无影响。因此，ARB/HCTZ的降压作用相加，不良反应相减。

HIGH（HYZAAR® In group of hypertensive patients）和INCLUSIVE（irbesartan/HCTZ）研究在社区人群和临床人群显示ARB/HCTZ的血压控制率可达到80%左右。

63 • 怎样应用 ARB/HCTZ 固定剂量制剂？

中国医师协会心血管内科医师分会/中国医师协会循证医学专业委员会组织国内部分从事心血管病、高血压、糖尿病和肾脏病的专家（核心专家团）经过讨论，达成的“新型固定剂量降压制剂 ARB/HCTZ 临床应用专家共识”中就 ARB/HCTZ 固定剂量制剂应用提出以下几点。

（1）在无并发症的轻、中度（1 级和 2 级）高血压患者，包括老年收缩期高血压、合并糖尿病或代谢综合征，推荐 ARB/HCTZ 固定剂量联合作为降压治疗初始和维持的选择药物。在新诊断的高血压患者，可使用 ARB/HCTZ 固定剂量联合作进行初始治疗；在血压已经获得长期控制的高血压患者，可使用 ARB/HCTZ 固定剂量联合作进行维持治疗。

（2）ARB/HCTZ 固定剂量制剂有不同规格。在国内已经批准上市的 ARB/HCTZ 固定剂量制剂中，氯沙坦 50mg/HCTZ12. 5mg（海捷亚）、厄贝沙坦 150mg/HCTZ12. 5mg（安博诺）和缬沙坦 80mg/HCTZ12. 5mg（复代文）是常用的规格。推荐使用上述制剂 1～2 片，每日 1 次。如果经 8～12 周治疗，血压仍未控制达标，可联合其他降压药物治疗。

（3）ARB/HCTZ 固定剂量联合的禁忌证是双侧肾动脉狭窄、妊娠和痛风。

（4）在合并慢性肾功能不全、慢性心力衰竭和冠心病心绞痛时，由于治疗所需的药物品种与剂量有较大个体差异，不适宜使用 ARB/HCTZ 固定剂量联合制剂作为治疗选择药物。

就如何实施使用 ARB/HCTZ 固定剂量联合制剂，上述专家组提出如下建议：

（1）在各种学术会议和论坛上，强调血压控制达标的必要性，积极推广 ARB/HCTZ 固定剂量联合的合理性和优越性。对联合治疗和固定剂量联合的一些认识问题，从宏观治疗策略和学术研究证据的角度进行宣传。

（2）加强科普宣传，提高对新型固定剂量降压制剂 ARB/HCTZ 的知晓率和使用率。针对不少医师和患者对 ARB/HCTZ 固定剂量联合中噻嗪类利尿剂的顾虑，进行有说服力的解释。

（3）建立人群 ARB/HCTZ 固定剂量联合长期治疗的监测点，作为更大规模推广的示范和样板。ARB/HCTZ 固定剂量联合具有较高的人群血压控制达标率和长期治疗持续性，如果获得这方面的数据和示范，远胜过一般性的宣传和介绍。

64 • 应用复方降压制剂时应注意什么？

在高血压患者中，有相当一部分患者单用 1 种降压药不能使血压降至正常。所以，为了方便服用，把 2 种或 2 种以上具有降压作用的药物放在一起，制成复合片剂，这就是通常所说的复方降压制剂。复合片剂可以降低药物成本，价格就降低了，同时服用也方便；此外，几种药在一起，还能相互纠正不良反应。复合片剂中每种药的剂量一般较常用剂量小，所以不良反应也就少些。但这种复合片剂也有缺点，因为片剂中几种药的剂量是固定的，如果患者需要增加或减少其中 1 种药的剂量，那就不可能了。

我国应用复方降压制剂已有多年，在新的降压药不断上市的今天，有人认为老一代复方降压药已属淘汰之列，这种看法是不全面的。联合用药是多数高血压人群治疗的基本方法，不同种类的多种降压药物配伍使用，可作用于血压调节的不同环节，从而达到增强降压的协同作用。在使用复方降压制剂时，一定要注意弄清楚该药的主要成分、含量和作用机制，可能出现的主要不良反应及使用注意事项。

65 • 国内有哪些常用复方降压制剂？

我国应用复方降压制剂已有多年，目前常用的复方降压制剂有如下几种：

（1）已有多年历史的复方降压片　为一种以利血平与噻嗪类利尿剂为主的复方制剂，其组成为每片含利血平 0. 031mg，氢氯噻嗪 3. 2mg，肼屈嗪 3. 1mg，异丙嗪 2. 2mg，氯氮䓬 2mg，维生素 B_1、维生素 B_6、泛酸钙各 1mg，氯化钾 30mg 和三矽酸镁 30mg。利血平为交感神经末梢递质（儿茶酚胺）的耗竭剂，伴有中枢神经的镇静（抑制）作用，能使外周小动脉扩张，心率减慢，心肌收缩力减弱，血压下降。本品适用于轻中度高血压患者，对重症高血压者，也可与其他不同类型的降压药联用。常用剂量为每次 1 ~2 片，每日 1 ~3 次。常见的不良反应有鼻塞、乏力、嗜睡、胃肠道反应等。胃和十二指肠溃疡（包括溃疡性结肠炎）者、孕妇与哺乳妇女忌用。由于本品有嗜睡作用，汽车驾驶员和高空或机械作业者慎用。有抑郁症病史或精神病家族史者也不宜应用，以免病情加重。若需要用乙醚进行全麻，术前 2 ~3周应停用本品，以防止手术中严重低血压。

（2）20 世纪 90 年代起用于临床的北京降压 0 号（复方降压平片）　每片含利血平 0. 1mg、肼屈嗪 12. 5mg、氢氯噻嗪 12. 5mg、氨苯蝶啶 12. 5mg、氯氮䓬 3mg。降压作用较为温和而持久。适用于轻、中度高血压患者。常用剂量为每次 1 片，每日 1 次，较为方便。血压下降后持续稳定者可逐渐减量至 1/2 片，每日 1 次。本品的主要成分与复方降压片大同小异，不良反应类似。由于本品利血平的含量较大，少数心动过缓的患者，服药后心率更慢，需谨慎使用。

（3）降压乐　每片含去甲氧利血平 0. 125mg、甲氯噻嗪 2. 5mg。两者联合应用降压温和且持久，作用可维持 24 小时。本品适用于轻中度高血压患者。一般用量为每次 1 ~2 片，每日 1 次，必要时可增加至每日 3 ~4 片，待血压控制后可用小量维持。不良反应较少，个别患者有食欲不振、恶心、呕吐、眩晕、乏力等症状。本品也可引起心动过缓，不宜与 β 受体阻滞剂联合应用。

（4）复方硫酸双肼屈嗪（常药降压片）　每片含可乐定 0. 015mg、氢氯噻嗪 5mg、硫酸肼屈嗪 7mg。可乐定作用于血管运动中枢神经源的突触后膜 α_2 受体，引起外周交感神经张力下降，血压下降并伴心率减慢。适用于各期高血压患者。起始用量每次 1 片，每日 3 次，饭后服用。1 周后依据血压高低，逐渐增减剂量，最大剂量每次不超过 4 片，每日总量不超过 12 片。

（5）血管紧张素Ⅱ受体拮抗剂/氢氯噻嗪（ARB/HCTZ 复合固定制剂）　ARB/HCTZ 固定剂量制剂有不同规格。在国内已经批准上市的 ARB/HCTZ 固定剂量制剂中，氯沙坦

50mg/HCTZ12.5mg（海捷亚）、厄贝沙坦 150mg/HCTZ12.5mg（安博诺）和缬沙坦 80mg/HCTZ12.5mg（复代文）是常用的规格。推荐使用上述制剂 1～2 片，每日 1 次。如果经 8～12 周治疗，血压仍未控制达标，可联合其他降压药物治疗。

（6）中、西药复合制剂 如珍菊降压片等。

66. 原发性高血压非药物治疗的具体措施包括哪些？应如何评价？

原发性高血压的治疗总的包括药物治疗和非药物治疗两种，后者即指高血压患者的合理生活方式，高血压患者合理的生活方式主要包括保持心情舒畅，禁止吸烟，减轻体重，节制饮酒和膳食中饱和脂肪，限盐（钠），增加钾、钙的摄入，进行有规律的轻度动力（动态）的运动和松弛疗法等。

已有许多关于治疗的临床经验说明，生活方式的改变可以使血压维持在控制的水平而减少用药。TOMHS 研究说明将多种有关生活方式的措施作为第一步，可提高小剂量单药治疗的效果，在与药物的联合应用时也可以减少副作用，提高生活质量。其效果优于单独应用生活方式或单用药物。单独非药物治疗对轻度高血压患者具有肯定的降压作用，对中、重度高血压也有重要的辅助治疗价值。

（1）降低钠、增加钾和钙的摄入 众所周知，无论是流行病学资料，还是动物试验均证实，高血压的发病率与钠盐的摄入量呈线性正相关。降低钠盐的摄入量即可降低血压。在 20 世纪 40 年代，限盐曾是治疗高血压的唯一方法。我国食盐摄入量普遍偏高，北方日摄盐量在 14g 以上，中部地区 10g 左右，华南为 7～8g。世界卫生组织建议一般人群每日平均摄盐量应控制在 6g 以下，美国建议轻中度高血压者每日摄盐量应控制在 4～6g，这个标准对我国高血压患者也是适宜的。可通过代用盐替代食盐，减少钠而增加钾的摄入量；注意烹调方法，适当增加糖、醋、麻辣等不含盐的调料，减少食盐调料；多食新鲜蔬菜，减少盐腌食品。长期坚持，必能受益。

一些研究证明，钾的摄入量与血压存在负相关关系，补钾对控制高血压与限钠一样有效。钾可抑制肾素活性，促进肾排钠，减轻钠潴留，拮抗血管紧张素Ⅱ，抑制交感神经活性，扩张血管平滑肌。美国建议膳食钾摄入量应为每日 3～4g。我国人钾摄入量一般低于 3g/d，应提倡进食含钾多的蔬菜如油菜、菠菜、苋菜、木耳、香菇等。

钙与血压的关系虽然尚无定论，但多数报告膳食钙与血压呈负相关，补钙可能降压。我国膳食钙含量一般低于需求标准（800mg）。含钙丰富的食品除绿叶蔬菜外，还有豆制品和牛奶，每 100g 牛奶可提供 100g 以上的钙。

值得一提的是，在同一人群的不同个体，血压与钠、钙的相关性不同。晚近的研究表明，根据个体血压对限盐和盐负荷的反应可分为盐敏感型和耐盐型。进一步研究还表明，盐敏感型高血压者常表现为低肾素、低血清钙、高维生素 D，通过降低盐摄入、补钙及钙离子通道阻滞剂有效；而耐盐型者为高肾素、高血清钙、低维生素 D，而对限盐、补钙及钙离子通道阻滞剂效果不好。

（2）减轻肥胖者的体重　前瞻性研究表明，肥胖者高血压的患病率是体重正常者的 2～6 倍，儿童期的肥胖是成年发生高血压的基础，因此，儿童和青少年是限重的理想人群。美国的研究显示，相对体重减轻 10%，总胆固醇减少 11.8%，收缩压下降 0.87kPa（6.6mmHg），血糖、尿酸也都有所降低。减轻体重还可以减少降压药物的用量，体重减少 5%，可使 1/3 的高血压患者减少或停用降压药物。只要维持减重，降低血压的效果也会维持。

减轻体重的方法有二：一是限制过量的饮食，二是增加运动量。对于高血压肥胖者，每天摄入的热量以男性 4602.4～5857.6kJ（1100～1400kcal），女性 4184～5020.8kJ（1000～1200kcal）为宜，其中糖类占总热量的 50%～60%，脂肪占 30%～35%，蛋白占 15%～20%。

衡量超重和肥胖的标准在国际上通用的指标是体重指数（body mass index，BMI），BMI＝体重（kg）/身高（m）。我国以男性 BMI≥24，女性≥26 为肥胖。另外，也可采用简单的经验估测法，即以身高（cm）－105±10%作为体重（kg）的正常范围。

（3）戒烟　吸烟刺激交感神经，促使儿茶酚胺和升压素分泌增加，从而使心率加快、血压升高和心律失常。吸烟还可引起血管收缩，血流速度减慢，长期吸烟引起血管阻力增加，血压持续升高。

（4）控制饮酒　国际上已有很多报道证明，饮酒是促进血压升高的独立因素。饮酒量与血压间存在剂量-反应关系。也有报道饮酒量与血压间呈 U 形阈反应，即先有血压下降，继之稳定，最后持续升高。停止饮酒后血压下降，若再同量饮酒，则血压又回升，更进一步证实了饮酒与高血压的关系。限制饮酒量的界限很难掌握，一般认为正常人每日饮酒量以不超过 50g 白酒为宜，对已患高血压或肥胖者则应戒酒。

饮酒致血压增高的可能机制为：长期饮酒者的皮质激素及儿茶酚胺均增高，交感神经系统活性增强，肾素-血管紧张素-醛固酮系统激活，压力感受器反射性调节失灵，钠钾泵活性异常和离子转运功能障碍，导致细胞内游离钙增高，心肌及血管平滑肌收缩，血压升高。

（5）运动　经常坚持运动或体力活动可以降休息时的血压，减少运动时血压和心率上升的幅度。关于运动的降压机制，目前还不十分清楚，可能与运动引起周围血管扩张，增加钠的排出，降低交感肾上腺和肾素-血管紧张素系统活性有关。运动还可减轻体重，提高胰岛素的敏感性，降低血脂等，亦有助于降低血压。

高血压患者在参加耐力性运动训练之前应进行必要的检查，明确是否有运动的禁忌证。最好能做心电图分级运动试验，明确患者所承受的运动量，以策安全。应有科学的运动处方做指导。运动方式以散步、骑自行车和跑步较为方便易行；运动量由运动强度、频度和持续时间来决定。运动强度依运动时心率而定，可根据 Karvonen 公式计算，即运动时心率＝X（最大心率－休息时心率）＋休息时心率。X＜50%为轻度运动量；X＝50%～75%为中度运动量；X＞75%为重度运动量；最大心率＝210－年龄。运动持续时间初始为 10～15 分钟，一般为 30～45 分钟，每次运动应分为适应性活动、心肺耐力训练和松弛活动三个阶段。运动频率应每周不少于三次，每次运动间隔时间不超过 2 天。运动应循序渐进，先从轻度开始，逐渐增加运动量，运动后应无明显不适感。如运动中出现明显呼吸困难、心悸、胸痛，应立即停止运动，到医院检查。

（6）气功及其他生物行为方法　气功是我国传统的医疗保健方法。通过调身、调心、调息达到心静、气和、体松，发挥自我调节和自我控制作用，对控制血压、减少降压药物的用量可能有一定好处。

67 • 如何做好高血压患者的治疗随访？

在治疗尚未使血压达标和保持稳定时，须定期随访直至血压已被满意控制。在随访中，医生的主要职责是保证达到与保持目标血压，并控制其他危险因素。缓渐降压可减少副作用与并发症，并增进顺应性。高血压的诊断有时会给患者带来焦虑和不安，此时，对患者的解释与保证是非常必要的。自测血压有助于顺应性。原则上，抗高血压治疗应无限期维持。如对已诊断为高血压者停止治疗，则或迟或早血压将恢复到治疗前的水平。不过，长期控制血压之后，在严密监视下，逐步谨慎地减少剂量和药物种类是可能的。

具体做法：一旦患者开始接受抗高血压药物治疗，应对之进行系统随访和监测。早期可每日就诊一次，进行药物的调整，直至血压下降达标。对于2级高血压或有心血管并发症或并存疾病的患者的随访与监测应更为密切。每年至少应测定血清钾或肌酐1～2次。在血压下降达标，血压稳定之后，来门诊随访可每3～6个月一次。对于有并存疾病，如糖尿病或并发症，如心力衰竭或需实验室检查的患者可酌情安排随访计划。降血压时，应注意同时控制其他心血管疾病危险因素，达到其相应的目标水平，应有力的促使患者戒烟。只有当血压得到满意控制后，才可考虑使用小剂量阿司匹林，否则会增加出血性脑卒中的危险。

68 • 高血压合并左心衰竭应如何治疗？

长期的高血压使左心室负荷过重，左心室肥厚，导致左心室衰竭，这在合并冠心病的患者更易发生。左心室衰竭后肺循环的高压使右心室负荷亦加重，终于使全心衰竭。

在早期，左心室收缩功能尚好，但由于心室肥厚或合并的冠心病，使左心室舒张功能减退，舒张期左心衰。此期间左心室射血分数（EF）值尚好，超声心动图可见E/A值降低，心电图可见左心室肥厚，患者可无明显的症状。治疗措施应积极降低血压。控制体重及限制盐量也有助于减少左心室肥厚。研究反映降压药物中ACEI更有助于逆转左心室肥厚或阻止肥厚加重。

左心室功能减退进一步发展则出现收缩期心衰，即充血性心衰。先为左心衰，继为全心衰。EF低于正常，患者有左、右心衰的症状及体征。治疗措施宜合并使用利尿剂及ACEI。利尿剂有效地改善临床症状，剂量充足的ACEI和β受体阻滞剂已在大规模的临床试验中证明能降低心衰的死亡率和心血管事件的发生率。

最近研究反映，在常规心衰治疗基础上，加用β受体阻滞剂，从小剂量开始，缓慢增加达到治疗剂量，有助于降低心衰患者的死亡率及再住院需要。充血性心衰发生后降压药物需按心衰治疗，对药物种类和剂量加以调整。临床试验反映，钙离子通道阻滞剂对心衰患者无益，如必需继续使用二氢吡啶类钙离子通道阻滞剂，可选用氨氯地平或非洛地平。如ACEI副作用过大，则可用血管紧张素Ⅱ受体阻滞剂替代。

高血压合并左心衰竭的治疗原则以减轻心脏前、后负荷为主，而强心、镇静、给氧等为辅，鉴于高血压所致心衰往往以舒张功能衰竭为主，长期较大剂量洋地黄制剂可导致肌质网中钙离子超负荷反而损害心肌，降低心肌顺应性，加重舒张功能障碍。因此，目前主张症状少者用ACEI和β受体阻滞剂；症状多的可将ACEI、β受体阻滞剂、ARB和醛固酮阻滞剂与袢利尿剂合用。不主张积极应用洋地黄制剂，如要用时剂量不宜过大，为常规用量的1/2左右，既往未用洋地黄药物者，遇急性左心衰竭时可给毛花苷丙0.2～0.4mg静注，必要时2～4小时后再重复0.2～0.4mg，每日总量以不超过0.6mg为宜。

高血压并急性左心衰竭的治疗关键是尽快减轻心脏前、后负荷，降低血压。降压药首选袢利尿剂如呋塞米20～40mg或布美他尼（丁尿胺）1mg加入50%葡萄糖液20ml内缓慢静注，同时选用硝普钠50mg加入5%葡萄糖500ml内，或硝酸甘油10～20mg加于5%葡萄糖液250ml内静滴，后者加用哌唑嗪或肼屈嗪（肼酞嗪）可提高疗效。老年高血压者降压不宜过快，在应用血管扩张剂时若血压偏低，可同时应用多巴胺或多巴酚丁胺，或同时兼用两者，常可取长补短，以期在强心、升压、使心率不至于明显增加等方面取得更好效果。此外，应注意水、电解质平衡，尤其在使用强利尿剂后注意钾的丢失，要及时补充钾盐或与贮钾利尿剂如螺内酯（安体舒通）、氨苯蝶啶或阿米洛利（氨氯吡咪）联用。待心功能改善后，降压药可改为口服制剂，可选用ACEI如卡托普利、依那普利、雷米普利等，也可与噻嗪类利尿剂、甲基多巴以及α_1受体阻滞剂如哌唑嗪联用，此时也可选用β受体阻滞剂、钙拮抗剂和肼屈嗪类等降压药，以期达到降压和减轻心脏前后负荷的目的。至于心衰的一般常规处理措施如吸氧、镇静、半卧位等均可酌情应用。

69 • 伴有脑血管病的高血压应如何治疗？

血压控制与脑卒中的关系曾存在许多争议，主要集中于神经与心血管科医生之间，心血管医生感觉神经科降压力度不够，而神经科医生则认为心血管有时降压治疗过于盲目，这主要由于各自视角和面临的患者各异，但大多数的降压原则是相同的。两个学科遵循共同的降压原则。前瞻性队列研究中发现血压和卒中发病呈正相关关系：血压在115/75mmHg以上时，随着血压的升高，男女卒中的发病率相应升高。大约2/3的卒中发病与血压控制不理想有关。干预流行病学研究发现，舒张压每下降5mmHg，卒中的危险度下降30%～40%，一些代表性的研究，包括培哚普利预防再次脑卒中研究（PROGRESS）、心脏结局预防评估研究（HOPE）、氯沙坦干预减少高血压终点研究（LIFE）、抗高血压和降脂治疗预防心脏病发作试验（ALLHAT）等，一致显示无论在卒中的一级和二级预防中，降压治疗均能带来对预防的益处。吲达帕胺（2.5mg/d）能使高血压和最近有卒中或一过性缺血发作（TIA）的患者3年后卒中复发减少29%（绝对减少2.9%）。HOPE研究显示尽管其降压作用较为温和，ACEI能有效预防那些具有高度危包括以前曾有卒中病史的患者二次缺血事件的发生。PROGRESS试验显示5年内有过卒中或TIA的患者接受培哚普利（4mg/d）和阿达帕胺（2～

2.5mg/d）能显著降低卒中复发危险的43%。因此，降压治疗已经成为卒中预防的主要手段。大多数情况下，神经科医生一样会严格按《美国预防、检测、评估与治疗高血压全国联合委员会第七次报告》（JNC7）的标准控制血压，以换取对卒中的预防。

脑循环的特点奠定了在某种情况下降压治疗的特殊性。在正常情况下，脑的灌注压是恒定不变的，一般维持脑血流量在40～60ml·min^{-1}·$100g^{-1}$。脑组织灌注压是指入颅平均动脉压与出颅平均静脉压的差值，其高低决定脑的血流量，换言之，脑血流量与脑灌注压呈正比，与血管阻力呈反比。在脑血管阻力不变的情况下，唯一决定脑血流量的因素是平均动脉压。因此，血压的高低对脑血流量至关重要。由于脑自动调节的存在，正常情况下，平均动脉压在一定范围波动并不能改变脑血流量，即在这个范围内血压波动不引起脑血流的变化，一旦超过这个范围，脑的血流便依赖血压的变化，这种现象称为脑的自动调节，也称为Bayliss效应。正常Bayliss效应上限为100～130mmHg，下限为50～80mmHg，平均动脉压在这个范围内波动时，脑血流量维持不变。但是，平均动脉压一旦超过Bayliss上限，使脑血流线性升高，立即脑过度灌注，出现脑水肿和颅内压增高。一旦平均动脉压低于Bayliss效应下限时，脑血流呈现线性下降，出现脑缺血症状。高血压患者Bayliss效应曲线右移，同样脑血管病患者该曲线也会右移。在脑血管狭窄的时候，由于血管阻力的增大，也使得脑血管有更高的灌注压，此时血压调整不同于普通患者。

我国PATS研究表明发生过脑卒中或TIA（一过性脑缺血）的患者，脑血管事件复发率为每年4%，与血压水平有直接关系，如中度降压，则危险亦有相当的降低。因此，曾发生过脑卒中的高血压患者应接受认真的降压治疗。有几项临床试验结果反映，该类患者接受降压治疗，脑卒中危险的减少与未发生过脑卒中者近似。因该类患者按危险分层，属很高危层，故治疗的绝对获益更大。目前认为，有短暂性脑缺血发作或非急性期脑卒中史者，不论血压是否增高，进行适度降压治疗均能减少卒中的复发。

卒中急性期降压存在特殊性。急性降压的利弊如何尚不清楚。急性期血压升高可源自卒中应激、膀胱充盈、疼痛、既往高血压、低氧血症的生理性反应、颅内压增高。理论上降低血压可以降低脑水肿、减少梗死灶的出血、防止血管进一步损害、预防卒中复发。然而，强有力治疗高血压会产生不利影响，因为会继发缺血区灌注降低，从而扩大梗死面积。在部分情况下，一般急性期不应降低血压。需要紧急抗高血压治疗的情况包括：高血压脑病、主动脉内膜剥脱、急性肾衰竭、急性肺水肿、急性心肌梗死。比较公认的意见是：除非舒张压>120mmHg或收缩压>220mmHg，一般不必进行抗高血压治疗。对大多数患者，在发病1周之后急性期反应基本消失，血压恢复到发病前水平。如果此时没有血管狭窄，就应该遵循一般高血压防治指南进行严格血压控制。但也有人认为，在病情稳定或改善之前，将血压控制在160/100mmHg左右的水平是合适的。病情稳定后仍应认真控制血压，联合使用ACEI和噻嗪类利尿剂，有利于减少脑卒中复发。

重度脑动脉狭窄时需要保持更高些的血压。通过对欧洲颈动脉手术试验（ECST）、北美症状性颈动脉内膜剥脱术临床试验（NASCET）和英国TIA阿司匹林研究（UK-TIA）三个研究的荟萃分析，发现在一侧颈动脉重度狭窄的患者，如果收缩压在130mmHg以下，1年卒中的发生率比更高血压组增加1.9倍。如果双侧颈动脉高度狭窄，则收缩压在150mmHg

组卒中发病增加 5.0 倍。其原因是由于血管的狭窄，增加血流的阻力，需要更高的血压才能维持脑的灌注。因此，在症状性脑动脉狭窄时，应该先解除动脉狭窄，才开始降压治疗。

有关特殊情况的降压治疗策略缺乏系统的循证医学研究，有些做法尚需要更多的证据。

70 • 如何对肾血管性高血压进行筛检诊断？

肾血管性高血压（RVH）是最为常见的可治性高血压之一。在过去，其检出率仅占全美高血压患者的 1%，因此，如何从大量的高血压患者中准确地筛选出 RVH 患者，显然是非常重要的。晚近，Mann 等建议可根据 RVH 临床表现所提示的诊断指数的评分高低为指南，对可疑患者进行逐级筛检。RVH 的临床提示诊断指数为①低度：包括缺乏 RVH 临床症状的任何临界、轻或中、重度高血压，鉴于患发 RVH 的可能性 <1%，因而无需接受任一筛检；②中度：包括重度高血压〔DBP >120mmHg(16kPa)〕、难治性高血压、突然患发的持续性中、重度高血压、年龄 <20 岁和 >50 岁者、伴有腹部血管杂音（局限于肾动脉区的高调长程杂音）或不明原因的腹部症状性高血压患者、吸烟者或伴闭塞性血管疾病（脑血管、冠状动脉或外周血管）、原因不明的血清肌酐持续升高的中度高血压〔DBP > 14kPa (105mmHg)〕、能用血管紧张素转换酶抑制剂纠治的中、重度高血压（尤其吸烟者或新近患发的高血压）。上述情况所患 RVH 的可能性为 5% ~15%，因而一般选用常规非介入性检查即可；③高度：包括重度高血压〔DBP >12kPa(120mmHg)〕伴进行性肾功能不全或采用综合治疗无效者（尤其吸烟者或伴有其他闭塞性动脉疾患者）；急进性或恶性高血压（视网膜病变Ⅲ度或Ⅳ度）；不明原因或可用 ACEI 治疗的伴近期血清肌酐升高的高血压；中重度高血压伴意外发现双侧肾不等大者。凡属上述情况，患 RVH 的可能性 >25%，因而均应首选肾动脉造影筛选检查。除此之外，对具有临床提示诊断指数者，为了明确诊断，尚需进一步作两级筛选予以肯定。即首先确定是存在生理异常，依次可选用静脉肾盂造影、肾 X 线摄片、血浆肾素活性测定、卡托普利激发试验、肾静脉肾素测定、卡托普利介入肾造影、静脉内数字减影血管造影术等检查；随后为了进一步明确有生理异常患者的肾动脉狭窄情况，依次可选用彩色多普勒、磁共振血管造影及肾动脉造影等检查。另有学者主张提示诊断中尚应包括下列情况：25 岁以下无家族史的高血压〔DBP >100mmHg(13.3kPa)〕或原有高血压和/或动脉粥样硬化的 45 岁以上者，其血压突然急剧升高而无其他原因解释者；或伴有上腹部、腰部血管杂音；或肾 X 线摄片显示双侧肾影不等，长径相差 >1.5cm；或放射性核素肾图显示一侧 A、B 段延迟或低于对侧；或肾扫描提示一侧肾影小于对侧和/或有缺损者。

71 • 什么是嗜铬细胞瘤？如何与原发性高血压和 β 受体综合征进行鉴别？

嗜铬细胞瘤起源于肾上腺髓质、交感神经节或其他部位的嗜铬组织，由于肿瘤组织持续或间断分泌过量的儿茶酚胺（主要为肾上腺素、去甲肾上腺素、多巴胺），可引起血压间断或持续升高，同时可伴有某些器官损害或代谢障碍，如高血压危象、高血压脑病、急性左心衰竭等急症。嗜铬细胞瘤最常见发生的部位为肾上腺髓质占90%，多为单侧发病约占90%；肾上腺以外部位多在主动脉旁交感神经节，也可见于肾脏周围、脾、卵巢和膀胱内，嗜铬细胞瘤约有10%肿瘤为恶性。肿瘤多为圆形或椭圆形，重量不一，一般为100g左右。

嗜铬细胞瘤应注意与原发性高血压进行鉴别。嗜铬细胞瘤发病率占原发性高血压的0.2%，20~50岁多见，90%位于肾上腺髓质，手术可治愈；症状取决于肿瘤的分泌功能及去甲肾上腺素和肾上腺素的比例，少数瘤分泌多巴胺。与原发性高血压不同的临床表现为①阵发性高血压伴高血压危象或持续性高血压有阵发性加剧或阵发高血压与低血压交替；②阵发性高血压伴发头痛、心悸、胸闷、心前区或胸骨后疼痛、恶心、呕吐、苍白出汗、四肢冷、心动过速、心律不齐、消瘦；③发作常有诱因，精神紧张、情绪波动、饥饿、排便、排尿、弯腰、腹部触诊、药物麻醉、手术等；④实验室检查：发作时留24小时尿，VMA（三甲基四羟基苦杏仁酸）测定>6mg/24h，苄胺唑啉抑制试验血压下降35/25mmHg持续3分钟。

β受体综合征病因未完全明确，一般认为主要是由于中枢神经系统功能失调，导致自主神经的失衡，在过劳、高度紧张、精神创伤等应激情况下诱发起病。发病机制现认为与血管系统对儿茶酚胺或交感神经刺激的反应过度敏感有关。研究证实，患者的血、尿中儿茶酚胺含量正常，静滴异丙基肾上腺素后，心动过速及高血压等症状和高心排出量状态加剧，给β受体阻滞剂后则症状、高心排出量很快改善，因此，说明了并非儿茶酚胺分泌增多，而是心脏β受体对儿茶酚胺或交感神经刺激反应增强或过度敏感所致。

72. 何谓原发性醛固酮增多症？如何与原发性高血压进行鉴别？

原发性醛固酮增多症是由肾上腺皮质肿瘤或增生所致的高血压、低血钾、低血浆肾素活性及高醛固酮水平为主要特征的一种临床综合征。有原发和继发之分，是继发性高血压常见的原因之一。其临床特点有①高血压及血压升高所致头痛、头晕、心悸、情绪不安等；②泌尿系统症状，表现为多尿，特别是夜间性多尿，烦渴，尿比重下降、碱性尿、蛋白尿等；③神经肌肉症状有发作性肌无力或瘫痪、抽搐、肌痛或手脚麻木感等；④高血压者伴有低血钾、高血钠性碱中毒表现。

原发性醛固酮增多症应注意与原发性高血压进行鉴别？原发性醛固酮增多症是继发性高血压病因之一。本病较少见，发病率低于0.5%；发病年龄在30~50岁，女性多见；与原发性高血压主要鉴别：①顽固性低血钾：血钾<3.2mmol/L，伴肾功损害，高钠饮食数日后可诱发低血钾，由于低钾低镁引起神经肌肉症状，如肌无力、易疲劳、间歇性麻痹、肌肉抽搐、感觉异常。在原发性高血压均无；②实验室检查：示低血钾、高血钠、低氯性碱中毒，尿钾>30mmol/24h；血浆肾素活性显著降低；血浆或尿醛固酮明显增高；螺内酯试验可使血压下降，纠正代谢紊乱；醛固酮盐水抑制试验，原醛者血浆醛固酮浓度仍高；③影像学：B超、CT、ECT、X线肾上腺静脉造影有助鉴别。

73 • 口服避孕药所致高血压的临床特点有哪些?

口服避孕药可使血压升高，长期使用避孕药增加高血压的危险。服用避孕药的妇女，应定期监测血压。如发生高血压，应改换避孕措施，停用避孕药。但一般雌激素替代治疗并不升高血压。

口服避孕药所致高血压有以下临床特点：①常见于高危人群。一般认为肥胖、年龄大、吸烟、有糖尿病、高胆固醇血症、高血压的妇女和有妊娠高血压史、肾病史以及有高血压和心脏病家庭史者属高危组妇女。这些妇女服避孕药后易出现高血压，应格外慎重和定期检查。一旦发现高血压则建议改用其他避孕措施；②具有可逆性。服用避孕药引起的高血压多以轻、中度为主，停药后多数可恢复正常，一般无症状，仅在常规测量血压时才发现，少数有进行性或伴发恶性高血压。停药后恢复正常血压所需的时间，与个体的素质、血压的高度以及服药时间的长短有关。也有血压恢复正常一段时间后，又重新出现高血压，或发展为继发性高血压者。

74 • 如何提高高血压的控制率?

（1）提高患者坚持生活方式改变和坚持服用抗高血压药物的依从性至关重要。最认真的医生处方的最有效药物只有在患者的积极配合下，才能发挥最有效的治疗作用。只有医生与患者之间建立信任，才可能调动患者的积极性。相互理解与感情沟通具有有益的促进作用。患者的态度明显受到多种因素，例如文化差异、信仰、受教育水平和以往对健康保健体系的经验等的影响。如果医生要与患者及其家庭建立相互信任和加强联系，必须了解这些因素。

（2）已知患者血压未降至目标水平，未能认真调整递增药物剂量或联合用药是临床上重要的问题。

（3）患者与医生对血压的目标应达成共识。患者自己测血压，有益于调动患者的主动参与。患者不能坚持治疗常由于对疾病和治疗的误解或不清楚。例如由于高血压大多无症状或将服药视为不健康的标志，而不认为或不承认自己有病；出现患者意料之外的药物不良反应而自行停药。

（4）药物的价格，如何方便患者就医，如何发挥医生（尤其社区医生）、护士、药学工作者、营养师、运动医学专家等的团队作用都是提高高血压控制率不可缺少的环节。

75 • 如何处理难治性高血压?

应用改善生活方式和至少3种药物治疗仍不能将收缩压和舒张压控制在目标水平时，称为难治性高血压。过去也称为“顽固性”高血压。应将患者转至高血压专科进行治疗。首先要落实患者是否坚持治疗和按时服药，如有些患者不遵从医嘱，降压治疗没有达到目标或是治疗进程中患者随意停药。在此基础上应注意以下几点：

（1）未能控制热量而使体重明显增加者，必须限制饮食进行减轻体重。

（2）利尿不足、摄钠过多、降压或造成反射性液体潴留、进行性肾损伤。对这类患者应严格限钠，每日氯化钠摄入量少于2g，补充钾、钙、镁的摄入。

（3）寻找病因，排除继发性高血压，尤其是肾性和嗜铬细胞瘤、原发性醛固酮增多症等。

（4）对原先治疗方案进行调整或增加剂量，注意药物有效量的个体差异，如普萘洛尔的有效量从 30～300mg/d 不等。此外，必须注意降压药的相互作用及配伍禁忌。有些患者降低血压顽固的原因是没有做到合理用药，如给药物剂量不足，配伍不当，同时应用拟交感神经药物、抗抑郁药、肾上腺皮质激素、非固醇类抗炎药、抑制鼻黏膜充血药、口服避孕药等干扰了降压作用。

（5）有无应用影响降压药效果的药物，如拟交感胺类、三环类抗抑郁药、肾上腺皮质激素、非甾类抗炎药和口服避孕药等均可对抗或降低降压药的作用。

（6）注意由于降压药可激活肾素-血管紧张素-醛固酮系统引起水钠潴留，或由于进行性肾功能损害导致水钠排泄障碍，可出现假耐药性，此时应加用利尿剂。

（7）采用较强的降压药联用，如米诺地尔（长压定）2.5mg，每日 2 次，渐增至 5～10mg，每日 2～3 次，并与 β 受体阻滞剂如普萘洛尔 10～30mg 或美托洛尔 100～200mg，每日 2～3 次联用。利血平 10mg，每日 1～2 次，可渐增至 30～40mg/天与卡托普利 25～50mg，每日 3 次联用。必要时可采用 ACEI、米诺地尔（长压定）和呋塞米（速尿）联用，卡托普利用量为 100～150mg/d。米诺地尔可增至 40mg/d，呋塞米为 40～200mg/d。对于血压明显增高者，也可采用静脉注射给药，待血压降低后改口服维持。

76. 临床上遇到难治性高血压时，为什么首先应想到患者的非依从性？

因为真正顽固性高血压极少，当高血压患者对合理的、包括利尿剂的三联药物治疗均无效时，其最可能的原因就是患者的非依从性。主要是不按医嘱服药或摄食过多的钠盐，或两者兼有之。对于一个没有明显症状的患者，药物治疗很难使他觉得好一些，医疗费用的负担和随访诊疗的麻烦都是患者不遵守医嘱的原因。其他不依从医嘱的原因还有：

（1）复杂的药物方案及频繁的服药次数。

（2）关于疾病和药物，医生未对患者作充分解释。

（3）不注意安排继续随访诊治。

（4）费用及药物副作用问题，医生对患者也未加说明和商讨。患者对治疗不依从的线索可能是间接的，即便是患者宣称严格遵循医嘱，也并不见得是真的。有报道用药物剂量电子监测评估患者遵从医嘱的情况，患者第一个月服缓释硝苯地平 20mg，一日二次，第二个月服氨氯地平 5mg，一日一次，结果发现：先后各只有 50% 及 70% 的患者按规定服药；一日一次及一日二次服药的患者超过一天不服药者各占 27% 及 42%。不定期返回诊治，不按期更新处方，不知道药名、剂量及服法，经常抱怨药物副作用、价格昂贵，回避回答遵循医嘱的询问等均提示依从性问题。其他隐蔽的线索，如服用β受体阻滞剂的患者休息时心率≥80次/分等。患者除了不按时服药，还可能无知地更改医嘱，而改用自认为合适的服法及剂量。过多的摄盐饮食、饮酒或肥胖均可致高血压治疗的抵抗。高血压的饮食治疗是很重要的治疗，饮食治疗加上其他非药物治疗可以显著预防心血管及脑血管并发症，尤其是对轻型高血压。超重的人应限制热量，增加摄取含钾丰富的食物。应让患者懂得大多摄入的盐是来自于加工的食品，如咸菜、罐头、腊肉、香肠、酱油、酱制品等。医生要善于宣传说服患者限制这些食品。对盐敏感的患者甚至“适度”的盐过量可导致高血压，这些患者通常是老人、肥胖者、黑种人及低肾素性高血压。绝大多数患者并不知道其所摄食物钠的含量，尤其是加工制作的食品。例如有资料提示：如豆类加工前含钠19mg/100g，加工后236mg/100g；牛肉加工前65mg/100g，加工后则为1740mg/100g等，可相差十几倍甚至二十几倍。乙醇甚至对正常血压者也有升压作用，对难治性高血压应劝阻。肥胖患者对降压治疗的抵抗可能由于血浆容量的增加，减轻体重可减轻此种抵抗。吸烟可使对β受体阻滞剂的反应变差。

77 • 何谓高血压脑病？诊断要点是什么？

高血压脑病（hypertensive encephalopathy）是指在高血压病程中发生急性脑血液循环障碍，引起脑水肿和颅压增高而产生的一系列临床表现的一种严重状态。常由于血压急剧升高，脑血管出现普遍性的小动脉痉挛，脑血管阻力明显增加，脑组织和毛细血管壁由于缺血变性而导致毛细血管渗透性增加所致。脑脊液压力为2.94～3.92kPa(300～400mmH_2O)。任何类型的高血压只要血压显著升高，均可引起高血压脑病，但临床上多见于既往血压正常而突然发生高血压者，如急性肾小球肾炎、妊娠中毒症等，也好发于急进型或严重缓进型高血压伴明显脑动脉硬化的患者。应当指出，少数高血压脑病的血压只稍高于正常。这应看原来的血压水平，如原来舒张压60mmHg(7.98kPa)，若升至90mmHg(11.92kPa)以上时，就像舒张压从90mmHg(11.92kPa)升至120mmHg(15.96kPa)一样的临床意义。

诊断要点：

(1) 本病常因过度劳累、紧张和情绪激动所诱发，一般需经历12～48小时才出现高血压脑病征象，但也有几分钟内发生者。

(2) 血压升高尤以舒张压为主，舒张压常超过120mmHg(16kPa)。

(3) 脑水肿和颅内高压的症状　先是弥漫性头痛，继之出现呕吐、烦躁不安、心动过缓、脉搏有力、视物模糊、黑蒙、抽搐、意识障碍，甚至昏迷。

(4) 可出现暂时性偏瘫、失语、病理性神经反射等征象。

(5) 眼底检查　视盘水肿、渗出、出血。

(6) 易发生在突然发生高血压患者，如急性肾小球肾炎、妊娠中毒症、伴肾功能不全的高血压以及在脑动脉硬化基础上。根据血压升高，结合临床表现，诊断多无困难，必要时作脑脊液检查，可有脑脊液压力增高及蛋白含量增高等改变。

78. 高血压急症包括哪些内容？何谓高血压危象？如何处理？

高血压急症是指需要紧急治疗的高血压临床状况，主要包括严重高血压伴有视盘水肿或出血（恶性或急进性高血压），高血压合并急性左心衰，脑血管意外，急性冠心病事件出现高血压，急性主动脉夹层血肿，高血压脑病，嗜铬细胞瘤的高血压危象，子痫，心外科术后出现高血压，单胺氧化酶抑制剂使用过程中摄入含酪胺食物或某些药物，或突然停用等。

高血压危象（hypertensive crisis）是指原发性和继发性高血压在疾病发展过程中，由于精神创伤、急躁状态、过度紧张、过度疲劳、气候因素、寒冷刺激、月经期或更年期的内分泌改变等一种或多种诱因作用下，使周围小动脉发生暂时性强烈痉挛，导致血压急剧明显升高（尤其是以收缩压升高为主），病情急剧恶化，伴有急性靶器官损害（如脑病、心肌梗死、不稳定性心绞痛、肺水肿、子痫、脑卒中、头颅创伤、致命性动脉出血或主动脉夹层）所引起的一系列血管加压性危象和某些器官性危象的临床表现。此外，若舒张压高于140～150mmHg和/或收缩压高于220mmHg，无论有无症状亦应视为高血压危象。除了血压升高的绝对水平和速度外，靶器官受累程度也极为重要，在并发急性肺水肿、主动脉夹层动脉瘤、心肌梗死或脑血管疾病时，即使血压仅中度增高，也应视为高血压象。诊断要点：

（1）常因紧张、精神创伤、寒冷等诱发，易发生于缓进型高血压Ⅰ、Ⅱ期，尤其是Ⅱ期更多见，亦见于急进型高血压，每次发作历时短暂，多持续几分钟至几小时，偶可达数天，且易复发。

（2）血压突然升高，以收缩压升高更为明显（≥200mmHg），脉压增大，脉搏加速。

（3）常伴自主神经功能失调症状，如烦躁不安、多汗、心悸、手足发抖、面色苍白和异常兴奋等。

（4）可伴有心绞痛、心力衰竭、肾衰竭症状，亦可伴有高血压脑病征象。还可出现梅尼埃征（旧称美尼尔征，供应前庭蜗神经动脉痉挛）、阵发性腹部疼痛（肠系膜动脉痉挛时出现的腹绞痛）等。

高血压危象是高血压的常见并发症，也是高血压致死的主要原因。应将血压降至安全范围内，使衰竭脏器的功能得以改善以至恢复正常功能。但如果降压过速、过甚，则反而使上述脏器血供显著减少，加重功能障碍，造成恶性循环，故对高血压危象的降压治疗应既迅速又谨慎。高血压危象这些患者常需住院，使用静脉降压药物。只有血压明显增高，而无急性靶器官损害通常无需住院，但应立即联合使用口服抗高血压药物治疗。对这些患者应认真评估和监测，注意有无高血压引致的心脏和肾损害以及有无可识别的继发性高血压的原因。

79. 为什么中老年人血压不高也要定期测血压？

中老年人虽然在体格检查时血压不高，但到了这一年龄段的人，定期测血压对原发性高血压的防治具有非常重要的现实意义。40～60岁这一年龄段正是高血压的高发期。医学研究表明，虽然人的一生都有可能罹患高血压，但一般是在40岁左右开始发病，且随年龄增长而逐年增高。几乎80%的高血压患者都发病在40岁以后，女性较男性略晚一些，常在绝经期前后，与女工退休年龄相似。所以，中老年人要注意加强血压监测。

原发性高血压的发病隐匿，进展缓慢，初期几乎无症状或偶尔出现头晕现象，休息之后可自行缓解。只有当病情加重，或有心、脑、肾并发症时才出现明显的临床表现。因而在疾病早期，如果没有及时测血压的话，许多患者并不知道自己患了高血压，久而久之使得病情进展并引起诸多并发症。有些高血压并发症是致命性的，如高血压脑病、高血压危象、急性脑血管病和心肌梗死等。正是由于不少中年人疏于对血压的定期监测，不少患者失去了早期防治的机会。我国开展的相关调查表明，目前对原发性高血压的认知率、治疗率和控制率等"三率"仍处于低下状态，将近半数的急性脑血管病患者甚至在发病前都不知道自己已患高血压多年。这些都说明中老年人应当特别重视对血压的监测，至少每年测定血压2～3次。特别是超重及肥胖者、饮食盐味重（摄盐量大）者、长期吸烟和饮酒者，以及绝经期前后的妇女等高危人群，更需要重视血压的监测，最好每2～3个月测定血压1次。

80. 为什么说目前我国高血压防治工作的形势还非常严峻，其对策是什么？

经过20余年建立的高血压防治基地和队伍，为21世纪我国的高血压防治提供有力的保证。并做了大量工作，取得了显著成绩。"上海硝苯地平降压治疗临床试验"（STONE）、"中国老年单纯性收缩期高血压临床试验"（Syst-China）及"卒中后降压治疗临床试验"（PATS）等多项大规模临床试验，与新西兰和日本合作完成了"血压、胆固醇与东亚的脑卒中"研究，为我国心血管病学的循证医学奠定了一定的基础。但目前我国高血压防治工作的形势还非常严峻，任务还非常艰巨。2002年卫生部组织的全国居民营养和健康状况调查，我国人群高血压患病率为18.8%，比1991年增加了31%，估计全国有高血压患者1.6亿。而我国人群高血压知晓率为30%，治疗率为25%，控制率仅为6%。这意味着我国实际上已患高血压的患者中，有70%的人不知道自己患高血压（估计全国1.1亿人不知道自己患高血压）；75%的事实上的高血压患者没有进行正规治疗（估计全国1.2亿人没有正规治疗）；94%的事实上的高血压患者的血压控制未达到目标（估计1.5亿事实上的高血压患者的血压仍高于140/90mmHg）。高血压的主要并发症是脑卒中和心脏病。高血压是脑卒中、心脏病和肾脏病的重要危险因素。由于以上原因，我国高血压引起的脑血管病和心脏病发病率呈上升趋势，估计全国每年新发生脑卒中200万人，其中2/3致死或致残。累积存活脑卒中患者700万人。估计全国每年新发生心肌梗死30万～40万人，累积存活心肌梗死患者200万人。心脑血管病已严重危害国民健康，给患者、家庭和国家造成巨大经济负担，估计我每年心脑血管病诊治耗费3000亿元人民币。从以下几个方面也充分说明高血压防治方面形势的严峻性：

（1）高血压为其主要危险因素的心脑血管病是我国城乡居民的第一位死亡原因。1998年我国仅脑血管病就已居城市居民死亡原因的第二位，在农村居首位。按年死亡率分别为

138/10万和113/10万，全国每年死亡超过100万。存活患者500万~600万，其中75%以上留有不同程度的残疾，造成个人、家庭和社会的沉重负担。国内外大量研究已证明，脑卒中的主要危险因素为高血压。如前所述，20世纪80年代初至90年代初的10年间，人群的体质指数、血压和血清总胆固醇水平等心血管病危险因素全面上升，冠心病死亡率已呈现上升趋势。1991年普查显示，我国高血压患病率已达11.26%，较1979~1980年10年间增高25%，20世纪90年代初，我国已有高血压患者9500万。据1996年调查，这种升高的势头仍在持续。

（2）高血压的知晓率极低。1991年的普查显示，高血压的知晓率城市为36.3%，农村为13.7%；治疗率城市为17.4%，农村为5.4%；控制率（经治疗收缩压≤140mmHg，舒张压≤90mmHg）仅2.9%（城市4.2%，农村0.9%）。

（3）糖尿病患病率有上升趋势。1980年与1994年两次全国成人糖尿病及糖耐量减退普查，后一次患病率为前一次的2.6倍（两次年龄范围不完全相同）。

（4）成人吸烟率亦明显增高。1984年及1996年两次普查的成人吸烟率亦明显增高。从1982~1992年城市人口中超重率增高53.6%，农村人口中超重率增高40.0%。随着人口老龄化的进程加速，如不加以有效干预，预计今后一段时期我国的高血压、脑卒中和冠心病的发病率及死亡率仍将继续增高。

防治高血压是防治心血管病的关键。因此，我国防治高血压的对策则是：在积极治疗原发性高血压患者的同时大力开展一级预防，因地制宜地进行群众宣教，提高群众的自我保健能力，自觉改变行为危险因素，努力提高高血压的知晓率、治疗率及控制率，降低全人群的血压水平。我们要避免重蹈西方发达国家的覆辙，努力在21世纪世纪我国经济腾飞的同时，降低心血管病的威胁，遏制心血管病的上升趋势。根据国外的经验和我国的国情，完成这一任务最有效的方法是社区防治。

81 • 治疗高血压的关键及重要策略是什么？

治疗高血压的关键是降低血压水平。许多大样本人群流行病学和观察性研究均表明，人群血压水平与脑卒中、心脏病的发病率呈正相关，即血压水平越高，心脑血管病发病率越高。高血压患者心脑血管病发病率比正常血压水平者高数倍。

一系列大规模随机对照临床试验均证实，积极降压治疗，可减低高血压患者脑卒中事件40%，减少心脏病15%。中国4项大规模降压试验也证实，降低高血压患者血压9/4mmHg，脑卒中危险降低36%。国际降压试验协作组汇总分析了29项大规模降压试验，约16万患者的数据，结果也表明降低血压水平是预防脑卒中和心脏病的关键。

关于高血压药物治疗的策略主要应强调因人而异地选用降压药。面对1.6亿高血压患者，如何采取相应的防治策略呢？笔者认为，一是加强对公众的高血压知识的宣传教育，建议成年人每年测量一次血压，这样就可以检测出事实上已存在的高血压，提高公众高血压知晓率。如确诊为高血压，则应长期坚持改善生活方式，如戒烟、限酒、限盐、合理饮食、控制体重、适当运动、调节情绪、保持心理平衡；长期规律服用治疗高血压药物；定期随诊和测量血压，提倡自测血压。

《中国高血压防治指南》推荐常用的降压药有利尿剂，β受体阻滞剂，钙离子通道阻滞剂，血管紧张素转换酶抑制剂（ACEI），血管紧张素受体阻滞剂（ARB）。以上五类药以及小剂量的复方制剂均可作为高血压治疗的初始药和维持药。我国是发展中国家，各地文化和经济发展不平衡，高血压治疗也应因地制宜，不可强求一致。如经济条件不好的患者，可选用价格便宜的降压药，如利尿剂、β阻滞剂、国产钙离子通道阻滞剂、国产ACEI、复方降压片，降压0号等复方制剂。经济条件好的患者可选用价格较贵的进口药，如ACEI、钙离子通道阻滞剂、ARB等。

有些复方制剂组成成分不尽完全合理，也缺乏大规模随机临床试验的证据，但其价格低廉，有降低血压的作用，对于部分低收入的居民和农民患者而言，使用这些复方降压制剂适当降低血压（如把血压从180/110mmHg降到140/90mmHg），仍然是适宜的选择。长期使用利尿剂和β受体阻滞剂对血糖血脂代谢可能有不利影响，大剂量长期使用可能会引起少数患者血糖血脂的变化。因此对年轻高血压患者，使用利尿剂或β阻滞剂的时间不宜过长，可使用ACEI或钙离子通道阻滞剂。对年老高血压患者，小剂量利尿剂或β受体阻滞剂降低血压水平是主要的，血压降低就可能预防脑卒中发生，小剂量利尿剂或β受体阻滞剂降压效果是肯定的，当然也要注意利尿剂或β受体阻滞剂的不良反应。

82 • 改变生活方式对控制高血压有何意义？

首先，改变生活方式对于预防高血压有重要作用，如前所述，对血压正常者，要鼓励改变生活方式，而要求高血压前状态者认真改变生活方式。同时，改变生活方式是各级高血压治疗措施中必不可少的组成部分。

一些重要的生活方式改变可有效降低血压，例如体重或肥胖个体减轻体重，摄入富含钾和钙的食物，有氧代谢运动和少量饮酒（切忌大量饮酒，大量饮酒使血压增高）。改变生活方式本身即有一定程度降压效果；改变生活方式可增强抗高血压药物的治疗作用，可能减少用药剂量，减少药物副作用；已有临床试验证据表明，改变生活方式可降低心脑血管疾病的危险。联合采用两种或多种改变生活方式措施，效果更好。

但应注意，尚无随机临床试验评估这种联合用药的效果和安全性。在有经验的医生，在小规模的临床试验中，显示联合使用他汀和烟酸明显获益。

研发选择性抑制肠道对胆固醇的吸收药物是治疗脂蛋白异常的一项重大进展。ezetimibe是第一个用于临床的这类药物，其分子水平的精确作用机制尚未完全清楚，但该药似乎是选择性抑制胆固醇经小肠上皮细胞的吸收。它适用于LDL-C水平显著升高的患者，与中等剂量的他汀合用，可使LDL-C降低55%～60%，与大剂量他汀大致等效。

通过调节脂蛋白代谢治疗动脉粥样硬化的新思路包括研发胆固醇酯转移蛋白抑制剂（升高HDL-C水平或调节卵磷脂：胆固醇苯酰基转移酶）、酰基辅酶A乙酸基转移酶抑制剂（抑制泡沫细胞中胆固醇酯的形成）、微粒体的三酰甘油转移蛋白抑制剂（预防肝脏分泌含脂蛋白的apoB）以及胆酸转运抑制剂和肠胆固醇吸收抑制剂（减少肠道胆固醇吸收）。这些药物目前都仍在评价之中，它们对人类动脉粥样硬化的作用目前尚无临床试验证实。除烟酸以外的其他药物对 HDL-C 水平的调节尚未达到与他汀降 LDL-C 水平成比例的成果。HDL-C 水平可能的调节剂包括清道夫受体 B1 和三磷酸腺苷结合区转运蛋白 AI 通路。

在过去的 30 年，脂质学说已得以确立。降低血浆 LDL-C 水平使高危人群的死亡率下降。但尽管有这些令人鼓舞的重大成就，确诊的冠心病患者和发生冠心病的高危患者的预后仍持续地差于健康者。在这些个体必须认真改变生活方式，强有效地控制危险因素。对动脉粥样硬化血栓形成过程的药理学干预可能改善预后。

三、冠心病

83 • 冠状动脉循环有何特点？心脏的动脉供血走形如何？

冠状动脉循环有如下特点：①冠状动脉循环的路径短，血液流动快，血液从主动脉根部起，经过冠状动脉到右心房只需几秒钟；②冠状动脉循环的血流量大，冠脉循环流量300～500ml/min，体力活动时可增加到1500ml/min；③冠状动脉循环的血压较高，冠状动脉的压力相当于主动脉根部的压力；④冠状动脉循环的血流有明显短暂断续性，冠脉开放是在心室舒张状态，心室收缩时暂停0.04秒；⑤冠状动脉循环的静脉回流，依赖心肌收缩时的挤压作用；⑥心肌的作功和耗能量大，代谢率高，故冠状动脉循环血中动-静脉氧差较大，如冠状窦血中含氧量为5～6ml/100ml（血液），其他器官静脉血含氧量为14ml/100ml（血液）。可见从血中摄取的氧比其他器官的动-静脉氧差大两倍之多。

左冠状动脉开口于左主动脉窦，行约2cm，即分为前降支和左旋支。前降支走行在前室间隔沟中，走行中发出若干分支，供给左心室尖部、游离壁和室间隔，也有一些分支到靠近室间隔的右心室心肌。左旋支循着左房室沟走行，到左心室的左缘，继续向后室间沟走行。左旋支大部分走行于心室左缘和房室交点之间的左心室膈面，左旋支在走行中发出许多分支到左心室的侧壁和下壁，同时还到左心房和左心室的后壁。10%患者左旋支超过房室交点形成后降支，在后室间隔沟走行，在心尖部与前降支末梢分支会合。前降支供血占冠状动脉供血的60%，左旋支占20%。心脏的右冠状动脉发自右主动脉窦，在右侧房室沟内走行，绕过右心缘（心锐缘）转向膈面的房室沟内，至房室交点处后纵沟下降行向心尖，此段称为后降支又称后室间支。多数起于右冠状动脉，其余起于左冠状动脉，走行在后室间隔沟内，多数终止于后室间沟的中、下1/3处。右冠状动脉在房室交点处发出小分支分布于左心室和左心房壁，后降支末梢段供应左心室下壁。从右冠状动脉发出的分支有窦房动脉、右圆锥动脉、右心房前支、右旋动脉、右室前动脉、锐缘动脉。右冠状动脉供血占冠状动脉供血的20%。

心脏膈面冠状动脉血管分布分为三型：①右优势型，约占66.6%，右冠状动脉在膈面除发出后降支外，并有分支分布于整个右心室膈面和左心室膈面的部分或全部；②均衡型，占28.7%，两侧心室的膈面自本侧的冠状动脉供血，互不越过房室交界区，后降支为左或右冠状动脉末梢或同时来自两侧的冠状动脉；③左优势型，占5.6%，左冠状动脉除了有心肌缺血或梗死后，亦可因侧支循环的代偿作用而长期存活，当然，冠心病也可急剧发生，这可能与冠状动脉急性阻塞或侧支循环代偿不足等原因有关。

84 ● 心肌内小冠状动脉走形和静脉系统的分布及各自的功能特点怎样？

冠状动脉及其分支走行于心外膜下，发出小支深入肌层，呈树状分布，沿心肌纤维纵向排列。进入肌层的分支有两类：一类血管以锐角形式分出短而细小的分支状小动脉，营养心室肌外层2/3；另一类血管以直角形式分出，口径较大，行走较长，垂直深入达心内膜下（包括乳头肌），与心内膜下血管相吻合，形成强大的心内膜下血管丛。此类血管由于垂直穿过血管肌层，行程较远，易受心肌挤压，它是形成心肌微循环和侧支循环的重要组成部分。正常心外膜冠状动脉，不受心肌收缩的挤压，且管径较粗，阻力较小，起导流和容量作用，故称导流血管；而心内膜小血管贯穿于心室壁，相互吻合，这些血管口径小，阻力大，具有物质交换和代谢功能，成为冠状动脉调节的主要场所，称为阻力血管。

心脏的静脉回流是由两个相互联系的系统组成，心脏中的大部分静脉血（73%）经心外膜下的心脏表面浅静脉回流。这一“大系统”包括：①经完善静脉窦（占49%）入右心房静脉，包括前降支静脉（心大静脉），左、室后静脉，心中、小静脉等；②直接注入右心房的静脉（占24%），如心前静脉等。心脏静脉回流的“小系统”被称为深静脉循环系统（占27%），包括一些微血管，即心肌窦状隙、静脉与动脉腔血管。心脏静脉一般没有瓣膜，只有大的分支汇入心脏大静脉处偶可发现多数发育不全的成对瓣膜。心脏的静脉系统不发生粥样硬化，冠状动脉粥样硬化阻塞时仍能保持通畅。上述静脉系统分布与特点，为经冠状窦逆行灌注心脏提供了重要依据和条件。

85 ● 什么叫冠状动脉心肌桥？如何治疗？

人体冠状动脉主干及其主要分支，主要走行于心外膜下脂肪组织内或心外膜深面，有时可被浅层心肌所掩盖，在心肌内行走一段距离后，又浅出到心肌表面来，被心肌掩盖的动脉段叫壁冠状动脉，掩盖的肌肉叫心肌桥，尸检发生率占25%。掩盖在心肌桥下的壁冠状动脉因心肌收缩，心肌桥压迫壁冠状动脉。因此其冠脉造影特点：可见肌桥段冠状动脉收缩期狭窄，而舒张期正常。Noble将其分为三度：Ⅰ度，收缩期狭窄直径＜50%，可无临床表现；Ⅱ度，狭窄50%～75%，可能产生乳酸增加，有局部心肌缺血表现；Ⅲ度，狭窄＞75%，乳酸明显增加，有心肌缺血心电图表现和临床症状。

关于冠状动脉心肌桥的治疗：对无症状的冠状动脉心肌桥患者一般不主张治疗。而对有症状的患者，治疗的主要目的为缓解症状，提高生活质量。治疗的原则是药物治疗为首选，药物治疗无效者可考虑外科手术治疗。

（1）内科治疗 ①β受体阻滞剂如阿替洛尔（氨酰心安）；②钙离子通道阻滞剂如地尔硫䓬（硫氮䓬酮）；③抗凝抗血小板及溶栓治疗，如阿司匹林和尿激酶，但是硝酸酯类药物避免应用；④冠状动脉内支架术，再狭窄率高达50%，而且有并发动脉穿孔的危险。只适用于心肌桥处同时伴有冠状动脉粥样硬化性固定狭窄。

（2）外科治疗 ①肌桥切断术；②冠状动脉旁路移植术。

86. 冠状动脉微循环的生理解剖有何特点？其在心肌的血供中有何作用？

一般认为冠状动脉微循环是指直径<200μm的血管，冠脉造影无法见到。成人冠脉循环血液约45ml（称为冠脉血容量），其中动脉、静脉及毛细血管网各约占1/3。基线时微循环血液约占左心室质量的8%，其中90%在毛细血管，称为心肌血容量。冠脉血管的血流速度与血管大小有关。在毛细血管水平（平均长度0.5mm，平均直径7μm），静息时红细胞速度约1mm/s。人的心脏约有8 000 000根毛细血管。心肌内毛细血管的静水压一直稳定于30mmHg。前毛细血管及后毛细血管压分别约45mmHg及15mmHg。小动脉（直径150~300μm）起阻力血管作用，使主动脉压（平均90mmHg）降至毛细血管前压45mmHg。小动脉有平滑肌，能够瞬间改变阻力，保持毛细血管前压的恒定。微循环不仅是心肌血液转运的被动通道网络，而且是血流调节、代谢活动之处。

循证医学证明，冠状动脉微循环在心肌的血供中起着重要作用。例如高血压伴左心室肥厚患者，虽然心脏表面冠状动脉通畅，但由于肥厚的心肌中血管密度减低和微血管重构，可导致心肌缺血和心功能不全。再如有些急性心肌梗死（AMI）患者，虽然通过血流重建治疗使梗死相关的冠状动脉开通，但由于相关的冠状动脉微循环出现无再灌流现象，使近期和远期的心血管事件发生率和死亡率增加；相反，有些AMI患者虽然相关冠状动脉仍闭塞，但其灌注区的心肌微循环却可由侧支循环得到灌注，使抬高的ST段下降。因此，在积极探讨心脏表面冠状动脉病变的基础上，关注冠状动脉微循环的结构和功能改变亦是重要的研究领域。

87. 内皮素对冠状动脉循环有何影响？决定冠状动脉血流的因素有哪些？

内皮素是目前已知作用最强的冠状动脉收缩剂，且为非内皮依赖性的。大剂量的内皮素灌流心脏可引起冠脉痉挛，冠状动脉收缩常可持续60分钟之久，而冠脉痉挛的时间较短，有的可引起严重心律失常甚至心脏挛缩或缺血坏死。一般来说，对心外膜下冠状动脉血管的作用较心内膜下冠状动脉血管强；在其主要分支则以左前降支最为敏感。在冠状动脉微循环中，内皮素的收缩反应则与血管口径呈反比关系。冠心病患者以及缺血、缺氧、再灌注时冠状动脉对内皮素的反应性上调。内皮素收缩冠状动脉的机制主要是内皮素与受体结合后，通过G蛋白-磷酸肌醇系统，增加细胞内的钙离子浓度，产生内皮系统快速效应而发挥作用。

关于冠状动脉血流的因素有：

（1）灌注压 冠状动脉血流与灌注压或经心壁压差成正比，而与冠状血管阻力成反比。有效的驱动或灌注压为冠状动脉与冠状窦之间的压差，前者约等于平均主动脉压，后者与平均右心房压相似。因此，当主动脉压（尤其是舒张压）明显降低（如主动脉瓣关闭不全或心源性休克）或心房压明显增高（三尖瓣反流或左心室功能不全）时，冠状动脉血流明显减少。冠状动脉血管床阻力受许多内源性和外源性因素的影响，其中包括血管运动张力、左心室舒张末期心肌内张力所致的外源性阻力。

（2）机械压迫　左心室收缩时，心壁张力明显增高，压迫室壁内冠状动脉，阻碍血流进入这些血管。为此，左心室心肌血流主要发生于舒张期。由于正常时右心室收缩期室壁张力较低，故其收缩期与舒张期经室壁的冠状动脉血流相似。

（3）自心外膜至心内膜室壁张力逐渐增加，因而血管阻力也增大。但由于心内膜下血管处于较明显的扩张状态，因此心内膜下与心外膜下心肌血流仍保持平衡（其比值约为1:1）。这种代偿性心内膜下血管扩张有效地维持正常冠状动脉血流时的经心壁心肌血流。但是，当冠状动脉血流降低时，心内膜下由于受压增高和血管扩张储备减低，而较心外膜下更早发生缺血。

（4）心肌代谢因素　由于心肌代谢几乎完全依赖有氧代谢，因此冠状动脉血流调节与心肌代谢需求密切有关。心肌需氧量增加，使心肌小动脉扩张，血管阻力下降，心肌血流增加。后者增加对心肌氧和营养物质的释放。许多生理学改变引起小动脉扩张伴心肌代谢速率增快，包括氧张力减低、二氧化碳张力增高，氢离子、钾离子、乳酸、前列腺素、激肽和腺苷释放。冠状动脉灌注区和血流下降使局部血氧含量降低，低氧血症可能对血管平滑肌直接作用，刺激冠状动脉较强扩张。同时，动脉氧张力减低使毛细血管前括约肌松弛，使被灌注的毛细血管数增加。心肌缺血引起心肌细胞外钾离子一过性升高，改变血管平滑肌细胞膜电位，产生血管扩张。目前发现，间质液内腺苷浓度的变化是代谢速率与冠状动脉阻力之间内在联系的关键，缺血5秒以上或增加代谢速率使腺苷释放入间质，增加间质液内腺苷的浓度，使血管平滑肌松弛，产生血管扩张。当动脉氧含量降低时，腺苷的血管扩张能力更强。

（5）自主神经控制　交感神经系统通过神经和体液（去甲肾上腺素和肾上腺素）途径对冠状动脉产生明显作用。刺激α受体引起冠状动脉收缩，而刺激β受体则使之扩张。动物试验证明，刺激兴奋迷走神经引起心外膜和心肌内冠状动脉扩张，该作用可能通过迷走神经末梢释放乙酰胆碱而产生。显然，在静息状态下，由于交感神经系统的作用，冠脉处于持续的低程度血管收缩状态。当心肌需氧量增加时，交感α受体缩血管作用减低，但并不完全终止。代谢性血管扩张因素拮抗由于运动和缺血时交感α受体引起的血管收缩。皮肤（尤其是面部）的寒冷刺激（如冷加压试验），可产生反射性冠状动脉收缩。

（6）自身调节　尽管冠状动脉灌注压发生明显改变，但冠状动脉血流仍保持相对稳定。说明心肌血管床阻力因灌注压改变而产生动力性变化，即在灌注压升高时，血管阻力也升高；而灌注压降低时，血管阻力也降低。这种血管阻力的自身调节作用是哺乳动物血管平滑肌的内在特征，被称为自身调节作用（autoregulation）。当冠状动脉灌注压降至70mmHg以下时，冠状动脉血流的自身调节作用的丧失。此时冠状动脉呈最大扩张，血流完全依赖于压力，进一步降低灌注压并不伴冠状动脉阻力降低。这一现象说明在急性心肌梗死时，维持冠状动脉灌注压十分重要。灌注压低于上述水平时，则使非阻塞的冠状动脉血流也降低。同时降低梗死周围区域的侧支血流，使梗死范围扩大。冠状动脉器质性狭窄或痉挛时，其狭窄远端的冠状动脉节段因已最大限度地扩张，故其自身调节储备障碍，其远端灌注完全取决于灌注压。此时，如果增加心肌耗氧而并不增加灌注压，则可导致心肌缺血。由于正常血管供血的区域因局部血管扩张而使血流增加，而狭窄血管供血区不能正常地增加其血流，因此，加重了局部灌注的差异。此时，正常区域的血管扩张可以进一步降低缺血区的灌注，使血供进一步减少，导致“冠状动脉窃血”现象。

（7）肌源性因素　冠状动脉灌注压增高引起短暂的血管平滑肌牵拉，刺激肌肉收缩（Bayliss 效应）。后者使血管阻力增高，使血流恢复正常。然而，肌源性因素在调节冠状动脉血流中仅具有较小作用。

（8）侧支循环　冠状动脉侧支循环是正常心脏具有的潜在的血流通道。尽管正常心脏或轻度冠心病患者中侧支循环无明显的功能意义，但在严重冠状动脉病变时，侧支循环对改善心肌缺血和保护左心室功能具有重要的作用。侧支循环的形成主要与机械因素有关。侧支循环发生率在冠状动脉完全阻塞较不完全阻塞时明显增高。冠状动脉狭窄区的压差、病变部位及供血冠状动脉的解剖情况，在侧支循环发生中具有重要作用。某些代谢因素、运动及治疗措施也有利于侧支循环形成。经侧支循环血流量的变异较大。大多数报道指出，侧支循环血流量为正常血流的 50% ~86%，即相当于流经 90% 狭窄的冠状动脉血流量。由于该血流很大程度上依赖于压差，因此，当侧支循环进一步发展时，压差下降，使侧支循环血流逐渐降低。但这一现象常被侧支循环的自身调节作用所平衡。

（9）药物影响　许多药物对血管平滑肌有直接作用，引起血管收缩或扩张。不同的药物对冠状血管床不同部位产生作用，例如硝酸酯类对静脉具有较强扩张作用，而硝普钠主要作用于小动脉。总的来说，上述药物均影响小动脉平滑肌张力。

88 • 冠状动脉血流储备的概念是什么？

心脏是完全依赖于需氧代谢的器官，心肌细胞摄取氧的能力最强，休息时可摄取流经心肌血流中氧含量的 75% ~85%，而身体其他组织则仅摄取 10% ~25%，因此，平时心肌对血流中氧的摄取已近最大量，当心肌需氧量增加时，如运动或应激，心肌只能通过增加冠状动脉血流来增加供氧，以满足代谢的需要。1974 年，Gould 等最早把代谢需要增加时，冠状血流增加的最大能力称冠状动脉血流储备（coronary flow reserve，CFR）。根据 CFR 的概念，CFR 可用最大冠状血流与休息冠状血流之比表示或衡量。正常人冠状动脉最大血流量为休息时的 4 ~6 倍，即 CFR 为 4 ~6。CFR 的测量方法有多种，根据检查的途径可分为有创性和无创性。最常用的方法是测出静息时和最大血管扩张时的冠状动脉血流量或血流速度后，推算出 CFR；也可通过某些手段直接测量血流的变化来估价 CFR。

CFR 是反映冠状动脉循环潜在储备能力的指标，正确认识及准确测定 CFR 对心脏疾病的基础研究、临床诊断及治疗效果观察，具有重要意义。资料表明，多种疾病均可使 CFR 降低，如冠心病、高血压、扩张性心肌病、心脏 X 综合征、各种原因导致的心肌肥厚等。影响冠状动脉的因素都可影响 CFR。而有效的 PTCA 和冠状动脉旁路移植术，不仅可使冠脉血管阻力降低，血流速度加快，手术 24 小时后也可观察到 CFR 的逐渐改善。

89 • 如何正确定义冠心病？

以前的国内教科书及 ICD 编码均把冠心病称为冠状动脉粥样硬化性心脏病的简称，且要求病历中必须写全称。显然，此提法似不尽完全。尽管冠心病中绝大多数（95%以上）由粥样硬化引起，但还有炎症、痉挛、栓塞及先天畸形所致。因此，冠心病应该是冠状动脉性心脏病（coronary heart disease，CHD）简称。

另一方面，以前国内许多学者将冠状动脉造影显示狭窄≥50%诊为冠心病。随着检测技术的提高及对冠心病病理机制认识的加深，以此诊断为冠心病也显得不妥当。文献报道，2/3 的急性心肌梗死患者梗死相关的冠状动脉狭窄不足 50%；其次有些冠状动脉造影 <50% 病变行冠状动脉内超声检查，其狭窄可能会超过 50%，而且为有意义的病变。因此，仅仅用冠状动脉造影形态学诊断容易引发误区。项志敏所提出来的冠心病的概念似较为合理：即冠状动脉结构和/或功能异常，引起冠状动脉狭窄、痉挛和/或闭塞，造成心肌缺血和/或梗死的一组临床综合征，称为冠状动脉性心脏病（CHD）。对于临床上无心肌缺血和/或梗死的主、客观证据，冠状动脉狭窄 <50% 的患者，应该诊断为冠状动脉疾病（coronary artery disease，CAD）。一旦出现了心肌缺血和/或梗死的证据（心绞痛、心肌梗死），CAD 便转变为 CHD。然而，所有的 CHD 应该同时就是 CAD。临床上将冠心病分为 5 型：①隐匿型或无症状型：无症状，但有缺血性心电图改变，心肌无组织形态学改变；②心绞痛型：有发作性胸骨后疼痛，为一过性心肌供血不足引起，心肌多无组织形态学改变；③心肌梗死型：为冠脉堵塞心肌急性缺血性坏死所引起；④心力衰竭和心律失常型：为心脏增大，心力衰竭和心律失常，是由于长期心肌缺血，导致心肌纤维化引起；⑤猝死型：因原发性心脏骤停而猝死，多为缺血心肌局部电生理紊乱，引起严重心律失常所致。

90 • 何谓 $QT > QS_2$ 综合征？何谓 TⅢ > TⅠ 综合征？

$QT > QS_2$ 综合征（QT greater than QS_2 syndrome）是新近认识的一项冠心病死亡危险指标。QT 为心肌电收缩时间，QS_2 代表机械收缩时间。

冠心病和非冠心病患者 QT 间期延长可伴有室性心律失常和猝死发生率的增高。传统上，以心率校正的 QT 时间（QTc）确定 QT 间期延长。晚近实验证实在所有正常静息心电图所示心率范围内，正常人 QT 间期恒短于 QS_2，并与之密切相应。QT 与 QS_2 在生理学上的联系可能较其与心率的联系更为密切。以 QT 与 QS_2 的关系来确定有无 QT 延长，可能较用心率校正 QT 间期更为恰当。在已确诊的冠心病患者中，根据 QT 与 QS_2 的关系能更灵敏地确定 QT 间期延长，能提供比 QTc 更可靠的预后指标。

研究表明 $QT > QS_2$ 对于心肌梗死后患者始终是项有意义的危险因子。用 QS_2 作为参考标准所测得的 QT 指标较用心率校正的 QTc 更敏感。以 QS_2 校正的 QT 间期可能反映了电复极与心动周期机械收缩之间更为直接的生理联系。

方法：同时记录心音图和心电图，测定 QT 与 QS_2，至少连续测量 10 个心动周期。取

QT 与 QS_2 均值计算 QT-QS_2。QT-QS_2 正常值平均为 26 ±13ms，以 QS_2 为对照的 QT 间期延长超过正常人两个标准差（13 ×2ms）规定为异常，故 QT-QS_2 >0 属异常。

TⅢ >TⅠ综合征，是指冠状动脉供血不足主要影响左心室，T 波向量可偏离左侧，其横面改变可形成 TV_1 > TV_6，额面也可出现 QRS-T 夹角增大，T 波向量逐渐向右向下，T 波电轴偏Ⅲ导联正极，并背向Ⅰ导联，即Ⅲ导联 T 波较高，Ⅰ导联 T 波相对较低或倒置，因而 TⅢ >TⅠ，这种情况称为 TⅢ >TⅠ综合征（TⅢ greater than TⅠ syndrome）。

形成的条件是 QRS 的主波方向在Ⅰ导联上应向上，因为冠状动脉供血不足易出现左前分支阻滞，QRS 向量方向没有改变或向左偏。如果Ⅰ导联 QRS 主波方向向下，TⅢ >TⅠ并无意义。本综合征的临床意义在于其出现表示有冠状动脉供血不足。

91 · 普萘洛尔试验的临床意义有哪些？

普萘洛尔试验临床上常用来鉴别器质性或功能性 ST-T 改变，但对其鉴别价值尚有不同看法，有人认为具有肯定的意义，而也有学者持否定态度，多数认为有一定参考意义。国内王兆椿综合国内外文献提出普萘洛尔试验有如下临床意义：

（1）普萘洛尔试验对鉴别器质性与功能性 ST-T 改变有一定的参考意义，但须结合临床全面进行分析。

（2）普萘洛尔试验阳性，提示患者有交感神经兴奋性增高，而且可为普萘洛尔所纠正。此既可见于功能性心脏改变如心脏神经官能症等，亦可见于器质性心脏改变（如冠心病），但可结合临床多加考虑为功能性心脏改变。

普萘洛尔试验阴性（用药后 ST-T 异常改变不消失），应结合临床多考虑为器质性心脏改变。但不能确诊为冠心病或其他器质性心脏病。因为在引起心电图 ST-T 异常改变的原因中，存在着若干交感神经以外的功能性因素及不少心脏以外的器质性因素，均不能为普萘洛尔所抵消。

（3）普萘洛尔试验有利于指导治疗　对普萘洛尔试验阳性者若采用普萘洛尔进行治疗，则预计可以取得较好的效果。

92 · 心脏负荷试验包括哪几类？各试验的负荷产生机制是什么？

按照负荷试验时使用的检测手段，心脏负荷试验可分为心电图负荷试验、核素负荷试验和超声心动图负荷试验；按负荷形式可分为四类：运动负荷、经食管起搏负荷、冷加压负荷及药物负荷。

运动负荷应用早，包括等张负荷（如蹬车，踏板等）和等长负荷（如握力试验等）；经食管起搏负荷，是经鼻将带电极导管置入食管远端，依心房单电极振幅或心电图 P 波判定导管位置是否合适，然后进行起搏刺激。刺激强度为 6 ~27mA，间隔 10ms，刺激频率分 120 次/分和 160 次/分两级，每分钟增加 10 次/分，每级持续 4 分钟。出现心绞痛或心电图改变或完成两级负荷为终止标准。

冷加压负荷于 1932 年 Hiness 首先应用于临床，受试者左侧卧位，右手浸入 0 ~4℃冰水中 2 ~3 分钟（冷水浸没腕关节），左上肢测血压至血压恢复正常。

药物负荷主要有双嘧达莫、腺苷及多巴酚丁胺负荷。①双嘧达莫负荷包括小剂量（0.5mg/kg，4 分钟内注完）和大剂量（0.8mg/kg，10 分钟内注完）负荷两种，出现心电图 ST 段缺血性下降、超声心动图示室壁节段性运动异常或严重不适及心绞痛为停药标准；②腺苷负荷首剂每分钟为 60μg/kg，持续 3 分钟后每 2 分钟增加 20μg/kg，出现室壁节段性运动异常或心电图 ST 缺血性下降≥3mm，收缩压下降 20mmHg 或严重不适为停药标准；③多巴酚丁胺负荷始于近年，有小剂量（每分钟 10μg/kg）和大剂量（每分钟 40μg/kg）两种。一般开始剂量每分钟为 5μg/kg，依次为每分钟 10，20，30，40μg/kg，并于静息状态和达到预定负荷时记录超声心动图、心电图及血压，记录时间不超过 3 分钟。出现下列情况之一为停药标准：完成全部负荷；达到 85% 最大心率；出现严重心绞痛、严重心律失常、心电图 ST 段下降≥2mm、收缩压≥220mmHg、舒张压较静息状态下降 20mmHg。

各负荷形成的机制：心肌代谢为需氧代谢，负荷试验的最终目的是增加心肌对氧的需求，导致心肌发生暂时、可逆性缺血，借此判定心肌储备能力，诊断心肌缺血的存在。心肌代谢氧的来源，一是从供血单位中摄取，二是增加冠脉血流。静息状态时以摄取方式获得氧已达最大限度的 70%，负荷试验时主要通过冠脉流量的变化，调节心肌代谢对氧的需求变化。

（1）运动负荷　静息时血液的小部分供给骨骼肌，心脏泵血速度和血液循环维持在低水平。运动时骨骼肌对血液量的需求骤增，心脏动用储备功能，以泵出足够的血液，同时动用冠脉血流储备，满足心肌代谢速度增加对氧需求增多的要求，而出现心率加快，心率血压乘积增加。正常心脏，心率与冠脉血流呈线性关系，缺血心脏，心肌供血于静息状态已部分或完全代偿，负荷试验时失去进一步代偿的能力，而诱发心肌缺血。

（2）冷加压负荷　具有减少冠状动脉血流和增加心肌耗氧量的双重作用。它借助血浆中儿茶酚胺的增加，收缩外周血管，升高血压，加重心脏后负荷，进而心室内压上升，室壁应力增加，导致冠状动脉受压，冠脉流量减少，心肌缺血；儿茶酚胺尚可加快心率，增加心肌耗氧量。

冷加压负荷不影响正常冠状动脉阻力，使正常冠状动脉血流提高 11.6% ±1.3%，但使狭窄冠脉阻力增加 27%，冠脉血流减少 13.6% ±1.1%。其机制为正常冠状动脉舒张储备可以阻止寒冷刺激诱发冠状动脉收缩，增加冠脉血流；狭窄冠状动脉远端小血管在局部代谢因素的作用下呈代偿性扩张，冠脉舒张储备已部分或全部耗竭，因此不能阻止寒冷刺激诱发血管收缩，导致供血心肌缺血。

（3）经食管起搏负荷　借电刺激而使心率加快，增加心肌耗氧量。

（4）药物负荷　①双嘧达莫：作用于阻力血管，使动脉壁内腺苷增加，扩张正常小冠状动脉，降低冠脉阻力，增加正常心肌血流灌注，而进一步减少狭窄冠状动脉血流灌注，出现窃血现象，诱发心肌缺血；②腺苷：小剂量抑制迷走神经，加快心率，大剂量抑制窦房结和房室结，减慢心率，出现房室传导阻滞。腺苷是心肌缺血缺氧时冠脉血流的重要调节物质，作用于冠状动脉管壁的 α_2 受体，扩张冠状动脉。心率加快和病变冠脉管壁 α_2 受体减少，是腺苷负荷诱发心肌缺血的主要原因；③多巴酚丁胺：可增加正常冠脉的血流灌注，降低狭窄冠脉的血流灌注，同时兴奋 β_2 受体和起正性肌力的作用使心率加快，心肌收缩力加强，酷似运动负荷试验。

93 • 负荷心电图的临床应用价值是什么？心电图运动试验的注意事项及禁忌证是什么？

许多冠心病患者，在静息状态时，冠脉血流量尚可维持正常，无心肌缺血现象，心电图可以完全正常，为揭示已减少或相对固定的血流量，给以心脏负荷，增加心肌氧的消耗和需求，诱发心肌缺血，此时心电图显示心肌缺血表现，反应是呈直角下移或下坠在 QRS 波后的 0.08s 处一段的 ST 段，如下移≥0.1mV 即为异常，以便临床对心肌缺血作出诊断。负荷的方法有运动负荷（踏车试验和平板试验，其诊断冠心病的敏感性为 70%，特异性为 79%），药物负荷（双嘧达莫试验和多巴胺试验，其诊断冠心病的敏感性为 67% ~93%，特异性为 67% ~100%）。如再与动态心电图，负荷超声心动图和核素检查结合，则进一步提高它在早期诊断冠心病中的敏感性和特异性。

心电图运动试验属于心电图负荷试验，主要包括二阶梯运动试验和次极限量递增性分级运动试验，后者分运动平板试验和踏车运动试验。其注意事项与禁忌证基本相似，但由于活动平板与踏车运动试验的运动量较大，要求条件应更严格，或者先作双倍二阶梯运动试验。

(1) 注意事项 ①试验宜在空腹或餐后 2 小时后进行，避免饱餐对 ST 段的影响；②检查室应宽敞、安静、温度适宜；③试验前不应吸烟、饮酒及冰水；④试验前 24 小时不应使用扩张血药物及 β 受体阻滞剂；⑤近三周内用过洋地黄类药物者不作运动试验；⑥近 1 ~2 周内有过上呼吸道感染或其他感染者不宜作运动试验；⑦试验前给患者讲明方法，必要时可作示范动作；⑧运动中如出现心绞痛，明显气促、面色异常、严重心律失常或体力不支者，应随时停止试验，卧床描记心电图；⑨运动后描心电图时，动作要迅速，每个导联最少要描记 4 个完整的心动周期，基线不稳者要适当延长；⑩室内应备急救药品等，以防发生意外时能立即抢救。

(2) 禁忌证 ①休息时心电图已有明显缺血或呈梗死图形者；②不稳定性心绞痛；③严重高血压、严重心律失常、心脏明显扩大或有心力衰竭表现者；④有其他严重疾病及妊娠、贫血、甲状腺功能亢进、肺气肿等；⑤有其他器质性心脏病者；⑥老年体弱者。

94 • 腺苷的药理作用是什么？应用腺苷的禁忌证是什么？

腺苷是一种杂环分子，分子量为 267.25，由嘌呤碱和核苷核酸组成。部分正常细胞在代谢中可生成小量腺苷，在组织缺血时可生成大量腺苷。

腺苷有许多药理特性，在低浓度时可抑制迷走神经导致心率增加；高浓度可抑制窦房结和房室传导，导致心动过缓和房室传导阻滞；具有抗肾上腺素能作用，除对肾小球前动脉具有收缩作用外，对全身所有动脉皆有扩张作用。尽管腺苷对正常冠脉的调节作用还存有争议，但在缺血缺氧时它是非常重要的冠脉血流调节介质。

外源性腺苷最明显的生物学特性是其半衰期短（<2 秒）。主要与腺苷被细胞摄取有关（特别是血细胞），当被细胞摄取后很快被腺苷脱氨酶脱去氨基变为肌苷。细胞内的腺苷也可作为底物产生 ATP 和 5-腺苷甲硫氨酸。

腺苷主要通过作用于细胞壁的 A_1 和 A_2 受体而发挥其药理学特性。腺苷可刺激大量存在于冠状动脉的腺苷 A_2 受体导致冠状动脉扩张。作用于位于房室结近端部分的 A_1 受体引起房室传导延迟。茶碱和咖啡碱是腺苷受体的竞争性阻滞剂，并可对抗其作用。

腺苷可增加心排出量和冠状动脉血流量，肺动脉楔压升高，心室顺应性降低。

腺苷的副作用发生率极高，有报道可达 79%，但患者多能耐受无需药物拮抗。其副作用持续时间短暂，在停药后 1～2 分钟可消失。其主要副作用有胸痛、面红、呼吸加深、头痛、胸部不适、呼吸困难和心悸。头痛、面红主要是由于药物的全身扩血管作用引起。和应用双嘧达莫相似，单纯胸痛并不意味着存在冠状动脉狭窄，原因是正常自愿者也经常发生胸痛，且多数患者的胸痛存在浓度依赖性。有学者认为在冠状动脉缺血期间，腺苷主要通过直接刺激 A_1-腺苷受体引起胸痛。呼吸困难的发生主要是由于腺苷通过刺激颈动脉化学感受器引起的过度换气所致。偶尔可发生支气管痉挛。

通过心电图观察，腺苷引起的缺血所致的 ST 段压低的发生率为 8%～25%，ST 段压低可能是冠脉缺血的标志并伴有高度冠状动脉狭窄和侧支循环的发生。几乎所有由腺苷所致的 ST 段压低者都有明显的冠状动脉疾病。在腺苷应用期间，一度房室传导阻滞的发生率为 10%，二度为 4%、三度仅偶尔发生。其中二、三度房室传导阻滞发生在停药后最初 2 分钟并很快消失，和是否停用药物无关。有时房室传导阻滞可导致严重的心动过缓和晕厥。

根据其药理作用及不良反应，二、三度房室传导阻滞患者（除非已安装起搏器）应禁用腺苷试验。哮喘或有严重慢性阻塞性肺气肿患者，由于腺苷可能加重或诱发支气管痉挛从而加重病情，故应限制应用。原发性低血压患者，由于腺苷可引起全身血管扩张而加重低血压，故原则上应列为相对禁忌证。病态窦房结综合征患者在应用腺苷期间亦有发生严重心动过缓的危险。由于双嘧达莫可阻断细胞对腺苷的吸收，在应用双嘧达莫 24 小时内不应用腺苷。由于茶碱和咖啡碱能非特异性地竞争性地阻断腺苷受体，故在应用茶碱和咖啡碱 12 小时内不宜进行腺苷负荷试验。

95 • 腺苷负荷超声心动图试验的应用价值如何？

药物负荷超声心动图试验在对缺血性心脏病的诊断及对各种治疗效果的评价正在发挥着越来越重要的作用。药物负荷又分为双嘧达莫、多巴酚丁胺和腺苷负荷，各有其优缺点。初步的研究结果表明，药物负荷优于运动负荷，在药物负荷试验中多巴酚丁胺和腺苷又优于双嘧达莫。多巴酚丁胺负荷试验备受重视，但腺苷由于具有半衰期短、作用直接、副作用轻等优点，对于缺血性心脏病的诊断及对各种治疗效果的评价也具有广泛的应用价值和广阔的应用前景。腺苷负荷超声心动图试验正在引起重视。Kujacic 等对该试验和运动负荷试验进行了比较。发现前者的敏感性为85%，特异性为100%，阳性预测值为100%，阴性预测值为22%。认为可替代运动试验用于冠心病的诊断。Martin 等对腺苷、双嘧达莫和多巴胺酚丁胺负荷超声心动图进行了比较，发现腺苷的特异性最高，并发症最少。其敏感性仅次于多巴酚丁胺。腺苷负荷超声心动图和双嘧达莫相比具有明显优越性，首先双嘧达莫扩张冠状动脉是通过腺苷介导的，而腺苷作用直接；其次是腺苷副作用小、作用时间短暂。

总之，腺苷是一种很有前途的超声心动图负荷药物。它不仅对冠心病的诊断具有重要意义，而且对冠心病预后的评价，对 PTCA 和冠状动脉旁路手术疗效的评价及随访也具有较高的价值。

使用腺苷的剂量及用法：腺苷首剂每分钟为60μg/kg，持续3分钟后每2分钟增加20μg/kg，当有明显左心室壁出现运动异常、缺血性 ST 段压低0.3mV、收缩压下降20mmHg或出现严重不适时停止使用。亦有人主张静脉注射总剂量为每分钟140μg/kg。超声心动图的评价方法和其他负荷试验相似。

96 • 多巴酚丁胺超声心动图负荷试验的理论基础是什么？如何进行该试验？

运动超声心动图是一种较好的诊断冠心病的无创性方法，但有部分患者由于种种原因不能运动，因而不能推广。而多巴酚丁胺超声心动图负荷试验的应用则不断增多。

多巴酚丁胺是一种人工合成的儿茶酚胺类药物，主要兴奋 β_1 受体，而对 β_2 和 α_1 受体的作用较弱。静脉注射多巴酚丁胺使心肌收缩力进行性增强，大剂量则使心率增快、血压升高，心率血压的乘积增高，心肌的耗氧量增加，如患者有冠状动脉狭窄，则可诱发心肌缺血。虽然该药亦可引起冠状动脉血流分布不均而发生窃血现象，但在其诱发缺血的过程中，心率是最重要的决定因素。

动物试验显示，多巴酚丁胺可引起心外膜心电图 ST 段抬高，但更有研究证实，负荷试验诱发缺血时，室壁运动异常的出现往往早于 ST 段改变和心绞痛。超声心动图特别适合于发现室壁运动异常，以超声心动图改变作为试验的终点较心电图敏感，并允许在发生严重副作用和并发症之前停止试验。在该试验中，多巴酚丁胺以不断递增的浓度持续注射产生的心脏负荷逐渐增大，故同运动超声心动图一样能检出缺血的阈值，以准确反映心脏的储备功能。引起缺血时的多巴酚丁胺用量愈小，冠状动脉病变愈严重。

有人观察急性心肌梗死后的患者在注射多巴酚丁胺过程中的血流动力学改变，发现该药在诱发心肌缺血时，虽可引起心排出量的减少，但肺毛细血管楔压无升高。也有人发现，多巴酚丁胺在诱发室壁运动异常时，较少引起整体功能失调。而在运动超声心动图中，室壁运动异常的出现往往伴有整体功能失调。同其他儿茶酚胺类药物比较，多巴酚丁胺较少引起心律失常。该药半衰期极短，仅约2分钟，作用起止迅速，患者容易耐受。上述特点表明，多巴酚丁胺作为一种负荷试验的用药较为安全。

显然，该试验成功的关键是：①选择合适的用药剂量，以使心率的增快达到最大限度，而又不至于出现严重的副作用和并发症；②选择合适的用药终点以及获得满意的图像。

进行多巴酚丁胺超声心动图负荷试验方法：

一般采用静脉泵以不断递增的浓度注射多巴酚丁胺，剂量多为每分钟5～30μg/kg（个别的最大用量每分钟为40μg/kg），从每分钟5μg/kg开始，每隔3分钟，每分钟增加5μg/kg，直至用药终点或最大剂量。记录用药前、用药过程中以及停药后5分钟左心室4个标准切面的二维超声心动图图像，对此分析同一切面不同时期的室壁运动情况。同时记录心率，血压和12导联心电图。异常或阳性的标准为出现新的室壁运动异常。按冠状动脉的分布范围确定病变的冠状动脉分支。

用药终点：①出现新的室壁运动异常；②达到预期心率；③发生心绞痛；④心电图示缺血；⑤收缩压>220mmHg或舒张压>110mmHg或血压下降；⑥出现严重心律失常；⑦出现不宜继续试验的症状；⑧已达到最大剂量。

97．多巴酚丁胺超声心动图负荷试验较其他常用负荷试验有何长处？

多巴酚丁胺超声心动图负荷试验（dobutamine stress echocardiography，DSE）以其对冠心病诊断敏感性高、特异性强和副作用小而优于其他药物等常用负荷试验。

（1）标准心电图运动试验　该实验是诊断冠心病最常用方法，但其敏感性和特异性均不及DSE。Salustri等比较了35例同期做了心电图运动试验和DSE的资料，心电图运动试验诊断冠心病的敏感性46%，DSE的敏感性则为62%。Mazeika等报道运动心电图的敏感性72%，特异性71%；DSE的敏感性81%，特异性93%。

（2）双嘧达莫负荷超声心动图试验　该试验对冠心病诊断的准确性高于心电图运动试验，但与DSE比较则有不足。Fung等报道多巴酚丁胺能够使8只左旋支狭窄的犬出现室壁运动异常，双嘧达莫只能使其中一半的犬出现这种改变。Previtall等报道DSE诊断冠心病的总敏感性是68%，单支病变的敏感性50%，多支血管病变的敏感性92%。双嘧达莫负荷超声心动图试验的总敏感性是57%，单支病变的敏感性是31%，多支血管病变的敏感性同DSE。为了有可比性，Martin采用单剂量一次注射DBA和双嘧达莫，DSE诊断冠心病的敏感性76%，特异性60%；双嘧达莫的敏感性56%，特异性67%。另外，DSE采用分级输注多巴酚丁胺，能够产生类似运动试验的生理反应。在各级多巴酚丁胺输注期，心率和血压能够定量反映负荷等级，观察室壁运动得以确定缺血阈值。这些是双嘧达莫试验无法做到的。双嘧达莫试验中出现的副作用也较DSE多，接受双嘧达莫试验的患者有40%出现需要立即处理的症状，DSE只有12%。

DSE诊断冠心病的准确性与超声心动图试验相似，后者对冠心病诊断的敏感性是78%～91%，特异性86%～100%。对于不能运动的患者，DSE是最佳选择。

98．双嘧达莫试验和腺苷试验用于诊断冠心病心肌缺血的原理是什么？

双嘧达莫是心肌细胞对腺苷摄取的阻滞剂，致使腺苷在组织液中聚集增多，并可抑制腺苷脱氨酶对腺苷的失活，增加腺苷的效应。腺苷对心血管的作用主要有扩张冠状动脉、调节冠状动脉血流，降低窦房结和房室结的自律性，减慢房室传导及降低儿茶酚胺类物质对心血管的作用等。静脉快速注入大剂量双嘧达莫（0.56mg/kg）后，因缺血阻力血管已处于代偿性扩张状态，此时只能对非缺血区阻力血管起到扩张作用，当其阻力降至低于缺血区时，血流将从侧支循环倒流向非缺血区，形成“窃血现象”，诱发心肌缺血。此外，缺血区灌注压的下降以及系统血管阻力的降低，可引起心率增快及耗氧量增加，亦可诱发心肌缺血的发生。从而可引起心电图、超声心动图、核素心肌显像等相应的改变。

ATP 在体内经过去磷酸化作用转化为二磷酸腺苷（ADP）与一磷酸腺苷（AMP），后者在5-核苷酸酶的作用下形成腺苷。因此比双嘧达莫作用更为直接。有人报道，腺苷作为一种冠状动脉扩张剂，静脉应用每分钟 140μg/kg 即可达到最大的冠状动脉扩张作用，又可诱发心肌缺血，且副作用少，作用时间短，敏感性高。

99. 单光子发射计算机心肌断层显像在冠心病诊断中的应用价值怎样？

单光子发射计算机断层显像（single photon emission computed tomography，SPECT）是一种能显示体内放射性核素立体分布图像的无创性检查技术。该技术是近几年来诊断冠心病的新进展，其灵敏度高、特异性强，并能较准确地确定心肌缺血的部位及范围，由于平面心肌显像不能克服心室壁相互重叠解释图像的不利影响，心肌重叠较多部位的病变不易发现，多支冠状动脉病变以及心肌缺血的范围常不易辨认，故心肌断层显像避免心室壁相互重叠，从而提高诊断冠心病的灵敏度和准确性。

核素灌注显像诊断心肌缺血性疾病，以运动试验或双嘧达莫负荷试验显像检查价值为高。因运动时心率加快，心肌耗氧量增加，正常心肌灌注增加，但狭窄的冠状动脉则不能相应增加血流灌注，使两者差异明显，而提高诊断心肌缺血的灵敏度。双嘧达莫是冠状动脉扩张剂，可增加正常冠状动脉血流量，因而在核素心肌灌注显像中也可以激发心肌缺血的病灶显示，即激发出放射性缺损或稀疏区。Dondi 等研究表明双嘧达莫负荷显像与踏车运动显像诊断冠状动脉疾病的敏感性和特异性差异无统计学意义。Zhu 等在 170 例确诊或疑诊不稳定性心绞痛患者的应用中，评价其安全性、准确性和可能的临床用途，结果表明，^{201}Tl 双嘧达莫心肌灌注显像的敏感性 91%，特异性 78%。曹江等最近报道^{99m}Tc-MIBI-双嘧达莫-SPECT 心肌灌注显像诊断冠心病的敏感性为 91%。国外 Prigent 等研究了一组经冠状动脉造影证实为单支病变且无急性心肌梗死病史的患者，结果表明^{201}Tl 再分布断层显像发现的灌注缺损与冠状动脉造影显示的结果具有很好的一致性；国内林景辉等证实该法诊断心肌缺血的灵敏度和特异度高达 94.7% 和 100%，明显高于心电图运动试验，后者分别为 66.6% 和 80.9%。Theroux 等报道 26 例不稳定性心绞痛患者，^{99m}Tc-MIBI 心肌 SPECT 与冠状动脉造影对照，其对冠心病诊断的敏感性为 96%，特异性为 76%。刘秀杰等报道 100 例^{99m}Tc-MIBI 心肌 SPECT 与冠状动脉造影对比的结果，其对冠心病诊断敏感性为 96%，特异性为 83%，如排除心肌梗死病例，对单纯心绞痛患者诊断的阳性率为 88%。近年来研究表明，核素心肌 SPECT 诊断和定位前侧壁、下壁、心尖部和非Q型心肌梗死敏感性明显高于心电图。

100. 血管内超声与光学相干断层成像各自的临床应用价值是什么？

我国2009《经皮冠状动脉介入治疗指南》中曾辟专题介绍了血管内超声与光学相干断层成像的临床应用价值。

血管内超声（intravascular ultrasound，IVUS）可明确血管壁病变的形态、性质及病变分布，并能准确测定血管狭窄程度（最小和最大管腔直径、最小管腔面积和斑块面积），是冠状动脉造影术（coronary angiography，CAG）的重要补充手段，有助于介入治疗策略的选择。

（1）IVUS在诊断中应用 ①CAG不明确的病变：IVUS能精确测定狭窄程度，对临界病变、性质无法确定的病变以及某些特殊部位病变如开口病变（左主干及右冠状动脉开口）和分叉病变有重要价值。当CAG结果不能解释临床症状时，IVUS检查怀疑的罪犯血管常能识别发病原因。IVUS对钙化病变的诊断敏感性和特异性均明显高于CAG，且可判断钙化在病变中的部位（表浅或深部）和程度；②不稳定性（易损性）斑块的检出：其管腔的狭窄程度常并不严重，大多有正性重构。IVUS上不稳定的斑块多为偏心性软斑块，一般有薄的纤维帽，斑块内有面积较大的低回声或无回声暗区，这代表脂核。纤维帽可完整，发生破裂者则纤维帽不完整，表面可出现溃疡或糜烂，继发形成血栓；③CAG未能检出的病变：IVUS能在CAG上看似正常的部位检出粥样硬化病变，可能是由于血管发生代偿性扩张而使造影结果假性正常；④斑块进展、消退的研究：三维重建图像可定量测定斑块容积，能研究病变的进展和消退，有报道经IVUS检查证实，采用强化降脂治疗后粥样硬化斑块可发生消退；⑤移植心脏血管病：由于大多数心脏移植患者无胸痛症状，一些常规开展心脏移植工作的临床中心，在导管检查时常规进行IVUS检查，可检出病变并确定其严重程度。

（2）IVUS在介入治疗和随访中应用 ①确定斑块性质和范围以帮助治疗方法的选择：旋磨术是严重表浅钙化病变最佳的治疗方法。对分叉病变主支和分支血管病变累及范围的精确判断可用于指导手术方案。研究认为，采用IVUS指导下的介入治疗较造影指导下的介入治疗能提高近期和远期的效果，尤其是对左主干病变；②介入治疗中的指导作用：精确定量血管直径是IVUS指导介入治疗的重要依据。对管腔直径、狭窄程度、"正常"参照血管的直径和介入后管腔直径能增加的程度等的估计常用于治疗方法的确定。可利于选择更合适的介入器械。IVUS研究证实，有些没有完全贴壁和/或扩张不良的支架在CAG中不能显示(左主干、长病变和分叉病变)。如果IVUS证实支架放置非常理想，则可安全地降低全身抗凝的水平，这些研究结果推动了支架植入术改进，使用高压球囊扩张、使支架完全扩张和贴壁。IVUS观察DES发现，支架置入术后如支架扩张和贴壁不理想，需要进一步采用高压球囊后扩张，而支架放置不理想尤其是扩张不充分是DES术后发生支架内再狭窄和血栓的重要原因；③研究再狭窄的机制：IVUS研究显示支架术后发生的再狭窄主要是由内膜的过度增生引起的，管型支架的弹性回缩较少见，支架边缘再狭窄与病变未完全覆盖有关；④介入治疗并发症的监测：成功的球囊扩张术后，IVUS证实40%～80%的病变存在单个或多个夹层分离，通常发生在软、硬斑块交界处。IVUS 对夹层分离深度和范围的判断有助于指导下一步治疗方案的选择，指导支架植入的时机和位置。IVUS 也可识别壁内血肿，指导采取进一步的治疗措施。IVUS 是目前检出晚期支架贴壁不良方面最有价值的方法。

光学相干断层扫描（optical coherence tomography，OCT）利用光纤干涉仪和能发射低能量、波长 1320nm 的近红外光光源，通过导管技术，成像光纤导丝可提供冠状动脉的二维横截面图像和三维重建图。不同组织的光后散射反射指数不同，表现为密度和回声不同的 OCT 图像，可用于组织定性。与超声相比，钙化组织对红外光的反射较弱，因此可显像钙化组织和钙化病变后方的组织。目前临床上所用的 OCT 的轴向分辨率为 10～15μm，因此可提供接近于组织学检查的超高分辨率的图像。

（1）OCT 的临床应用　在不稳定性斑块的识别中，OCT 对病变内脂质结构的识别有重要的临床应用价值。而 IVUS 对薄纤维帽和细小破口的识别受限于其分辨率。多数研究显示，斑块不稳定因素除了薄纤维帽富含脂质外，还有代表病变内炎症反应巨噬细胞的丰富含量。OCT 有可能在体观察病变内的巨噬细胞聚集情况。OCT 检测病变内巨噬细胞是基于含有巨噬细胞的斑块的光折射指数高度不均一，呈现为强的光散射。主动脉和颈动脉标本的离体研究显示，OCT 原始数据的 NSD 值和纤维帽内的巨噬细胞的量高度相关（$\gamma = 0.84$，$P < 0.001$）。OCT 其他临床应用包括评价药物或介入治疗对病变结构和血管形态的影响，可评价支架扩张、贴壁和内膜增生情况。DES 植入后，新生内膜的增生受到明显的抑制，有时支架表面可能仅有几层细胞覆盖，远超出 IVUS 的分辨率。

（2）OCT 的局限性　血液可明显干扰光的传递和深部组织穿透力，第一代 OCT 检查时必须进行持续的盐水灌注以替代血液，所以检查中可导致心肌缺血，并且不能用于冠状动脉开口部位病变的显像。另外，OCT 的穿透性较差，不能用于直径较大（如 >4.0mm）血管的显像，或仅能显像血管管腔面的组织结构，因此 OCT 不适合于血管壁深层结构的显像，如深部钙化、血管外膜和支架周围组织。

101 • 如何评价多层 CT 在冠心病诊断中的临床价值？

随着高分辨快速扫描领域的不断提高，多层 CT（multislice computer tomography，MSCT）成为无创性冠状动脉造影技术。对比剂增强的 MSCT 可用于显像冠状动脉管腔，称为冠状动脉 CT 造影。对临床诊断冠心病可能性小的人群，冠状动脉 CT 造影结果阴性者可除外冠状动脉病变。但对判断冠状动脉斑块及狭窄程度有很大局限，尤其有显著钙化者。

（1）冠状动脉钙化的检测　电子束 CT（EBCT）和心电门控的快速螺旋 CT 可检测冠状动脉钙化并进行定量，钙化表明有冠状动脉斑块，但是不一定与管腔狭窄程度相关，目前有关 CT 与冠状动脉钙化的组织病理学相关性和临床意义的研究绝大多数来源于 EBCT 的资料。

（2）冠状动脉斑块的检测　高分辨、对比剂增强的 MSCT 可检测非钙化的冠状动脉粥样硬化病变，是无创伤性、在体定性和定量分析粥样硬化斑块的新途径。有研究测定病变的 CT 密度值来鉴别富含脂肪的斑块与纤维性斑块，初步的研究比较了急性心肌梗死患者和稳定性心绞痛患者的冠状动脉图像，提示前者在 MSCT 上非钙化性的斑块更常见，然而，

MSCT 对斑块形态学细微结构如纤维帽厚度等的评价仍有限。迄今为止，尚无对 MSCT 评价非钙化的粥样硬化病变的敏感性和特异性作出系统的研究，其临床价值也有待进一步的探讨。MSCT 对钙化性病变判断价值有限。

（3）冠状动脉管腔的显像　对狭窄病变而言，最强密度投照位置的二维重建图像能提供最大的诊断准确性，三维重建并不能提供更多的信息。与血管内超声（IVUS）比较，对于临界狭窄病变，采用 64 层螺旋 CT 的敏感性为 87%，特异性为 72%，准确率为 80%。目前，MSCT 对冠状动脉的狭窄程度尚不能进行精确分级。钙化会显著影响对管腔狭窄程度的判断。

（4）冠状动脉畸形和变异的评价　能显示冠状动脉开口位置异常，并观察冠状动脉起始段走行与心脏大血管的关系，可诊断冠状动脉-肺动脉瘘。心肌桥在 MSCT 上表现为壁冠状动脉的表面有厚度和范围不同的心肌纤维覆盖，但尚不能测定壁冠状动脉受压程度。

（5）PCI 术后和 CABG 的评价　由于支架金属伪像，目前 MSCT 还不能可靠地诊断支架内再狭窄，尤其当支架直径 <3.0mm 或支架位于远段血管时，但可评价支架边缘再狭窄。由于桥血管受心脏搏动的影响较小，MSCT 对桥血管的显像质量较高，对其通畅性评价的准确性也较高，但对吻合口狭窄和远端冠状动脉病变的判断存在局限性。

（6）对部分冠状动脉慢性完全闭塞病变的 PCI 可能有指导作用。

102• 如何评价冠状动脉造影在诊断冠心病中的临床意义？

冠状动脉造影术（coronary angiography，CAG）是一种较为安全可靠的有创性诊断技术，可清楚显示整个左或右冠状动脉的主干及其分支的血管腔，了解冠状动脉血管树的详细情况，包括冠状动脉起源和解剖变异，狭窄病变的部位、范围、严重程度和侧支血管，其可辨认直径约 0.2mm 的冠状动脉细小分支，从而为冠心病的诊断、治疗提供可靠的解剖、功能资料和疗效判断。

每一个冠状动脉病变至少采集 2 个互相垂直的投射视角的图像。单个投射视角可能遗漏偏心性狭窄病变。狭窄严重程度取决于病变与“正常”参照血管段比较而得到的直径狭窄百分数，≥50% 则认为狭窄有临床意义。

由于无创性手段间接评价冠状动脉的供血状况的方法都有其局限性，诊断的准确性不高。而冠状动脉脉造影术可通过冠状动脉管腔直径和横切面积的减少来估测狭窄。且可检查显示冠脉血管树的全部分支，了解其解剖学的详细情况，包括冠脉起源的分布变异、解剖和功能异常，以及冠脉之间及冠脉内侧支相互交通情况，从而为冠心病诊断提供较可靠的解剖和功能信息。长期以来医生多认为冠状动脉造影是诊断冠心病的“金指标”，为确定狭窄部位与程度而被广泛应用。为确定患者胸痛或心电图上 ST-T 波异常等是否为冠心病，或者为了指导冠心病的治疗，或者某些非冠脉疾病在重大手术前（如心脏瓣膜置换术前等）的参考，都常进行冠脉造影。在不少病例，它不仅达到了明确诊断和了解病变的目的，还为下一步治疗的选择提供直接依据。但是人们逐渐发现，不少患者临床症状与造影估测狭窄程度有差距。约 10% 临床上有典型心绞痛症状的人，其冠脉造影未发现狭窄，相反也有冠脉造影严重狭窄的患者却缺少冠心病症状。这可能与下列情况有关：

（1）冠脉造影估计狭窄有误差。

（2）按照角度与偏心病变和不规则狭窄，多处有狭窄及狭窄的长度被忽视。

（3）狭窄发生呈弥漫病变处常易低估。

（4）心肌内血管和侧支血管难用造影剂很好显示。

（5）导管机械的或造影剂误差　Mareus 用冠状动脉反应性充血法与冠脉造影法研究对比认为，在冠状动脉中度狭窄时单用造影法难以准确地判定狭窄的生理意义。

最近的一项研究，即降低胆固醇动脉粥样硬化研究（the cholesterol lowering atherosclerosis study，CLAS）是降胆固醇与“斑块消退”相关的一个代表性的临床试验，它对比降血脂与常规治疗对动脉粥样硬化斑块的影响，选择冠状动脉造影观察冠状动脉狭窄进展情况作为临床事件的替代终点。其中重要的发现就是，冠状动脉造影显示的轻微改善却伴有临床事件的显著减少。冠状动脉造影的替代终点不能平行反应预后终点的改变。从而提示，一直被人们视为诊断冠心病金标准的冠状动脉造影并不能看到动脉粥样硬化斑块的情况，它所评价的是斑块所致血管腔狭窄的程度。动脉粥样硬化的发生发展均为动脉血管“壁”的疾病过程，而管腔的狭窄只是血管壁病变发展到一定程度的后果。

中动脉重构更深入理解对冠心病和急性冠状动脉综合征的发病机制提供了大量重要信息。血管内超声技术已揭示，在冠状动脉造影正常的血管段存在严重的动脉粥样硬化斑块负荷。即使在严重的斑块负荷情况下，向血管外膜方向的重构可使冠状动脉的管腔仍保持正常。血管内超声可观察到脂核和纤维帽，有助于预后的评估，并可作为针对稳定斑块治疗效果的标志。

103• 冠状动脉内压力测定的概念及其临床意义是什么？

血流储备分数（fractional flow reserve，FFR）是指存在狭窄病变的情况下，该冠状动脉所供心肌区域能获得的最大血流与同一区域在理论上、正常情况下所能获得的最大血流之比，定义为充血状态下冠状动脉狭窄病变远端的平均压与主动脉平均压的比值。通过导管技术，0.014 英寸的压力导丝能测定冠状动脉压力。FFR 不依赖于心率、血压、心室收缩力等变化，基本不受微循环功能障碍影响。腺苷或罂粟碱可诱导冠状动脉最大充血反应。

无论微循环功能和血流状况如何，正常血管的 FFR 值应为 1。如果 FFR < 0.75，通常认为心外膜血管的狭窄病变有血流动力学意义。相对冠状动脉血流储备（relative coronary flow reserve，rCFR）和 FFR 相关性良好，而绝对冠状动脉血流储备（CFR）与 FFR 相关性很差，因为后者无法预测微血管病变对 CFR 的影响。

FFR 的临床应用：最有临床应用价值之处在于对临界病变的评价、多支血管病变时罪犯血管的检出、非侵入性检查无心肌缺血证据时决定是否行血管成形术，以及确定造影所不能显示的病变的位置。有报道认为，如果 FFR 超过 0.77，则非侵入性的检查如常规的运动心电图试验，放射性核素或负荷超声心动图均不会有心肌缺血的证据，然而，当 FFR < 0.73 时，至少其中之一的非侵入性检查会检测到心肌缺血的存在。因此，在诊断性研究中，当

FFR >0.75，可认为狭窄没有临床意义，FFR <0.75 可作为病变再血管化的指标。回顾性的研究证实，当 FFR >0.75 时，推迟介入治疗是安全的。

压力测定也被用于指导和评价介入治疗。冠状动脉内压力测定评价开口处冠状动脉内支架的置入，理想的冠状动脉内支架置入术至少应使置入支架节段冠状动脉管腔通畅。有研究认为，FFR >0.94 是支架置入理想的指标，与 IVUS 观察到的支架放置理想相关性良好。

104 • 怎样才能规范地进行冠心病诊断？

现在许多医院尤其是基层医院，在冠心病诊断方面奉行着“宁可错判一千，决不放过一个”的政策，当看到心电图有 T 波低平或倒置，或者 ST 段轻度下移，均诊断为心肌缺血，随便带上冠心病的“帽子”；也有人将室性期前收缩、房性期前收缩等心律失常，若出现在年龄大者就诊为冠心病，年轻者诊断为心肌炎；还有人不详细询问病史及鉴别症状，只要有胸闷、胸痛就扣上冠心病的“帽子”。因此，每年有成千上万的人被误诊为冠心病。然而，另一方面，有些表现不典型的真正的冠心病又往往被漏诊。

可见，冠心病的规范诊断至关重要，是合理治疗的前提。建议诊断中注意以下几点：

（1）缺血性胸痛　胸骨后，手掌大小，阵发性（1～15 分/次），钝闷痛，劳力可诱发，休息或舌下含服硝酸甘油可缓解，有时伴随咽喉、牙及头痛，或左上肢麻木及疼痛。

（2）心电图动态改变，尤其心绞痛发作时 ST 段水平或下斜型降低≥0.1mV，但阳性率不高，只有 30%～40%。在心绞痛发作时才有心电图相应的缺血性改变。心绞痛缓解后心电图可以恢复正常。有时也可出现无痛性心肌缺血改变。所以，心绞痛这一主观症状与心电图缺血性 ST 段下降并非总是同时出现的。对于长期心电图无动态改变的 ST-T 改变，大多数不是由于冠状动脉血管性缺血引起，可能由于高血压、心肌病等心肌细胞肥厚的细胞性缺血所致。

（3）若静息心电图无缺血证据，可动态监测（12 导联动态心电图）无痛性或有痛性缺血，也可用激发试验诱发，包括平板或踏车运动试验、多巴酚丁胺或双嘧达莫激发试验、核素心肌扫描等等。这些运动试验的诊断准确性约 80%，存在 10%～20% 的假阳性或假阴性率。但切记不稳定性心绞痛不宜做运动试验，此时冠状动脉造影更安全些。

（4）最准确而直观的诊断属冠状动脉造影，约 99% 的准确性，可使≥200μm 直径的冠状动脉显影。但对于痉挛性或微血管性缺血（X 综合征）不能获取直接证据。在形态与功能上综合判定冠状动脉狭窄情况的检查，近年来冠状动脉内超声的应用渐多，可以准确判定不规则狭窄或功能性狭窄情况以及粥样硬化斑块的稳定性和危险性，也可有助于冠状动脉介入治疗选择及其疗效监测。

诊断冠心病宛若破案一样，一定要掌握充分的证据，具有典型的缺血性症状和/或上述客观检查证据，确诊不难。然而，对于某些不典型或证据不足者，宁可诊断从宽，治疗从严，暂不要戴上冠心病的帽子，先按冠心病治疗，同时进一步设法寻找冠心病证据，指导选择规范的治疗方案。

105. 目前认为，胰岛素抵抗和高胰岛素血症对冠心病的影响如何？

已有足够资料表明，非胰岛素依赖型糖尿病、原发性高血压、肥胖、脂质代谢异常和冠心病这一组密切相关的疾患存在一个共同的病理生理异常：胰岛素抵抗及其继发的高胰岛素血症。目前认为，胰岛素抵抗和高胰岛素血症对冠心病的影响可归纳如下：

(1) 引起脂质代谢紊乱，导致动脉壁内皮损伤和脂质沉着。引起高三酰甘油血症，而高三酰甘油血症常并发凝血因子Ⅶ、Ⅹ的增加，凝血活性增加，血栓的形成。

(2) 胰岛素使血管内皮细胞分泌纤溶酶原活化抑制物（PAI-1）增加，后者与组织型纤溶酶原激活物（t-PA）形成t-PA-PAI-1复合物使其失活，纤溶活性减低，增加动脉血栓形成的倾向。

(3) 胰岛素增加单核细胞内胆固醇合成途径中3-羟-3甲酰辅酶A还原酶活性，结合于细胞表面的LDL受体增加，血管壁脂质沉积增强。

(4) LDL-apo B非酶糖化，糖化易被氧自由基修饰，修饰后LDL因电荷变化不能被正常LDL受体识别，但可与动脉壁巨噬细胞“清道夫”细胞（scavenger）受体结合，该受体因细胞内胆固醇积聚而下调，经修饰后的LDL大量涌入巨噬细胞使其成为泡沫细胞。泡沫细胞在氧自由基作用下形成细胞外脂类核心即粥样斑块。脂蛋白a亦经这种修饰后大量在血管壁沉着。

(5) 胰岛素本身及生长因子的作用，促使平滑肌细胞DNA合成增加，细胞增生并向内膜移行。

(6) 动物试验中胰岛素可引起严重的动脉粥样硬化病变。鉴于上述研究认识，近年来已将高胰岛素血症作为冠心病的一个单独危险因素，其临床意义体现在高血压的降压药物治疗，某些降压药物，如噻嗪类利尿剂和非选择性β受体阻滞剂，虽能有效控制血压，但可引起高胰岛素血症及其相关的代谢变化而使冠心病的危险性增加。

106. 如何确定不稳定性心肌缺血？

不稳定性心肌缺血，通常是由于冠状动脉粥样硬化斑块增大和/或邻近节段血管痉挛引起管腔迅速狭窄，而产生的不完全阻塞或阻塞后又迅速再通的过程。临床上常表现为不稳定性心绞痛。对不稳定性心绞痛凭症状及心电图即可诊断。而近年发现，不稳定的心肌缺血发作有80%为无症状，仅20%出现心绞痛。故对此要作明确的诊断、判断预后及选择合适的治疗方法，仍需进一步检查。

(1) 症状与体征仍是临床上最基本的发现　不稳定性心绞痛的诊断主要是根据症状，参照WHO的“缺血性心脏病的命名及诊断标准”作出分类与鉴别。此型多发生于40岁以上，男多于女。症状在上午6~12时发作最频繁，诱因常不明显。2/3的发作可能是血管狭窄造成心肌灌注减少，故事前并无血压升高、心率增快，1/3的发作可能是心肌耗氧量增加而促发。若系静息的心绞痛，预示高危。胸痛持续 30 分钟以上者，近期心肌梗死的发生率可达 70%。不稳定性缺血发作，早期即出现左心室舒张功能障碍，使心室充盈压升高，脉压上升而出现呼吸困难，甚至肺水肿。此时可不伴心绞痛，缺血因自发或治疗后缓解，心室顺应性迅速恢复，症状可消失。缺血发作一段时间之后，心肌收缩力会下降，随之而来是头晕、乏力等灌注不足的症状。

体格检查除可能有心率、血压改变外，第四心音出现较正常人为多，心音图显示 S_4 与 S_3 比值增大，S_4 至 S_1 间期延长，若缺血发作导致乳头肌功能不全，可产生暂时性二尖瓣关闭不全，心尖部有收缩期杂音。但大多数均无特异的体征发现。

（2）心电图检查是最常用的检查　动态心电图显示，不稳定性心肌缺血发作 80% 为寂静型，故单检查静息心电图常会漏诊。50% 的发作出现 ST 段压低，31% 为 ST 段抬高，后者与心律失常的发生有直接关联，6% 在不同导联中分别出现 ST 段压低或抬高，32% 有 T 波增大，18% 伴有室性心律失常或心率缓慢，部分因素是心肌缺血，部分因素是不稳定性缺血常有快速再灌注（自发或治疗后），产生再灌注性心律失常。9% 出现 T 波为正常，缺血发作多数短于 5 分钟，有时长达 2 小时。如Ⅰ、aVL、V_2 ~ V_6 出现 ST 段水平型或下垂型压低伴 T 波倒置，提示左主干或前降支有重要的病变，心脏性猝死的危险性甚高。心电图出现某些导联新的 T 波倒置，与日后心肌梗死的部位有一定的联系。某些不稳定性缺血发作，可使心肌出现电静止，产生 Q 波，而恢复灌注可消失，称“电震晕”。静息心电图无异常者，可作过度换气试验，目的是诱发冠状动脉痉挛，若出现 ST 段抬高或降低（超过 1mm），常属冠状动脉有异常收缩，有可能是单支血管病变。运动试验除用 ST 段移位作阳性判断外，R 波振幅增加、运动后 QTc 的延长亦可作诊断参考。这型患者作运动试验时应从低运动量开始。

（3）超声心动图是日益进步的无创性检查　二维超声心动图可发现一过性室壁运动异常，能反映不稳定性心绞痛时相应的冠状动脉病变。疑有心绞痛，又不宜作运动试验者，可用双嘧达莫超声心动图检查作诊断和预测有静息室壁节段运动异常者的冠状动脉病变范围。此试验观察室壁运动异常，敏感性为 74%（单支病变为 58%，多支病变为 88%），特异性为 95%。多巴酚丁胺超声心动图试验，亦有类似的结果。超声心动图较易发现心室收缩与舒张功能异常，轻度冠脉狭窄者已有舒张功能异常，而收缩功能异常则在中度以上狭窄才有意义。近年食管超声多普勒探头可探测到左主干及前降支的血流量，更可通过注射双嘧达莫后，比较最大的冠状动脉流量与静息时流量，估计冠脉的储备功能。

（4）放射性核素已普遍开展　单光子发射计算机体层摄影术（SPECT）是目前有效而精确的核素诊断技术，诊断冠脉病变的敏感性左前降支为 76%，右冠脉为 80%，左旋支为 70%，但特异性仅为 45.5%，故此阳性意义需结合临床，但阴性诊断价值为 83.3%，阴性者排除冠心病的可靠性较大。运动 ^{201}Tl 心肌显影比运动心电图更为优越。双嘧达莫 ^{201}Tl 心肌显影可用于不宜作运动试验的患者，敏感性 67% ~93%，特异性 67% ~100%。放射性核素心腔造影（血池显影），可测定左心室射血分数及显示室壁局部运动障碍。

（5）选择性冠状动脉造影　该检查被誉为是“金指标”。此项虽系有创性检查，也是最能明确冠状动脉阻塞性病变的部位、程度、血管功能、侧支循环状态，对选择治疗方法，评价疗效十分客观，是目前可作为其他检查技术的参照标准。作此检查时，部分患者可随即施行 PTCA 或腔内溶栓。应用数字减影装置作冠状动脉造影，可得到更清晰的图像。

（6）冠状动脉内镜（内镜） 目前已用于临床，成功率可达94%，最高为前降支，右冠脉中段及回旋支成功率较低，故不能取代冠脉造影。内镜见到的急性心肌梗死有红色血栓，而不稳定性心绞痛是灰白色血栓，仅有少数红色血栓。

107. 什么是心肌缺血预适应和心肌缺血叠加效应？心肌缺血无症状的机制是什么？

心肌缺血预适应常见于非缺血区的心肌对短暂的反复刺激所产生的心肌保护性反应，持续时间短暂60～90分钟，超过此时间心肌将恢复对缺血损伤的易感性，缺血产生的机制与内源性腺苷有关，而与侧支血流无关。心肌缺血的叠加效应多见于较长时间的反复缺血刺激，或改变为隐性缺血状态的心肌再反复接受缺血刺激的心肌所作出的反应，冠状动脉病变程度更为严重，临床上为恶化劳累性心绞痛患者，短期活动耐量进行性下降，除机械性阻塞加重因素外，缺血叠加效应是加重心肌缺血并形成缺血恶性循环的重要因素。

关于心肌缺血无症状的机制目前认为有以下几种解释：①心肌缺血面积小、持续时间短、缺血程度轻、有侧支循环建成，因而引起疼痛刺激较弱，未能达到一定强度而引起心绞痛；②痛觉感受系统异常，有人认为对疼痛的感受阈明显增加有关；也有认为对疼痛的敏感性下降，根据闸门理论疼痛被限制在脊髓水平未能传至大脑，所以患者未感到疼痛；③“心绞痛警报系统”缺陷的结果，发现急性心肌梗死患者血中β内啡呔及脑啡呔的水平均高于有症状者，提示内源性的镇痛样物质在无症状性心肌缺血中起重要作用。

另外，心肌对缺血也常有一些适应性反应。心肌对缺血的适应性反应一般有三种：①当心肌细胞对ATP的需要下调至新的代谢减低的状态，在心肌血流供应恢复时，心肌的功能立即恢复，即发生冬眠心肌，这其实是一种心肌保护机制；②短暂心肌缺血后，尽管再灌注后心肌血流已完全恢复或几乎完全恢复时，心肌收缩力仍保持在较低的状态，即发生心肌顿抑；③反复短暂心肌缺血发作后，对随后的较长时间心肌缺血具有保护作用，可延长但不能防止心肌梗死的发生，即心肌缺血预适应。

108. 无症状性心肌缺血分几型？

无症状性心肌缺血临床上常按Cohn分型，共分为三型：①心肌缺血完全无症状型，在人群中约占5%；②心肌梗死后仍有无症状性心肌缺血发生，大约占心肌梗死总数的1/3，心肌梗死后，患者无症状，做轻量级心电图运动试验，其中20%～30%可以检出ST段降低；而没有症状；③心绞痛患者合并无症状性心肌缺血型，大多数冠心病患者属这一类型。动态心电图监测发现60%～80%的稳定、劳力型心绞痛患者，可有频繁的无症状性心肌缺血发作，在全部心电图ST段降低中，多达75%为无症状性，仅有小部分心肌缺血发作伴随着症状。在不稳定静息性心绞痛患者中，无症状心肌缺血发作频率更高。

109. 心肌缺血的演进过程是怎样的？斑块稳定性概念是什么？

近年 Sigwart 等在人体采用球囊闭塞冠状动脉研究，心肌缺血时引起心肌和心电图改变，以及疼痛出现的演进过程，发现最先（数秒钟内）引起心肌舒张功能障碍，继之心肌收缩功能障碍，随之左心室内充盈压上升，20 秒左右时出现心电图改变，最后（30 秒内）出现胸痛。可见疼痛出现在心肌缺血积累一段时间之后，有人称为“冰山之顶”。实验研究发现，心肌缺血的自然过程，就是从供氧与需氧不平衡的发生，到临床可以识别的缺血发作需经过一段时间，称为缺血裂隙。缺血裂隙的长短，不同的患者或同一患者的不同发作中可能不同，这似乎可以解释为什么胸痛通常出现在 ST 段降低之后，而有些心肌缺血不出现胸痛，以及有些患者的心肌缺血有时伴随胸痛，有时又无症状。

斑块稳定性概念是 20 世纪 90 年代提出来的，此前认为冠心病是由于不断生长的斑块阻塞了管腔，引起心肌缺血，但一些研究发现斑块大小与临床事件不吻合，急性心肌梗死常发生于硬化斑块存在冠脉支配区域，但粥样硬化斑块通常小于 50% 的狭窄病变，其中明显狭窄占 20%，无明显狭窄占 50% 左右，未见明显斑块为 30%。但这些斑块表面可发生糜烂、钙化结节，病变多呈进展性。在急性心肌梗死（AMI）患者尸检中，可见粥样斑块破裂或裂隙者达 70% ~100%，且表面大多伴有血栓形成，从而提出了斑块不稳定性的概念。由此可见冠脉狭窄程度与 AMI 不成正比，而与斑块活化相关。

110. 不稳定性心绞痛的定义和发病因素是什么？如何分型？

不稳定性心绞痛（UA）是指介于稳定性心绞痛和急性心肌梗死（AMI）之间的一组临床心绞痛综合征。目前认为，有关不稳定性心绞痛的发病因素主要有：①斑块破裂、出血，诱发局部血小板集聚，不全堵塞性血栓，影响血流。这类病例占 50% ~70%；②内膜损伤或斑块破裂诱发冠脉痉挛，使血管收缩，心肌供血突然减少。这类病例约占 20%；③斑块脂质急剧增大，管腔狭窄明显加重，这种情况占 10% ~20%。

其可分为下列几种亚型：

（1）初发劳力型心绞痛　病程在 2 个月内新发生的心绞痛（从无心绞痛或有心绞痛病史但在近半年内未发作过心绞痛）。

（2）恶化劳力型心绞痛　病情突然加重，表现为胸痛发作次数增加，持续时间延长，诱发心绞痛的活动阈值明显减低，按加拿大心脏病学会劳力型心绞痛分级（CCSC Ⅰ ~Ⅳ）加重 1 级以上并至少达到Ⅲ级，硝酸甘油缓解症状的作用减弱，病程在 2 个月内。

（3）静息心绞痛　心绞痛发生在休息或安静状态，发作持续时间相对较长，含硝酸甘油效果欠佳，病程在 1 个月内。

（4）梗死后心绞痛　指 AMI 发病 24 小时后至 1 个月内发生的心绞痛。

（5）变异型心绞痛　休息或一般活动时发生的心绞痛，发作时心电图显示 ST 段暂时性抬高。

111 不稳定性心绞痛应如何诊断和进行危险度分层？

不稳定性心绞痛（UA）的诊断应根据：

（1）心绞痛发作的性质、特点、发作时体征和发作时心电图改变以及冠心病危险因素等，结合临床综合判断，以提高诊断的准确性。

（2）心绞痛发作时心电图 ST 段抬高和压低的动态变化最具诊断价值，应及时记录发作时和症状缓解后的心电图，动态 ST 段水平型或下斜型压低≥1mm 或 ST 段抬高（肢体导联≥1mm，胸导联≥2mm）有诊断意义。若发作时倒置的 T 波呈伪性改变（假正常化），发作后 T 波恢复原倒置状态；或以前心电图正常者近期内出现心前区多导联 T 波深倒，在排除非 Q 波性 AMI 后结合临床也应考虑 UA 的诊断。当发作时心电图显示 ST 段压低≥0.5mm 且 < 1mm 时，仍需高度怀疑患本病。

（3）UA 急性期应避免作任何形式的负荷试验，这些检查宜放在病情稳定后进行。

根据心绞痛类型、发作时 ST 下降幅度及持续时间、肌钙蛋白浓度将其危险度分为三层，即低危险组、中危险组和高危险组（表 3-1）。

表 3-1 不稳定性心绞痛临床危险度分层

组别	心绞痛类型	发作时 ST 下降幅度	持续时间	肌钙蛋白 T 或 I
低危险组	初发、恶化劳力型，无静息时发作	≤1mm	<20 分钟	正常
中危险组	A：1 个月内出现的静息心绞痛，但 48 小时内无发作者（多数由劳力型心绞痛进展而来） B：梗死后心绞痛	>1mm	<20 分钟	正常或轻度升高
高危险组	A：48 小时内反复发作静息心绞痛 B：梗死后心绞痛	>1mm	>20 分钟	升高

注：①陈旧性心肌梗死患者其危险度分层上调一级，若心绞痛是由非梗死区缺血所致时，应视为高危险组；②左心室射血分数（LVEF）<40%，应视为高危险组；③若心绞痛发作时并发左心功能不全、二尖瓣反流、严重心律失常或低血压（收缩压≤90mmHg），应视为高危险组；④当横向指标不一致时，按危险度高的指标归类。例如心绞痛类型为低危险组，但心绞痛发作时 ST 段压低 >1mm，应归入中危险组

112 劳力型心绞痛和自发型心绞痛的病理生理基础及处理原则各有什么特点？

劳力型心绞痛的病理生理基础，是由于冠状动脉粥样硬化造成冠状动脉固定性狭窄，凡冠脉狭窄超过 50% 时，冠状动脉循环的最大储备力下降，此时一旦运动等因素所致心肌耗氧量增加，超过狭窄的冠脉代偿能力时（心肌血氧供求之间的平衡失调），则产生心肌缺血和劳力型心绞痛。处理原则：①消除诱发因素，如减轻运动量；②药物治疗：首选 β 受体

阻滞剂，降低心肌耗氧量；加用血管扩张剂如钙离子通道阻滞剂中的地尔硫䓬（硫氮䓬酮），或硝酸酯类药物；抗血小板聚集剂如阿司匹林和氯吡格雷等；③冠状动脉内介入性治疗，如 PTCA + 支架；④外科治疗，如冠状动脉旁路术。

自发型心绞痛的病理生理基础，是由于冠状动脉粥样硬化（亦见有正常冠状动脉者）部位的血管（发生在无粥样硬化病变且有收缩功能的侧壁）发生痉挛性狭窄或暂时性闭塞，使血氧供求平衡失调，则产生心肌缺血和自发型心绞痛。此型心绞痛其临床特点与变异型心绞痛相似，但冠脉固定性狭窄程度和冠脉痉挛程度均较后者轻，冠脉痉挛的远端有丰富的侧支循环。其处理原则是：①首选钙离子通道阻滞剂如地尔硫䓬；②加用血管扩张剂如硝酸酯类药物；③抗血小板聚集剂如阿司匹林和氯吡格雷；④介入性诊断及治疗。

113. 何谓变异型心绞痛？诊断要点是什么？

变异型心绞痛是指临床或心电图表现与典型心绞痛迥然不同，甚至有些方面是相反的一种特殊类型的心绞痛，曾有称为反向心绞痛。1956 年，Prinzmetal 等报道称其为变异型心绞痛，故又称为 Preinzmetal 型心绞痛或 Preinzmetal 综合征。其病理特点是在冠状动脉某主支固定狭窄基础上又出现了严重痉挛，引起心肌穿壁性缺血。因此，一般认为，变异型心绞痛的预后多数较差：①变异型心绞痛发展为心肌梗死者较多，且发生心肌梗死的部位多与原先发作心绞痛时 ST 段抬高的部位相一致；②有一部分患者在冠状动脉高度痉挛或痉挛解除后的再灌注时，可发生严重心律失常，甚至引起猝死；③也有一部分患者，虽有变异型心绞痛多年，由于能坚持正确合理治疗，也可长期存活，并能从事日常工作和正常的生活。的确有少数患者冠状动脉完全正常，也能发生冠状动脉痉挛而出现心绞痛。其诊断要点为：①休息时发作，具有反复的特点；②常于凌晨时发作；③含服硝酸甘油后，抬高的 ST 段很快恢复；④胸痛发作时可伴晕厥；⑤可有偏头痛和/或雷诺现象；⑥冠脉造影证明其发作为发生在冠状动脉病变基础上的冠状动脉痉挛，病变可轻可重，也可是完全正常的冠状动脉，或一个人有多个部位的冠状动脉痉挛。

114. 为什么对不稳定性心绞痛要积极治疗？其治疗原则及治疗方法有哪些？

对所有不稳定性心绞痛（UA）都应予以积极治疗。因为 UA 是介于稳定性心绞痛和急性心肌梗死（AMI）之间的一种临床状态，由于其病情变化多端，可逆转为稳定性心绞痛，也可能迅速进展为 AMI 甚或猝死。UA 的发生除少数由于斑块脂质浸润急剧进展外，大多数与动脉粥样硬化斑块破裂、血栓形成有关。斑块破裂后，斑块下胶原和脂肪暴露，血小板激活并黏附、聚集，血栓形成。因此，UA 与 AMI 有共同的发病基础。当血栓不完全或间断阻塞冠状动脉管腔时，临床上常表现为 UA，而血栓突然完全闭塞管腔则表现为 AMI 甚或猝死。由于血小板激活后释放血管收缩物质血栓素 A_2（TXA_2），因此，UAP 时均有不同程度冠状动脉痉挛因素参与。

不稳定性心绞痛发生后，应立即收入病房进行监护治疗。通常治疗的目的是增加心肌血供、减轻疼痛。治疗措施有镇静、扩张血管、心率减慢、降低心肌耗氧及抗凝、溶栓等。

（1）硝酸酯类　这类药物可以扩张冠状血管，降低冠状动脉阻力，增加冠状动脉血流，还可通过扩张外周血管，减少静脉回流，降低心脏负荷，从而改善心脏局部或整体功能。一般使用硝酸甘油和硝酸异山梨酯。前者 0.3～0.6mg，于发作时含服，1～2 分钟开始起作用，持续半小时，亦可预防应用，防止预期发作的心绞痛，对于严重的患者，可以静脉点滴。硝酸异山梨酯又称消心痛，可用 5～10mg，每日 3～4 次，作用时间可达 3～4 小时，紧急情况下也可舌下含化。另外，还有硝酸甘油油膏、硝酸甘油贴剂、硝酸甘油喷雾剂等可选择应用。但应注意，长期大剂量应用长效制剂，有时由于耐药性产生，使疗效降低，此时可以减量，间歇给药。如为避免病情加重，亦可用其他药物替代。

（2）β 受体阻滞剂　目前已有多组随机试验证实 β 受体阻滞剂可取得良好的临床效果。它通过减慢心率及负性肌力作用，降低血压，减少心肌耗氧而缓解心绞痛发作。目前常用制剂为普萘洛尔 30～200mg/d，阿替洛尔（氨酰心安）25～100mg/d，美托洛尔（美多心安）100～200mg/d。但此类药物对变异型心绞痛无效。β 受体阻滞剂与硝酸酯类、钙离子通道阻滞剂已成为治疗心绞痛的三大类基本药物，它禁用于严重心衰、传导阻滞者。

（3）钙离子通道阻滞剂　可以抑制心肌收缩，降低血压，减少心肌氧耗，扩张冠状动脉，尤其冠状动脉痉挛者有良好效果。由于硝苯地平（心痛定）常可引起反射性心率加快，对于恶化劳力型心绞痛治疗时应与 β 受体阻滞剂合用。常选用的制剂有硝苯地平 10～20mg，每日 3～4 次，地尔硫䓬（硫氮䓬酮）30～90mg，每日 3～4 次，应注意的是，后者一般不主张与 β 受体阻滞剂合用。

（4）抗凝、溶栓治疗　由于不稳定性心绞痛多由粥样硬化斑块破裂和/或粥样斑块出血以及附壁血栓造成的，因此，对不稳定性心绞痛应采取抗凝、溶栓疗法，除非是下列情况：由于溶栓疗法加重了粥样斑块出血或是由于其他原因引起的不稳定性心绞痛。除应用各种纤溶酶外，还可用阿司匹林、双嘧达莫、肝素等药物；但应注意，若患者有出血倾向，严重肝、肾功能不全或活动性溃疡等情况应慎用。

（5）非药物疗法　随着介入性心脏病学的发展，已有许多技术可以用到不稳定性心绞痛的治疗上；如经皮冠状动脉腔内成形术（PTCA）利用球囊压挤的作用，使血管内的粥样硬化斑块断裂，内膜层中出现浅表的纵向撕裂或暴露，并可延伸至中层，导致中层永久性纵伸延长，使血管腔横截面积扩大；对于不稳定性心绞痛，成功的 PTCA 不仅可以改善左心室的局部或整体功能，而且也能够立即消除心肌缺血的发作。其心肌功能状态及心肌灌注可持续改善 4～6 年之久。采用 PTCA 治疗的最佳适应证是：临床有心绞痛症状，发作较频繁或用药疗效欠佳，冠状动脉造影显示单支血管病变，病变位于血管近端，长度小于 1cm，呈孤立性、向心性的不完全性狭窄，不伴有钙化，并有正常的左心功能，年龄小于 65 岁者更适宜。但是，随着 PTCA 手术器械及技术的不断更新提高，其适应证不断扩大，对一些复杂病变也能进行 PTCA。然而，PTCA 6 个月内的再狭窄率仍较高，为 30%～40%。为此，人们又开展了多次新技术，如冠状动脉内激光成形术、冠状血管内支架术、冠状血管内旋切术及冠状血管内旋磨术等，为不稳定性心绞痛的治疗提供了更多的非药物手段。

另外，冠状动脉内超声、冠状动脉内血管镜亦为揭示不稳定性心绞痛的发病机制提供了新的技术方法。对于顽固性心肌缺血，尤其是休息时反复发作者，经最佳药物治疗仍不能控制者亦可选用主动脉内气囊反搏术，以减轻左心室收缩负荷，升高舒张期血压，增加冠状动脉灌注。

115• 目前常用治疗心绞痛的药物有哪几类?

心绞痛的药物治疗应达到增加冠状动脉血流量，减少心肌耗氧量，改善血流动力学。为此，目前常用的药物有以下几类：

（1）硝酸酯类 硝酸酯类是最广泛用于抗心绞痛的药物，其作用机制为：①扩张静脉，减少回心血量，降低左心室前负荷，使左心室收缩时作功减少，降低耗氧量；②因左心室舒张充盈压下降，使舒张期冠脉灌注压差增大，改善了心内膜下心肌缺血；③扩张冠状动脉，增加冠状动脉血流量；④促进血管内皮细胞生成具有扩血管作用的前列腺素（PGI_2）及抑制血小板释放具强烈收缩血管作用的血栓素 A_2（TXA_2）。

此类药物适用于各型心绞痛。控制发作时可用硝酸甘油片 0.6～1.8mg 或硝酸异山梨酯（消心痛）5～10mg 舌下含，1～3 分钟或 3～5 分钟即起效。亦可吸入亚硝酸异戊酯，或用硝酸甘油或消心痛喷雾剂喷颊部，10～15 秒或 15～40 秒即可起效。预防发作可服消心痛或消心痛缓释片，前者可维持 3～4 小时，后者可达 12～24 小时。新制剂单硝酸异山梨酯（异乐定）口服吸收良好，无耐药性，一次服 20～40mg，作用可维持 8～12 小时。亦可用硝酸甘油油膏或膜剂涂或贴于皮肤，作用可维持 8～24 小时。对不稳定性心绞痛者，可静滴硝酸甘油，开始 5～10μg/min，在监测血压无明显下降时，可渐增剂量，直至症状被控制。需要时可持续静滴 7～10 天。停用时需逐渐减量，以防骤停出现反跳。

（2）β 受体阻滞剂 此类药物广泛用于临床已 20 余年，是继硝酸甘油问世后对心绞痛治疗的一大进展，其作用机制为：①减慢心率、降低血压及心肌收缩力，使心肌耗氧量减少；②使非缺血区阻力血管收缩，血流重新分布以改善缺血区的血供；③使心率减慢，舒张期延长，舒张期冠状动脉灌注增加；④抑制血小板释放 TXA_2。由于阻滞了 β 受体而使 α 受体的缩血管作用失去对抗，可能会诱发加重冠状动脉痉挛收缩，故此类制剂不用于变异型心绞痛或自发型心绞痛。必要时可在使用钙离子通道阻滞剂硝苯地平及硝酸酯类药物基础上合用。β 受体阻滞剂主要用于治疗劳力型心绞痛，尤其是稳定劳力型心绞痛，与硝酸酯类合用效果更好。因用量个体差异极大，应用时应从小量开始，停用时也应逐步减量，以防因突然停药发生撤药综合征。常用的有阿替洛尔（氨酰心安）和美托洛尔（美多心安），均为心脏 β_1 受体选择性阻滞剂，不引起支气管痉挛。阿替洛尔每次 12.5～50mg，每 12 小时 1 次；美托洛尔每次 12.5～50mg，每 8 小时 1 次。普萘洛尔（心得安）与氧烯洛尔（心得平）为 β_1、β_2 受体阻滞剂，可引起支气管痉挛，禁用于有支气管哮喘者，氧烯洛尔有轻度内源性拟交感活性，较少影响心功能，每次 20～40mg，每 8 小时 1 次。

（3）钙离子通道阻滞剂 广泛用于临床治疗心血管病已 10 余年，其发现与应用是心血管病药物治疗的另一进展，主要用于治疗心绞痛、心律失常和高血压。抗心绞痛的机制主要为：①扩张周围（外周）小动脉，减少体循环阻力，降低左心室后负荷，使左心室收缩时作功减少，节省耗氧；②抑制冠状动脉平滑肌收缩，扩张冠状动脉及解除冠状动脉痉挛，增加冠状动脉流量；③某些制剂可减慢心率，降低耗氧量，延长舒张期冠状动脉灌注；④抑制血小板聚集，减少血管收缩物质五羟色胺、TXA_2 的释放。钙离子通道阻滞剂可用于治疗各型心绞痛，尤其是冠状动脉痉挛所致的变异型心绞痛。常用的有硝苯地平、地尔硫䓬。前者常用量 10 ~ 20mg，每 6 ~ 8 小时 1 次。且可与 β 受体阻滞剂联用提高疗效；后者为 30 ~ 90mg，每 8 小时 1 次。晚近生产的第二代钙离子通道阻滞剂尼群地平等，具有器官特异性，且作用时间长，可酌情使用。

（4）血小板抑制剂及抗凝剂　血小板聚集时可释放血管收缩物质，引起冠状动脉收缩。血液黏度高可以使冠状循环减慢，容易发生血小板聚集，血栓形成。所以使用血小板抑制剂及抗凝剂以抑制血小板聚集，改善血流动力学情况，对防治心绞痛有较重要意义。目前常用有：①阿司匹林。该药通过抑制血小板内环氧合酶乙酰化，使 TXA_2 生成及释放减少，从而预防冠状动脉收缩及血栓形成。常用量为 40 ~ 300mg/d；②双嘧达莫，能抑制血小板聚集，扩张冠状动脉。主要通过刺激血小板腺苷环化酶活性，提高环磷酸腺苷水平而发挥作用。常用量为 75 ~ 150mg/d；③噻氯匹定（抵克力得），为新型抗血小板聚集剂，对防治动脉血栓形成有效。口服易吸收，服后第 2 天即产生显著的抑制血小板聚集作用，第 4 ~ 6 天达最大效应，有效剂量为 250 ~ 500mg/d。副作用有胃肠功能紊乱、皮肤瘙痒、荨麻疹、白细胞减少、牙龈出血等；④蝮蛇抗栓酶，具有降血黏度、降血脂、溶栓、抑栓和扩血管作用，可 0.25 ~ 0.75U 稀释于生理盐水 250ml 静滴，每日 1 次。精制蝮蛇抗栓酶每次可用 1U。无禁忌证者经皮试阴性后可使用。治疗期间应定期检查血小板，出、凝血时间等；⑤低分子右旋糖酐及肝素，均有抗凝及抑制血小板聚集黏附作用。

（5）中药制剂　具有芳香开窍、活血化瘀和扩张冠状动脉作用的中药制剂近年来不断出现，除冠心苏合丸、复方丹参片、活心丹等外，近年来还生产出心血康胶囊、山海丹及外用的保心宝等，均有一定的临床疗效，可酌情选用。

另外，心绞痛的药物治疗，除应根据不同病情和具体条件有选择地联用上述各类药物外，还应注意积极防治高脂血症及糖尿病。

116 • 慢性稳定性心绞痛的概念是什么？

2007 年中华医学会心血管病学分会和中华心血管病杂志编辑委员会组织制订的慢性稳定性心绞痛诊断与治疗指南中对心绞痛的具体描述如下：

心绞痛是由于暂时性心肌缺血引起的以胸痛为主要特征的临床综合征，是冠状动脉粥样硬化性心脏病的最常见表现。通常见于冠状动脉至少一支主要分支管腔直径狭窄在 50% 以上的患者，当体力或精神应激时，冠状动脉血流不能满足心肌代谢的需要，导致心肌缺血，而引起心绞痛发作，休息或含服硝酸甘油可缓解。

慢性稳定性心绞痛是指心绞痛发作的程度、频度、性质及诱发因素在数周内无显著变化的患者。心绞痛也可发生在瓣膜病（尤其主动脉瓣病变）、肥厚型心肌病和未控制的高血压以及甲状腺功能亢进、严重贫血等患者。冠状动脉“正常”者也可由于冠状动脉痉挛或内皮功能障碍等原因发生心绞痛。某些非心脏性疾病如食管、胸壁或肺部疾病也可引起类似心绞痛的症状，临床上需注意鉴别。

117• 如何诊断慢性稳定性心绞痛及进行危险分层？

我国慢性稳定性心绞痛诊断与治疗指南对慢性稳性心绞痛诊断和危险分层的评价描述如下：

胸痛患者应根据年龄、性别、心血管危险因素、疼痛的特点来估计冠心病的可能性，并依据病史、体格检查、相关的无创检查及有创检查结果作出诊断及分层危险的评价。

（1）病史及体格检查　对胸痛患者的评估，病史是最重要的第一步，医生需详细了解胸痛的特征，包括如下几个方面：①部位：典型的心绞痛部位是在胸骨后或左前胸，范围常不局限，可以放射到颈部、咽部、颌部、上腹部、肩背部、左臂及左手指侧，也可以放射至其他部位，心绞痛还可以发生在胸部以外如上腹部、咽部、颈部等。每次心绞痛发作部位往往是相似的；②性质：常呈紧缩感、绞榨感、压迫感、烧灼感、胸闷或有窒息感、沉重感，有的患者只述为胸部不适，主观感觉个体差异较大，但一般不会是针刺样疼痛，有的表现为乏力、气短；③持续时间：呈阵发性发作，持续数分钟，一般不会超过 10 分钟，也不会转瞬即逝或持续数小时；④诱发因素及缓解方式：慢性稳定性心绞痛的发作与劳力或情绪激动有关，如走快路、爬坡时诱发，停下休息即可缓解，多发生在劳力当时而不是之后。舌下含服硝酸甘油可在 2~5 分钟内迅速缓解症状。

在收集与胸痛相关的病史后，还应了解冠心病相关的危险因素，如吸烟、高脂血症、高血压、糖尿病、肥胖、早发冠心病家族史等。

心绞痛严重度的分级参照加拿大心血管学会（CCS）心绞痛严重度分级（表 3-2）。

表 3-2　加拿大心血管学会（CCS）心绞痛严重度分级

Ⅰ级	一般体力活动不引起心绞痛，例如行走和上楼，但紧张、快速或持续用力可引起心绞痛发作
Ⅱ级	日常体力活动稍受限制，快步行走或上楼、登高、饭后行走或上楼、寒冷或风中行走、情绪激动可发作心绞痛或仅在睡醒后数小时内发作。在正常情况下以一般速度平地步行 200m 以上或登一层以上的楼梯受限
Ⅲ级	日常体力活动明显受限，在正常情况下以一般速度平地步行 100~200m 或登一层楼梯时可发作心绞痛
Ⅳ级	轻微活动或休息时即可以出现心绞痛症状

稳定性心绞痛体格检查常无明显异常，心绞痛发作时可有心率增快、血压升高、焦虑、出汗，有时可闻及第四心音、第三心音或奔马律，或出现心尖部收缩期杂音，第二心音逆分裂，偶闻双肺底啰音。体格检查尚能发现其他相关情况，如心脏瓣膜病、心肌病等非冠状动脉粥样硬化性疾病，也可发现高血压、脂质代谢障碍所致的黄色瘤等危险因素，颈动脉杂音或周围血管病变有助于动脉粥样硬化的诊断。体格检查尚需注意肥胖（体质指数及腰围），以助了解有无代谢综合征。

（2）基本实验室检查

1）了解冠心病危险因素：空腹血糖、血脂检查，包括 TC、HDL-C、LDL-C 及 TG。必要时查糖耐量试验。

2）了解有无贫血（可能诱发心绞痛）：血红蛋白。

3）甲状腺：必要时检查甲状腺功能。

4）行尿常规、肝肾功能、电解质、肝炎相关抗原、人类免疫缺陷病毒（HIV）检查及梅毒血清试验，需在冠状动脉造影前进行。

5）胸痛较明显患者，需查血心肌肌钙蛋白（CTnT 或 CTnI）、肌酸激酶（CK）及同工酶（CK-MB），以与急性冠状动脉综合征相鉴别。

（3）心电图检查

1）所有胸痛患者均应行静息心电图检查。

2）在胸痛发作时争取心电图检查，缓解后立即复查。静息心电图正常不能除外冠心病心绞痛，但如果有 ST-T 改变符合心肌缺血时，特别是在疼痛发作时检出，则支持心绞痛的诊断。心电图显示陈旧性心肌梗死时，则心绞痛可能性增加。静息心电图有 ST 段压低或 T 波倒置但胸痛发作时呈“假性正常化”，也有利于冠心病心绞痛的诊断。24 小时动态心电图表现如有与症状相一致的 ST-T 变化，则对诊断有参考价值。

3）静息心电图 ST-T 改变要注意相关鉴别诊断。

4）静息心电图无明显异常者需进行心电图负荷试验。

（4）胸部 X 线检查　胸部 X 线检查对稳定性心绞痛并无诊断性意义，一般情况都是正常的，但有助于了解心肺疾病的情况，如有无充血性心力衰竭、心脏瓣膜病、心包疾病等。

（5）超声心动图、核素心室造影　对疑有慢性稳定性心绞痛患者行超声心动图或核素心室造影的建议。

Ⅰ类：

1）有收缩期杂音，提示主动脉瓣狭窄、二尖瓣反流或肥厚型心肌病的患者。

2）评价有陈旧性心肌梗死、病理性 Q 波，症状或体征提示有心力衰竭或复杂心律失常患者的左心室功能。可根据左心室功能进行危险分层。

3）对有心肌梗死病史或心电图异常 Q 波者评价左心室节段性室壁运动异常，无心肌梗死病史者非缺血时常无异常，但缺血发作 30 分钟内可观察到局部收缩性室壁运动异常，并可评估心肌缺血范围。

Ⅱb 类：

超声心动图可用于有喀喇音或杂音诊断为二尖瓣脱垂的患者。

Ⅲ类：

心电图正常、无心肌梗死病史，无症状或体征提示有心力衰竭，若只为心绞痛诊断则无必要常规行超声心动图或核素心室造影检查。

（6）负荷试验　对有症状的患者，各种负荷试验有助于慢性稳定性心绞痛的诊断及危险分层。但必须配备严密的监测及抢救设备。

◇ 心电图运动试验

1）适应证

Ⅰ类：

有心绞痛症状怀疑冠心病，可进行运动，静息心电图无明显异常的患者，为诊断目的。

确定稳定性冠心病的患者心绞痛症状明显改变者。

确诊的稳定性冠心病患者用于危险分层。

Ⅱa 类：

血管重建治疗后症状明显复发者。

2）运动试验禁忌证：急性心肌梗死早期、未经治疗稳定的急性冠状动脉综合征、未控制的严重心律失常或高度房室传导阻滞、未控制的心力衰竭、急性肺动脉栓塞或肺梗死、主动脉夹层、已知左冠状动脉主干狭窄、重度主动脉瓣狭窄、肥厚型梗阻性心肌病、严重高血压、活动性心肌炎、心包炎、电解质异常等。

3）方案：采用 Burce 方案，运动试验的阳性标准为运动中出现典型心绞痛，运动中或运动后出现 ST 段水平或下斜型下降≥1mm（J 点后 60～80ms），或运动中出现血压下降者。

4）需终止运动试验的情况：有下列情况一项者需终止运动试验：出现明显症状（如胸痛、乏力、气短、跛行），症状伴有意义的 ST 段变化；ST 段明显压低（压低）>2mm 为终止运动相对适应证，≥4mm 为终止运动绝对适应证；ST 段抬高≥1mm；出现有意义的心律失常，收缩压持续降低 >10mmHg 或血压明显升高（收缩压 >250mmHg 或舒张压 >115mmHg）；已达目标心率者。

5）危险分层：运动试验不仅可检出心肌缺血，提供诊断信息，而且可以检测缺血阈值，估测缺血范围及严重程度。

Duke 活动平板评分是经过验证的根据运动时间、ST 段压低和运动中心绞痛程度来进行危险分层的指标。

Duke 评分 = 运动时间(min) − 5 × ST 段下降(mm) − (4 × 心绞痛指数)

心绞痛指数：0-运动中无心绞痛；1-运动中有心绞痛；2-因心绞痛需终止运动试验。

Duke 评分：≥5 分，低危，1 年病死率 0.25%；−10～4 分，中危，1 年病死率 1.25%；≤−11 分，高危，1 年病死率 5.25%。75 岁以上老年人，Duke 评分可能会受影响。

6）下列情况不宜行心电图运动试验或运动试验难以评定：静息心电图 ST 段下降 >1mm、完全性左束支传导阻滞（LBBB）、预激综合征、心室起搏心律及正在服用地高辛的患者。

◇ 负荷超声心动图、核素负荷试验（心肌负荷显像）：

1）运动负荷超声心动图或核素负荷试验的建议。

Ⅰ类：

静息心电图异常、LBBB、ST 段下降 >1mm、心室起搏心律、预激综合征等心电图运动试验难以精确评估者。

心电图运动试验不能下结论，而冠状动脉疾病可能性较大者。

Ⅱa 类：

既往血管重建（PCI 或 CABG）患者，症状复发，需了解缺血部位者。

在有条件的情况下可替代心电图运动试验。

非典型胸痛，而冠心病可能性较低者，如女性，可替代心电图运动试验。

评价冠状动脉造影临界病变的功能严重程度。

已行冠状动脉造影、计划行血管重建治疗，需了解心肌缺血部位者。

2）药物负荷试验：包括双嘧达莫、腺苷或多巴酚丁胺药物负荷试验，用于不能运动的患者。

Ⅰ类、Ⅱa 类适应证同运动负荷超声心动图或核素负荷试验。如负荷试验阴性者，冠心病可能性较低；已知有冠心病者负荷试验正常则是低危患者，随后的心血管事件的发生率也较低。

（7）多层 CT 或电子束 CT　多层 CT 或电子束 CT 平扫可检出冠状动脉钙化并进行评分。人群研究显示钙化与冠状动脉病变的高危人群相联系，但钙化程度与冠状动脉狭窄程度却并不相关，因此，不推荐将钙化积分常规用于心绞痛患者的诊断评价。

CT 造影为显示冠状动脉病变及形态的无创检查方法。有较高阴性预测价值，若 CT 冠状动脉造影未见狭窄病变，一般可不进行有创检查。但 CT 冠状动脉造影对狭窄病变及程度的判断仍有一定限度，特别当钙化存在时会显著影响狭窄程度的判断，而钙化在冠心病患者中相当普遍，因此，仅能作为参考。

（8）有创性检查　对心绞痛或可疑心绞痛患者，冠状动脉造影可以明确诊断及血管病变情况并决定治疗策略及预后。为诊断及危险分层进行冠状动脉造影的适应证如下：

Ⅰ类：

严重稳定性心绞痛（CCS 分级 3 级或以上者），特别是药物治疗不能很好缓解症状者（证据水平 B）。

无创方法评价为高危的患者，不论心绞痛严重程度如何（证据水平 B）。

心脏骤停存活者（证据水平 B）。

患者有严重的室性心律失常（证据水平 C）。

血管重建（PCI，CABG）的患者有早期中等或严重的心绞痛复发（证据水平 C）。

伴有慢性心力衰竭或左心室射血分数（LVEF）明显减低的心绞痛患者（证据水平 C）。

无创评价属中、高危的心绞痛患者需考虑大的非心脏手术时，尤其是血管手术时（如主动脉瘤修复、颈动脉内膜剥脱术、股动脉旁路移植等）。

Ⅱa 类：

无创检查不能下结论；冠心病中、高危者，但不同的无创检查结论不一致（证据水平 C）。

对预后有重要意义的部位 PCI 后有再狭窄高危的患者（证据水平 C）。

特殊职业人群必须确诊者，如飞行员、运动员等（证据水平 C）。

怀疑冠状动脉痉挛需行激发试验者（证据水平 C）。

Ⅱb 类：

轻、中度心绞痛（CCS 1～2 级）患者，心功能好、无创检查非高危患者（证据水平 C）。

Ⅲ类（不推荐行冠状动脉造影）：

严重肾功能不全、造影剂过敏、精神异常不能合作者或合并其他严重疾病，血管造影的得益低于风险者。

有创的血管造影至今仍是临床上评价冠状动脉粥样硬化和相对较为少见的非冠状动脉粥样硬化性疾病所引起的心绞痛的最精确的检查方法。经血管造影评价冠状动脉和左心室功能也是目前评价患者的长期预后的最重要的预测因素。目前常用的对血管病变评估的方法是将冠状动脉病变分为1、2、3支病变或左主干病变。

对糖尿病、>65岁老年患者、>55岁女性的胸痛患者冠状动脉造影更有价值。

血管内超声检查可较为精确地了解冠状动脉腔径，血管腔内及血管壁粥样硬化病变情况，指导介入治疗操作并评价介入治疗效果，但不是一线的检查方法，只在特殊的临床情况及为科研目的而进行。

118. 我国慢性稳定性心绞痛诊断与治疗指南的主要依据是什么？

为了协助广大临床医师在临床实践中更好地运用基于循证医学的诊断、治疗和预防策略及方法，中华医学会心血管病学分会和中华心血管病杂志编辑委员会组成专家组制订了慢性稳定性心绞痛诊疗指南。指南是在收集循证医学证据基础上，参考国外广泛采用的指南，如ACC/AHA 2002年修订的指南、美国内科医师学会（ACP）2004年指南和2006年欧洲心脏病学会（ESC）指南，结合我国实际情况制订的，目的在于为临床医师提供一个在一般情况下适于大多数患者的诊疗策略，从而规范慢性稳定性心绞痛的诊断、治疗和预防。

为了便于读者了解某一诊疗措施的价值或意义，本指南对适应证的建议，以国际通用的方式表达如下：

Ⅰ类：已证实和/或一致公认某诊疗措施有益、有用和有效。

Ⅱ类：某诊疗措施的有用性和有效性的证据尚有矛盾或存在不同观点。

Ⅱa类：有关证据和/或观点倾向于有用和有效。

Ⅱb类：有关证据和/或观点尚不能充分说明有用和有效。

Ⅲ类：已证实和/或一致公认某诊疗措施无用和无效并在有些病例可能有害，不推荐应用。

对证据来源的水平表达如下：

证据水平A：资料来源于多项随机临床试验或汇总分析。

证据水平B：资料来源于单项随机临床试验或多项非随机试验。

证据水平C：专家共识和/或小型试验结果。

119. 如何进行心绞痛的鉴别诊断？

许多疾病可以出现胸痛，必须与冠心病心绞痛区别。

（1）非心脏性疾病

1）消化系统：食管疾病，如反流性食管炎，常有烧心感，与体位改变和进食有关，饱餐后、平卧位易发生，可进行相关检查，如食管 pH 值测定等。食管裂孔疝症状类似反流性食管炎。食管动力性疾病，包括食管痉挛、食管下段括约肌压力增加或其他动力性疾病，可伴吞咽障碍，常发生在进餐时或进餐后。胆管疾病，包括胆石症、胆囊炎、胆管炎引起的疼痛常在右上腹部，但也可在上腹部、胸部，可伴消化道症状，腹部 B 超等检查有助于诊断。溃疡病、胰腺病，有相应消化系统症状。

2）胸壁疾病：肋骨炎、肋软骨炎、纤维织炎、肋骨骨折、胸锁关节炎等，局部常有肿胀和压痛。带状疱疹，颈胸肌神经根病变，如颈、胸椎病等，与颈、脊椎动作有关。

3）肺部疾病：肺栓塞、肺动脉高压，伴气短、头晕、右心负荷增加，可做相应检查。肺部其他疾病，如肺炎、气胸、胸膜炎、睡眠呼吸暂停综合征等。

4）精神性疾病：过度换气、焦虑症、抑郁症等。

5）其他：心肌需氧量增加，如高温、甲状腺功能亢进、拟交感毒性药物可卡因的应用、高血压、重度贫血（Hb 常≤70g/L），低氧血症等。

（2）非冠心病的心脏性疾病　可以诱发胸痛的有心包炎、严重未控制的高血压、主动脉瓣狭窄、肥厚型心肌病、扩张型心肌病、快速性室性或室上性心律失常、主动脉夹层等，均有相应的临床表现及体征。

（3）冠状动脉造影无明显病变的胸痛　需考虑冠状动脉痉挛、心脏 X 综合征或非心源性胸痛。

120 如何对慢性稳定性心绞痛进行药物治疗？

2007 年，中华医学会心血管病学分会和中华心血管病杂志编辑委员会组织制定的慢性稳定性心绞痛诊断与治疗指南中提出的药物治疗如下。

慢性稳定性心绞痛药物治疗的主要目的是预防心肌梗死和猝死，改善生存；减轻症状和缺血发作，改善生活质量。在选择治疗药物时，应首先考虑预防心肌梗死和死亡。此外，应积极处理危险因素。

（1）改善预后的药物

1）阿司匹林：通过抑制环氧化酶和血栓素（TXA_2）的合成达到抗血小板聚集的作用，所有患者只要没有禁忌证都应该服用。随机对照研究证实了慢性稳定性心绞痛患者服用阿司匹林可降低心肌梗死、脑卒中或心血管性死亡的风险。阿司匹林的最佳剂量范围为 75 ~ 150mg/d。其主要不良反应为胃肠道出血或对阿司匹林过敏。不能耐受阿司匹林的患者，可改用氯吡格雷作为替代治疗。

2）氯吡格雷：通过选择性、不可逆地抑制血小板 ADP 受体而阻断 ADP 依赖激活的 GP $Ⅱ_b/Ⅲ_a$ 复合物，有效地减少 ADP 介导的血小板激活和聚集。主要用于支架植入以后及有阿司匹林禁忌证的患者。该药起效快，顿服 300mg 后 2 小时即能达到有效血药浓度。常用维持剂量为 75mg/d，1 次口服。

3）β受体阻滞剂：最近公布的多种β受体阻滞剂对死亡率影响的荟萃分析显示，心肌梗死后患者长期接受β受体阻滞剂二级预防治疗，可降低相对死亡率24%。具有内在拟交感活性的β受体阻滞剂心脏保护作用较差。要指出的是，目前被广泛使用的β受体阻滞剂阿替洛尔，尚无明确证据表明能影响患者的死亡率。

推荐使用无内在拟交感活性的β受体阻滞剂。β受体阻滞剂的使用剂量应个体化，从较小剂量开始，逐级增加剂量，以能缓解症状，心率不低于50次/分为宜。常用β受体阻滞剂剂量见表3-3。

表3-3 常用β受体阻滞剂剂量与用法

药品名称	常用剂量	服用方法	选择性
普萘洛尔	10～20mg	每日2～3次口服	非选择性
美托洛尔	25～100mg	每日2次口服	β_1 选择性
美托洛尔缓释片	50～200mg	每日1次口服	β_1 选择性
阿替洛尔	25～50mg	每日2次口服	β_1 选择性
比索洛尔	5～10mg	每日1次口服	β_1 选择性
阿罗洛尔	5～10mg	每日2次口服	α、β选择性

4）调脂治疗：从TC＜4.68mmol/L（180mg/dl）开始，TC水平与发生冠心病事件呈连续的分级关系，最重要的危险因素是LDL-C。多个随机双盲的一级或二级预防临床试验表明，他汀类药物能有效降低TC和LDL-C，并因此降低心血管事件。他汀类药物治疗还有延缓斑块进展，使斑块稳定和抗炎等有益作用。冠心病患者LDL-C的目标值应＜2.60mmol/L（100mg/dl），对于极高危患者（确诊冠心病合并糖尿病或急性冠状动脉综合征），治疗目标为LDL-C＜2.07mmol/L（80mg/dl）也是合理的。选择这一治疗目标还可扩展到基线LDL-C＜2.60mmol/L（100mg/dl）的极高危患者。为达到更好的降脂效果，在他汀类治疗基础上，可加用胆固醇吸收抑制剂依扎麦布（ezetimibe）10mg/d。高三酰甘油血症或低高密度脂蛋白血症的高危患者可考虑联合服用降低LDL-C药物和一种贝特类药物（非诺贝特）或烟酸。高危或中度高危者接受降LDL-C药物治疗时，治疗的强度应足以使LDL-C水平至少降低30%～40%。

在应用他汀类药物时，应严密监测氨基转移酶及肌酸激酶等生化指标，及时发现药物可能引起的肝脏损害和肌病。采用强化降脂治疗时，更应注意监测药物的安全性。临床常用的他汀类药物剂量参见表3-4。

表 3-4 临床常用他汀类药物剂量与用法

药品名称	常用剂量	服用方法
洛伐他汀	25～40mg	晚上1次口服
辛伐他汀	20～40mg	晚上1次口服
阿托伐他汀	10～20mg	每日1次口服
普伐他汀	20～40mg	晚上1次口服
氟伐他汀	40～80mg	晚上1次口服
舒瑞伐他汀	5～10mg	晚上1次口服
血脂康	600mg	每日2次口服

5）血管紧张素转换酶抑制剂（ACEI）：HOPE研究结果显示，雷米普利能使无心力衰竭的高危血管疾病患者的主要终点事件（心血管死亡、心肌梗死和脑卒中）相对危险性降低22%。EUROPA研究结果显示，培哚普利能使无心力衰竭的稳定性心绞痛患者的主要终点事件（心血管死亡、非致死性心肌梗死及成功复苏的心跳骤停的联合发生率）的相对危险性降低20%。PEACE研究结果则显示，群多普利组患者主要终点事件（心脏死亡、非致死性心肌梗死和冠状动脉血运重建）的相对危险比安慰剂组仅降低4%，差异无统计学意义。PEACE试验中，安慰剂组的年事件发生率低于HOPE和EUROPA，接受的基础治疗也更为充分。

在稳定性心绞痛患者中，合并糖尿病、心力衰竭或左心室收缩功能不全的高危患者应该使用ACEI。所有冠心病患者均能从ACEI治疗中获益，但低危患者获益可能较小。

临床常用的ACEI剂量见表3-5。

表 3-5 临床常用的 ACEI 剂量与用法

药品名称	常用剂量	服用方法	分类
卡托普利	12.5～50mg	每日3次口服	巯基
伊那普利	5～10mg	每日2次口服	羧基
培哚普利	4～8mg	每日1次口服	羧基
雷米普利	5～10mg	每日1次口服	羧基
贝那普利	10～20g	每日1次口服	羧基
西那普利	2.5～10mg	每日1次口服	羧基
赖诺普利	1～20mg	每日1次口服	羧基
福辛普利	10～20mg	每日1次口服	磷酸基

6）改善预后的药物治疗建议：

Ⅰ类：

无用药禁忌（如胃肠道活动性出血、阿司匹林过敏或有不耐受阿司匹林的病史）者口服阿司匹林（证据水平 A）。

所有冠心病稳定性心绞痛患者接受他汀类药物治疗，LDL-C 的目标值 <2.60mmol/L（100mg/dl）（证据水平 A）。

所有合并糖尿病、心力衰竭、左心室收缩功能不全、高血压、心肌梗死后左心室功能不全的患者，使用 ACEI（证据水平 A）。

心肌梗死后稳定性心绞痛或心力衰竭患者使用 β 受体阻滞剂（证据水平 A）。

Ⅱa 类：

有明确冠状动脉疾病的所有患者使用 ACEI（证据水平 B）。

对于不能使用阿司匹林的患者，如阿司匹林过敏者，使用氯吡格雷作为替代治疗（证据水平 B）。

有明确冠状动脉疾病的极高危患者（年心血管死亡率 >2%）接受强化他汀类药物治疗，LDL-C 的目标值 <2.07mmol/L（80mg/dl）（证据水平 A）。

Ⅱb 类：

糖尿病或代谢综合征合并低 HDL-C 和高三酰甘油血症的患者接受贝特类或烟酸类药物治疗（证据水平 B）。

（2）减轻症状、改善缺血的药物　减轻症状及改善缺血的药物应与预防心肌梗死和死亡的药物联合使用，其中有一些药物，如 β 受体阻滞剂，同时兼有两方面的作用。目前减轻症状及改善缺血的主要药物包括三类：β 受体阻滞剂、硝酸酯类药物和钙离子通道阻滞剂。

1）β 受体阻滞剂：β 受体阻滞剂能抑制心脏 β 肾上腺素能受体，从而减慢心率、减弱心肌收缩力、降低血压，以减少心肌耗氧量，可以减少心绞痛发作和增加运动耐量。用药后要求静息心率降至 55～60 次/分，严重心绞痛患者如无心动过缓症状，可降至 50 次/分。

只要无禁忌证，β 受体阻滞剂应作为稳定性心绞痛的初始治疗药物。β 受体阻滞剂能降低心肌梗死后稳定性心绞痛患者死亡和再梗死的风险。目前可用于治疗心绞痛的 β 受体阻滞剂有很多种，当给予足够剂量时，均能有效预防心绞痛发作。更倾向于使用选择性 β_1 受体阻滞剂，如美托洛尔、阿替洛尔及比索洛尔。同时具有 α 和 β 受体阻滞的药物，在慢性稳定性心绞痛的治疗中也有效。

在有严重心动过缓和高度房室传导阻滞、窦房结功能紊乱、有明显的支气管痉挛或支气管哮喘的患者，禁用 β 受体阻滞剂。外周血管疾病及严重抑郁症是应用 β 受体阻滞剂的相对禁忌证。慢性肺心病的患者可小心使用高度选择性 β_1 受体阻滞剂。没有固定狭窄的冠状动脉痉挛造成的缺血，如变异型心绞痛，不宜使用 β 受体阻滞剂，这时钙离子通道阻滞剂是首选药物。

推荐使用无内在拟交感活性的 β 受体阻滞剂。β 受体阻滞剂的使用剂量应个体化，从较小剂量开始。常用药物剂量见表 3-3。

2）硝酸酯类：硝酸酯类药为内皮依赖性血管扩张剂，能减少心肌需氧和改善心肌灌注，从而改善心绞痛症状。硝酸酯类药会反射性增加交感神经张力使心率加快。因此常联合负性心率药物如β受体阻滞剂或非二氢吡啶类钙离子通道阻滞剂治疗慢性稳定性心绞痛。联合用药的抗心绞痛作用优于单独用药。

舌下含服或喷雾用硝酸甘油仅作为心绞痛发作时缓解症状用药，也可在运动前数分钟使用，以减少或避免心绞痛发作。长效硝酸酯制剂用于减低心绞痛发作的频率和程度，并可能增加运动耐量。长效硝酸酯类不适宜用于心绞痛急性发作的治疗，而适宜用于慢性长期治疗。每天用药时应注意给予足够的无药间期，以减少耐药性的发生。如劳力型心绞痛患者日间服药，夜间停药，皮肤敷贴片白天敷贴，晚上除去。

硝酸酯类药物的不良反应包括头痛、面色潮红、心率反射性加快和低血压，以上不良反应以给予短效硝酸甘油更明显。第1次含用硝酸甘油时，应注意可能发生体位性低血压。使用治疗勃起功能障碍药物西地那非者24小时内不能应用硝酸甘油等硝酸酯制剂，以避免引起低血压，甚至危及生命。对由严重主动脉瓣狭窄或肥厚型梗阻性心肌病引起的心绞痛，不宜用硝酸酯制剂，因为硝酸酯制剂降低心脏前负荷和减少左心室容积能进一步增加左心室流出道梗阻程度，而严重主动脉瓣狭窄患者应用硝酸酯制剂也因前负荷的降低进一步减少心搏出量，有造成晕厥的危险。

临床常用硝酸酯类药物剂量见表3-6。

表3-6 常用硝酸酯类药物剂量与用法

药物名称	使用方法/剂型	剂量	用法
硝酸甘油	舌下含服	0.5~0.6mg	一般连用不超过3次，每次相隔5分钟
	喷雾剂	0.4mg	15分钟内不超过1.2mg
	皮肤贴片	5mg	每日1次，注意要定时揭去
二硝酸异山梨酯	普通片	10~30m	每日3~4次口服
	缓释片或胶囊	20~40mg	每日1~2次口服
单硝酸异山梨酯	普通片	20mg	每日2次口服
	缓释片或胶囊	40~60mg	每日1次口服

3）钙离子通道阻滞剂：早期小规模临床研究，如IMAGE、APSIS、TIBBS和TIBET等比较了β受体阻滞剂与钙离子通道阻滞剂在缓解心绞痛或增加运动耐量方面的疗效，但结果缺乏一致性。比较两者疗效的荟萃分析显示，在缓解心绞痛症状方面β受体阻滞剂比钙离子通道阻滞剂更有效；而在改善运动耐量和改善心肌缺血方面β受体阻滞剂和钙离子通道阻滞剂相当。二氢吡啶类和非二氢吡啶类钙离子通道阻滞剂同样有效，非二氢吡啶类钙离子通道阻滞剂的负性肌力效应较强。

钙离子通道阻滞剂通过改善冠状动脉血流和减少心肌耗氧起缓解心绞痛作用，对变异型心绞痛或以冠状动脉痉挛为主的心绞痛，钙离子通道阻滞剂是一线药物。地尔硫䓬和维拉帕米能减慢房室传导，常用于伴有心房颤动或心房扑动的心绞痛患者，这两种药不应用于已有严重心动过缓、高度房室传导阻滞和病态窦房结综合征的患者。

长效钙离子通道阻滞剂能减少心绞痛的发作。ACTION 试验结果显示，硝苯地平控释片没有显著降低一级疗效终点（全因死亡、急性心肌梗死、顽固性心绞痛、新发心力衰竭、致残性脑卒中及外周血管成形术的联合终点）的相对危险，但就一级疗效终点中的多个单项终点而言，硝苯地平控释片组降低达到统计学意义或有降低趋势。值得注意的是，亚组分析显示，占 52% 的合并高血压的冠心病患者中，一级终点相对危险下降 13%。CAMELOT 试验结果显示，氨氯地平组主要终点事件（心血管死亡、非致死性心肌梗死、冠状血管重建、由于心绞痛而入院治疗、慢性心力衰竭入院、致死或非致死性卒中及新诊断的周围血管疾病）与安慰剂组比较相对危险降低达 31%，差异有统计学意义。长期应用长效钙离子通道阻滞剂的安全性在 ACTION 以及大规模降压试验 ALLHAT 及 ASCOT 中都得到了证实。

外周水肿、便秘、心悸、面部潮红是所有钙离子通道阻滞剂常见的副作用，低血压也时有发生，其他不良反应还包括头痛、头晕、虚弱无力等。

当稳定性心绞痛合并心力衰竭必须应用长效钙离子通道阻滞剂时，可选择氨氯地平或非洛地平。

β 受体阻滞剂和长效钙离子通道阻滞剂联合用药比单用一种药物更有效。此外，两药联用时，β 受体阻滞剂还可减轻二氢吡啶类钙离子通道阻滞剂引起的反射性心动过速不良反应。非二氢吡啶类钙离子通道阻滞剂地尔硫䓬或维拉帕米可作为对 β 受体阻滞剂有禁忌的患者的替代治疗。但非二氢吡啶类钙离子通道阻滞剂和 β 受体阻滞剂的联合用药能使传导阻滞和心肌收缩力的减弱更明显，要特别警惕。老年人、已有心动过缓或左心室功能不良的患者应避免合用。

临床常用钙离子通道阻滞剂剂量见表 3-7。

表 3-7 临床常用钙离子通道阻滞剂剂量与用法

药品名称	常用剂量	服用方法
硝苯地平控释片	30～60mg	每日 1 次口服
氨氯地平	5～10mg	每日 1 次口服
非洛地平	5～10mg	每日 1 次口服
尼卡地平	40mg	每日 2 次口服
贝尼地平	2～8mg	每日 1 次口服
地尔硫䓬普通片	30～90mg	每日 3 次口服
地尔硫䓬缓释片或胶囊	90～180mg	每日 1 次口服
维拉帕米普通片	40～80mg	每日 3 次口服
维拉帕米缓释片	120～240mg	每日 1 次口服

4）其他治疗药物

代谢性药物：曲美他嗪（trimetazidine）通过调节心肌能源底物，抑制脂肪酸氧化，优化心肌能量代谢，能改善心肌缺血及左心功能，缓解心绞痛。可与 β 受体阻滞剂等抗心肌缺血药物联用。常用剂量为60mg/d，分3次口服。

尼可地尔：尼可地尔（nicorandil）是一种钾离子通道开放剂，与硝酸酯类制剂具有相似药理特性，对稳定性心绞痛治疗可能有效。常用剂量为6mg/d，分3次口服。

5）减轻症状、改善缺血的药物治疗建议：

Ⅰ类：

使用短效硝酸甘油缓解和预防心绞痛急性发作（证据水平B）。

使用β受体阻滞剂并逐步增加至最大耐受剂量，选择的剂型及给药次数应能24小时抗心肌缺血。

当不能耐受β受体阻滞剂或β受体阻滞剂作为初始治疗药物效果不满意时，可使用钙离子通道阻滞剂（证据水平A）、长效硝酸酯类（证据水平C）或尼可地尔（证据水平C）作为减轻症状的治疗药物。

当β受体阻滞剂作为初始治疗药物效果不满意时，联合使用长效二氢吡啶类钙离子通道阻滞剂或长效硝酸酯（证据水平B）。

合并高血压的冠心病患者可应用长效钙离子通道阻滞剂作为初始治疗药物（证据水平B）。

Ⅱa类：

当使用长效钙离子通道阻滞剂单一治疗或联合β受体阻滞剂治疗效果不理想时，将长效钙离子通道阻滞剂换用或加用长效硝酸酯类或尼可地尔，使用硝酸酯类，应注意避免耐药性产生（证据水平C）。

Ⅱb类：

可以使用代谢类药物曲美他嗪作为辅助治疗或作为传统治疗药物不能耐受时的替代治疗（证据水平B）。

121• 如何进行慢性稳定性心绞痛的非药物治疗？

2007年，中华医学会心血管病学分会和中华心血管病杂志编辑委员会组织制定的慢性稳性心绞痛诊断与治疗指南中提出的非药物治疗如下。

（1）血管重建治疗　慢性稳定性心绞痛的血管重建治疗，主要包括经皮冠状动脉介入治疗（PCI）和冠状动脉旁路移植术（CABG）等。对于慢性稳定性心绞痛的患者，PCI和CABG是常用的治疗方法。

迄今，比较单纯药物治疗，PCI和CABG对稳定性心绞痛的疗效的临床研究较多，但这些治疗方法的内容均随着时间的变化而变化。药物治疗方面、强化降脂治疗、强化抗血小板治疗及多因素综合控制等方面的进展，使药物治疗的效果大为改善；在PCI方面，新的介入技术出现，尤其是药物洗脱支架（drug-eluting stent，DES）的出现，远期疗效明显提高；在CABG方面，动脉化旁路手术的开展，极大提高了移植血管桥的远期通畅率。微创冠状动脉手术及非体外循环的CABG均在一定程度上减少创伤及围术期并发症的发生。因此，上述不同治疗方法的疗效提高均不同程度地影响现有的大规模临床试验在选择治疗方法上的指导意义。

对于慢性稳定性心绞痛患者，治疗的两个主要目的是改善预后和缓解症状。对于血管重建的方法选择要从这两个方面进行全面的评价。不同临床表现（包括病史、症状、辅助检查等）、不同危险度（包括危险因素数量、冠状动脉病变情况、心脏及全身合并疾病情况等）的患者治疗方法的选择可能不同，达到的治疗目的可能不同，达到的治疗效果也可能不同。

在我国，血管重建治疗方法及技术发展起步较晚，发展不平衡，尤其是CABG尚未普及，这也是我们选择治疗方法中应当考虑的因素之一。

1）CABG：近40年来，CABG逐渐成为了治疗冠心病的最普通的手术，CABG对冠心病的治疗的价值已进行了较深入的研究。对于低危患者（年死亡率≤1%），CABG并不比药物治疗给患者更多的预后获益。在比较CABG和药物治疗的临床试验的荟萃分析中，CABG可改善中高危患者的预后。对观察性研究以及随机对照试验数据的分析表明，某些特定的冠状动脉病变解剖类型手术预后优于药物治疗，这些情况包括：左主干的明显狭窄；3支主要冠状动脉近段的明显狭窄；2支主要冠状动脉的明显狭窄，其中包括左前降支（LAD）近段的高度狭窄。

根据研究人群不同，CABG总的手术死亡率为1%～4%，目前已建立了很好的评估患者个体风险的危险分层工具。尽管左胸廓内动脉的远期通畅率很高，大隐静脉桥发生阻塞的几率仍较高。血栓阻塞可在术后早期发生，大约10%在术后1年发生，5年以后静脉桥自身会发生粥样硬化改变。静脉桥10年通畅率为50%～60%。

CABG的标准操作是应用左胸廓内动脉作为LAD桥，而大隐静脉作为其他部位的旁路桥。因为至少70%的患者在术后10年存活，所以静脉桥病变导致的症状复发仍是一个临床问题。大规模观察性研究显示应用左胸廓内动脉桥改善了预后，应用双侧胸廓内动脉获得了更好的远期生存率。而且应用双侧胸廓内动脉的优越性随着随访时间的延长而更为显著。

借助体外循环（心肺旁路）的冠状动脉手术仍是最常用的术式，但其有风险，包括全身炎症反应和微栓子形成，特别是在老年、严重动脉粥样硬化的患者。所谓的“非体外循环”手术可能减少围术期并发症的发生率和死亡率。稳定装置的使用可帮助术者在不停止心脏搏动的情况下分离控制心外膜动脉，并使缝合旁路桥更为轻松，这使术者可以不使用心肺旁路而完成手术。目前已有比较非体外循环手术和标准手术的临床试验。尽管非体外循环手术减少了血液制品的应用以及CK-MB同工酶的释放，但围术期并发症的发生率两者差异无统计学意义。在非体外循环手术组与标准手术组之间，术后1～3年的临床结果也无差异。但非体外循环桥血管的通畅率可能较低，应谨慎地应用于有较好的靶血管并且手术并发症风险高的患者。

2）PCI：近30年来，PCI日益普遍应用于临床，由于创伤小、恢复快、危险性相对较低，易于被医生和患者所接受。PCI的方法包括单纯球囊扩张、冠状动脉支架术、冠状动脉旋磨术、冠状动脉定向旋切术等。随着经验的积累、器械的进步，特别是支架极为普遍的应用和辅助用药的发展，这一治疗技术的应用范围得到了极大的拓展。近年来冠心病的药物治疗也获较大发展，对于稳定性心绞痛并且冠状动脉解剖适合行PCI患者的成功率提高，手术相关的死亡风险为0.3%~1.0%。对于低危的稳定性心绞痛患者，包括强化降脂治疗在内的药物治疗在减少缺血事件方面与PCI一样有效。对于相对高危险患者及多支血管病变的稳定性心绞痛患者，PCI缓解症状更为显著，生存率获益尚不明确。

应用药物洗脱支架显示了持续的优于金属裸支架的治疗效果，减少了再狭窄风险以及包括靶血管血管重建在内的主要负性心脏事件的风险。

3）特殊患者的考虑：严重左心室功能减退和/或手术风险高的患者：CABG对严重左心室功能减退的患者预后改善通常优于PCI，但外科手术风险过高而成为禁忌的患者可从PCI血管重建中获益，特别是提示靶血管灌注功能异常的心肌中有残余存活心肌时。

无保护的左主干病变：如远端冠状动脉未从旁路接受血流，左主干被认为是无保护的。CABG对无保护左主干病变是肯定的治疗手段。近年来几项观察性研究显示，PCI可用于有选择的左主干病变的治疗。观察性注册研究显示，药物洗脱支架较金属裸支架有更好的结果，PCI治疗左主干病变的价值尚有待进一步研究。

多支血管病变合并糖尿病患者：目前尚无PCI与CABG在合并糖尿病患者中临床试验的疗效比较，但是随机临床试验的亚组分析结果显示，CABG较PCI死亡率更低。如同对非糖尿病患者一样，药物洗脱支架可减少糖尿病患者的再狭窄率，但是能否降低糖尿病患者的死亡率，尚待更多研究证实。

既往接受过CABG的患者：如患者有症状且解剖适合可行再次CABG。然而再次CABG相关的风险是初次手术的3倍，对于通畅的胸廓内动脉桥，手术还有可能导致损坏这支桥血管的额外风险。PCI可以作为再次手术缓解症状的有效替代方法。在扩张陈旧的大隐静脉桥时应用滤过保护装置，可减少碎片导致下游栓塞引起的围术期心肌损伤。

不完全血管重建：CABG常能获得完全血管重建，PCI在有些情况下（如慢性完全闭塞病变等）会有不完全血管重建，不宜普遍提倡。对于供应小范围心肌的血管、梗死无存活心肌的血管不能再通时，仅干预主要/罪犯血管的PCI不失为可行的措施，但目前尚缺乏充分的临床研究证据，应谨慎应用。

4）血管重建适应证及禁忌证：在药物治疗基础上进行血管重建应考虑以下情况：药物治疗不能成功控制症状使患者满意；无创检查提示较大面积心肌存在风险；手术成功率高，而相关的并发症和死亡率在可接受范围内；与药物治疗相比患者倾向于选择血管重建，并且已向患者充分告知治疗可能出现的相关风险。

在选择不同的血管重建方法时应考虑以下情况：围术期并发症和死亡风险；手术成功的几率，包括PCI或CABG哪种技术更适合这类病变；再狭窄或桥血管阻塞的风险；完全血管重建，如选择对多支血管病变行PCI，要考虑PCI达到完全血管重建的可能性是否很高或者至少可达到与CABG等同的灌注范围；糖尿病情况；当地医院心脏外科和PCI的经验；患者的选择倾向。

心肌血管重建的禁忌证包括以下情况：1支或2支血管病变不包括LAD近段狭窄的患者，仅有轻微症状或无症状，未接受充分的药物治疗或者无创检查未显示缺血或仅有小范围的缺血/存活心肌；非左主干冠状动脉边缘狭窄（50%~70%），无创检查未显示缺血；不严重的冠状动脉狭窄；操作相关的并发症或死亡率风险高（死亡率>10%），除非操作的风险可被预期生存率的显著获益所平衡或者如不进行操作患者的生活质量极差。

5）血管重建改善稳定性心绞痛患者预后的治疗建议

Ⅰ类：

严重左主干或等同病变（即 LAD 和回旋支开口/近段严重狭窄）行 CABG（证据水平 A）。

3 支主要血管的近段严重狭窄行 CABG，特别是左心室功能异常或功能检查较早出现的或广泛的可逆性缺血（证据水平 A）。

包括 LAD 近段高度狭窄的 1～2 支血管病变，且无创检查提示可逆性缺血者行 CABG（证据水平 A）。

左心室功能受损且无创检查提示有存活心肌的严重冠心病患者行 CABG（证据水平 B）。

Ⅱa 类：

无 LAD 近段严重狭窄的 1～2 支血管病变，从心脏性猝死或持续性室性心动过速存活的患者行 CABG（证据水平 B）。

糖尿病患者 3 支血管严重病变且功能检查提示可逆性缺血者行 CABG（证据水平 C）。

功能检查提示可逆性缺血并且有证据表明在日常活动中频繁发作缺血事件的患者行 PCI 或 CABG（证据水平 C）。

6）血管重建改善稳定性心绞痛患者症状的治疗建议

Ⅰ类：

药物治疗不能控制症状的中、重度心绞痛患者，若潜在获益大于手术风险者：技术上适合手术血管重建的多支血管病变行 CABG（证据水平 A）；技术上适合经皮血管重建的单支血管病变行 PCI（证据水平 A）；技术上适合经皮血管重建的无高危冠状动脉解剖情况的多支血管病变行 PCI（证据水平 A）。

Ⅱa 类：

药物治疗不能满意控制症状的轻、中度心绞痛，若潜在获益大于手术风险者：技术上适合经皮血管重建的单支血管病变行 PCI（证据水平 A）；技术上适合手术血管重建的多支血管病变行 CABG（证据水平 A）；技术上适合经皮血管重建的多支血管病变行 PCI（证据水平 A）。

药物治疗不能满意控制症状的中、重度心绞痛，若潜在获益大于手术风险，技术上适合手术重建的单支血管病变行 CABG（证据水平 A）。

Ⅱb 类：

药物治疗不能满意控制症状的轻、中度心绞痛，获益大于手术风险者，技术上适合手术血管重建的单支血管病变行 CABG（证据水平 A）。

与稳定性心绞痛药物治疗和二级预防的明显进步一样，PCI 和 CABG 的持续快速发展促进了在特定患者中进行不同治疗策略比较的大规模随机试验的需要。稳定性心绞痛治疗中的许多问题还未完全阐明，由于新的治疗模式的发展，需要不断修订和更新指南，在此期间一线临床医生应及时掌握最新循证医学证据。

（2）顽固性心绞痛的非药物治疗　对于药物治疗难以奏效又不适宜血管重建术的难治

性慢性稳定性心绞痛可试用以下治疗方法：

1）外科激光血运重建术：目前已有6个关于外科激光血运重建术的研究，多数研究均显示该方法能改善患者的症状，但机制尚有争议。

2）增强型体外反搏：冠心病慢性稳定性心绞痛患者可接受增强型体外反搏治疗，一般每天1小时，12小时为一疗程。多中心随机对照的MUST-EECP研究显示，通过35小时的增强型体外反搏治疗，能降低患者心绞痛发作频率，改善运动负荷试验中的心肌缺血情况，患者对增强型体外反搏耐受良好。另两项增强型体外反搏的注册研究也显示，增强型体外反搏治疗后75%～80%患者的症状获得改善。

3）脊髓电刺激：自1987年以来，脊髓电刺激用作慢性稳定性心绞痛对药物、介入及外科治疗无效的一种止痛方法，一些小样本的临床研究显示脊髓电刺激能改善患者的症状且无明显不良反应。

4）顽固性心绞痛的非药物治疗的建议

Ⅱa类：

外科激光心肌血运重建术（证据水平A）。

Ⅱb类：

增强型体外反搏（证据水平B）。

脊髓电刺激（证据水平B）。

122 如何进行冠心病危险因素的处理？

2007年，中华医学会心血管病学分会和中华心血管病杂志编辑委员会组织制定的慢性稳性心绞痛诊断与治疗指南中提出对冠心病危险因素的处理：

（1）患者的教育　当前，医务人员倾向于将重点放在诊断及治疗方面，而忽视了对患者的教育。有效的教育可以使患者全身心参与治疗和预防，并减轻对病情的担心与焦虑，教育能协调患者理解其治疗方案，更好地依从治疗方案和控制危险因素，从而改善和提高患者的生活质量，降低死亡率。

（2）吸烟　临床研究显示，吸烟能增加患者心血管疾病死亡率50%，心血管死亡的风险与吸烟量直接相关。吸烟还与血栓形成、斑块不稳定及心律失常相关。对于所有冠心病患者，均需详细询问吸烟史。资料显示，戒烟能降低心血管事件的风险。医务工作者应向患者讲明吸烟的危害，动员并协助患者完全戒烟并且避免被动吸烟。目前，已有一些行为及药物治疗措施，如尼古丁替代治疗等，可以协助患者戒烟。

（3）运动　运动应尽可能与多种危险因素的干预结合起来，成为冠心病患者综合治疗的一部分。目前有资料显示，运动锻炼能减轻患者症状、改善运动耐量，减轻放射性核素显像的缺血程度及动态心电图上的ST段压低。建议冠心病稳定性心绞痛患者每日运动30分钟，每周运动不少于5天。

（4）控制血压　通过生活方式改变及使用降压药物，将血压控制于140/90mmHg以下，对于糖尿病及慢性肾病患者，应控制在130/80mmHg以下。选择降压药物时，应优先考虑β

受体阻滞剂和/或 ACEI。

（5）调脂治疗　脂代谢紊乱是冠心病的重要危险因素。冠心病患者应积极纠正脂代谢紊乱。流行病学资料提示，LDL-C 每增加 1%，冠状动脉事件的危险性增加 2%～3%。因此，冠心病患者应接受积极的降低 LDL-C 的治疗，治疗药物已于前述。观察性研究和临床试验已证明，HDL-C 与冠心病危险性之间存在着明确的负相关关系，但目前很难证实升高 HDL-C 能降低冠心病的发病率。美国国家胆固醇教育计划 ATPⅢ将低 HDL-C 定义为 HDL-C ＜1.04mmol/L（40mg/dl）。冠心病患者合并低 HDL-C，复发冠状动脉事件的危险度较高，应当积极进行非药物治疗。但 HDL-C 的升高并没有明确的靶目标值。TG 水平在临界范围〔1.7～2.3mmol/L(150～200mg/dl)〕或升高〔＞2.3mmol/L(200mg/dl)〕是冠心病的一个独立的预测因素。TG 与冠心病危险的相关性多与其他因素（包括糖尿病、肥胖、高血压、高低密度脂蛋白血症和低高密度脂蛋白血症）有关。目前尚不清楚针对高三酰甘油的治疗是否能够降低初发或复发冠心病事件的风险。药物治疗包括烟酸和贝特类药物，他汀类药物在某种程度上也有作用。对高三酰甘油血症的治疗应强调治疗性生活方式的改变和非 HDL-C 水平的联合目标。

（6）糖尿病　糖尿病合并冠心病慢性稳定性心绞痛患者应立即开始纠正生活习惯及使用降糖药物治疗，使糖化血红蛋白在正常范围（≤6.5%），同时应对合并存在的其他危险因素进行积极干预。

（7）代谢综合征　越来越多的证据表明除降低 LDL-C 以外，把纠正代谢综合征作为一个特定的二级治疗目标，可以减少未来冠心病事件的危险。诊断为代谢综合征的患者，治疗的目标是减少基础诱因（如肥胖、缺乏锻炼）和治疗相关的脂类和非脂类（如高血压、高血糖）危险因素。

（8）肥胖　按照中国肥胖防治指南定义，肥胖指体质指数（BMI）≥28kg/m^2；腹型肥胖指男性腰围≥90cm、女性≥80cm。肥胖多伴随其他促发冠心病的危险因素，包括高血压、胰岛素抵抗、HDL-C 降低和 TG 升高等。与肥胖相关的冠心病危险的增加多由上述危险因素导致。减轻体重（控制饮食、活动和锻炼、减少饮酒量）有利于控制其他多种危险因素，是冠心病二级预防的一个重要部分。

（9）雌激素替代治疗　曾被提倡用于绝经期后妇女，但随机研究并未能显示冠心病妇女用药后 4 年随访的心血管事件的减少。女性健康启动计划显示，雌激素替代治疗对整个健康的危害超过其受益。

（10）抗氧化维生素治疗（维生素 C、维生素 E 等）　从理论上讲，抗氧化治疗对冠心病、动脉粥样硬化有益。但 HATS 及新近公布的 HOPE、HPS 等试验未能显示目前所用剂量的抗氧化维生素能改善终点指标。

（11）高同型半胱氨酸血症　高同型半胱氨酸血症与冠心病、外周血管病、颈动脉疾病的风险相关，通常是因为缺乏维生素 B_6、维生素 B_{12}和叶酸所致。补充这些维生素可以降低已升高的同型半胱氨酸水平，但其治疗价值并未在临床研究中得到证实。

123• 如何诊治无症状冠心病?

我国最新“慢性稳性心绞痛诊断与治疗指南”提出，无症状冠心病的诊断是依据有心肌梗死的病史、血管重建病史和/或心电图缺血的证据、冠状动脉造影异常或负荷试验异常而无相应症状者。在此，将无创性检查异常作为无症状患者的诊断依据，并非支持将此类检查用于冠心病筛选，而是仅仅承认此类方法用于评估冠心病无症状患者有一定临床可靠性。本指南不支持将动态心电图监测、心电图运动试验、负荷超声心动图、负荷心肌灌注显像、多层 CT 作为无症状患者的常规筛选试验。

对无症状冠心病患者使用无创方法进行诊断与危险分层的建议同慢性稳定性心绞痛。对无创检查提示心肌缺血达到高危标准者，如 Duke 活动平板评分达到高危、负荷试验显示大面积心肌灌注缺损、心率不高时超声心动图出现广泛室壁运动障碍等应考虑冠状动脉造影。

对确定的无症状冠心病患者应使用药物治疗预防心肌梗死或死亡，并治疗相关危险因素，其治疗建议同慢性稳定性心绞痛。对慢性稳定性心绞痛患者血管重建改善预后的建议也可适用于无症状冠心病患者，但目前尚缺乏直接证据。

124• 硝酸酯类药在稳定性心绞痛中的治疗地位如何?

慢性稳定性心绞痛是大约半数冠心病患者的首发临床表现。慢性心绞痛治疗的长期目标是预防心肌梗死和避免（或推迟）死亡，即增加患者的寿命。在这一方面，除改良生活方式和纠治各种心血管病危险因素外，可使用阿司匹林和他汀类调脂药物。慢性心绞痛治疗的短期目标是减轻症状，减少心肌缺血，即提高患者的生活质量。具体措施包括避免和治疗心绞痛的诱发和加重因素，舌下含服硝酸甘油，以及采用抗心绞痛药物治疗。目前已证实有效的抗心绞痛、抗心肌缺血药物主要有 β 受体阻滞剂、钙离子通道阻滞剂和硝酸酯三类。

β 受体阻滞剂、钙离子通道阻滞剂或硝酸酯的抗心绞痛作用已经得到公认，但它们能否改善心绞痛患者的长期预后，目前尚无肯定的资料。很多专家推荐将 β 受体阻滞剂作为慢性稳定性心绞痛的首选抗心绞痛药物，其依据是 β 受体阻滞剂能降低心肌梗死后患者的死亡率。但是 β 受体阻滞剂、硝酸酯和钙离子通道阻滞剂长期治疗的抗心绞痛效果究竟何者更好，目前尚无肯定的比较性研究资料。因此，抗心绞痛药物的选择，在很大程度上取决于医师的临床经验。硝酸酯通过提供外源性一氧化氮扩张体循环静脉和动脉，从而降低心脏前、后负荷，减少心肌需氧量；硝酸酯又能扩张心外膜冠状动脉（包括狭窄的节段和侧支血管），从而改善心肌的血流灌注和供氧状况。硝酸酯不影响直径 $<100\mu m$ 的冠状动脉阻力血管，因此不会发生像双嘧达莫或者短效二氢吡啶类钙离子通道阻滞剂那样的冠状动脉窃血现象。硝酸酯抗心绞痛效果肯定，安全性好，很少引起严重副作用，故常常是首选的抗心绞痛药物，特别适用于伴有以下情况的心绞痛患者：①心绞痛发作，舌下含服硝酸甘油止痛效果良好；②心绞痛诱发阈值的变化较大（硝酸酯能预防间歇性冠状动脉收缩）；③伴有左心室功能异常（硝酸酯能降低左心室充盈压）；④伴有二尖瓣关闭不全（硝酸酯能减轻二尖瓣

反流）。反之，伴有高血压的心绞痛患者宜首选β受体阻滞剂或钙离子通道阻滞剂，心肌梗死后发生心绞痛的患者应首先使用β受体阻滞剂。临床实践中，许多病例需要联合使用两类甚至三类抗心绞痛药物。

125• 硝酸酯类药对冠脉血管的作用是什么？

目前现有的硝酸酯类药物是一类前体药，药物穿过平滑肌细胞，在膜上或膜附近经历一系列化学反应脱氮，脱氮后生成一氧化氮（NO），NO刺激鸟苷酸环化酶，使细胞内GTP转变为cGMP，再由cGMP作用使蛋白磷酸化，最终胞质钙离子进入肌质网和/或细胞外，形成血管平滑肌松弛致冠脉血管扩张。硝酸酯类药对冠脉血管的扩张作用：主要是扩张心外膜下的冠脉血管，大剂量可扩张冠脉阻力血管，冠脉狭窄（偏心性狭窄）的血管亦有扩张作用，预防/逆转冠脉血管收缩或痉挛，防止远端冠脉血管和/或侧支血管收缩，在内皮功能失调下保存冠脉扩张的反应性和抗血小板活性作用，结果使心室和/或局部冠脉血管血流量增加，尤其在缺血区最为明显。

126• 何谓阿司匹林抵抗？

阿司匹林抵抗是一个很难界定的概念。目前，阿司匹林抵抗通常是指阿司匹林治疗未能引起预期的实验室指标变化或未能预防动脉硬化血栓事件的现象，这种现象在其他的抗血小板药物如氯吡格雷中也有报道。因此，阿司匹林抵抗的概念则分两种，一种是临床阿司匹林抵抗，指在临床上，按照推荐剂量常规服用阿司匹林的患者仍发生心血管事件；另一种是生化阿司匹林抵抗，指在实验室检查中，阿司匹林不能抑制血小板的功能，包括不能抑制血栓素的生物合成及不能抑制血小板聚集等。目前尚无关于阿司匹林抵抗的公认定义和诊断标准，因此也缺乏严谨的发生率调查。高龄、吸烟、精神紧张、性别差异（女性易发生）、服用非甾类抗炎药物、心脏手术、介入疗法等是发生阿司匹林抵抗的高危患者，应该及时复查血小板的功能，根据患者的体质，实现个体化用药，更好的改善患者的预后。

127• 如何治疗变异型心绞痛？

变异型心绞痛的治疗包括发作时的治疗和预防发作两个方面。

发作时的治疗：发作时可给予硝酸甘油0.3~0.6mg舌下含化，或硝酸异山梨酯（消心痛）5~10mg嚼碎后舌下含化，无效时还可给予5~100μg/min静脉滴注，但静脉滴注时要密切观察血压和心率的变化。如效果不佳，可在此基础上加用硝苯地平或地尔硫䓬（硫氮䓬酮）等钙离子通道阻滞剂，以更好解除冠状动脉痉挛。对症状顽固或合并严重心律失常，经一般处理效果不佳者，还可试用维拉帕米（异搏定）5mg稀释后缓慢静脉注射1~2次，有时可以奏效。

预防发作：①尽可能消除引起冠状动脉痉挛的各种诱发因素，如大量吸烟、饮酒、劳累、寒冷刺激、情绪激动以及高血压等；②需要长期服用硝苯地平或地尔硫䓬等钙离子通道阻滞剂，以减轻冠状动脉痉挛，据统计其有效率为 80% ~94%。钙离子通道阻滞剂与硝酸异山梨酯（消心痛）合用有一定协同作用，可以加强疗效；③服用抗血小板聚集药物：因为冠状动脉痉挛时，内膜可以发生损伤，有利于血栓形成，故应使用阿司匹林（40 ~100mg/d）和双嘧达莫，两药合用不仅有协同作用，且对前列环素的活动有所增强，因此两药宜合用。

128• 在冠心病治疗中如何选用不同的抗血小板药物？

目前临床上常用的抗血小板药物有三类：阿司匹林、氯吡格雷和血小板糖蛋白（GP）Ⅱb/Ⅲa 受体阻滞剂。

活化的 GPⅡb/Ⅲa 受体与纤维蛋白原结合，在活化的血小板之间起桥梁作用，导致血小板血栓形成。阿昔单抗、依替巴肽和替罗非班是目前作用最强、应用最广泛的 GPⅡb/Ⅲa 受体拮抗剂。六项大规模安慰对照、双盲临床试验（EPIC、IMPACTⅡ、RESTORE、CAPTURE、EPILO 和 EPISTENT）表明，GPⅡb/Ⅲa 受体阻滞剂可显著降低经皮冠状动脉介入治疗（PCI）术后 30 天时死亡、心肌梗死或紧急血运重建术的发生率，而不增加并发症。在 RAPPORT 试验中，急性心肌梗死接受 PCI 治疗组应用 PGⅡb/Ⅲa 受体阻滞剂，30 天时患者的病死率、心肌梗死或急诊血运重建术的发生率降低 40% 以上。在急性心肌梗死接受溶栓治疗的患者、急性冠状动脉综合征患者中也对静脉使用的 GPⅡb/Ⅲa 受体阻滞剂进行了深入研究，已经证实该类药物可降低这些患者急性心肌梗死和血运重建术发生率。高危急性冠状动脉综合征患者（血清肌钙蛋白增高、缺血性 ST 段改变、正在发生的缺血）早期接受 PCI 者，采用 GPⅡb/Ⅲa 受体阻滞剂获益最大，依替巴肽和替罗非班总共使用 48 ~72 小时或直到术后 12 ~24 小时。

阿昔单抗对急性冠状动脉综合征、近期心肌梗死、桥血管狭窄、冠状动脉慢性闭塞、造影可见冠状动脉内血栓的患者受益较大。其使用方法：0.25mg/kg 静脉注射，PCI 前立即应用，继之 5 ~10μg/min 静脉点滴维持 12 ~24 小时。

总之，低危人群仅需使用阿司匹林和氯吡格雷，GPⅡb/Ⅲa 受体阻滞剂尽管很有效，但不能给低危患者带来更大益处。而高危患者则应该接受全部 3 种抗血小板制剂的治疗。

129• 在心绞痛治疗中怎样做到合理用药？

控制心绞痛症状的主要药物有三类：β 受体阻滞剂、硝酸酯类和钙离子通道阻滞剂。要充分发挥这些药物的作用，应注意了解患者的临床特点，合理用药，其要点如下：

（1）针对心绞痛的不同机制选择用药　劳力型心绞痛是最常见的类型，它发生在活动、劳累之中，休息后缓解。其病理生理基础是冠状动脉粥样硬化所致的严重性固定狭窄。在静息状态下，心肌的氧需量少，狭窄的冠状动脉可满足这种需要，仍可保持心肌的血氧供需平衡。当患者运动时，心率加快，血压升高，心肌收缩力加强，心肌的耗氧量，即对血氧的需求增高，但固定的严重狭窄病变，使冠状动脉不能相应增加血氧供应，不可避免地激化血氧供需矛盾，供不应求，导致心绞痛。显而易见，血氧需要量增加是供需矛盾的主要方面，治疗应针对降低心肌耗氧量选用药物。最理想的药物是β受体阻滞剂。这类药物能减慢心率、降低血压和减弱心肌收缩，从而降低心肌耗氧量，重新恢复心肌的血氧供需平衡，成为治疗劳力型心绞痛的首选药物。除非患者有明显的窦性心动过缓或其他慢性心律失常，劳力型心绞痛患者不宜首选单独使用硝苯地平。硝苯地平为具有强大扩张血管作用的钙离子通道阻滞剂，用药后血管扩张，导致反射性心率加快，心肌收缩力加强，血中儿茶酚胺水平升高，使心肌对血氧需求增加，不利于劳力型心绞痛的控制，这就是少数劳力型心绞痛患者单独使用硝苯地平致心绞痛恶化的缘故。而硝苯地平与β受体阻滞剂联合使用，可避免这一不良后果。

自发型心绞痛为静息状态下发作的心绞痛，主要由于冠状动脉痉挛使心肌的血氧供应减少。治疗应选用对冠状动脉有明显扩张作用的硝酸酯与钙离子通道阻滞剂，而不宜单独使用β受体阻滞剂，因为后者可使血管痉挛加重。

混合型心绞痛患者兼有劳力型与自发型心绞痛发作，应联用上述3种药物。

（2）剂量因人而异，依发病规律，注意调整用药时间　用药时应从小量开始，逐渐加量，直达到最佳疗效而无明显副作用。心绞痛药物治疗中较常见的问题是用药剂量过小，并且千篇一律，没有个体化。例如国人使用普萘洛尔的剂量范围为30～180mg/d，相差数倍；静脉滴注硝酸甘油剂量也在20～200μg/min不等。

不同患者、不同类型的心绞痛发作规律不同。变异型心绞痛多在夜间或凌晨发作，应在睡前服药，甚至唤醒患者加药。心绞痛高发时间多在清晨睡醒时，有些患者表现为清晨首次劳力型心绞痛，即早晨醒后从事轻微的体力活动时，如洗漱、慢散步即可诱发心绞痛，而在以后时间从事更重的体力活动不出现心绞痛。因此，该型心绞痛患者应注意起床前用药，国内患者大多习惯于早饭后服药，显然是不合理的。如患者在排便时发生心绞痛，应在排便前先含服硝酸甘油。

（3）根据病情需要联合用药　β受体阻滞剂和硝酸酯或硝苯地平联合使用，可增加疗效，而副作用相互抵消。维拉帕米与β受体阻滞剂的副作用相同，都具有负性变力作用、负性频率与负性传导作用，禁忌联合使用静脉制剂，口服制剂的联合使用也应极为谨慎。对少数难治性心绞痛联合使用硝酸酯、β受体阻滞剂、硝苯地平和地尔硫䓬（硫氮䓬酮）4个药可能奏效。

（4）注意考虑患者合并的疾病，合理选药　同时有快速室上性心律失常，如心房颤动、心房扑动、阵发性室上性心动过速，应首选β受体阻滞剂；对合并缓慢型心律失常者应选用硝酸酯与硝苯地平；对有心功能不全者应选用硝酸酯。

（5）对不稳定性心绞痛应强化治疗　不稳定性心绞痛比稳定性心绞痛更容易恶化，发生急性心肌梗死、猝死的危险增大。不稳定性心绞痛应视为急性冠状动脉综合征的一个重要表现形式收入CCU（冠心病监护病房），禁忌作运动试验。应重视使用β受体阻滞剂，它可明显减少急性心肌梗死与猝死的发生，对控制症状有效。静脉使用硝酸甘油有益于快速控制症状。不稳定性心绞痛的不稳定临床表现，来源于不稳定的冠状动脉病变，它常表现为动脉粥样硬化斑块的破裂、血小板聚集和部分闭塞性血栓形成。因此对没有禁忌证的患者，应使用抗血小板药物，如使用阿司匹林和抗凝药物如肝素。最近大规模临床前瞻性随机安慰剂对照试验表明，溶栓药物对不稳定性心绞痛患者无益，既不改变冠状动脉造影所见的病变程度与不稳定性，也不改善临床预后，反而明显增加恶化急性心肌梗死的危险，可能增加死亡率。目前对不稳定性心绞痛不主张溶栓治疗。

130• 如何预防冠心病患者长期服β受体阻滞剂后的停药综合征？

长期服用β受体阻滞剂，尤其使用大剂量的患者，突然停药可导致心动过速、血压升高，心绞痛和心律失常加重，甚至引起急性心肌梗死和猝死。这些撤药后的症状，通常在停药后1周内发生，对这些现象的解释是在使用β受体阻滞剂时，靶器官β受体密度增加，停药后β受体未及时下调，出现敏感和超敏感所致。为防止停药后综合征的发生，推荐采用药物逐渐减量法，1~3天内减至半量，4~6天减到1/4量，1周左右完全停用。有报道即使用1周内逐渐减量后停用，也可发生撤药综合征。

131• 何谓中间综合征？何谓前胸壁综合征？

中间综合征（intermediate syndrome）系指24小时内心绞痛反复发作，病情严重且持续时间长，多在15分钟到1小时，常在休息时或睡眠中发作，对称急性冠状动脉供血不足。发作时血清酶学检查一般正常（或有轻微改变），心电图上出现ST段改变但无异常Q波，对硝酸甘油治疗效果差或无效。病理解剖上往往有新近发展的较严重的冠状动脉狭窄性病变，而侧支循环未能相应地发展。不少学者认为中间综合征实际上包括较严重的心绞痛，且部分已经发现心内膜下心肌梗死或小块散在的室壁内梗死，但临床上不足以产生对急性心肌梗死具有诊断意义的酶学、心电图和放射性核素检查的改变，故常认为是心肌梗死的前奏，即介于心绞痛与心肌梗死之间。

前胸壁综合征（anterior chestwall syndrome）又称Prinzmetal综合征或Messumi综合征，是指急性心肌梗死后1~2个月发生的与心肌病变无关的前胸壁疼痛。发病机制尚不清楚，可能与胸壁局部缺血或变态反应有关。心肌梗死后引起反射性血管运动障碍以及绝对卧床、被迫保持过度安静等均可导致胸壁局部缺血。

其特点为：①发生于急性心肌梗死后1~2个月，也可出现于病后数日或数月；②疼痛部位较表浅，不向颈部、肩部或上肢放射，持续时间可长达数小时。依据疼痛部位可分为5个亚型：Ⅰ：胸大肌综合征（胸壁上部第二、三肋骨部位疼痛，且常见于左侧）；Ⅱ型：乳房下部综合征（疼痛位于乳房下第6~7肋间锁骨中线处，女性多见，多发生于左侧）；Ⅲ型：肋缘综合征（疼痛位于第8、9、10肋间连结的肋缘，双侧性）；Ⅳ型：肋软骨连结处综合征（疼痛在上胸部肋软骨连结处）；Ⅴ型：剑突综合征；③疼痛常可逐渐自行缓解，发作时服用硝酸甘油类药物无效；④可反复发作，持续数月数年；⑤自发疼痛最明显处有局部压痛；⑥心电图（原发病改变除外）、X 线、白细胞计数、红细胞沉降率（血沉）及血清酶学等检查均无异常发现。

132. 什么是乳头肌功能不全综合征？如何与乳头肌断裂鉴别？

乳头肌功能不全综合征指房室瓣腱索所附着的乳头肌由于缺血、坏死或纤维化，引起收缩功能障碍，导致房室瓣关闭不全。其中以左心室乳头肌功能失调导致关闭不全为常见，多见于冠心病。

诊断急性乳头肌功能不全可依据：①急性心肌梗死或严重心绞痛发作后，心尖处出现Ⅲ级以上收缩期杂音，向腋下传导，肺动脉第二心音分裂；②收缩期杂音及收缩期喀喇音的强度性质易变，并可在短期内消失，如同时听到病理性第四心音和/或第三心音奔马律，更有诊断价值；③使用亚硝酸异戊酯后，左心室舒张末期容积缩小，心腔长轴和二尖瓣腱索乳头肌长度之间的不适应得到改善，收缩期杂音可减弱；下蹲试验使静脉回流增加，主动脉压升高，收缩期杂音也增强；④实验室检查：以左心室造影最有诊断价值。超声心动图也可显示二尖瓣脱垂等。

急性心肌梗死时乳头肌功能不全应注意与乳头肌断裂相鉴别，急性心肌梗死时乳头肌功能不全与乳头肌断裂两者都有收缩期杂音，但可通过以下几点进行鉴别：

（1）发生频度　前者常见；后者少见。

（2）出现时间　前者常不知不觉发生，在心绞痛或心肌梗死任何时间发生；后者急性心肌梗死后 1 周内突然发生。

（3）收缩期杂音的特点　前者①发生于第一心音之后，杂音常局限于心尖区；②短暂与心肌缺血程度呈正相关；③期前收缩后可减轻；后者与第一心音同时发生，杂音在心尖区广泛，持续不变，期前收缩后不变。

（4）第一心音　前者 70% 第一心音响亮；后者柔和。

（5）乳头肌受累　前者前后乳头肌受累相仿；后者后内乳头肌受累是前乳头肌的 2 倍。

（6）病程　前者不发生肺水肿，病情稳定；后者突然发生肺水肿，病情急转直下。

（7）外科手术　前者常不需手术治疗；后者主张手术治疗。

133. 何谓心肌梗死后心绞痛？如何治疗？

急性心肌梗死疼痛缓解后 24 小时再出现的心绞痛称为梗死后心绞痛（PMIA），是部分病例剩余心肌缺血表现。一般临床上 1 周内有 12% 发生 PMIA，12 个月有 22% ~25%。根据急性心肌梗死后发生心绞痛的时间，PMIA 分为早发和迟发两型，前者是指急性心肌梗死后 24 小时至 10 天内，以后发生的 PMIA 为迟发型；根据心电图改变又分为梗死区内缺血和远距离梗死区缺血，前者是指心绞痛伴原梗死区导联上呈现短暂 ST 段和 T 波的改变，后者是指心绞痛远距离梗死区对各导联上短暂性 ST 段和 T 波改变。

PMIA 可由下列原因诱发：①闭塞血管与远距离血管床间侧支循环被阻断；②冠状动脉"窃血"：即指使用血管扩张药治疗时可能使并行的供血两处心肌的其中一条冠状动脉分支扩张，而另一分支有狭窄和血管壁不能明显扩张，而导致该支冠脉血管内流量减少的一种现象。现已证明，血管扩张药如硝普钠、钙离子通道阻滞剂硝苯地平可引起"冠状动脉窃血"，而硝酸甘油无此现象；③冠状动脉痉挛；④使用 β 受体阻滞剂亦可诱发 PMIA，因 β 受体阻滞剂使用不能拮抗 α 受体作用，反而使 α 受体相应增强使冠状动脉收缩，引起心肌缺血诱发 PMIA；⑤急性心肌梗死患者过早活动，情绪激动等，交感神经兴奋可致心率加快，心肌耗氧增加，加重心肌缺血，促发 PMIA。

PMIA 显示心肌梗死后剩余心肌有严重缺血和/或冠状动脉多支病变，易发生心律失常、猝死、再梗死以及心功能不全，心脏性死亡危险性增加，有报道 6 个月的病死率可达 56%。且远距离缺血的病死率（72%）明显高于梗死区缺血（33%）。有资料统计 PMIA 在 1、6、12 个月的病死率分别为 19%、22%、31%，高于没有 PMIA 组。可见积极防治 PMIA 对改善其预后有重要意义。

PMIA 治疗目的是迅速地缓解疼痛，尽快挽救缺血心肌，防止梗死面积扩大，防止发生严重心律失常和猝死。目前治疗方法有下列几种：

（1）药物治疗 ①硝酸甘油：由于它能使血管平滑肌松弛，尤其是对静脉系统更为显著，使静脉容量增加，回心血量减少，室壁张力减小，前负荷及心肌耗氧量减少，同时它对心脏浆膜下动脉也有强大的作用。它除了对正常心肌的血管有较强的扩张作用外，对缺血部的血管及侧支循环血管也有较强的扩张作用；它与硝普钠不同，不引起心肌的"窃血现象"，具有明显的解除冠状动脉痉挛、缩小梗死面积及改善心肌缺血、缓解心绞痛的作用。一般硝酸甘油 25mg，静脉滴注，每天 1 次，7～10 天为一疗程。当停用时心绞痛若再次发生，再次应用时亦能缓解；②钙离子通道阻滞剂：通常对心肌梗死后冠状动脉痉挛所致心绞痛有效。以地尔硫䓬为好，可预防再发性心肌梗死，减少 PMIA 的发生。一般口服 30mg，一天 3 次；③β 受体阻滞剂：在急性心肌梗死期和急性心肌梗死后使用都有利，早期使用可明显减少心肌梗死的病死率、PMIA 和再发梗死。以美托洛尔（美多心安，倍他乐克）较好，25～50mg，一天 2 次；④抗血小板药物和抗凝剂：早发型 PMIA 的频繁发作可能是再发性急性心肌梗死或梗死面积扩大的先兆，常提示冠状动脉有微血栓形成或血栓破裂造成新的栓塞存在。可使用肝素静脉滴注或阿司匹林 0.03g，一天 1 次。通过抑制凝血过程、抑制血小板聚集、减少血栓素 A_2 释放，防止血管收缩和血栓形成，可缓解和减少 PMIA 发生。

（2）如果药物治疗无效，可行经皮穿刺冠状动脉内成形术或冠状动脉旁路移植术，两者近期效果可以，远期效果有待进一步研究，尤其前者的手术后再狭窄率仍很高。

（3）体外反搏 能提高动脉舒张压，增加冠状动脉灌注压，促进侧支循环形成，能有效地减低后负荷，减低心肌耗氧量和改善心肌供血，对 PMIA 是有效的。一般体外反搏一天 1 次，每次 1 小时。如加低分子右旋糖酐静脉滴注效果更好。

134 何谓不典型心绞痛？在临床诊断上应注意哪些问题？

心绞痛本身就是以症状命名的临床综合征。所谓不典型心绞痛是对典型心绞痛而言的。

典型心绞痛特点是：突然发作、位于前胸部，疼痛性质模糊，以劳累或激动为诱因，持续时间较短暂。而不典型心绞痛患者往往缺乏这些特点。在临床诊断上应注意以下几个问题。

（1）疼痛的部位不典型　疼痛不在心前区或胸骨后，而出现于颈、牙床、咽喉、右胸、背、肩、臂、上中腹部，甚至在下肢。放射部位可在右肩、右前臂或下肢，而不在左肩、左前臂尺侧，易误诊为神经痛、龋齿、肩周炎、风湿性关节炎、肋软骨炎及肌肉病变、胃炎、溃疡病、胆囊炎、胰腺炎等疾病。但左乳头下区左半胸的疼痛，而患者又能用一手指明确指出部位，很少由心肌缺血所引起。

（2）疼痛的性质及持续时间不典型　患者常诉胸前隐痛，其性质有时述说不清，持续时间较长，数小时或整天隐痛。以疼痛性质而言，缩窄、挤压、烧灼、沉重、压迫等感觉多属心肌缺血引起；短促的疼痛、尖锐刺痛、刀割样痛或伴随呼吸活动增减的胸痛者，大多由非心肌缺血所引起。

（3）诱发因素不典型　不是在体力活动相对增加时诱发，而是情绪紧张容易诱发，有时在休息状态或睡眠中发作。在运动完毕后或由某一姿势促发者，偏向于非心肌缺血所引起。

（4）硝酸甘油的疗效欠佳　舌下含硝酸甘油能使心绞痛缓解，缓解时间应在含药后1/2～3分钟内出现，或与出现头痛等副作用的时间相符。而不典型心绞痛者含服该药感到似乎有效，而不肯定。

在我国，心绞痛患者发作多不典型，须注意。由于24小时动态心电图监测和核素检查的开展，近年来国内外学者强调心绞痛一词不完全代表痛，患者对心肌缺血的感觉可能是痛以外的另一种感觉，可能为烧灼感、紧缩感、挤压感，因而可能否认感觉疼痛。目前认为，心肌缺血更常见的表现为无痛性发作，从而相应提出了“总缺血负荷”的概念，即疼痛发作加上无痛性心肌缺血发作的总和。因此，临床上没有心绞痛或疼痛不典型绝对不能否定心肌缺血的诊断。现在不再认为一过性心肌缺血的主要标志是心绞痛，而认为是心肌作功异常（舒张期和收缩期功能异常）。心室舒张功能异常表现为左心室顺应性降低与左心室舒张末期压力增高，临床可表现呼吸困难。而心肌收缩功能异常则表现为心排出量减少，临床可见头晕、乏力。心肌缺血引起的左心室功能不全为一过性，多可自动恢复，无明显临床症状。部分患者心肌缺血发作时可无明显胸痛，而以心脏作功异常为主要表现，出现头晕、乏力、呼吸困难，甚至发生急性肺水肿。

135. 急性冠状动脉综合征的概念近年来有哪些改变？

急性冠状动脉综合征（acute coronary syndromes，ACS）是指在冠状动脉粥样硬化的基础上，斑块破裂、破损或出血、痉挛，导致血栓形成，完全或不完全堵塞冠状动脉的急性病变为病理基础的一组临床综合征，包括不稳定性心绞痛（UA）、急性心肌梗死（AMI）或猝死。为便于快速诊断和正确的治疗，根据病史、临床表现和心电图将ACS患者分为ST段抬高的ACS和ST段不抬高的ACS。

近年来的研究使人们对ACS从概念、病理生理机制到治疗策略的认识和理解不断深入，尤其随着循证医学的发展，为其治疗策略的逐步更新和完善提供了越来越充分的依据。就其概念来说，近年来主要有以下两方面演化改变：

（1）ST段抬高与非ST段抬高的ACS　过去的10余年中，人们对ACS病理生理机制和治疗学的认识经历了一场革命，尤其急性再灌注疗法的出现使过去Q波AMI和非Q波AMI的划分已不适用于AMI的急性期处理。因为要明确是Q波AMI还是非Q波AMI，往往需数天。临床试验明确证实，溶栓治疗可使ST段抬高的AMI患者明确获益，而对非ST段抬高的AMI和UA即非ST段抬高的ACS患者无益。冠状动脉造影观察表明ST段抬高的AMI患者梗死相关血管多为完全闭塞病变，而非ST段抬高的AMI和UA患者多为存在不同程度不规则狭窄病变的开放血管。病理形态学研究则证实前者冠状动脉内为含大量纤维蛋白的红色血栓，而后者为富含血小板的白色血栓。因此，现代诊疗策略将ACS重新分类为ST段抬高的AMI和非ST段抬高的ACS，可为ACS患者病理生理机制的解释和急性期干预策略的选择提供更重要的信息。

（2）ACS的危险度分层　通常用于危险度分层的指标包括病史、体格检查和12导联心电图表现，但其敏感性和特异性均相对有限。近年来，一些新的心肌标志物尤其较CK-MB更为敏感的肌钙蛋白（cardiac troponin T，cTn-T和cardiac troponin I，cTn-I）的应用，结合上述指标，为ACS患者危险度评估提供了更有价值的依据。对于ST段抬高的AMI患者危险度分层一般于发病早期（数小时内）、住院期间和出院前或出院后短时间内（<3周）分别进行，对近期和远期死亡等心脏事件发生率的预测以及治疗策略的选择具有重要的指导价值。对于非ST段抬高的ACS患者进行危险度分层的意义更着重于早期干预策略的选定，对这类患者早期不同药物干预或是否行介入治疗是近年来研究的热点。

136. 粥样斑块的形成机制和急性冠状动脉综合征的发生机制是什么？

血浆中的脂质以低密度脂蛋白（LDL）和极低密度脂蛋白（VLDL）或经动脉内膜表面脂蛋白酯酶的作用而分解成残片的形式通过内皮细胞直接吞饮、透过内皮细胞间隙、内皮细胞的LDL受体作用、受损伤后通透性增加的内皮细胞及因内皮细胞缺失而直接暴露在血流的内膜下组织而进入冠状动脉壁，进到中膜后，堆积在平滑肌细胞间胶原和弹力纤维上，引起平滑肌细胞增生，平滑肌细胞和来自血液的单核细胞吞噬大量脂质而成为泡沫细胞。继而脂蛋白又降解而释出胆固醇、胆固醇酯、三酰甘油和其他物质，LDL还与动脉壁的蛋白多糖结合产生不溶性沉淀，都能刺激纤维组织增生，所有这些合在一起就形成冠脉的粥样斑块。

有关急性冠状动脉综合征的发生机制近年来也有新的认识。过去曾因冠脉造影使人的注意力集中于高度狭窄病变，认为狭窄越重，发生AMI危险性越大。而GISSI研究表明，发生血栓造成AMI的并非高度狭窄病变。随后多项研究反映冠脉事件的发生与狭窄程度不一致；多项降脂临床试验亦见到降脂后病变消退极少，而临床冠脉事件明显减少。研究还表明，有的病例斑块破裂，临床无症状，虽病变迅速发展，却未被察觉；而有的不稳定心绞痛未见斑块裂隙和血栓。大量资料使人们重新审视传统的发病机制；临床专家开始由重视冠状动脉转而注意斑块。研究表明，动脉粥样硬化病变有慢性炎症特征。脂质感染、自体抗体、T 细胞激活剂等活化 T 细胞分泌 γ 干扰素，干扰胶原合成，炎症介质（多种细胞因子）活化平滑肌细胞和巨噬细胞生成多种酶，削弱斑块上的纤维，后者的完整决定着斑块的稳定性。同时炎性介质还活化其他的一些血管内分泌和旁分泌系统。病变部位内皮功能低下，血管活性物质失衡，易发生血管痉挛，于是在血栓形成、纤溶、基质降解蛋白酶等几种瀑布效应相互作用的界面发生急性冠状动脉综合征。

137. 近年来，对急性冠状动脉综合征的治疗策略主要有哪些更新?

近年来，应用循证医学的手段，对急性冠状动脉综合征（ACS）治疗策略从药物治疗、介入治疗以及复合干预措施等方面均有一系列临床试验予以评价，使 ACS 治疗策略不断更新和完善。

首先是对非 ST 段抬高的 ACS 的治疗策略改变。

（1）早期介入治疗抑或保守治疗　在非 ST 段抬高的 ACS 早期干预方面长期争议的焦点问题是早期介入治疗抑或保守治疗，尤其是早期介入治疗的对象和时机问题。早期公布的 TIMI ⅢB（thrombolysis in myocardial infartion Ⅲ B）试验和 VANQWISH 试验（veterans affairs non-Q-wave infarction straegies in-hospital）均未能对早期介入治疗提供有利的支持，前者的研究结果提示两种不同的治疗策略具有相似的远期临床结果；而后者结果则表明，多数患者不能从常规早期侵入性治疗中获益，甚至有害，而以缺血为导向的早期保守治疗则更为安全有效。FRISC Ⅱ（fragmin and fast revascularization during instability in coronary artery disease）研究第一个证实对非 ST 段抬高的 ACS 患者在给予低分子肝素以及阿司匹林和抗心绞痛药物治疗的情况下，早期侵入性治疗较保守治疗明显降低终点事件（死亡和心肌梗死）发生率。TACTICS-TIMI 18（treat angina with aggrastat and determine cost of therapy with an invasive or conservative strategy thrombolysis in myocardial infarction study 18）研究结果显示，在给予血小板糖蛋白（GP）Ⅱb/Ⅲa 受体阻滞剂替罗非斑（tirofiban）的前提下，早期侵入性治疗策略显著优于保守治疗策略。从而证实在当今以支架为代表的新的冠状动脉介入技术和最强有力的抗血小板药物 GPⅡb/Ⅲa 受体阻滞剂得以应用的年代，对于非 ST 段抬高的 ACS 早期侵入性治疗较保守治疗更为理想。非常值得注意的是，上述两个研究均表明高危患者得益更大，而在低危患者两种治疗策略有着相似的临床结果。新近公布的 RITA-3（radomized intervention trial of unstable angina 3）研究结果进一步证实在中等危险度非 ST 段抬高的 ACS 患者常规早期介入治疗亦优于保守治疗，可明显降低复合终点事件包括死亡、心肌梗死和难治性心绞痛的发生率，并主要在于对难治性心绞痛发生率的影响。鉴于以上临床试验结果，最新的 ACC/AHA 指南建议对肌钙蛋白 T（cTn-T）升高的非 ST 段抬高 ACS 患者进行早期介入干预。然而 ESC 2004 公布的 ICTUS 研究却显示，对于肌钙蛋白 I（cTn-I）升高的非 ST 段抬高的 ACS 患者，早期介入治疗和择期介入治疗的结果相似。由于药物强化治疗的充分应用，两种治疗策略的差异确实在缩小。可能需要更加细致的临床研究以筛选能从早期介入干预中获益的高危人群。

（2）强化抗血小板治疗　①氯吡格雷的应用：在2002年修订的指南中建议将氯吡格雷应用于所有稳定性心绞痛（UA）/非ST段抬高的急性心肌梗死（NSTEMI）患者，除非在5~7天内拟行冠状动脉旁路移植术（CABG）者。这一变更主要基于CURE（clopidogrel in unstable angina to prevent recurent events）研究及其亚组分析PCI-CURE研究的结果。CURE研究将12562例非ST段抬高的ACS患者随机分为氯吡格雷治疗组和安慰剂组，在平均9个月的治疗过程中，氯吡格雷组心血管性死亡、非致死性心肌梗死或脑卒中的复合终点发生率较安慰剂组显著降低。而对其中2658例接受PCI治疗的患者进行亚组分析即PCI-CURE研究结果表明，PCI术前平均10天开始合用氯吡格雷与阿司匹林至术后平均8个月，较安慰剂组显著降低近期和远期心血管事件发生率，而未增加严重出血并发症。新近公布的CREDO（clopidogrel for the reduction of events during observation）研究进一步证实PCI术后长期（1年）用氯吡格雷（75mg/d）可显著降低死亡、急性心肌梗死和卒中等不良缺血事件的发生率；术前至少6小时以上开始给予负荷量（300mg）氯吡格雷可明显降低死亡、心肌梗死或紧急靶血管重建的危险性；严重出血性并发症无明显增加；②GPⅡb/Ⅲa受体阻滞剂的应用范围趋于缩小：已有研究表明，GPⅡb/Ⅲa受体阻滞剂的口服制剂不能降低远期缺血性终点事件发生率，不宜应用；对包括GUSTO Ⅳ-ACS（the global use of straegies to open occluded coronary ateries in acute coronary syndromes-Ⅳ）研究在内的6个应用GPⅡb/Ⅲa受体阻滞剂治疗非ST段抬高的ACS患者的随机临床试验进行荟萃分析显示GPⅡb/Ⅲa受体阻滞剂可降低30天死亡或心肌梗死的总体发生率，而对30天内未行血运重建治疗的患者无益。因此，在2002年ACC/AHA修订的指南中指出，GPⅡb/Ⅲa受体阻滞剂对接受PCI治疗的UA/NSTEMI患者具有实质性的益处，而对有可能但不常规拟行PCI的患者益处不大，对不行PCI的患者的益处是可疑的。

（3）强化他汀类药物治疗　他汀类药物不仅可有效抑制胆固醇合成，尚有改善内皮功能、消除炎症反应、稳定斑块、预防血栓形成的多项功效。近年一些小规模临床试验结果显示在ACS早期（数天内）用药可降低非致死性心肌梗死、再发心绞痛和院内死亡的发生率。已经公布的大规模研究MIRACL试验（the myocardial ischemia reduction with aggressive cholesterol lowering）在UA/NQMI患者入院24~96小时给予阿托伐他汀16周，使死亡、非致死性心肌梗死和因心绞痛恶化住院的联合终点危险性降低16%（17.4%比14.8%）。瑞典进行的一项近20000例患者的注册研究表明，出院前开始他汀类药物治疗的患者死亡的危险性降低25%。新近发表的PROVE f（TIMI-22）（pravastatin or atovastatin evalustion and infection therapy——thrombolysis in myocardial infarction 22）进一步证实了强化降脂治疗的临床获益。鉴于以上研究结果，2004年6月的ATPⅢ更新指南建议非常高危患者LDL-C≤70mg/dl。

第二是对ST段抬高的ACS治疗策略的改变。

时间依赖的“开通血管”（open vasculature）假说包括4个方面：达到早期恢复血流；完全的心外膜血流；完全的心肌微循环血流；血流持续恢复。显然，理想的治疗方法应该满足以上四个方面的要求。

（1）易化PCI（facilitated PCI）　一种可能提高再灌注效果的有前途的策略。溶栓和急诊冠状动脉介入治疗（PCI）是ST段抬高急性心肌梗死（STEMI）治疗的主要方法。为了发挥两种方法的优势并克服两种方法的局限性。一些学者提出了易化PCI的概念，希望联合药物和机械再灌注以达到更大的获益。广义而言，易化策略包括联合应用抗血小板、抗栓和/或减量溶栓治疗。此举可能充分利用药物治疗的普遍和迅速，同时利用PCI进一步改善再灌注血流，防止血管再闭塞。①溶栓易化PCI：早期溶栓后常规PCI的随机试验由于血管壁出血和急性闭塞等并发症，并未显示临床获益，死亡率反而有所增高。PACT试验（plasminogen activator angioplasty compatibility trial）比较了直接PTCA和半量阿替普酶（alteplase）联合PTCA的效果。随着操作者经验的积累和支架的应用，这种策略的安全性得到证实，卒中和大出血在两组间的差异无统计学意义；②GPⅡb/Ⅲa受体阻滞剂易化PCI：ADMIRAL（abciximab before direct angioplasty and stenting in myocardial infection regarding acute and long-term follow-up）试验评价了直接PCI前应用阿昔单抗的效果（$n=300$），结果显示接受阿昔单抗治疗的患者在PCI前达到TIMI3级血流的比例显著提高（16.8%比5.4%；$P=0.01$），6个月随访结果相似（94.3%比82.8%，$P=0.04$）。阿昔单抗组在30天的联合终点（死亡、再梗死、紧急靶血管重建）显著低于对照组（6.0%比14.6%，$P=0.01$）。ON-TIME试验（ongong-tirofiban in myocardial infection evaluation）探讨了GPⅡb/Ⅲa受体阻滞剂（替罗非班）易化PCI的给药时机。251例AMI患者随机进入院前给药组，256例进入导管室给药组。前组的给药至球囊时间平均为59分钟，后组为15分钟。结果显示早给药组有43%的患者在球囊扩张前达到TIMI 2～3级血流，明显高于晚给药组（34%，$P=0.04$）；③溶栓联合GPⅡb/Ⅲa受体抑制剂易化PCI：GPⅡb/Ⅲa受体抑制剂改善AMI临床后果的早期试验，促使人们考虑联合溶栓和GPⅡb/Ⅲa受体抑制剂。TIMI-14（thrombolysis in myocardial infarction-14）、GUSTO-Ⅴ（the globbal used strategies to open occluded coronary arteries in acute coronary syndromes-Ⅴ）、SPEED（strategies for patency enhancement in the emergency departmnt）、INTRO-AMI（the integrilin and low-dose thrombolysis in acute myocardial infarction）等试验分别联合阿替普酶、瑞替普酶或链激酶联合阿昔单抗或依替巴肽。这些试验结果显示联合用药可获得更多的TIMI 3级血流和更少的联合终点事件。大出血并发症增多，但颅内出血未增加。这种再灌注策略仍需要进一步的研究，长期随访结果、费效比、与直接PCI的比较等问题仍有待回答。

（2）联合用药进一步改善AMI血运重建的效果 ①ADP受体阻滞剂：阿司匹林在AMI治疗中的地位已经确立，有试验证明，氯吡格雷可有效地替代阿司匹林与组织型纤溶酶原激活剂（tPA）合用cISAR-REACT试验（intracoronary stenting and antithrombotic regimen-rapi early action for coronary treatment）显示，AMI患者在进行直接PCI前至少2小时单用600mg氯吡格雷，与300mg氯吡格雷联合阿昔单抗同样有效。进一步的分析并未发现，用药提前时间越长临床获益越大。由于ADP受体阻滞剂起效较慢且价格昂贵，而阿司匹林起效迅速和性价比高，故不可能被ADP受体阻滞剂完全取代。联合抗血小板药物治疗AMI、辅助再灌注是否更有效，已成为目前的研究热点之一。即将完成的大规模（入选3万例患者）多中心随机双盲对照临床试验CCS2（Chinese cardiac study-2），将对阿司匹林联合氯吡格雷治疗急性STEMI的效果做出有力的评价。其结果可能改写现行的急性STEMI治疗指南；②

LMWH（依诺肝素）在AMI静脉溶栓中的应用：AMI早期的药物治疗需要联合溶栓、抗血小板和抗凝治疗。尽管辅助抗栓治疗可能增加出血的风险，已有的临床试验证据仍然支持依诺肝素作为AMI抗栓治疗的可选药物。在溶栓再灌注策略的基础上，HARTⅡ试验（heparin-aspirin reperfusion tialⅡ）证实了依诺肝素辅助tPA溶栓治疗至少与UFH同样有效，甚至有轻微提高梗死相关动脉（IRA）通畅率的趋势。与UFH组相比，依诺肝素组的再闭塞率有下降的趋势。两组的不良事件相似。AMI-SK试验显示了依诺肝素辅助链激酶（SK）溶栓可促使ST段更快恢复（提示心肌再灌注更好），5～10天的血管造影通畅率更高，30天的主要心血管事件显著减少（21.0%比13.4%，$P=0.03$），出血并发症未见增加。

（3）远端保护装置的价值　初步的临床试验显示，使用远端保护装置可改善心肌水平的再灌注。X-AMINE ST临床试验（the X-Sizer in acute myocardial infarction patients for negligible embolization and optimal ST resoluhon）评价了X-Size系统在急性心肌梗死患者进行直接PCI时改善心肌再灌注的效果。结果显示，直接PCI时使用X-Size导管系统可提高ST段恢复50%以上的比例（67.4%比53.1%，$P=0.052$），减少慢血流（4.1%比16%，$P=0.012$）和远端栓塞的比例（2.1%比10%，$P=0.006$）。但令人失望的是，这些改善并未转化为临床获益。两组3个月的临床后果（包括死亡、再梗死、重复PCI）相似。既往的研究已证实了ST段恢复的程度是远期预后的重要预测因子。样本数量较小（$n=201$）可能会影响试验结果。正在进行的EMERALD试验将对远端保护装置在直接PCI中的价值做进一步的评价。

（4）急诊PCI联合自体骨髓细胞移植，进一步改善心功能，关注远期预后　初步的临床试验结果肯定了这种方法的益处。Strauer等的研究发现梗死相关动脉内植入自体骨髓单核细胞可显著缩小梗死区（由30%±13%降为12%±7%，$P=0.005$），且显著小于接受标准治疗的AMI患者（$P=0.04$），每搏量、左心室收缩末期容积、收缩能力、梗死区心肌灌注显著改善。Wollert设计了首个随机对照临床试验评价MI后冠状动脉内自体骨髓细胞移植的效果。共入选60例急性STEMI患者，均成功进行了梗死相关动脉PCI。随机分为对照组（30例）和自体骨髓细胞移植组（30例）。结果显示，对照组患者在6个月时MRI测量的左心室功能（LVE）没有改善（51.3%比52%），移植组患者的左心室射血分数则有6.7%的增加（50%比57%，$P=0.0026$）。相信在不远的未来，心肌再生将成为MI后的心功能保护的新亮点。

138• 目前认为，炎症与急性冠状动脉综合征的关系怎样？

急性冠状动脉综合征（ACS）中的不稳定心绞痛（UA）和急性心肌梗死（AMI）绝大多数是因为粥样硬化斑块破裂或裂隙伴血栓形成造成血管堵塞所致。从病理生理学角度可以将动脉粥样硬化斑块分成稳定性和不稳定性。严重临床事件的发生是由于病变斑块由稳定性转变为不稳定性造成的，急性炎症反应在此过程中起了关键性的作用。

与稳定的斑块相比，易损斑块在病理组织细胞水平上具有以下特征：偏心性管腔分布，较大的脂质池（>40%），较薄的纤维帽，局部巨噬细胞、活化的淋巴细胞、肥大细胞及新生血管增多，而平滑肌细胞团凋亡减少，内皮细胞功能紊乱。分子学特征为炎性标志物增加、基质金属蛋白酶（MMPs）表达、细胞内核因子 NF-κB 活化和热休克蛋白表达。炎症细胞集中于斑块的肩部，该部位张力较高，是破裂最常发生的部位。

研究发现，不稳定斑块内存在异常炎症反应。斑块内的泡沫细胞、巨噬细胞、淋巴细胞和肥大细胞等炎症细胞聚集，释放各种酶降解基质引起斑块不稳定。ACS 患者斑块破裂部位可见大量 HLA-DRⅡ类抗原在炎症细胞和相邻的平滑肌细胞上表达，斑块内 IL-2 受体（CD25）阳性的 T 细胞比例明显高于稳定性心绞痛患者。活化的 T 细胞合成并释放 IFN-γ，后者抑制平滑肌细胞增殖和胶原合成，协同炎症因子诱导斑块内的平滑肌细胞凋亡，调节巨噬细胞合成 MMPs，降解基质增加，从而削弱粥样斑块的稳定性。同时在 ACS 中检出 NF-κB 高表达，提示活化 NF-κB 介导斑块内的炎症反应是 ACS 的主要病理机制。

ACS 患者全身性炎症反应也日益受到学者的重视。研究者发现 UA 患者 CDllb/CD18 异二聚体受体在单核细胞和粒细胞表面高表达，促进活化的白细胞与血小板黏附于内皮细胞，导致内皮细胞功能紊乱。此外，ACS 患者外周血 T 细胞 HLA-DR 抗原表达增加加亚群功能紊乱等均反映炎症机制参与 ACS 的发病。大规模临床研究还发现 ACS 患者 C 反应蛋白（CRP）明显升高，与心血管并发症如猝死和 AMI 有很强的正相关性，并证实 CRP 不仅仅是炎症标记物，而且可能参与冠状动脉粥样硬化的发生和发展过程。

局部和全身性炎症反应在 ACS 中有致病作用，炎症标志物是心血管事件的重要预测因素，表明了炎症反应的强度影响着 ACS 的临床结果。

139 • 急性冠状动脉综合征心肌标志物检测的现状如何？

20 世纪 80 年代末，发现了心脏特异蛋白，即肌钙蛋白 T（cTn-T 和 cTn-I）比其他检测指标敏感和特异，能发现检酶学检查不出的微小心肌坏死，且不受骨骼肌病变的影响。到 20 世纪 90 年代，此两项检测已渐取代部分的传统的酶学，目前已成为诊断急性冠状动脉综合征（ACS）主要生化标志物。目前常用心肌标志物有：

（1）肌酸磷酸激酶同工酶-MB（creatinine kinase-MB，CK-MB）①此酶往往在出现胸痛后 6～10 小时才能供 MI 的诊断，此酶的敏感性在心肌梗死（MI）发病后 3 小时只有 30%，6～9 小时达 97%。CK-MB 诊断 AMI 的平均敏感性为 92%，特异性为 98%；②敏感性不高，不能诊断微小心肌梗死；③CK-MB 的心肌特异性较差，若伴有骨骼肌的损害也可增高，此酶也见于肠道平滑肌、子宫平滑肌中；④正常人血中存在，正常存在与病理性增加之间有交叉。

（2）cTn-T 和 cTn-I　此为心肌特异性的肌钙蛋白，心肌收缩与舒张所必需，其敏感性、特异性比 CK-MB 高，因该蛋白不存在人体其他部位，即使 CK-MB 不高，MI 后的死亡率与肌钙蛋白亦成正比。肌钙蛋白对手术后 MI 的诊断也无影响。MI 后 3 小时即开始增高，可在血中存留 14 天，对再发 MI 的诊断尤其有帮助，还可诊断微小心肌坏死，故对不稳定性心绞痛和非 ST 抬高、ST 抬高的 MI 的鉴别有极大帮助。若患者胸痛后 4 小时或达 6 小时这两种肌钙蛋白还呈阴性，就可排除 MI，若无其他情况，患者可回家。

cTn-T 的特异性比 cTn-I 略低，因在肌病、肾功能衰竭时也可阳性，而 cTn-I 一般为阴性。肌钙蛋白虽然很敏感可用来协助对不稳定性心绞痛和非 ST 抬高的 MI 的诊断及处理，其增高时间是在冠状动脉阻塞后的 3～6 小时。与 CK 的情况相同，用来早期诊断 ST 抬高的 AMI 的价值则有限。

（3）肌红蛋白（myoglobin，Mb） ①在 MI 发生后 1～2 小时即出现在血中，其高峰为 AMI 后的 4～5 小时，在 AMI 后的 1～3 小时内血清中测出的敏感性可达 62%～100%，24 小时后即消失；②特异性差，骨骼肌损伤、创伤、肾衰竭等疾病，都可导致其升高；③可用于 ACS 早期排除诊断的重要指标，如肌红蛋白阴性，则基本排除 MI；④再梗死的诊断，结合临床，如肌红蛋白重新升高，应考虑为再梗死或者梗死延展。敏感性和特异性两种或三种标志物合用均接近，很有价值；但阳性预测值就不如阴性佳，故其诊断 MI 的可靠性并不太好，诊断应结合临床与心电图改变。但若阴性，则可 100% 排除 MI，包括小范围的心肌受损。

140. 血清肌钙蛋白 T 与其他生化指标比较有何优点？

按新的急性心肌梗死（AMI）标准化的定义，推荐了肌钙蛋白 T（cTn-T）或肌钙蛋白 I（cTn-I）可作为诊断 AMI 更特异的指标，其上限峰值 cTn-T > 0.1μg/L 为异常。临床上缺血性胸痛的患者，即便是梗死心电图不典型，只要 cTn-T 或 cTn-I 升高，即提示心肌有“微梗死”，新的指南并将此类患者列入心肌梗死范围。因此，只要 cTn-T 或 cTn-I 升高，就可以诊断 MI，不必再作 CK-MB 的检查。它们的动态改变（升高的幅度和持续的时间），对 AMI 的发病时间、治疗效果、梗死的面积和严重性的判断，都具有重要意义。尤其是 cTn-T，与其他指标相比，则示有明显的优点。

（1）心肌肌凝蛋白轻链（CM-LC） 它是心肌肌凝蛋白成分之一。当心肌细胞损伤时，CM-LC 易于从肌凝蛋白分子中分离出来，并释放入血。AMI 发病后 4～6 小时血中 CM-LC 浓度开始升高（正常值 < 10μg/L），2～4 天达峰值，可持续 10 天以上。CM-LC 是心脏特异性抗原，心肌内含量仅为 cTn-T 的 1/50。CM-LC 的特异性与 cTn-T 相似，但敏感性稍差。

（2）CK 及 CK-MB CK 于 AMI 后 5～8 小时出现于血中，24 小时达高峰，持续 3～4 天；CK-MB 在正常血清中检测不到，它来自破坏的心肌细胞，AMI 发病 4～8 小时血中出现 CK-MB，18～24 小时达高峰，3 天内恢复正常。CK 及 CK-MB 敏感性高，与血清 cTn-T 相似，但血清 cTn-T 特异性高于 CK 及 CK-MB，且在持续时间较长。

（3）肌红蛋白（Mb） 是一种含血红素的呼吸蛋白质，主要存在于骨骼肌和心肌中。正常人血清 Mb 浓度 < 40μg/L。血清 Mb 于 AMI 发病后 1 小时即可升高，4～6 小时达峰值，24 小时内恢复正常。由于骨骼肌中存在 Mb，因而，与血清 cTn-T 相比，Mb 的特异性较差，且血中持续时间较短。但其在血中出现的时间比 cTn-T 早。

（4）心肌肌钙蛋白Ⅰ（cTn-Ⅰ） cTn-Ⅰ是一种心脏特异性抗原、Tn 亚单位之一。正常人血清 cTn-Ⅰ约 10μg/L。AMI 发病后 4～6 小时血清 cTn-Ⅰ超过正常，平均 18 小时达峰值，持续 6～8 天。与 cTn-T 相比，两者特异性相似，但血清 cTn-I 正常浓度变化较大，且在血中持续时间也较短。

141 • 如何对急性冠状动脉综合征进行鉴别诊断？

（1）其他疾病引起的心绞痛 ①肥厚梗阻性心肌病：由于左心室流出道梗阻和心肌肥厚，可有心绞痛、晕厥或呼吸困难，多与活动有关，胸痛在服用硝酸甘油后反而加重，查体可以闻胸骨左缘的收缩期杂音；②瓣膜病：主动脉狭窄也可有心绞痛，应行超声心动图检查。怀疑有冠状动脉疾病，应行冠状动脉造影检查；③其他疾病累及冠状动脉疾病：如冠状动脉畸形或先天发育异常、冠状动脉肌桥、风湿性疾病引起冠状动脉炎，冠状动脉夹层或急性主动脉夹层累及冠状动脉，冠状动脉栓塞、梅毒性主动脉炎引起冠状动脉口狭窄或闭塞；④X 综合征：X 综合征多见于女性，为冠状动脉系统毛细血管功能不良引起，与冠状动脉内皮功能失调有关，临床表现为劳力型心绞痛，运动试验可以阳性，但冠状动脉造影无固定狭窄或冠状动脉痉挛，预后相对好。

（2）心脏神经官能症 是由于情感或精神因素导致的胸部不适或胸痛，多见于中青年女性或更年期妇女。实际上，女性绝经期前，如无危险因素（如家族史、高血压、血脂紊乱和糖尿病）很少发生冠心病。这类患者可有 ST 段移位，或 T 波变化，应做普萘洛尔（心得安）试验，多数服用普萘洛尔后心电图变为正常。还应行运动负荷试验，甚至超声心动图、放射性核素检查，仍不能肯定者作冠状动脉造影。应注意患者的年龄和性别因素，社会心理因素，和是否存在易患冠心病的危险因素。

（3）非冠心病导致的胸部不适 ①期前收缩：可伴有胸部不适甚至疼痛，多出现在不活动时，活动后多消失或感觉不到。应确定期前收缩是良性性质，还是伴随心脏疾病，必要时行动态心电图、心脏运动负荷试验或超声心动图检查；②急性心包炎：尤其是在心包炎早期，可出现心前区和胸骨后疼痛，常与深呼吸、咳嗽或者体位改变有关，有时吞咽疼痛。早期可有心包摩擦音，且心包摩擦音和胸痛常在出现大量积液后消失。心电图的 ST 段和 T 波变化常位于除 aVR 外的所有导联，ST 段抬高呈弓背向下，可伴有心脏压塞的症状和体征，以及全身症状，超声心动图可以确诊；③心肌炎和扩张型心肌病：可出现胸闷、呼吸困难等症状。心电图可发现 QRS 波、ST 段和 T 波的变化。应注意询问病史，仔细查体，观察心电图有无演变，系列心肌酶学检查和超声心动图等检查；④右心室高压、肺动脉高压：可因右心室缺血引起心绞痛，常见于二尖瓣狭窄伴肺动脉高压、肺动脉瓣狭窄等；⑤心脏高动力综合征和二尖瓣脱垂：为交感神经过度兴奋的表现，患者常诉心慌、心前区不适、疲乏、呼吸困难、焦虑和多汗等，β 受体阻滞剂效果好。心电图可与冠心病混淆，运动试验也可呈假阳性，普萘洛尔可消除 ST-T 变化。二尖瓣脱垂也可伴交感神经兴奋和高动力状态，常有神经衰弱的临床表现，超声心动图可确诊；⑥急性主动脉夹层：主动脉夹层可出现剧烈的胸痛，也可累及冠状动脉，甚至出现心肌梗死。胸痛的一般部位较高，常呈撕裂样，开始就达到高峰，可广泛放射到背部、腹腰部和腿部。胸部可有异常搏动，可听到夹层导致的异常杂音，两侧上肢或者上下肢血压不匹配，一侧脉搏搏动减弱，下肢麻痹或偏瘫。累及主动脉根部可出现主动脉瓣关闭不全。应及时行 X 线胸片、超声心动图或者磁共振检查，考虑手术者应行主动脉造影；⑦急性肺栓塞：急性大面积肺栓塞可引起胸痛、呼吸困难、晕厥、休克等表现，患者可伴有冷汗、发绀或濒死感。但患者的体格检查、心电图和X线胸片常常有急性肺动脉高压或者急性右心功能不全的表现，如心电图出现肺性P波、右束支传导阻滞或者较特异的$S_{I}Q_{III}T_{III}$等；X线胸片上腔静脉影增宽，右下肺动脉增宽或肺动脉段突出、中外肺野纹理减少；超声心动图可发现右心室搏动减弱，室间隔左移，根据三尖瓣反流还可估计肺动脉压。漂浮导管如中心静脉压力、肺动脉压力增高，同时肺动脉楔压正常可资鉴别。必要时行肺动脉加冠状动脉造影检查。

（4）胸部、肺部疾病　①胸部外伤：应询问病史，有触痛，疼痛与咳嗽、深呼吸、姿势或者某些活动有关；②肋软骨炎和肋间神经痛：为刺痛或者灼痛，可与活动有关，有明确的压痛点，有时伴有神经官能症的表现，心电图无变化，心肌酶不高。其他胸壁痛可由肋间肌肉劳损、病毒感染引起，胸痛特点为锐痛，有触痛，咳嗽、深呼吸可使其加重；③胸部带状疱疹：在出现疱疹前可与心肌缺血性疼痛混淆。受累区域表现为皮肤过度敏感，有触痛，可有头痛、发热和全身不适等；④肺炎：心电图可出现类似心肌梗死或心肌缺血的表现，但不符合心肌梗死或心肌缺血的演变，有发热、咳嗽或者咳痰等症状，心肌酶学检查、X线胸片可鉴别；⑤自发性气胸：突然胸痛和呼吸困难，胸痛在气胸的发生侧，胸部叩诊呈鼓音，X线胸片可确诊；⑥纵隔气肿：胸痛和纵隔捻发音是典型的表现，颈或胸上部可出现皮下气肿，X线胸片可以确诊；⑦胸出口综合征：胸出口综合征涉及从胸腔上缘出来或通过的神经和血管结构，为压迫所致。与骨或肌肉异常有关系，症状多在20~40岁出现，可与职业活动、不良的体位或者颈外伤等有关系，多数患者表现为上肢痛，尤其尺侧，也可放射至颈、肩部、肩胛区或腋下，极少数疼痛位于胸壁。在仔细检查的同时，胸痛者应检查心电图、心肌酶学。

142 急性冠状动脉综合征诊断治疗指南的主要内容有哪些？

根据现有循证医学研究证据，我国制订的急性冠状动脉综合征诊断治疗指南为急性冠状动脉综合征（ACS）的规范化诊断与治疗提供出了以下建议。

建议级别

建议级别分A、B、C、D（建议分级与证据的来源有关，并不反映建议在临床中的重要性），证据水平分1++、1+、1-、2++、2+、2-、3、4。其含义如下：

A　至少1个荟萃分析、随机对照试验的系统回顾，或直接适用于目标人群的1++级随机对照试验，或证据主要来自直接适用于目标人群的1+级研究，且所有证据的结论一致。

B　证据来自直接适用于目标人群的2++级研究，且所有证据结论一致，或证据来自1++或1+级研究的推断。

C　证据来自直接适用于目标人群的2+级研究，且所有证据结论一致，或证据来自2++级研究的推论。

D　证据来自3或4级研究或2+级研究的推论。

证据水平

1 ++ 高质量的、随机对照试验的荟萃分析和系统回顾，或很少偏倚的随机对照试验。

1 + 质量较好的、随机对照试验的荟萃分析和系统回顾，或较少偏倚的随机对照试验。

2 ++ 高质量的、很少混淆和偏倚的、高几率因果关系的非随机研究的荟萃分析。

2 + 很好的、较少混淆和偏倚的、中等几率因果关系的非随机研究。

2 – 混淆、偏倚、无因果关系的非随机研究。

3 非分析研究（病例报告、病例系列）。

4 专家意见。

（1）院前处理与即刻评估

D 疑似 ACS 的患者应由专业的医务人员诊治并做 12 导联心电图。

ACS 的生化诊断

C 疑似 ACS 的患者到达医院时，应立即检测血浆肌钙蛋白水平以便指导下一步诊断与治疗。

B 为了明确 ACS 患者的诊断，在发病 12 小时内应检测肌钙蛋白。

接诊服务

C ACS 患者应由心脏专科医生治疗。

心电监测

D 对 ACS 患者应持续心电监测。

氧疗

D 缺氧、肺水肿或持续心肌缺血的患者应给予氧疗。

抗血小板治疗

A ACS 患者应立即服用 300mg 阿司匹林。

A 对于心电图出现缺血变化或血浆心肌标记物升高的 ACS 患者，应立即服用 300mg 阿司匹林和 300mg 氯吡格雷。

B 高危的非 ST 段抬高的 ACS 患者应静脉内应用糖蛋白Ⅱb/Ⅲa 受体阻滞剂，尤其对于即将接受 PCI 的患者。

抗栓治疗

A 心电图出现缺血变化或血浆标记物升高的 ACS 患者应立即接受低分子肝素或依诺肝素的治疗。

B 没有进行再灌注治疗的 ST 段抬高的 ACS 患者应立即接受依诺肝素的治疗。

β 受体阻滞剂

B 无心律失常或低血压的 Killip 分级Ⅰ级的 ACS 患者应立即静脉应用或口服 β 受体阻滞剂。

控制血糖

B 对于有糖尿病或血糖 ≥11.0mmol/L 的心肌梗死患者应立即强化控制血糖，并至少持续 24 小时。

（2）ST 段抬高的 ACS 患者的再灌注治疗

直接 PCI

A　ST 段抬高的 ACS 患者应立即进行直接 PCI。

A　接受直接 PCI 治疗的 ACS 患者应使用 GPⅡb/Ⅲa 受体阻滞剂。

A　接受直接 PCI 治疗的 ACS 患者行支架植入术。

溶栓治疗

D　对于 90 分钟内未接受直接 PCI 治疗的 ST 段抬高的 ACS 患者，应立即接受溶栓治疗。

C　应迅速治疗 ST 段抬高的 ACS 患者，并完善原始记录，使患者院前得到治疗、住院溶栓，并把患者紧急送到有条件开展急诊 PCI 的介入中心。

B　应使用纤维蛋白特效药物溶栓。

补救性 PCI

B　对于溶栓失败、起病 6 小时内的 ST 段抬高的 ACS 患者，应考虑补救性 PCI。

（3）危险分层与无创检查

危险分层

C　用临床评分进行危险分层能识别最可能收益于 PCI 治疗的 ACS 患者。

评价心功能

C　对 ACS 患者进行心功能评估，能识别高危患者，帮助其选择适宜的干预治疗。

（4）有创检查与血运重建

非 ST 段抬高的 ACS

B　对于复发的中高危的非 ST 段抬高的 ACS 患者，应尽早进行冠状动脉造影检查和血运重建。

ST 段抬高的 ACS

C　对于接受溶栓治疗的 ST 段抬高的 ACS 患者，应尽早进行冠状动脉造影检查和血运重建。

（5）早期药物干预

抗血小板治疗

A　所有 ACS 患者应长期坚持服用阿司匹林。

B　对于非 ST 段抬高的 ACS 患者，除了长期服用阿司匹林，还应坚持服用氯吡格雷 3 个月。

A　对于 ST 段抬高的 ACS 患者，除了长期服用阿司匹林，还应坚持服用氯吡格雷 4 周。

他汀类药物

B　ACS 患者应在出院前服用他汀类药物，并长期坚持。

β 受体阻滞剂与抗心绞痛治疗

C　对于出现不稳定性心绞痛或有心肌坏死证据的患者应长期应用 β 受体阻滞剂。

A　心肌梗死患者应长期应用 β 受体阻滞剂。

ACEI

B　出现不稳定性心绞痛或有心肌坏死证据的患者应长期应用 ACEI 类药物。

A　心肌梗死患者在起病 36 小时内开始应用 ACEI 类药物，并长期坚持服用。

血管紧张素受体阻滞剂

A 对于并发左心功能不全或心力衰竭的心肌梗死患者，如不能耐受 ACEI 类药物，应长期服用血管紧张素受体阻滞剂。

醛固酮受体阻滞剂

B 并发左心功能不全（EF <0.40）的心肌梗死患者出现心力衰竭的临床症状或有糖尿病时，应开始服用螺内酯，并应长期坚持。

（6）缺氧与心源性休克的治疗

无创性机械通气

B 对于合并心源性肺水肿和缺氧的 ACS 患者，应考虑无创性气道内正压通气。

容量负荷与正性肌力药物

D 合并低血压和心源性休克的 ACS 患者在没有容量负荷过多的证据时，应考虑补充血容量。

D 合并低血压和心源性休克的 ACS 患者出现容量负荷过多时，应考虑使用正性肌力药物。

主动脉内球囊反搏术

D 合并心源性休克、心脏破裂（室间隔缺损或乳头肌断裂）或顽固性缺血的 ACS 患者应考虑接受主动脉内球囊反搏术，尤其对于计划紧急接受血运重建或外科手术的患者。

血运重建

C 由左心衰竭引起心源性休克的患者应在 6 小时内立即接受血运重建。

D 合并急性心肌梗死机械并发症（室间隔穿孔、游离壁破裂或乳头肌断裂）的患者应在 24 ~48 小时内考虑接受外科手术治疗。

（7）心理保健与健康教育

早期社会-心理干预

B 应早期评估并干预 ACS 患者的社会-心理状况，纠正患者对心脏疾病的错误认识，树立正确观念。

患者所需信息

C 根据患者的自身需求提供信息，给患者及家属提供健康教育资料。

D 医生应给患者提供疾病相关知识。

143 • 非 ST 段抬高急性冠状动脉综合征的治疗原则是什么？

（1）抗栓而不溶栓　病理解剖证明非 ST 段抬高的急性冠状动脉综合征（ACS）的血栓以富含血小板的白色血栓为主，而 ST 段抬高的心肌梗死（STEMI）的血栓以纤维蛋白的红色血栓为主。溶栓药物为一种纤维蛋白溶解剂，适用于富含纤维蛋白成分的“红血栓”。而无 ST 段抬高的 ACS 绝大多数为未完全闭塞的富含血小板的“白血栓”，使用纤维蛋白溶解剂后，可进一步激活血小板和凝血酶，促进血栓再形成，从而使原来未完全闭塞冠脉病变导致完全闭塞，使无 ST 段抬高的 ACS 恶化为 STEMI，甚至发生死亡。众多国际大规模临床试验证实，在无 ST 段抬高的 ACS 患者在使用溶栓药物与安慰剂的比较中，前者心肌梗死和死亡的发生率明显增加。

（2）抗血小板治疗

①环氧化酶抑制剂：阿司匹林是通过抑制环氧化酶来发挥抗血小板聚集作用的，临床试验证实阿司匹林可使 ACS 患者的心肌梗死发生率和死亡率减少 70%。开始剂量为 160～325mg/d，维持剂量为 160～325mg/d。每日 160～325mg 阿司匹林口服，可使稳定性心绞痛患者的死亡和心肌梗死发生率减低 50%～70%，超过 325mg/d 不能进一步改善治疗效果，且增加胃肠道副作用。美国 2002 年 ACC/AHA 的 UA/NSTEMI 治疗指南指出：阿司匹林应尽早给予，且终身使用。

②ADP 受体阻滞剂：以噻氯匹定和氯吡格雷为代表，其作用机制为抑制 ADP 诱导的血小板膜糖蛋白（GP）Ⅱb/Ⅲa 受体纤维蛋白原结合部位的暴露，同时抑制血小板诱导剂引起的纤维蛋白原与血小板 GPⅡb/Ⅲa 受体的结合。在 2002 年修订的指南中建议将氯吡格雷应用于所有 UA/NSTEMI 患者，除非在 5～7 天内拟行冠状动脉旁路移植术（CABG）者。

③GPⅡb/Ⅲa 受体阻滞剂：已有研究表明，GPⅡb/Ⅲa 受体阻滞剂的口服制剂不能降低远期缺血性终点事件发生率，不宜应用；2002 年 ACC/AHA 修订的指南中指出，GPⅡb/Ⅲa 受体阻滞剂对接受 PCI 治疗的 UA/NSTEMI 患者具有实质性的益处，而对有可能但不常规拟行 PCI 的患者益处不大，对不行 PCI 的患者的益处是可疑的。

（3）常规应用抗心肌缺血药硝酸酯类、β 受体阻滞剂和钙离子通道阻滞剂（尤其存在或怀疑有血管痉挛因素时），他汀类降脂药应早期应用于 ACS 患者。

（4）非 ST 段抬高 ACS 的早期介入治疗　研究证实在积极给予现代抗栓药物的前提下，早期侵入性治疗策略显著优于保守治疗策略，而且高危患者得益更大。最新公布的研究也证实在中等危险度非 ST 段抬高的 ACS 患者常规早期介入治疗亦优于保守治疗。最新的 ACC/AHA 指南建议对非 ST 段抬高 ACS 高危患者进行早期介入干预。

根据 ESC 与 ACC/AHA 发布的 UA/NSTEMI 治疗指南的建议及最新临床研究的结论，早期介入治疗具体适应证归纳如下：

①胸痛于 48 小时内呈进行性加重，有静息发作，发作持续时间延长（>20 分钟）。

②胸痛发作时伴血流动力学不稳定或严重心律失常。

③心肌梗死后早期心绞痛。

④年龄 >70 岁。

⑤心电图于胸痛发作时 ST 段压低 >0.05mV，并有动态改变。

⑥血清肌钙蛋白水平升高。

144. 非 ST 段抬高的急性冠状动脉综合征的治疗采取怎样的策略?

对非 ST 段抬高的急性冠状动脉综合征（ACS）患者应首先进行危险度分层，然后结合不同地区的临床实际确定合理的治疗策略。在应用现代抗栓（抗凝、抗血小板）药物的前提下，对中-高危险患者积极采取介入治疗策略，充分发挥二者早期联合应用的优势（图 3-1）。

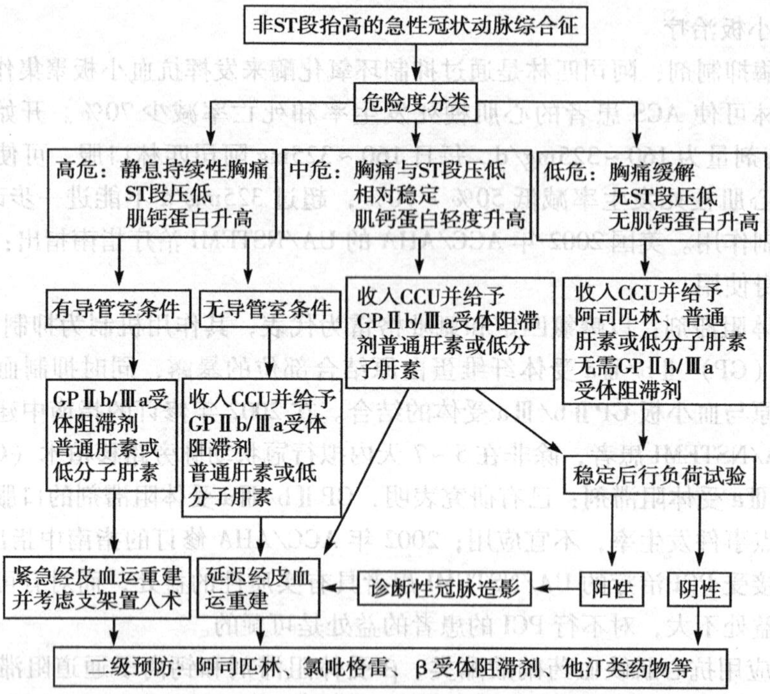

图 3-1　非 ST 段抬高的急性冠脉综合征的治疗策略流程图

145 • ST 段抬高的急性冠状动脉综合征的治疗策略是什么？

ST 段抬高型急性心肌梗死（STEMI）是在冠状动脉病变的基础上，发生冠脉供血急剧减少或中断，使相应的心肌因严重而持久的急性缺血而发生的心肌缺血性坏死。治疗 STEMI 的关键措施是尽快开通梗死相关冠状动脉，使心肌得到再灌注。再灌注治疗的作用是挽救濒死心肌，减少梗死范围，尽早达到和维持心肌组织的正常血液灌流，预防梗死区扩张和膨胀，抑制左心室重构，降低严重并发症和死亡率、致残率。

再灌注治疗方法有：

（1）溶栓治疗　溶栓是国内已普及的 AMI 药物再灌注治疗方法，由于操作方便，不需要特殊器械和设备，也不需要经过特殊训练（介入治疗培训）的专业人员，有经验的内科医师即可胜任，因而在基层医院得到可广泛开展，且疗效肯定，可将 AMI 的病死率下降 30%，闭塞血管再通率可达 60%～80%。然而，溶栓治疗也有一定的缺点，受开始溶栓时间与溶栓药物类别的影响，栓治疗的效果与开始溶栓的时间直接相关，开始溶栓的时间越晚，效果越差，仅 30% 的 AMI 能及时接受溶栓治疗。溶栓药物制剂不同，效果也不同，组织型纤溶 tPA 的血管开通率最高，但价格昂贵，难于在国内普及，适应证范围窄，相关梗死血管再开通率低，再闭塞与缺血事件复发率高，出血并发症发生率较高。

（2）介入治疗 包括直接 PCI、补救 PCI 和择期 PCI。与溶栓治疗相比直接 PCI 并不能提高长期生存率，但梗死相关冠脉再通率超过 90%，残余狭窄轻，病死率、再梗死率以及出血并发症发生率低。特别是对 AMI 高危患者（年龄 >70 岁，前壁 AMI，心率 >100 次/分，收缩压 <100mmHg，心功能 >Killip 1 级，既往有 MI 病史），降低病死率作用更为显著。临床研究结果表明对 AMI 患者直接 PTCA 的效果优于溶栓治疗。

直接 PCI 与溶栓治疗相比还可显著降低 AMI 并发心源性休克的病死率和机械并发症的发生率。AMI 并发心源性休克时内科治疗的病死率高达 80%～90%，静脉溶栓治疗不能显著降低病死率，而直接 PCI 可使其病死率降至 50% 以下。SHOCK 临床试验表明 AMI 并发心源性休克接受急诊 PCI 治疗 6 个月后的死亡率明显低于保守治疗组（53% 比 63.1%，$P=0.027$），因而对于心源性休克患者应首选直接 PCI 治疗。由鉴于此，2004 年美国 ACC/AHA 修订的 STEMI 指南中将直接 PCI 作为治疗 AMI 的Ⅰ A 类适应证，并将 AMI 并心源性休克或心力衰竭列为Ⅰ A 类适应证。

146. 不稳定斑块的概念及特征是什么？检测方法有哪些？

不稳定斑块又称为易破裂斑块或易损斑块，广义的不稳定斑块包括容易破裂和/或血栓形成的斑块。

冠状动脉粥样硬化是冠心病的病理基础，冠脉造影和尸体解剖等研究已证实稳定和不稳定性斑块是粥样硬化斑块存在的两种状态。急性冠脉综合征（ACS）的发生多是在不稳定斑块出现裂缝、糜烂或破裂的基础上，形成血栓，导致急性心肌缺血。斑块稳定性的概念是 20 世纪 90 年代提出来的，在此之前人们普遍认为冠心病是由于不断生长的斑块阻塞了管腔，引起心肌缺血，但一些研究者发现斑块大小与临床事件不吻合，急性心肌梗死常发生于既往有动脉硬化斑块存在的冠状动脉支配区域，但粥样硬化斑块通常为小于 50% 的狭窄病变，其中伴有明显狭窄者约占 20%，无明显狭窄者为 50% 左右，未见明显斑块的为 30%。但这些斑块表面可发生糜烂、钙化结节或其他尚未明确的病变，病变多呈进展性。在急性心肌梗死患者的尸检中，存在粥样硬化斑块破裂或裂隙者达 70%～100%，且表面大多伴有血栓形成，从而提出了斑块稳定性的概念。随后，VOS 等回顾了 15 个有冠状动脉造影随访的降脂试验，在这些研究中，心脏事件减少了 22%～34%，与大规模随机进行的Ⅰ期和Ⅱ期降脂试验结果相近。进行血管造影发现降血脂药物虽然可以有效降低血脂，但动脉粥样硬化斑块体积退缩很小，并不能解释临床事件的显著降低。有多种假说来解释这一现象，其中普遍被认可的是不稳定斑块破裂导致了急性冠脉事件。

根据动脉粥样硬化斑块组成成分和分子生物学反应程度，将斑块分为稳定和不稳定斑块。典型晚期斑块由一个脂质、坏死细胞及其残存物质混合形成的粥样核心及纤维帽组成。目前研究认为不稳定动脉粥样硬化斑块主要由富含脂质的粥样物质与覆盖其上的纤维帽组成。脂质核心由胆固醇结晶、富含脂质的泡沫细胞和细胞碎片等组成，每一个动脉粥样硬化斑块脂质核心的大小和成分都不同，由此决定了斑块的性质。斑块核心的成分和纤维帽的厚度是决定斑块稳定性的重要因素。稳定斑块大多为向心性斑块，纤维帽较厚，脂质核心及炎性细胞较少，胶原含量在 70% 以上，不易发生破裂。不稳定斑块或易损斑块大多为偏心、不规则斑块，纤维帽薄，脂质核心大且有大量的炎性细胞浸润，斑块易于发生破裂。心肌梗死相关的冠状动脉硬化斑块常常是具有较大脂质核心的易损斑块。影响脂核大小的原因不是很清楚，可能与被脂质充填的巨核细胞（泡沫细胞）的凋亡有关。

目前用于发现不稳定斑块的检测方法包括有创和无创两种，采用有创的方法如血管内超声显像（IVUS）、冠脉内镜检查，是发现局部易损斑块较好的方法。通过冠状动脉造影可发现斑块边缘不规则、突出、溃疡等表现，提示斑块为不稳定斑块。但冠脉造影的缺点为：仅能提供管腔二维结构，不能显示管壁、斑块的特殊性改变。IVUS 可提供管腔、管壁截面图像，分辨斑块大小、成分及分布情况，目前被认为是冠心病诊断的“金标准”。其他判断易损斑块的有创方法还有冠脉内镜检查、冠脉内导丝温度测定等。无创手段，如拉曼光谱检查（RS）、磁共振（MRI）、多排螺旋 CT、光学相干断层扫描（OCT）等也可用于检测冠脉易损斑块，但目前临床应用较少。

147. 引起心肌梗死易破裂的斑块有哪些组织学特点？

引起心肌梗死易破裂的斑块的组织学特点有 3 个：①一个大的细胞外脂质中心和薄的纤维帽，例如 Davies 等报道 91% 的破裂斑块中的中心脂质超过斑块容积的 40%。而不破的斑块脂质中心者仅 10%。含有大量脂质的不稳定斑块破裂，既是生化的亦是物理的机制，血管壁上的氧化 LDL 刺激血液环境中的几种单核细胞趋化因子，使单核细胞进入血管壁，单核细胞吞入氧化 LDL 变成巨噬细胞。不久，巨噬细胞死亡，构成了细胞外的一腔脂质（称为脂质池），在坏死中心形成纤维斑块，在斑块边缘的活化巨噬细胞表达的蛋白水解酶，侵蚀纤维帽使之变薄，体温下脂质池为半流质，包在变薄了的纤维帽内，在受到物理性扭歪时，薄的纤维帽内、外张力增加，使脂质池容易发生破裂，因脂质池破裂而又发生闭塞性血栓而发生心肌梗死；②炎症（巨噬细胞多而平滑肌细胞少）；③血管腔偏心圆性扭歪。急性心肌梗死病理及血管镜均确认出这种斑块占 75% ~95%，是急性冠脉综合征的罪犯病变，这种类型的斑块一旦破裂，随之形成闭塞性或非闭塞性血栓，但这种斑块冠状动脉造影时不一定显示冠状动脉阻塞。

148. 动脉粥样硬化斑块破裂的可能机制是什么？

粥样硬化斑块的表面由一薄层含平滑肌细胞、胶原纤维和巨噬细胞组成的纤维帽所覆盖。当进展性动脉粥样硬化斑块脂核表面的纤维帽边缘或肩部出现撕裂、断裂、破溃时，斑块中含有的大量促凝物质暴露于血循环，导致病变局部血栓形成，血管闭塞，由此而引发的急性冠脉综合征占 70% ~75%。斑块破裂的确切机制尚不十分清楚，可能与斑块本身的特性（内在因素）及一些外界的触发因素（如血流动力学异常、炎症或化学损伤等因素）有关。另外 25% ~30% 的急性心肌梗死则是在严重冠状动脉狭窄基础上斑块表面发生糜烂、腐蚀或溃疡性（无深层损伤）病变并继发血栓形成所致。促使斑块由不稳定发展到破裂的因素包括：粥样硬化脂核的大小及成分、脂核表面纤维帽的厚度、纤维帽内的炎症和损伤过程。此外，长期反复的循环应力也将弱化纤维帽，增加斑块的易损性并可导致其突然破溃。

正常情况下，纤维帽的厚度可以被平滑肌细胞调节的胶原合成所维持，纤维帽中的细胞外基质含有几种大分子蛋白质，包括胶原（Ⅰ型和Ⅲ型）和从平滑肌细胞中转移分泌的弹性蛋白，决定了斑块的完整性。纤维帽的厚度与单核巨噬细胞和平滑肌细胞的活性，特别是能够降解结缔组织的基质金属蛋白酶（MMP）有关。在生理情况下，血浆中的基质金属蛋白酶抑制剂起主导作用，但当血管平滑肌细胞暴露于细胞因子白细胞介素1和肿瘤坏死因子-α（TNF-α）时，将导致 interstitial 胶原酶和 stromelysin 合成增加，巨噬细胞暴露于炎性细胞因子时也可以刺激基质降解酶的产生。在动脉粥样硬化斑块内剪切力大的部位，MMP-1的表达较剪切力小的部位增高2倍左右，而不稳定斑块内 MMP 的过度表达进一步增加了循环应力。在高剪切力部位的胶原细胞外基质降解和变弱，在斑块破裂的病理生理中起了重要作用。在动脉粥样硬化斑块内的另一种炎性细胞因子 IFN-γ，也能够降低平滑肌细胞表达胶原基因的能力。IFN-γ 只能在T淋巴细胞中产生，在动脉粥样硬化斑块中的慢性免疫刺激促使T淋巴细胞产生 IFN-γ，进而抑制纤维帽不稳定部位胶原的合成。IFN-γ 还可引起凋亡，这可能是决定斑块不稳定性的一个重要的生化标志。

虽然纤维帽的厚度、细胞成分、基质含量、张力及硬度等各方面都可以有很大的不同，但往往在其肩部最薄，巨噬细胞浸润也最明显。纤维帽越薄越容易发生破裂。纤维帽内细胞成分的减少和钙化使其硬度增加，但纤维帽硬度与破裂倾向之间的关系尚不十分清楚。脂核的大小和纤维帽的厚度与斑块的大小及管腔的狭窄程度并不相关。

不稳定斑块的破裂还与剪切力、管壁张力、压力等因素有关。在血管内膜层的纵向力最大。而在动脉硬化斑块内由于含有一个大的脂核使大部分的力集中在纤维帽上。随着纤维帽硬度的增加，受力部位由纤维帽的中心移到了它的边缘或肩部。研究发现，纤维帽的厚度是决定纵向应力及斑块是否破裂的主要因素。

斑块破裂主要由斑块内部（斑块组成）和外部（机械和血流动力学等）因素决定，前者使斑块易于破裂，而后者决定破裂的具体时间。因此，稳定斑块的措施一方面着重于改变不稳定斑块的内在特征，另一方面需去除或减少诱发斑块破裂的外部因素。

此外，斑块形成溃疡或裂隙后，一些递质被释放或激活，如血栓素 A_2（TXA_2）、5-羟色胺（5-HT）、二磷酸腺苷（ADP）、血小板活化因子（PAF）、凝血酶、组织因子（TF）和氧自由基等，这些物质可进一步促进血小板聚集，造成狭窄动脉机械性梗阻的加重。同时，TXA_2、5-HT、PAF、TF 等具有促有丝分裂的作用，可促进内膜的增殖。

149 · 如何对不稳定斑块进行治疗？

Ambrose 和 Martinez 认为使斑块稳定包括治疗不稳定的斑块和预防静止的斑块不稳定，对于不稳定斑块，介入治疗是一种有效的可以较快使其稳定的手段。应用药物稳定斑块的措施主要有以下几个方面：

（1）减少斑块内脂质　斑块内脂质可以导致力学上的不稳定，参与氧化应激和炎症反应。实验表明血浆胆固醇水平降低可使斑块内的脂质减少。对降脂药物的研究表明，他汀类降脂药物可以通过稳定内皮、上调内皮细胞NO合酶活性、减少斑块内脂质尤其是胆固醇酯的含量、抑制炎症细胞浸润及炎症介质释放、减少基质金属蛋白酶（MMP）表达以及血栓形成等途径使斑块保持稳定；在MIRACL研究中，观察了3086例急性冠脉综合征的患者，随机给予atorastatin或安慰剂16周后，应用他汀类降脂药物组有症状心肌缺血和住院率均明显降低，但在本研究中两组间心肌梗死或死亡事件差异没有统计学意义，可能与观察时间较短有关。在CARE试验中，应用pravastatin治疗的患者血清中C反应蛋白（CRP）水平较安慰剂组低。

（2）血管紧张素转换酶抑制剂（ACEI） 动物实验表明ACEI不仅能降低斑块体积，还能减少巨噬细胞聚集、降低胆固醇含量和增加细胞外基质，从而稳定斑块。在HOPE试验中，观察了近10000例有心血管疾病危险的患者，随机给予ramipril或安慰剂，五年随访的结果表明。ramipril治疗组心血管疾病导致的死亡率减少了26%，心肌梗死的发生率降低了20%，恶性心绞痛的发生率降低了20%。

（3）稳定斑块的纤维帽 理论上促进平滑肌细胞增殖或减少细胞凋亡、促进细胞外基质合成可以稳定斑块，但同时可增加血管狭窄程度，这方面的研究意义可能不大。合成的基质金属蛋白酶组织抑制剂（TIMP）、抗金属蛋白酶抗体等易被代谢和变性，容易黏附和聚集于细胞表面，限制了其对组织的渗透，尚在实验研究阶段。细胞因子等虽可上调TIMP的表达，但因为又可激活许多细胞生物过程，副作用较多而限制了它们的应用。抗肥大细胞脱颗粒和抗炎治疗也可能有效。

总之，促进平滑肌细胞增殖、抑制细胞凋亡、增加基质合成有利于斑块稳定，减少炎性细胞浸润、调控细胞因子、生长因子表达是稳定斑块的可行措施。

150 • 抗血小板药物治疗冠心病的作用机制是什么？

抗血小板治疗在现代冠心病治疗中占有十分重要的地位。目前临床广泛应用的抗血小板制剂包括乙酰水杨酸（ASA）、噻氯匹定（ticlopidine）和氯吡格雷（clopidogrel）。

阿司匹林是目前世界上应用最多的抗血小板药物。阿司匹林作用的主要环节是通过与血小板的环氧化酶（COX）活性位点丝氨酸产生共价键性乙酰化而使该酶受到抑制，从而阻断花生四烯酸通过COX途径转变为前列腺素环内过氧化物（PGG1，PGH2），进而减少血栓素A_2（TXA_2）的形成。噻氯匹定和氯吡格雷都属于血小板二磷酸腺苷（ADP）受体阻滞剂，主要通过拮抗ADP受体，干扰纤维蛋白原结合膜糖蛋白Ⅱb/Ⅲa，从而抑制ADP介导的血小板激活。它们并不影响COX活性，但能够减弱其他激活剂通过血小板释放ADP途径引起的血小板聚集。由于阿司匹林作用于另外一条由TXA_2介导的路径抑制血小板活性，因此联合应用阿司匹林和ADP受体阻滞剂可望获得协同抗栓效应。噻氯匹定和氯吡格雷也可抑制由切变应力引起的血小板聚集，对已形成的血小板血栓能够产生去聚集作用。

151 • 使用肝素时如何监测凝血状态？

使用抗凝血药物肝素时，为达到既抗凝血又防止并发出血的目的，故必须在用药前及过程中定时监测凝血指标，以便及时调整剂量，如部分凝血活酶时间（PTT 正常值24～25秒）、激活的全血凝固时间（ACT 正常值80～120秒）、凝血时间（CT）（李与怀法，正常值6～12分）。为防止血栓形成，PTT 或 ACT 以延长至用药前对照值的1.5～2.0倍为宜，如给药前 PTT 为30秒，则用药后应延长45～60秒。通常 PTT 值<治疗前的1.5倍，若>2.5倍则出血的几率增加。CT 须要延长2～3倍，即15～20分。肝素钠皮下注射，2小时内 PTT 值延长需达到1.5倍，4小时延长达峰值，药效作用可持续8小时，可按峰值调整单次剂量，依8小时的值调整给药间隔时间。

152 何谓非心源性心绞痛？常见哪几种类型？

心绞痛是冠状动脉供血不足，心肌急剧、暂时缺血缺氧所引起的以阵发性心前区或胸骨后疼痛为主的临床症状。临床上以冠状动脉粥样硬化性心脏病所致的心绞痛最多见，此外尚有其他一些因素亦可引起类似于冠心病心绞痛的症状发作，有人称之为非心源性心绞痛。非心源性心绞痛包括两种情况：一种是由于某种原因直接或间接地引起冠状动脉发作性痉挛，造成心肌缺血；另一种是其疼痛根本与冠状动脉供血无关的类心绞痛样症状发作。严格说来，非心源性心绞痛应指这种类型的症状。

根据其发生原因不同，非心源性心绞痛常指下列几种情况。

（1）消化系统疾病所致胸骨后疼痛　是最常见的非心源性心绞痛，约占50%。尤其是食管疾病更多见。Robert 曾报道11例食管疾病所致的心绞痛，经冠状动脉造影证实，除1例有轻微冠状动脉病变外，均误诊为心绞痛或心肌梗死而住院治疗。因此，临床上应与冠心病心绞痛鉴别。①反流性食管炎：胃、十二指肠液反流入食管内，可产生胸骨后不适及疼痛，有时疼痛的性质和时间难与冠心病心绞痛鉴别。但反流性食管炎具有姿势改变时如弯腰、躺下或剧烈运动时可诱发疼痛，制酸剂则使之缓解，过热过酸食物使之加重，上消化道 X 线检查可见钡剂反流现象等特征；②食管痉挛：该症患者约有半数可出现类似冠心病心绞痛的胸痛，痉挛可为自发性，亦可由吞咽反射引起。食管测压对确诊食管痉挛有较大价值。在排除心脏疾病后也可用麦角新碱诱发食管痉挛以助诊断；③食管裂孔疝：该症患者约1/3有心前区疼痛、胸闷及心前区紧束感等症状。主要由于食管裂孔疝刺激迷走神经，反射性引起冠状动脉供血不足所致，故用硝酸甘油后胸痛症状可缓解。本病与进食有关，吞咽、平卧、弯腰时加剧，立位时缓解，注射阿托品后立即见效。上消化道 X 线钡餐检查可见裂孔疝。

胆囊炎胆石症也常引起酷似冠心病心绞痛症状，且常误诊。由于支配心脏的胸2～4、5脊神经与支配胆囊的胸4、5～9脊神经在胸节4、5处发生交叉，并在5～8胸节重叠，胆囊疾病患者，可通过这种内脏-内脏间神经联系引起交感神经兴奋并反射性导致冠状动脉收缩而引起心绞痛。临床上称此为胆心综合征。X 线和 B 超检查可确定胆囊炎、胆石症存在，针对其治疗或手术切除胆囊可使症状缓解或消失。该类患者心脏常无器质性病变。

（2）颈源性心绞痛　颈椎病可出现类似冠心病心绞痛症状。Myers 等报道17例颈椎病患者发生劳力型胸痛，多年被误诊为冠心病心绞痛，后经选择性冠状动脉造影及颈椎片确诊为颈椎病。国内亦有同样报道。颈椎病性心绞痛发病缓慢，疼痛与颈部活动有关，为持续性刺痛或胀痛，夜间痛较重，硝酸酯类治疗无效，行神经根封闭后即可缓解。其产生胸痛的原因可能为颈神经后根或交感链受颈椎骨赘刺激或压迫所致。当左侧颈6～胸1脊神经根或颈8～胸1的胸前神经内侧支和颈6、7的胸前神经外侧支受损或颈6、7椎体病变使前斜角肌痉挛并激惹臂丛神经或刺激压迫副神经外支，脊神经后支通过体-交感神经反射引起肋间肌痉挛，均可出现类似心绞痛症状。另外，骨赘压迫颈髓或颈髓血管引起侧角内交感神经细胞功能障碍或椎基底动脉供血不足使延髓内的心血管调节中枢缺血，或颈交感神经节前纤维在椎管中受压等均可导致颈交感神经综合征，从而对冠状动脉产生反射性影响，使冠状动脉供血障碍，并出现心绞痛。

（3）呼吸系统疾病所致心绞痛　呼吸系统疾病可刺激分布于内脏的迷走神经、肋间神经、膈神经、脊神后根的神经末梢而引起疼痛。其疼痛常因咳嗽、深呼吸加剧，同时伴有原发病症状与体征。体格检查及胸部X线检查常可发现病变。胸膜下部胸膜炎性疼痛可放射至心前区、肩部等。肺气肿合并左侧自发性气胸时，由于胸膜撕裂及空气对壁层胸膜痛觉神经刺激出现的自发性疼痛可放散至肩背部或前臂。急性肺栓塞因严重缺氧及迷走神经对冠状动脉反射性效应导致胸骨后闷痛，以及病变累及膈肌等均可出现类似心肌梗死的心绞痛，但同时伴有咯血、呼吸困难、休克或因右心负荷急剧增加而出现右心衰竭表现。选择性肺血管造影及核素肺扫描可帮助确诊肺栓塞。

（4）药源性心绞痛　药源性心绞痛是指由于药物作用引起心肌耗氧量增加或/和供血减少而出现的心绞痛。近年来报道增多。常见的药物有：①扩血管药物如硝苯地平、哌唑嗪、肼苯达嗪、硝酸甘油等；②缩血管药物如多巴胺、肾上腺素、异丙肾上腺素等；③强心药；④其他，如胰岛素使血糖降低致心肌代谢障碍，吲哚美辛使冠脉血流量降低，麦角新碱致冠状动脉痉挛，大量阿司匹林（4g/d）通过对环氧化酶的灭活抑制前列腺素的合成，诱发冠状动脉痉挛引起或加重心绞痛。还有报道用普萘洛尔可引起冠状动脉痉挛或在停药后加重心绞痛甚或引起心肌梗死。

（5）排尿性心绞痛　生理情况下，冠状动脉血流量主要靠心肌代谢调节，神经因素作用不明显。但在迷走神经过度兴奋时则可使交感节后纤维末梢释放去甲肾上腺素增多，使较大冠状动脉α受体兴奋引起冠状动脉痉挛。一些有冠状动脉狭窄的患者更易在夜间或凌晨排尿后发生心绞痛和ST-T改变，推测其机制可能系冠状动脉痉挛所致。排尿性心绞痛可选用钙离子通道阻滞剂或硝酸酯类治疗，也可在排尿前口含硝酸甘油预防其发作。普萘洛尔可阻滞β受体，使α受体活性相对增强，使冠状动脉痉挛加重，故对排尿性心绞痛无效，并可能有害。

（6）功能性心绞痛　心脏神经官能症、更年期综合征、过度换气综合征和β受体高敏症等均可引起心前区疼痛或憋闷感，且可伴有心电图ST-T非特异性改变。疼痛主要为短暂性刺痛或持续隐痛，部位不固定，多在左前胸部，常于休息或过度疲劳后发作，伴有心悸或其他神经症状，含化硝酸甘油无效，心电图虽有ST-T改变，但普萘洛尔试验呈阳性结果。心脏神经官能症性心绞痛患者常有明显的性格缺陷表现，如内向、多疑、胆小、遇事紧张、自我注意和暗示强，遇到从未经历的不良心理刺激和精神负荷过重时，容易诱发强烈的身心反应。更年期综合征性心绞痛发作与胆固醇增高有关，属于血管痉挛性疼痛，但并非都如此。过度换气综合征性心绞痛多发生于呼吸换气过速3～8分钟，硝酸甘油不能缓解，可能与呼吸性碱中毒所致。β受体高敏症疼痛可能与心脏对儿茶酚胺或交感神经刺激反应过分敏感有关。对功能性心绞痛的治疗，以调整自主神经功能和对症治疗为主。

153 • 如何理解X综合征的概念？

Likoff等于1967年首先报道一组有典型劳力型心绞痛、心电图运动试验阳性而冠状动脉造影正常的女性患者，引起了临床的广泛重视。有统计表明，在因心绞痛症状而进行冠状动脉造影的患者中，10%～20%心外膜下冠状动脉无异常发现。1973年，Kemp首先将此症候群命名为X综合征。有部分患者于运动，心房起搏，使用血管扩张剂双嘧达莫、硝酸甘油或罂粟碱后，虽然心外膜下冠状动脉无狭窄但冠脉血流量却不能相应增加，这种冠脉血流阻力的异常增高推测发生于冠状动脉前小动脉水平，故于1985年Cannon等将此称为"微血管性心绞痛"。

X综合征的定义尚不统一。按照广义的定义，所有临床有胸痛症状而冠状动脉造影正常的患者均可归入X综合征。但按此定义，许多非心源性胸痛如胸壁、胸膜、心包、食管等病变以及瓣膜病变、心肌肥厚等其他心脏病的胸痛亦包括在内，从而导致了临床诊断和研究的混乱。按照严格的定义，只有当患者具有典型劳力型心绞痛、心电图运动试验阳性、麦角新碱试验前后冠状动脉造影正常、冠状动脉血流储备力降低并排除可导致心电图缺血性改变的其他心脏病后方可诊断为X综合征。为了澄清X综合征的诸多疑点，近年来许多学者强调采用后一种定义。

关于X综合征的发病机制尚不十分清楚。Maseri提如下发病机制：在冠状动脉分支中，位于运输动脉与小动脉之间的管径为100～400μm的前小动脉，由于局部缺乏血流介导的内皮松弛因子、异常的神经刺激或血管平滑肌对缩血管刺激的高度敏感而出现呈片状分布的异常收缩，远端局部心肌组织因缺血释放腺苷增多。腺苷是一种致痛性物质，作用于传入神经而引起胸痛，同时使受代谢调节的小动脉扩张，管腔内压力降低，前小动脉与小动脉分支处进一步缩窄，心肌组织腺苷浓度进一步升高，从而导致持续性胸痛。这一机制可较全面地解释X综合征为何胸痛症状较重而心肌供血和左心室功能受损较轻。前小动脉受累较广泛者，临床检查可有冠状动脉血流储备力降低和心肌缺血，反之，前小动脉受累较局限者，虽有胸痛症状，但客观检查无阳性发现。

近年来认为，X综合征可能系冠状动脉垂直在心肌内的阻力血管病变，即微血管性心肌缺血，出现典型的劳力型心绞痛，心电图有心肌缺血的证据，运动负荷试验可能阳性，但冠状动脉造影显示冠状动脉正常，麦角新碱诱发试验未能诱发冠脉痉挛，此种X综合征的治疗，主要靠药物治疗如曲美他嗪（万爽力）及β受体阻滞剂和血管紧张素转换酶抑制剂等治疗。

尽管20多年来对于X综合征的研究已取得了很多进展，但许多相互矛盾的发现和结论促使人们考虑，X综合征很可能是由多种疾病即X_1、X_2、X_3…综合征所组成的。这些因素至少包括微冠状动脉血管功能异常、早期心肌病、内脏痛觉感觉异常、原发或继发性平滑肌张力异常、胰岛素抵抗等。随着研究方法与技术的改进与完善，人们必将最终揭示这一综合征的本质，从而摒弃多年来为之困惑的未知数——X。

154• 如何治疗心脏 X 综合征？

心脏 X 综合征是稳定性心绞痛的一个特殊类型，又称微血管性心绞痛，患者表现劳力诱发心绞痛，有客观缺血证据或运动试验阳性，但选择性冠状动脉造影正常，且可除外冠状动脉痉挛。心脏 X 综合征的治疗主要是缓解症状。硝酸酯类药物对半数左右患者有效，可使用长效硝酸酯类药物作为初始治疗。如果症状持续，可联合使用长效钙离子通道阻滞剂或 β 受体阻滞剂。ACEI 和他汀类药物有助于改善基础内皮功能障碍，应考虑使用。我国"慢性稳定性心绞痛诊断与治疗指南"就心脏 X 综合征改善症状的药物治疗建议：

Ⅰ类：

（1）使用硝酸酯类、β 受体阻滞剂和钙离子通道阻滞剂单一治疗或联合治疗（证据水平 B）。

（2）合并高脂血症的患者使用他汀类药物治疗（证据水平 B）。

（3）合并高血压、糖尿病的患者使用 ACEI 治疗（证据水平 B）。

Ⅱa 类：

其他抗心绞痛药物，包括尼可地尔和代谢类药物曲美他嗪（证据水平 C）。

Ⅱb 类：

（1）心绞痛持续而使用Ⅰ类药物无效时，可试用氨茶碱（证据水平 C）。

（2）心绞痛持续而使用Ⅰ类药物无效时，可试用抗抑郁药（证据水平 C）。

155• 心肌梗死预后取决于哪些因素？急性心肌梗死有哪些因素易致室壁瘤？

（1）年龄　年龄越大死亡率越高。

（2）心肌梗死面积　心肌梗死面积越大，则并发症越多，病死率越高，40% ~60% 发生心力衰竭。

（3）胸痛　剧烈胸痛不易控制者预后不佳，提示心脏部分穿破可能。

（4）ST 段抬高　ST 段抬得越高，心肌酶亦越高，超出正常 10 倍以上者病死率明显上升。

（5）心肌梗死次数　心肌梗死次数越多，心肌破坏越广泛，预后越差。

（6）心电图持久性　QS 型伴 ST 段持久性抬高提示大片瘢痕或室壁瘤。

（7）心肌梗死心电图判定　Q 波急性心肌梗死近期死亡率较无 Q 波急性心肌梗死高，而远期预后则相反。

（8）二级预防　急性心肌梗死后二级预防者比不实施预防者好。

急性心肌梗死并发室壁瘤者，80%以上发生在左心室前侧壁及心尖部的心肌梗死。血压升高者、心瓣膜损伤者、并发心力衰竭者、患者过早体力活动和在急性心肌梗死治疗期间使用激素治疗者易致室壁瘤的发生。室壁瘤对血流动力学有明显影响，当室壁瘤面积占左心室总面积20%以上时就会发生血流动力学改变，其表现为心排出量下降。发生心力衰竭者心肌梗死面积多在40%以上，其中1/3～1/2在心尖内上方出现局限性收缩期膨胀或心尖搏动减弱弥散。

156. 什么叫心肌再灌注综合征？心肌再灌注后心肌损伤的机制是什么？

心肌再灌注综合征是发生在血管暂时阻塞后血管再通时，或者缺血缺氧已引起损伤，而血管再通时，使缺血缺氧得以出现，此时所引起的综合表现称为“再灌注综合征”。再灌注损伤的主要类型：①心肌细胞死亡：再灌注使缺血期末的心肌损伤可逆变为不可逆；②无再灌注现象：阻塞冠脉再通后，缺血心肌不能恢复灌注现象，此为心肌血管、微血管损伤堵塞的结果；③心肌顿抑：缺血心肌经冠脉再灌注挽救尚存活的心室肌，在血流恢复后，收缩和舒张功能低下的时间延长，以后逐渐恢复；④出现再灌注性心律失常，如室性异位节律。

心肌缺血后的再灌注损伤，是对心脏的第二次损伤性打击，是由缺血再灌注过程产生大量氧自由基和细胞内钙离子超负荷所致。氧自由基有高度细胞毒性，可使酶失活和脂质过氧化而致细胞膜受损，心肌缺血再灌注后，如再给高压氧，可能会进一步加重再灌注性损伤。心肌缺血时，细胞内钙增加但流动少，再灌注时使肌质网获得摄取钙所需的ATP增加，钙流动增多致细胞内钙超负荷，细胞内过多钙与氧自由基一起，是造成再灌注心肌损伤如心肌顿抑的重要原因。此外，心肌缺血后无氧代谢产物乳酸等堆积，使血液pH下降，导致细胞内钾外移，致使细胞外钾增加，再灌注后上述物质突然冲洗和释放，从而引起心电不稳定，发生再灌注心律失常。

157. 什么是冠状动脉重构？有什么临床意义？

冠状动脉重构是指，随着内膜粥样病变的加重，冠状动脉病变节段代偿性增粗，推迟管腔缩小的出现，减慢管腔越来越小直至闭塞的发展过程，尽可能长久地维持适当的冠状动脉供血潜力。

病变节段增粗超过斑块增大，管腔增大，为超代偿阶段，多见于粥样病变早期。病变阶段增粗等于斑块增大，管腔保持原先大小，为完全代偿阶段。病变节段增粗不及斑块增大，管腔缩小，为部分代偿阶段，多见于粥样病变较晚期。

目前认为，冠状动脉重构是随着冠脉粥样病变发展，为减轻心肌缺血程度而产生的又一代偿机制，可能比侧支循环更为重要，尤其在粥样病变早期。冠状动脉重构可推迟严重心肌缺血的出现，可以减少斑块的并发症如溃疡、出血和血栓形成。

另外，据Brown等报道，急性心肌梗死发病前血管造影显示梗死区供血冠状动脉狭窄往往只有75%左右（相当于内径狭窄50%左右），鉴于血管造影低估的因素，狭窄百分率实际上要高得多。病理表明，在这类“中度”狭窄病变中巨噬细胞较多，结缔组织较少，因此较不稳定，治疗可能较易奏效。冠状动脉重构推迟这类“中度”狭窄病变的出现，为治疗提供时机。

158 • 非心肌梗死性 Q 波可见于哪些情况？

在没有心肌梗死情况下，心电图出现Q波，称之为非心肌梗死性Q波，可见于下列情况：

（1）由于心脏位置改变引起的Q波　悬垂位型心电位患者aVL可呈现深Q波或QS波。横直型心电位（肥胖、妊娠、腹腔积液等）患者，Ⅲ导联可呈现深Q波，aVF、Ⅱ导联亦可有Q波，但不宽也不深，在深吸气或坐位时再描记可以消失。

（2）心脏初始除极向量方向改变引起的Q波　①左束支传导阻滞时，室间隔除极的初始向量与正常相反，即从右向左扩散，使$V_1 \sim V_2$可呈现QS波。偶尔，在Ⅲ、aVF、Ⅱ导联亦可出现非梗死性Q波。因此，在左束支传导阻滞时诊断心肌梗死要慎重，需密切结合临床；②预激综合征：A型预激综合征其初始向量指向右前方，在aVL导联的负性δ波类似高侧壁心肌梗死。B型预激综合征时，起始向量指向左后，在V_1、V_2导联的负性δ波类似膈面心肌梗死的图形。但同时在其他导联中有δ波与PR间期短，可除外心肌梗死。

（3）心肌电势增大引起的Q波　①左心室肥厚时，$V_1 \sim V_3$可呈QS波，ST段亦可呈弓背向下型抬高，且Rv_5与Rv_6电压增高>2.5mV。R波在V_3、V_5、V_6呈rS型时则为心肌梗死；②肺气肿与肺心病，由于右心室增大，高度顺时针转位及膈肌向下移位，使$V_1 \sim V_5$导联R波递增不明显，同时$V_1 \sim V_3$甚至$V_4 \sim V_5$均可呈现QS波，酷似心肌梗死。但在常规用胸前导联低一肋间记录心电图，可使某些肺气肿、肺心病患者之R波递增变为正常。此外，有肺型P波，电轴右偏，并且T波正常，可与心肌梗死区别；③急性肺心病（肺栓塞）时，由于右心室扩大，在Ⅲ导联可出现深Q波和ST-T改变。

（4）心肌电丧失引起的Q波　①心肌炎或心肌病时，由于心肌坏死、纤维化或室间隔肥厚，在很多导联中均可产生异常Q波。但深Q波后R波高大，这一点与心肌梗死不同；②严重的心肌缺血可使缺血心肌失去电激动能力而处于组织坏死前的电静止状态，从而在心电图上表现为异常Q波；③慢性缩窄性心包炎，可因广泛心外膜纤维化而产生Q波；④肺炎、消化道出血、手术、消化道肿瘤、急性胰腺炎、急性胆管炎、脑血管意外、支气管哮喘、休克状态、严重代谢紊乱、选择性冠状动脉造影以及外伤等，均可导致非梗死性异常Q波。这种Q波多在1~2周内消失。其产生原因可能与细胞内钾离子丢失过多，致使心肌细胞失去电活动有关。

159 • 青年人心肌梗死与老年人心肌梗死各有什么临床特点？后者在治疗上应注意什么？

（1）关于青年人心肌梗死（myocardial infarction in the young）一词中青年的年龄地区所

定标准尚不尽一致，由30岁到56岁不等。有人将患心肌梗死的青年定为男性<40岁、女性<46岁。

有资料表明，40岁以下的心肌梗死者占所有心肌梗死者的2%～6%。青年心肌梗死患者中，80%～85%有严重冠状动脉粥样硬化，7%～8%冠脉正常，很少数也可由非冠状动脉粥样硬化所致。青年心肌梗死者冠脉造影常发现单支血管病变，最常侵犯左前降支，继以右、回旋和左主冠状动脉。尽管仅侵犯一支血管，左心室功能不全的程度似乎与年长冠状动脉病变更广泛的相同，提示青年人心肌梗死常由冠状动脉迅速阻塞所致，因而没有时间建立侧支通道。

有报道患急性心肌梗死存活的青年患者，77.3%可再活16年。有一大规模追踪研究16年的结果提示：青年心肌梗死患者组中34%～45%出现反复。其中56%于第二次心肌梗死后死亡。在存活者中，大约50%出现梗死后心绞痛。有梗死后心绞痛者常是多支血管病的冠心病患者。另有人比较<40岁和>40岁的心肌梗死者，发现前者危险因素明显较多，但<30岁者危险因素较少。文献一致认为，青年心肌梗死者，吸烟是最常见的危险因素。多家研究提示早发心肌梗死者比晚发者遗传因素更强，即亲属中有冠心病者较多（表3-8）。

（2）老年急性心肌梗死患者呈非典型发作者较多，年龄越大，此种倾向越明显，常有如下临床特点：①无痛型多见，老年心肌梗死约40%属真正无痛型。无痛原因为常伴有严重并发症，如心力衰竭、心源性休克、严重心律失常、晕厥等，因这些并发症严重的掩盖了疼痛。再者，老年人神经系统衰退，对疼痛敏感性降低，痛阈升高。另外，老年患者由于长期反复发生相对冠状循环障碍，多出现散在性微小的梗死病灶，而急性的大块透壁梗死较少见；②疼痛不典型的多见，不少老年患者表现为上腹部或剑突下疼痛、背部痛或咽痛等；③同时并发脑循环障碍的多见，有报道，12%～25%老年急性心肌梗死同时并发脑血管病，有“心肌梗死后卒中”之称。主要见于前壁及大面积急性心肌梗死之后，可能因急性心肌梗死使心排出量下降，造成脑供血不足所致；④合并泵衰竭者多见。这是与老年患者冠心病病程长，心肌广泛缺血、硬化，以致心肌收缩力减退，心室壁顺应性降低，心脏储备功能明显下降等有关；⑤合并心律失常特别是传导障碍者较多见，这是因为老年人心肌及传导组织的退行性变所致；⑥再梗死多见，再梗死在老年人急性心肌梗死中占12.8%～25%，其临床表现与初发性显著不同：第一，可不出现急性心肌梗死心电图的典型演变过程，仅表现为ST段的再次抬高，QRS或Qr型再度转变为QS型，原q波加深、加宽等；第二，并发症多而严重；⑦心电图改变不典型，如老年心肌梗死常为再发心肌梗死。在原有陈旧性心肌梗死的基础上又发生另一部位心肌梗死，因两处电压抵消，可无病理性Q波，仅有ST-T改变；老年人常发生散在局灶性心肌梗死，此类心肌梗死面积较小，以T波倒置、ST段下降为主要表现，没有典型的Q波，ST段不抬高，这种情况下需密切观察ST-T的演变及追查心肌酶谱，作为诊断的依据。还有，老年人常有束支传导阻滞，此时发生心肌梗死不易显示典型心肌梗死图形，但可见ST-T演变，应注意观察；⑧预后差，病死率高。年龄是影响心肌梗死预后的重要因素，年纪越大，预后越差。

表 3-8 中青年人与老年人心肌梗死危险因素的比较

危险因素	中青年人心梗	老年人心梗
高血压	56%	60%
吸烟	82%	40%
高脂血症	48%	20%
糖尿病	4%	16%
肥胖	20%	12%
家族史	40%	8%

（3）基于上述特点，在对老年人心肌梗死的治疗方面应注意以下几点 ①因其心肌顺应性差，僵硬，收缩及舒张功能均低下；②体液容量变化大，既易发生低血排情况，又易发生肺水肿；③对 β 受体激动剂应答性减弱，血压、心率反应能力降低；④心脏传导系统细胞凋亡，退行性变等极易合并心律失常，治疗上尤应注意；⑤对硝酸甘油反应敏感；⑥肝肾功能低下，影响药物的药代动力学；⑦溶栓治疗出现脑卒中风险大；⑧因心电图多以 ST 压低为主，与 ST 抬高者不同，不适于溶栓，更多趋于 PTCA + 支架治疗；⑨对老年人心肌梗死更应注意个体化治疗。

160 最近又认识哪些新的冠心病危险因素?

冠心病的危险因素（易患因素）不下 200 余种。如有高血压、高脂血症、吸烟、A 型性格、家族史、年龄、肥胖、糖尿病、高脂饮食、体力活动少、高度紧张等。当然有的是始动因素（initiaters），有的是促动因素（promoters），有的是潜在因素（potential facter）等。近年来又认识一些新的冠心病危险因素。

（1）肺炎衣原体感染 美国报道 291 例肺炎衣原体抗体阳性者，其发生急性心肌梗死者比未感染者高一倍；发生颈动脉狭窄者也高一倍。还有从冠心病动脉粥样斑块中检出肺炎衣原体。

（2）巨细胞病毒感染 巨细胞病毒是疱疹病毒科病毒，在人群中受感染者甚为普遍，有报道在一般人群中巨细胞病毒抗体阳性率高达 80%。有报道用 PCR 扩增法在 45 例动脉粥样硬化患者中检测巨细胞病毒基因片段阳性率达 66.7%，而正常人动脉壁仅 4.5% 阳性，差异有明显统计学意义。

（3）慢性支气管炎 1996 年，Jousilahtil 曾对 19444 例随访观察慢性支气管炎与冠心病的关系，经校正其他因素后表明慢性支气管炎患者发冠心病的危险系数男性为 1.52，女性为 1.38；慢性支气管炎患者引起冠心病死亡危险男性 1.74，女性 1.49。从而认为慢性支气管炎也是冠心病危险因素。有关近年来对冠心病的发生机制研究也支持此认识。如历来的脂质浸润学说、血栓形成学说都与内皮损伤有关，早就有人提出动脉粥样硬化是一个炎症过程。1986 年 Ross 又提出动脉粥样硬化是血管内皮损伤为始动机制，一些感染或感染原可能对血管内皮有损害，以后再有脂质、血栓等形成，说明动脉粥样硬化是一种多因素引起的疾病。

(4) 高半胱氨酸血症　高半胱氨酸也是冠心病危险因素。目前研究认为，高胱氨酸血症是常染色体遗传的先天性代谢异常疾病，也是心脑血管病独立危险因子。有人统计：高脂血症同时有高半胱氨酸血症者有73%；脑血管病同时有高半胱氨酸血症者有42%；冠心病同时伴高半胱氨酸血症者有30%；周围血管病同时有高半胱氨酸血症者有28%；而正常人同时有高半胱氨酸血症者为0。高半胱氨酸血症可促使血管平滑肌细胞增生，血管内皮细胞功能改变，使容易发生栓塞。

161 与男性相比，女性冠心病发病情况、预后及危险因素方面有哪些不同？

(1) 与男性相比，女性冠心病发病率较低　如上海地区1970～1989年共20年的心肌梗死患者中男性与女性之比为2.74∶1，与北京地区1977～1986年急性心肌梗死住院患者资料分析的结果相似。

(2) 女性冠心病的年死亡率依年龄逐渐增加，直至70岁，而男性的这个水平在50岁。

(3) 女性冠心病更多表现为心绞痛，而非心肌梗死或猝死。

(4) 在男性通常与心肌梗死有关的危险因素在女性也有相似的意义，而口服避孕药是一额外因素；但在危险因素的可比水平，女性心肌梗死的危险仅为同年龄的男性的一半。口服避孕药影响碳水化合物和脂质代谢。应用大剂量雌激素时，血清三酰甘油增高，血清胆固醇也稍增高，但这似乎不出现于应用小剂量雌激素时。另外，口服避孕药也增高血压且易致栓塞事件。应用时间长有增加罹患心脏病和血管病的危险。女性的血清胆固醇一般比男性低，而到60岁后出现相反的现象；女性的高密度脂蛋白也比男性为高。在45岁以后，女性较男性有易患高血压和糖尿病的倾向。

(5) 患心肌梗死的女性比男性的预后更差　与男性相比，女性梗死后第1个月的死亡率>75%，1年的死亡率和再梗死的危险也超过男性1倍。女性心肌梗死者的长期预后也较差，>60岁组追踪12年的死亡率大约为50%。

162 何谓心肌顿抑与心肌冬眠？

实验研究证实，早期再灌注治疗可以成功地减少甚至防止心肌坏死，但这种有益的作用并不导致心肌功能的立即恢复，而往往延迟到数小时、数天甚至数周以后，这种缺血后功能障碍现象称为心肌顿抑（myocardial stunning）。其特点是：①发生于可逆性缺血（2～20分钟）再灌注之后；②心肌功能障碍是可逆的，可完全恢复；③局部心肌血流正常或几乎正常；④局部高能磷酸盐储备降低。

动物试验证实，心肌顿抑可见于离体及在体心脏模型、开胸麻醉动物及清醒动物，也可见于单次或多次可逆性缺血或运动诱发的缺血之后。临床研究证实，在不稳定性心绞痛、急性心肌梗死早期溶栓、冠状动脉旁路移植及心脏移植术后，均可见到心肌顿抑现象。

心肌冬眠（myocardial hibernating）与心肌顿抑不同，它是完全从临床上观察发现的。临床观察证实，部分患者静息状态下的心室收缩功能障碍并不伴有急性心肌缺血，而且在冠状动脉旁路移植术后可以完全恢复正常。正电子发射断层成像（PET）证实这些功能障碍的区域静息时血流灌注减少。这种相对低灌注时的收缩功能障碍被定义为心肌冬眠。其特点是：①持续性收缩功能障碍，可长达数月至数年；②功能障碍是可逆的，在血管重建术后可以完全恢复正常；③局部心肌血流降低，但尚足以维持组织的存活；④糖代谢正常甚至略升高。

心肌冬眠最常见于冠心病伴心功能不全的患者，是心脏对低血流状态的自我适应，此时心肌收缩能力及氧需求均减低以维持其组织的存活。心肌功能对血流降低的反应，即血流-收缩适应（perfusion-contraction matching）大致有三种形式：①急性适应，持续数分钟；②短期适应，或称短期冬眠，持续数小时；③慢性适应，或称慢性冬眠，持续数月或数年。临床上更多见的是慢性冬眠。

163. 心肌顿抑、心肌冬眠及无痛性缺血三者有何异同点？

在缺血性心脏病中，不伴有心绞痛发作的可逆性心肌功能障碍主要有三种类型，即心肌顿抑、心肌冬眠及无痛性缺血（silent ischemia）。其共同特点为都是由缺血引起且为可逆性的。其不同点是：①心肌顿抑的血流供应正常或几乎正常，而心肌冬眠与无痛性缺血的心肌血供减低；②心肌顿抑发生于心肌缺血后，无痛性缺血发生于短暂缺血期，心肌冬眠发生于持续缺血期；③功能障碍持续时间不同，无痛性缺血最短（数分钟），心肌顿抑较长，心肌冬眠最长。需要指出的是，在临床缺血性心脏病患者中，可逆性心肌功能障碍的多种形式常同时存在。心肌顿抑与心肌冬眠的临床诊断目前仍十分困难，因为它必须建立在同时测定心室功能及心肌血流的基础上。到目前为止，还没有这种理想且实用的方法。临床上目前可行的诊断可逆性心肌功能障碍的方法有两种，一种是放射性核素心肌显像，包括 PET、^{201}铊闪烁照相及^{99m}Tc Sestamibi 显像。前两者可以测定心肌血流灌注，但不能同时测定心肌功能，必须与其他方法（如心血管造影或超声心动图）同时观察；后者可通过一次注射同时观察心肌灌注与心肌功能，但无法区别缺血及坏死。另一种诊断可逆性心肌功能障碍的方法是心肌收缩储备试验。若心肌收缩力可以被正性肌力刺激所改善，则说明存在心肌收缩储备力（contractil reserve），表明心肌功能障碍是可逆性的，经 PTCA 或冠状动脉旁路移植等冠状动脉重建术可以改善存活率。心肌收缩储备力试验必须在超声心动图及心血管造影观察下进行，包括小剂量多巴酚丁胺试验、期外收缩后心肌收缩力增强现象、硝酸甘油试验及其他儿茶酚胺类药物试验。

164. 为什么说缺血性心肌病患者在行血管重建术前要评价心肌存活、检出冬眠心肌？

缺血性心肌病是由于冠状动脉狭窄闭塞，慢性心肌缺血而导致的严重心肌功能障碍，其左心室射血分数（LVEF）<40%，伴有多灶性室壁运动异常。按世界卫生组织/国际心脏病学会联合会（WHO/ISFC）关于心肌病的分类意见，“缺血性心肌病表现类似扩张型心肌病，出现不能被冠状动脉病变或缺血损伤程度来解释的收缩功能受损”。

缺血性心肌病心力衰竭可能由于心肌冬眠、散在性纤维化和心肌梗死或这些因素的联合所致。心肌梗死造成的缺血性坏死是发生心力衰竭的主导机制，但缺血性心肌病患者，尤其在急性心肌梗死恢复期，决定顿抑心肌和冬眠心肌的数量亦非常重要。顿抑心肌和冬眠心肌收缩功能有明显障碍，但都是存活心肌，当获得良好的血流灌注以后心肌功能可明显改善。引起缺血性心肌病的另一机制是心肌梗死后的左心室病理性重构。由于梗死的心肌组织丧失了收缩功能，非缺血心肌细胞负荷增加，导致这些残存的心肌细胞病理性肥大。此外，室壁瘤、心律失常和乳头肌功能不全导致的二尖瓣反流等因素也参与心力衰竭的发生。上述这些因素的综合导致从正常心功能到心脏扩大和心力衰竭的进展。

缺血性心肌病的发生大部分与心外膜冠状动脉的狭窄病变有关，然而弥漫性小血管病变也可导致缺血有关的心肌功能失调。

20年前左心室功能不全被认为是冠状动脉旁路移植术（CABG）的相对禁忌证，随着对冬眠心肌、心肌存活的认识，合并左室功能不全的冠心病现在成为强的手术指征。这类患者血管重建术后，与药物治疗比较左室功能明显提高，长期预后改善。一项研究比较了LVEF≤35%的冠心病患者手术与药物治疗的远期疗效，显示手术组7年生存率和无致死性心肌梗死存活率均大于药物治疗组。另一项手术治疗的研究显示，手术延长了LVEF<25%的冠心病患者的寿命。但是必须指出的是充血性心力衰竭是围术期死亡和影响远期预后的主要因素，根据CASS资料，严重左心功能不全增加手术死亡率。LVEF正常者手术死亡率2%；LVEF 35%~49%，手术死亡率4.2%；LVEF<35%，手术死亡率6.2%。因此对冠心病合并心力衰竭、缺血性心肌病的患者必须在术前评估术后心功能好转的可能性。大量研究表明，在运动异常的心肌节段有存活心肌者，血管重建术后心功能会改善；相反，严重室壁运动异常、左心室整体功能显著受损而无存活心肌存在者，术后心功能不会改善，死亡率可能增加。因此，在缺血性心肌病患者评价心肌存活、检出冬眠心肌十分重要。

165. 认识和检测缺血性心肌病患者的冬眠心肌的意义是什么？

冬眠心肌（hibernating myocardium）是指由于慢性冠状动脉血流减少所致的静息状态下可逆性心肌功能受损的状态。冬眠心肌是存活的心肌，其收缩功能慢性受损。心肌冬眠本身是一种心肌自我保护机制，使心肌灌注与收缩（即能量供给与需求）相匹配。心肌冬眠在冠状动脉严重狭窄的情况下能减轻甚至防止心肌缺血的发生，从而减轻和/或延缓细胞损伤和坏死。

冬眠心肌在严重冠状动脉狭窄的患者十分常见。一项临床病理研究表明，在52%由核素心室造影检出的运动功能降低的心肌节段和7%无运动或异常搏动的节段，病理检查时显示为完全正常的心肌。在有大量存活心肌的节段，严重受损的左心室节段运动功能在血管重建术后可迅速改善。

临床上在节段性室壁运动异常的节段鉴别是冬眠心肌抑或梗死瘢痕区，以及在梗死区中检测是否有存活心肌，从而选择出可能得益于冠状动脉血管重建的患者，有重要意义。有心绞痛史暗示有存活的缺血心肌，但显然敏感性和特异性均不够。心电图显示非 Q 波心肌梗死、R 波持续存在、持续 T 波倒置以及一过性 Q 波等也被认为是心肌存活的指征，但至目前尚无有关心电图检测心肌存活性的敏感性和特异性的资料。目前，检测心肌存活性的“金标准”是^{18}F-脱氧葡萄糖（FDG）正电子发射断层（PET）心肌代谢显像。局部心肌血流灌注减低、FDG 摄取正常或相对增高（灌注-代谢不匹配），标志心肌存活，预示冠状动脉血管重建术后局部室壁运动会改善；局部心肌血流灌注低，FDG 摄取亦减低（灌注-代谢匹配），标志心肌细胞不再存活，预示血管重建术后局部室壁运动不会改善。据文献报道，预测冠状动脉血管重建术后左心室节段室壁运动改善的敏感性为 88%，特异性 73%。由于 PET 检查十分昂贵，难以普遍应用，近来阜外心血管病医院应用双核素^{99m}Tc-MIBI/^{18}F-FDG 同时采集法（DISA）SPECT 显像检测存活心肌，经 75 例冠心病陈旧性心肌梗死患者与^{18}F-FDG PET 显像对比，对存活心肌的检出率差异无统计学意义，证明 DISA 法 SPECT 显像对检测心肌存活性有重要价值，且方法简便、费用低。此外再注射^{201}Tl 心肌显像也可用来估测心肌存活性，但可能低估灌注减低的存活心肌，硝酸酯/再注射^{201}Tl 心肌显像或硝酸酯/^{99m}Tc-MIBI 心肌显像对检测的敏感性有所提高，但仍有一定限制。除核素检查外多巴酚丁胺超声心动图试验近年来也是应用较广的检测心肌存活性的方法，据报道有良好的阳性预测准确性和特异性（90% ~100%），但敏感性较低，且各报道之间差别较大。但由于价格低，患者顺应性好，因此仍在应用。

166. 如何进行缺血性心肌病血管重建适应证及其方法的选择？

为了达到术后改善心功能、延长寿命的目的，选择冠状动脉血管重建术适应证的关键是确定冬眠心肌（存活心肌）的存在，有心绞痛、心电图有 R 波等临床线索提示有存活心肌，但并不可靠。对冠心病合并心功能不全或缺血性心肌病患者必须用核素或超声心动图方法客观评价心肌存活性。阜外心血管病医院应用^{18}F-FDG 心肌 PET 显像研究的 90 例陈旧性心肌梗死（OMI）患者中 58 例行血管重建术，其中 10 例行经皮冠状动脉腔内成形术（PTCA）及支架置入术，48 例行冠状动脉旁路移植术（CABG）。结果术前^{18}F-FDGPET 检测显示以存活心肌为主的患者，术后 LVEF 明显增加，心腔容积明显缩小；而以梗死为主的患者，LVEF 和心腔容积无明显改变；在心电图异常 Q 波的心肌节段，PET 显示灌注代谢不匹配者，术后室壁运动也有不同程度改善。对缺血性心肌病患者，核素及多巴酚丁胺超声心动图试验显示有较多存活心肌者应考虑血管重建术。对室壁运动受损节段显示无存活心肌的左心功能不全的冠心病患者则不宜手术。

缺血性心肌病一般见于多支血管病变患者，有研究表明，多支血管病变合并左心功能失调患者，CABG 与经皮冠状动脉腔内成形术（PTCA）组住院病死率相似，围术期卒中发生率CABG组显著高于PTCA组；但远期（5年）随访结果，5年无事件生存率在CABG组显著高于PTCA组。进一步分析表明，远期生存更主要与血管重建是否完全有关，而不是受血管重建方法的影响（该研究中PTCA组完全血管重建者仅占37%，而CABG组则为82%），在完全性血管重建者CABG与PTCA组无事件生存率相似。上述资料提示，对多支血管病变的左心功能失调者（LVEF<40%），特别是合并糖尿病、高危形态病变或前降支起始部病变的患者，如果PTCA不能达到完全性血管重建，应行CABG治疗。

在进行冠状动脉血管重建时还必须同时校正其他可能影响左心功能的一些病理情况，如切除具有血流动力学影响的室壁瘤，对合并严重二尖瓣反流的患者进行瓣膜置换术等。

167• 心肌梗死如何分期?

早年，心脏病学者将心肌梗死按演变的时间和心电图图形分为急性、亚急性和陈旧性三期（其中，亚急性期又称近期）。近年来，有的学者仅将某些心肌梗死，特别是伴心源性休克者，在出现组织损伤持久地拖延状态伴持久释放肌酸磷酸激酶到血流者才称为亚急性心肌梗死（subacute myocardial infarction）。这种情况少见，故一般临床文献仅将心肌梗死分为急性和陈旧性两期，将起病后8周（60天）以内定为急性期，过此期称陈旧性。

心肌梗死的急性期又可分为演变相、完全相和恢复相。虽然心肌梗死的演变可持续好几天，但临床上将起病的头4~6小时作为抢救心肌梗死的临界时间。在急性心肌梗死开始数分钟内，首先在心电图上可产生巨大高耸T波，以后迅速出现ST段抬高，ST-T也可联成单向曲线，但尚未出现坏死型Q波，对称导联可有ST段压低及T波倒置的相反改变。这样巨大高耸的T波持续仅数小时，这段时间也称超急性期（supra-acute phase），相当于演变相（erolving phase）或称演变的心肌梗死。近年倡导的溶栓疗法、急性PTCA等都应在演变相进行，才能挽救缺血损伤而尚未坏死的心肌。在症状开始大约6小时后直至出院前，心肌很少或没有可逆转的损伤，被认为是完全相，称完全的（completed）心肌梗死。从出院到8~12周代表损伤的心肌进一步愈合直至梗死节段达最大强度，事件的危险性开始平稳。在此期间，患者慢慢试图恢复到以往活动水平，这被认为是恢复相。

168• 右心室缺血/梗死的临床特点及其处理原则是什么?

右心室缺血的临床表现不如左心室缺血临床表现明显。因为右冠状动脉通常供血给大部分右心室心肌，所以右冠状动脉邻近右心室分支处的闭塞会导致右心室缺血，伴有血流动力学改变的右心室梗死几乎都发生在下壁急性心肌梗死。但是右冠状动脉近端闭塞的患者为何没有明显的右心室缺血的表现，主要是因为：①右心室心肌远少于左心室，且肺循环的阻力低，所以右心室需氧明显低于左心室；②右心室在收缩和舒张都有冠状动脉灌注供血，而左心室只限于舒张期；③右心室的氧供/氧需比值高于左心室，原因在于左向右的侧支循环较多。

右心室梗死的临床特点有：①右心室梗死可以表现无症状右心室功能不全，也可以表现为心源性休克，许多患者的右心室功能需数周至数月恢复正常，说明只是出现了右心室心肌顿抑，而非不可逆心肌坏死；②在近一半下壁心肌梗死中存在右心室心肌缺血，但只有10%～15%有典型的血流动力学异常；③伴下壁心肌梗死的右心室梗死的死亡率明显增高至25%～30%，而只有下壁心肌梗死者的死亡率为6%。因此要鉴别并考虑优先再灌注，以治疗高危下壁心肌梗死者；④右心室缺血患者的治疗与左心功能不全者是有区别的，有时甚至截然相反。

右心室缺血/梗死的处理原则：

(1) 维持右心室前负荷　①增加容量负荷：静脉给予生理盐水，避免使用硝酸酯类和利尿剂；②维持房室同步协调：因为这些患者中有几乎一半有高度房室传导阻滞，在阿托品治疗无反应的情况下，可安装房室顺序心脏起搏器，维持充足的右心室前负荷；③这些患者1/3并发房颤，应迅速除颤复律治疗。

(2) 正性肌力支持　如补液后心排出量不能增加，使用多巴胺治疗。

(3) 伴有左心功能不全时降低右心室后负荷　使用主动脉球囊反搏术，药物治疗使用ACEI，动脉扩张剂如硝普钠、肼苯达嗪。

(4) 再灌注治疗　①使用药物溶栓剂、抗血小板及抗凝药物；②直接PTCA或支架治疗；③在经过选择的多支病变者可行CABG治疗。

169. 何谓心肌梗死延展、扩展和再梗死？前两者有何临床意义？

心肌梗死延展（infarct extension）是指梗死区范围扩大，即坏死心肌数量增加，实际是一种早期再梗死的表现。多发生于心肌梗死后24小时到出院的一段时间内。其组织学基础为梗死区周围又有新的坏死灶，大多分布于与梗死部位同一血供的危险区内。其发生机制可能是梗死冠状动脉出现自发再通后再次完全闭塞，因此更常见于梗死范围小的患者。早期再梗死发生于起病的10～14日内，其中85%发生于原梗死位置，因此，梗死区延展与早期再梗死几乎是同义词，或者说前者是后者的一种类型。

心肌梗死扩展或心肌梗死伸展（infarct expansion）是指急性心肌梗死早期（一般指心肌梗死后几小时到几天），梗死区心肌持续的、不成比例的变薄和扩张，但不伴有坏死心肌数量的增加，是急性心肌梗死的一种独立的并发症。其组织学基础是心肌纤维束滑移致肌束重新排列引起室壁全层细胞数减少，进而导致梗死区室壁膨出变薄，引起早期左心室扩大。有人认为，急性前壁心肌梗死后72小时内左心室扩大的主要原因是梗死壁扩展。梗死壁扩展还可引起正常时椭圆形的左心室变形。

梗死壁扩展几乎均发生于穿壁性心肌梗死，左前降支闭塞者发生率明显较高，与心肌梗死范围则无明显关系。放射性核素心室造影发现，急性前壁心肌梗死后48小时内，梗死壁扩展发生率为20%，梗死后1～2周可达35%，大剂量皮质激素或非固醇抗炎药物的应用可能会促使梗死壁扩展发生，而早期再灌注治疗则有可能防止其出现。

再梗死（reinfarction）是指远离痊愈了的心肌梗死（一般武断地定为心肌梗死出院后），

在同一或不同的血管区出现新的心肌梗死。但广义上的再梗死还包括梗死延展和早期再梗死。

梗死延展和梗死扩展是影响心肌梗死预后的重要因素。梗死区延展为梗死范围扩大，临床重要性显而易见。梗死壁扩展虽然没有坏死心肌数量的增加，但导致无功能心肌节段面积增大、左心室扩大和变形。左心室变形重要性为变形处心肌纤维排列方向异常，破坏了正常收缩形式，引起明显的收缩功能障碍，易致泵衰竭。同时，室壁运动异常、变薄和扩张又使附壁血栓、室壁瘤及心室穿孔易于发生，使病情恶化。另外，梗死扩展的患者左心室进行性扩大的危险性增高。研究表明梗死区室壁扩展的最初阶段（7～10日）后，39%～55%患者左心室进行性扩大，左心室容积增加，即发生左心室重构，这类患者易发生心力衰竭和死亡。

毛焕元曾将梗死伸展、延展和再梗死进行归纳、比较（表3-9）。

表3-9　心肌梗死伸展、延展和再梗死的比较

	伸展（expansion）	延展（extension）	再梗死（reinfarction）
发病率	可高达所有MI死亡的70%，占前壁Q波MI的35%～45%，其他部位较少见	占MI死亡的15%～20%，临床发生率为10%～20%	大多数报告为10%～20%，女性较高
时间	MI后几小时到几天	约为MI后24小时到出院	武断地定为MI出院后
病理	梗死急性变薄和扩张，无新梗死，可全心扩大	在痊愈中的MI伴最近坏死的周围病灶，常在同一血管区	远离痊愈了的MI，在同一或不同的血管区出现新的MI
临床表现	ST抬高短期内不恢复，不符合MI的改变，胸痛较轻，血清酶无明显升高	心电图符合MI的演变规律，胸痛重，梗死性血清酶再度明显升高	再度MI的表现
结局	心力衰竭，死亡率上升，左心室扩张（局部或全部），附壁血栓，心脏破裂，左心室壁瘤，梗死延展，MI后心绞痛	扩大MI范围，心力衰竭，心源性休克，心律失常，死亡率上升，梗死伸展	梗死总量增多，心力衰竭，心源性休克，死亡率上升

170• 怎样诊断心肌梗死伸展？怎样与梗死区延展进行鉴别？

当AMI患者反复出现心衰，血清心肌酶复升、原梗死区ST段再抬高时，应想到并发心肌梗死伸展（infarct expansion，IEXP）的可能。临床确诊主要靠超声心动图检查。心脏扇形超声心动图能在床旁即时显示心脏的各个节段，并能准确地探查出节段性室壁运动和室壁的厚薄，通过对心脏内膜长度、室壁厚度、心腔大小等因素的动态观察可早期发现IEXP。扇形超声心动图的诊断标准：

（1）左心室周长　病变部位的心室壁明显延长，而非病变部位则无明显改变。有人观察前壁AMI并发IEXP时发现，前壁较后壁延长65%。

（2）梗死区与周围正常心肌厚度的比值<0.8作为超声诊断标准。此外，超声检查通常

将梗死部位的室壁分为无变化、稍变薄、变薄和明显变薄这四种情况，后二者作为诊断 IEXP 的主要依据。

IEXP 和梗死延展（infant extension，IEXT）均为 AMI 的早期并发症，两者有相似的临床表现如心功能恶化、心律失常、梗死后胸痛、血清酶复升等，但其病理改变、临床意义、治疗和预后均有差别。因此诊断 AMI 并发 IEXP 时应注意除外 IEXT。IEXT 是在 AMI 急性期内，围绕原梗死区出现新的坏死灶的另一早期特殊并发症。加重梗死区周边缺血带缺血程度的因素如低血压、严重心律失常、心衰等均可使心排出量减少，冠状动脉有效灌注压下降，故被认为是引起 IEXT 的原因。Weisman 及 Weiss 等认为，AMI 后早期出现心绞痛预报 IEXT 的价值最大。葛均波认为，AMI 出现下列两项条件以上者可考虑发生了 IEXT：

（1）新 Q 波出现或 R 波消失。

（2）血清 CK-MB 再升高。

（3）CK 出现新高峰。其中以 CK-MB 值再升高价值最大。超声心动图、核素心肌扫描可供鉴别。

171 • 心肌梗死伸展的发病条件是什么？有哪些促发因素？

心肌梗死伸展（IEXP）的概念由 Hutchins 等于 1978 年首先提出。IEXP 是指 AMI 发病后数小时至数日内，梗死区室壁变薄、呈弧形伸长，而不伴有坏死细胞数量的增多，使"功能性梗死面积扩大"一种早期特殊并发症。它是 AMI 后左心室重构的第一个原因。其心衰、室壁瘤、体循环栓塞及恶性心律失常的发生率明显增高，严重影响患者的预后。

大量研究证明，IEXP 发生的先决条件是坏死心肌重量占左心室心肌总重量的 10% 左右的大面积透壁性 AMI，且梗死面积越大，左心室前壁越薄者，其发生率越高、程度越重。凡使心室内压升高和正常心肌收缩牵拉过度，使坏死心肌纤维被动拉长、断裂、坏死的心肌细胞重新排列的因素都可使"功能性梗死面积"扩大，都是 IEXP 的促发因素。

172 • 为什么右心室比左心室较少发生梗死？

一般右心室比左心室较少发生梗死。单纯右心室心肌梗死的发病率占心肌梗死的 3%。但在下壁或下壁加后壁心肌梗死病例中，约 1/4 同时有右心室心肌梗死。右心室比左心室较少发生梗死的原因有以下几种解释：①左冠状动脉只在舒张期才有血流灌注，而右冠状动脉在收缩期和舒张期均有血流灌注；②右心室壁较薄，代谢所需的能量较少，同时右心室压低且容易形成侧支循环；③右心室及左心室下壁的主要供血均来自右冠状动脉，故两者常同时受累。多数右心室心肌梗死患者有多支血管病变，只左冠状动脉阻塞后同时有左前降支的严重阻塞限制了到右心室的侧支循环，才易致右心室心肌梗死。

173 • 右心室心肌梗死的心电图表现怎样？

对右心室心肌梗死尚无统一的心电图诊断标准。临床上常依靠右胸导联的有关变化考虑右心室心肌梗死。Morgera 等报道，正常人心电图上 V_3 总有 r 波，而在 V_4、V_5 和 V_6 导联上的 r 波出现率分别为 92.4%、84.0% 和 64.6%。右胸导联的 ST 段总在等电位线上，T 波一般为不对称地倒置。Braat 等发现在 V_3、V_5 和 V_6 导联 ST 段抬高≥1mm 是右心室心肌梗死的可靠标记。V_4ST 段抬高诊断敏感性（93%）和预示准确性（93%）最高。另有报道认为 V_4 的 ST 抬高 >0.1mV 或右胸导联的 ST 抬高 >0.05mV，对诊断右心室心肌梗死很有价值。另有研究，不稳定性心绞痛患者和健康者在任何一个右胸导联均没有 ST 段抬高，并认为一个或多个右胸导联（V_4 ~ V_6）的 ST 段抬高，对鉴别右心室梗死的敏感性为 90%，特异性为 91%。右心室心肌梗死也可引起类似前间隔的左胸导联 ST 段抬高。但在前者，自 V_1 ~ V_5 导联 ST 段抬高的幅度逐渐降低，而在后者，其幅度逐渐升高。右心室心肌梗死的右胸导联 ST 抬高，通常是较早的和暂时的现象，多数于 24 ~ 72 小时内消失。

V_3 和 V_4 导联呈 QS 型对诊断右心室心肌梗死敏感性为 55% ~ 94%，特异性 40% ~ 88%。这类 QS 异常比右胸导联 ST 抬高的诊断价值低。下壁心肌梗死时出现右束支传导阻滞常为暂时的，且可能提示同时存在右心室心肌梗死。

174 • 如何通过心电图诊断心房梗死？

心房梗死（atrial infarction）占全部心肌梗死的 3% ~ 17%，右心房梗死多于左心房梗死和双房梗死，占整个心房梗死的 81% ~ 91%。心房梗死很少单独出现，多与心室梗死伴发。心房梗死一般由心电图诊断，其表现有①心房除极异常：表现为 P 波形态改变，如 P 波增宽、有切迹、粗钝，呈“M”型或“W”型，甚至 P 波变尖等；②心房复极异常：表现为 P-Ta 段移位。在Ⅱ、Ⅲ、aVF 导联上抬或下移。P-Ta 偏向 P 波向量的同一方向比偏向 P 波相反方向更有意义。即当 P 波直立时，PR 段的升高不管多么轻微，常是有意义的。与此相反，P 波直立时，PR 段轻微压低则可能是生理的。尤其在心动过速时，PR 段压低必须超过 1mm 并同时有 P-Ta 段形态改变，才有诊断价值。当心房受损时，PR 段往往呈水平型下移，因而使 P 波与 PR 段连接角变锐。这和生理性 PR 段下移与 P 波构成较大的交角不同；③心房梗死易致心房节律失常，如心房颤动、心房扑动、房性期前收缩、房性心动过速。故在急性心肌梗死时，若伴有房性心律失常就应考虑心房梗死的可能。

175 • 急性心肌梗死并发传导阻滞的临床意义如何？

急性心肌梗死并发传导阻滞的不同类型有不同的临床意义。

（1）一度房室传导阻滞发生率占 4% ~ 14%，通常见于下壁急性心肌梗死患者。二度Ⅰ型发生率占 4% ~ 10%，占二度房室传导阻滞的 90%。二度Ⅱ型和三度房室传导阻滞的预后完全一样。

（2）右束支传导阻滞比左束支传导阻滞高出 2 倍，急性心肌梗死并发右束支传导阻滞意味着坏死面积广泛且预后不良，死亡率增至 54% ~ 61%。

（3）左束支传导阻滞大部分（90%）在梗死前已出现，易转为完全性房室传导阻滞，死亡率为 55%。

(4) 左前分支传导阻滞对急性心肌梗死预后影响不大，但一旦并发右束支传导阻滞，有可能转为完全房室传导阻滞，死亡率高。

176. 心肌再灌注损伤目前一般认为有几种类型？再灌注性心律失常的发生条件与影响因素有哪些？

心肌再灌注损伤是指由再灌注而不是缺血导致的心肌细胞死亡，即细胞在缺血期保持存活，而于再灌注期最终死亡。随着认识的不断深入，这个概念已被外延，除不可逆性损伤外，尚包括可逆性损伤。目前一般认为心肌再灌注损伤有四种类型：

(1) 再灌注性心肌死亡　等于经典的再灌注损伤，属不可逆损伤。

(2) 血管再灌注损伤　主要指再灌注期的无再流（noflow）现象。

(3) 心肌顿抑　指存活心肌细胞的机械功能低下，属可逆性损伤。

(4) 再灌注性心律失常　归属可逆性损伤，但有潜在致命性。

后三种类型已被大量实验和临床证实。而再灌注性心肌死亡理论因长期缺乏再灌注前后两次评估一个特定细胞存活性的有效手段，尚难予证实。

再灌注性心律失常（RA）是指心肌缺血后冠状动脉解痉、血栓自溶，或药物、物理、手术等方法使冠状动脉再通恢复心肌灌注所致的心律失常。此类心律失常首先由 Tennanf 和 Wiggers 于 1935 年在动物试验中发现，并认为与冠状动脉再灌注有关。1943 年 Harris 提出，如果在冠状动脉阻断 5～10 分钟后，仍未出现心室颤动者，则可在支配缺血心肌的闭塞血管获得再灌注的数秒钟内诱发心室颤动，并首次提出 RA 这一命名。对此现象当时并没有引起人们重视。直到 20 世纪 70 年代末才引起人们的广泛兴趣，特别是快速恢复冠状动脉血流可诱发室性心动过速（室速）或心室颤动（室颤）。其实，RA 亦可表现为窦性心动过缓、窦性停搏、严重房室传导阻滞等缓慢性心律失常。

关于发生再灌注心律失常的条件尚不完全清楚，据实验和临床观察认为有 3 个条件与此有关：①再灌注区必须存在功能上可恢复的心肌；②其发生与否及严重程度与冠脉闭塞至再灌注的时间长短有关；③再灌注时血流的恢复速度越快，再灌注心律失常发生率越高。

影响 RA 的因素主要有以下几种：

(1) 再灌注前心肌缺血时间长短　心肌缺血时间长短，可能是对 RA 易损性最重要的决定因素，起初随缺血时间延长 RA 发生率随之上升，当达到峰值后则随缺血时间延长而下降，以致 RA 不发生。RA 发生必须再灌注区存在功能可恢复的心肌。

缺血持续 20～30 分钟再灌注后心律失常的发生率最高。在不可逆和可逆性细胞损伤间存在着最大程度的电生理不均匀性。因而增加室速或室颤的发生率。有人观察发现，再灌注发生于心肌缺血几秒或几分钟，如果缺血严重也能引起严重 RA，包括室速或室颤，可能是诱发猝死的原因；再灌注在心肌缺血数分钟至数小时后，可出现各种严重心律失常；如再灌注在心肌缺血数小时或数天，见于急性心肌梗死溶栓治疗或数天后进行冠状动脉腔内成形术术后，则常见的是加速室性异位心律或室性期前收缩，但也可出现室颤或室速。

对于再灌注发生于心肌缺血已存在数天或数周后，如急性心肌梗死后新的侧支循环长入缺血区，或冠状动脉旁路术后通过旁路灌注慢性缺血组织等对心律有何影响尚未见报道。

（2）缺血严重程度及范围　缺血严重程度及范围对 RA 的发生均有影响，严重缺血为导致电生理明显改变的基础，再灌注时恢复明显不均匀易发生 RA。缺血范围大，超过左心室20%，不仅缺血区和非缺血区电生理不一致，在缺血中心和周边区也有明显差异，缺血量及范围大则 RA 发生率增高。

（3）再灌注的血流速度　减慢再灌注的血流速度可降低 RA 的发生率。可能由于较缓慢更均匀地冲洗出有害的代谢产物。另一方面避免因迅速供氧而使线粒体突然获得能量，细胞内 Ca^{2+} 超负荷，加重了离子的不平衡而引起的心律失常。

（4）堵塞血管床的大小　堵塞血管床的面积愈大影响心肌缺血区增大，RA 发生率增高。如果有侧支循环的血流存在，则与室性期前收缩与室速、室颤发生间呈弱相关关系。

（5）冠状动脉原有固定性狭窄或存在侧支循环血流　冠状动脉已有固定性狭窄，急性堵塞后因存在侧支循环血流，心肌缺血尚轻，再灌注时冠状动脉固定狭窄影响其流速，因此与冠状动脉无狭窄病变相比，RA 发生率较低。当心肌缺血时，侧支循环的流量与再灌注室速和室颤两者的发生率呈明显的负相关。

（6）缺血前的心脏状态　心脏肥大、广泛的冠状动脉病变及晚期心脏病因其 ATP 储备减少，故对缺血后再灌注性损害的耐力降低，RA 的发生率也高。

177• 再灌注性心律失常的发生机制是什么？如何防治？

再灌注性心律失常（RA）的发生机制尚不完全清楚，目前认为有下列几点：①当心肌缺血时，动作电位幅度和静息膜电位水平及 0 相电压升高的速度均降低，心肌除极很不均匀，传导延缓，促成电压不稳定。加上心肌缺血时大量代谢产物如乳酸、脂酰肉毒碱和脂酰辅酶等蓄积，细胞内钾外逸，细胞外钾增加。当缺血心肌一旦获得再灌注后，上述物质突然冲洗和释放，也将引起电位的急剧不稳定；②心肌缺血性损伤使电生理不均匀，再灌注恢复血流后，对上述改变的恢复也不均匀，导致缺血区内心肌细胞应激性的恢复程度极不相同。实验证明，再灌注时多个小波在众多“传导阻滞的小岛”间从曲折的路径穿过，提示环形运动折返是引起 RA 的关键。另外，缺血心肌与正常心肌之间出现传导性和不应期的暂时差异，亦为折返激动性心律失常的发生提供了电生理基础；③自律性增加对 RA 的发生也有重要作用。当心肌缺血时，α 受体数目增加，再灌注时儿茶酚胺的释放，刺激 α 受体，加强了此效应，导致自律性增加；④延迟后除极触发机制。较长时期的心肌缺血，再灌注时细胞内钙显著增高。快速增加钙的摄取，可出现延迟后除极。细胞内钙堆积，使延迟的后除极幅度增加，触发心动过速。

RA 的防治：①首选钙离子通道阻滞剂，能直接扩张冠状动脉，预防冠状动脉痉挛，间接预防 RA，并能减弱室颤阈值，明显减少室颤的发生率；②小剂量阿司匹林抑制血栓素 A_2 较前列环素的合成更为明显，也能减少 RA；③镁盐能减少心肌缺血性损伤，减少 RA 发生率；④快速钠离子通道阻滞剂不能预防再灌注所致室颤，但对自律性增高所致的 RA 比较有效；⑤α 肾上腺素能受体阻滞剂，如酚妥拉明、哌唑嗪，能抑制细胞内钙增加，降低心室的自律性，可明显减少再灌注心律失常的发生率；⑥在动物实验中，胺碘酮对 RA 无效，溴苄胺能减少再灌注致室颤的发生率。

178. 何谓早期再灌注与晚期再灌注？在左心室重构中各起什么作用？

心肌梗死早期（<6 小时）使梗死有关的冠状动脉再通，恢复前向血流称为早期再灌注。研究表明，早期再灌注可挽救濒死心肌，改善左心室射血分数，降低左心室容积，减少室壁瘤的形成。

由于左心室重构受梗死范围、梗死愈合过程和室壁张力的影响，因此，早期再灌注可从三个方面影响左心室重构。①早期再灌注通过挽救濒死心肌限制梗死的范围实验证明，透壁性心肌梗死是梗死区膨展的一个重要决定因素。挽救心外膜下小片心肌可足以阻止或减少左心室扩大；同时，再灌注可保护心内膜下组织，使可能有较高的抗张强度，减少了梗死区膨展的倾向；②一些研究观察了再灌注愈合过程中左心室的影响，表明再灌注可加速梗死的愈合过程。再灌注尽管可导致心肌出血，但对梗死愈合并无消极作用，况且再灌注引起心肌出血，细胞肿胀、水肿，心肌收缩带坏死，这些变化能使梗死区室壁变硬，阻止梗死区膨展；③功能障碍的心肌量与梗死心室容积间有线性关系，因此再灌注可减少继发性收缩期容积增加，阻止左心室扩大和室壁变薄，从而减低室壁张力，限制左心室重构。

晚期再灌注是指超过挽救梗死心肌的时间后，使与梗死有关的冠状动脉再通。晚期再灌注可限制室壁变薄和左心室扩大，改善左心室功能。动物实验和临床研究表明，晚期梗死区恢复前向血流灌注可减低局部功能异常的程度，而室壁运动异常程度与左心室重构密切相关。Linderer 等研究了心肌梗死后平均 5 个月成功地进行 PTCA 的患者。随访发现，左心室功能明显改善。因此，晚期再灌注不是通过缩小梗死范围及其透壁程度，而是通过阻止梗死区膨展和左心室扩大，即限制了左心室重构影响左心室功能。

晚期再灌注通过各种机制阻止或限制左心室重构过程。①晚期再灌注可增加心肌内出血、细胞肿胀、水肿和心肌收缩带坏死，这些变化导致梗死室壁变硬，更能抵抗收缩期膨出（bulging），从而限制左心室容积扩大，保持较好的左心室形态；②通过心肌组织学检查发现，晚期再灌注者心外膜下残留细胞岛较非再灌注者多，此可能系晚期再灌注阻止梗死区膨展的机制之一；③梗死区膨展发生于早期（梗死后 1 天），于第 5 ~ 7 天逐渐加重，因为在此期坏死组织吸收。此期的进展性梗死区膨展能被再灌注所致加速愈合作用阻止；④心肌梗死后心肌损伤的量随缺血时间、残留前向血流和侧支循环支持而改变，其程度范围包括顿抑心肌、冬眠心肌和完全坏死心肌。完全阻塞或高度狭窄的冠状动脉再通，使其中仍然存活但功能受损的那部分冬眠心肌恢复功能，此为晚期再灌注改善左心室功能的机制之一。

179. 再灌注对心肌梗死预后的影响怎样？

目前一般认为，早期和晚期恢复冠状动脉前向血流，均可以改善左心室功能、降低心肌梗死后发病率和/或死亡率。Cigarroa 等研究了仅存在梗死有关血管病变的 179 例患者，64 例有部分或完全前向血流患者，在其随访期中，不稳定性心绞痛、充血性心衰的发病率及死亡率均较有较少前向血流患者减低。Kersschot 等发现，心肌梗死再灌注成功后室性心动过速和猝死的发生率降低。但与其他治疗方法一样，再灌注治疗也有其不利的一面，因为再灌注不仅损伤坏死区内微血管，导致心肌内出血，而且可能引起再灌注性心律失常。Lie 等报道，出血不仅扩展了缺血损伤的面积，而且损害了组织学上的梗死愈合过程。再灌注性心律失常可加剧心功能障碍，甚至引起严重后果。

再灌注对预后产生较好影响的机制有三方面：

（1）对左心室重构产生影响 再灌注可通过阻止梗死区膨展和左心室扩大。因梗死区膨展导致左心室容积和压力增高，引起后期进行性左心室扩大。而左心室大小与充血性心衰、室性心律失常和猝死有关。

（2）再灌注患者后电位出现率低，后者与室速和猝死有关 再灌注影响心脏电生理稳定性的机制为：促进梗死愈合，使梗死组织更均一；减少室壁瘤形成，使电不稳定可能性减少；并且再灌注阻止透壁性梗死，保护心外膜交感神经纤维，降低室颤发生的可能。

（3）侧支循环的形成 再灌注开放的冠状动脉是多支血管病变患者侧支循环的来源，这可减轻邻近缺血，减小因其他血管阻塞导致的梗死范围；同时，开放的冠状动脉为外科医生提供了冠状动脉旁路移植术的一个选择点。

180. 左心室重构的临床病程及危害怎样?

急性心肌梗死（特别是大块透壁性梗死）常可导致左心室梗死区和非梗死区的结构和形态变化，此称为左心室重构（remodeling）。

左心室重构包括梗死区膨展（expansion）和左心室扩大（dilatation）两方面。梗死后数小时至6周，梗死区膨展和左心室扩大组成早期左心室重构。进行性左心室扩大可持续6周至1年，为晚期重构期，此期梗死瘢痕无变化。

（1）梗死区膨展 心肌坏死后最初几小时梗死区即发生炎症、水肿，继而成纤维细胞增殖、胶原蛋白沉积，形成瘢痕。在此之前，胶原蛋白尚未广泛沉积、扩张力低，梗死区在左心室内压力作用下变薄、延长，此过程 Hutchins 和 Bulkley 称为梗死区膨展。组织学上是由于心肌细胞滑移（slipage）和伸展（stretching）导致梗死节段室壁横截面细胞数减少。肉眼观察，室壁变薄、延长，局部心腔扩大和膨出。

梗死区膨展与梗死后死亡率增加、充血性心衰发生、左心室破裂及室壁瘤形成有关。

（2）左心室扩大 心肌梗死后室壁节段性收缩功能下降或丧失，导致心排出量降低、左心室充盈压增高，此引起两种代偿机制，即由神经、激素刺激致存活心肌收缩力增强和因 Frank-Starling 机制致舒张末期容积增加，以降低充盈压和恢复射血量。当梗死面积 >20% 时，上述代偿机制不足以维持正常的血流动力学功能，因而左心室容积及压力增高，左心室扩大，通过 Laplace 定律，使收缩期和舒张期室壁张力均增高，导致第三种代偿机制，即非梗死区心肌肥厚。后者可降低增高的室壁张力，减轻进一步扩大的刺激。心肌肥厚表现为新肌节增加使细胞延长和心肌质量增加，并不增加心肌厚度（离心性肥厚），而且心肌厚度与毛细血管网增加不成比例。当心肌丧失超过总体心肌的40%时，非梗死区心肌肥厚不足以恢复正常室壁张力，心肌收缩功能降低。因此，异常负荷导致不适当的代偿反应，进而又导致不正常的负荷状态，最终引起左心室进行性扩大。左心室重构早期，左心室扩大由梗死区膨展和非梗死节段的变化引起，而重构晚期几乎只有非梗死节段改变引起。大块梗死、梗死区膨展及梗死有关冠状动脉持续性阻塞是促进左心室扩大的重要因素。进行性左心室扩大是产生明显心衰的先兆，并与死亡率密切相关。

181 • 如何做好急性心肌梗死患者的入院前处理？

急性心肌梗死发病后1～2小时内极易发生严重的心律失常，导致死亡。据统计1/2～2/3的急性心肌梗死患者死于入院前的短时间内，其主要死因即为严重的心律失常。另外，在急性心肌梗死发病后最初的1～2小时病情极不稳定，任何增加心肌耗氧的因素均可使心肌梗死范围扩大。因此，急性心肌梗死送医院前的处理对减少病死率、挽救缺血心肌、限制和缩小梗死范围、减少并发症等均有十分重要的意义。

发现急性心肌梗死应就地抢救，病情稳定后再送医院。送医院前的紧急抢救措施包括：

（1）镇静、镇痛　根据条件，可立即给予哌替啶50～100mg肌内注射，或吗啡5～10mg皮下注射，或罂粟碱30～60mg肌内注射。必要时1～2小时重复1次。亦可同时给予硝酸异山梨酯（消心痛）5～10mg或硝酸甘油0.3～0.6mg含服、冠心苏合丸口服。

（2）吸氧。

（3）保持一条静脉通道。

（4）如有条件可作心电监测，观察心率及心律的变化。

（5）若心率<50次/分，给予阿托品0.5mg静脉注射或1.0mg肌内注射。

（6）有室性期前收缩或室性心动过速者，静脉注射利多卡因50～100mg，然后以1～4mg/min速度维持，或肌内注射150～200mg。在无心电图监测的条件下，只要无显著的心动过缓，为预防室性心律失常，入院前或转院时可静脉注射利多卡因50～100mg或肌内注射100～200mg。

（7）发现心脏骤停应立即拳击心前区并采取心脏按压及人工呼吸等复苏措施。

182 • 急性心肌梗死时禁用洋地黄吗？

关于急性心肌梗死（AMI）时洋地黄应用问题是有争论的，曾有教科书明确提出急性心肌梗死早期禁用洋地黄。其理由是，AMI时应用洋地黄有人观察到下列情况：①静脉注射地高辛后，AMI者不出现明显血流动力学变化；②由于梗死区的心肌用洋地黄后不能增加收缩力，非梗死区的心肌收缩力增强，这样，加重心肌的反向运动；③由于AMI早期血中儿茶酚胺增多，非梗死区心肌收缩已有所增强，洋地黄难以再改善其功能；④AMI者用洋地黄后肌酸磷酸激酶（CPK）增高，病死率增加，这与AMI时洋地黄易导致室性心律失常有关。

但是，目前普遍认为，洋地黄在 AMI 有下列情况时仍有重要作用，主张可以并且应该使用：①AMI 伴肺水肿者；②AMI 伴房颤者；③原有心功能不全一直在用洋地黄治疗者；④有明显心功能不全、室性心律失常，用其他药物疗效差并使心功能不全加重者；⑤原有心脏明显肥厚和扩大者，AMI 后有心功能不全者；⑥AMI 并发室上性快速心律失常且有肺充血者。

总之，目前较一致看法是，在 AMI 时洋地黄的应用应当小心、谨慎，但如掌握好适应证与禁忌证，该用的就用，仍可收到其他措施难以达到的效果。Lown 等曾经指出，过去对 AMI 患者应用洋地黄的危险性强调过度了。

183● 急性心肌梗死时补镁对心肌及冠状动脉有何影响？

虽然自从开展溶栓疗法及血管成形术等介入方法以来，急性心肌梗死（AMI）的死亡率已有较大幅度的降低，但是不能接受溶栓及介入疗法的 AMI 患者仍是多数，如何进一步降低 AMI 死亡率是国内外医生共同追求的课题，其中镁制剂在 AMI 治疗中的必要性和重要性已逐步为临床医生所认识。因为急性心肌梗死时补镁对心肌及冠状动脉具有重要影响。

首先，AMI 时存在缺镁。AMI 猝死的患者比车祸猝死者的心肌镁明显降低。实验证实，缺血缺氧的心肌迅速失镁，可能与以下因素有关。AMI 时发生的疼痛及焦虑促进儿茶酚胺的释放增加，从而诱导游离脂肪酸迅速增加，镁与游离脂肪酸结合形成镁脂肪皂，使血镁降低；同时由于肾素-血管紧张素-醛固酮系统的激活，继发性醛固酮增高导致经肾排出镁增多等，故 AMI 患者心肌镁降低。

第二，缺镁对 AMI 有不利后果，补镁则有益处。

(1) 缺镁可导致严重心律失常、猝死，补镁可抗心律失常，减少 AMI 早期心室颤动。已知 AMI 后有一个威胁生命的心律失常及猝死高发期。早期死亡的主要原因是心室颤动，心室颤动除受梗死面积及动脉硬化的程度影响外，电解质紊乱、低钾、低镁是主要的诱因。AMI 患者的血镁、血钾与室性心动过速和心室颤动呈负相关。实验证明镁可提高室性期前收缩和心室颤动的阈值。

(2) 缺镁可降低心肌能量，补镁可保护心肌功能。镁参与体内所有能量代谢，缺镁时细胞氧化磷酸化受影响，磷酸肌酸降低，ATP 生成受影响；同时缺镁时细胞内钙增高，补充镁可预防缺血再灌注时细胞内钙超载导致的心肌损伤。近年 Shibata 等通过对 AMI 患者补镁后，减少了白介素-6、基质金属蛋白酶（MMP-I）导致的心肌损伤。

(3) 缺镁可使冠状动脉张力增高、痉挛，补镁有扩张冠状动脉作用。缺镁时，细胞内钙增高，使血管平滑肌特别是有粥样硬化的冠状动脉张力增高。实验证实，缺镁的灌注液使小动脉管腔快速、进行性缩小，同时增强各种血管活性物质的缩血管作用。相反，高镁灌注液使小动脉扩张，并可减弱血管活性物质的缩血管作用。镁缺乏时可引起血管损伤，并影响血管损伤处的修复和再生，可能导致侧支循环发生不足。同时血管内皮损伤可降低内皮源性舒缓因子的释放，而补充镁可增加血管内皮源性舒缓因子的释放，扩张冠状动脉。

(4) 缺镁可增加外周血管阻力，使心脏后负荷增加，心排出量降低，使心肌缺血加重，而增加镁使外周阻力降低，心排出量增加。

（5）缺镁可增加血小板聚集及血液凝固性，补镁可抗凝、预防血栓形成。镁具有稳定血小板膜以及抑制血小板聚集的作用。镁可抑制各种血小板聚集的促进剂如血栓素 A_2，并刺激前列环素合成，Victor 等实验证实猪补镁后，可降低内皮素-1、纤维蛋白、血栓素 B_2。近年 Toft 等实验证实补镁后可减少平均血栓面积及明显地降低最大血栓面积。

（6）缺镁可使梗死范围扩展，补镁可缩小梗死面积。缺镁时，梗死周围的血管痉挛。缺镁可通过促进儿茶酚胺诱导的心肌坏死及心肌线粒体内钙超载引起心肌能量的降低等因素扩大梗死面积。Monteiro 等在狗及猪实验证实，小剂量镁在再灌注时立即给予能缩小梗死面积，这与上述镁的扩张冠状动脉、抗凝、抑制儿茶酚胺的释放、保护心肌功能等重要作用有关。梗死面积的缩小则可减少心源性休克、心力衰竭及难治性心律失常，从而降低 AMI 死亡率。

（7）镁缺乏时可增加氧自由基的产生，可引起天然的抗氧化剂谷胱甘肽降低，氧化产物积聚并减少组织和细胞的抗氧化能力，诱发膜脂质过氧化导致心肌损害，补镁可降低对氧自由基损伤的易损性。实验证实，补镁后超氧化物歧化酶（SOD）活性恢复，脂质过氧化代谢产物丙二醛（MAD）降低。

184• 镁剂治疗急性心肌梗死的临床效应如何？

邵美贞等在“镁在急性心肌梗死（AMI）治疗中的重要性”（2002年）一文中荟萃了众多相关研究结果，展示了镁剂治疗 AMI 的临床效应。早在20世纪50年代，美国 Malkiel 报道用镁制剂治疗64例 AMI 患者只有1例死亡，Parson 报道33例 AMI 患者经镁剂治疗后也只有1例死亡，而只用抗凝剂的200例 AMI 患者死亡60例。近十几年来有10组前瞻性随机双盲对照试验报道了静脉补镁对 AMI 的效应，如 Rasmusson 等（1986年）报道130例 AMI 患者，镁治疗组48h内无死亡；住院4周死亡率为7%，对照组为19%；心律失常发生率21%，对照组为47%；心绞痛缓解时间为2～5天，对照组为14～16天。Smith 等（1986年）报道185例 AMI 患者，镁治疗组93例，对照组92例，24小时内死亡数治疗组为2例，对照组为7例，治疗组需要处理的心律失常减少50%。Shechter 等（1995年）报道194例不适合溶栓的 AMI 患者，96例接受镁治疗，98例作对照，在最初3小时给予6g硫酸镁（含25mmol镁），随后21小时给予10g（含42mmol镁）。第2日补25mmol镁，结果补镁组死亡率显著降低（4%与17%），亦观察到补镁组降低了心律失常（27%对40%）、充血性心力衰竭（18%对23%）及传导阻滞（10%对15%）的发生率。在超过70岁的77例（占研究群体的38%）高危老年组中，住院死亡率补镁组（9%）比对照组（23%）明显降低。Woods 等（1992年）报道了第2次英国 Leicester 地区静脉补镁试验（LIMIT-2）2316例 AMI 随机双盲试验，患者入院后在溶栓治疗之前即静脉注射8mmol硫酸镁，然后用65mmol静脉滴注维持24小时，结果28d内死亡率比对照组减少24%，早期左心衰竭减少25%。但镁对 AMI 的治疗效应在 ISIS-4 的大型试验中未得到证实。该报道对1000多个医院的58050例可疑或确诊 AMI 患者进行研究，24小时内输硫酸镁80mmol，结果35天死亡率在镁治疗组为

7.64%，安慰剂组为7.24%。当此资料发表后即引起了国内外学者的异议，认为ISIS-4在镁治疗的时间、剂量、期限等的设计以及两组之间患者危险度的差异影响了镁的效益。

185 • 镁剂治疗急性心肌梗死的基本原则是什么？

镁剂是一个具有抗凝、扩血管、保钾、拮抗钙等有利作用的制剂，可缩小梗死面积，减少死亡率，应作为AMI的常规辅助治疗。不论血镁血钾是否低或正常均可用。慢性肾功能不全、血压偏低、二度和三度房室传导阻滞者不宜使用。

如就何掌握镁剂治疗AMI的时机、剂量及期限问题也应做到胸中有数：

（1）镁剂治疗应尽早，应在溶栓治疗之前，而ISIS-4大多用在溶栓之后（镁对AMI的治疗效应在ISIS-4的大规模试验中未得到证实）。因为实验及临床研究显示，缺血再灌注期的高镁有明显的保护作用，能防治缺血再灌注引起的心肌损伤、心律失常，早期补镁能减少梗死范围。

（2）AMI后24小时内镁的剂量不同可产生不同的效果。根据10组AMI前24小时给镁剂量和短期死亡率关系进行的统计分析提示：前24小时最佳剂量为52.2mmol，ISIS-4用的是80mmol（相当于25%硫酸镁80ml），显然剂量过大。高镁血症可引起普遍血管扩张和可能产生低血压、传导阻滞及心动过缓等副作用，这自然影响了镁的效益。结合我国人均体重较欧美人低，前24小时剂量应低于上述的最佳剂量。如用硫酸镁第1天可用40mmol（25%硫酸镁40ml），前5小时输入20mmol，后19小时输入20mmol；第2～3天输20mmol；第4天以后每日10mmol，这样小剂量可维持1～2周。加入极化液（GIK）中疗效更好，镁钾合用比单独用镁或钾效力高。加少量胰岛素可促进镁钾进入细胞内。如用门冬氨酸钾镁（潘南金），由于门冬氨酸对细胞亲和力强，作为钾、镁离子的载体使镁、钾易进入细胞，故生物利用度高，实际镁含量应比硫酸镁低，建议AMI第1天可用门冬氨酸钾镁100ml（含镁14mmol及钾1000mmol），前5小时可输入50ml，后19小时输入50ml，第2天后每日50ml，可输5～7天。国内近两年已用该剂量及期限对AMI治疗作了多中心试验，收到良好的效果，降低了死亡率。

（3）AMI后补镁的期限，国外大多数在48小时，少数5～7天，而ISIS-4仅补镁24小时，显然太短了。不同的剂量和用药期限会得出不同的结果，不能根据一天用药而定，因为：①在肾功能正常的情况下，输入的镁每天可经尿、粪排出50%左右，如经肾滤过的镁超过了肾小管对镁的最大吸收量，超量的镁就会全部排出，故补镁期限如果仅24小时，只能起到防止缺血-再灌注损害的作用，而镁的扩血管、抗凝、对抗儿茶酚胺、防治心律失常等重要作用，还需用药维持才能体现；②肾上腺能系统的激活可持续数天，故补镁在第3～4天之后仍是需要并有益的。

186 • 急性心肌梗死合并急性左心衰竭、心源性休克时各自处理原则是什么？

急性心肌梗死（AMI）合并急性左心衰竭临床上表现为程度不等的呼吸困难，严重者可端坐呼吸，咳粉红色泡沫痰。

其处理原则为：①适量利尿剂，Killip Ⅲ级（肺水肿）时静脉注射呋塞米（速尿）20mg；②静脉滴注硝酸甘油，由 10μg/min 开始，逐渐加量，直到收缩压下降 10% ~ 15%，但不低于 90mmHg；③尽早口服 ACEI，急性期以短效 ACEI 为宜，小剂量开始，根据耐受情况逐渐加量；④肺水肿合并严重高血压时是静脉滴注硝普钠的最佳适应证。小剂量（10μg/min）开始，根据血压逐渐加量并调整至合适剂量；⑤洋地黄制剂在 AMI 发病 24 小时内使用有增加室性心律失常的危险，故不主张使用。在合并心房颤动伴快速心室率时，可用毛花苷丙或地高辛减慢心室率。在左心室收缩功能不全，每搏量下降时，心率宜维持在 90 ~ 110 次/分，以维持适当的心排出量；⑥急性肺水肿伴严重低氧血症者可行人工机械通气治疗。

AMI 并心源性休克的诊断一旦确立，其基本治疗原则如下：

(1) 应就地、就近抢救，避免远距离转送，要绝对卧床休息，立即供氧，有效止痛，尽快建立静脉给药途径，尽可能迅速地进行心电监护和建立必要的血流动力学监护，留置导尿管以观察尿量，积极对症治疗和加强支持治疗。

(2) 如有低血容量状态，先扩充血容量，首选低分子右旋糖酐静滴，若并发代谢性酸中毒，及时给予 5% 碳酸氢钠溶液 150 ~ 300ml 静滴，纠正水电解质紊乱，根据心功能和血流动力学监测资料，估计输液量和输液速度，一般情况下，每日补液总量宜控制在 1500 ~ 2000ml。

(3) 补充血容量后，若休克仍未解除，应考虑使用血管活性药物。常用的如多巴胺、多巴酚丁胺、间羟胺、硝酸甘油和硝普钠等。

(4) 尽量缩小心肌梗死范围，挽救濒死和严重缺血的心肌，这些措施包括静脉和/或冠状动脉内溶栓疗法，施行紧急 PTCA 和冠状动脉旁路移植术。

(5) 积极治疗并发症（如心律失常）和防治脑、肺、肾、肝等重要脏器功能衰竭，防治继发感染。

(6) 药物治疗同时或治疗无效，有条件单位可采用机械性辅助循环，如主动脉内气囊反搏术、体外反搏术、左心室辅助泵或双心室辅助泵，甚至施行全人工心脏及心脏移植术等。

187• 急性心肌梗死合并心源性休克如何进行扩容治疗？

心源性休克和其他类型休克一样亦均有血容量不足，包括绝对不足或相对不足，约 20% 急性心肌梗死患者由于呕吐、出汗、发热、使用利尿剂和进食减少等原因，可导致血容量绝对不足。首先建立静脉输液通道，迅速补充有效血容量，以保证心排出量是纠正休克的关键措施之一。一般可首选 6% 低分子右旋糖酐 250 ~ 500ml 静脉滴注，该药不仅能较快地扩充血容量，且能改善微循环，防止 DIC，使静脉回流量和心排出量增加。但过量易引起出血倾向、低清蛋白血症和心脏负荷过重。若无此药也可用 5% 葡萄糖生理盐水或平衡液 500ml 静滴。在 20 分钟内输入 100ml，如中心静脉压上升不超过 0.196kPa($2cmH_2O$)，可按此剂量继续输入，直至休克改善，或输液总量达 500 ~ 750ml。循环血容量是否补足，可参考以下指标进行判断：若患者仍有口渴、外周静脉充盈不良，脉搏细弱而速，血压≤10.7kPa（80mmHg），脉压<2.76kPa(20mmHg)，四肢湿冷，休克指数（脉率/收缩压）≥1.0，尿量<30ml/h，且比重>1.02，中心静脉压<0.784kPa(8cmH_2O)，则表明血容量尚未补足，需继续补充。反之，若患者口渴感解除，颈静脉充盈良好，脉搏有力而不快，四肢转暖，血压>12.0kPa(90mmHg)，脉压>4.0kPa(30mmHg)，休克指数≤0.8（正常参考值为0.5），尿量>30ml/h 且比重<1.20，中心静脉压升至0.784~1.18kPa(8~12cmH_2O)，则表明血容量已基本补足。必须指出，急性左心室性心肌梗死并心源性休克的患者，中心静脉压不能准确反映血容量。此时需测定肺毛细血管楔压才能反映左心室功能。当肺毛细血管楔压≥2.67kPa(20mmHg)，提示左心排血功能不佳，应限制输液量和输液速度。一般情况下，AMI 合并心源性休克 24 小时输液量宜控制在 1500~2000ml。

188 • 急性心肌梗死早期溶栓治疗的适应证与禁忌证是什么？

一个世纪以前发现了冠状动脉阻塞的临床表现，但直到 1980 年才证实梗死动脉血栓性栓塞是 ST 段抬高心肌梗死的主要原因。如果能够迅速完全恢复梗死相关动脉血流和梗死区心肌灌注，则溶栓治疗受益最大。开始治疗时间越早，疗效越好，如有条件可以进行院前溶栓。而且无论性别、糖尿病、血压、心率或既往心肌梗死史如何，溶栓治疗均可降低死亡率。非 ST 段抬高心肌梗死及不稳定心绞痛，不但无益，可能有害。溶栓治疗的获益取决于开始溶栓的时间。心肌梗死发生后，血管开通时间越早，就能挽救更多的心肌。因此，患者一旦确诊后在救护车上进行溶栓治疗能挽救更多的生命。但院前溶栓需要具备以下条件：①急救车上有内科医生；②良好的医疗急救系统，配备传送心电图的设备，能够解读心电图的全天候一线医务人员；有能远程的医疗指挥负责医生。目前，国内还都是在医院内进行溶栓治疗。

目前对急性心肌梗死（AMI）早期溶栓治疗的选择问题，尚无统一标准。AHA/ACC 对溶栓病例的选择作如下建议：

（1）溶栓适应证为在无溶栓禁忌证的患者 具有①年龄<70 岁；②心电图上相邻 2 个或更多导联 ST 段抬高>0.1mV；③持续性胸痛，溶栓治疗能于发病 6 小时内开始。

（2）以下情况溶栓治疗也很可能获益 ①年龄 70~75 岁，其他条件符合；②心肌梗死发病刚超过 6 小时而患者胸痛为顿挫性；③溶栓治疗后数日内临床有再梗死表现。

（3）以下情况是否适合溶栓治疗尚无充分证据，但溶栓治疗仍然可能有利 ①发病在 6~24小时内患者有持续性胸痛，其他条件符合；②年龄>75 岁，预料将发生大范围梗死，其他条件符合；③心电图 2 个相邻导联上 ST 段抬高<0.1mV，发病在 24 小时内。

我国 1990 年在温州举行的会议上，拟出溶栓治疗选择对象的条件为：①持续性胸痛超过半小时，含硝酸甘油症状不能缓解；②心电图相邻 2 个或更多导联 ST 段抬高>0.2mV；③发病 6 小时内，若刚超过 6 小时，患者仍有严重胸痛，并且 ST 段抬高导联有 R 波者，也可考虑溶栓治疗；④年龄<65 岁。

另外，值得指出，AHA/ACC 提出溶栓病例选择的建议第（3）项第①条，认为其他条件符合但发病在 6～24 小时的患者接受溶栓治疗仍然可能有利，在此时间内开始溶栓治疗即为所谓的“晚期溶栓治疗”。一般称发病 6～8 小时开始的溶栓治疗为稍晚期溶栓治疗。

综合 1991 年的报道及我国 1990 年温州会议的方案，提出溶栓治疗的绝对、相对禁忌证如下：

(1) 绝对禁忌证 ①近期（14 日内）有活动性出血（胃肠道溃疡、咯血、痔疮出血等），做过手术、活体组织检查、心肺复苏术（体外心脏按压、心内注射、气管插管），不能实施压迫的血管穿刺以及外伤史；②外伤和手术虽超过 2 周，但很可能再出血；③血压 > 200/120mmHg(26.6/16kPa)；④不能排除主动脉夹层分离；⑤有出血性脑卒中史或近半年有缺血性脑卒中史（包括暂时性脑缺血发作）；⑥糖尿病出血性视网膜病变或其他出血性眼病；⑦出血性疾病或有出血性倾向；⑧感染性心内膜炎，二尖瓣病变并有心房颤动且高度怀疑左心腔内有血栓；⑨严重肝、肾功能障碍；⑩妊娠。另外，颅内占位性病变、进展性疾病（如恶性肿瘤）以及对扩容和升压药无反应的休克亦属绝对禁忌。

(2) 相对禁忌证 ①血小板计数 $< 100 \times 10^9/L$；②手术或外伤 > 14 天；③活动性胃肠道溃疡；④患者已应用口服抗凝药物，但凝血酶原时间延长不超过正常值 3 秒；⑤体质过度衰弱。

此外，对链激酶（streptokinase）或 APSAC（anisoylated plasminogen streptokinase activator complex，对甲氧甲酰纤维蛋白溶酶原链激酶激活剂复合物）过敏者不能使用，在 1 年内曾使用过两药的患者亦不宜再使用。

随着国内外大量 AMI 溶栓治疗的临床观察，对上述有关适应证和禁忌证已提出不同看法。意见比较一致的有如下几个问题：①自发病到溶栓治疗开始的时间界定问题，主张应从原来的 6 小时内延长至 12 小时内，甚至可更长一些；②关于年龄问题，目前认为，高龄 AMI 患者溶栓治疗肯定降低死亡率，如果没有上述禁忌证，不应单纯设置溶栓年龄上限。对 70 岁以上患者应考虑得益与风险比及效价比，权衡利弊因人而异地制定治疗对策；③出现异常 Q 波不是溶栓治疗的非适应证。心电图上出现 Q 波表明可能已有不可逆的心肌坏死，但并不等于已不存在可挽救的存活心肌，不能认为一旦在心电图上出现 Q 波，就不必要进行溶栓治疗。同时，溶栓成功也不一定避免 Q 波出现，并且大多数溶栓有效的病例，心电图上有异常 Q 波。

189. 溶栓药物分哪几类？如何评价不同溶栓途径及不同药物？

血栓主要成分之一是纤维蛋白原，溶栓药物能够直接或间接激活纤维蛋白溶解酶原，变成纤维蛋白溶解酶（纤溶酶）并降解纤维蛋白。纤溶酶能够降解不同类型的纤维蛋白（原），包括纤维蛋白原、单链纤维蛋白，但对交链纤维蛋白多聚体作用弱。在此过程中，纤溶酶原激活剂抑制物也参与调节，活化的纤溶酶受 α 抗纤溶酶的抑制以防止纤溶酶原过度激活。溶栓药物多为纤溶酶原激活物或类似物。溶栓药物的发展经历从非特异性纤溶酶原激活剂到特异性纤溶酶原激活剂，从静脉持续滴注药物到静脉注射药物。

（1）第一代溶栓药物　第一代溶栓药物常用的有链激酶（SK）和尿激酶（UK）。SK 进入机体后与纤溶酶原（PLG）按 1∶1 的比率结合成 SK-PLG 复合物而发挥纤溶活性，SK-PLG 复合物对纤维蛋白的降解无选择性，常导致全身性纤溶活性增高。SK 为异种蛋白，可引起变态反应，避免再次应用。

UK 是从人尿或肾细胞组织培养液中提取的一种双链丝氨酸蛋白酶，可以直接将循环血液中的纤溶酶原转变为活性的纤溶酶，非纤维蛋白特异性。无抗原性和变态反应，与 SK 一样对纤维蛋白无选择性。价格便宜。

（2）第二代溶栓药物　人重组组织型纤溶酶原激活剂（rt-PA）是临床应用最广泛的溶栓药物，通过基因工程技术制备。可选择性激活血栓中与纤维蛋白结合的纤溶酶原，主要降解血栓中的纤维蛋白，对全身性纤溶活性影响较小。该药半衰期短，需要同时使用肝素，但无抗原性，这类药物价格较高。

（3）第三代溶栓药物　第三代溶栓药物主要采用基因工程改良天然溶栓药物，rt-PA 的衍生物。溶栓治疗的选择性更强，血浆半衰期延长，适合弹丸式静脉推注，药物剂量和不良反应均减少，使用更方便。已用于临床的 rt-PA 的突变体有瑞替普酶（r-PA）、兰替普酶（n-PA）和替耐普酶（TNK-tPA）等。GUSTO-Ⅰ和 GUSTO-Ⅲ研究资料提示，阿替普酶和瑞替普酶开通冠状动脉可能优于 SK。

瑞替普酶（r-PA）是利用基因定点突变克隆技术获得的 rt-PA 突变体，无抗原性。与 rt-PA 比较半衰期较长，可静脉推注，使用更加方便。

冠状动脉内溶栓的优点是再通率高，在 80% 以上。再通所需的时间较短，仅需半小时左右。由于用药剂量小，因而出血并发症较少。通过重复注射造影剂，可对溶栓成功与否及时作出评价。缺点是需有先进的导管室和配套的技术熟练的专业队伍，因而不易开展，并容易造成治疗的耽搁。静脉溶栓的突出优点是给药方便，在条件符合的病例，一经诊断即可治疗，因而可赢得至关重要的时间。缺点是冠状动脉再通率较低，再通时间较迟，而且因全身用药剂量较大，出血并发症较多。国外大规模的临床试验已表明，静脉内溶栓是标准溶栓治疗方法。

哪一种溶栓剂最好，应如何选择是目前广泛存在的问题。rt-PA 具有相对的纤维蛋白特异性，其优点是：①血栓溶解较快，90 分钟的血管通畅率最高，因而有可能使缺血的心肌更早获得灌注。TIMI 的几项研究，rt-PA 治疗开始 90 分钟梗死冠状动脉再通率为 62% ~ 70%，而 SK 为 31% ~55%；②对形成时间较长的血栓效力可能更强，对就诊较迟的患者应用 t-PA 可能有优越性；③理论上 rt-PA 消耗血循环中凝血因子较少，因而出血并发症可能较少。不少研究已作出 rt-PA 优于 SK 的结论。然而近来有一些人重新审视以前的研究后，对这一结论提出了质疑。认为 rt-PA 的纤维蛋白选择性虽然使血栓溶解的速度加速，但另一方面，它带来的再通是不稳定的，较 SK 等非纤维蛋白选择性溶栓剂容易发生再闭塞。已证明治疗后 1 小时 t-PA 的再闭塞率为近 2 倍高于 SK。SK 溶栓虽较慢，但较稳定、彻底，再闭塞率较低，两药在 3 ~24 小时梗死冠状动脉再通率可能相同。此外，原以为 rt-PA 会降低出血并发症的发生率，但结果却并非如此。SK 大出血发生率较高，rt-PA 则总的出血发生率较高，而最危险的颅内出血发生率 rt-PA 明显高于 SK。

APSAC 与 SK 的比较也有几组临床试验，结果表明两药疗效相等，APSAC 有较高的早期通畅率及易于使用的优点。

有试验以治疗开始 90 分钟造影时梗死冠状动脉再通率为观察终点，rt-PA 以近 2∶1 的优势于 SK。如以保存心肌、改善心室功能、降低病死率为观察终点，则 t-PA、SK 及 APSAC 比较，并不显示哪一种的左心室射血分数更优，以后心脏事件的发生率和 1 年病死率亦无差异。因此，以 90 分钟时血管再通率作为观察终点的真正价值如何？其他溶栓剂的疗效及安全性是否与 rt-PA 相同或更好？显然值得继续研究和总结。在选药时还应考虑到患者的费用问题，rt-PA 目前在美国的价格是 2200 美元，7 倍于 SK，该两药使用的频率是 75% 和 15%，因此，对 rt-PA 和 SK 的进一步比较和研究不但具有学术意义，还具有明显的经济和社会意义。

进一步的临床试验还应包括不同溶栓剂的合理合并应用。例如，将具有纤维蛋白选择性的 t-PA 与不具此选择性的 SK 合用，已观察到 90 分钟早期再通率虽然难以突破 75%，但再闭塞率极低，而且发现即使大剂量的合并应用两种溶栓剂，出血率仍较低。这种合并治疗的结果对生存率有何影响，仍待进一步观察。

目前国内多数使用 SK 治疗。开展溶栓治疗药源主要在国内，但目前国产的 SK 效果仍不理想，迫切需要提高质量，提高其效应和稳定性。剂量和给药方法也需要统一。

190. 如何评价急性 ST 段抬高心肌梗死溶栓治疗？溶栓治疗的利弊有哪些？

循证医学证明：溶栓治疗后可缩小梗死面积，保护左心室功能，而改善生存率，降低病死率。急性 ST 段抬高心肌梗死溶栓治疗的中国专家共识为，溶栓治疗通过溶解动脉或静脉血管中的新鲜血栓使血管再通，从而部分或完全恢复组织和器官的血流灌注。自从 1959 年链球菌培养液提取物链激酶首次用于治疗血栓栓塞性疾病，溶栓广泛用于心肌梗死、缺血性脑卒中和静脉血栓栓塞性疾病的急性期治疗，溶栓治疗不但改善症状，并且使死亡率明显下降。虽然，近年来介入治疗技术的快速发展使溶栓在心肌梗死急性期治疗中的地位受到轻视，但是溶栓治疗具有简便、经济、易操作的特点。即使在欧美国家，接受再灌注治疗的急性心肌梗死患者溶栓治疗与直接 PCI 治疗的比例相当。在目前国内经济和医疗资源分布不均衡的条件下，溶栓治疗仍然具有重要地位。而且，新型溶栓药物的研发大大改进了溶栓的通畅率和安全性。

然而，溶栓治疗后只有达到完全再灌注（TIMI 3 级血流）才能改善临床预后。溶栓治疗的局限性在于治疗不能完全恢复 TIMI 3 级血流，溶栓治疗时仅有 50% ~60% 的患者恢复 TIMI 3 级血流，部分患者不能达到有效的血流再灌注，缺血复发和再梗死发生率至少为 3% ~5%；溶栓治疗后梗死相关动脉再闭塞患者的临床获益少、预后差；有严重出血的并发症，溶栓治疗并发颅内出血发生率为 0.9%，其中年龄 >75 岁、低体重患者的颅内出血发生率增加。与溶栓治疗相关的颅内出血所造成的后果是灾难性的，通常导致患者死亡或致残。

191 • 目前国内急性心肌梗死溶栓疗法推荐的方案是什么？

关于急性心肌梗死（AMI）溶栓治疗方案因各家医院及患者情况不同，而尚不完全统一，对一般AMI患者国内目前推荐的溶栓治疗方案如下。

（1）尿激酶150万U加入100ml生理盐水或5%～10%葡萄糖液中，30分钟内静脉滴注；同时，在治疗即刻口服阿司匹林150～300mg；4～6小时后给予肝素钙7500U皮下注射，2次/日；第二天起，肝素钙7500U皮下注射，2次/日，持续3～5天，阿司匹林150～300mg，1次/日，持续3～5天，以后50～150mg，1次/日。

（2）链激酶方案　即刻口服阿司匹林150～300mg，链激酶150万U加入生理盐水或5%～10%葡萄糖液中静滴，60分钟内滴完；12小时后给肝素钙7500U皮下注射，2次/日；第二天起，肝素钙7500U皮下注射，2次/日，持续3～5天，阿司匹林150～300mg，1次/日，持续3～5天，以后50～150mg，1次/日。

（3）rt-PA方案　即刻给阿司匹林150～300mg；肝素钙5000U静注；rt-PA 8mg（1～2分钟内）静注后再42mg静滴，90分钟内滴完；肝素钙800～1200U/小时，在rt-PA静注毕即刻开始持续48小时静滴。第二天起，阿司匹林150～300mg，1次/日，持续3～5天，以后50～150mg，1次/日；第三天起，肝素钙10000U皮下注射，2次/日，持续3～5天。

192 • 如何对急性心肌梗死溶栓治疗的疗效评估？

溶栓开始后60～180分钟应监测心电图ST抬高程度、心律和临床症状。血管再通的指标包括症状缓解，评价冠脉、心肌血流和/或心电图。临床主要的间接判定指标包括症状、再灌注性心律失常、心肌酶学峰值前移、心电图，其中心电图和心肌损伤标志物峰值前移最重要。

（1）最为简便的方法是治疗后60～90分钟ST段抬高至少降低50%。

（2）心肌损伤标志物的峰值前移，血清CK-MB峰提前到发病12～18小时内，肌钙蛋白峰值提前到12小时内。

（3）患者在溶栓治疗后2小时内胸痛症状明显缓解，但是症状不典型的患者很难判断。

（4）溶栓治疗后的2～3小时内出现再灌注性心律失常，如快速性室性自主心律、房室或束支阻滞突然改善或消失，或者下壁梗死患者出现一过性窦性心动过缓、窦房阻滞伴或不伴低血压。

（5）冠状动脉造影TIMI 2或3级血流是评估冠状动脉血流灌注的“金标准”。但临床中并非常规用于评价是否溶栓成功，而临床判断溶栓治疗失败，可以进行补救性PCI。

193 • 溶栓的辅助治疗主要包括哪些？

溶栓的辅助治疗主要包括抗血小板治疗和抗凝治疗。前者有以下三种：

（1）阿司匹林　所有 STEMI 患者，只要没有阿司匹林过敏，立即嚼服阿司匹林 300mg，此后应当长期使用阿司匹林每天 75～160mg。阿司匹林过敏者，应用噻吩吡啶类药物替代。

（2）ADP 受体阻滞剂　目前常用的 ADP 受体阻滞剂有氯吡格雷和噻氯匹定，但噻氯匹定发生粒细胞减少症和血小板减少症的发生率高于氯吡格雷，患者不能应用氯吡格雷时可以噻氯匹定替代。

由牛津大学和中国医学科学院阜外心血管病医院联合组织实施的一项最新研究显示，常规临床治疗中如果加用抗血小板新药氯吡格雷，将大大降低患者死亡率和复发率。该研究共有 1200 多家医院参加，在 5 年时间里，科研人员对近 4.6 万名 AMI 患者进行了临床治疗研究。结果发现，在阿司匹林以及其他常规治疗的基础上，每天为患者加用 75mg 氯吡格雷，能显著降低患者死亡风险，并使再梗死和卒中的风险降低 15%，而且不会出现严重的出血情况。

COMMIT-CCS2 和 CLARITY-TIMI28 研究评价了药物溶栓治疗的患者联合应用氯吡格雷和阿司匹林证实，优于单用阿司匹林。溶栓治疗的患者如没有明显出血危险，可以联合氯吡格雷（75mg/日）治疗。因阿司匹林过敏或胃肠道不能耐受而不能使用阿司匹林的溶栓治疗患者，也建议使用氯吡格雷。

正在使用噻氯匹定/氯吡格雷并准备 CABG 的患者，应当暂停氯吡格雷至少 5 天，最好 7 天，除非紧急血管再通的益处超过出血风险。

（3）糖蛋白Ⅱb/Ⅲa 抑制剂　糖蛋白Ⅱb/Ⅲa 抑制剂与溶栓联合可提高疗效，但出血并发症增加。阿昔单抗和半量瑞替普酶、替奈普酶联合使用进行再灌注治疗可能在下列患者预防再梗死以及 STEMI 的其他并发症：前壁心肌梗死、年龄小于 75 岁，没有出血危险因素。对 75 岁以上的患者，因为颅内出血风险明显增加，不建议药物溶栓与糖蛋白Ⅱb/Ⅲa 抑制剂联合。

抗凝治疗是溶栓治疗的常用辅助治疗，即溶栓治疗的患者需要抗凝血酶治疗作为辅助治疗。

（1）应用纤维蛋白特异性的溶栓药物需要联合静脉普通肝素，如阿替普酶、瑞替普酶或替奈普酶治疗的患者。普通肝素剂量：溶栓前给予冲击量 60U/kg（最大量 4000U），溶栓后给予每小时 12U/kg（最大量 1000U/h），将活化部分凝血活酶时间调整至 50～70 秒，持续 48 小时。

应用非选择性溶栓药物（链激酶、尿激酶）治疗的高危患者（大面积或前壁心肌梗死、房颤、既往栓塞史或左心室血栓）也给予普通肝素皮下注射（溶栓 12 小时后）或低分子肝素。

应当每天监测血小板计数，避免肝素诱导的血小板减少症。

低分子肝素与普通肝素比较存在用药方便，无需监测等优势，EXTRAC-TIMI25 为低分子肝素与多种溶栓（链激酶、r-PA、t-PA、TNK）治疗的联合应用提供了证据，依诺肝素 30mg 静脉注射，随后 1mg/kg 皮下注射，每天两次；年龄大于 75 岁以上或肾功能不全的患者，依诺肝素减少剂量至 0.75mg/kg。

（2）直接抗凝血酶　当发生或怀疑肝素诱导的血小板减少患者应当考虑直接凝血酶抑

制剂替代肝素，国内目前有阿加曲班。剂量：阿加曲班，30～100μg/kg 静脉推注，然后 2～4μg/(kg·min) 滴注 72 小时，根据激活的部分凝血酶活酶时间调整剂量。

194. 近年来在阻塞性冠状动脉内成形术方面有哪些新进展？主要存在的问题是什么？

经皮球囊冠状动脉腔内成形术（percutaneous translumindl coronary angioplasty，PTCA）是通过经皮腔内导管操作的非外科手术方式将气囊导管送入冠状动脉狭窄部位，利用气囊内机械压力挤压碎裂斑块和扩伸血管壁，重整斑块物质的几何形态以增大血管腔径，但不减少或清除斑块物质。其首先由 Grüentzig 1977 年开展，至今已成为治疗阻塞性冠状动脉病的有效措施。但由于血管壁的机械性损伤可引起血栓形成、血管闭塞、剥离、穿破、心肌梗死，甚至死亡等并发症，与以后发生再狭窄也密切相关。为了解决这些问题，寻求能治疗不适于 PTCA 的病灶，如慢性完全性闭塞、形态学复杂的病灶、陈旧的移植静脉病变的方法，但仍保持经皮腔内导管操作的非外科手术方式，目前已发展了三大类新的介入性治疗方法，并正在作临床评估。第一类为粥样斑块消除（包括粥样斑块切除术、粥样斑块消融术）；第二类为焊接（激光球囊血管成形术）；第三类为冠状动脉内支架。所有这些方法的经验还是初步的。凡被接受鉴定的新方法必须能确定有超过 PTCA 的优点（实际上难以做到），或者能证实其有克服 PTCA 缺点的临床价值。时至今日粥样斑块切除术及激光治疗的效果已不能维持最初在心血管介入性疗法所能使专家们所产生的欣快了。虽然这些新方法即时成功率各地报道都很高、并发症率低至能接受范围内，但可惜无法消灭 PTCA 的缺点。相反有的方法造成了反作用和新问题。无论在经验的积累或技术的改进过程中，有两个问题尚未得到彻底解决，①围术期的冠状动脉急性闭合；②术后冠状动脉再狭窄。

的确有些方法可用于 PTCA 后的再狭窄或不适用 PTCA 的病变，但这些介绍仍是初步的，仍必须经过良好设计随机临床试验来肯定，并在各种形态病灶和各种位置上来比较其效用。由于种种理由，且这些新方法成本较高，因此常规球囊血管成形术近期还不会被废弃。

195. 经皮球囊冠状动脉腔内成形术在冠心病介入性治疗中的地位如何？

经皮球囊冠状动脉腔内成形术（PTCA），简称冠状动脉成形术，系指采用 Seldinger 法经皮穿刺股动脉，将球囊导管经主动脉逆行向上送入冠状动脉病变部位，加压充盈球囊以扩张粥样硬化斑块性狭窄，使血管扩张，内径增大，从而改善心肌血供以缓解症状并减少急性心肌梗死发生的一种导管治疗技术，属于新兴的介入性心脏病学范畴。PTCA 的治疗效果比药物治疗可靠且理想，又比心外科冠脉旁路移植术简单方便且创伤小，已成为当今冠心病的主要治疗措施之一。

Grüentzig 于 1977 年 9 月成功开创了世界上第一例 PTCA，此创世之举轰动了整个医学界，从此开拓了冠心病介入治疗的新纪元，被国际医学界誉为“心脏病学的一场革命”。

30 多年的时间里，PTCA 发展迅速，随着经验的积累和成熟，器械的不断改进和完善以及新介入技术的出现，使该技术的适应证不断拓宽，成功率不断提高，已部分替代了冠状动脉旁路移植术。目前 PTCA 已在世界上广泛应用。虽然，为解决 PTCA 术中急性血管并发症和术后再狭窄率，一系列新的介入治疗技术应运而生，包括冠状动脉内支架术、各种冠状动脉内膜斑块切除术、激光冠状动脉成形术、激光球囊成形术，射频球囊成形术等，为降低术后再狭窄率点燃了希望之火，尤其是药物支架的应用，明确降低了术后再狭窄率。然而，近年来观察对比各种介入治疗技术的再狭窄率结果相近似：PTCA 为 49%，定向冠状动脉内膜切除术（DCA）50%，快速冠状动脉内膜旋磨术（Rotablator）50%，准分子激光冠状动脉成形术 46%，激光球囊成形术 51%。因此，除了支架植入再狭窄率与血管成形术的方式无关，而且，以上这些新介入技术具有与 PTCA 同样的急性血管并发症，有些血管穿孔率还高于 PTCA；况且这些技术耗资大，操作复杂。所以，到目前为止，冠心病介入治疗中，90% 以上仍然是 PTCA 或 PTCA 加支架植入；也就是说，PTCA 仍然是冠心病最有效、最安全的主要介入治疗手段之一。其他新的介入治疗技术可作为补充手段而进一步拓宽冠心病介入治疗的适应证，使更多冠心病患者受益。

196 • 目前应如何评价急性心肌梗死再灌注治疗的几种手段？

再灌注治疗是近年来急性心肌梗死（AMI）治疗学的重要进展之一。大规模临床试验已证实，作为再灌注主要手段的溶栓治疗可明显降低病死率并改善幸存者心功能。但溶栓治疗有许多限制：在全部 AMI 患者中仅约 1/3 适于并接受溶栓治疗，而不适于溶栓治疗的病死率更高；不论使用何种溶栓药物，其再通率均有一定限度；20 世纪 80 年代初期，直接经皮冠状动脉腔内成形术（PTCA）作为机械性再灌注手段应用于 AMI 患者，并逐渐推广。资料显示，直接 PTCA 患者的 30 天病死率明显低于溶栓治疗患者，直接 PTCA 减少死亡危险；死亡和非致死性再梗死发生率在直接 PTCA 组明显低于溶栓组；直接 PTCA 也明显减少卒中的总发生率和出血性卒中的发生率，直接 PTCA 降低 AMI 病死率的效果优于溶栓治疗，对老年及高危患者效果更为显著。

但 AMI 时直接 PTCA 急性血管闭塞并发症发生率较高，并可由于再闭塞或再狭窄而致缺血复发，从而在一定程度上限制了其在 AMI 治疗中的受益。近年来，支架置入术已用 AMI 患者，可在直接 PTCA 并发夹层或急性闭塞时置入支架（bail-out stenting），以保持血管通畅，也可原发性置入。已有资料表明，原发性置入支架优于直接 PTCA。有人报道 147 例连续进行急诊介入治疗的 AMI 患者，其中 94 例直接 PTCA（必要时 bail-out stenting），53 例原发置入支架，结果表明，原发性支架置入组住院的病死率、缺血事件及 6 个月时累积靶血管血运重建发生率均明显低于直接 PTCA 组。

根据近期资料显示，在 AMI 再灌注治疗中，如果机械性再灌注的成功率可达到所报道的临床试验的高水平，原发性支架置入的效果优于直接 PTCA，直接 PTCA 的效果优于溶栓治疗。但机械性再灌注治疗中，一个值得注意的问题是：开始治疗时间的延误。据美国有关资料分析，溶栓治疗组自就诊至重组组织型纤溶酶原激活剂（rt-PA）开始输注时间中位数为42分钟，而直接PTCA组从就诊至第一次球囊扩张的时间中位数为111分钟。尽管有研究表明，即使直接PTCA开始时间有一定延误，其疗效仍优于溶栓治疗。再灌注治疗越早，其所能挽救的心肌越多。因此，要开展AMI直接PTCA，必须有一组训练有素、配合默契的医护人员随时处于待命状态，才能取得更好效果。

我国自1984年北京阜外心血管病医院首先开展溶栓治疗以来，静脉溶栓治疗已在国内逐渐普及推广。近二十年中，对尿激酶、链激酶、重组链激酶及rt-PA的应用，使AMI病死率明显下降。自1989年直接PTCA亦用于临床，并应用于AMI并发心源性休克患者的抢救治疗，使病死率降至50%以下。30年来发展迅速，目前国内大多三级医院都开展了AMI急诊介入性治疗工作。然而，就AMI再灌注治疗整体而言，静脉溶栓治疗仍然是我国目前乃至今后多年内一个主要的治疗手段。急诊PTCA由于要求设备及技术条件较高，费用昂贵，目前很难在我国普及推广。但在有条件的医院，对AMI患者有溶栓禁忌证以及对升压药无反应的心源性休克患者应首选直接PTCA；对无溶栓禁忌的高危患者如年龄>70岁、既往有心肌梗死史、广泛前壁心肌梗死及就诊时收缩压<100mmHg（13.3kPa）、心率>100次/分或心功能Killip分级>Ⅰ级的患者，若条件允许也最好选择直接PTCA或原发性支架置入。需再次强调的是，AMI早期病情变化迅速，直接PTCA是一项有相当风险的操作，应当在熟练掌握PTCA的基础上进行。

197. 我国制订《经皮冠状动脉介入治疗指南》背景与依据是什么？

经皮冠状动脉介入治疗（PCI）在近30多年中取得迅速发展。1977年Grüentzig首先将经皮冠状动脉腔内成形术（PTCA）应用于临床，开创了介入心脏病学新纪元。随着经验的积累、器械的改进和技术的提高，PTCA的适应证不断扩大，并发症逐渐减少，其对冠心病的治疗价值及与药物治疗或冠状动脉旁路移植术（CABG）疗效的比较已经多个随机临床试验所证实。

在PTCA的基础上，为了克服其不足又相继开发了球囊导管的替代和辅助性器械，派生了一些新的介入治疗技术，如定向性斑块旋切术、斑块旋切吸引术、斑块旋磨术、激光血管成形术及冠状动脉内支架（包括近年发展起来的药物洗脱支架和药物涂层支架）置入术等，均属于PCI范畴。这些新的PCI技术作为PTCA的补充，弥补了PTCA的不足，尤其是支架置入术的广泛应用，明显降低了即刻严重并发症及后期再狭窄的发生率。

198. 《经皮冠状动脉介入治疗指南》（2009）推荐经皮冠状动脉介入治疗的适应证是什么？

我国《经皮冠状动脉介入治疗指南》（2009）关于PCI的一般指征作如下描述：PCI最初应用于慢性稳定性冠心病患者，逐渐扩展到急性冠状动脉综合征（ACS）患者。循证医学的证据表明，在适合行PCI的病变条件下，对病情急、重的患者多可增加生存和减少心血管事件。因此，本指南中PCI的指征按慢性稳定性冠心病、非ST段抬高ACS和ST段抬高MI

（STEMI）分别表述。

随着时间的推移，各种指征均有改变，这些变化既有证据逐渐充足使该指征的风险或获益更为明确，也有由于经验积累，新技术、新器械的使用和各种药物等辅助手段的改善等因素。所以 PCI 指征在不同时代的指南中的表述存在显著的不同。因此，在充分理解指南所推荐的 PCI 指征的同时，还应当结合以下情况进行综合考虑：医院条件、术者经验、对每个患者各种条件的综合评估、心外科支持、患者及家属的期望值及治疗费用等。只有充分评估这些因素，才能使指南中所推荐的 PCI 指征更有效地指导临床实践。

（1）慢性稳定性冠心病　PCI 是缓解慢性稳定性冠心病患者症状的有效方法之一。与药物治疗相比总体上不能降低死亡及 MI 发生率，但有证据表明，在有较大范围心肌缺血的患者中 PCI 仍较药物治疗具有优势。因此，PCI 应主要用于有效药物治疗的基础上仍有症状的患者以及有证据表明较大范围心肌缺血的患者。DES（药物洗脱支架）的使用和 PCI 辅助药物治疗的改进使 PCI 疗效有可能进一步提高。但规范的药物治疗仍是治疗的基础，相当一部分慢性稳定性心绞痛患者通过规范的药物治疗可避免或推迟 PCI。

在慢性稳定性心绞痛有较大范围心肌缺血证据的患者，PCI 疗效较为肯定，应尽可能植入支架。较为复杂病变如慢性完全闭塞和外科手术高风险患者已有较多的临床证据，推荐级别有所提升。但糖尿病合并多支血管病变，无保护左主干病变等仍不能充分证明 PCI 的疗效等同于或优于冠状动脉旁路移植术（CABG）。尽管已有部分证据显示，PCI 在一些更为复杂、风险更高的病变中有一定的价值，尤其在亚洲的一些有关无保护左主干 PCI 治疗取得了令人鼓舞的结果，但在临床上，特别是经验不多的医疗中心和术者仍不宜普遍推荐 PCI 用于此类病变。关于慢性稳定性冠心病 PCI 推荐适应证见表 3-10。

表 3-10　慢性稳定性冠心病 PCI 推荐适应证

指　征	推荐类别	证据水平
有较大范围心肌缺血客观证据	I	A
自体冠状动脉的原发病变常规置入支架	I	A
静脉旁路血管的原发病变常规置入支架	I	A
慢性完全闭塞病变	Ⅱa	C
外科手术高风险患者	Ⅱa	B
多支血管病变无糖尿病，病变适合 PCI	Ⅱa	B
多支血管病变合并糖尿病	Ⅱb	C
经选择的无保护左主干病变	Ⅱb	B

（2）非 ST 段抬高急性冠脉综合征（ACS）　包括不稳定性心绞痛和非 ST 段抬高 MI。在这些患者中，可采取早期保守策略和早期介入策略。循证医学证据表明，对危险度高的患者，早期介入治疗策略显示了明显优势。所以，这些患者 PCI 的指征是建立在危险分层的基础上。

危险分层的方法常用的有TIMI危险积分和GRACE预测积分，这些危险分层的指标都是将患者症状、体征、心电图、心肌生物标志物及其他辅助检查指标进行分析、权重后总结而来。实际上针对不同患者要灵活应用这些指标及组合，其中胸痛持续时间过长、有心力衰竭表现、血流动力学不稳定、心肌生物标志物显著升高和心电图示ST段显著压低更为重要。

极高危患者（符合以下1项或多项）：①严重胸痛持续时间长、无明显间歇或>30min，濒临MI表现；②心肌生物标志物显著升高和/或心电图示ST段显著压低（≥2mm）持续不恢复或范围扩大；③有明显血流动力学变化，严重低血压，心力衰竭或心源性休克表现；④严重恶性心律失常：室性心动过速、心室颤动。

中、高危患者（符合以下1项或多项）：①心肌生物标志物升高；②心电图有ST段压低（<2mm）；③强化抗缺血治疗24h内反复发作胸痛；④有MI病史；⑤造影显示冠状动脉狭窄病史；⑥PCI后或CABG后；⑦左心室射血分数（LVEF）<40%；⑧糖尿病；⑨肾功能不全（肾小球滤过率<60ml/min）。

对于低危和早期未行PCI的非ST段抬高ACS患者出院前应进行必要的评估，根据心功能、心肌缺血情况和再发心血管事件的危险采取相应的治疗。

对中、高危以上的非ST段抬高ACS患者行PCI应遵循首先进行危险分层，合理规范的术前、术中用药和恰当的PCI策略，危险度越高的患者越应尽早行PCI，术前、术中的用药如抗血小板治疗、抗凝治疗等随着危险度的增加也应适当的加强。关于非ST段抬高ACS患者PCI适应证推荐见表3-11。

表3-11 非ST段抬高患者PCI推荐适应证

指 征	推荐类别	证据水平
对急高危患者行紧急PCI（2h内）	Ⅱa	B
对中、高危患者行早期PCI（72h内）	Ⅰ	A
对低危患者不推荐常规PCI	Ⅲ	C
对PCI患者常规支架置入	Ⅰ	C

（3）急性STEMI 循证医学证据表明，PCI能有效降低STEMI总体死亡率。但总体死亡率降低的获益仍取决于以下因素的影响：患者发病时间、梗死部位及心功能状况所构成的总体危险度、患者年龄及合并疾病情况、患者用药情况、医生经验及导管室人员熟练配合程度以及进门-球囊扩张（door-to-balloon，D-to-B）时间。所以，合理、有效的使用PCI手段是STEMI再灌注治疗的关键。

1）直接PCI：对所有发病12h内的STEMI患者采用介入方法直接开通梗死相关血管（IRA）称为直接PCI，对于STEMI患者直接PCI是最有效降低死亡率的治疗，但是尽可能缩短D-to-B时间是关键。不能因延缓或等待PCI而失去尽早再灌注治疗的时间，尤其是发病3h以内患者，如需延迟PCI而患者无溶栓禁忌证则应立即行静脉溶栓治疗。

直接PCI是降低STEMI死亡率最有效的方法，在有条件的医院应大力提倡。及时（<

12h）、有效（PCI后TIMI血流3级）和持久（较低的再闭塞率）是成功的关键。越危重的患者获益越显著（如心源性休克），但年龄>75岁、发病时间>12h以及伴随疾病越多其风险也随之显著增加，应权衡利弊。对于胸痛基本已缓解、冠状动脉残余狭窄轻、TIMI血流3级的患者冠状动脉再发事件的几率较低，应十分慎重选择PCI。关于STEMI患者直接PCI推荐适应证见表3-12。

2）转运PCI（transfer PCI）：转运PCI是直接PCI的一种，主要适用于患者所处的医院无行直接PCI的条件，而患者有溶栓治疗的禁忌证，或虽无溶栓禁忌证但发病已>3h，尤其为较大范围MI和/或血流动力学不稳定的患者。

表3-12 STEMI患者直接PCI推荐适应证

指征	推荐类别	证据水平
所有STEMI发病12h内，D-to-B时间90 min以内，能由有经验的术者和团队操作者	Ⅰ	A
溶栓禁忌证患者	Ⅰ	C
发病>3h的患者更趋首选PCI	Ⅰ	C
心源性休克，年龄<75岁，MI发病<36h，休克<18h	Ⅰ	B
有选择的年龄>75岁，心源性休克，MI发病<36h，休克<18h，权衡利弊后可考虑PCI	Ⅱa	B
发病12~24h，仍有缺血证据或有心功能障碍或血流动力学不稳定或严重心律失常	Ⅱa	C
患者血流动力学稳定时，不推荐直接PCI干预非梗死相关动脉	Ⅲ	C
发病>12h无症状，血流动力学和心电学稳定患者不推荐直接PCI	Ⅲ	C
常规支架植入	Ⅰ	A

转运PCI的获益取决于D-to-B时间，转运时间<90min仍能使绝大多数患者获益，尤其是相对高危患者、不能行其他再灌注治疗和就诊时已发病3~12h的患者。转运开始前仍应考虑给予适当的药物治疗（主要是抗血小板、抗凝治疗），尽管全量溶栓已被否定（见易化PCI）；在我国转运PCI更应提倡，使PCI惠及更多的患者。

STEMI转运PCI的推荐指征：

就诊医院无行直接PCI条件，尤其是有溶栓禁忌证或虽无溶栓禁忌证却已发病3~12h患者（Ⅰ类推荐，证据水平B）。

3）补救PCI（rescuePCI）：补救PCI是指溶栓失败后IRA仍处于闭塞状态，而针对IRA所行的PCI。溶栓剂输入后45~60min患者胸痛无缓解和心电图示ST段无回落、临床提示溶栓失败。

现已有更多的证据表明，补救PCI对STEMI患者的益处，尤其对于早期有休克、心力衰竭或恶性心律失常患者获益更为显著。尽管有研究提示，补救PCI有较高的血栓和出血的风险，这些研究大多入选高危患者，事件发生率本身较高，但如能更准确评价PCI开通IRA的益处，补救PCI总体上的获益仍较为显著。关于STEMI补救PCI的推荐适应证见表3-13。

表 3-13 STEMI 补救 PCI 的推荐适应证

指 征	推荐类别	证据水平
溶栓 45 ~ 60min 后仍有持续心肌缺血症状或表现	Ⅰ	B
并发心源性休克，年龄 <75 岁，MI 发病 <36h，休克 <18h	Ⅰ	B
发病 <12h，合并心力衰竭或肺水肿	Ⅰ	B
年龄 >75 岁，心源性休克，MI 发病 <36h，休克 <18h，权衡利弊后可考虑补救 PCI	Ⅱa	B
血流动力学或心电不稳定	Ⅱa	C

4）易化 PCI（facilitated PCI）：易化 PCI 是指发病 12h 内拟行 PCI 的患者于 PCI 前使用血栓溶解药物，以缩短开通 IRA 时间，使药物治疗和 PCI 有机结合。易化 PCI 一般使用溶栓剂或血小板糖蛋白Ⅱb/Ⅲa 受体拮抗剂或它们的不同组合。尽管理论上存在获益的可能性，但目前临床试验尚未证实。以 ASSENT-4 为代表的临床研究结果表明，易化 PCI 结果劣于直接 PCI。因此，目前已完全否定了应用全量溶栓剂后立即行易化 PCI 的策略（Ⅲ类推荐，证据水平 B）。虽然对出血风险很低的年轻、高危的 STEMI 患者 90 分钟内不能立即 PCI 时可考虑应用，这也仅属可考虑的下策（Ⅱb 类推荐，证据水平 C）。然而非全量溶栓剂和/或其他抗栓药物及不同组合的易化 PCI 研究仍正在进行中。

5）早期溶栓成功或未溶栓患者择期（>24h）PCI 指征：这类患者差别较大，有的 IRA 已开通，有的 IRA 仍处闭塞状态，在后期进一步的干预方案上也有较大的差别。因此，这类患者要有详细的临床评估，现已有初步的循证医学证据。关于早期溶栓成功或未行溶栓患者择期 PCI 的推荐适应证见表 3-14。

表 3-14 早期溶栓成功或未行溶栓患者择期 PCI 的推荐适应证

指 征	推荐类别	证据水平
病变适宜 PCI 且有再发 MI 的表现	Ⅰ	C
病变适宜 PCI 且有自发或诱发缺血表现	Ⅰ	B
病变适宜 PCI 且有心源性休克或血流动力学不稳定	Ⅰ	B
LVEF≤40%，心力衰竭，严重室性心律失常，常规行 PCI	Ⅱa	C
对无自发或诱发缺血的 IRA 的严重狭窄于发病 24h 后行 PCI	Ⅱb	C
IBA 完全闭塞，无症状的 1 ~ 2 支血管病变，无严重缺血表现，血流动力学和心电学稳定，不推荐发病 24h 后常规行 PCI	Ⅲ	A

对 STEMI 后期患者的处理，主要根据 IRA 是否开通和临床上是否有自发缺血、诱发缺血、再发 MI、休克或血流动力学不稳定等表现。血管开通和有相应临床表现者处理应积极，如果血管未开通和无相应临床表现处理应趋于保守，尤其是无症状 IRA 完全闭塞的 MI 患者开通 IRA 的获益有限。当然仍需要更大规模和更长时间的临床研究。

199. 目前应如何评价PCI与药物在治疗冠心病中的价值地位？

我国最新《经皮冠状动脉介入治疗指南》（2009）专题进行了PCI与药物治疗的比较：

慢性稳定性冠心病患者PCI的主要获益在于缓解症状、改善生活质量，既不能降低死亡与MI的发生率，也不能改善远期预后。一项包括11个随机试验的荟萃分析显示，在无新近MI的慢性稳定性冠心病患者，与药物保守治疗相比，PCI并不减少死亡、MI与血管重建。COURAGE（clinical outcomes utilizing revescularization and aggressive drug evaluation）试验显示，稳定性冠心病患者在最佳药物治疗的基础上行PCI并不降低死亡、MI与其他主要心血管事件的风险。1年与3年随访发现，PCI+规范药物治疗组的心绞痛缓解率高于单纯规范的药物治疗组。5年随访发现，两组心绞痛缓解率无差异，可能与药物治疗组中1/3的患者在随访期间因症状无法控制而接受血管重建治疗有关。COURAGE试验核医学亚组分析显示，与单纯规范的药物治疗相比，在规范的药物治疗的基础上行PCI能明显减轻心肌缺血，尤其是治疗前存在中、重度缺血的患者。在心肌缺血减轻的患者，PCI能降低未校正死亡与MI风险。COURAGE试验患者生活质量分析也显示，在理想药物治疗的基础上行PCI能更好地改善24个月内心绞痛症状和自测健康状况，术前心绞痛症状较严重或较频繁者从PCI获益更大。最近发表的一项包括17个随机试验的荟萃分析，共入选7513例稳定性冠心病患者，3675例与3838例患者分别接受PCI与药物治疗，平均随访51（12～122）个月。结果显示，与药物治疗相比，PCI使全因死亡减少20%（OR=0.80，95% CI：0.64～0.99），心性死亡减少26%（OR=0.74，95% CI：0.51～1.06），非致死性MI减少10%（OR=0.90，95% CI：0.66～1.23）。研究显示，与单纯规范的药物治疗相比，以PCI为基础的侵入策略有望改善中、重度心肌缺血的稳定性冠心病患者的长期生存率。

根据现有研究结果，目前认为，对多数轻度心绞痛（CCS分级Ⅰ或Ⅱ级）患者可先选择药物治疗，而对心肌缺血症状较重或希望保持良好体能的有症状患者可考虑PCI。有中、重度心肌缺血的稳定性冠心病患者PCI可改善长期生存率。

DES（药物洗脱支架）能否改善稳定性冠心病患者的长期疗效还有待进一步研究。

200. 目前应如何评价PCI与CABG在治疗冠心病中的价值地位？

最新《经皮冠状动脉介入治疗指南》（2009）对PCI与冠状动脉搭桥（CABG）在冠心病治疗中的作用地位进行了如下阐述比较：PCI具有操作简便、创伤较小和术后康复较快等优点，在紧急情况下还能迅速实现血管重建。然而，PCI也存在支架内再狭窄和支架血栓等缺陷，在部分慢性完全闭塞或弥漫病变中，PCI的应用也受到一定限制。CABG往往能实现完全血管重建，而且与阻塞性动脉粥样硬化病变的形态无关。已有多项随机与非随机研究比较了PCI与CABG的疗效。尽管这些研究还存在某些局限性，但仍然获得了一些较为普遍的共识。

（1）对于单支血管病变患者，PCI与CABG的远期生存率和MI发生率相当。然而，接受PCI的患者往往需要应用更多的抗心绞痛药物，术后接受靶血管再次血管重建术的患者也更多，主要由PCI后的再狭窄所致。DES能有效降低再狭窄再次血管重建率，从而缩小PCI与CABG在再次血管重建方面的差距。

（2）对于非糖尿病多支血管病变患者，裸金属支架（BMS）时代的大量研究显示，PCI与CABG的死亡与MI发生率相当，但PCI的再次血管重建率高于CABG。ARTS（arterrial revescularization therapy study）试验是第一项比较BMS和CABG的随机试验。1年随访结果显示，BMS组和CABG组的死亡、脑卒中和MI发生率均相当，但BMS组再次血管重建率更高，主要与PCI术后再狭窄有关。一项包括23个随机试验的荟萃分析显示，多支血管病变患者PCI与CABG的30天死亡率（1.1%对1.8%，P=NS）和5年死亡率（10.2%对9.1%，P=NS）均相当。另一项包括4个随机试验共3051例患者的荟萃分析也显示，PCI与CABG的5年生存率无显著性差异91.5%对91.8%，$P=0.69$），但CABG的5年无再次血管重建生存率却明显高于PCI（92%对71.0%，$P=0.001$）。BARI试验10年随访结果也显示，PCI与CABG的10年生存率无显著性差异（71.0%对73.5%，$P=0.18$），在非糖尿病患者，两者生存率几乎相当（77.0%对77.3%，$P=0.59$）。然而，PCI的再次血管重建率显著高于CABG（76.8%对20.3%，$P<0001$）。

与BMS相比，DES能显著降低再狭窄率，减少再次血管重建。与CABG相比，非糖尿病多支血管病变患者使用DES不增加死亡与MI，但其再次血管重建率可能依然高于CABG。ARTSⅡ试验将植入雷帕霉素洗脱支架的多支血管病变患者与ARTS试验中植入BMS或接受CABG的患者进行非随机对比，结果显示，雷帕霉素洗脱支架组的1年主要不良心脑血管事件发生率与CABG组基本相当，而雷帕霉素洗脱支架组的1年死亡、脑血管意外与MI的发生率还低于CABG组。一项比较多支血管病变DES与CABG的非随机研究也显示，两者死亡、脑血管事件发生率均无显著性差异。新近发表的纽约州注册资料显示，在3支血管病变患者，CABG的18个月未校正生存率与DES相当（93.7%对93.4%，P=NS），但CABG的18个月校正生存率依然高于DES（94.0%对92.7%，$P=0.03$）。最近公布的SYNTAX试验（90%以上为多支病变）显示，紫杉醇洗脱支架与CABG的30天与12个月死亡率均相当。与CABG相比，紫杉醇洗脱支架的脑卒中发生率更低（0.6%对2.2%，$P=0.003$）。将SYNTAX（心脏外科与介入治疗狭窄冠脉）试验中死亡MI与脑卒中等安全终点联合进行分析发现，紫杉醇洗脱支架与CABG的总体安全终点事件发生率无显著性差异性（7.9%对6.4%，$P=0.39$）。然而，PCI的再次血管重建率却依然高于CABG（13.7%对5.9%，$P<0.0001$）。

在SYNTAX试验中，Seruulys等在以往多套冠状动脉病变评分与分类系统的基础上，结合专家共识，开发出一套新的病变评分系统，即SYNTAX积分。该系统采用冠状动脉树16分段法，结合冠状动脉的优势分布、病变部位、狭窄程度与病变特征，对直径≥1.5mm的血管进行评分。该评分系统共包括12个问题，内容包括优势类型、病变数、累及节段和病变特征（完全闭塞、三分叉、分叉、主动脉-开口病变、严重迂曲、病变长度>20mm、严重钙化、血栓、弥漫/小血管病变）。采用电脑交互问卷依次回答上述问题，对每一病变进行评分后的总分值即为SYNTAX积分。SYNTAX试验显示，病变风险积分与PCI的结果关系密切，而CABG的结果则不受积分的影响。将SYNTAX积分用于多支血管病变，有助于识别能更多从DES获益的患者。采用SYNTAX积分进行分层分析显示，在积分较低（0~22）的3支血管病变患者，紫杉醇洗脱支架与CABG的12个月主要不良心脑血管事件发生率相当（17.3%对15.2%，$P=0.66$）；而在积分中度（23~32）与较高（≥33）的患者，PCI的12个月心脑血管事件发生率均显著高于CABG（中度：18.6%对10.0%，$P=0.02$；较高：21.5%对8.8%，$P=0.002$）。

（3）对于糖尿病多支血管病变患者，BMS时代的大量研究显示，CABG的生存率可能与PCI相当或更高。BARI试验10年随访结果显示，糖尿病多支血管病变患者CABG的10年生存率显著高于PCI（57.9%对45.5%，$P=0.025$）。Hlatky等的一项包括6个随机试验共499例糖尿病患者的荟萃分析显示，PCI与CABG的5年死亡存率并无显著性差异（19.3%对17.3%，$P=NS$）。

DES有望改善糖尿病多支血管病变患者PCI的临床结果，但其不良事件发生率仍高于CABG。ARTS试验2年随访结果显示，糖尿病患者CABG后死亡与主要不良心脏事件的发生率显著低于BMS组。最近公布的CARDia试验显示，在合并复杂病变（61%为3支血管病变）的糖尿病患者，使用雷帕霉素洗脱支架行PCI的1年心脑血管事件发生率与CABG无显著性差异（15.1%对11.0%，$P=0.22$），不过，其雷帕霉素洗脱支架的再次血管重建率却依然高于CABG（7.3%对2.0%，$P=0.01$）。最近发布的SYNTAX试验也显示，在接受药物治疗的糖尿病患者，紫杉醇洗脱支架的心脑血管事件发生率显著高于CABG（26.0%对14.2% $P=0.0025$）。总之，在糖尿病多支病变患者，现有资料更多支持CABG，正在进行中的FREEDOM（future revascularization evaluation in patients with diabetes mellitus：optimal management of multivessel disease）等试验将提供更多的循证医学证据。

（4）对无保护左主干病变患者，BMS时代的大量研究显示，由于CABG有明确的生存获益，而支架术后再狭窄率也较高，因此一致认为应首选CABG。

自DES问世以来，已有多项研究评价了雷帕霉素或紫杉醇洗脱支架用于左主干病变的疗效。总体结果显示，在部分无保护左主干病变患者，DES与CABG的结果已基本相当。最近公布的MAIN-COMPARE注册结果显示，尽管CABG的3年无靶病变血管重建生存率更高（98.4%对90.7%，$P<0.001$），但两者累计生存率以及复合终点事件（死亡、Q波MI、脑卒中）的发生率均无显著性差异。MAIN-COMPARE风险评分有利于指导左主干病变患者选择DES或CABG。在低、中危的无保护左主干病变患者，DES与CABG的长期生存率基本相当，PCI为其理想或合理的治疗选项；而在高危左主干病变患者，由于CABG的长期生存率更高，应尽量选择CABG。最近公布的SYNTAX试验左主干病变亚组分析发现，在SYNTAX积分较低（0~22分）和中度（23~32分）的左主干病变患者，PCI与CABG的12个月心脑血管事件发生率相当；在积分较高（≥33分）的患者，PCI的12个月心脑血管事件发生率显著高于CABG（25.3%对12.9%，$P=0.008$）。一般认为，在积分较低（0~22分）的患者，如左心功能正常的孤立性无保护左主干病变，或合并单支血管病变者，可根据患者个

体特征、患者意愿和医生意向选择 PCI 或 CABG。在中度积分患者（23～32 分），PCI 依然是合理选项，但应根据患者特征与合并症选择治疗。而在积分较高的（≥33 分）的患者，其病变多较为复杂，PCI 一般也不可行，应选择 CABG。

总之，冠心病治疗方案的选择应结合冠状动脉造影的结果、左心室功能、患者的症状和心肌缺血的范围、病变风险评分等综合判断。合并糖尿病、多支血管病变、左心室功能减退、左主干远端以及伴有前降支近段病变的多支血管病变以及通过 PCI 不能达到完全血管重建的患者，选择 CABG 的得益可能更大。具体原则如下：

PCI 适用于中等范围以上心肌缺血或有存活心肌的证据，伴有前降支受累的单支或双支血管病变，能达到完全血管重建者；PCI 成功率高、手术风险低、再狭窄率低的病变；能够进行完全性血管重建的多支病变；有外科手术禁忌证或外科手术高危，或要接受非心脏外科大手术者；ACS，尤其是急性心肌梗死患者。

CABG 适用于左主干病变（狭窄 >50%）、多支血管病变伴左心室功能异常（LVEF <50%）、伴有前降支近端明显狭窄的双支血管病变、经充分药物治疗后仍存在进行性缺血且病变不适合 PCI 或其效果不理想者、前降支闭塞而无前壁 MI 的患者，PCI 不成功或不能进行完全血管重建的患者。

单纯药物治疗适合于无大面积心肌缺血证据；非前降支开口或近端的不能血管重建的单支血管病变二级分支血管病变；病变狭窄 <50% 的患者。

201 基层医院的再灌注治疗策略怎样选择？

我国《经皮冠状动脉介入治疗指南》提出基层医院的再灌注治疗策略：当 STEMI 患者到社区基层医院就诊（不具备急诊 PCI 能力），下一步治疗措施是选择就地溶栓还是转院行急诊 PCI？这是一个比较棘手的问题，最近多项随机、前瞻性临床试验探讨了这一问题。PRAGUE 临床试验，探讨了在前往无心导管条件的社区医院就诊的 AMI 患者比较三种再灌注治疗策略的效果，即①就地静脉溶栓治疗；②转院行直接 PTCA；③转院行 PTCA，途中用链激酶溶栓。共 300 例患者，发病均在 6 小时内，结果表明直接 PTCA 组 30 天病死率（7%）明显低于溶栓治疗组（14%），而溶栓加 PTCA 组的病死率为 12%；直接 PTCA 组再梗死的发生率（1%）也明显低于溶栓组（10%）和溶栓加 PTCA 组（7%）。直接 PTCA 组无脑卒中发生，而溶栓组和溶栓加 PTCA 组分别为 1% 和 3%；亚组分析显示，当患者发病时间少于 3 小时，在当地溶栓与转院 PCI 的结果没有差异，但当发病时间在 3～12 小时，溶栓与 PCI 组 30 天时的死亡率有显著差异，所以在转诊条件下行直接 PTCA 疗效优于溶栓治疗。

202 选择再灌注治疗类型时应考虑什么问题？

在 STEMI 患者中，出现症状后，无论采用溶栓还是 PCI，迅速恢复阻塞动脉的血流是患者近期或远期转归的决定因素。从患者到医院至血管穿刺给药（溶栓治疗）的间隔时间在

30 分钟内，从患者到医院至进行气囊扩张治疗（PCI）的间隔时间在 90 分钟内。这个时间目标不应被视为“理想”时间，而应被视为可接受的最长时间，应该鼓励争取更短的时间。

在选择再灌注治疗类型时应考虑下列问题：

（1）症状出现后的持续时间　溶栓治疗的效果取决于症状持续时间，最初 2 小时（尤其是第 1 个小时）内进行溶栓治疗可以偶尔阻止心梗并显著降低死亡率。而 PCI 的疗效相对不太取决于症状持续时间。但仍然建议从患者到医院至气囊扩张的目标时间保持在 90 分钟内。

（2）STEMI 危险　如果估计采用溶栓治疗的死亡危险极高（如心源性休克患者），则采用 PCI 治疗可能较好。

（3）出血危险　在都可采用两种类型的再灌注治疗时，溶栓治疗引起出血的危险越高，则治疗决策越强烈倾向于 PCI。

（4）转运到经验丰富 PCI 实验室所需时间　对于能进行 PCI 的医院，PCI 的疗效可能优于药物再灌注治疗（但并不是所有导管室都能提供迅速的直接 PCI）。

203· 什么情况优选溶栓治疗？什么情况优选介入治疗？

根据 2004 年 ACC/AHA ST 段抬高心肌梗死（STEMI）治疗指南建议，以下情况应优选溶栓治疗：①发病早期（症状出现小于 3 小时且不能及时行介入治疗）；②不能选择介入治疗：导管室被占用或不能使用、血管进入困难、缺乏熟练进行 PCI 的导管室条件；③不能及时行介入治疗：转运延迟、就诊-球囊扩张（Door-Balloon）比就诊-开始溶栓治疗（door-Needle）时间要延迟 1 小时以上、就诊-球囊扩张时间超过 90 分钟以上。

如出现以下情况应优选介入治疗：①有外科支持的熟练 PCI 技术及条件：就诊-球囊扩张时间小于 90 分钟、就诊-球囊扩张比就诊-开始溶栓治疗时间延迟小于 1 小时；②高危 STEMI 患者：心源性休克、心功能 Killip 3 级以上；③有溶栓禁忌证；④非早期发病（症状出现超过 3 小时）；⑤不能确定 STEMI 诊断。

新指南仍强调指出：STEMI 患者如到达的首诊医院不能在 90 分钟内行直接 PCI，若没有禁忌证则均应实施溶栓治疗。

204· ST 段抬高心肌梗死使用溶栓治疗的适应证有哪些？

ST 段抬高心肌梗死（STEMI）溶栓治疗绝对适应证：①没有禁忌证，发病 12 小时之内，至少两个胸前导联或至少两个相邻肢体导联 ST 段抬高超过 0.1mV；②没有禁忌证，发病 12 小时之内，新出现或可疑新出现左束支传导阻滞。

相对适应证：①没有禁忌证，发病 12 小时之内，12 导联心电图符合后壁心肌梗死；②没有禁忌证，发病 12～24 小时，持续缺血性胸痛，至少两个胸前导联或至少两个相邻肢体导联 ST 段抬高超过 0.1mV。

非适应证：①发病超过 24 小时且已无症状的 STEMI 患者不应行溶栓治疗；②12 导联心

电图仅显示有 ST 段压低而非后壁心肌梗死者不应行溶栓治疗。

205. ST 段抬高心肌梗死使用溶栓治疗的禁忌证和注意事项是什么?

ST 段抬高心肌梗死（STEMI）溶栓治疗绝对禁忌证：①既往任何时间发生过出血性脑卒中，3 个月内发生过缺血性脑卒中（3 小时内急性缺血性脑卒中者例外）；②恶性颅内肿瘤（原发或转移瘤）；③可疑主动脉夹层；④活动性出血或出血体质（月经除外）；⑤3 个月内的头面部严重损伤。

相对禁忌证：①入院时严重且未控制的高血压或慢性控制差的高血压（>180/110mmHg）；②3 个月以前发生过缺血性脑卒中；③3 周内曾行外科大手术，创伤性或较长时间的心肺复苏（>10 分钟）；④活动性消化性溃疡或 2~4 周内发生过内脏出血；⑤近期（<2 周）在不能压迫部位的大血管穿刺；⑥妊娠；⑦正在使用抗凝剂治疗；国际标准化比值越高，出血危险越高；⑧曾用链激酶（>5d）或对链激酶有过敏史者不宜重复使用链激酶。

206. 冠状动脉再通的临床适应证是什么？心肌梗死溶栓试验血流怎样分级?

（1）直接适应证　冠状动脉造影观察血管再通情况，依据 TIMI 分级，达到Ⅱ、Ⅲ级者表明血管再通。

（2）间接适应证　①心电图抬高的 ST 段在输注溶栓剂开始后 2 小时内，在抬高最显著的导联 ST 段迅速回降≥50%；②胸痛自输入溶栓剂开始后 2~3 小时内基本消失；③输入溶栓剂后 2~3 小时内，出现快速性室性自主心律、房室或束支阻滞突然改善或消失，或者下壁梗死患者出现一过性窦性心动过缓、窦房阻滞伴或不伴有低血压；④血清 CK-MB 峰提前在发病 14 小时以内或 CK 16 小时以内。

具备上述 4 项中 2 项或以上者考虑再通，但第 2 与第 3 项组合不能判定为再通。

心肌梗死溶栓试验血流的分级，即 TIMI 分级，原为急性心肌梗死溶栓治疗后评价冠状动脉血流速度的影像学分级，现常用于冠状动脉介入治疗前后血流状况的评价。

TIMI 0 级：血管完全闭塞，闭塞处远端血管无前向血流充盈。

TIMI 1 级：仅有少量造影剂通过闭塞部位，使远端血管隐约显影，但血管床充盈不完全。

TIMI 2 级：部分再灌注或造影剂能完全充盈冠状动脉远端，但造影剂前向充盈和排空的速度均较正常冠状动脉慢。

TIMI 3 级：完全再灌注，造影剂在冠状动脉内能迅速充盈和排空。

207. "2009 年指南"对经皮冠状动脉介入治疗成功是如何定义的？

"2009 年指南"中对经皮冠状动脉介入治疗（PCI）成功的定义是如下规定的：

（1）血管造影成功　成功的 PCI 使靶病变部位血管管腔明显增大，在支架应用之前，血管造影显示最小管腔直径减小至 50% 以下伴 TIMI 3 级血流为血管造影成功。随着包括冠状动脉支架在内技术的应用，最小狭窄直径减少至 20% 以下方被视为造影成功。

（2）操作成功　PCI 操作成功指 PCI 达到血管造影成功标准：住院期间无重要临床并发症，〔如死亡、心肌梗死（MI）、急诊靶病变血管重建（TLR）〕。

关于死亡、MI 和 TLR 的定义：本指南推荐采用学术研究联合会（academic reseearch consoritium）共识的定义：①死亡指 PCI 术中或术后发生的与器械或操作相关的并发症有关的死亡；②围术期 MI 指术后 48 小时内新出现的 Q 波和/或心肌损伤的生物标志物升高。对基线心肌生物标志物正常的患者，术后肌钙蛋白或肌酸激酶同工酶升高大于 3 倍正常上限定义为 PCI 相关 MI；③TLR 指由于有缺血症状或客观证据并且靶病变处管腔狭窄严重度 > 50% 而进行的血管重建术。

（3）临床成功　①PCI 近期临床成功：指操作成功并且患者恢复以后心肌缺血症状和征象缓解；②远期临床成功：要求长期维持近期临床成功的效果，心肌缺血症状和征象缓解持续至 6 个月以上。

近期成功以后，再狭窄不能认为是并发症，而是一种对血管损伤的反应。有重要临床意义的再狭窄的发生率可以用术后对靶血管施行血管重建的频率判断。

208. 经皮冠状动脉介入治疗结果的预测因素有哪些？

经皮冠状动脉介入治疗（PCI）的成败受多种因素影响，其中以病变解剖和临床情况为主要因素，同时受术者经验、影像条件、器械条件及处置得当与否等因素的影响。

（1）病变解剖　在以球囊扩张为基础、广泛应用冠状动脉内支架、配合应用其他介入治疗技术的年代，血管病变介入治疗危险度的分类已非 ACC/AHA 传统的 A、B、C 型病变所能体现。目前将拟行介入治疗的病变以解剖因素分为低危险、中危险和高危险病变（表 3-15）。

表3-15 病变解剖的危险度分级

低危险	中危险	高危险
孤立短病变(<10mm)	管状病变(10~20mm)	弥漫病变(>20mm)
对称性病变	偏心病变	瘤样扩张
非成角病变(<45°)	中度成角(45°~90°)	严重成角(>90°)
无钙化	轻度或中度钙化	重度钙化
近端无弯曲	近端轻度或中度弯曲	近端严重弯曲
病变表面光滑	病变表面不光滑	
完全闭塞>3个月和/或伴桥状侧支	非完全闭塞	完全闭塞<3个月
非开口处病变	开口处病变	左主干病变
未累及大的分支	需保护的分支病变	累及不能保护的大分支
无血栓	少量血栓	静脉桥退行病变或大量血栓

(2) 临床情况 在病变危险度分级的基础上，任何不利的临床情况均可增加并发症的发生率，影响介入治疗的效果。这些不利的临床情况有：①女性：与男性相比，女性PCI的平均年龄高，危险因素多合并存在。因女性血管直径较小，血管并发症发生率高，住院期间死亡率高；②高龄：>75岁是危险性增高的主要临床因素。如心血管事件发生率高，如心肌梗死、心力衰竭；周围血管的并发症发生率高；高危险病变出现的几率升高，并易伴发其他疾患；③糖尿病：糖尿病的病程长短和控制是否良好与危险程度有关。围术期缺血并发症发生率高；再狭窄率可能较高；多支血管病变介入治疗的远期预后不如外科手术；④左心功能：是近期危险及远期预后的重要预测因素。左心室射血分数（LVEF）<50%，危险度升高；LVEF<30%，极高风险；⑤多支血管病变：尤其是提供侧支循环血管的PCI；⑥急性冠状动脉综合征：主要为48小时内发作的不稳定性心绞痛及AMI患者；⑦合并存在的临床情况：心脏瓣膜疾患，如严重主动脉瓣、二尖瓣疾患；肾功能不良，血肌酐>176.8μmol/L(2.0mg/dl)，尤其是正在血液透析的患者；肺功能减退，如慢性阻塞性肺疾病（COPD）；神经系统疾患，如脑卒中；周围血管疾患，如多发周围血管狭窄、钙化；⑧特殊介入技术的应用：如旋磨术、旋切术等。

在临床实践中，应根据术者经验、医院条件、器械及可采用的特殊手段等情况来分别妥善处理低危险、中危险及高危险病例。应尽可能地合理采用药物、介入和外科手术等治疗方法，最大限度地提高成功率，降低死亡率，改善远期预后。

209• 如何进行冠状动脉介入治疗术后随访?

(1) 介入治疗术后患者应每月接受定期门诊随访，以及时发现药物不良反应和心肌缺血症状的复发。对左心室功能不全、多支血管病变、左前降支近段病变、有猝死病史、合并糖尿病、从事危险职业、介入治疗效果不理想者，应在3~6个月时进行运动负荷试验。

（2）冠心病危险因素的控制　对所有患者均应在出院前进行生活指导并针对危险因素给以适当的药物治疗，作为冠心病二级预防措施。治疗建议包括控制血压、治疗糖尿病、戒烟、控制体重、规律锻炼、严格控制血脂。应使用他汀类调脂药将低密度脂蛋白胆固醇（LDL-C）保持在100mg/dl以下，对LVEF＜40%者应使用ACEI。除非患者不能耐受，阿司匹林、他汀类调脂药、ACEI应长期服用。

（3）建议对高危患者于介入治疗术后6个月时复查冠状动脉造影，对有可疑心肌缺血复发者更应及时造影复查。

210. 如何认识经皮冠状动脉介入治疗在冠心病治疗中的地位？

随着经皮冠状动脉介入治疗（PCI）新器材的问世、品质的改进及术者经验的积累，很多早期被认为是PCI禁忌证和相对禁忌证的现已成为PCI的适应证。特别是近年来药物涂层支架的临床应用，左主干（LMCA）病变、分叉部病变、长的弥漫性病变、慢性闭塞性病变以及糖尿病伴多支血管病变的PCI都已成为热点。因此，正确认识PCI在冠心病治疗中的地位，使之健康、正常的发展是当前极应重视的问题。

（1）关于LMCA病变的PCI　从ACC/AHA制定的冠心病PCI第一个适应证到最近的PCI指南都将LMCA病变列在了禁忌证和相对禁忌证之中。早在20世纪80年代初就有报道，经皮冠状动脉腔内成形术（PTCA）治疗无保护LMCA病变，术后6个月之内主要心脏不良事件〔MACE，包括猝死和急性心肌梗死（AMI）〕的发生率高达30%～70%。有人认为，无保护LMCA病变PCI时球囊对冠状动脉血管内皮的损伤而引起的内皮功能障碍是术后发生血栓及冠状动脉痉挛的主要原因。20世纪90年代以后，由于支架成功应用于临床，无保护LMCA病变运用支架治疗显示出了较PTCA好的结果，LMCA的PCI成了相对禁忌证。国内一无保护LMCA病变支架置入术预后及影响因素的分析——《中国无保护LMCA病变支架置入术注册研究》综合了国内23家心脏中心224例LMCA病变支架治疗资料显示，经选择左心功能正常者和相对低危患者支架的治疗是相对安全的。住院期间病死率为0.4%。在平均（15.61±12.3）个月的随访中，心源性病死率为4.5%。尤其是近年来药物洗脱支架的应用，使PCI前景更加光明。尽管如此，LMCA病变的PCI仍存在很大的危险性。具体分析各组资料，发现单纯LMCA的开口部病变、LMCA的孤立性病变经支架治疗后近期疗效和远期MACE、死亡率、再狭窄率均明显低于LMCA病变累及前降支（LAD）或回旋支（CX）开口部位者。LMCA病变累及LAD或CX时，6个月主干的再狭窄率30%～45%，分支的再狭窄率40%～60%。即使是药物洗脱支架主干部位的再狭窄率亦为10%～20%，分支的再狭窄率为20%～30%，明显高于其他部位。具有多种危险因子（糖尿病、高血压、高脂血症、吸烟等）的LMCA病变患者，如其病变又累及了LAD或CX的开口部位，特别是同时累及LAD和CX开口，而LAD或CX任何一支血管的内径小于3.0mm者，特别推荐行冠状动脉旁路移植术（CABG）治疗。确定PCI者都必须行对吻球囊技术，分支血管如无夹层及严重的血管回弹则不支持置入支架，如并发血管夹层或血管回弹50%以上者建议置入分支支架。LMCA 病变 PCI 后的血栓并不少见，多为支架扩张不足使支架未达到完全贴壁或在 LMCA 置入支架又用球囊扩张分支，最后未行对吻球囊技术。分支入口扩张使主干支架部位的支架变形、贴壁不好是术后血栓形成或亚急性期血栓形成的罪魁，是术后猝死的主要原因。LMCA 病变在支架选择方面（包括长度、外径）、置入技术方面要求很高，手术成败直接关系患者生命，所以不宜在设备不足（包括支架型号不全、器材型号不全、无主动脉内气囊反搏及临时起搏、除颤装置）的单位施行，经验不足的术者亦不宜施行。

（2）关于慢性完全闭塞性病变（CTO）的 PCI　动物实验资料显示 AMI 发生 6 小时后残留存活心肌几乎为零，由于人的冠状动脉侧支循环比较丰富，所以 AMI 发生 >6 小时后心肌的坏死是不完全的。从陈旧性心肌梗死（OMI）的 CABG 中亦能看到梗死区域心外膜成片存活着的“肌岛”。由于 OMI 梗死相关冠状动脉经 PCI 开通后可使患者的心功能有所改善，近年来很多医院开展此项治疗。但是，在我国 CTO 行 PCI 之前，90% 以上的医院并不做疗效评估，也不做是否有一定量存活心肌的检查，CTO 的 PCI 费用是一般血管 PCI 的 2 ~3 倍。由于事先不能获取心肌存活量的多少，术后是否能改善心功能很难判断。很多医院 CTO 的治疗是冠状动脉造影和 PCI 一次性完成的，往往在闭塞血管后面的血管状况尚不完全清楚的情况下就决定了 PCI，手术的高风险、高昂的费用和 PCI 的获益不能成正比，很多手术并发症更是难以预防。如果 CTO 发生在一条很重要的血管，而经超声心动图、CT 或 MRI 证实梗死区有存活的心肌，经冠脉造影证实闭塞血管段后面有很好的血管网，应首选 PCI。目前国外很多文献均证实 CTO 的 PCI 多数是有益的。但是 CTO 行 PCI 时应清楚认识到一般的 PTCA 或裸支架在半年内再闭塞率高达 50% 以上，再狭窄率高达 50% ~80%；药物涂层支架可否改善 CTO 患者 PCI 的预后，目前尚缺乏充分的临床验证。对于 CTO 远端血管不清楚、侧支循环不好、又没有心绞痛症状的患者，应给予药物治疗。由于 CTO 的 PCI 尚有争议，结合我国目前患者的经济承受能力、患者血管的个体情况、术者的手术经验、器材和预后及手术风险等多方面的因素，对 CTO 患者究竟应该选择 PCI、CABG 还是药物治疗应在行冠脉造影后做出综合判定，提出合理的治疗意见。

（3）关于多支血管病变的 PCI　多支血管病变最早无疑是 CABG 的适应证。这是因为 PTCA 后急性闭塞和慢性再狭窄率均比一般单支、双支血管病变高。支架成功地运用到临床以来，多支血管病变 PCI 的比例愈来愈高，达到 30% ~60%。对于这部分患者究竟应该做 CABG，还是行 PCI，内科和外科医生们看法不同。近来国内不断传来在一个患者身上，一次手术置入 10 个或以上支架的新纪录，让人感到不知所措。其中有些患者置入 10 个以上的支架可能是术者预先就已经估计到的，有些患者是手术中发生了意想不到的急性血管闭塞，术者出于抢救的无奈置入了原先并未预料的支架。对于三支主干血管都有明显狭窄的患者，如有 LMCA 病变并累及 LAD 或 CX 开口部病变，不管是什么情况，即使是置入药物涂层支架，6 个月或 1 年之内的再狭窄率仍会高于 20% 以上，风险不会低于 CABG。如果是有多危险因素（如糖尿病、高血压、高脂血症、女性）的患者，PCI 的近、远期疗效都不如 CABG 好；从费用来说，PCI 是 CABG 的 2 ~3 倍。所以，对于具有上述特点的患者应该行 CABG。对于三支以上血管有严重狭窄者，如病变的范围不累及大的血管分叉和开口，病变又属孤立性病变，可以行 PCI。从冠状动脉血运重建这个概念来说，如果 2mm 以上的血管狭窄不能全部解除，PCI 会有心绞痛出现，但 2mm 左右的血管行 PCI 目前尚有难度，因为供选用的支架直径最小也在 2. 25mm，如仅是用球囊扩张，6 个月内的再狭窄率高达 40% ~80%，应用 2. 25mm 的支架治疗，半年内的再狭窄率亦高达 40% ~60%。这些患者行 CABG 是完全可以重建血运的。所以，多支血管病变的患者可以行 PCI，但应从病变解剖特点、病变性质、术者的经验、器材、患者的经济承受能力、手术风险、预后等多因素综合考虑，制定最科学、合理的治疗方案。

（4）关于 AMI 患者 PCI 的时机 AMI 患者在发生胸痛后的 6、12 小时进行直接 PCI 的报道近来很多，疗效显著好于血栓溶解疗法。有条件行 PCI 的医院，AMI 或急性冠状动脉综合征的患者急诊直接 PCI 的数量在直线上升，但从近期资料看，在 AMI 发生后的早期，STEMI 后 24 小时后到 7 天之间行 PCI 是否有益，值得探讨。少数文献认为 AMI 后 24 小时后至 7 天内行 PCI 者 MACE 发生率明显高于 AMI 发生后 6 小时以内者，亦高于 AMI 14 天后行 PCI 者。结合 AMI 后晚期溶栓的经验，6 小时后这个时间段溶栓成功者发生梗死区心肌出血使梗死灶扩大、发生室壁瘤或心脏破裂者明显高于其他时间段。多认为在这个时间段梗死相关冠状动脉内血栓量相对较多，AMI 后 2 ~5 天之内坏死心肌处于恶化期，不宜行 PCI 或溶栓治疗。此外在急诊 PCI 时服用阿司匹林和氯吡格雷的时间多未达到最佳作用时间（氯吡格雷最佳作用时间为口服后 6 小时），所以闭塞的相关动脉再通后血栓再闭塞的比例高于其他时间，PCI 后发生无复流和慢血流的现象亦高于其他时间段，发生心脏破裂或梗死部位出血现象增多，出现室壁瘤的比例较高。所以，AMI 一旦发生应在 6 小时之内溶栓或行 PCI，随着 AMI 发生时间的延长溶栓效果及 PCI 效果会逐步下降，并发症逐步增加。AMI 发生超过 12 小时，原则上不应再行溶栓或急诊 PCI，除非发生 AMI 的患者，ST 段仍处在升高状态，伴有胸痛，或左心功能不全。这些患者多有较丰富的侧支循环，存活心肌较多，仍有溶栓和急诊 PCI 的余地。所以 AMI 的 PCI 应强调注意时间窗，并非任何时间段 PCI 都好于药物治疗。此外，AMI 在急诊行 PCI 时应只解决梗死相关动脉，切不可以非梗死相关动脉的狭窄度达到 75% 以上而追求完全解决，再去开通其他非相关的分支，因为 AMI 后短期内冠状动脉循环处于高凝血状态，内皮功能低下，一氧化氮分泌最低，而血管紧张素Ⅱ、内皮素 1 活性高，凝血酶系统和纤溶酶系统都处于峰值，其他分支 PCI 后发生急性血栓形成、痉挛闭塞、内膜撕裂、夹层、无复流及慢血流现象多于其他择期 PCI，在 AMI 行 PCI 时应严格遵循 AMI 的治疗指南，而不能自行其事。

在今后相当长的时间内，PCI、CABG 和药物治疗仍将维持一定的比例。心血管临床医生应充分应用自己积累的经验和知识，从患者的角度和科学的立场出发，科学而理智地分析各种治疗的利弊，选择最佳的治疗方法，为患者谋利。

211 • 急性心肌梗死介入治疗的适应证有哪些？

（1）直接经皮冠状动脉介入治疗（PCI） 直接 PCI 与溶栓治疗相比，梗死相关动脉再通率高，达到心肌梗死溶栓试验（TIMI）3 级血流者明显多，再闭塞率低，缺血复发少，且出血（尤其脑出血）的危险性低。根据直接置入支架与直接 PTCA 的随机对照研究结果，常规置入支架在降低心脏事件发生率和减少靶血管重建方面优于直接 PTCA。因此，支架置入术可较广泛用于急性心肌梗死（AMI）患者的机械性再灌注治疗。

①伴有 ST 段抬高或新出现的完全性左束支传导阻滞（LBBB）的心肌梗死患者，能在发病 12 小时内施行 PCI；或是发病 12 小时后仍有症状者，由有经验的介入医生在具备一定条件的导管室及时施行 PCI，为公认的适应证（Ⅰ类）。

②伴有 ST 段抬高或新出现的完全性 LBBB 的心肌梗死患者，发病 36 小时内发生心源性休克，年龄<75 岁，可以在休克发生 18 小时内由有经验的介入医生在具备一定条件的导管室完成 PCI 者，亦为公认的适应证（Ⅰ类）。

③适合再灌注治疗，但有溶栓治疗禁忌证的 AMI 患者，可行 PCI 治疗（Ⅱa 类）。在心肌梗死急性期治疗非梗死相关动脉；已经溶栓治疗，目前没有心肌缺血的症状；发病已经超过 12 小时，目前没有心肌缺血的证据；术者经验不足。上述情况均属于相对禁忌证。

（2）溶栓后 PCI　溶栓治疗成功，梗死相关动脉再通（TIMI 3 级血流）后，没有明显症状的患者即刻 PCI 治疗狭窄病变对挽救缺血心肌、预防再梗死和降低死亡率没有明显益处。

溶栓治疗失败后患者仍然有持续胸痛或反复心肌缺血，此时行 PCI 使闭塞的血管再通称为补救性 PCI（rescue PCI）。随机临床试验证实，补救性 PCI 可降低住院病死率和心力衰竭发生率。

①溶栓后仍有明显胸痛，ST 段抬高无显著回落，临床提示未再通或有再梗死证据者，为补救性 PCI 公认的适应证（Ⅰ类）。

②心源性休克或血流动力学不稳定者可行 PCI（Ⅱa 类）。

③溶栓失败后 48～72 小时常规 PCI；溶栓成功后即刻 PCI 治疗狭窄的梗死相关动脉（TIMI 3 级血流），均属于相对禁忌证。

（3）急性期后的 PCI　出院前常规行冠状动脉造影和 PCI 的意义尚有争论。DANAMI 试验显示，如果患者运动试验有缺血，积极的血管重建治疗优于药物保守治疗。再灌注治疗 AMI 的主要机制被认为是挽救濒临坏死的缺血心肌。但许多证据表明，即使在数小时或数天后开通梗死相关动脉也能改善预后，其机制不是挽救心肌，而是预防梗死区扩张和膨胀、左心室重构和恶性室性心律失常，这些都有利于改善 AMI 患者的生存率。鉴于冠状动脉造影能提供重要的解剖、功能和预后的信息，而且比较安全，AMI 患者出院前行冠状动脉造影，并根据情况做血管重建治疗是合理的。

①有自发或诱发的心肌缺血，持续血流动力学不稳定者，为公认的适应证（Ⅰ类）。

②左心室射血分数（LVEF）<40%、左心衰竭、严重室性心律失常者，大多认为应行 PCI（Ⅱa 类）。

③PCI 开通闭塞的梗死相关动脉；或对所有非 Q 波心肌梗死患者行 PCI；或急性期出现过左心衰竭，但 LVEF>40% 者，也可考虑行 PCI，但其价值尚待证实（Ⅱb 类）。

④AMI 48 小时内无自发或诱发的心肌缺血者，PCI 开通闭塞的梗死相关动脉属于相对禁忌证。

212• 急性心肌梗死再灌注治疗的病理生理学基础是什么?

AMI 发生后心肌坏死分为 3 个阶段：起始阶段是冠状动脉梗死后 20 分钟内，该阶段几乎没有心肌坏死；第 2 阶段大约在冠状动脉梗死后 20 分钟至 6 小时，心肌坏死范围明显增加，在该阶段争取抢救时间，尽管只赢得一部分时间，却可以挽救大量的心肌；第 3 阶为冠状动脉梗死 6 小时后，心肌坏死范围不再明显增加。GISSI 研究显示如 1 小时内开始再灌注治疗，病死率降低 47%；3 小时内治疗，病死率降低 23%，再灌注疗效减少一半；6～9 小时内再灌注治疗，疗效明显减低；9～12 小时内再灌注治疗，不仅没有益处，反而增加出血并发症的发生。

研究显示院内突发 AMI 时，几乎没有时间延迟，30 分钟后开始进行溶栓治疗，此时约 5% 的心肌坏死；溶栓治疗需 90 分钟，有 50% 的心肌坏死，最终抢救 50% 的心肌。而当院外发生 AMI 时，至入院大约延迟 2.5 小时，溶栓治疗延迟 30 分钟，此时已有 70% 的心肌坏死；同样进行 90 分钟的溶栓治疗，此时即使冠状动脉开通，已有 85% 的心肌坏死，仅抢救了 15% 的心肌。可见，再灌注开始时间对于心肌存活有着至关重要的意义。确诊 AMI 后的当务之急是根据各医院的情况，选择最实际的方法使阻塞的冠状动脉尽早开通。影响再灌注治疗疗效的最关键因素是时间，时间就是心肌，时间就是生命。再灌注治疗应争分夺秒，这样才能最有效地抢救濒临坏死的心肌，最大限度地改善预后，减少病死率。因此，要大力倡导院外溶栓等前期处理，建立 AMI 急救的绿色通道。

213• 对不同再灌注治疗方法如何进行临床评估?

溶栓治疗心肌再灌注快速，但开通率仅 60%；直接经皮冠状动脉介入治疗（PCI）开通率增加至 90%～95%；直接 PCI 易获再灌注，与溶栓比较有开通优势，但溶栓治疗可早期进行，开始溶栓治疗后 30 分钟冠状动脉已达到开通。因此溶栓治疗的开通优势较早出现，而直接 PCI 的开通优势较晚出现。CAPTIM 临床研究显示院前溶栓与直接 PCI 达到开通时间基本一致，30 天无事件发生，存活率无差异。

Mayo Clinic 临床试验显示：溶栓治疗延迟 20 分钟，然后需 90 分钟完成再灌注，共延迟 110 分钟，有 80% 的心肌坏死；PCI 治疗到导管室时已延迟 45 分钟，但仅需 6 分钟即可完成动脉导管插入，27 分钟后开通冠状动脉，共延迟 78 分钟，有 70% 的心肌坏死。因此，对于冠状动脉开通，理想 PCI 与溶栓治疗相比有 32 分钟的时间优势。对于心肌抢救，理想 PCI 比溶栓治疗增加 10%。Zwolle 等研究认为在 24 小时可随时进行导管插入术的条件下，直接 PCI 治疗 2 年半后患者无心脏事件为 95%，而链激酶溶栓治疗为 75%。因此理想 PCI 益处明显优于溶栓治疗。而 GUSTO Ⅱb 研究在不具备 24 小时导管插入术的条件，直接 PCI 优势不明显。临床在 AMI 抢救的实际过程中，因各个环节及其相互配合等原因，临床实际 PCI 与理想 PCI 之间仍有相当大的差异。因此，要提高 PCI 疗效，必须采取措施缩短实际 PCI 与理想 PCI 的差距。

214 · 影响心肌再灌注的因素有哪些？

根据病理生理机制，急性心肌梗死（AMI）是由于冠状动脉（冠脉）粥样斑块破裂的基础上继发了血栓形成，使冠脉管腔急性完全闭塞所致，其治疗的关键是尽早给予冠脉血运重建治疗包括溶栓或急诊经皮冠脉介入治疗（PCI），使闭塞的冠脉再通，恢复冠脉血流和心肌的再灌注。大规模临床研究结果表明 AMI 早期（<6 小时）行急诊 PCI（包括支架置入）能挽救缺血心肌、缩小梗死面积、保护左心室整体和节段收缩功能、预防左心室扩大和重构、降低病死率和并发症发生率，改善近期和远期预后。然而，AMI 急诊 PCI 使冠脉再通后，10% ~30% 的患者可并发无再流或慢血流现象，不能实现心肌组织的有效再灌注，结果其再梗死、恶性心律失常和心力衰竭的发生率和病死率明显增加，严重影响 AMI 患者的预后。研究亦表明即使恢复冠脉血流为心肌梗死溶栓治疗临床试验（TIMI）3 级，也未必达到心肌完全再灌注。因此，AMI 的理想再灌注治疗应当是在冠脉已再通的基础上，实现心肌水平的完全再灌注。

AMI 冠脉再通后产生无再流的机制或影响心肌再灌注的可能因素有：

（1）冠脉微血管栓塞　在急诊 PCI 成功使闭塞冠脉再通的同时，冠脉病变处的微血栓、血小板和粥样斑块碎片等微栓子可随血流反复或一次栓塞远端各级微血管。这是影响心肌再灌注并产生无再流现象的最重要、最始动的因素，在冠脉不稳定病变，血栓性和大隐静脉桥的病变，行反复多次机械扩张或支架置入时更易发生。

（2）冠脉微血管痉挛　由于 AMI 的冠脉病变本身有高浓度的缩血管活性物质如内皮素、血栓素存在，在急诊 PCI 时机械挤压可释放入血，导致远端微血管痉挛，或在部分微血管栓塞的基础上并发弥漫的微血管痉挛。钙离子通道阻滞剂、硝酸甘油、硝普钠和腺苷等血管扩张剂能有效或部分有效治疗或逆转无再流，亦提示微血管痉挛的存在。

（3）冠脉微血管的再灌注损伤　再灌注损伤是指心肌再灌注后心肌损伤的加重，表现为收缩功能、心律失常阈值变化，心肌细胞损伤不可逆和微血管的功能障碍。微血管的再灌注损伤可能与氧自由基损伤血管内皮并影响其功能有关；同时大量白细胞聚集并堵塞在微血管内，释放氧自由基、蛋白水解酶、脂氧化酶产物亦直接影响血小板和内皮细胞功能；另外，内皮细胞本身可表达细胞间黏附因子-1（ICAM-1）或 P-选择素（P-selectin）并分泌一氧化氮、前列环素、内皮素和血小板激活因子等可溶性因子，以及血小板也释放血栓素、血小板生长因子、5-羟色胺、脂氧化酶产物、蛋白酶和腺苷等血管活性物质，均能通过调节和影响白细胞的功能，而间接影响内皮细胞功能。

（4）冠脉微血管的完整性破坏　随着冠脉闭塞、心肌缺血时间的延长，微血管本身亦会损伤，其完整性可遭破坏。有实验结果显示，无再流时可见微血管的内皮细胞肿胀、核着边，膜呈囊泡状突向并堵塞微血管腔，内皮细胞间缝隙加大，有红细胞外渗，提示微血管的完整性已遭破坏。

215 评价心肌再灌注的方法有哪些?

评价心肌再灌注的方法及指标有以下几项:

(1) TIMI血流和TIMI血流帧数计数　前者是指冠脉造影下，依据TIMI的血流分级，将冠脉前向血流进行的半定量分级；而后者则是将TIMI血流分级量化，是指血流自冠脉起始部流至其末梢所需的电影帧数；两者均是间接反映心肌组织灌注的指标。TIMI血流共分4级：0、1级为冠脉无血流，也无心肌灌注；2级为血流慢，部分心肌灌注；3级为血流正常，完全心肌灌注。AMI溶栓或急诊PCI后，冠脉血流TIMI 0~2级比3级并发症更多，心功能和预后更差。根据Piana等的研究结果，将冠脉近端无堵塞，而血流<TIMI 3级者定义为无再流（no-reflow），或称无复流。其发生率在AMI急诊PCI时最高为11.5%，在退行性大隐静脉桥病变的PCI次之，为4%，在支架或定向斑块旋切中为3%，占所有冠脉介入的2%。研究发现AMI急诊PCI后无再流是严重心脏并发症如心力衰竭、恶性心律失常、死亡的强预测因素。TIMI血流帧数计数受冠脉长度影响，冠脉前降支比右冠脉和左旋支要长约1.5倍，故前降支的TIMI血流帧数计数需要校正（TIMI血流帧数计数/1.5），即校正TIMI血流帧数计数才能与右冠脉和左旋支相比。TIMI血流帧数计数和校正TIMI血流帧数计数对心肌灌注判断的意义同TIMI血流分级。

(2) 心肌灌注显影和TIMI心肌灌注分级　心肌灌注显影（myocardial blush）是指冠脉造影下，造影剂从大的冠脉排空后的心肌微血管显影，故能直接反应心肌水平的灌注状态。TIMI心肌灌注分级（TMP）是将造影剂的心肌灌注显影根据显影和排空的速度按TIMI原则进行的半定量分级。TIMI心肌灌注分级亦分为4级：0级为无心肌显影，也无排空；1级为心肌缓慢显影，排空很慢，直到下次造影时（间隔约30秒）仍有心肌的造影剂滞留；2级为心肌显影和排空均缓慢，在排空阶段结束时仍有强的心肌显影（在排空阶段经历了3个心动周期后仍有强心肌显影）；3级为心肌显影和排空均迅速，是正常心肌灌注的表现。AMI急诊PCI后的TIMI心肌灌注分级与病死率和并发症相关。

(3) 心肌声学造影（MCE）　心肌声学造影通过冠脉内或静脉内注入声学造影剂，观察在心肌内显影与否，能直接反应心肌微血管的完整性，并直接显示心肌组织的灌注。Ito等研究发现，AMI冠脉PCI后，TIMI 2级者在心肌声学造影上均显示出无再流（定义为缺损面积超过PCI前的25%），即使冠脉血流达到TIMI 3级血流亦有16%的患者存在无再流；也只有心肌声学造影显示心肌完全灌注的AMI患者，左心室功能才有显著的恢复。另一方面，Rogosta等研究显示，若梗死区的心肌声学造影呈正常灌注，还提示冠脉微血管完整和心肌存活。

(4) 冠脉内多普勒（Doppler）血流频谱变化　通过多普勒导丝测得的冠脉内的血流频谱能间接反映出心肌的灌注情况。无再流的血流频谱特征是收缩早期的逆向血流伴舒张期前向血流的高减速率（高尖频谱）和冠脉血流储备的降低。Iwakura等研究显示，AMI急诊PCI后，冠脉血流频谱呈延迟的（在PCI后10分钟内）收缩期逆流者心电图ST段一过性再抬高的发生率高，提示有心肌无再流进行性加重。

（5）心电图抬高的ST段迅速回落　AMI急诊PCI后的ST段迅速回落与心肌声学造影中心肌完全再灌注有关。研究显示AMI急诊PCI后，心肌声学造影没有无再流者的心电图上抬的ST段，在PCI后的第1个30分钟内迅速回落且幅度大，而有无再流者ST段回落缓慢且幅度小，甚至会出现ST段一过性再抬高，甚至持续抬高。

（6）放射性核素心肌灌注显像和心肌增强磁共振成像　放射性核素心肌灌注显像能直接反应心肌组织的灌注，无再流者呈现灌注缺损。磁共振成像结合造影剂心肌增强显像也能直接评价心肌组织的再灌注，若在造影剂注入后1～2分钟内无心肌增强显像则提示无再流。

216 • 改善心肌再灌注的措施有哪些？

改善心肌再灌注已成为当今再灌注时代治疗AMI的主要目标。目前，针对引起心肌无再流的影响因素采取的改善心肌再灌注的措施有：

（1）冠脉远端保护装置　其基本原理是通过保护冠脉远端免受血栓栓塞，而改善心肌的再灌注。它实际上是一种在远端附有保护装置的介入引导钢丝，保护装置有堵塞球和过滤伞两种。AMI急诊PCI时，附有保护装置的介入导丝被送到冠脉闭塞或狭窄病变的远端，充起保护球或撑起保护伞，再对其近端病变行球囊扩张和支架置入，若有血栓或微栓子脱落，在前者则被拦截在堵塞球以近而吸出体外，在后者则被捕捉在过滤伞内而随伞取出，从而能有效防止远端微血管的栓塞。初步研究显示远端保护装置能有效防止AMI急诊PCI时的冠脉远端栓塞，改善心肌再灌注。

（2）斑块旋切和抽吸装置　本身是一种介入治疗导管，有破碎和吸出血栓（Angiojet导管）或兼有斑块切除和抽吸（X-sizer导管）功能，其基本原理是通过吸出血栓或斑块碎片，有效预防冠脉远端栓塞而改善心肌灌注。该装置主要适合于AMI时冠脉血栓性病变，能在斑块切除的同时，将血栓和切下的粥样斑块碎片吸出体外，从而有效防止冠脉远端栓塞。初步结果显示血栓斑块旋切抽吸导管能有效吸出AMI冠脉病变的栓子，防止远端血管和微血管的栓塞，改善心肌的再灌注。

（3）血小板糖蛋白Ⅱb/Ⅲa（GPⅡb/Ⅲa）受体阻滞剂　临床试验结果显示AMI急诊PCI时，GPⅡb/Ⅲa受体阻滞剂可以改善TIMI血流、冠脉峰值血流速度和梗死区的室壁节段收缩运动，降低AMI患者6个月时的死亡、再梗死和脑卒中复合心血管不良事件发生率，能改善AMI患者的预后。有临床试验证明了GPⅡb/Ⅲa受体阻滞剂改善AMI患者急诊PCI时心肌灌注的疗效，已转变成降低临床病死率的疗效。GPⅡb/Ⅲa受体阻滞剂改善AMI患者心肌灌注的机制尚不完全清楚，可能也与防止了远端微血管的栓塞有关。

（4）直接支架置入术　直接支架置入起始是为了使PCI省钱、省时、省造影剂和减少X线曝光时间。后来Moschi等回顾性分析发现AMI时直接支架置入可减少无再流的发生，因而推测可以保护心肌微循环，改善AMI患者心肌水平的再灌注；此后，Loubeyre等随机对照研究亦显示出同样的结果。提示直接支架置入也能改善AMI患者的心肌再灌注，其机制可能与省去球囊扩张，减少了对冠脉病变处血栓或粥样斑块的挤裂和脱落，以及直接支架置入后对病变处血栓和粥样斑块可起支撑作用，从而降低了远端血管和微血管的栓塞有关。该研究还显示直接支架置入组仍有5%的无再流发生率，亦提示AMI直接支架置入并不能完全防止远端微血管栓塞的发生。

（5）血管扩张剂　虽然有很多血管扩张剂如钙离子通道阻滞剂、腺苷、硝普钠和硝酸甘油等能有效治疗或紧急逆转AMI急诊PCI时的冠脉痉挛和无再流现象，但临床有意用于改善心肌再灌注的研究还不多。近年来，随着对腺苷研究的不断深入，发现它对心肌微血管的扩张作用强，可改善AMI心肌水平的再灌注。

（6）中药　祖国医学有活血化瘀和活血通络的功效，可能对改善AMI的心肌再灌注有效。有实验研究初步显示中药通心络能改善兔AMI晚期再灌注的内皮功能，减少循环血的内皮细胞计数和梗死区心肌出血的发生率，并减轻心肌再灌注损伤，作用与缬沙坦相当。提示对维护AMI晚期再灌注时心肌微血管的完整性可能有效，有可能成为AMI再灌注时代改善心肌再灌注的有效药物，值得进一步研究。

217. 怎样理解冠状动脉联合再灌注治疗的新概念？

心肌梗死的预后主要取决于再灌注恢复时间和速度，而溶栓治疗和直接PCI的优缺点可以互补。因此，联合治疗似乎更合乎逻辑。AMI时直接PCI与短效溶栓加即刻准备的补救性PCI比较的随机试验（PACT试验）结果支持这种联合治疗的构想。该试验对安慰剂和早期组织型纤溶酶原激活剂（rt-PA）治疗进行随机比较，对AMI冠状动脉没开通或完全开通的患者进一步治疗，溶栓治疗后冠状动脉TIMI 0～2级血流，立即补救性PCI。试验对3组患者进行比较：安慰剂组（直接PCI）；溶栓后冠状动脉再通（TIMI 3级血流），继续溶栓保守治疗；溶栓治疗失败，准备补救PCI。结果显示：在开始PCI再灌注前，即使用半量纤维蛋白选择性纤溶酶原激活剂，也可产生早期血管开通。这种早期再灌注伴随着左心室功能改善，当仍需补救PCI时，手术成功率并不降低，不良事件不增加，因此，溶栓治疗与PCI可以相容。有准备的即刻补救性PCI可以进一步改善左心室功能，但最好的仍是溶栓治疗后到达导管室时冠状动脉已开通者；有准备的即刻补救性PCI使TIMI血流达到3级，其病死率明显降低，然而当患者溶栓后到达导管室行血管造影术显示已开通时（达到TIMI3级血流），其病死率最低，30天病死率仅为2%，1年病死率为3%。对于一部分AMI患者（特别是不能立即准备的直接PCI），可先行溶栓治疗，90分钟后造影，即使TIMI达到2级血流，但血流不畅未达到TIMI 3级即行补救性PCI。联合治疗的正确使用将成为最佳的再灌注治疗方法。

PACT试验证明了小剂量溶栓+即刻准备的补救性PCI治疗AMI的优越性，在此基础上SPEED和TIMI14两项研究进一步明确了在广泛应用支架和血小板膜糖蛋白（GP）Ⅱb/Ⅲa受体阻滞剂的时代，小剂量溶栓+早期介入治疗的有效性和安全性，并提出了三联疗法治疗AMI的新概念。AMI的三联疗法指小剂量溶栓、GPⅡb/Ⅲa受体阻滞剂和介入治疗的联合应用。SPEED试验显示，三联疗法可使AMI后90分钟时TIMI 3级血流率达到86%，也使死亡、再梗死等主要心血管事件降至最低。TIMI14试验也显示，三联疗法可使AMI患者的ST段迅速回落，有助于提高心肌的再灌注。三联疗法的优势在于既改善AMI早期也改善AMI

晚期的心肌再灌注，代表了AMI再灌注治疗的新方向，但这一方法还有待大规模临床试验的结果来验证。

218 什么是冠状动脉无复流现象？

一般认为无复流（no reflow）现象的概念采用Kloner的意见，描述为心外膜冠状动脉闭塞已减轻或消除后，缺血组织的微循环血流仍不能完全恢复正常，被称为无复流现象。其前提必须是先排除心外膜血管病变处及其远端的残留狭窄、解剖病变、栓塞、痉挛等。Hickey等、Kondo等的研究发现，无复流是一个随时间而发展的过程，而不仅仅是发生于再灌注当时的急性事件。无复流区面积随再灌注时间延长而增加，即刻时的区域最小，以后不断发展，到再灌注15分钟时已比较明显，部分无复流可发生于再灌注后的24、48小时。另外Galiuto等发现在24小时内部分无复流病例在1个月后行心肌声学造影（myocardial contrast echocardiography，MCE）复查时发生无复流逆转，且心脏功能良好。因此，无复流应该是再灌注后的一个动态过程，在一个固定的时间评价再灌注后无复流是不充分的。

国外有研究发现无复流现象易发于AMI实施急诊PTCA或溶栓治疗、梗死后心绞痛、不稳定性心绞痛、心源性休克等；冠状动脉内有大的、富含脂质的斑块，血糖升高，高胆固醇及高三酰甘油和低密度脂蛋白的患者，有较高的无复流发生率；接近闭塞的病变，钙化、溃疡病变，退行性大隐静脉桥病变等以及冠状动脉内血栓病变易于发生无复流现象。不同冠状动脉介入治疗方式发生率也同，以旋磨、旋切发生无复流最常见，其中又以左主干病变行旋磨、旋切术后发生率最高。无复流现象的发生率在冠状动脉介入治疗后，冠状动脉造影显示无复流的发生率各家报道有很大差异（0.6%～14%），取决于所采用的界定标准和上述诸多不同的临床背景。

无复流现象的临床表现多种多样，常取决于再灌注的时间、受累心肌范围、基础心脏功能以及是否伴有其他冠状动脉病变。可以无临床症状或心电图改变，部分患者可表现为心脏传导阻滞、低血压、心源性休克甚至死亡。在导管室，心肌梗死患者接受短期介入治疗后，无复流症状常常突然出现，而且明显，包括冠状动脉内造影剂停滞，患者出现胸痛及很快出现血流动力学恶化。在冠心病监护病房，其临床表现通常较不明显。溶栓治疗后，患者出现胸痛、ST段抬高和血流动力学恶化，并可出现新的Q波，有些患者被诊断为梗死面积扩大。存在无复流现象的患者住院期间死亡率和心肌梗死发生率明显增加，而且远期心血管事件增加，预后较差。有研究表明，无复流现象是再灌注治疗患者预后情况的独立预测因素。

关于无复流现象的发生机制还不完全清楚，已经提出的一些假说，也都缺乏实验依据。目前比较认可的解释包括：

（1）心肌细胞及血管内皮细胞肿胀　由于缺血引起细胞膜钠钾泵功能障碍，从而使钠、水在细胞内潴留，因而再灌注时缺血区心肌细胞及血管内皮细胞发生肿胀，造成管腔狭窄，阻碍血液灌流。

（2）白细胞堵塞　血管再通的早期，由CD_{18}介导的中性粒细胞在损伤的心肌及微血管激活、黏附、聚集，激活的白细胞变形能力差，易于黏附和积聚阻塞毛细血管腔。

（3）血小板聚集　血小板的激活和聚集可以形成微血栓，阻塞毛细血管。研究表明应用抗血小板药物可以减少无复流发生。

（4）血栓素的作用　血栓素 A_2 主要由血小板生成，缺血缺氧时，一方面因为血管内皮细胞受损而致 PGI_2 生成减少，另一方面缺氧又可使血小板释放血栓素 A_2 增多，因而发生强烈的血管收缩和血小板的聚集，并进一步释放血栓素 A_2，从而促使血栓形成和血管堵塞。动物实验也证明，应用血栓素 A_2 合成酶抑制药可以使缺血/再灌注以后的冠状动脉血流改善。

（5）自由基损伤　再灌注时可产生大量自由基，自由基即可直接作用与毛细血管内皮和心肌细胞膜的通透性引起水肿，也可通过激活炎性细胞浸润引起毛细血管壁和心肌细胞水肿最终造成毛细血管机械性阻塞。

（6）微血栓、脂质、碎片等　AMI 行 PTCA 后，可能形成微栓子及血小板微血栓，阻塞血管腔。含有较大脂核的病变及钙化病变，在球囊扩张后容易形成脂质、胆固醇栓子和组织碎片，阻塞血管，引起无复流。

219 如何防治无复流现象？

目前研究较多的是一些作为血管再通治疗的辅助药物，它们具有较好的预防、减轻无复流现象的作用，包括腺苷、维拉帕米、血小板糖蛋白Ⅱb/Ⅲa 受体阻滞剂、硝酸酯类药物等。但是还没有随机、双盲的临床实验来评价这些药物。另外还有应用血管内远端保护装置来预防无复流的报道。现根据近年来的一些研究结果简述如下：

（1）腺苷　腺苷是一种内源性核苷代谢产物，主要产生于 ATP 的降解，有舒张血管、抑制血小板聚集、减少自由基产生、保护血管内皮与心肌功能的作用，可能是通过激活其受体所介导的。动物试验及初步的临床观察显示 PTCA 前予以腺苷治疗可以减少无复流现象的发生。

（2）维拉帕米　AMI 患者行 PTCA 后立即予维拉帕米辅助治疗可以减小心肌声学造影证实的无复流区域；出现无复流的患者冠状动脉内应用维拉帕米，发现 ST 段抬高及胸痛改善。

（3）血小板糖蛋白Ⅱb/Ⅲa 受体阻滞剂　针对无复流的机制，阻止血小板聚集和可能的冠状动脉内微血栓形成，从而改善冠状动脉微血管血流，这是近年来出现的一积极、有鼓舞性的治疗方向。Kunichika 等应用心肌声学造影评价了血小板糖蛋白Ⅱb/Ⅲa 受体阻滞剂在冠状动脉阻塞后再灌注后可以减小梗死面积和无复流的发生的作用。

（4）硝酸酯类药物　硝酸甘油对改善微循环无效，但是可以缓解心外膜血管的痉挛。Parham 等冠状动脉内予以硝普钠（0.6mg/kg）可以获得冠状动脉较长时间的充血而不引起严重的血流动力学障碍。

（5）溶栓剂　冠状动脉内注射尿激酶无效。虽然静脉内注射各种溶栓药对溶解血栓有用，但对无复流并没有直接作用。

（6）远端保护装置　在旋切、旋磨术及退行性大隐静脉桥病变行经皮冠状动脉介入治疗时应用远端保护装置可以减少无复流的发生。

（7）在急性冠状动脉综合征（包括自身冠状动脉血管和大隐静脉桥血管）行经皮冠状动脉介入治疗时应用远端过滤保护可以明显减少无复流。

一般认为，主动脉内球囊成形术不能逆转无复流，对于血流动力学不稳定的患者，可以应用主动脉内球囊成形术；冠状动脉旁路移植术也不能逆转无复流，因为病变在微血管水平。

220. 在哪些情况下建议行血管内超声显像检查？

尽管冠状动脉造影依然是指导和评价 PCI 的手段，但是，常规冠状动脉造影只显示被造影剂充盈的血管腔的轮廓，而血管内超声显像检查则不仅能够提供血管腔的形态，而且能够显示血管壁的结构和功能状态，是诊断冠状动脉病变及指导和判断冠状动脉介入治疗效果的又一可靠手段。若有条件，以下情况建议使用冠状动脉内超声显像检查。

（1）确定冠状动脉支架释放是否达到理想状态（包括支架覆盖的范围），确定支架内最小腔径。

（2）确定支架内再狭窄的机制（支架膨胀不全或内膜增生），并且选择适当的治疗（斑块消蚀或再次球囊扩张）。

（3）在血流受限的患者，协助评价冠状动脉闭塞及血流减慢的原因。

（4）对 PCI 后血管造影结果欠佳者进行评价。

（5）心脏移植术后动脉粥样硬化的诊断和处理。

（6）在需要行旋磨术的患者，确定冠状动脉钙化及分布。

（7）以下情况也可以考虑应用血管内超声协助诊断及确定治疗策略：有典型心绞痛症状且心肌缺血负荷试验显示心肌缺血，但血管造影无狭窄或狭窄程度轻微者，用于确定动脉粥样硬化程度；介入治疗前进行血管内超声检查确定病变的特征和血管的解剖形态，尤其在造影显示临界性狭窄的患者，协助确定介入治疗的适应证并选择最佳血管重建方法。

221. 冠状动脉内多普勒血流测定与冠状动脉内压力测定的意义何在？

近年来多普勒导丝的应用可以测量整个冠状动脉系统的血流储备（CFR）。正常情况下 CFR >3.0，当冠状动脉狭窄存在时，狭窄远端的血流储备降低。CFR 受诸多因素影响，如内皮细胞功能紊乱、微血管病变（糖尿病、甲状腺功能亢进）、长期高血压、高血脂、吸烟、陈旧性心肌梗死等。因此，在同一患者测量参照血管的 CFR 而计算的冠状动脉相对血流储备（rCFR）可纠正上述偏差。如果 rCFR≥0.75，无需进行介入治疗，rCFR <0.75，则提示狭窄严重需要介入治疗。

应用压力导丝所测得的冠状动脉分数血流储备（FFR）也是评价狭窄机械梗阻的良好指标，其功能同 rCFR。如果 FFR≥0.75，无需进行介入治疗，FFR <0.75，则提示狭窄严重需要介入治疗。

在下述情况下建议进行冠状动脉生理学测定：①在有心绞痛症状的患者，确定临界病变（管腔狭窄 50% ~70%）的生理学意义，决定是否需要介入治疗；②评估 PCI 恢复冠状动脉血流储备是否成功，并且预测再狭窄的危险性；③评估有心绞痛症状但血管造影未发现“罪犯”病变的患者。

血管内超声显像反映了病变的性质，但对评价病变所造成的血流动力学障碍准确性较差；多普勒血流描记和压力测量反映了所测血管的心肌灌注或狭窄的机械梗阻情况，但不能反映斑块的性质。因此，这三种检查手段应有机地结合起来，根据临床需要合理应用。需特别指出的是，血管内超声检出的斑块（尤其是稳定性斑块），若没有机械梗阻不一定需要介入治疗。切忌滥用辅助检查的结果给患者造成不必要的经济负担和不必要的“治疗”。

222• 如何处理经皮冠状动脉介入治术后再狭窄？

再狭窄一般指再次血管造影时看到的原治疗血管段又发生狭窄性病变。文献中常见到 3 种定义：①再次造影时，原治疗病变处直径狭窄≥50%；②再次造影时，管腔丢失 > 术后管腔获得的 50%；③再次造影时，较术后即刻支架最小内径丢失≥0. 72mm。临床一般多采用第一种定义。

PTI 后再狭窄主要是由于血管壁弹性回缩、血管负性重构和内膜增生所致，单纯球囊扩张术后 6 个月内血管造影再狭窄率达 30% ~40%。PTI 后再狭窄的处理建议：当发生 PCI 术后再狭窄时，则根据其不同情况进行相应处理。首次 PTI 成功的病变发生再狭窄，应根据最初处理的技术难度、再狭窄病变的严重程度和范围及再次 PCI（包括支架置入）成功的可能性来决定治疗对策。

（1）支架置入　直径≥2. 5mm 的血管 PTI 后再狭窄应首选支架置入治疗。REST 随机研究证实，支架置入的晚期临床和造影结果均明显优于重复 PTI（靶病变血管重建率 10% 对 32%，再狭窄率 18% 对 32%）。

（2）重复 PTI　直径 <2. 5mm 的血管 PTI 后再狭窄可考虑重复 PTI。经过 3 次 PTI 处理后，93% 的病例有长期持续的靶血管开放。第一次再狭窄重复 PTI 后的再狭窄风险与首次 PCI 相似。第二次再狭窄若仍为局限或短病变，也可考虑重复 PTI。与再次发生再狭窄有关的最重要的因素是重复 PTI 在首次处理后 3 个月内进行。其他因素包括左前降支再狭窄、重复 PTCA 的次数、糖尿病、高血压、不稳定性心绞痛、球囊扩张压≥7 个大气压（1 个大气压 = 101. 3kPa）和多次加压扩张。

（3）CABG　对多支血管病变患者 PCI 后多次再狭窄者应考虑 CABG。

（4）内科治疗　对于临界性再狭窄（直径狭窄 50% ~70%）而无心绞痛症状和缺血的客观证据者可只内科治疗，不必常规行 PCI，但应注意临床随访缺血的客观证据。有研究证实临界再狭窄病变随着时间的推移，管腔直径会有所改善。

223• 应如何处理支架内再狭窄？

与 PTCA 不同，支架内再狭窄主要由于内膜增生，少数与支架弹性回缩或扩张不充分有关，因此，支架内再狭窄，特别是弥漫性支架内再狭窄常被认为是一种“恶性”疾病，处理十分困难。文献报道的支架内再狭窄治疗后的再狭窄率为10%～60%。与支架内再狭窄有关的因素包括：

（1）患者相关的因素　如糖尿病史、再狭窄史等。

（2）操作相关的因素　包括支架的选择、支架血管段的长度、多个支架叠加应用、术后最小内径（MLD）和血管内超声显像测得的支架内最小管腔横截面积、支架血管比值过大等。有报道加压扩张可导致较多的晚期管腔丢失，但也有研究发现，在支架释放压力为8～13个大气压和15～20个大气压两组间，1年后临床事件发生率无明显差异。

（3）病变形态学因素　包括病变血管直径、病变长度、支架置入前后狭窄程度等。有研究表明，直径<2.8mm的血管支架置入后再狭窄率38.6%，直径2.8～3.2mm的血管再狭窄率28.4%，而直径>3.2mm的血管再狭窄率20.4%。此外，慢性完全闭塞病变、开口病变、钙化病变和静脉旁路移植血管病变也与较高支架内再狭窄发生率有一定的联系。形态学越复杂的病变，晚期管腔丢失越明显，再狭窄率越高。

关于支架内再狭窄的治疗：

（1）重复PTCA　通过使支架进一步扩张和减少内膜组织来扩大管腔，但由于增生的内膜组织仍在支架内，故处理后MLD多不能达到首次支架置入后的即刻效果，残余狭窄较大，再狭窄复发率较高。再狭窄的复发与再狭窄的长度和程度有关，局限性再狭窄PTCA后的复发率仅为10%，支架内弥漫性再狭窄的复发率25%，增生性再狭窄的复发率50%，而完全闭塞性再狭窄的复发率可达80%。

（2）切割球囊血管成形术　切割球囊将斑块纵行切开与扩张同时进行，既可获得较大的管腔开放，又减少了对血管壁的损伤。支架内再狭窄切割球囊治疗安全性更大，急性期并发症率类似传统PTCA。6个月再狭窄复发率26%～27%。在一组高危患者（复发支架内再狭窄、弥漫性支架再狭窄、3个月内发生的再狭窄），切割球囊与传统PTCA的靶病变血管重建率（TLR）分别为24%与53%。

（3）血管内放射治疗　B和C射线血管内放射治疗均可抑制内膜及中层平滑肌细胞的增生，适于治疗弥漫性支架内再狭窄。START等6个临床研究发现，6个月主要心血管事件（MACE）发生率为8.4%～29.0%。2年的TLR、靶血管血运重建（TVR）、MACE也均下降了10%。年龄、不稳定性心绞痛、病变长度和额外支架置入是MACE的预测因素。但血管内放射治疗有边缘再狭窄和晚期血栓形成问题，因此，放射治疗后应延长抗血小板治疗时间。

（4）药物治疗　适用于无症状及无诱发心肌缺血证据、造影显示再狭窄病变远端有明显侧支血流的患者；也适用于临床仅有轻微心绞痛症状，造影显示临界再狭窄（50%～70%）而无心肌缺血客观证据的患者，特别是发生在术后4～6个月的再狭窄，因有研究发现术后6个月～3年间支架内MLD会有一定的改善，而重复介入治疗可诱发新的内膜增生和进一步的晚期管腔丢失。

（5）再次支架置入　当PTCA后不能获得理想的管腔开放时，特别是支架边缘局限再狭窄或有增生组织经支架关节或两支架之间脱入管腔时，可考虑额外支架置入以改善即刻血管造影结果，但远期再狭窄复发率并没有改善。

（6）CABG　对多支血管病变或前降支开口部病变反复再狭窄者应进行 CABG 治疗。

224• 怎样进行再狭窄的预防？

防止再狭窄依然是冠心病介入治疗中的重点。再狭窄是由于斑块残余、血管回缩、血栓形成、细胞增殖、血管重构等造成，病变可能不均一，不大可能用一种方法防止所有再狭窄的发生。近年来相关研究也取得一些进展，并将研究重点转至局部用药和局部基因治疗。药物涂层支架及洗脱支架防止再狭窄的研究，现已应用于临床并获得成功，用编码血管内皮生长因子的基因转染成形术中的外周动脉壁，刺激内皮增殖，使损伤处迅速内皮化，限制血管平滑肌细胞（VSMC）增殖和其他引起再狭窄的改变，正在临床试验中。置入放射性很低的支架，用血小板作载体携带前列环素类似药局部用药；用腺病毒作载体以 HSV-TK 基因转染气囊，损伤 VSMC，然后用 Ganciclovis 处理动物，使细胞死亡，动物试验均称有效。目前主要通过以下措施进行再狭窄的预防：

（1）理想的支架置入　血管内超声引导可使支架内 MLD 达到参考血管直径的 90%。符合理想支架置入时 TVR 为 8.9%。冠状动脉内 FFR 测定可作为血管内超声的替代方法。国内相关指南建议支架释放压力应在 10～14 个大气压。

（2）药物涂层支架　新近用影响细胞周期、抑制平滑肌细胞过度增生的药物涂层支架可显著降低再狭窄发生率，给 PCI 领域带来了新的突破。

（3）控制危险因素　术后应严格控制高血压、糖尿病、高血脂，戒烟，减轻体重和增加活动量。他汀类药物调脂治疗可能降低再狭窄率。

225• 急性心肌梗死治疗有何最新进展？

急性心肌梗死早期干预再灌注治疗不但要开放“罪犯”血管，使心外膜下的阻塞血管恢复再灌注，而且要“开放心肌”即开放垂直于心肌内的阻力血管如微栓，达到真正恢复心肌供血。治疗方法有：

（1）溶栓治疗　根据患者体重和年龄调整溶栓药物剂量，年龄 >75 岁者给予正常剂量的 0.75，以减少出血的并发症。

（2）联合治疗　药物治疗与介入治疗联合。

（3）降温治疗　在 15 分钟内使体温由 98℃（华氏）下降到 90℃（华氏）达到减小心肌梗死面积。

（4）急诊 CABG。

（5）其他新疗法　抑制细胞凋亡，干细胞移植等。治疗时间越早越好，“时间就是心肌”，“时间就是生命”。

226. 我国《经皮冠状动脉介入治疗指南》对医疗机构及术者有何要求？

我国"《经皮冠状动脉介入治疗指南》2002"对医疗机构及术者有如下要求：

（1）对开展PCI的医疗机构的要求　开展PCI的医疗机构应该对心导管室及术者加强监督管理，建立数据库，对术者适应证掌握和手术成功率及并发症发生率进行监控，加强对术者及辅助人员的培训及放射安全管理。

（2）对心导管室设备的要求　应配备大型心血管造影机、多导联生理记录仪、除颤器、麻醉机、吸引器、气管插管及其他必要的抢救设备和药品。如果有条件时，医院应配备主动脉内球囊反搏机，一旦患者需要，可立即投入使用。

严禁用胃肠X线机和不提倡用简易小C型臂X线机或"二手"机"因陋就简"进行PCI操作，应以保证治疗效果和患者安全为前提。

（3）对术者的要求　PCI要求术者具有丰富的心血管病临床经验和娴熟的操作技术。研究表明，完成手术例数是PCI并发症发生频度的一个重要决定因素，完成例数与严重并发症发生率呈反比。因此从事PCI的术者均应在国内外有条件的中心接受正规PCI专业训练6个月以上，独立完成冠状动脉造影100例以上，作为第一助手配合完成PCI 50例以上，方能在有经验的医师指导下开始作为PCI术者。开展PCI的医疗机构每年至少应开展50例以上，术者每年应独立完成PTI 50例以上，以维持已有技术水平。对预计患者来源达不到上述例数要求的单位，不应盲目开展此项技术，否则难以保证质量并可危及患者安全。

（4）对CABG外科支持的要求　在支架广泛应用的时代，PCI时由于急性血管闭塞而需要急诊CABG的患者已大大减少，对是否需要外科支持存有争议，但专家委员会仍建议PCI应尽可能在可行CABG的医院进行，或医院附近有能够施行CABG的其他医院（有固定联系，并可在1小时内到达），以处理可能发生的急性缺血并发症、心脏压塞和血管并发症等。每年完成PCI 100例以上的医院应创造条件开展CABG手术。专家委员会呼吁应该在卫生行政管理部门或医学会成立独立的监督机构，对进行PCI的医疗机构及术者每年完成的例数、成功率、并发症发生率及适应证选择是否适宜进行评估，核发准入证书并决定是否继续从事该项业务，以保证介入治疗质量和患者安全。

而我国《经皮冠状动脉介入治疗指南》（2009）对医疗机构及术者的要求作如下表述：

PCI是一项侵入性治疗技术，具有潜在风险，为规范心血管病介入诊疗技术的临床应用，保证医疗质量和医疗安全，卫生部发布了心血管疾病介入诊疗技术管理规范。该规范要求开展PCI的医疗机构应为三级医院，有心血管内科、心脏大血管外科或胸外科，设有心血管造影室和重症监护室，每年完成的心血管病介入诊疗病例不少于200例，其中治疗性病例不少于100例，血管造影并发症发生率低于0.5%，心血管病介入诊疗技术相关死亡率低于0.5%。要求从事PCI的医师应经过卫生部认定的心血管疾病介入诊疗培训基地系统培训并考试合格，作为术者每年需完成PCI不少于50例。

227• 何谓药物洗脱支架？如何评价？

药物洗脱支架（drug eluting stent）也可称之为药物释放支架，通过包被于金属支架表面的聚合物携带药物，当支架置入血管内病变部位后，药物自聚合物涂层中通过洗脱方式有控制地释放至心血管壁组织而发挥生物学效应。目前上市的药物洗脱支架有雷帕霉素（rapamycin）洗脱支架和紫杉醇（paclitaxel）洗脱支架，均通过抑制平滑肌细胞过度增生而预防支架内再狭窄。

经皮冠状动脉腔内成形术（PTCA）和支架置入术后的最突出问题是术后 3 ~8 个月再狭窄，单纯球囊扩张术后再狭窄发生率高达 30% ~50%。其机制主要由于血管局部对球囊损伤的过度愈合反应，包括早期血管弹性回缩，晚期血管负性重构（remodelins）及新生内膜过度增生。支架置入术由于有效地制止了血管弹性回缩和负性重构，使再狭窄率明显降低，但由于动脉壁损伤，血栓形成及炎性反应，刺激各种生长因子和细胞因子产生，通过血管平滑肌受体，使平滑肌细胞分裂，导致平滑肌细胞增生、基质分泌，平滑肌细胞并向内膜迁移，使新生内膜过度增生，内膜增厚，导致再狭窄，支架置入术后再狭窄发生率仍达 20% ~30%。支架携带抑制平滑肌细胞增生的药物，则可以抑制新生内膜增生，而抑制再狭窄的发生。在 20 世纪末大量实验研究筛选了上百种化合物的基础上，21 世纪初这一设想已成为现实，药物洗脱支架临床应用的结果取得了显著效果，成为冠心病介入治疗新的里程碑。雷帕霉素洗脱支架的Ⅰ期临床试验（FIM）、RAVEL 试验、在欧洲进行的 E-SIRIUS 临床试验、加拿大进行的 C-SIRIUS 临床试验，以及我国进行的 SINO-SIRIUS 临床试验等都从不角度显示了雷帕霉素洗脱支架较裸支架在不同患者人群中的显著抗再狭窄作用；ASPECT 试验、TAXUSⅠ、TAXUSⅡ、TAXUSⅢ分别显示了紫杉醇洗脱支架较裸支架对不同患者人群的显著降低再狭窄和血管重建发生率的治疗作用。

除上述两种常用的药物洗脱支架外，目前已进入临床研究阶段的还有磷酸胆酸（PC）涂层支架和 everolimus 洗脱支架。

药物涂层支架的初步临床试验的确取得了卓越效果，术后 6 个月再狭窄发生率 0 ~9%，从而体现了药物洗脱支架技术的强大生命力。但目前多数临床试验所选的病例均是相对较简单的病变，对复杂病变的疗效及安全性尚需进一步研究确定，但无论如何，较裸支架再狭窄率 20% ~30% 已是一个大的突破性进展。

总之药物洗脱支架的确是介入心脏病学的一项重要突破，使介入心脏病学进入了一个新的时代。但由于临床应用时间仍较短，许多问题仍有待进一步研究。

228• 药物涂层支架的应用适应证及注意事项有哪些？

药物涂层支架（drug coatedstent）是通过不同方式将某些金属、药物或聚合物包被在金属支架表面，从而改变其表面特性，减少血栓形成、减轻平滑肌细胞增生反应或增加 X 线下的可视性。曾经使用过的涂层有金涂层、铂涂层、碳化涂层、磷酸胆碱（PC）涂层等。

也有药涂层支架如肝素涂层支架，涂层支架中的肝素主要在支架表面起作用，减少血栓形成，并非可控制性地释放至血管壁组织中，因此与药物洗脱支架不同。

（1）药物涂层支架的应用适应证　血管内径2.5～3.5mm、长度8～33mm病变是强烈适应证；两支血管病变者；分叉病变主干血管使用CYPHER药物支架，分支血管单纯行PTCA，不主张分支血管应用CYPHER药物支架；同一支冠脉血管内不主张应用1枚以上CYPHER药物支架，如需使用2枚，应使用裸支架。

（2）药物涂层支架的应用应注意　支架置入前使用小、短球囊对病变行预扩张；记录球囊扩张位置，支架长度与病变长度保持（1.6～1.8）∶1或两端超越病变4～5mm；如2枚支架相接，需重叠4mm左右长度；支架不能覆盖区域禁忌行球囊扩张；在体外禁忌对支架随意触碰等。

229 · 如何提高药物洗脱支架的临床效果？

最近美国FDA在网站发布的强生公司致医生的信中指出，自从2003年4月24日雷帕霉素洗脱支架在美国上市以来，据估计已有5万多例患者置入雷帕霉素洗脱支架，同时也收到了一些支架内血栓形成的不良反应报告。据分析血栓形成的原因可能与支架膨胀不全、贴壁不良和抗血小板治疗不适当等有关。另外，部分医生将小口径支架通过过度扩张的方式置入大口径血管也是不可取的，因为可能影响支架性能。为了避免支架内血栓形成等上述不良反应，在安装药物洗脱支架前应注意以下几个方面的问题：

（1）选择合适直径的支架　所选择的支架直径应尽可能与参考血管直径匹配，不要用较小的支架置入较大的血管。

（2）应用适宜的支架置入技术　保证支架充分扩张，紧贴血管壁；对病变应用PTCA球囊预扩张，使用球囊的长度应短于预计置入支架的长度，以避免造成支架以外的血管壁损伤而导致后期再狭窄。

（3）应用适当的抗血小板治疗　置入药物洗脱支架的患者如同置入裸支架一样，应在术前至少一天开始服阿司匹林，术前6小时服氯吡格雷300mg负荷量，术后继续正规抗血小板治疗，在置入雷帕霉素洗脱支架的患者氯吡格雷每日75mg，至少3个月，而置入紫杉醇支架者应服用6个月。

（4）选择适宜的患者　目前临床试验入选的患者均是自身冠状动脉，参考血管直径2.5～3.0mm、病变长度<30mm的病变，对支架内再狭窄病变、急性心肌梗死、大隐静脉旁路移植血管、分叉病变和左主干病变等应用的安全性和有效性尚未确定。在新的大规模临床试验的结果获得之前，临床工作中仍根据现有循证医学的证据选择适应证。

230 · 血管内超声在冠状动脉内支架置入术中的作用是什么？

冠状动脉造影对于支架置入后的结果评定存在一定的局限性，血管内超声（IVUS）可以精确地观察支架是否完全展开和是否与血管壁紧密贴靠。Colombo等报道支架置入后冠状动脉造影结果满意，但IVUS观察80%扩张不理想，应用支架后球囊加压扩张会取得满意结果；联合使用噻氯匹定（抵克力得）可明显降低支架内亚急性血栓的形成。理想的支架置入应符合以下诊断标准：

（1）支架完全紧贴血管内壁，支架丝与血管壁之间不存在任何空隙。

（2）对称性良好，即支架对称指数（支架内腔最小径/最大径）≥0.7。

（3）展开好，即支架最小横截面积/平均参照血管管腔横截面积≥0.8。IVUS通过对冠状动脉血管腔腔内的变化判断冠状动脉支架置入的效果，完全不同于冠状动脉造影，有一定的临床价值，但是没有必要作为常规使用。

231. 除经皮冠状动脉腔内成形术和支架置入外，其他冠状动脉介入治疗技术有哪些？

随着PTCA和支架置入技术的广泛应用及其逐渐暴露出的不足，近十多年来，各种冠状动脉内斑块消蚀技术和血管内放射性治疗等其他介入治疗技术也不断地发展与成熟起来。

（1）斑块消蚀（debulking）技术　包括①激光冠状动脉成形术；②经皮冠状动脉腔内斑块旋磨术或定向性斑块旋切术（DCA）；③冠状动脉腔内斑块旋切吸引术（TEC）；④切割球囊。

（2）血管内放射性治疗　用于弥漫性支架内再狭窄（长度>10mm）、增生性支架内再狭窄（狭窄长度>10mm，且范围超出支架边缘者）及完全闭塞性支架内再狭窄。病变用球囊加压扩张或用切割球囊将狭窄解除以后进行血管内放射治疗。操作过程中为了避免由于地理丢失（geographic miss）造成的边缘效应，放射源长度应较球囊损伤段每侧长5~7mm。术后应加强抗血小板治疗，服用阿司匹林和氯吡格雷或噻氯匹定6个月（至少3个月）。尽量避免置入新支架，若置入新支架，抗血小板治疗应持续12个月。

232. 什么是切割球囊？什么是定向性冠状动脉粥样斑块切除术？

切割球囊是一种将常规球囊与微外科的刀片有机地结合在一起的装置。在切割球囊扩张时，锋利的刀片暴露，沿血管壁的纵向切开动脉粥样硬化斑块和管壁，减轻环状压力，可以用最小的力量和时间最大程度地扩张靶病变。适应证：适用于支架内再狭窄、分叉病变、小血管病变、某些纤维钙化性病变及开口部病变。禁忌证：对于中、重度钙化和明显的成角病变禁用切割球囊。

定向性冠状动脉粥样斑块切除术（directional coronary atherectomy，DCA）是一种新型冠状动脉病变介入性治疗技术，即利用带有旋转推进切割刀的侧切导管系统，通过旋切导管的旋转，切割刀切除动脉粥样斑块的一种冠状动脉成形术。该设备是由Simpson发明的，用顶端一侧有窗孔的心导管，窗口压在斑块上，切刀将其切下并藏在收集室中，改变窗孔方向可以切下不同部位的斑块，这已成为广泛使用的技术。目前认为，其扩张冠状动脉机制有：①

减少斑块体积，但切除组织数量比管腔改善的程度少；②Shanaf 等用定量血管造影发现冠状动脉扩大 >75% 是由于大粥样斑块切除导管的“点标”效应的结果；③该心导管所带球囊也有扩张的作用。其特点：近期成功率在自然冠状动脉、移植冠状动脉和 PTCA 失败冠状动脉的粥样斑块切除术中，成功率均较高，为 85% ~96%。与 PTCA 相比，DCA 将每个病灶多减少体积 17 ~18mg，并使管腔光滑，残余狭窄仅为 5% ~20%，并发症发生率为 3% ~5%。相对较大（直径 >2.5mm），较直血管中局灶性和非钙化的软性病灶为其最佳适应证。对有血栓的病灶效果也比 PTCA 更好些。不足之处：DCA 有特别高的远端栓塞发生率（高达 11.5%）和较高的冠状动脉穿孔发生率（1%），这在 PTCA 中是不常见的。因此，虽然 DCA 显示其可行和安全，常取得极好的即时血管造影腔内几何学效果，对传统的 PTCA 也是一个补充。1990 年美国 FDA 正式批准应用于冠状动脉介入治疗。DCA 的临床应用于：①偏心性病变；②溃疡性病变；③开口部病变；④分叉病变；⑤有血栓的病变；⑥大隐静脉旁路血管；⑦左主干病变；⑧PTCA 结果欠佳；⑨再狭窄病变；⑩支架内再狭窄；⑪ 10 ~20mm 长病变；⑫钙化病变；⑬ <30°成角病变。

233 • 何谓经腔抽出式内膜切除导管术?

冠状动脉腔内斑块旋切吸引术（TEC）是通过 10F 导引导管引入切割系统，经其远端圆锥形切割器，以高速（转速为 750 转/分）旋转将动脉粥样硬化斑块和管腔内的碎屑，特别是血栓切下并从导管中心腔抽吸出。组织学证明切除仅限于斑块的表面，偶尔可至血管介质层的 1/4。在 75% ~100% 的静脉旁路血管病变，它可以全部或部分清除血栓，对于球形血栓尤其有效。尽管 TEC 能够明确减少治疗部位的血栓负荷，但在 TEC 治疗后造影仍有 26% 的病变管腔的充盈缺损和模糊。TEC 即时成功率超过 90%（联合使用 PTCA 时），并发症发生率与 PTCA 相仿，为 3% ~5%，远端栓塞发生率与 DCA 相同（1.4%）。有约 2% 病例发生穿孔。

临床上主要用于治疗弥漫性病变、退行性桥血管病变以及自身冠状动脉造影或临床怀疑有血栓存在的病变。禁忌证包括：①引导钢丝不能通过的完全闭塞；②严重钙化病变；③严重冠状动脉扩张性改变；④靶病变极度偏心；⑤靶病变极度成角；⑥靶病变近段血管弯曲；⑦存在夹层；⑧伴有严重的周围血管疾患。

234 • 什么是转动式消融术? 什么是冠状动脉旋磨术?

转动式消融术首先由 Fourrier 于 1988 年在人类冠状动脉内施行。是使用一个直径为 1 ~2.5mm 的钻头，顶端镶有 30 ~40μm 的精细钻石颗粒，转速为 16000 ~190000 转/分，选择性地将粥样斑块研磨成粉末状小微粒（一般 <5μm），通过冠脉微循环由单核-吞噬细胞系统清理掉，而起到清除冠状动脉管腔阻塞，扩大管腔的目的。其机制是根据鉴别性切割原理去除动脉粥样硬化斑块，即有选择性清除质硬、甚至钙化的动脉粥样斑块，而不切割弹性组织和正常冠脉组织。但动物实验示 5% ~10% 的微粒碎片大到足以闭塞远端小血管，引起微小

梗死。这一问题的严重程度取决于钻头的大小和斑块组织的量。手术成功率为 90% ~95%，但在约 1/3 的病例中，因残余狭窄不满意而需要附加 PTCA。这与钻头的大小受到导引导管内腔所限制有关。急性并发症发生率约为 5%。在有严重弥漫性病灶中，发生无 Q 波的心肌梗死，血栓性闭塞和暂时性缺血、房室传导阻滞、冠状动脉血管痉挛的发生率高，还有“无再灌流”现象，与术后远端栓塞有关。但由于能产生光滑管腔而不需要深切到血管壁，故穿孔不常见。

其适应证为：①球囊不能扩张的病变：由于病变僵硬、球囊不能通过病变或出现显著弹性回缩导致 PTCA 失败，这种情况下可以选择旋磨术，系最佳适应证；②钙化病变；③开口部病变；④复杂病变/分叉病变；⑤支架内弥漫性再狭窄；⑥植入支架前 debulking 复杂病变。

其禁忌证为：①急性心肌梗死；②螺旋性夹层病变；③存在退行性变的大隐静脉旁路血管病变；④极度呈角病变；⑤弥漫性病变；⑥伴有左心功能不全的病变。

235 • 何谓激光心肌血运重建术？

激光心肌血运重建术有两种方法，一种是经胸激光心肌血运重建术（TMR），另一种是经皮血管激光心肌血运重建术（PTMR），后者又称激光血管成形术。激光在阻塞性动脉疾病治疗中的应用是根据放射性物质的放射特性（持续波或脉冲波）及能量传送到组织的方式。①通过热效应、光声损伤和光化学等作用机制，消融粥样斑块组织达到血管成形或“血运通道”的一种介入性治疗手段。光热效应的主要机制是通过持续波激光消融组织，组织吸收激光能量并导致高热，在中心造成一个坑，并具有炭化的边缘；②光声损伤这一有害作用是由炭化边缘下面的空泡化区域证实的，它与使用连续波激光密切有关，为迅速形成细胞内水分蒸发，造成了细胞膜突然破裂，以致产生了冲击波所引起。光化学作用是指脉冲波激光使组织破坏是因化学键破裂的结果。激光对组织消融的程度是依据许多因素如波长、输出能量的总量、组织吸收光的特性、光纤维的大小与靶组织距离的远近、激光发射的特性，发射激光的媒介等。

关于激光心肌血运重建术一般只用于下列病例：①顽固、严重的稳定性心绞痛而药物治疗无效，且不适合 PTCA、支架或 CABG、或难以由这些方法达到完全血运重建效果者；②多发、弥漫性冠状动脉病变，远端纤细的冠状动脉病变；③拟作打孔部位的心肌尚未坏死或有存活心肌的证据，左心室射血分数（EF）>30%；④对那些估测 PTCA、支架或 CABG 可能难以达到完全血运重建效果时，TMR 或 PTMR 可同时进行，以作上述治疗手段的补充和完善。

236 • 什么是经皮冠状动脉激光球囊成形术？其适应证是什么？

激光球囊血管成形术（laser balloon angioplasty）是继球囊成形、旋切和激光成形后的又一新的非外科性血管成形术，它将球囊扩张和 YAG 激光的热凝及光凝效应相结合，从而达到使球囊撕裂的血管壁重新融合或“焊接”，使血栓脱水、血管再通和防止血管扩张后的弹性回缩的目的。手术准备与常规 PTCA 相同。另外术前应定激光器和光纤末端输入功率，保证末端输出功率能按要求在计算机控制递减输出。手术操作：①按常规方法作球囊成形后拔出球囊导管，保留交换导丝并造影（急性闭塞的救治则直接进行）；②经交换导丝插入球囊直径与前面球囊成形导管相适应大小的激光球囊成形导管至刚扩张后的病变处；③用充盈液充盈球囊至 4 个大气压（1 大气压 = 1.013×10^5 Pa），同时开始 20 秒功率递减程控 YAG 激光照射。根据已有的经验，采用 20 ~ 25W/5 秒→15W/5 秒→10W/5 秒，疗效较好，且再狭窄率低。停止激光照射后球囊继续充盈 30 秒后再抽空。在激光照射时经引导管注入含 4mmol/L 氯化钾的生理盐水（2 ~ 3ml/s），以防止邻近的分支血管因受热作用而出现血液凝固。此过程重复 1 ~ 2 次，内膜撕脱时可达 4 ~ 6 次，甚至更多。

适应证：①所有球囊扩张后弹性回缩而致明显残余狭窄者；②PTCA 后造影见内膜撕裂明显者；③某些高危手术如左主干或大分支处病变，因扩张后易发生内膜撕脱或血栓形成而出现严重后果，因而难以选行一般 PTCA。采用激光球囊成形术可预防和治疗这一并发症；④PTCA 后急性闭塞，包括血栓形成和血管内膜撕脱者。

237 • 怎样合理地进行冠心病防治？

目前，临床治疗已经进入循证医学时代。每隔几年国内外学术权威机构，根据大量的大规模、多中心、随机对照临床试验结果，进行科学整理分析，制定出一系列冠心病防治指南。在这些指南正确指导下，结合患者的具体情况，才能做出合理的临床决策。有以下几个问题值得大家关注：

（1）科学选用大量循证医学证实的有效疗法及药物，权威性指南（如 ACC/AHA 及中华心血管病学会等系列指南）所规定的冠心病肯定疗法，只要无禁忌证，就要坚决应用，譬如冠心病二级预防的 a、b、c、d、e 疗法。冠心病 a、b、c、d、e 疗法包括：阿司匹林，75（稳定时）~150mg（不稳定时）；血管紧张素转换酶抑制剂类药物；（低分子）肝素抗凝（不稳定时）；β 受体阻滞剂，血压控制至理想水平；他汀类药物；彻底戒烟；控制糖尿病，清淡饮食；健康教育（针对患者）和继续教育（针对医护人员），适量体力运动（有氧运动）。

（2）对于 ST 段抬高型急性心肌梗死，应争分夺秒（<12 小时内），行再灌注疗法（急诊冠状动脉介入治疗、冠状动脉旁路移植术或溶栓治疗）。

（3）对非 ST 段抬高型心肌梗死或不稳定性心绞痛，强化的四抗疗法：抗凝（低分子肝素）、抗血小板（阿司匹林和/或氯吡格雷）、抗缺血（硝酸酯类、β 受体阻滞剂及钙离子通道阻滞剂），以及抗危险因素（调脂、控制血压及血糖，戒烟限酒，减低体重等）。若强化治疗效果不好，可急诊或亚急诊行冠状动脉介入治疗或冠状动脉旁路移植术等再灌注疗法。冠心病患者治疗中要评估两个比值：效益/风险和效益/价格，应该少担风险多获益，少花钱多办事。

（4）冠心病疗效评估　包括①冠状动脉功能评估：有无缺血的主、客观证据，有缺血就是介入或手术的较强适应证。对于稳定的、无缺血证据而且病变不严重患者，宜保守治疗，同时定期随访观察；②心功能评估，心脏多普勒超声心动图评价收缩和舒张功能，心脏及室壁结构以及血流动力学变化；另一方面，应用心电监测或动态心电图评价心电状态是否稳定，防治有意义的心律失常；③危险因素评估：五达标——血压、血脂、血糖、血凝状态及生活方式改善等。

（5）预防与治疗相结合，一级与二级预防相结合，专科与全科医生相结合，医护患互动相结合，让冠心病患者掌握必要的科学防治知识，防止各种误区。冠心病防治中常见误区有：①症状导向性用药，不认识冠心病为终生病，只要无胸痛症状，便认为病愈，故不能坚持长期应用有用疗法；②滥用不肯定药物或器具，单用一些无证据的所谓某某丹、某某丸或某某卡，甚至停用前述的最肯定药物；③只图药费便宜，尤其在病情不稳定时候仅仅使用了些质量不稳定或不可靠药物，致使病变控制不力；④看药物说明书后过分担心副作用，不愿意承担极少的副作用风险，反而承担着未有效控制病情所致的巨大风险，使冠心病这颗不定时炸弹存在着随时引爆的危险；⑤混淆药物与保健品区别，忽略改善生活方式，轻视长期预防等；⑥当以缺血为主的时候，而且药物治疗效果不好，不愿积极接受介入或手术治疗；⑦当心肌完全梗死后，而且又超过最佳再灌注期时，心肌梗死区内无存活心肌的情况下反而滥用介入或手术。

总之，对于冠心病的科学防治有赖于：正确认识，规范治疗，合理干预，长期监测。应该强调①目标防治：最高治疗目标为防治各种心血管事件，延长生存以及提高生活质量；②危险分层：诊疗中分层评估，对于越危险的患者，越应强化治疗，并且越应严格达标；③综合防治：探讨预防、治疗、保健、康复“一条龙”的有效可行模式，将科学指南转化为合理的医疗实践。

238• 冠心病介入治疗并发症有哪些？如何防治？

冠心病介入治疗的并发症包括因冠状动脉（冠脉）损伤或穿刺血管损伤引起的血管并发症和与血管损伤无关的全身并发症，即非血管并发症。受病变解剖和临床情况以及影像条件、器械条件、术者经验及操作技巧等多种因素的影响，冠心病介入治疗的并发症难以避免，因此，努力提高对各种并发症的识别能力并予以积极防治，是最大限度地提高手术成功率，降低死亡率并改善远期预后的关键因素。

（1）血管并发症及其处理　我国《经皮冠状动脉介入治疗指南》（2009）中主要列出了以下有关血管并发症及其处理：

1）急性冠状动脉闭塞：急性冠状动脉闭塞指 PCI 时或 PCI 后靶血管急性闭塞或血流减慢至 TIMI 0～2 级。急性冠状动脉闭塞常由冠状动脉夹层、痉挛或血栓形成所致。某些临床情况、冠状动脉解剖和 PCI 操作技术因素可增加急性冠状动脉闭塞发生的危险性。明确潜在夹层存在、及时应用支架植入术，通常是处理急性冠状动脉闭塞的关键。高危患者（病变）PCI 前和术中应用血小板糖蛋白Ⅱb/Ⅲa 受体拮抗剂有助于预防血栓形成导致的急性冠状动脉闭塞。

2）慢血流或无复流：慢血流或无复流指冠状动脉狭窄解除，但远端前向血流明显减慢（TIMI 2级，慢血流）或丧失（TIMI 0～1级，无复流）。多见于急性心肌梗死、血栓性病变、退行性大隐静脉旁路血管PCI、斑块旋磨或旋切术时，或将空气误推入冠状动脉。目前认为，无复流的治疗包括冠状动脉内注射硝酸甘油、钙通道阻滞剂维拉帕米或地尔硫䓬、或腺苷、硝普钠、肾上腺素等必要时循环支持（包括多巴胺和主动脉内球囊反搏）以维持血流动力学稳定。若为气栓所致，则自引导导管内注入动脉血，以增快微气栓的清除。大隐静脉旁路血管PCI时，应用远端保护装置可有效预防无复流的发生，改善临床预后。对慢血流或无复流的处理原则应是预防重于治疗。

3）冠状动脉穿孔：冠状动脉穿孔可引起心包积血，严重时产生心脏压塞。慢性完全闭塞性病变PCI时使用中度、硬度导引钢丝或亲水涂层导引钢丝，钙化病变支架术时高压扩张，球囊（支架）直径与血管大小不匹配，可能增加冠状动脉穿孔、破裂的危险性。一旦发生冠状动脉穿孔，先用球囊长时间扩张封堵破口，必要时应用适量鱼精蛋白中和肝素，这些对堵闭小穿孔常有效。对破口大、出血快、心脏压塞者，应立即行心包穿刺引流，植入冠状动脉带膜支架（大血管）或栓塞剂（小血管或血管末梢）。必要时行紧急外科手术。

4）支架血栓形成：支架血栓形成为一种少见但严重的并发症，常伴MI或死亡。学术研究联合会建议对支架血栓形成采用新的定义：①肯定的支架血栓形成（definite/confirmed），即ACS并经冠状动脉造影（CAG）证实存在血流受阻的血栓形成或病理证实的血栓形成；②可能的支架血栓形成（probable）：PCI后30天内不能解释的死亡，或未经CAG证实靶血管重建区域的MI；③不能排除的支架血栓形成（Possible）：PCI后30天后不能解释的死亡。同时，根据支架血栓形成发生的时间分为三类：A. 急性：发生于PCI后24小时内。B. 亚急性：发生于PCI后24小时～30天。C. 晚期：发生于PCI后30天～1年。D. 极晚期：发生于1年以后。30天内又称早期支架血栓形成。

支架血栓形成可能与临床情况、冠状动脉病变和PCI操作等因素有关。ACS、合并糖尿病、肾功能减退、心功能障碍或凝血功能亢进及血小板活性增高患者，支架血栓形成危险性增高。弥漫性小血管病变、分叉病变、严重坏死或富含脂质斑块靶病变是支架血栓形成的危险因素。PCI时，支架扩张不充分、支架贴壁不良或明显残余狭窄，导致血流对支架及血管壁造成的剪切力可能是造成支架血栓形成的原因。PCI后持续夹层及药物洗脱支架（DES）长期抑制内膜修复，使晚期和极晚期支架血栓形成发生率增高。早期的报道指出，DES术后1～2年内支架血栓形成的危险性并不比BMS增加，但前者2年后仍存在支架血栓形成的危险。最近ESTROFA注册研究显示，DES术后3年的累积支架血栓形成发生率为2%。早期与晚期支架血栓形成的患者谱不同。发生支架血栓形成的近期预后不佳，尤其不能恢复正常血流时。

一旦发生支架血栓形成，应立即行CAG，对血栓负荷大者可用血栓抽吸导管作负压抽吸。PCI时，常选用软头导引钢丝跨越血栓性阻塞病变，并行球囊扩张至残余狭窄<20%，必要时可再次植入支架。通常在PCI同时静脉应用血小板糖蛋白Ⅱb/Ⅲa受体阻滞剂〔例如，替罗非班首先5分钟内弹丸注射10μg/kg，继以0.15μg/（kg·min）静脉滴注36h〕。

对反复、难治性支架血栓形成者，则需外科手术治疗。

支架血栓形成的预防包括控制临床情况（例如控制血糖，纠正肾功能和心功能障碍）、充分抗血小板和抗凝治疗，除阿司匹林和肝素外，对高危患者（如 ACS）、复杂病变（尤其是左主干病变）PCI 术前、术中或术后应用血小板糖蛋白Ⅱb/Ⅲa 受体拮抗剂（如替罗非班）。某些血栓负荷增高病变 PCI 后可皮下注射低分子肝素治疗。PCI 时，选择合适的支架，覆盖全部病变节段，避免和处理好夹层撕裂。同时，支架应充分扩张、贴壁良好；在避免夹层撕裂的情况下减低残余狭窄。必要时在血管内超声（IVUS）指导下行 DES 植入术。长期和有效的双重抗血小板治疗对预防 DES 术后晚期和极晚期支架血栓形成十分重要。

5）支架脱落：较少发生，多见于病变未经充分预扩张（或直接支架术）；近端血管扭曲（或已植入支架）；支架跨越狭窄或钙化病变阻力过大且推送支架过于用力时；支架植入失败，回撤支架至导引导管时，因管腔内径小、支架与导引导管同轴性不佳、支架与球囊装载不牢，导致支架脱落。仔细选择器械和严格操作规范，可预防支架脱落。一旦发生支架脱落可操作取出，但需防止原位冠状动脉撕裂。也可沿引导钢丝送入小剖面球囊将支架原位扩张或植入另一支架，将其在原位贴壁。

6）周围血管并发症

A. 经股动脉途径：①血栓形成或栓塞：导引钢丝或导管损伤血管内膜或斑块脱落可引起动脉血栓栓塞。压迫动脉穿刺部位方法不当，可导致股动脉血栓形成；②出血和血肿形成：少量出血或小血肿且无症状时，可不予处理。血肿大、出血过多且血压下降时，应加压止血，并适当补液或输血。应该指出，PCI 后短时间内发生低血压（伴或不伴腹痛、局部血肿形成），应怀疑腹膜后出血，必要时超声或 CT 检查，并及时补充血容量；③假性动脉瘤：多普勒超声检查可明确诊断，通常局部加压包扎，减少下肢活动，动脉瘤多可闭合。对不能压迫治愈的较大假性动脉瘤，可在超声指导下瘤体内注射小剂量凝血酶或立止血治疗。少数需外科手术治疗；④动静脉瘘：表现为局部连续性杂音，搏动性包块。可自行闭合，也可作局部压迫，但常需外科修补术。

B. 经桡动脉途径：①桡动脉闭塞：PCI 后桡动脉闭塞发生率为 2%～10%，但约 40% 在 30 天内自发性开通。术前常规行 Allen 试验检查桡动脉与尺动脉之间的交通循环情况（必要时行超声、血流多普勒、血氧测定、体积描记法），术中充分抗凝，术后及时解除包扎，可预防桡动脉血栓性闭塞和 PCI 后手部缺血的发生；②桡动脉痉挛：最常见。女性、糖尿病、吸烟者容易发生；桡动脉粥样硬化、扭曲、细小；PCI 时麻醉不充分、器械粗硬或操作时进入分支，增加痉挛的发生。重桡动脉痉挛时，切忌强行拔出导管，而应经动脉鞘内注入硝酸甘油 200～400μg、维拉帕米 200～400μg 等（必要时反复给药），直至痉挛解除；③前臂血肿：常因导引钢丝误入桡动脉分支血管引发穿孔所致。亲水涂层导引钢丝更易进入小的残余动脉，此时如强行送入指引导管则可使血管撕脱，导致前臂出血、血肿。桡动脉迂曲或使用血小板糖蛋白Ⅱb/Ⅲa 受体阻滞剂时，前臂血肿发生率增高。预防的方法是，在透视下推送导引钢丝或导管；如遇到阻力时，不能强行推送，必要时应作桡动脉造影。前臂血肿的识别至关重要，处理包括用弹力绷带或血压计袖带进行压迫止血、抬高患肢、外敷冰袋；④局部出血：经桡动脉途径 PCI 局部出血并发症较股动脉途径明显降低。由于桡动脉穿刺点远端有来自掌弓侧支循环的逆向供血，因此桡动脉止血时应对穿刺点近端和远端都进行压迫止血。一旦发生少量出血，即可调整压迫位置，并适当延长压迫时间，一般疗效良好；⑤骨筋膜室综合征：为严重并发症，但较少发生。当前臂血肿快速进展引起骨筋膜室内压力增高至一定程度时，常会导致桡、尺动脉及正中神经受压，进而引发手部缺血、坏死。因此一旦发生本征，应尽快外科手术治疗。

(2) 非血管并发症　冠心病介入治疗中与血管损伤无关的全身并发症包括低血压、血管迷走神经反射、脑卒中及肾功能损害等。患者术前禁食、术中失血、术后显性或隐性失血、应用硝酸甘油等血管扩张药物、造影剂的迟发型变态反应以及血管迷走反射等因素均可引起低血压，应适当扩容并应用血管活性药物。血管迷走神经反射较为常见，多发生于术后拔除鞘管及压迫止血时，典型表现为血压下降和心动过缓，应立即静脉注射阿托品0.5～1.0mg，必要时给予多巴胺等升压药物。

脑卒中包括缺血性和出血性卒中，均很少见但后果严重。术中操作规范、轻柔可减少动脉系统栓子脱落的机会。抗凝宜充分但需注意监测，老年患者尽量应用低分子肝素或低强度抗凝，并适当控制血压以避免颅内出血并发症。

肾功能损害的最常见原因是造影剂引起肾小管功能损伤，称为造影剂肾病，多见于有肾功能不全史和糖尿病肾病的患者。以基础肾小球滤过率（GFR）预测造影剂导致肾功能不全有一定参考价值，肾小球滤过率>50%为低危险，30%～50%为中度危险，<30%为高危险，中度和高度危险患者术前给予适量的晶体液输入维持一定的血容量被证实为有效的预防措施。术中应选择含碘浓度低的非离子型造影剂并将用量控制在最低水平。术后24小时常规监测血肌酐水平，给予晶体液100～150ml/h静脉滴注以维持足够的尿量。高危险患者应做好肾透析的准备，并取得患者的理解。可适当应用利尿剂，必要时给予小剂量多巴胺以增加肾血流量。

239. 怎样合理选择冠状动脉介入治疗和冠状动脉旁路移植术？

解放军总医院盖鲁粤曾在《中国循环杂志》上就此发表过专题评述。如何正确和合理地选择冠状动脉介入治疗（PCI）和冠状动脉旁路移植手术（CABG）是一个困难的问题，因为实施治疗的不是同一专业的医师。内科医师和外科医师都会很容易地选择自己所熟悉的治疗方法。更加困扰的是，直到目前为止还没有临床试验结果能明确显示一种治疗明显优于另外一种治疗。目前只能认为，没有一种治疗是完美无缺的，没有一种治疗能够达到完全根治，没有一种治疗能够适合所有的患者。因此，目前选择再血管化治疗方法只能是“量体裁衣”，扬长避短。

PCI和CABG都是再血管化治疗，因此在选择治疗之前必须肯定患者需要再血管化治疗。提这个问题的原因是冠状动脉造影是冠心病形态学诊断的金标准，不少医师看到所谓的病变就首先想到再血管化治疗，但并不是所有的冠心病都需要再血管化治疗。我们首先要了解再血管化治疗的目的。再血管化治疗的目的是什么？一是缓解症状，二是改善预后（防止急性心肌梗死，延长寿命）。如果冠状动脉造影（以后还会有更多的影像学诊断方法，如CT和MRI，甚至超声心动图）发现了狭窄，而患者并没有心肌缺血的症状或客观证据，也没有根据提示这个病变有严重的后果，为什么一定要消除这个毫无临床意义的狭窄呢？很多稳定的固定性狭窄可以很多年不发生变化。如果再血管化治疗的操作很简单，费用很低，危险性很小也罢，可再血管化治疗正好相反，因此过度使用再血管化治疗有百害而无一利。有缺血就一定要施行再血管化治疗吗？也不见得。心肌缺血也不一定出现症状，更不一定影响生命，这取决于心肌缺血的严重程度。如果患者有明显的心绞痛，回答是肯定的。如果没有心绞痛，但客观检查，如运动试验、负荷超声试验、负荷核素心肌显像有心肌缺血，其临床意义与有心绞痛的患者相同。如果既没有临床症状又没有客观的心肌缺血证据，一般不应该做再血管化治疗。教科书和各种指南对PCI和CABG的适应证有比较明确的规定，此处不予以详述。一般原则是：缺血越严重，与药物保守治疗相比的收益就越大。

确定了再血管化治疗的适应证后就是选择治疗的方法。某些冠状动脉病变的适应证是显而易见的。如左主干分叉部狭窄；介入器械无法到达的病变，如血管严重弯曲，钙化，慢性完全性闭塞（尤其伴有钙化者）；弥漫性血管病变，无法置入支架；血管狭窄和瘤样扩张交替是CABG的适应证。单支，非左前降支近端病变，不累及边支血管的局限性狭窄，参考血管内径，>3.0mm是PCI的适应证。中间地带既可以PCI，也可以CABG。作为心内科医师，肯定首先考虑介入治疗，因为这是自己熟悉，自己能够控制的治疗方法。但是应该承认，介入治疗是有限的，并不是所有的病变都可以用介入的方法解决。在选择PCI之前，应该问自己几个问题：是否所有狭窄和闭塞均能成功地扩张，获得成功的把握性有多大，危险性有多大，发生并发症最严重的后果是什么，近期和远期的效果如何，花费多少。

（1）第一个问题主要涉及多支血管病变　多支血管病变应尽可能地完全再血管化，如果因为技术原因PCI不能做到完全再血管化，而CABG的危险性并不大，应该首选CABG。值得注意的是，所谓的三支病变有非常大的差别。如果三支病变中有一支狭窄很严重，估计是罪犯血管，而其他血管的病变不严重，或其他血管支配的心肌范围很小，PCI足够了，没有必要“大动干戈”。如果三支病变都是局限性病变，而且参考血管不细，PCI的近期和远期效果都很好；如果三支血管病变中有一支慢性完全闭塞无法开通，只治疗其他狭窄病变无疑是不合理的。

（2）PCI或CABG的危险性如何　多支血管病变固然应该首先考虑CABG，但在某些情况下，CABG的危险性要高于PCI。下列情况属于高危CABG：年龄>75岁，女性，肥胖，远端弥漫病变，射血分数低于40%，合并肺、脑、肾的疾病。在这种情况下可以考虑PCI，但要特别慎重，因为高危CABG也同样是高危PCI。弥漫性病变常是外科医师拒绝CABG的理由之一，但这也是PCI的相对禁忌证；合并肺、脑、肾的疾病对PCI也是不利的。只有在血管条件较好的情况下才可以在外科拒绝的情况下考虑经皮冠状动脉腔内成形术（PTCA），因为只有血管条件好才可能应用支架，才能较快地完成操作，缩短缺血时间，减少风险。

（3）患者自己的意见如何　每个人有自己的生活方式，再血管化治疗的选择也要征求患者本人的意见，特别是在PCI和CABG都有适应证的情况下，患者自己的意见常起到决定性的作用。如果患者期望痛苦少一些，快一些康复，早一点恢复工作，又愿意接受20%的再狭窄率，选择 PCI 是合理的。如果患者希望较长一段时间无心绞痛，则应选择 CABG。征求患者意见的方式应该注意。在导管床上征求患者的意见，对简单病变还可以，但对有争议的病变是不大合适的。应该让患者和家属有充分的时间了解病情，听取各方面的意见（包括外科医师的意见），然后作出决定。

（4）长期效果如何　对于多支血管病变，特别是累及左前降支近端的病变，PCI 的远期效果肯定不如 CABG，归纳大规模临床试验的结果，长期随访未见 PCI 和 CABG 心肌梗死率有显著差异；长期随访见 PCI 的死亡率略高于 CABG，但除去糖尿病患者（胰岛素依赖和口服降糖药）后差异不显著；PCI 再次血管化治疗明显高于 CABG；PCI 患者无心绞痛存活率低于 CABG；CABG 康复时间和恢复工作的时间长于 PCI；对多支血管病变、左主干病变、左心功能不全、弥漫血管病变、不能扩张的病变，CABG 优于 PCI。但要注意，CABG 的围术期并发症明显高于 PCI，而且移植血管，特别是静脉桥，有一定的寿命，再次 CABG 的风险很高。

（5）设备和技术水平如何　所有大规模临床试验都是在经验非常丰富的医院进行的，不能简单地将国际临床试验的结果照搬到自己的医院，具体问题要具体对待。如果某医院 CABG 的经验不足，但 PCI 的经验丰富，毫无疑问应该首选 PCI。相反，在一个 CABG 很成熟的医院，就完全没有必要冒风险去做高风险和高难度的 PCI，因为对于 PCI 是很困难的病变，对外科医师可能是轻而易举的事情。如左主干分叉病变的 PCI 就很复杂，先要对吻球囊扩张，然后对吻置入支架，最后对吻球囊扩张，花费很高还不知道远期效果如何。

（6）费用如何　目前国内的情况是，CABG 的费用低于 PCI。在某些情况下，PCI 的花费是很不值得的。例如开通一个慢性闭塞最高可能用到十几万元人民币，而这条闭塞的血管很可能支配的是已经梗死的心肌，也就是说钱花得毫无意义。而多支血管 CABG 也不过几万元人民币。

（7）药物涂层支架的前景　PCI 最主要的劣势是再狭窄，药物涂层支架可能是解决再狭窄的方法。但要注意，药物涂层支架可能产生新的问题，如冠状动脉瘤、支架与血管壁分离、冠状动脉膨出等，是否是 PCI 新的问题还要等待更长一些时间的随访结果，目前还不能过于乐观。

240. 经皮冠状动脉旁路术有哪四种？何谓经皮心脏静脉动脉化技术？

经皮冠状动脉旁路术是在心导管室进行的非外科手术经皮冠状动脉旁路移植术，目前有 4 种：①经皮心脏静脉动脉化；②经皮原位冠状动脉旁路术；③心室-冠状动脉旁路术；④经皮主动脉-冠状动脉旁路术。

经皮心脏静脉动脉化的技术是当患者自身靶血管不能选择时（如靶血管远端很差、弥漫病变或合并其他严重病变）可以通过导管技术，通过在自身的冠状动脉内置入一种特殊的导管，这种导管能够在血管内超声的指引下穿刺进入与动脉相邻的心脏静脉，从而建立动静脉之间的通道。然后将静脉的回心端堵闭，在动静脉间的通道内放置一连接装置，使得动静脉间的通道永久地开放。这样冠脉内血液经过此通道逆向灌注心肌。

241 • 什么叫冠心病等危症?

2001 年美国 NCEP ATPⅢ(血脂治疗指南)首次提出了冠心病等危症的概念。冠心病等危症是指发生主要冠脉事件的危险性与已患冠心病者等同,即 10 年内患"硬性冠心病"(指心肌梗死和冠脉死亡)危险 >20% 者,包括糖尿病,动脉粥样硬化的其他临床表现形式(周围动脉性疾病、腹主动脉瘤和症状性颈动脉疾病),存在多项危险因素,估计 10 年冠心病危险 >20% 者。

242 • 冠心病合并高血糖的流行病学情况怎样?

2006 年冠心病患者合并高血糖诊治中国专家建议草案对冠心病合并高血糖的流行病学研究结果曾进行如下阐述:

(1)国外研究表明,冠心病患者人群中高血糖的比例约为 2/3　目前得到的白种人相关研究结果,一般都具有"2/3"现象。欧洲心脏调查(糖尿病和心脏)结果于 2004 年 9 月在德国慕尼黑召开的欧洲心脏病学会(ESC)上公布。研究纳入欧洲 25 个国家,110 家医疗中心,共 4961 例冠心病患者。其中 2107 例由于急性心血管事件急诊入院后接受调查,2854 例病情稳定而择期接受调查。除已知糖尿病患者(1524 例)外,其余均采用空腹血糖(FPG)检测,其中 1920 例接受口服葡萄糖耐量试验(OGTT)检测糖代谢状况。研究结果于 2004 年 11 月正式发表在《欧洲心脏杂志》(Eur Heart J)上。研究结果表明,高达"2/3"的冠心病患者合并高血糖〔包括糖调节受损(IGR)或糖尿病〕,如果单检测 FPG,会漏诊"2/3"的高血糖人群。

在 2005 年 ESC 年会上,再次发布了这一研究的进一步分析结果。2003 年 11 月,美国糖尿病学会(ADA)将正常 FPG 的诊断切点由 6.1mmol/L 下调到 5.6mmol/L。这样,有关 FPG 的诊断切点就存在 1997 年 6.1mmol/L 和 2003 年 5.6mmol/L 两个标准。欧洲心脏调查分别采用 FPG 6.1mmol/L 和 5.6mmol/L 作为 FPG 诊断切点,对数据进行再分析。结果显示,采用 FPG 水平 6.1mmol/L 作为诊断切点,则漏诊 64% 的高血糖;如果采用 FPG 5.6mmol/L 作为诊断切点,还漏诊 48% 的高血糖。这表明,即使 FPG 诊断切点作了调整,仍需做 OGTT,以提高诊断高血糖的效率。

值得注意的是,既往多认为在冠心病急性发作时监测出的高血糖可能与应激因素有关。然而,2002 年发表的 GAMI 研究首次证实,急性心肌梗死(AMI)患者中大约 2/3 的确存在糖代谢异常。在 GAMI 研究中,AMI 患者分别在出院时,出院 3、12 个月时接受 OGTT 检测。结果表明,高血糖人群的比例一直维持在"2/3"的规律(分别占总人数的 67%、66% 和 65%)。这说明,AMI 时诊断的高血糖,有相当比例是由于代谢紊乱引起的持续性高血糖,而不是由于应激状态引起的一过性高血糖。

在全球范围内开展的 NAVIGATOR(Nateglinide and Valsartan in impaired glucose tolerance outcomes research）研究了43 509例心血管高危人群中进行OGTT检测，合并高血糖（IGR和糖尿病）人群约占总人数的“2/3”（62.5%）；在9125例合并任一心血管疾病、6641例合并急性冠脉综合征、2830例接受过冠状动脉血管重建治疗、496例合并周围血管疾病、496例因周围血管疾病接受血管重建治疗或截肢、1047例合并卒中、31047例仅合并心血管危险因素的患者中，有高血糖（IGR和糖尿病）者分别占总人数的65.8%、65.9%、68.7%、63.4%、63.4%、67.9%、61.6%，均大致符合“2/3”的规律。值得指出的是，NAVIGATOR研究中，纳入了一部分中国病例。

（2）国内研究提示，冠心病患者人群中高血糖的比例约为80%　2005年6月1日至8月31日，由胡大一、方圻和潘长玉等教授牵头的中国心脏调查研究指导委员会在我国7城市、52家医院进行了中国心脏调查研究，以了解在中国中心城市、三级甲等医院心血管专科住院冠心病患者的糖代谢情况。

共入选符合冠心病诊断标准的住院患者3513例，入选标准为慢性稳定性心绞痛、陈旧性心肌梗死和急性冠脉综合征，不包括心律失常和心力衰竭。对这些患者糖代谢状况的分析提示，在所有入组患者（3513例）中，高血糖人群（包括糖尿病和IGR）的比例约为80%，其中糖尿病为52.9%（1859例，既往已诊断1153例，此次调查新诊断706例），IGR为20.36%（926例，除1例外均为新诊断）。

除既往已明确高血糖诊断和本次入院FPG≥8.0mmol/L（两次）的患者外，共有2263例患者接受了OGTT试验。对这些患者的数据分析表明，如果单纯检测FPG（以5.6mmol/L为切点），将漏诊80%的糖尿病患者和70%的IGR个体。

总结以上数据可以看出，即使在欧洲发达国家，高血糖的诊断还很不充分，存在大量漏诊现象。而在中国，冠心病患者负荷后高血糖的比例较西方人群更高，单纯检测FPG将漏诊多数高血糖个体。冠心病患者是糖尿病的高危人群，应该常规接受OGTT检测。

243. 冠心病合并高血糖患者血糖检查方法及处理原则是什么？

冠心病患者高血糖的检查方法：对于所有稳定冠心病患者中，未诊断为糖尿病者，应常规行OGTT检测，即测空腹及口服葡萄糖后2小时静脉血糖；如果无糖尿病症状，两次发现空腹血糖超过7.0mmol/L，即可诊断为糖尿病，不必行OGTT检测；如果有糖尿病症状，且一次空腹血糖超过7.0mmol/L，则可以诊断为糖尿病，亦不需行OGTT检测；对于血糖正常者，应按中国糖尿病防治指南进行一年一次的常规血糖检查。对于急性冠脉综合征患者，入院一周后至出院前，未诊断糖尿病者，于病情稳定时进行OGTT检测；出院后3个月，病情稳定时进行OGTT复查，重新评价糖代谢状况。

冠心病患者高血糖的处理原则

稳定型冠心病患者，其控制目标为餐前血糖5.0～7.2mmol/L（90～130mg/dl），餐后<10mmol/L（180mg/dl）；监测方式为糖尿病住院患者常规行血糖监测。对于糖调节受损（IGT和/或IFG）人群，心内科医生可选择生活方式干预，如为IGT，可适当药物治疗以控

制血糖；对于糖尿病患者，必要时可应用胰岛素治疗，心内科医生也可建议患者去内分泌科就诊。对于急性冠脉综合征患者，控制目标为血糖接近6.1mmol/L（110mg/dl），必须<10mmol/L（180mg/dl）；监测方式为最初监测血糖3小时一次，随病情稳定，可相应延长血糖监测的时间；静脉应用胰岛素控制血糖，应注意循序渐进，剂量个体化和血糖监测，避免低血糖发生，必要时请内分泌科医生会诊。

糖代谢改变在心血管疾病发生之前，及早发现并处理高血糖，全面控制危险因素，达到有效防治心血管疾病、减少心血管事件发生和死亡，是心血管科医生与内分泌科医生的共同使命。

四、肥胖与血脂异常

244• 评价肥胖的方法有哪些？

目前用于评估肥胖的方法有①磅称法：即通过直接测身高、体重计算体质指数（BMI）。BMI = 体重（kg）/身高（m^2）；②卷尺法：主要通过测量计算腰围/臀围比值（WHR），并可依此确定肥胖的类型；③卡钳法：通过卡钳测量皮下脂肪厚度，如测量肩胛下皮褶、三头肌皮褶及大腿皮褶厚度等，如肩胛下皮肤脂肪厚度 >14mm 时即可诊断为肥胖。如能多处测量则更可靠；④示踪剂法：通过此方法可发现脂肪细胞群；⑤组织分析法：可确定脂肪细胞大小、脂肪细胞数目以及脂肪细胞代谢特征；⑥影像学技术，可通过 X 线、CT、MRI 等进行显影，估计皮下脂肪的厚度等。通过上述一些方法判定，还可根据脂肪的分布情况，可将肥胖分两种类型：一是中心性或向心性肥胖，其脂肪主要在腹部，故又称上身性肥胖、男性或雄性肥胖，俗称苹果型肥胖；另一种是外周性肥胖，其脂肪主要在臀部或股部，故又称下身性肥胖、女性或雌性肥胖，俗称梨形肥胖。

245• 超重与肥胖的界线是怎样划分的？

衡量一个人是否超重与肥胖有多种指标，但近年来公认的较好的指标是体重指数或称体质指数，即体重（kg）/身高（m^2），英语简称 BMI。另一个衡量腹部肥胖的指标是腰围，即在身体两侧，经过肋弓最下点与髂骨嵴最高点之间的中点，腹面经过剑突与脐之间中点的水平周长，通常以厘米来衡量。

按照世界卫生组织的建议，对超重和肥胖的划分，见表 4-1。

表 4-1 WHO 超重和肥胖划分标准

分类	体重指数（kg/m^2）	相关疾病发病危险
体重过低	<18.5	低（但其他临床问题增加）
正常	18.5 ~ 24.9	平均水平
超重	≥25	
肥胖前期	25 ~ 29.9	增高
肥胖Ⅰ	30 ~ 34.9	中度增高
肥胖Ⅱ	35 ~ 39.9	严重增高
肥胖Ⅲ	≥40	非常严重增高

以上分类校准是根据西方人群的情况制订的，对于亚洲人群肥胖的划分界限可能偏高，究竟应如何划分尚待讨论。

腰围的划分在西方人群尚不一致，例如美国心脏学会（CAHA）提出腰围在男性≥102cm，女性≥88cm 为腹部肥胖。美国关于在成年人对超重肥胖检出、评价和治疗指南的总结报道中还提出了以体重指数和腰围相结合对相关疾病（2 型糖尿病、高血压和心血管病）危险进行评估的分类标准（表 4-2）。

表 4-2　以体重和腰围评估相关疾病危险的标准

	体质指数（BMI）	与体重和腰围正常者相比疾病的危险	
		腰围（kg/m²）	
体重正常	18.5～24.9	男≥102cm 女≥88cm	男＞102cm 女＞88cm
体重过低	＜18.5		
超重	25.0～29.9	增高	高
肥胖，分级			
Ⅰ	30.0～34.9	高	很高
Ⅱ	35.0～39.9	很高	很高
Ⅲ（极度肥胖）	≥40	极高	极高

注：在体重正常者，腰围增大也是疾病危险增高的标志

246 · 何谓肥胖症？其临床表现及并发症有哪些？

所谓肥胖症，一般指当摄入热量超过人体消耗量而以脂肪形式储存体内，体重超过理想体重 20%。肥胖症的临床表现及并发症如下。

（1）肥大脂肪细胞、胰岛素受体数目减少及受体后缺陷导致胰岛素抵抗、高胰岛素血症及葡萄糖代谢障碍。肥胖者糖尿病的发生率比非肥胖者高 3 倍，通常是非胰岛素依赖型。

（2）高三酰甘油血症发生率明显增高。

（3）血容量增加，心排出量增加，可导致左心室肥大和扩张；超重者高血压的发生率比非超重者高 3 倍，肥胖的高血压患者充血性心力衰竭危险性较大。

（4）严重肥胖可导致慢性缺氧、发绀和高碳酸血症，终末期变化是肺泡低换气综合征，患者嗜睡，可发生肺动脉高压和心力衰竭。

（5）阻塞性或中枢性睡眠性窒息。

（6）胆石症、胆囊炎发病率较高，脂肪肝和中度肝功能损害较常见。

（7）静脉循环障碍，可合并皮肤营养改变，易产生栓塞性静脉炎和静脉血栓形成。

（8）严重肥胖时下肢及下背部负担加重，出现骨关节炎症状。

（9）严重肥胖男性有轻度促性腺激素低下，使性功能降低，肥胖女性常伴月经紊乱。

(10) 肥胖妇女子宫内膜癌及乳腺癌发病率比正常妇女多2~3倍，胆道肿瘤也较常见；肥胖男性结肠癌、直肠癌和前列腺癌发病率较高。

另外，肥胖死亡率明显增高。肥胖者高血压、糖尿病、血脂蛋白异常等危险因素增加与心血管疾病的死亡率增加有关。

247. 肥胖症应如何治疗？为什么说预防肥胖应从儿童期开始？

肥胖症的治疗极为困难。肥胖的病因未明，遗传因素起着很大的作用，环境因素中无论是进食过多还是消耗减少均未得到理论上的充分证实，但脂肪的积累总是由于摄取的热量超过消耗的热量，因而治疗也是针对这两个环节，主要措施是减少进食，增加运动，必要时辅以短期药物治疗。

(1) 饮食控制　控制总进食量，特别是高脂肪、高糖类和高热能饮食更应控制，必须持之以恒，长期坚持，先把体重减下来，再继续维持。中度以上肥胖者应严格限制总热量在1100~1200kcal/d (4598~5016kJ/d)。减重的目的是尽可能多减少脂肪，少减少净瘦体重，因此，饮食的合理构成极为重要，需采用混合的平衡饮食，可给予蛋白质每天0.8~1.2g/kg，碳水化合物150~200g，其余热量由脂肪提供，但宜避免动物脂肪与饱和脂肪酸含量高的脂肪。

(2) 运动　肥胖者往往不喜欢运动，必须进行教育并指导运动方式和运动量，对有心血管并发症者尤需谨慎。运动也须持之以恒，长期坚持，停止运动后体重会迅速回升，甚至超过原来水平。

(3) 药物治疗　仅适宜于选择性病例，适当时机用作短期辅助疗法，长期使用往往产生耐药性及副作用。①食欲抑制剂：主要通过脑的儿茶酚胺、多巴胺或血清素能通路发挥抑制食欲的作用，长期用药可产生成瘾性、耐药性及副作用，如激动、失眠和精神失常等。苯丙胺 (amphetamine) 为最古老的药物，副作用大，已放弃使用。安非泼拉酮（二乙胺苯酮，diethylpropion）效果好，兴奋作用小，被列为首选药物。芬氟拉明 (fenfluramine) 副作用低，耐药性较少，但作用也较弱，突然停药可能引起抑郁症。氯苯咪吲哚 (mazindol) 最适用于高血压的肥胖患者；②减少肠道脂肪吸收的药物：如考来烯胺（消胆胺）和新霉素，治疗剂量时副作用大，均不够理想；③被认为效果不好并有一定危险性的激素类药物目前也不主张应用。例如甲状腺素减轻体重作用不理想，停药后体重回升，且可导致负氮平衡，所降低的主要是净瘦体重而非脂肪重量；实际上是以甲状腺素毒性状态代替肥胖症，心血管系统副作用大，有一定危险。生长激素可动员脂肪酸，减少脂肪沉积而不引起负氮平衡，但药物来源困难，长期用药可导致肢端肥大症。

(4) 外科治疗　手术疗法如空回肠短路手术、小胃手术等仍处于试验阶段，仅试用于严重肥胖、减肥失败而又有严重并发症者。

总之，肥胖症应以预防为主，应使人们认识到其危险性，尽可能使体重维持在正常范围内。而肥胖症者控制体重极为困难，缺乏理想的治疗方法，因此，应以预防为主，且应从儿童期开始。因为，脂肪细胞数量的增加仅发生于生命早期，成年后脂肪组织块的增大主要由于脂肪细胞肥大。严重肥胖往往发生在生命早期，同时有脂肪细胞大小及数目增加。轻中度肥胖一般出现于成年期，主要由于脂肪细胞增大。控制体重仅使脂肪细胞变小而不伴数目减少。因此，有认为生命早期基本上已决定了脂肪细胞的最后数量，称为关键期。

248• 为什么要加强我国成人血脂异常的防治工作?

最新《中国成人血脂异常防治指南》引言中指出：心血管病已成为我国城市和乡村人群的第一位死亡原因，我国心血管病的特点是脑卒中高发而冠心病发病率较低，但近 20 余年冠心病发病率和死亡率逐步上升；在经济发展较快的大城市如北京，监测结果显示，从 1984 年到 1999 年出血性脑卒中发病率呈明显下降趋势，而缺血性脑卒中发病率却明显上升，预示以动脉粥样硬化为基础的缺血性心血管病（包括冠心病和缺血性脑卒中）发病率正在升高。我国的队列研究表明，血清总胆固醇（TC）或低密度脂蛋白胆固醇（LDL-C）升高是冠心病和缺血性脑卒中的独立危险因素之一。为此，对血脂异常的防治必须及早给予重视。

中国人群血脂水平和血脂异常患病率虽然尚低于多数西方国家，但随着社会经济的发展、人民生活水平的提高和生活方式的变化，人群平均的血清 TC 水平正逐步升高。与此同时，与血脂异常密切相关的糖尿病和代谢综合征在我国也十分常见。调查发现中国人群血清脂质水平和异常率存在明显的地区差异，血清 TC 和 LDL-C 升高率的分布特点是城市显著高于农村、大城市高于中小城市、富裕农村高于贫穷农村，与社会经济发展水平密切相关，提示我们在经济转型期血脂异常防治工作面临的挑战和机遇并存。TC 和 LDL-C 升高率在男性和女性都随年龄增高，50 ~69 岁组到高峰，70 岁以后略有降低，50 岁以前男性高于女性，50 岁以后女性明显增高，甚至高于男性（“指南”附件2《2002 年全国营养与健康调查血脂在人群中的水平及分布状况》)。这些分布特点表明血脂异常的防治应以城市和富裕农村、中年男性和更年期以后女性为重点。

在 1996 年底全国血脂研讨会的基础上成立了中国血脂异常防治对策专题组，1997 年在有关方面专家共同讨论的基础上提出了《血脂异常防治建议》，旨在为各级医务人员在防治实践中提供科学依据。1998 年对全国多家心血管病专科医院、省部级医院、地县区级医院和乡村医院或卫生所 1573 名医务人员进行调查，结果显示，对血脂合适范围的回答正确率仅 30% ~52%，对开始膳食治疗的血脂水平的回答正确率仅 12% ~13%，对开始药物治疗的血脂水平和血脂控制目标的回答正确率不及 25%。2000 年对 12 个大城市 25 家三级甲等医院就诊的 2136 例高胆固醇血症患者的调查显示，按照《血脂异常防治建议》的标准血脂控制的达标率只有 26.5%，其中冠心病患者的达标率仅 16.6%。以上数据提示，我国医务人员的血脂知识水平和患者的血脂异常控制状况都远没有达到《血脂异常防治建议》的要求，这种状况与近年来血脂水平和异常率节节升高的形势成为鲜明对比。这也充分表明，加强我人群血脂异常防治工作的紧迫性和重要性。

249. 当前血脂治疗临床实践与指南要求之间的主要差距有哪些？

最新，中国临床血脂控制达标行动专家组达成共识，特在中华心血管病杂志（2010，4）刊登了“提高临床血脂控制达标率的专家建议”。“建议”中指出：我国分别于2000年和2006年开展了第一、二次中国临床血脂控制状况多中心协作研究，结果显示我国血脂达标率有显著升高（净升高14%），但现状仍不容乐观。第二次研究对全国21家省、部级医院和6家县级医院2237例正在服用调脂药的患者进行调查显示，按照中国成人血脂异常防治指南（指南）推荐的目标值，血脂总达标率仅为50%，且危险分层越高者，达标率越低。因此，应清楚认识到我们面临的严峻形势，更加积极推动指南的落实，以提高达标率为切入点，把我国的临床血脂异常控制工作做得更好，并带动人群的血脂异常及心血管病防治工作。为此，中国临床血脂控制达标行动专家组结合国内外大量资料，经过认真讨论，指出了当前血脂治疗临床实践与指南要求之间的主要差距：①观念上存在差距，对调脂治疗需否达标的认识不统一；②能力上存在不足，对调脂治疗的知识和技能掌握不够；③门诊和住院患者（合并血脂异常患者）对血脂异常的知晓率和治疗率低；④临床血脂控制现状存在城乡差别，农村达标率显著低于大中城市；⑤改善生活方式的非药物治疗在临床应用力度不到位，与指南要求存在较大差距；⑥临床调脂药物的应用率、剂量有待提高；⑦临床应用调脂药物后的安全性监测不足，可能间接影响了药物治疗达标率的提高；⑧临床血脂检验报告方式不能适应“指南”对临床血脂控制的需求；⑨高危和极高危患者〔包括：急性冠状动脉综合征（ACS）患者、非ACS冠心病患者、缺血性脑卒中患者、合并高血压或糖尿病的患者〕达标率低，应成为今后工作的一个重点；⑩调脂药物治疗的长期依从性不高。针对这些差距，“建议”中提出了提高我国临床血脂控制达标率的建议。

250. 《中国成人血脂异常防治指南》较1997年制定的《血脂异常防治建议》有何重要意义？

从1997年至今，国内外关于血脂异常的研究取得很大进展，当年制定《血脂异常防治建议》时国内的研究资料和科学证据很少，现在国内的流行病学前瞻性研究已取得随访10年和20年的结果，不仅证明了血脂异常的确是中国人群缺血性心血管病发病的独立危险因素，还可以多因素地评估发病的相对和绝对危险，为确定血脂异常的诊断标准提供量化的依据，使据此制订的指南更切合我国的实际，而不必再盲目套用其他国家的指南。然而，国际上血脂防治研究的进展和经验也为我们提供了有价值的参考，例如糖尿病、代谢综合征和致动脉粥样硬化血脂异常的关系，非药物干预在血脂异常防治中的重要地位，多因素评估在血脂异常防治中的具体应用，对高脂血症患者的临床治疗、人群防治与公共卫生策略的关系，血脂异常防治的循证医学研究成就等。在这些进展的基础上2007年制定发表的《中国成人血脂异常防治指南》远较1997年制定的《血脂异常防治建议》更加科学，更具实际指导意义。

血脂异常作为脂质代谢障碍的表现，也属于代谢性疾病，但其对健康的损害则主要在心血管系统，导致冠心病及其他动脉粥样硬化性疾病。因此，本指南中既包括在一般人群中预防血脂异常的发生，也包括已有血脂异常者的治疗。血脂异常作为动脉粥样硬化的主要致病因素，指南必须涉及如何防止血脂异常者发展为冠心病及其他动脉粥样硬化性疾病，也涉及如何对已有冠心病及其他动脉粥样硬化性疾病的患者进行调脂治疗。

本指南由中华医学会心血管病学分会、糖尿病学分会、内分泌学分会、检验分会和卫生部心血管病防治中心血脂异常防治委员会共同起草。指南将作为多学科专家根据目前循证医学的证据而达成的共识来指导我国血脂异常的防治工作。

251 • 我国人群的血脂合适水平是多少？

最新《中国成人血脂异常防治指南》中提出了我国人群的血脂合适水平。表 4-3 显示我国人群的血脂合适水平。

表 4-3　血脂水平分层标准

分层	TC	LDL-C	HDL-C	TG
合适范围	<5.18mmol/L (200mg/dl)	<3.37mmol/L (130mg/dl)	≥1.04mmol/L (40mg/dl)	<1.70mmol/L (150mg/dl)
边缘升高	5.18～6.19mmol/L (200～239mg/dl)	3.37～4.12mmol/L (130～159mg/dl)		1.70～2.25mmol/L (150～199mg/dl)
升高	≥6.22mmol/L (240mg/dl)	≥4.14mmol/L (160mg/dl)	≥1.55mmol/L (60mg/dl)	≥2.26mmol/L (200mg/dl)
降低			<1.04mmol/L (40mg/dl)	

（1）TC　我国队列研究分析结果显示：TC 从 3.63mmol/L（140mg/dl）开始，随 TC 水平的增加，缺血性心血管病发病危险增高。TC 水平与缺血性心血管病发病危险的关系是连续性的，并无明显的转折点。诊断高胆固醇血症的切点只能人为制定。当 TC 增至 5.18～6.19mmol/L（200～230mg/dl）时，其缺血性心血管病的发病危险较 TC <3.63mmol/L（140mg/dl）者增高 50%左右，当 TC 增至 6.22mmol/L（240mg/dl）以上时，其缺血性心血管病的发病危险较 TC <3.63mmol/L（140mg/dl）者增高 2 倍以上，且差异具有统计学意义。

综合以上资料，对我国人群 TC 分层的合适切点建议如下：TC <5.18mmol/L（200mg/dl）为合适范围；TC 5.18～6.1mmol/L（200～239mg/dl）为边缘升高；TC ≥6.22mmol/L（240mg/dl）为升高。

（2）LDL-C　随着 LDL-C 水平的增加，缺血性心血管病发病的相对危险及绝对危险上升的趋势及程度与TC相似。LDL-C的分层切点应与TC的分层切点相对应。根据我国资料，LDL-C<3.37mmol/L（130mg/dl）与TC<5.18mmol/L（200mg/dl）的10年发病率（绝对危险）接近，LDL-C≥4.14mmol/L（160mg/dl）与TC≥6.22mmol/L（240mg/dl）的年发病率（绝对危险）接近，说明对缺血性心血管病的影响程度相当。LDL-C分层诊断的切点建议如下：LDL-C<3.37mmol/L（130mg/dl）为合适范围；LDL-C 3.37～4.12mmol/L（130～159mg/dl）为边缘升高；LDL-C≥4.14mmol/L（160mg/dl）为升高。

（3）高密度脂蛋白胆固醇（HDL-C） 以HDL-C≥1.55mol/L（60mg/dl）为参照组，对不同HDL-C水平与缺血性心血管病发病危险的关系进行多因素分析。研究结果显示：随着HDL-C水平的降低，缺血性心血管病发病危险增加。当HDL-C<1.04mmol/L（40mg/dl）人群与HDL-C≥1.55mmol/L（60mg/dl）人群相比，缺血性心血管病危险增加50%，差异具有统计学意义。因此，对我国HDL-C的诊断切点建议为：HDL-C<1.04mmol/L（40mg/dl）为减低，HDL-C≥1.55mmol/L（60mg/dl）为升高。

（4）三酰甘油（TG） 我国现有队列研究表明，随TG水平上升缺血性心血管病发病危险有所升高，但由于结果差异未达到统计学意义，并考虑到TG与心血管病的关系受多种因素的影响，建议仍沿用1997年《血脂异常防治建议》的标准，即1.70mmol/L（150mg/dl）以下为合适范围，1.70～2.25mmol/L（150～199mg/dl）为边缘升高，≥2.26mmol/L（200mg/dl）为升高。

252 如何及时发现血脂异常？

血脂异常及心血管病的其他危险因素主要是通过临床日常工作检出，这不限于因心血管病前来就诊的患者，而应该包括前来医院就诊的所有血脂异常和心血管病易患人群。一般人群的常规健康体格检查也是血脂异常检出的重要途径。为了及时发现和检出血脂异常，建议20岁以上的成年人至少每5年测量1次空腹血脂，包括TC、LDL-C、HDL-C和TG测定；对于缺血性心血管病及其高危人群，则应每3～6个月测定1次血脂；对于因缺血性心血管病住院治疗的患者应在入院时或24小时内检测血脂。

血脂检查的重点对象：①已有冠心病、脑血管病或周围动脉粥样硬化病者；②有高血压、糖尿病、肥胖、吸烟者；③有冠心病或动脉粥样硬化病家族史者，尤其是直系亲属中有早发冠心病或其他动脉粥样硬化性疾病者；④有皮肤黄色瘤者；⑤有家族性高脂血症者。

建议40岁以上男性和绝经期后女性应每年均进行血脂检查。

首先检出血脂异常对象。由于人力物力的限制，采取人群血脂普查有困难，以下作为应接受血脂检查的对象：①已有冠心病、脑血管病或周围动脉粥样硬化病者；②有高血压、糖尿病、肥胖、吸烟者；③有冠心病或动脉粥样硬化病家族史者，尤其是直系亲属中有早发病或早病死者；④有黄色瘤或黄疣者；⑤有家族性高脂血症者。40岁以上男性和绝经期后女性可考虑作为接受血脂检查的对象。

血脂检查的对象确定后应进行以下项目的血脂检查：血清TC、HDL-C、TG、LDL-C〔用Friedewald公式计算：LDL-C（mmol/L）=HDL-C－TG/2.2或LDL-C（mg/dl）=TC－HDL-C－TG/5，但限于TG<4.5mmol/L，TG>4.5mmol/L时须用直接检测法〕。血脂测定技

术及其标准应按照 1996 年 12 月广西北海会议上所提建议。

首次检测发现血脂异常则宜复查禁食 12～14 小时后血脂水平，1～2 周内血清胆固醇水平可有 10% 的变异，实验室的变异容许在 3% 以内，在判断是否存在高脂血症或决定防治措施之前，至少应有两次血标本检查的记录。然后进行意义判断：

血清 TC：	5.20mmol/L（200mg/dl）以下	合适范围
	5.23～5.69mmol/L（201～219mg/dl）	边缘升高
	5.72mmol/L（220mg/dl）以上	升高
血清 LDL-C：	3.12mmol/L（120mg/dl）以下	合适范围
	3.15～3.61mmol/L（121～139mg/dl）	边缘升高
	3.64mmol/L（140mg/dl）以上	升高
血清 HDL-C：	1.04mmol/L（40mg/dl）以上	合适范围
	0.91mmol/L（35mg/dl）以下	减低
血清 TG：	1.70mmol/L（150mg/dl）以下	合适范围
	1.70mmol/L（150mg/dl）以上	升高

253. 血脂与脂蛋白的概念是什么？各类脂蛋白的功能是什么？

血脂是血浆中的胆固醇、三酰甘油（triglyceide，TG）和类脂如磷脂等的总称。与临床密切相关的血脂主要是胆固醇和 TG，其他还有游离脂肪酸（FFA）和磷脂等。在人体内胆固醇主要以游离胆固醇及胆固醇酯形式存在。TG 是甘油分子中的三个羟基被脂肪酸酯化而形成。循环血液中的胆固醇和 TG 必须与特殊的蛋白质即载脂蛋白（apolipoprotein，apo）结合形成脂蛋白，才能被运输至组织进行代谢。

应用超速离心方法，可将血浆脂蛋白分为乳糜微粒（chylomicron，CM）、极低密度脂蛋白（very low density lipoprotein，VLDL）、中间密度脂蛋白（intermediate density lipoprotein，IDL）、低密度脂蛋白（low density lipoprotein，LDL）和高密度脂蛋白（high density lipoprotein，HDL）。此外，还有一种脂蛋白称为脂蛋白（a）〔lipoprotein（a），Lp（a）〕。各类脂蛋白的物理特性、主要成分、来源和功能见于表 4-4。

（1）CM　CM 是血液中颗粒最大的脂蛋白，含 TG 近 90%，因而其密度也最低。正常人空腹 12 小时后采血时，血清中无 CM。餐后以及某些病理状态下血液中含有大量 CM 时，因其颗粒大能使光发生散射，血液外观混浊。将含有 CM 的血清放在 4℃ 静置过夜，CM 会漂浮到血清表面，状如奶油，此为检查有无 CM 存在的简便方法。

（2）VLDL　VLDL 是由肝脏合成，其 TG 含量约占 55%，胆固醇含量为 20%，磷脂含量为 15%，蛋白质含量约为 10%。由于 CM 和 VLDL 中都是以含 TG 为主，所以将其统称为富含胆固醇的脂蛋白。在没有 CM 存在的血清中，其 TG 的水平主要反映 VLDL 的水平。由于 VLDL 分子比 CM 小，空腹 12 小时的血清清亮透明，当空腹血清 TG 水平 >3.39mmol/L（300mg/dl）时，血清才呈乳状光泽直至混浊。

表 4-4 血浆脂蛋白的特性及功能

分类	水合密度（g/ml）	颗粒大小（nm）	主要脂质	主要载脂蛋白	来源	功能
CM	<0.950	80~500	TG	$apoB_{48}$、apoA Ⅰ、apoA Ⅱ	小肠合成	将食物中的 TG 和胆固醇从小肠转运至其他组织
VLDL	<1.006	30~80	TG	$apoB_{100}$、apoE、apoCs	肝脏合成	转运 TG 至外周组织，经酯酶水解后释放游离脂肪酸
IDL	1.006~1.019	27~30	TG、胆固醇	$apoB_{100}$、apoE	VLDL 中 TG 经酯酶水解后形成	属 LDL 前体，部分经肝脏摄取
LDL	1.019~1.063	20~27	胆固醇	$apoB_{100}$	VLDL 和 IDL 中 TG 经酯酶水解形成	胆固醇的主要载体，经 LDL 受体介导摄取而被外周组织利用，与冠心病直接相关
HDL	1.063~1.210	5~17	磷脂、胆固醇	apoA Ⅰ、apoA Ⅱ、apoCs	肝脏和小肠合成，CM 和 VLDL 脂解后表面物衍生	促进胆固醇从外周组织移去，转运胆固醇至肝脏或其他组织再分布，HDL-C 与冠心病负相关
Lp(a)	1.050~1.120	26	胆固醇	$apoB_{100}$、Lp（a）	肝脏合成后与 LDL 形成复合物	可能与冠心病相关

（3）LDL　LDL 由 VLDL 转化而来，LDL 颗粒中含胆固醇酯 40%、游离胆固醇 10%、TG 6%、磷脂 20%、蛋白质 24%，是血液中胆固醇含量最多的脂蛋白，故称为富含胆固醇的脂蛋白。血液中的胆固醇约 60% 是在 LDL 内，单纯性高胆固醇血症时，血清胆固醇浓度的升高与血清 LDL-C 水平呈平行关系。由于 LDL 颗粒小，即使 LDL-C 的浓度很高，血清也不会混浊。LDL 中载脂蛋白 95% 以上为 $apoB_{100}$。根据颗粒大小和密度高低不同，可将 LDL 分为不同的亚组分。LDL 将胆固醇运送到外周组织，大多数 LDL 是由肝细胞和肝外的 LDL 受体进行分解代谢。

（4）HDL　HDL 主要由肝脏和小肠合成。HDL 是颗粒最小的脂蛋白，其中脂质和蛋白质部分几乎各占一半。HDL 中的载脂蛋白以 apoAI 为主。HDL 是一类异质性的脂蛋白，由于 HDL 颗粒中所含的脂质、载脂蛋白、酶和脂质转运蛋白的量和质均不相同，采用不同分离方法，可将 HDL 分为不同的亚组分。这些 HDL 亚组分在形状、密度、颗粒大小、电荷和抗动脉粥样硬化特性等方面均不相同。HDL 将胆固醇从周围组织（包括动脉粥样硬化斑块）转运到肝脏进行再循环或以胆酸的形式排泄，此过程称为胆固醇逆转运。

（5）Lp（a）　Lp（a）是利用免疫方法发现的一类特殊的脂蛋白。Lp（a）的脂质成分类似于 LDL，但其所含的载脂蛋白部分除一分子 $apoB_{100}$外，还含有另一分子 apo（a）。有关 LP（a）合成和分解代谢的机制目前了解尚少。

254 • 临床上常用检测血脂的项目及临床意义是什么？

临床上检测血脂的项目较多，血脂的基本检测项目为TC、TG、高密度脂蛋白胆固醇（high density lipoprotein-cholesterol，HDL-C）和LDL-C。其他血脂项目如apoAⅠ、apoB、Lp（a）等的检测属于研究项目，不在临床基本检测项目之列。

（1）TC　TC是指血液中各脂蛋白所含胆固醇的总和。影响TC水平的主要因素有①年龄与性别：TC水平常随年龄而上升，但到70岁后不再上升甚或有所下降，中青年期女性低于男性，女性绝经后TC水平较同年龄男性高；②饮食习惯：长期高胆固醇、高饱和脂肪酸摄入可造成TC升高；③遗传因素：与脂蛋白代谢相关酶或受体基因发生突变，是引起TC显著升高的主要原因。

（2）TG　临床上测定的TG是血浆中各脂蛋白所含TG的总和。TG水平也受遗传和环境因素的双重影响。与TC不同，同一个体的TG水平受饮食和时间等因素的影响较大，所以同一个体在多次测定时，TG值可能有较大差异。人群中血清TG水平呈明显的正偏态分布。

（3）HDL-C　基础研究证实，HDL能将外周组织如血管壁内胆固醇转运至肝脏进行分解代谢，提示HDL具有抗动脉粥样硬化作用。由于HDL成分较多，临床上目前尚无方法全面地检测HDL的量和功能，故通过检测其所含胆固醇的量，间接了解血浆中HDL的水平。

（4）LDL-C　LDL代谢相对较简单，且胆固醇占LDL重量的50%左右，故目前认为，LDL-C浓度基本能反映血液LDL总量。LDL-C增高是动脉粥样硬化发生、发展的主要脂质危险因素。一般情况下，LDL-C与TC平行，但TC水平也受HDL-C水平的影响，故最好采用LDL-C取代TC作为对冠心病及其他动脉粥样硬化性疾病的危险性评估。上述影响TC的因素均可同样影响LDL-C水平。

（5）apoAI　正常人群血清apoAI水平多为1.2～1.6g/L，女性略高于男性。HDL颗粒的蛋白质成分（载脂蛋白）约占50%，蛋白质中apoAI占65%～75%，其他脂蛋白极少，所以血清apoAI可以反映HDL水平，与HDL-C呈明显正相关，其临床意义也大体相似。但是，HDL是一系列颗粒大小与组成不均一的脂蛋白，病理状态下HDL亚组分及其组成成分常会发生变化，故apoAI的水平变化也可能与HDL-C变化不完全一致。

（6）apoB　正常人群中血清apoB多为0.8～1.1g/L。正常情况下，每一个LDL、IDL、VLDL和Lp（a）颗粒中均含有一分子apoB，因LDL颗粒占绝大多数，大约90%的apoB分布在LDL中。apoB有$apoB_{48}$和$apoB_{100}$两种，前者主要存于CM中，后者主要存在LDL中。除特殊说明外，临床常规测定的apoB通常指的是$apoB_{100}$。血清apoB主要反映LDL水平，它与血清LDL-C水平呈明显正相关，apoB水平高低的临床意义也与LDL-C相似。在少数情况下，可出现高apoB血症而LDL-C浓度正常的情况，提示血液中存在较多小而致密的LDL（small low density lipoprotein，sLDL）。

（7）Lp（a）　血清Lp（a）浓度主要与遗传有关，基本不受性别、年龄、体重、适度体育锻炼和大多数降胆固醇药物的影响。正常人群中Lp（a）水平呈明显偏态分布，虽然个别可高达1000mg/L以上，但80%的正常人在200mg/L以下，文献中的平均数多在120～

180mg/L，中位数则低于此值。通常以300mg/L为重要分界，高于此水平者患冠心病的危险性明显增高。临床上用于Lp（a）检测的方法尚未标准化。

（8）sLDL　血浆中LDL的颗粒大小不均，每一个体都有大、中、小颗粒LDL。已证明血浆TG水平与LDL颗粒结构有关。当TG＜1.70mmol/L（150mg/dl）时，大而轻的LDL较多，血浆电泳时LDL谱呈“A”型；当TG＞1.70mmol/L时，sLDL水平升高，LDL谱呈“B”型，并伴随血浆apoB水平升高，HDL-C及apoAI水平降低。目前认为sLDL具有很强的致动脉粥样硬化作用。但是，临床上尚无简便可靠的实用方法检测sLDL。

上述8项血脂检测项目中，前4项即TC、TG、HDL-C和LDL-C是基本的临床实用检测项目。对于任何需要进行心血管危险性评价和给予降脂药物治疗的个体，都应进行此4项血脂检测。有研究结果提示，TC/HDL-C比值可能比单项血脂检测更具临床意义，但相关的临床研究报道并不多，尚需进行更多的研究，尤其是需要直接比较TC/HDL-C比值与LDL-C或HDL-C单项检测的临床预测价值。

血脂异常引起动脉粥样硬化的机制是目前研究的热点。现有研究结果证实，高胆固醇血症最主要的危害是易引起冠心病及其他动脉粥样硬化性疾病。以下领域的研究已证实高胆固醇血症与动脉粥样硬化间的关系：①动物实验；②人体动脉粥样斑块的组织病理学研究；③临床上冠心病及其他动脉粥样硬化性疾病患者的血脂检测；④遗传性高胆固醇血症易早发冠心病；⑤流行病学研究中的发现；⑥大规模临床降脂治疗试验的结果。

LDL是致动脉粥样硬化的基本因素。LDL通过血管内皮进入血管壁内，在内皮下滞留的LDL被修饰成氧化型LDL（Ox-LDL），巨噬细胞吞噬Ox-LDL后形成泡沫细胞，后者不断地增多、融合，构成了动脉粥样硬化斑块的脂质核心。大量研究提示，在动脉粥样硬化形成过程中，持续发生一系列慢性炎症反应。所以，有研究认为，动脉粥样硬化是一种慢性炎症性疾病。然而，LDL可能是这种慢性炎症的始动和维持的基本要素。

HDL被视为人体内具有抗动脉粥样硬化的脂蛋白。因为HDL可将泡沫细胞中的胆固醇带出来，转运给肝脏进行分解代谢。也有研究提示，HDL还可能通过抗炎、抗氧化和保护血管内皮功能而发挥其抗动脉粥样硬化作用。大量的流行病资料表明，血清HDL-C水平与冠心病发病成负相关。流行病学资料发现血清HDL-C每增加0.40mmol/L（15mg/dl），则冠心病危险性降低2%～3%。若HDL-C＞1.55mmol/L（60mg/dl）被认为是冠心病的保护性因素。HDL-C的高低也明显受遗传因素的影响。严重营养不良者，伴随血浆TC明显降低，HDL-C也低下。肥胖者HDL-C也多偏低。吸烟可使HDL-C下降；而少至中量饮酒和体力活动会升高HDL-C。糖尿病、肝炎和肝硬化等疾病状态可伴有低HDL-C。高三酰甘油血症患者往往伴有低HDL-C。

虽然继发性或遗传性因素可升高TG水平，但临床中大部分血清TG升高主要见于糖尿病和代谢综合征。TG轻至中度升高常反映CM和VLDL残粒增多，这些残粒脂蛋白由于颗粒变小，可能具有直接致动脉粥样硬化作用。但是，多数研究提示，TG升高很可能是通过影响LDL或HDL的结构，而具致动脉粥样硬化作用。调查资料表明，血清TG水平轻至中度升高者患冠心病的危险性增加。当TG重度升高时，常可伴发急性胰腺炎。

apoB反映血液中LDL的数量。有研究结果提示，血清apoB浓度升高与冠心病发生危险性呈明显正相关。当高三酰甘油血症时（VLDL高），sLDL（B型LDL）增高，与大而轻

LDL（A 型 LDL）相比，则 apoB 含量较多而胆固醇较少，故可出现 LDL-C 虽然不高，但血清 apoB 增高的所谓“高 apoB 脂蛋白血症”，反映 B 型 LDL 增多。所以 apoB 与 LDL-C 同时测定有利于临床判断。

apoA Ⅰ反映血液中 HDL 的数量。apoA Ⅰ浓度与冠心病发生危险性呈负相关。家族性高三酰甘油血症患者 HDL-C 往往偏低，但 apoA Ⅰ不一定低，不增加冠心病危险；但家族性混合型高脂血症患者 apoA Ⅰ与 HDL-C 都会下降，冠心病危险性高。apoA Ⅰ缺乏症（如 Tangier 病）、家族性低 α 脂蛋白血症、鱼眼病等血清中 apoA Ⅰ与 HDL-C 极低。

apoB/apoA Ⅰ比值对于预测冠心病可能更有价值。有关 apoB 和 apoA Ⅰ测定方法虽已国际标准化，但其可靠性和准确性都不十分令人满意。同时，测定结果的临床价值尚需更大规模的研究证实。

有调查资料显示，Lp（a）升高者发生冠心病危险性增加，提示 Lp（a）可能具有致动脉粥样硬化作用，但尚缺乏临床研究的证据。此外，Lp（a）增高还可见于各种急性时相反应、肾病综合征、糖尿病肾病、妊娠和服用生长激素等。由于目前尚无公认的血清 Lp（a）测定的参考方法，其临床价值难以确定。

近年来非高密度脂蛋白胆固醇（non-high density lipoprotein-cholesterol，非 HDL-C）受到临床重视。非 HDL-C 是指除 HDL 以外其他脂蛋白中含有胆固醇的总和，主要包括 LDL-C 和 VLDL-C，其中 LDL-C 占 70% 以上。计算非 HDL-C 的公式如下：非 HDL-C = TC-HDL-C。非 HDL-C 可作为冠心病及其高危人群防治时降脂治疗的第二目标，适用于 TG 水平 2.27 ~ 5.64mmol/L（200 ~ 500mg/dl）时，特别适用于 VLDL-C 增高、HDL-C 偏低而 LDL-C 不高或已达治疗目标的个体。

致动脉粥样硬化脂蛋白谱是指一组血脂异常，包括 TG 升高、HDL-C 低和 sLDL 颗粒增多。这 3 种血脂异常共同存在，常是糖尿病和代谢综合征所伴随的血脂异常的特征。由于这 3 种血脂异常同时存在时，发生冠心病的危险性明显增加，因而在临床上引起了重视。

各血脂项目测定数值法定计量单位为 mmol/L，国际上有些国家用 mg/dl。TC、HDL-C、LDL-C 的换算系数为 1mg/dl = 0.0259mmol/L；TG 的换算系数为 1mg/dl = 0.0113mmol/L。

255 • 什么是小、密低密度脂蛋白？其临床意义是什么？

血浆脂蛋白分为乳糜微粒、极低密度脂蛋白（CVLDL）、低密度脂蛋白（LDL）及高密度脂蛋白 4 类。每一类脂蛋白都是不均匀的，由大、小不等以致理化性质不尽相同的颗粒组成。因而用密度梯度超速离心法、非变性梯度凝胶电泳法、亲和色谱法等可以将各类脂蛋白又分成许多亚组。LDL 的密度范围为 1.019 ~ 1.063。用非变性梯度凝胶电泳法将 LDL 分成 3 ~ 7种亚组，用密度梯度超速离心法可将 LDL 分成 3 ~ 10 种亚组。由于各学者所采用的方法及实验条件不同，LDL 分成数目不等的亚组完全是人为的，至今尚无统一的标准。但是，无论如何，在 LDL 亚组分中有一部分 LDL 的颗粒较小、密度较大（接近 1.06），被称为小、密 LDL 或小而致密的 LDL（small dense LDL）；一部分 LDL 的颗粒较大，密度较小（接近 1.02）被称为大、轻 LDL（larger buoyant LDL）；介乎两者之间的亚组分为中间 LDL。小、密 LDL 与大、轻 LDL 成分不同，前者颗粒内含有胆固醇量较少，每一分子小、密 LDL 含有一分子 apoB、约 2000 分子胆固醇；而大、轻 LDL 约含 2700 分子胆固醇。小、密 LDL 中三酰甘油含量较大、轻 LDL 略多。

临床研究发现，小、密 LDL 水平高者发生心肌梗死的危险性增加 3 倍。表明小、密 LDL 是冠心病的危险因子。STAR（the st thoaas therosclerosis regression）及 SCRIP（study of cardiovascular risk intervention by phamacists）两个临床试验结果尤其引人注意。STAR 试验中对 90 例高胆固醇血症冠心病患者治疗 3 年。用冠脉造影比较病变进展情况。结果发现当小、密 LDL 水平降低者，病变的消退最为明显。SCRIP 试验中将 212 例冠心病患者分为大、小 LDL 两组，治疗 4 年后用定量冠脉造影法测量其最小动脉直径的年变化率。结果只有小 LDL 组经药物治疗水平下降者有明显效果。均表明小、密 LDL 在冠心病发病中的重要性。另外，病例对照及前瞻性试验结果，也提示小、密 LDL 在动脉粥样硬化发生中起一定作用。

如前述，的确已有许多研究证实小、密 LDL 与冠心病有密切关系，而且作为预期冠心病危险性的因素比 LDL-C 更好。有少数报道指出小、密 LDL 是独立的危险因子，但多数研究经多因素回归分析或以 TG 水平校正后，它就不再是独立危险因子。然而，小、密 LDL 的生成与 TG 水平有密切关系，因此，想用统计学方法判断其是否“独立”是非常困难的，也是没有意义的。高 TG、低 HDL 以及小、密 LDL 增多常同时存在，在代谢上紧密联系，有人称之为致粥样硬化性脂蛋白表型（atherogenic lipoproprotein phenotype）。这是一种高度危险的脂类紊乱综合征，小、密 LDL 增多可能是导致冠心病的原因，也可能仅为这种脂蛋白表型的标志而已。

256 • 什么是高脂血症？其主要内容包括哪些？

一般所称高脂血症是指血清中胆固醇（TC）、三酰甘油（TG）和/或低密度脂蛋白（LDL）过高和/或血清高密度脂蛋白（HDL）过低等的一种全身脂代谢异常。严格说来，高脂血症不应包括 HDL 过低，因此，目前则笼统地称为血脂异常。血脂（TC、TG、磷脂、非酯化脂肪酸）在血液中都是以与蛋白（载脂蛋白，po）结合成脂蛋白（LP）的形式存在，故高脂血症又称为高脂蛋白血症。作为冠心病危险因素血脂异常主要包括以下内容：

（1）总胆固醇（TC）升高　血清 TC 在 4.5mmol/L（173mg/dl）以下冠心病较少。冠心病患者血 TC 多数在 5.0～6.5mmol/L（192～250mg/dl），血清 TC 水平越高，冠心病发病越多越早，血清 TC 每降低 1%，冠心病的危险性可减少 2%。

（2）脂蛋白含量异常　①LDL 含量升高。胆固醇在血中主要以 LDL 的形式存在，目前公认 LDL 属于致动脉粥样硬化脂蛋白，其血中水平越高，动脉粥样硬化的危险性越大；②HDL 降低。HDL 具有防动脉粥样硬化的作用。因此，低 HDL 血症时动脉粥样硬化的危险性增加；③LP（a）：LP（a）是血浆中一种含的不均一的脂蛋白。其化学组成类似 LDL，其密度属 HDL 类，其分子结构与血浆纤维蛋白溶酶原有许多相似之处。近年来，对 LP（a）的研究进展较快。许多研究业已证实，LP（a）与冠心病发病有密切关系。认为 LP（a）是一种独立的冠心病危险因子。LP（a）还促进纤维蛋白沉着于血管壁，参与血栓形成，继而启动 AS 的发生和发展，促进斑块的形成。此外，由于 LP（a）的分子结构与纤溶酶原相似，能与纤溶酶原竞争受体，从而抑制血栓的溶解，促进血栓的形成。

（3）高三酰甘油（TG）血症　饮食中脂肪以 TG 存在，吸收后以乳糜微粒循环于血中，餐后大约 12 小时后从血中消除，血 TG 恢复至原有水平。TG 以 VLDL 的形式循环于血中，VLDL 如转为小、密的 LDL 则致动脉粥样硬化能力增高，血 TG > 2mmol/L（176mg/dl）并伴有 LDL-C 高或 HDL-C 低则冠心病危险性增加。

257 什么叫载脂蛋白？

载脂蛋白（apo）是血中促使脂溶解，并在脂质转运和代谢中有十分重要作用的一类特殊蛋白质。在血液中常与脂质结合成为脂蛋白。最重要的有如下两种：

（1）载脂蛋白 AI（apoAⅠ）　apoAⅠ是 HDL 的主要载脂蛋白。对维持脂蛋白结构的完整性起重要作用；apoAⅠ还是卵磷脂胆固醇酰基转移酶（LCAT）的激活剂，可促进血浆中的自由胆固醇转变为胆固醇酯。研究结果表明，血清 apoAⅠ含量与动脉粥样硬化（AS）及冠心病呈负相关。血清 apoAⅠ含量降低是冠心病独立易患因素之一。

（2）apoB　apoB 是分子量最大，含氨基酸最多的载脂蛋白，是人 LDL 的唯一蛋白质组分。正常血清中存在两种亚类；$apoB_{100}$ 和 $apoB_{48}$。两者都在脂蛋白代谢中起重要作用。$apoB_{100}$可与脂质结合，是 VLDL 的结构蛋白；可能参与 LDL 同 AS 斑块的结合。目前认为，$apoB_{100}$的增高是发生 AS 和冠心病的危险因子。$apoB_{100}$ 的增高与冠心病易患性呈正相关，其升高的程度与冠脉阻塞程度呈正相关。在判断动脉粥样硬化发生的危险性上，测定血 apoA、apoB 含量可能会有比测定血液胆固醇含量更为重要的价值。

258 影响血浆脂质和脂蛋白变化的因素包括哪些？

影响血浆脂质和脂蛋白变化的因素主要包括年龄、性别、饮食、营养、肥胖、运动和体力活动、药物及吸烟等。原发性血脂蛋白异常由于脂质和脂蛋白代谢先天性缺陷以及某些环境因素通过未知的机制引起，继发性则可见于未控制的糖尿病、甲状腺功能减退症、肾病综合征、肝内外胆管阻塞及其他肝病、胰腺炎、异常球蛋白血症、乙醇中毒等。

259 低密度脂蛋白受体的主要功能是什么？

血浆低密度脂蛋白（LDL）在体内的分解代谢，是通过与细胞膜上的脂蛋白受体结合而实现的。目前了解较为清楚的脂蛋白受体是 LDL 受体，这种受体存在于哺乳动物和人体几乎所有的细胞膜表面上，但以肝细胞最为丰富。细胞 LDL 受体的数量，决定着血液循环中 LDL 被清除的速度，细胞内胆固醇含量反馈地控制着 LDL 受体的合成，LDL 受体的功能是血浆中 LDL 转运到肝外组织时，与细胞膜上的 LDL 受体结合而进入细胞内，被溶酶体分解出自由胆固醇，为细胞分裂，肾上腺及性腺制造激素，以及为肝细胞合成胆酸提供胆固醇。

260• 怎样诊断高脂血症?

高脂血症的诊断主要是依靠实验室检查。根据中华医学会心血管病学会1996年制定的“血脂异常防治建议”：凡是血清胆固醇 > 5.72mmol/L（220mg/dl）和/或三酰甘油 > 1.70mmol/L（150mg/dl）和/或低密度脂蛋白 > 3.64mmol/L（140mg/dl）者，可诊断为高脂血症。

临床上在诊断高脂血症时，除直接做上述实验室检查，了解血脂水平外，还要了解患者病史与临床表现：

（1）病史 ①遗传：与家族遗传有关。应详细了解其家族中有无高脂血症、动脉硬化等病史；②饮食失调：长期大量摄入含胆固醇甚多的食物。应详细了解其饮食习惯，是否经常进食肥肉、猪油、动物内脏、贝壳类海鲜等食物；③疾病和药物：详细询问有无下列疾病，如甲状腺功能减退症、慢性肾病、糖尿病等；是否经常服用某些药物如利尿剂中的氢氯噻嗪（双氢克尿塞）、激素类中的泼尼松或地塞米松等。

（2）临床表现 多数没有临床症状，导致动脉粥样硬化后可有头痛、肢体麻木、目眩头晕或有肾功能减退、高血压、冠心病等疾病的临床症状。依其临床类型不同，有些患者查体可发现：①黄色瘤：在肌腱部位，手掌及手指间皱褶处，身体的伸侧（如肘、膝、指节伸处）以及髋、踝、臀等部位，眼睑周围有异常的局限性皮肤隆凸，其颜色可为黄色、橘黄色或棕红色，多呈结节、斑块或丘疹形状；边界清楚，质地柔软；②角膜弓（老年环）；③有些患者反复发生胰腺炎、肝、脾肿大；④眼底改变：如脂血性视网膜炎等；⑤伴有肥胖、高尿酸血症、糖尿病等。

261• 如何对血脂异常进行分类?

血脂异常通常指血浆中胆固醇和/或TG升高，俗称高脂血症。实际上高脂血症也泛指包括低高密度脂蛋白血症在内的各种血脂异常。分类较为繁杂，归纳起来有三种。

（1）继发性或原发性高脂血症 继发性高脂血症是指由于全身系统性疾病所引起的血脂异常。可引起血脂升高的系统性疾病主要有糖尿病、肾病综合征、甲状腺功能减退症，其他疾病有肾衰竭、肝脏疾病、系统性红斑狼疮、糖原累积症、骨髓瘤、脂肪萎缩症、急性卟啉病、多囊卵巢综合征等。此外，某些药物如利尿剂、β受体阻滞剂、糖皮质激素等也可能引起继发性血脂升高。在排除了继发性高脂血症后，即可诊断为原发性高脂血症。已知部分原发性高脂血症是由于先天性基因缺陷所致，例如LDL受体基因缺陷引起家族性高胆固醇血症等；而另一部分原发性高脂血症的病因目前还不清楚。

（2）高脂蛋白血症的表型分型法 世界卫生组织（WHO）制定了高脂蛋白血症分型，共分为6型，如Ⅰ、Ⅱa、Ⅱb、Ⅲ、Ⅳ和Ⅴ型。这种分型方法对指导临床上诊断和治疗高脂血症有很大的帮助，但也存在不足之处，其最明显的缺点是过于繁杂。从实用角度出发，血脂异常可进行简易的临床分型（表4-5）。

表4-5 血脂异常的临床分型

分型	TC	TG	HDL-C	相当于WHO表型
高胆固醇血症	增高			Ⅱa
高三酰甘油血症		增高		Ⅳ、Ⅰ
混合型高脂血症	增高	增高		Ⅱb、Ⅲ、Ⅳ、Ⅴ
低高密度脂蛋白血症			降低	

(3) 高脂血症的基因分型法 随着分子生物学的迅速发展，人们对高脂血症的认识已逐步深入到基因水平。已发现有相当一部分高脂血症患者存在单一或多个遗传基因的缺陷。由于基因缺陷所致的高脂血症多具有家族聚积性，有明显的遗传倾向，故临床上通常称为家族性高脂血症（表4-6）。

表4-6 家族性高脂血症

疾病名称	血清TC浓度	血清TG浓度
家族性高胆固醇血症	中至重度升高	正常或轻度升高
家族性apoB缺陷症	中至重度升高	正常或轻度升高
家族性混合型高脂血症	中度升高	中度升高
家族性异常β脂蛋白血症	中至重度升高	中至重度升高
多基因家族性高胆固醇血症	轻至中度升高	正常或轻度升高
家族性脂蛋白（a）血症	正常或升高	正常或升高
家族性高三酰甘油血症	正常	中至重度升高

262. 血液胆固醇升高的原因是什么？何谓致动脉粥样硬化性饮食？

血液胆固醇升高的原因可分为原发性和继发性。前者包括①脂蛋白代谢先天性缺陷（或遗传性缺陷）；②某些环境因素通过未知机制引起者（如饮食、营养、药物等）。后者包括①继发于某种疾病：糖尿病、肝脏疾病、肾脏疾病、甲状腺疾病等；③环境影响因素：饮酒、肥胖、饮食、生活方式等。

据国外报道，成年人血液胆固醇含量超过5.2mmol/L（200mg/dl），一般是由于摄食过多，特别是饱和脂肪摄入过多。大约有90%血液胆固醇含量升高都是基于这种原因。

致动脉粥样硬化性饮食主要指高饱和脂肪和高胆固醇膳食模式，许多前瞻性研究表明此种膳食模式显著增加缺血性心血管病危险，我国已有的横截面流行病学调查资料也表明，此种膳食模式显著增加血脂异常发生率。另一方面，进食蔬菜、水果、全谷类、不饱和脂肪酸较多的膳食心血管病基础危险较低，且这种低危险不能够被传统危险因素解释。同时，国际上已有多个对膳食疗法荟萃分析的结果表明，合理膳食具有良好的降脂、降压效果。

263 • 哪些药物可引起或加重血脂异常？

临床研究发现，在人们常用的药物中，有些药物可以使总胆固醇（TC）、三酰甘油（TG）、低密度脂蛋白（LDL）和极低密度脂蛋白（VLDL）不同程度的升高，而使有益于人体健康的高密度脂蛋白（HDL）降低。为了避免在用药时给人体健康造成不必要的损害，在使用下列药物时，应注意到其引起血脂异常的副作用。

（1）氢氯噻嗪（双氢克尿塞） 医学研究发现，不同的利尿剂对血脂的影响各异，且与剂量有关。长期用氢氯噻嗪可以使血清 TC、LDL、VLDL 轻度升高，TG 升高或不变。停药后血脂水平可恢复正常。英国皇家医学会研究发现，如果每日服用氢氯噻嗪 50 ~ 150mg，连续使用 3 ~ 6 个月，可使 TG 上升 43.2%，TC 上升 29.3%，VLDL 上升 17.8%，LDL 上升 10%，而 HDL 下降 12%，这对健康十分不利。为减少这类不良反应，如果需要长期应用利尿剂氢氯噻嗪，宜用小剂量（≤25mg/d），而不宜用大剂量（≥50mg/d）。利尿剂导致血脂紊乱的机制可能与胰岛素抵抗有关。其他利尿剂如呋塞米、螺内酯和吲达帕胺对血脂的影响不大，可供选用。

（2）普萘洛尔与氧烯洛尔（心得平） 普萘洛尔是目前常用的 β 受体阻滞剂之一。如果大剂量长期应用，可以使血 TC 上升 51.3%，使 HDL 下降 16.8%。如果必须使用时，每日剂量应控制在 160mg 以下，这样对血脂影响就较小。如果每日用量超过 160mg，对脂代谢影响很明显。其机制主要是 β 受体阻滞剂使 β 受体阻断，而 α 受体未被阻断，从而抑制脂蛋白酶活性，TG 和 VLDL 分解受阻，导致 TG 升高，VLDL 代谢产物高密度脂蛋白胆固醇（HDL-C）下降。氧烯洛尔为具有显著内在活性的 β 受体阻滞剂，如果长期应用可使血 TC 上升 26%，而高密度脂蛋白下降 11.5%，故也不宜过久使用。

（3）胺碘酮 胺碘酮为苯丙呋喃的衍生物，是 α 和 β 肾上腺素受体的竞争性阻滞剂。目前认为该药是一个良好的广谱抗心律失常药。医学研究发现，如开始每天用量为 1600mg，1 周后改为 200 ~ 600mg，两个月后血 TC 平均由 4.6mmol/L 上升为 5.4mmol/L，TG 由 1.5mmol/L 上升为 2.36mmol/L。

（4）孕激素 也可使 TG 和 LDL 升高，而使 HDL 下降。左旋-甲基炔诺酮比甲孕酮的升脂作用更强。好在口服避孕药中均含有雌激素，对血脂的作用与孕激素相反，对人体有利。所以总的看来，口服避孕药对血脂的影响不大。

（5）糖皮质激素与促肾上腺皮质激素 糖皮质激素与促肾上腺皮质激素目前应用较广，短期应用对人体无明显影响，但若长期大量应用，可使 TG、TC 和 VLDL 上升，对健康不利。

（6）雷尼替丁 雷尼替丁是目前应用较广、疗效较好的 H_2 受体阻滞剂。但研究发现，它能使 VLDL 上升，使 HDL 下降，血脂高者或老年人在治疗溃疡病时不宜使用雷尼替丁，可以选用西咪替丁。

（7）苯妥英钠 苯妥英钠是应用较早的一个抗癫痫药，同时有抗焦虑、抗心律失常作用，临床应用比较广泛。如果连续口服3~6个月后，可以使血中TC平均增高19%。

（8）氯丙嗪 氯丙嗪是吩噻嗪类抗精神病药物的代表药，具有治疗精神病、神经官能症、呕吐、呃逆和急性心功能衰竭等功效。在治疗精神分裂症用量比较大时，用药4周后即可发现患者血TC和TG都有明显上升。

（9）其他 临床上还有一些常用药物如胰岛素、干扰素、左旋多巴、维生素D等也有使血脂升高的作用，也应予以高度重视。

264• 冠心病高危患者低密度脂蛋白胆固醇应降至什么水平？

美国国家胆固醇教育项目（NCEP）的成人治疗组（ATP）2004年新修订公布了NCEP ATPⅢ指南报告，其突出一点就是建议对高危患者进行强化降血脂治疗，提出对非常高危患者低密度脂蛋白胆固醇（LDL-C）的目标值低于2.6mmol/L（70mg/dl）。

关于LDL-C和冠心病风险之间的关系，一些研究者提出LDL-C水平存在一个较低的阈值，低于该阈值，进一步降低LDL-C水平并不能进一步获益；而在线性模式中，LDL-C“越低越好”，伴随LDL-C水平不断降低，冠心病风险也随之下降。流行病学观察研究和临床试验支持曲线（或对数直线）模式，即伴随LDL-C水平的降低，冠心病风险持续降低，但是在较低LDL-C水平表现为效益递减。有人总结了有关他汀类药物大规模临床试验，发现对50岁患者，LDL-C降低0.6mmol/L，冠心病的风险减少39%；LDL-C降低1.0mmol/L，冠心病的风险减少56%；LDL-C降低1.4mmol/L，冠心病的风险减少68%；预计LDL-C降低3.0mmol/L，冠心病的风险将会降低91%。

自从NCEP ATPⅢ指南发表后，又公布了许多应用他汀类药物治疗的大规模临床试验。包括心脏保护研究（HPS），老年高危患者普伐他汀前瞻性研究（PROSPER），抗高血压降脂治疗预防心脏病发作试验——降脂分支试验（ALLHATLLT），盎格鲁—斯堪的纳维亚心脏终点试验——降脂分支试验（ASCOT-LLA），普伐他汀或阿托伐他汀评估和抗炎治疗（PROVE-IT）。在心脏保护研究中，辛伐他汀治疗减少了基线LDL-C水平>3.4mmol/L（130mg/dl）、2.6~3.4mmol/L（100~130mg/dl）或<2.6mmol/L（100mg/dl）各组患者主要血管事件发生的相对风险，心脏保护研究证明应用他汀类药物降LDL-C治疗可使所有基线LDL-C水平患者获益，即使是LDL-C水平正常或稍低，也能得益于他汀类药物的治疗。PROVE-IT研究显示，与中度调脂治疗比较〔LDL-C水平降至2.5mmol/L（95mg/dl）〕，冠状动脉综合征发生10天内开始强化调脂治疗〔LDL-C水平降至1.6mmol/L（62mg/dl）〕可降低主要终点事件16%。这表明，对于高危的冠状动脉综合征患者，进一步降低LDL-C水平（1.6~2.5mmol/L）可获得更大的临床效益。在PROVE-IT试验未发现存在一个较低的LDL-C阈值，而是观察到，治疗后的LDL-C水平和冠心病风险之间的关系呈曲线（或可能直线）关系。

究竟哪些患者LDL-C水平需更低靶目标〔<1.8mmol/L（70mg/dl）〕？治疗的强度则取决于对冠心病风险的评估。高危患者（冠心病或冠心病等危症）和中高危患者（2个或2个以上危险因素且10年内发生冠心病风险10%~20%）是否可从强化的LDL-C靶目标（<1.8mmol/L）获益还需要进一步的临床试验来判定。极高危患者可能为合适的人群，这包括

确诊为冠心病或其他动脉粥样硬化性血管疾病的患者，多危险因素患者，严重或危险因素控制较差的患者，代谢综合征患者或急性冠脉综合征患者。

心脏保护研究和 PROVE-IT 结果支持对 LDL-C < 2.6mmol/L（100mg/dl）人群予以药物治疗。高危患者 LDL-C 应降至什么水平？降低风险的最佳 LDL-C 水平怎样？2005 年 ACC 年会上公布的 TNT 研究作了回答。该研究入选 1 万多例 LDL-C 水平升高的冠心病患者，评估将 LDL-C 降至远低于目前指南推荐的目标值水平，患者能否获得更多的心血管益处。结果与接受 10mg/d 阿托伐他汀治疗的患者相比，接受 80mg/d 阿托伐他汀治疗的患者心血管事件发生率降低 22%，这些心血管事件包括冠心病死亡、非致死性心肌梗死、心脏骤停复苏和致死或非致死性脑卒中。

可见，TNT 证实使用阿托伐他汀将 LDL-C 降至远低于指南推荐目标值水平，可进一步获得更多心血管益处。但也有些学者，对 TNT 的应用实践，尤其对用大剂量阿托伐他汀，仍持保留态度。

265• 何谓心血管病的综合危险？

国内外大规模前瞻性流行学调查结果一致显示，患心血管病的危险性不仅取决于个体具有某一危险因素的严重程度，而且更取决于个体同时具有危险因素的数目。危险因素的数目和严重程度共同决定了个体发生心血管病的危险程度，称为多重危险因素的综合危险。

我国流行病学研究资料表明：血脂异常是冠心病发病的危险因素，其作用强度与西方人群相同；我国人群血清总胆固醇（TC）水平增高不仅增加冠心病发病危险，也增加缺血性脑卒中发病危险。将血脂异常防治着眼于冠心病的同时也着眼于脑卒中，在我国人群中有重要的公共卫生意义。

监测资料和多个队列随访资料均表明我国缺血性脑卒中事件发病率约为冠心病事件的 2 倍以上。说明如果照搬西方人群仅靠冠心病发病危险作为衡量个体或群体存在的心血管病综合危险是不合适的。为了更恰当地反映血脂异常对我国人群健康的潜在危害，我国学者提出用“缺血性心血管病”（冠心病和缺血性脑卒中）危险，来反映血脂异常及其他心血管病主要危险因素的综合致病危险。与仅使用冠心病发病危险相比，这一新指标使得高 TC 对我国人群心血管健康绝对危险的估计上升至原来的 3 ~ 5 倍，更恰当地显示了血清 TC 升高对我国人群的潜在危险。因此，指南所述的“综合危险”包含两重含义：一是指多种心血管病危险因素所致同一疾病的危险总和，二是指多种动脉粥样硬化性疾病的发病危险总和。

266• 如何进行血脂异常危险和心血管病发病危险性分类？

最新《中国成人血脂异常防治指南》指出，根据心血管病发病的综合危险小来决定干预的强度，是国内外相关指南共同采纳的原则。因此，全面评价心血管病的综合危险是预防和治疗血脂异常的必要前提。我国人群流行病学长期队列随访资料表明，高血压对我国人群的致病作用明显强于其他心血管病危险因素。建议按照有无冠心病及其等危症、有无高血压、其他心血管危险因素的多少，结合血脂水平综合评估心血管病的发病危险，将人群进行危险性高低分类，此种分类也可用于指导临床开展血脂异常的干预（表 4-7）。

表 4-7 血脂异常危险分层方案

危险分层	TC 5.18～6.19mmol/L（200～239mg/dl）或 LDL-C 3.37～4.12mmol/L（130～159mg/dl）	TC≥6.22mmol/L（240mg/dl）或 LDL-C≥4.14mmol/L（160mg/dl）
无高血压且其他危险因素数 <3	低危	低危
高血压或其他危险因素≥3	低危	中危
高血压且其他危险因素数≥1	中危	高危
冠心病及其等危症	高危	高危

注：其他危险因素包括年龄（男≥45 岁，女≥55 岁）、吸烟、低 HDL-C、肥胖和早发缺血性心血管病家族史

（1）冠心病和冠心病等危症　此类患者在未来 10 年内均具有极高的发生缺血性心血管病事件的综合危险，需要积极降脂治疗。

冠心病包括急性冠状动脉综合征（包括不稳定性心绞痛和急性心肌梗死）、稳定性心绞痛、陈旧性心肌梗死、有客观证据的心肌缺血、冠状动脉介入治疗（PCI）及冠状动脉旁路移植术（CABG）后患者。

冠心病等危症是指非冠心病者 10 年内发生主要冠状动脉事件的危险与已患冠心病者同等，新发和复发缺血性心血管病事件的危险 >15%，以下情况属于冠心病等危症：①有临床表现的冠状动脉以外的动脉粥样硬化：包括缺血性脑卒中、周围动脉疾病、腹主动脉瘤和症状性颈动脉病（如短暂性脑缺血）等；②糖尿病：过去将糖尿病列为心血管病的危险因素，近年来发现其重要性远不止于此。一项在芬兰的研究发现，1373 例非糖尿病患者，7 年的心肌梗死发生率在有心肌梗死史者为 18.8%，无心肌梗死史者为 3.5%；在 1059 例糖尿病患者中，7 年心肌梗死发生率在有心肌梗死史者为 45.0%，无心肌梗死史者为 20.21%。由此可见，有糖尿病而无冠心病史者，心血管危险性与有心肌梗死史而无糖尿病者相等。糖尿病患者发生心肌梗死后的病死率比非糖尿病者明显增高。糖尿病患者一旦发生冠心病，其预后比无糖尿病者差。因此，当前将糖尿病列为冠心病的等危症；③有多种危险因素其发生主要冠状动脉事件的危险相当于已确立的冠心病，心肌梗死或冠心病死亡的 10 年危险 >20%。

（2）危险评估包括的其他心血管病主要危险因素　本指南用于评价心血管病综合危险的因素除血脂异常外还包括下列具有独立作用的主要危险因素：①高血压〔血压≥140/90mmHg（1mmHg = 0.133kPa）或接受降压药物治疗〕；②吸烟；③低 HDL-C 血症〔(1.04mmol/L（40mg/dl)〕；④肥胖（BMI≥28kg/m^2）；⑤早发缺血性心血管病家族史（一级男性亲属发病时 <55 岁，一级女性亲属发病时 <65 岁）；⑥年龄（男性≥45 岁，女性≥55 岁）。

我国已有大量研究资料显示，高血压对我国人群心血管病发病的影响远大于其他危险因素，是我国人群发生心血管病事件的首要危险因素，其独立致病的相对危险为 3.4，人群归因危险百分比为 35%。我国心血管病流行病学两个长期随访队列资料采用相同分析方法的

研究结果表明，在任一 TC 水平，仅合并高血压时缺血性心血管病发病的绝对危险已相当于合并 3 项其他危险因素时的绝对危险，显示了危险因素在我国人群中致病作用的特点。为了提高对我国人群心血管病综合危险估计的准确性，本指南将高血压单列，等同于任何其他 3 项危险因素的集合。

吸烟对我国人群的心血管病致病相对危险约为 2 倍，但人群归因危险百分比高达 32%，仅次于高血压。

HDL-C 是能够降低心血管病发病危险的因素，也称保护性因素。当个体的 HDL-C 水平 ≥155mmol/L（60mg/dl）时，综合危险评估时其他危险因素的数目减“1”。

肥胖对心血管病的独立致病作用，早年并不被国际上所重视，然而近年来越来越多的资料，包括我国的资料，表明肥胖在心血管病发生中具有独立的作用，必须引起足够重视。根据国人资料，提出超重和肥胖诊断标准，BMI≥24kg/m^2 为超重，BMI≥28 kg/m^2 为肥胖。

男性一级直系亲属在 55 岁前或女性一级直系亲属在 65 岁以前曾发生缺血性心血管病者，为有早发缺血性心血管病家族史，参与综合危险评估。

（3）代谢综合征（metabolic syndnome） 代谢综合征是近年来被认识到的一种临床综合征，是一组代谢起源的相互关联的危险因素的集合，这些因素直接促成动脉粥样硬化性疾病，也增加发生 2 型糖尿病的危险。公认的代谢危险因素为致粥样硬化血脂异常（高 TG 和 apoB、低 HDL-C 和 sLDL 增多）和血糖升高。患者常有促栓状态和促炎状态。上述代谢因素起自以内脏型肥胖和胰岛素抵抗两种基本危险因素，还与增龄、缺少体力活动和内分泌失调相关。已知代谢综合征患者是发生心脑血管疾病的高危人群，与非代谢综合征者相比，其患心血管病的危险和发生 2 型糖尿病的危险均显著增加。代谢综合征的定义在不同国家、地区人群尚不尽一致。2004 年中华医学会糖尿病学分会根据当时已有的我国人群代谢综合征的流行病学资料分析结果，建议中国人代谢综合征的判断标准如下（简称 2004 年 CDS 建议）。具备以下的三项或更多者判定为代谢综合征：① BMI≥25kg/m^2；②血 TG≥1. 70mmol/L（150mg/dl）；③血 HDL-C 男性＜0. 91mmol/L（35mg/dl），女性＜1. 01mmol/L（39mg/dl）；④血压≥140/90mmHg；⑤空腹血糖≥6. 1mmol/L（110mg/dl）或糖负荷后 2 小时血糖≥7. 8mmol/L（140mg/dl）或有糖尿病史。

近两年新的研究资料表明，空腹血糖在 5. 6～6. 1mmol/L（100～110mg/dl）时，糖尿病发生的风险已经增加了 3. 4 倍。此外，在对资料进一步的分析显示，中国人 BMI＞25kg/m^2 人群的相应腰围男性约为 90cm，女性约为 85cm。根据我国低 HDL-C 的诊断切点为 1. 04mmol/L（40mg/dl），故在 2004 年 CDS 建议基础上，对代谢综合征的组分量化指标中进行修订。具备以下的三项或更多：①腹部肥胖：腰围男性＞90cm，女性＞85cm；②血 TG≥1. 70mmol/L（150mg/dl）；③血 HDL-C＜1. 04mmol/L（40mg/dl）；④血压≥130/85mmHg；⑤空腹血糖≥6. 1mmol/L（110mg/dl）或糖负荷后 2 小时血糖≥7. 8mmol/L（140mg/dl）或有糖尿病史。

随着经济发展和生活方式改变，代谢综合征的患病率在增高。美国调查发现 70 岁以上人群中患病率为 23. 7%；中国流行病学调查发现患病率为 14%～16%，且随年龄增长而增高。如上所述，代谢综合征既然是多种心血管危险因素的集合，其致疾病风险的强度必然较高。代谢综合征的主要临床结局是糖尿病和冠心病。中国人群研究表明，有代谢综合征者发生心血管事件的风险比无代谢综合征者显著增高。代谢综合征按照是否伴有糖尿病可分为两个亚型。美国第三次营养调查显示冠心病的发生率在伴有糖尿病的代谢综合征患者中为19.2%，在不伴有糖尿病的患者中为13.9%，在既无代谢综合征又无糖尿病者中为8.7%。有代谢综合征者患冠心病的风险是无代谢综合征者的2倍。因此，有代谢综合征者应属于高危，需积极治疗。

（4）其他心血管病主要危险因素　缺乏体力活动和致粥样硬化性饮食是缺血性心血管病发病过程中更上游的2项主要危险因素。其致病作用主要通过前述的生物学危险因素如血脂异常、高血压、超重肥胖、糖尿病等，因而不参加缺血性心血管病的综合危险评估，但并非不重要。由于其处于上游，改变其中之一往往可以使几个下游危险因素同时改善，临床上检出直接参与综合评估的危险因素时，应注意了解和评估患者的此2项危险因素，以利指导治疗性生活方式干预。

267• 哪些患者需要较大幅度降低低密度脂蛋白胆固醇？

由于防治冠心病降脂重点在LDL-C中，血清TC越高冠心病发病率及死亡率也越高。因此，对于那些TC很高的患者需要较大幅度的降低LDL-C，如血清TC超过6.24mmol/L（240mg/dl），LDL-C＞4.16mmol/L（160mg/dl），或家族性高胆固醇血症（纯合子型，LDL-受体基因自然突变所致）血清TC常在9.1mmol/L（350mg/dl）以上者更应大幅度降低LDL-C，但这型患者少见。从冠心病预防范畴来说属一级预防。

冠心病二级预防患者需要较大幅度降低LDL-C，可见，二级预防得益最大，尤其是血清TC水平较高的患者。对急性冠状动脉硬化综合征的多项大规模临床试验正在进行中，现已发表的强化降脂减少心肌缺血研究（MIRALL）试验显示，急性冠状动脉综合征（不稳定心绞痛及非Q波心肌梗死）1538例，入院24～48h内随机服阿伐他汀80mg/d或安慰剂，经16周治疗，治疗组LDL-C从平均3.22mmol/L（124mg/dl）下降至1.87mmol/L（72mg/dl），降幅40%；安慰剂组从3.22mmol/L（124mg/dl）变至3.25mmol/L（125mg/dl）。治疗组一级终点（死亡、急性心肌梗死、心脏骤停后复苏或反复心肌缺血）较对照组减少16%（$P=0.1048$）。慢性稳定性心绞痛至少一支冠状动脉狭窄50%推荐冠状动脉介入治疗的患者，较大幅度降低，LDL-C可作为另一种治疗选择。在阿伐他汀与冠状动脉重建术的试验（A-VERT）中，采用开放随机方法将341例患者分为强化降脂治疗组（治疗组）和介入治疗加一般降脂治疗组（对照组），治疗组将LDL-C≥2.99mmol/L（115mg/dl）降至2.00mmol/L（77mg/dl），降脂幅度达46%，明显高于对照组降脂幅度（18%），缺血事件联合终点（心脏性死亡、心脏骤停后复苏、非致死性心肌梗死、脑血管意外、需冠状动脉旁路移植术、血管成形术及心肌缺血恶化住院）治疗组较对照组相对危险下降36%（$P=0.048$）。

冠状动脉旁路移植术后的患者也需较大幅度降低LDL-C。在冠状动脉旁路移植物试验（Post-CABG）中，1351例冠状动脉旁路移植术后（至少一根移植物）LDL-C 3.38～4.55mmol/L（130～175mg/dl），试验中降脂分两组，强化治疗组以洛伐他汀40mg/d开始，调整剂量最大为80mg/d或加用考来烯胺使LDL-C降至＜2，21mmol/L（85mg/dl），降幅达50%以上；另一组为一般降脂，LDL-C降至＜3.64mmol/L（140mg/dl），降幅12%。4.3年后随访结果显示：强化治疗组移植血管粥样硬化进展27%，而一般治疗组为39%（$P=0.001$）；随访7.5年，强化治疗组LDL-C降至1.56~2.21mmol/L（60~85mg/dl），一般治疗组降至3.38~3.64mmol/L（130~140mg/dl）；结果显示，强化降脂组较一般治疗组血管重建术下降30%（$P=0.006$），复合终点（死亡、冠状动脉旁路移植术或血管成形术）减少24%（$P=0.0001$）。

上述几类患者中如果LDL-C水平并非很高，但超过我国1997年制定的《血脂防治建议》的靶目标水平，原则上都应该降低LDL-C到目标值为首要靶点，尤其是冠心病患者的二级预防。按照NCEP ATPⅢ的规定，只要其TG水平<5.65mmol/L（500mg/dl），不论血脂谱的其他参数如何，首先要求LDL-C达标，LDL-C达标与否对心血管事件发生率下降有很大关系。在最近发表的希腊阿伐他汀与冠心病评估研究（GREACE）中，1600例冠心病饮食控制后LDL-C>2.60mmol/L（100mg/dl，平均180mg/dl）患者随机分两组，一组以阿伐他汀使LDL-C降至ATPⅡ标准（LDL-C≤100mg/dl），称为标准化组。另一组一般降脂。随访3年结果显示，标准化组95%患者达到ATPⅡ LDL-C靶目标，一般治疗组只有3%达标。两组达标率差异有统计学意义。标准化组与一般治疗组TC分别下降38%、4%；LDL-C分别下降48%、5%；TG分别下降31%、3%；非HDL-C分别下降44%、8%。临床主要终点的相对危险达标组较一般治疗组总死亡率下降43%，冠心病死亡率下降47%，非致死性心肌梗死下降59%，不稳定性心绞痛下降51%，心力衰竭下降50%。卒中下降47%。结论：冠心病患者降脂达标得益巨大。

按照NCEP ATPⅢ的规定提出冠心病等危病变（等危症）的患者也应该首先降低LDL-C到目标值，包括其他部位动脉粥样硬化（周围血管、腹主动脉硬化瘤及症状性颈动脉粥样硬化）、糖尿病及多项危险因素10年内发生冠心病危险>20%的患者。这是依据美国弗明汉的流行病学研究来计算其危险性评分，除了LDL-C以外，包括吸烟、高血压、低HDL-C血症、早发冠心病家族史及年龄。我国《血脂防治建议》将糖尿病作为冠心病危险因素，尚未列入等危症，但已提到有糖尿病及有多项危险因素的患者，如代谢综合征应积极降低LDL-C到目标水平。

268 • 如何较大幅度降低低密度脂蛋白胆固醇？

首先要针对病因，高胆固醇血症发生的原因大体上可分为：

（1）原发性高胆固醇血症　指未找到系统性疾病引起的血清TC增高，往往由于遗传因素或后天环境因素、不良生活方式所致。

（2）继发性高胆固醇血症　指继发于系统性疾病，如糖尿病、甲状腺功能低下、肾病综合征等。对于由系统性疾病引起的高胆固醇血症，要较大幅度地降低LDL-C，必须同时治疗原发病。对原发性高胆固醇血症，由不良生活方式造成的也必须逐渐彻底改变不良生活方式，由遗传因素所致的某些缺陷，如家族性高胆固醇血症由于细胞膜表面的LDL受体缺如或异常，不论纯合子型或杂合子型在严格控制饮食等基础上，采用他汀类药物治疗。对某些少见的纯合子型家族性高胆固醇血症也可以采用血浆LDL分离法治疗。

从调脂药物来说较大幅度降低LDL-C常采取下列方法：

（1）选择现有降低 LDL-C 最强的他汀类药物　目前国内药品以阿伐他汀降脂幅度居榜首，其剂量可按国家药品监督局药品说明书规定用药。

（2）除阿伐他汀外，现有其他他汀类增加剂量也可以较大幅度降低 LDL-C，但药物剂量增加一倍，其降低 LDL-C 的幅度并不能成倍地下降，只能增加 6% ~7%，也应注意剂量加倍有增加不良反应的危险。

（3）不同种类的调脂药物的联合使用。联合使用要考虑高胆固醇血症的病因、药物作用机制、不良反应及联用中的相互反应。尽可能不采用调脂药物联用来大幅度降低 LDL-C。在少数病例单用某一种他汀类药物在达到药品说明书的最大剂量仍难以控制时，可考虑联用。可考虑他汀类联用贝特类或他汀类与胆酸隔置剂联用等，但均需小剂量开始并密切监测不良反应。国外已有报道，他汀类联用胆固醇吸收抑制剂（ezetimibe）能大幅度降低 LDL-C。

269• 他汀类药物在 ST 段抬高的急性冠脉综合征的疗效如何？

ST 段抬高的急性冠脉综合征（ACS）主要表现为 Q 波型心肌梗死（MI）。在土耳其进行的普伐他汀联合溶栓早期治疗 AMI（PPT）研究中，AMI 发病 6 小时内接受普伐他汀治疗组与安慰剂组相比，显著降低非致死性 MI、心绞痛复发及院内死亡等心血管事件发生率。荷兰报道的一项普伐他汀用于 AMI 或稳定性心绞痛的随机临床试验，入选 100 例 LDL-C > 3. 5mmol/L 的 ACS 患者，在入院 48 小时内随机服用普伐他汀 40mg/d 或安慰剂，结果表明 ACS 早期开始服用普伐他汀是安全的，患者耐受良好。新近发表的瑞典的一项大规模前瞻性队列研究证实，对 AMI 患者早期开始服用他汀类药物可降低 1 年病死率。该研究收入《瑞典心脏加强监护注册研究》中首次登记的 AMI 年龄 <80 岁且存活出院的患者，其中 5528 例出院前或出院时开始接受他汀类药物治疗，14071 例未接受他汀类药物治疗，1 年时未校正的病死率在他汀类药物治疗组为 4. 1%，未服用他汀类药物组为 9. 3%。经校正了对他汀类药物应用的混淆因素及倾向计分后的回归分析显示，在 AMI 住院期存活者早期应用他汀类药物可降低 1 年病死率（$P=0.001$），且病死率的降低在所有各亚组（不论性别、年龄、基本特征、既往疾病表现和用药情况）均相似。

270• 临床实践中急性冠脉综合征患者应如何使用他汀类药物？

当前冠心病患者的降脂治疗指南是以 LDL-C、三酰甘油（TG）和高密度脂蛋白胆固醇（HDL-C）水平为依据的，然而在 ACS 时测定的脂质水平并不能代表他们的通常数值。MIR-ACL 研究中治疗前 LDL-C 水平平均为 3. 1mmol/L（121mg/dl），明显低于相似人群中冠心病患者的 LDL-C 水平 3. 6 ~3. 9mmol/L（140 ~150mg/dl），表明 ACS 期间 LDL-C 水平下降，那些冠状动脉事件危险性高的患者 LDL-C 水平下降幅度可能更大。AMI 患者应在入院时或发病 24 小时内检测血脂，否则 AMI 后至少 4 周血脂才能稳定并保证测定的准确性。

由于目前尚不了解 LDL-C 水平低于目标值〔<2. 6mmol/L（100mg/dl）〕的 ACS 患者应

用他汀类药物的价值。一个简单的解决办法是参考患者 ACS 发生前或 AMI 入院时测定的血脂状况，按照降脂治疗指南中冠心病二级预防的方案，对 LDL-C >2. 6mmol/L 的患者早期开始他汀类药物治疗或 AMI 患者在出院前开始他汀类药物治疗。当然，除药物降脂治疗外，通过饮食控制降低 LDL-C 水平，控制高血压、控制糖尿病，适度合理的运动以及对超重人群的治疗等均不可忽视。

急性冠状动脉事件入院期间开始调脂治疗使之成为初始治疗的一部分，可增加患者坚持服药的依从性，也可避免医师开处方时忽视调脂治疗的重要性，从而减少在冠心病患者中仍然存在的不合理的治疗不足问题。鉴于调脂治疗的潜在的短期获益、明确的长期获益以及无不良反应，应积极鼓励临床医生在急性冠状动脉事件住院时或出院前将调脂治疗作为整个治疗计划的一部分。

271. 血液胆固醇含量的“安全”范围是多少？用总胆固醇与高密度脂蛋白胆固醇比值预测心血管病的危险性价值如何？

心脏病发作的危险和血液胆固醇水平确有渐次变化关系。成年人血液 TC 水平低于 5mmol/L（190mg/dl），发生心血管病的危险性较低；血液 TC 水平高于 6. 2mmol/L（240mg/dl），心绞痛及心脏病发作的危险性显著增加，这里必须强调，作出判断时，还应结合其他危险因素进行全面综合考虑。血液总胆固醇主要包括低密度脂蛋白胆固醇（LDL-C）和高密度脂蛋白-胆固醇 HDL-C。两者在血液胆固醇转运上具有完全不同的作用。LDL 将胆固醇转运到各种组织，供细胞利用；HDL 却将胆固醇从组织中移出，最后通过肝脏排出。显而易见，血中 HDL-C 含量高，从组织移出胆固醇的作用强，发生动脉粥样硬化引起心血管病的危险性就小。然而遗憾的是，像 HDL-C 水平很高的人并不多见。一般认为，TC/HDL-C >5 时，心脏病发作的危险性增大。但是，对于血液三酰甘油水平很高的患者这个比值会有变化。因为高三酰甘油血症患者，血 HDL 颗粒总量虽然可能正常，然而从组织中移出胆固醇的功能却很差，因此 TC/LDL-C 比值即使≤5，也可能会有心血管的危险。但无论如何，只要 TC/HDL-C >5，发生心血管病的危险性总是增大。如果 LDL-C 含量正常或较低，但 HDL-C 含量也很低，发生心血管病的危险性也增加。因为 HDL-C 含量很低，应考虑低 α 脂蛋白血症的可能性。最近研究表明，无论血液 TC 水平高或低，只要 HDL-C 含量低，心血管病发生的危险性都增高。此时，TC/HDL-C 比值对作出判断极有参考价值。

272. 血液三酰甘油升高时心血管病发生的危险性有多大？

体内三酰甘油一部分来自食物，称外源性三酰甘油，颗粒最大，是构成乳糜微粒（CM）的主要成分。另一部分由肝脏合成，凡经肝脏改造或由糖转变成的三酰甘油均称为内源性三酰甘油，它是极低密度脂蛋白（VLDL）的主要成分。血浆三酰甘油中脂肪酸半衰期仅几分钟，代谢非常活跃。三酰甘油与动脉粥样硬化的关系，过去认为颗粒大不易透过血管壁，再加时间短，所以与动脉粥样硬化无直接作用关系。现在认为血中三酰甘油水平升高或在血液循环中停留时间延长，其代谢残体可由血管壁上的巨噬细胞表面受体识别和摄取，造成血管壁内三酰甘油和胆固醇沉积，因而可能与动脉粥样硬化发生有关。

血液三酰甘油升高时心血管病发生的危险性究竟有多大？这个问题目前尚无定论，多数专家认为，血中三酰甘油升高是胆固醇或血液其他脂质代谢障碍的一种标志。因此，对三酰甘油升高的受试者，特别是那些其他心血管病危险因素同时存在的患者及其家族成员，进一步确定高三酰甘油的原因显得十分必要。此外，对妇女而言，血液三酰甘油升高是发生心血管病的独立危险因素。

血液三酰甘油水平很高的患者应及时治疗。因为高三酰甘油血症不仅是心血管病可能发生的危险因素，而且还有诱发急性胰腺炎的危险。乙醇、某些药物（如雌激素和其他抗高血压药等），糖尿病、肥胖等也会引起高三酰甘油血症，应注意鉴别。

273• 高脂血症的治疗原则及防治措施有哪些？

高脂血症的治疗原则：①高脂血症治疗用于冠心病预防时，若对象为临床上未发现冠心病或其他部位动脉粥样硬化性疾病者，属于一级预防；对象为已发生冠心病或其他部位动脉粥样硬化性疾病者，属于二级预防；②区别一级与二级预防，并根据一级预防对象有无其他危险因素及血脂水平分层防治；③以饮食治疗为基础，根据病情、危险因素、血脂水平决定是否或何时开始药物治疗。

高脂血症的防治措施可分为非药物和药物措施两种：

（1）非药物治疗措施　包括饮食和其他生活方式调节，用于预防血脂过高，也是高脂血症治疗的基础。

①饮食调节（参见本书“高脂血症的膳食治疗的方法及具体实施方案是什么?”）：适用于预防和治疗对象。目的是保持合适的体重，降低过高的血脂水平，兼顾其他不健康的饮食结构，如限制食盐摄入量。其方法为控制总热能；减低脂肪，尤其是胆固醇和饱和脂肪酸的摄入量；适当增加蛋白质和碳水化合物的比例；减少饮酒和戒烈性酒。

②其他非药物措施：包括运动锻炼和戒烟。在降压药物治疗中注意噻嗪类利尿药可能增高TC与LDL-C或TG，β受体阻滞剂可能增高TG和降低HDL-C。钙离子通道阻滞剂和ACEI对血脂影响小。

（2）药物治疗措施

1）一级预防：适用于不能进行饮食及非调脂药治疗或治疗后疗效不满意的对象，以TC与LDL-C水平为判断基础。无冠心病危险因子者：TC >6. 24mmol/L（240mg/dl），LDL-C > 4. 16mmol/L（160mg/dl）；有冠心病危险因子者：TC >5. 72mmol/L（220mg/dl），LDL-C > 3. 64mmol/L（140mg/dl）。

2）二级预防：TC >5. 20mmol/L（200mg/dl），LDL-C >3. 12mmol/L（120mg/dl）。

近年来我国学者们推荐的可选择药物种类及用法：①HMG-CoA还原酶抑制剂（他汀类）：洛伐他汀，10~80mg每晚一次或每日分两次口服；辛伐他汀，5~40mg每晚一次口服；普伐他汀，10~40mg每晚一次口服；氟伐他汀，10~40mg每晚一次口服。②胆酸隔置剂：考来烯胺，4~24g每晚一次或每天分两次口服；考来替哌，5~20g每晚一次或每天分两次口服。

3）贝特类：非诺贝特，100mg 每天 3 次或微粒型 200mg 每天一次口服；苯扎贝特，200mg 每天 3 次或缓释型 400mg 每天一次口服；吉非罗齐 300mg 每天 3 次或 600mg 每天两次，或缓释型 900mg 每天一次口服。

4）烟酸类：烟酸，100mg 每天 3 次渐增至 1 ~ 3g/d 口服；阿西莫司，250mg 每天 1 ~ 3 次口服。

高胆固醇血症：首选 HMG-CoA 还原酶抑制剂，其降低 TC 能力为 20% ~ 30%，降 LDL-C 能力为 30% ~ 35%，还轻度增高 HDL-C 及轻度降低 TG。胆酸隔置剂用足量可降 TC 与 LDL-C，效果与 HMG-CoA 还原酶抑制剂相近，但不易耐受，故可以较小剂量用于轻度 TC 或 LDL-C 增高者。贝丁酸类轻至中度降低 TC 与 LDL-C，降低 TG 能力高于他汀类，并升高 HDL-C。烟酸类降低 TC、LDL-C 与 TG，升高 HDL-C，但副作用使其应用受限；阿西莫司的副作用较小。对 TC 或 LDL-C 极度增高者可采用他汀类与胆酸隔置剂合并治疗。

高三酰甘油血症：如非药物治疗包括饮食、减轻体重、减少饮酒、戒烈性酒等不能降低 TG 至 4.07mmol/L（360mg/dl）以下时，可应用贝丁酸类，不用烟酸、胆酸隔置剂或他汀类药。

混合型高脂血症：如以 TC 与 LDL-C 增高为主，可用他汀类药物；如以 TG 增高为主则用贝丁酸类药物；如 TC、LDH-C 与 TG 均显著升高，可以联合治疗，联合治疗选择贝丁酸类加胆酸隔置剂类，或胆酸隔置剂加烟酸。谨慎采用他汀类与贝丁酸类或烟酸类的合并使用。

274. 对血脂异常者如何进行治疗性生活方式改变？

《中国成人血脂异常防治指南》对血脂异常者明确提出了治疗性生活方式改变（therapeutic life-style change，TLC）。

（1）基本原则　TLC 是个体策略的一部分，是控制血脂异常的基本和首要措施。近年的临床干预试验表明，恰当的生活方式改变对多数血脂异常者能起到与降脂药近似的治疗效果，在有效控制血脂的同时可以有效减少心血管事件的发生。TLC 是针对已明确的可改变的危险因素如饮食、缺乏体力活动和肥胖，采取积极的生活方式改善措施，其对象和内容与一般保健不同。

（2）主要内容（表 4-8）　①减少饱和脂肪酸和胆固醇的摄入；②选择能够降低 LDL-C 的食物（如植物固醇、可溶性纤维）；③减轻体重；④增加有规律的体力活动；⑤采取针对其他心血管病危险因素的措施如戒烟、限盐以降低血压等。

上述 1 ~ 4 项措施均能够起到降低 LDL-C 的作用。减少饱和脂肪酸和胆固醇的摄入对降低 LDL-C 作用最直接，效果最明显，也最容易做到。在有条件的人群，选用能够降低 LDL-C 的膳食成分（如植物固醇、可溶性纤维）也有明显效果。达到降低 LDL-C 的效果后，TLC 的目标应逐步转向控制与血脂异常相关的并发临床情况如代谢综合征和糖尿病等。

应用减轻体重治疗和增加体力活动的措施可以加强降 LDL-C 效果，还可以获得降低 LDL-C 之外进一步降低缺血性心血管病危险的效益。针对其他心血管病危险因素的 TLC（包括戒烟、限盐、降低血压等）虽然不直接影响LDL-C水平，但临床上遇到吸烟的患者和合并高血压的患者时则必须积极进行，以便进一步控制患者的心血管病综合危险。

表4-8 TLC的基本要素

要素	建议
减少使LDL-C增加的营养素	
饱和脂肪酸*	<总热量的7%
膳食胆固醇	<200mg/d
增加能降低LDL-C的膳食成分	
植物固醇	2g/d
可溶性纤维素	10~25g/d
总热量	调节到能够保持理想的体重或能够预防体重增加
体力活动	包括足够的中等强度锻炼，每天至少消耗200kcal 837kJ热量

注：*反式脂肪酸也能够升高LDL-C，不宜多摄入

（3）健康生活方式的评价　饮食治疗的前3个月优先考虑降低LDL-C。因此，在首诊时医生应通过询问和检查了解患者在以下几方面是否存在问题：①是否进食过多的升高LDL-C的食物；②是否肥胖；③是否缺少体力活动；④如肥胖或缺少体力活动，是否有代谢综合征。

为了解和评价患者摄入升高LDL-C食物的状况，推荐使用高脂血症患者膳食评价表（表4-9）。该表虽然不能取代营养师所作的系统性膳食评价，但可以帮助临床医生发现患者所进能升高LDL-C的食物，以便有效指导下一步的干预。

表4-9 高脂血症患者膳食评价

项目	评分
1. 您近1周吃肉是否<75g/d：0=否，1=是	□
2. 您吃肉种类：0=瘦肉，1=肥瘦肉，2=肥肉，3=内脏	□
3. 您近1周吃蛋数量：1=0~3个/周，2=4~7个/周，3=7个以上/周	□
4. 您近1周吃煎炸食品数量（油饼、油条炸糕等）：0=未吃，1=1~4次/周，2=5~7次/周，3=7次以上/周	□
5. 您近1周吃奶油糕点的次数：0=未吃，1=1~4次/周，2=5~7次/周	□
评分总和	□□

注：按实际情况在□里填数字“0或1”，总分<3为合格；总分3~5为轻度膳食不良；总分>6为严重膳食不良

（4）TLC实施方案　首诊发现血脂异常时，除了进行上述的健康生活方式评价外，应立即开始必要的TLC。如前所述，首诊开始的TLC主要是减少摄入饱和脂肪和胆固醇，鼓

励开始轻、中度的体力活动。

在 TLC 进行 6～8 周后，应监测患者的血脂水平，如果已达标或有明显改善，应继续进行 TLC。否则，可通过如下手段来强化降脂。首先，对膳食治疗再强化；其次，选用能降低 LDL-C 的植物固醇（但目前国内尚无上市产品），也可以通过选择食物来增加膳食纤维的摄入。含膳食纤维高的食物主要包括全谷类食物、水果、蔬菜等。

TLC 再进行 6～8 周后，应再次监测患者的血脂水平，如已达标，继续保持强化 TLC。如血脂继续向目标方向改善，仍应继续 TLC，不应启动药物治疗。如检测结果表明不可能仅靠 TLC 达标，应考虑加用药物治疗。

经过上述 2 个 TLC 疗程后，如果患者有代谢综合征，应开始针对代谢综合征的 TLC。代谢综合征一线治疗主要是减轻体重和增加体力活动。

在达到满意疗效后，定期监测患者的依从性。在 TLC 的第 1 年，每 4～6 个月应随诊 1 次，以后每 6～12 个月随诊 1 次。对于加用药物治疗的患者，更应经常随访。

（5）降脂效果　医生对于启动和维持 TLC 均起着至关重要的作用。医生的知识、态度和说服技巧决定了 TLC 能否成功。医生需具备评价缺血性心血管病危险、评价膳食是否合理、制定和解释治疗计划的能力。应向患者说明 TLC 的多重效益，并强调说明即使使用药物仍需要 TLC。

尽管目前有了多种有效改善血脂的药物，医生不应忽视 TLC 降低心血管病危险的能力。表 4-10 中列出的 TLC 降低 LDL-C 的效果说明，多种手段结合的 TLC 综合降低 LDL-C 的效果可以达到标准剂量的他汀类药物治疗效果。

表 4-10　改变膳食的 TLC 措施可获得降低 LDL-C 的效果

膳食成分	膳食改变	LDL-C 下降的情况
主要措施		
饱和脂肪	<7% 的总能量	8%～10%
膳食胆固醇	<200mg/d	3%～5%
减轻体重	减轻 4.5kg	5%～8%
选用措施		
可溶性纤维	5～10g/d	3%～5%
植物固醇	2g/d	6%～15%
综合累积效果		20%～30%

（6）TLC 与缺血性心血管病的一、二级预防　由于 TLC 具有明显的降脂效果，在依从性良好的情况下效果可与他汀类药物相媲美，并具有更好的成本效果。无论对于缺血性心血管病的一级预防还是二级预防，TLC 均应作为所有血脂异常患者的首选治疗措施。

275• 如何对高脂血症进行膳食治疗?

《中国成人血脂异常防治指南》专门附了高脂血症的膳食治疗部分（附件3）。

根据最近的研究，在东方人群中血清TC每增加0.6mmol/L（23mg/dl），冠心病发病的相对危险增加34%。因此，在东方人群中防治高脂血症也是预防冠心病的重要措施之一。

（1）膳食治疗的主要内容　影响血清TC的主要营养成分是饱和脂肪酸及膳食胆固醇，以及因膳食热量的摄入与消耗不平衡而导致超重和肥胖。因此，膳食治疗的主要内容是降低饱和脂肪酸和胆固醇的摄入量，以及控制总热量和增加体力活动来达到热量平衡，同时为防治高血压还应减少食盐摄入量。这是治疗血清TC升高的第一步，同时也要贯穿在降脂治疗（包括药物治疗）的全过程。

（2）膳食治疗的目标　对于高胆固醇血症进行膳食治疗的目的不仅是为了降低血清TC，同时需要保持患者在其性别、年龄及劳动强度的具体情况下有一个营养平衡的健康膳食，还要有利于降低心血管病的其他危险因素，增加保护因素。由于高脂血症患者的膳食往往是不平衡的，因此，膳食治疗的目标是对有关的营养成分规定一个限度（表4-11）。

此方案相当于目前我国大城市中年人群营养素平均摄入量。因此对于高脂血症患者是可以做到的，其中最关键的是脂肪、饱和脂肪酸和胆固醇摄入量。热量百分比的计算方法（1kcal=4.18kJ）：

脂肪（或脂肪酸）（% kcal）=脂肪（或脂肪酸）摄入量（g）×9（kcal/g）×100/总热量（kcal）

蛋白质（% kcal）=蛋白质摄入量（g）×4（kcal/g）×100/总热量（kcal）

碳水化合物（% kcal）=碳水化合物摄入量（g）×4（kcal/g）×100/总热量（kcal）

表4-11　血清高胆固醇膳食治疗目标

营养素	建议
总脂肪	≤30%（热量）
饱和脂肪酸	≤7%（热量）
多不饱和脂肪酸	8%～10%（热量）
单不饱和脂肪酸	12%～14%（热量）
碳水化合物	≥55%（热量）
蛋白质	15%左右（热量）
胆固醇	<200mg/d
总热量	达到并保持理想体重

（3）膳食治疗的方法及具体实施方案　中国人膳食中以上几种成分的主要食物来源如下。饱和脂肪酸：家畜肉类（尤其是肥肉）、动物油脂、奶油糕点、棕榈油；胆固醇：蛋

黄、蛋类制品、动物内脏、鱼子、鱿鱼、墨鱼；总脂肪：肉类（尤其肥肉）、动物油脂、植物油（多数植物油固然能提供不饱和脂肪酸，但它和动物油一样能提供较高的热量，有些植物油也含一定量的饱和脂肪酸，故植物油也不应摄入过多）。具体的膳食控制方案见表4-12。

这个方案的重点是根据上述食物来源来指导患者限制食物摄入量，并选择适当品种，同时考虑到有利于降低其他危险因素水平，如限盐、增加抗氧化维生素（蔬菜、水果）等。此控制方案列为对高脂血症患者膳食治疗的总体要求，实际应用时要针对患者情况加以个体化，即根据患者的血清TC或LDL-C水平及其目前膳食存在的主要问题，对某些项目强调教育。以上控制方案也可以用来作为评价患者膳食的参考标准，尤其着重了解肉、蛋、食用油和糕点甜食的摄入量及品种。如有超过表中“限制量”或多食用表中所列“应减少或避免”的品种者，即应进行教育，要求减量并选择表中所列“选择品种”。

表4-12　高脂血症膳食控制方案

食物类别	限制量	选择品种	减少或避免品种
肉类	75g/d	瘦肉、牛、羊肉、去皮畜肉、鱼	肥肉、畜肉片、加工肉制品（肉肠类）、鱼子、鱿鱼、动物内脏：肝、脑、肾、肺、胃、肠
蛋类	3~4个/周	鸡蛋、鸭蛋、蛋清	蛋黄
奶类	250g	牛奶、酸奶	全脂奶粉、奶酪等奶制品
食用油	20g（2平勺）	花生油、菜籽油、豆油、葵花子油、色拉油、调和油、香油	棕榈油、猪油、牛羊油、奶油、鸡鸭油、黄油
糕点、甜食	10g（1平勺）	建议不吃	油饼、油条、炸糕、奶油蛋糕、冰淇淋、雪糕
糖类	400~500g	白糖、红糖	
新鲜蔬菜	50g	深绿叶菜、红黄色菜蔬	
新鲜水果	6g（半勺）	各种水果	各种水果、加工果汁、加糖果味饮料
盐	500g（男）*		黄酱、豆瓣酱、咸菜
谷类	400g（女）*	米、面、杂粮	
干豆	30g	黄豆、豆腐、豆制品（或豆腐150g，豆腐干等45g）	油豆腐、豆腐泡、素什锦

注：*指脑力劳动或轻体力劳动，体重正常者

在治疗前及治疗中评价患者膳食及对膳食教育依从性可参照表4-13进行询问和记录。表4-13询问的结果如每天摄入肉类≥75g、蛋类每周>4个、食用煎炸食品每周5~7次或食用奶油糕点每周5~7次者，应视为对高脂血症者不合理的膳食，予以教育使之改正，如经常食用肥肉或动物内脏，虽然<75g/天，亦应予以引导，建议改用瘦肉（包括畜、鱼及家畜的瘦肉）。对于高三酰甘油血症和血清HDL-C过低者的治疗应以控制体重为主要目标，因为它们常是代谢综合征（胰岛素抵抗综合征）的一部分。控制体重除应限制膳食中的高热量食品如脂肪、甜食之外，还应增加体育锻炼，如步走、慢跑、体操、骑自行车等，每天坚

持20~30分钟，以达到热量平衡。超重肥胖、血清TG增高者除按照上述治疗方案外，还应适当控制主食，即吃“八成饱”。

表4-13 对膳食教育依从情况调查表

姓名：＿＿＿＿＿ 性别：＿＿＿＿＿ 病案号：＿＿＿＿＿

第＿＿＿＿＿次膳食检查

食物分类	过去1周摄入情况	品种	超过标准天数和入量
肉类	每天保持 <75g □	瘦肉 □	
		肥瘦肉 □	
		肥肉 □	
		内脏 □	
	有时≥75g □	瘦肉 □	□天，□□g/d
		肥瘦肉 □	□天，□□g/d
		肥肉 □	□天，□□g/d
		内脏 □	□天，□□g/d
蛋类	0~4个/周 □		
	>4个/周 □		
煎炸食品	未吃 □	油饼、油条 □	
	1~4次 □	炸糕 □	
	5~7次 □	其他 □	
奶油糕点或巧克力	未吃 □		
	1~4次 □		
	5~7次 □		

按实际情况在□里画，“√”或填数　填表日期（年/月/日）：＿＿＿/＿＿＿

276. 血胆固醇浓度升高至什么程度就必须采用膳食控制来降低其含量？膳食控制原则是什么？

人体的胆固醇一部分来自饮食，主要摄入较高的胆固醇和饱和脂肪酸，另一部分由体内许多脏器合成，但主要合成是在肝脏，约80%的胆固醇由肝脏转化成胆酸，经胆道入小肠，在小肠下端90%的胆酸又重新吸收入体内，粪便中仅排出少量。另外胆固醇在体内可转化成皮质激素、性激素及维生素等，其核在体内不能完全分解。血浆胆固醇约占血浆总脂的1/3，其中约有2/3是与长链脂肪酸酯化为胆固醇酯，其余的1/3为非脂化的游离胆固醇，酯化是在肝脏通过卵磷脂胆固醇酯酰移换酶（LCAT）来完成的，一般认为成人血液胆固醇含量若超过6.2mmol/L（240mg/L），便应控制膳食，使其降至5.2mmol/L（200mg/L）以下。调查发现，大多数摄用“北美平均膳食”者，若改食低脂、低胆固醇膳食，3~6月以后血液胆固醇含量可减少0.8~1.6mmol/L（30~60mg/L）。

膳食的控制原则是：①禁止过多摄食：应按身高和体力活动水平摄入足够维持健康体重所需的食物量；②降低脂肪摄入量（应低于总热量的30%）：必须记住1g脂肪产热量是1g糖或蛋白质产热量的2倍；③摄入的脂肪有2/3应是多或单不饱和脂肪（植物油、橄榄油等）；④增加可溶性纤维，如燕麦麸的摄入量；⑤假如膳食控制3~6个月仍不见效，是否用药降低胆固醇还必须考虑其他心血管病危险因素及TC/HDL-C比值再作决定。

277• 有哪些坚实证据证明他汀类药物能有效防治冠心病？

冠心病是一多危险因素所致的慢性疾病，血脂异常是其最重要的一项危险因素。血脂代谢异常不仅与动脉粥样硬化的发生、发展密切相关，而且在急性冠状动脉综合征的发病中也起重要作用。近年来，通过一系列大规模临床试验证实，降低低密度脂蛋白胆固醇（LDL-C）是冠心病防治中最有效的一项措施，而他汀类药物是目前最强效降低LDL-C的药物。

人类在明确血脂异常与冠心病间存在因果联系时，已经完成了许多方面的研究，包括动物试验、临床流行病学调查、基因研究和临床试验等，其中最为重要的是在人体上进行的临床试验。赵水平教授在《他汀类药物防治冠心病的临床应用》一文里曾经指出，在诸多的有关降脂治疗的临床试验中，有如下5项重要的试验结果被公认为是为他汀类药物防治冠心病提供了坚实的证据。

（1）北欧辛伐他汀生存研究（the scandinavian simvastatin sutrival study，4S）的受试者为合并高胆固醇血症的冠心病患者，该研究证实应用辛伐他汀（20~40mg/d）使LDL-C降低35%，可使冠心病患者总死亡的相对危险下降30%，冠心病死亡的危险下降42%。并首次证实，应用他汀药物进行降脂治疗，可显著降低冠心病患者的总死亡率。

（2）胆固醇和再发事件研究（the cholesterol and current events，CARE）将4S研究的发现延伸至具有正常胆固醇水平的冠心病患者。CARE结果显示，普伐他汀（40mg/d）治疗组LDL-C降低28%，致死性冠心病事件与再发心肌梗死较对照组降低24%，脑血管意外发生减少31%，而非心血管事件在两组间差异无统计学意义。

（3）普伐他汀长期治疗缺血性疾病研究（the long-term intervention with pravastatin in ischemic disease，LIPID）通过纳入了包括不稳定性心绞痛在内的受试者和采用冠心病死亡作为主要评定终点，扩展了CARE研究的发现。LIPID结果表明，普伐他汀（40mg/d）治疗组LDL-C下降25%，冠心病死亡的相对危险下降24%，总死亡率的相对危险下降23%。

（4）西苏格兰冠心病预防研究（the west of scotland coronary prevention study，WOSCOPS）属冠心病一级预防研究。该研究结果表明，普伐他汀（40mg/d）治疗组LDL-C下降26%，冠心病事件（非致死性心肌梗死或冠心病死亡）的相对危险性减低31%，心血管病总死亡率降低32%，且治疗组非心血管病事件的死亡率并无增高，各种原因的总死亡率降低了22%。

（5）德克萨斯空军冠状动脉粥样硬化预防研究（the air force/Texas coronary atherosclerosis prevention study，AFCAPS/TexCAPS）发现洛伐他汀能预防具有正常的LDL-C水平和低HDL-C水平的男性和女性首次急性主要冠状动脉事件的发生。该研究结果表明，洛伐他汀

（20mg/d）治疗组LDL-C下降25%，首次冠状动脉事件的发生率较对照组下降37%，致死性或非致死性心肌梗死、不稳定性心绞痛的发生率分别下降40%和32%，心血管事件的死亡率下降25%。

这5项大规模临床试验被誉为在冠心病防治史上具有里程碑意义的研究，其共同的特点是：试验所采用的降脂药物都是他汀类；总胆固醇（TC）、LDL-C和三酰甘油（TG）都有降低，高密度脂蛋白-胆固醇（HDL-C）有升高，其中特别显著的是LDL-C大幅度降低；冠心病死亡率和致残率明显降低，尤其是总死亡率显著降低；非心血管病死亡率（如癌症、自杀等）并未增加。这些研究充分肯定了应用他汀类药物进行降脂治疗的临床益处，并明确了他汀类降脂药物长期应用有良好的安全性。

进入新世纪，又有一系列有关他汀类药物的临床试验发表了。其中具有较大影响的研究包括积极降脂治疗减少心肌缺血事件研究（MIRACL）、氟伐他汀干预预防研究（LIPS）和心脏保护研究（HPS）。MIRACL是他汀类治疗急性冠状动脉综合征的第一项大规模的临床试验，旨在评价早期、快速、强效降脂治疗是否能减少不稳定性心绞痛或非Q波心肌梗死患者的心肌缺血事件复发。该研究结果表明，阿托伐他汀积极降脂治疗可使急性冠状动脉综合征患者的主要联合终点（死亡、非致死性心肌梗死、心肺复苏或再次发作心绞痛并有客观证据需住院治疗）发生的危险性降低16%。LIPS结果表明，氟代他汀治疗首次经皮冠状动脉介入（加支架）术后患者，可使主要不良心脏事件发生的危险性降低22%。

HPS结果表明，辛伐他汀治疗使LDL-C平均降低37%，并使冠心病事件降低24%，卒中发生的危险性降低27%，总死亡率降低12%。HPS除了样本量大（受试者超过2万名）外，还有另外两项显著的特点：受试者既包括了以往认定的属二级预防的人群（冠心病患者）也有一级预防人群（尚未确诊冠心病者，但属心血管病高危险者）；受试者的血浆TC的水平不高，凡TC>3.5mmol/L即可考虑为受试者。HPS发现，不论受试者的基础LDL-C水平如何，即使受试者的基础LDL-C已低于26mmol/L。通过辛伐他汀治疗，都能获得明显的临床益处。HPS重要贡献在于拓宽了需要进行积极降脂治疗的人群：凡属冠心病及心血管病高危者，都应给予积极降脂治疗。

278. 降脂治疗在冠心病一级预防中的重要循证医学证据有哪些？

从20世纪60年代开始，全世界范围进行了许多有关降低胆固醇防治冠心病的研究，初步的结果表明，血浆胆固醇降低1%，冠心病事件发生的危险性可降低2%。随着循证医学的兴起，临床试验成为评价各种干预措施的主要方法，其结果为临床实践提供科学的证据。在调脂防治动脉粥样硬化和冠心病方面，最初采取饮食治疗试验，取得一定效果，随着调脂药物的开发，调脂的能力加强，迄今已有一系列临床试验完成。这些试验针对不同的对象，采用不同的措施和研究方案，其证据足以指导临床，根据患者的危险程度、血脂水平、临床表现来决定何时开始、用何种治疗（饮食、药物）、要求达到何种血脂水平，由此构成临床指南的基础。我国《成人血脂异常防治指南》介绍了以下有重大影响的降脂临床试验。

（1）饮食治疗试验

1）洛杉矶退伍军人研究（Los Angeles veterans study，LAVS）：846 例高脂血症患者，均为男性，平均年龄为 65.5 岁。干预组 424 例，均限制脂肪供应，饮食胆固醇摄入量只为对照组的一半，且 2/3 的动物脂肪均为不饱和脂肪酸。随访 8.5 年。结果表明，干预组血 TC 平均下降 13%，动脉粥样硬化发生率降低 31.3%（$P<0.05$）。死于动脉粥样硬化疾病的危险性降低 31.4%（$P<0.05$）。结论为调整饮食结构能降低血清胆固醇水平，并有助于预防冠心病。

2）奥斯陆一级预防试验（Oslo primary prevention trial）：1232 例男性高胆固醇血症患者，年龄为 40～49 岁，具有冠心病的其他高危因素，但无冠心病的临床证据。其血 TC 达 7.5～9.8mmol/L（290～380mg/dl），平均 8.5mmol/L（329mg/dl）。通过减少食物中的饱和脂肪酸与胆固醇摄取，增加多不饱和脂肪酸摄入，604 例属饮食干预组，另 628 例为不干预组。追踪观察 5 年。结果表明，5 年后平均血 TC 较对照组下降 13%，TG 下降 20%～25%，HDL-C 平均上升 15%。干预组总的心血管事件发作次数（冠心病事件与卒中）较对照组降低 43.6%（$P<0.05$），心血管死亡率降低 46.7%，总死亡例数亦减少 33.3%。结论：饮食治疗能降低血浆胆固醇，并可明显降低心血管病的死亡率。

3）多危险因素干预试验（multiple risk factor intervention trial，MRFIT）：12 866 例 35～57 岁的美国男性高血脂患者，有高胆固醇血症、高血压与吸烟等 3 项危险因素。干预组主要限制食物中饱和脂肪酸含量，增加多不饱和脂肪酸摄取，劝其改变生活方式。观察期平均 7 年。结果表明，第 6 年血 TC 平均下降 12.1mg/dl，舒张压下降 10.5mmHg（14kPa），吸烟减少 50%。结合吸烟与高胆固醇血症两项危险因素的变化，冠心病死亡危险降低 40%。结论为通过生活方式的改善，可明显降低冠心病死亡率。

4）WHO 欧洲协作研究（WHO European collaborative trial）：受试者为 60 881 例比利时、意大利、波兰与美国的 40～59 岁的男性。干预组减少吸烟，采用低胆固醇饮食，减轻体重，并进行有规律的体育锻炼。追踪观察 6 年。结果显示，干预组的冠心病发生率较对照组减少 10.2%，致命的心肌梗死减少 6.9%，而非致命性的心肌梗死则减少 14.8%。总死亡率下降 5.3%。通过生活方式的改善可使非致命性心肌梗死发生率减少。

（2）药物降脂临床试验

1）血脂研究临床中心与冠心病一级预防试验（lipid research clinics coronary primary prevention trial，LRC-CPPT）：3806 例 35～59 岁的男性原发性高胆固醇血症患者，血 TC≥6.97mmol/L（269mg/dl）和 LDL-C≥4.95mmol/L（191mg/dl）。治疗组开始服用考来烯胺 24g/d，平均随访 7.4 年。治疗组的冠心病死亡危险性减少 24%（$P<0.001$），非致死性急性心肌梗死危险性下降 19%（$P<0.001$）。治疗组心绞痛与 CABG 以及运动试验阳性者较对照组分别减低 20%、21%与 25%（$P<0.001$）。长期使用考来烯胺治疗高胆固醇血症患者可明显降低冠心病发生的危险性。研究证实血 TC 水平下降 10%，冠心病发生的危险性降低 20%，从而确定了降低血 TC 后可使冠心病危险性相应降低的“1∶2 规律”。

2）赫尔辛基心脏研究（Helsinki heart study，HHS）：4081 例 40～55 岁男性，无冠心病临床症状或心电图 ST-T 异常改变，连续 2 次血脂检查证实血浆非 HDL-C≥5.18mmol/L。随机给吉非贝齐胶囊 600mg 或安慰剂 2 次/d；5 年后治疗组血 TG、TC、VLDL-C 和 LDL-C 降低，HDL-C 升高，总心血管事件发生率降低 34.0%，致命性心肌梗死降低 25.6%，非致命性心肌梗死降低 37.0%，但不影响总死亡率。

3）西苏格兰冠心病预防研究（West of Scotland coronary prevention study，WOSCOPS）：6595 例高胆固醇血症男性患者，年龄 45 ~ 64 岁；无心肌梗死或其他严重疾病史，无严重心电图异常。该组患者的平均血 TC 为 7.04mmol/L（272mg/dl），LDL-C 为 4.97mmol/L（192mg/dl）。治疗组接受普伐他汀 40mg，每晚 1 次。平均随访 4.9 年。治疗组冠心病事件（非致死性心肌梗死或冠心病死亡）的危险度相对减低 31%，其中明确的冠心病死亡降低 28%，所有冠心病死亡率降低 32%（$P=0.033$），且治疗组非冠状动脉疾病事件的死亡率并不增高，各种原因的总死亡率降低 22%。在中度高胆固醇血症而无心肌梗死病史的男性中，普伐他汀治疗能显著降低心肌梗死和冠心病死亡的危险性。

4）德克萨斯空军冠状动脉粥样硬化预防研究（air force/Texas coronary atherosclerosis prevention study，AFCAPS/TexCAPS）：5608 例 45 ~ 73 岁男性和 997 例 55 ~ 73 岁女性，血浆 TC 4.71 ~ 6.81mmol/L（182 ~ 262mg/dl），LDL-C 3.4 ~ 4.9mmol/L（132 ~ 190mg/dl），TG <4.50mmol/L（399mg/dl）。随机给予安慰剂或洛伐他汀 20mg/d，若 LDL-C >2.80mmol/L，增加剂量至 40mg/d。追踪观察平均 5.2 年。洛伐他汀治疗使一级终点（心肌梗死、不稳定性心绞痛和心脏性猝死）相对危险性下降 37%；心肌梗死的相对危险性下降 40%；不稳定性心绞痛的相对危险性下降 32%；使需接受冠状动脉再通术的相对危险性下降 63%。两组间总死亡率与肿瘤发生率无差异。因药物不良反应而停药者在治疗组为 13.6%，安慰剂组为 13.8%。结论：对于血浆 LDL-C 和 TG 水平正常或轻度升高的无冠心病患者，洛伐他汀治疗 5.2 年可降低急性冠状动脉事件发生的危险性。

5）日本成人高胆固醇处理一级预防研究（management of elevated cholesterol in the primary prevention group of adult Japanese group，MEGA）：8214 例 40 ~ 70 岁男性（32%）和绝经期至 70 岁女性（68%），血 TC 5.70 ~ 6.9mmol/L（220 ~ 270mg/dl）、LDL-C 平均 4.07mmol/L（157mg/dl）、TG 平均 1.42mmol/L（127mg/dl）、HDL-C 平均 1.50mmol/L（58mg/dl）的无冠心病者，随机单次给予美国国家胆固醇教育计划（NCEP）第一期饮食（对照组）或 NCEP 第一期饮食加普伐他汀 10 ~ 20mg（他汀组），平均随访 5.3 年。他汀组 TC 降低 11.5%，对照组降低 2.1%；他汀组 LDL-C 降低 18.0%，对照组降低 3.2%；他汀组 TG 降低 8.1%，对照组降低 2.5%；他汀组 HDL-C 升高 5.8%，对照组升高 3.2%。他汀组与对照组比，冠心病事件减少 33%，总心血管事件减少 26.0%（$P=0.01$）。两组不良反应相似。结论：轻中度血 TC 增高人群用小剂量普伐他汀能安全有效降低冠心病危险。

279. 降脂治疗在冠心病二级预防中的主要循证医学证据有哪些？

我国《成人血脂异常防治指南》中列举了以下降脂治疗在冠心病二级预防中有重大影响的降脂临床试验。

（1）对稳定性冠心病的试验

1）北欧辛伐他汀生存研究（the scandinavian simvastatin survival study，4S）：4444 例 35 ~70 岁的冠心病患者，随机给予辛伐他汀 20 ~ 40mg/d 或安慰剂，随访 5.4（4.9 ~ 6.3）

年。结果辛伐他汀治疗使TC、LDL-C与TG分别平均下降25%、35%与10%，HDL-C上升8%，冠心病死亡相对危险减少42%，总死亡相对危险减少30%。结论：对冠心病患者，应用辛伐他汀治疗，能有效降低TC和LDL-C，并显著减少冠心病的死亡率和致残率，且不增加包括癌症、自杀等非心血管疾病的危险。

2）胆固醇和冠心病复发事件试验（cholesterol and recurrent events，CARE）：4159例（男性3583例，女性576例）有心肌梗死史的冠心病患者，随机给予普伐他汀40mg/d或安慰剂，随访5年。结果表明，与对照组比，普伐他汀组LDL-C水平降低28%，TC降低20%，HDL-C升高5%，TG降低14%，致死性冠心病与再发心肌梗死降低24%，脑血管意外事件减少31%，而非心血管病事件、总死亡率两组差异无统计学意义。结论：对TC < 6.22mmol/L（240mg/dl）的心肌梗死患者进行降脂治疗可显著减少冠心病事件的发生率和死亡率。

3）普伐他汀对缺血性心脏病的长期干预（long-term intervention with pravastatin in ischaemic disease，LTPID）：9014例（男性7458例，女性1556例）原有心肌梗死或不稳定性心绞痛史的冠心病患者。随机给予普伐他汀40mg/d或安慰剂，随访6.1年。结果显示与安慰剂组相比，普伐他汀组LDL-C水平降低25%，TC降低18%，HDL-C升高5%，TG降低11%，冠心病死亡率降低24%，各种原因死亡的危险性降低22%，脑血管意外事件减少19%，两组间总死亡率差异有统计学意义，而非心血管病事件无差异。结论：在胆固醇水平很大不同的心肌梗死或不稳定性心绞痛患者中，降胆固醇治疗可使各种冠心病的有关事件的发生率明显减少。

4）心脏保护研究（heart protection study，HPS）：20536例发生心血管事件的高危成年人，血清TC≥3.50mmol/L（135mg/dl）。随机给予40mg/d辛伐他汀或安慰剂。平均随访5年。结果显示与安慰剂组比较，辛伐他汀组全因死亡相对危险降低13%，重大血管事件减少24%，冠心病死亡率降低18%，非致命性心肌梗死和冠心病死亡减少27%，脑卒中减少25%，血运重建术需求减少24%，肌病、癌症发病率或因其他非心血管病住院均无明显增多。结论：对心血管高危险人群，TC > 3.50mmol/L（135mg/dl）者长期降低胆固醇治疗可获显著临床益处。

5）美国退伍军人管理局HDL-C干预试验（veterans administration HDL-cholesterol intervention trial，VA-HIT）：2531例以低HDL-C水平为主要血脂异常的平均年龄64岁男性冠心病患者，随机给予吉非贝齐（1200mg/d）或安慰剂，随访5年。结果表明，与对照组比较，吉非贝齐使TG降低31%，HDL-C升高6%，LDL-C无明显变化，非致死性心肌梗死或冠心病死亡发生的相对危险下降22%，卒中发生的危险性也下降，死亡的危险性下降但无统计学意义；自杀、癌症死亡的危险性未增加。

6）阿托伐他汀与血管重建术比较研究（atovastatin versus revascularization treatment investigator，AVERT）：314例平均年龄58岁，无症状或轻至中度心绞痛，血浆LDL-C≥2.98mmol/L（115mg/dl），冠状动脉造影证实存在至少一支主要冠状动脉狭窄适合进行PCI的冠心病患者。随机接受PCI或阿托伐他汀80mg/d降脂治疗，随访18个月后。结果介入治疗组37例（21%）患者发生缺血性事件，药物组仅22例（13%），两组相比药物治疗组心肌缺血事件发生危险性降低36%（$P=0.048$）。还观察到药物治疗组发生第一次缺血性事件的时间较介入治疗组晚。结论：对稳定性心绞痛患者预防心脏缺血性事件发生，积极的降脂治疗至少与介入治疗同样有效。

7）治疗达新目标试验（treat to new target，TNT）：10001 例稳定性冠心病患者，血清 LDL-C <2.59mmol/L（100mg/dl）。随机分为阿托伐他汀 10mg/d 或 80mg/d 治疗组，平均随访 4.9 年。与一般剂量组比，大剂量组主要心血管事件（包括冠心病死亡、与操作无关的非致命性心肌梗死、心脏骤停后复苏，致命及非致命性脑卒中）的相对危险降低 22%（$P<0.0001$），非致命性及致命性脑卒中相对危险降低 25%（$P=0.02$），肝脏血清酶增高、药物相关不良事件发生率和撤药率均增高，但肌病或横纹肌溶解发生率未显著增加。研究结果提示：对于稳定性冠心病患者，将 LDL-C 降至 1.81mmol/L（70mg/dl）能够进一步减低心脑血管事件发生的危险。

8）积极降脂减少终点事件（the incremental decrease in endpoints through aggressive lipid lowering trial，IDEAL）：8888 例心肌梗死患者随机分入强化组（阿托伐他汀 80mg/d）或标准组（辛伐他汀 20~40mg/d），平均随访 4.8 年。治疗后 LDL-C 水平强化组为 2.10mmol/L（81mg/dl），标准组为 2.69mmol/L（104mg/dl）。主要冠状动脉事件发生率强化组 9.3%，标准组为 10.4%，强化组较标准组有下降趋势，但差异无统计学意义（$P<0.07$）；其他次要终点如非致死性心肌梗死发生率强化组 6.0%，标准组 7.2%，差异有统计学意义（$P=0.02$）；主要心血管事件强化组有 533 例，标准组有 608 例（$P=0.02$）；任何冠状动脉事件强化组有 898 例，标准组有 1058 例（$P<0.001$）。肝脏血清酶升高≥正常上限 3 倍和因不良反应撤药率，强化组高于标准组（0.97% 比 0.11%，1.0% 比 0.1%）。结论提示：强化降脂有益，但应注意安全性。

9）中国冠心病二级预防研究（China coronary secondary prevention study，CCSPS）：4870 例（男性 3986 例，女性 884 例）有急性心肌梗死史的中国患者，年龄 18~75 岁，血清 TC 水平 4.40~6.48mmol/L（170~210mg/dl），平均 5.37mmol/L。随机服用血脂康 0.6g 或安慰剂每天 2 次，平均随访 4 年。结果表明：与安慰剂组比较，血脂康组冠心病死亡与非致死性心肌梗死的发生率降低 45%，各种原因的总死亡降低 33%，肿瘤死亡降低 55%，PCI 和/或 CABG 的需求减少 33%，不良事件未见增加。研究表明老年患者、合并糖尿病或高血压的患者治疗后获益更显著。

（2）对急性冠状动脉综合征降脂治疗临床证据

1）积极降脂治疗减少心肌缺血事件研究（myocardial ischemia reduction with aggressive cholesterol lowering，MIRACL）：3086 例不稳定性心绞痛或无 ST 段抬高的急性心肌梗死住院患者。于住院 96 小时内随机分为阿托伐他汀（80mg/d）治疗组和安慰剂组。平均观察 16 周。结果为主要联合终点（死亡、非致死性心肌梗死、心肺复苏或再次发作心绞痛并观察证据需住院治疗率）发生的危险性，阿托伐他汀组（14.8%）比对照组（17.4%）降低 16%（$P=0.048$）。研究表明急性冠状动脉综合征患者早期应用他汀类药物治疗可显著减少心肌缺血事件再发。

2）普伐他汀或阿托伐他汀评估和感染——心肌梗死溶栓 22（pravastatin or atorvaststin evaluation and infection—thrombolysis in myocardial infarction 22，PROVE-IT 22）：4162 例急性冠状动脉综合征患者，随机分入常规降脂组（普伐他汀 40mg/d）和强化降脂治疗组（阿托

伐他汀 80mg/d），平均随访 24 个月。结果表明，与常规降脂组比，强化降脂组的复合终点（各种原因死亡、心肌梗死、需要再住院确诊的不稳定性心绞痛、随后 30 天血运重建和脑卒中）降低 16%（$P<0.005$）。强化组的 LDL-C 降低至 1.86mmol/L（72mg/dl）。结论：对急性冠状动脉综合征患者，强化降脂治疗在减少重大心血管事件优于常规治疗。

3）A 到 Z 试验（A to Z study）：该试验的 Z 阶段为降脂治疗试验，目的为比较他汀类药物早期积极治疗与延迟一般治疗对急性冠状动脉综合征的结果。4497 例急性冠状动脉综合征患者，血 TC<6.22mmol/L（240mg/dl），随机双盲分入①积极组（2265 例），辛伐他汀 40mg/d，1 个月后增至 80mg/d；②一般组（2232 例），先安慰剂 4 个月，再给予辛伐他汀 20mg/d，随访 2 年。治疗中 LDL-C 水平在一般组服安慰剂时为 3.16mmol/L（122mg/dl），服用辛伐他汀 20mg/d 后为 1.99mmol/L（77mg/dl）；而在积极组中，服用辛伐他汀 40mg/d 后为 1.76mmol/L（68mg/dl），增至 80mg/d 后为 1.63mmol/L（63mg/dl）。积极组与一般组相比，复合终点事件（心血管死亡、非致死心肌梗死、急性冠状动脉综合征、卒中）的发生率为 14.4% 比 16.7%（$P=0.14$），心血管死亡率为 4.1% 比 5.4%（$P=0.05$）；治疗前 4 个月两组无差异，治疗 4 个月后积极组优于一般组（$P=0.02$）。肌病的发生：辛伐他汀 80mg/d 时 9 例，其中 3 例有横纹肌溶解；20～40mg/d 时 0 例，安慰剂时 1 例。结论：早期积极他汀类药物治疗趋于有益，但未达到预期终点目标。大剂量辛伐他汀治疗，肌病的发生有所增多。

（3）特殊人群的降脂临床试验

1）老年人群的降脂试验——危险老年人群服普伐他汀的前瞻研究（prospective study of pravastatin in the elderly at risk，PROSPER）：5804 例（男性 2804 例，女性 3000 例）年龄 70～82 岁有血管病史或心血管病危险因子的老年患者，随机给予普伐他汀 40mg/d 或安慰剂，平均随访 3.2 年。结果显示与安慰剂比较，普伐他汀组 LDL-C 降低 34%，复合临床终点事件降低 15%，非致命性心肌梗死和冠心病死亡降低 19%，卒中或全因死亡无差异。结论：对心血管高危的老年患者也应进行降脂治疗。

2）PCI 后的降脂治疗——氟伐他汀干预预防研究（lescol intervention prevention study，LIPS）：1677 例已接受 PCI 治疗的冠心病者。随机给予氟伐他汀 80mg/d 或安慰剂，随访 3 年。结果氟伐他汀组平均 LDL-C 降至 2.5gmmol/L（100mg/dl），而对照组为 3.39mmol/L（130mg/dl）。与安慰剂组比，氟伐他汀组主要心脏不良事件（心脏死亡、非致死性心肌梗死、CABG、再次 PCI）发生的危险性降低 22%。结论：对于已接受 PCI 的患者，积极服用他汀类药物进行降脂治疗，可明显降低心血管事件发生的危险。

3）糖尿病降脂试验——协作阿托伐他汀糖尿病研究（collaborative atorvastatin diabetes study，CARDS）：2838 例 40～75 岁 2 型糖尿病患者，至少合并高血压、视网膜病变、蛋白尿、吸烟之一危险因素，LDL-C<4.14mmol/L（140mg/dl），TG<6.78mmol/L（600mg/dl），随机双盲给予阿托伐他汀 10mg/d 或安慰剂，随访 4 年。结果治疗组 TC 和 LDL-C 水平各下降 26% 和 40%，重要心血管事件减少 37%，卒中减少 48%，差异均有统计学意义，总死亡率减少 27%。耐受良好。结论：阿托伐他汀治疗糖尿病有益。

糖尿病粥样硬化干预试验（diabetes atherosclerosis intervention study，DAIS）：418 例糖尿病患者轻度血脂升高〔平均 TG 2.42mmol/L（214mg/dl），LDL-C 3.44mmol/L（133mg/

dl)]，冠状动脉造影至少一支病变，随机给予非诺贝特200mg/d或安慰剂，随访3年。造影复查，治疗组冠状动脉病变发展比对照组少42%，管腔缩小程度少40%；TG下降39%，LDL-C下降15%，HDL-C上升6.9%。结论：非诺贝特对2型糖尿病有降脂、减轻动脉粥样硬化的作用。

4）高血压病患者的降脂试验——盎格鲁-斯堪地那维亚心脏结局试验（Anglo-Scandinavan cardiac outcomes trial，ASCOT）：19342例40~79岁的高血压合并有三种以上危险因素的患者随机给予两种降压药治疗，其中10305例随机给予阿托伐他汀10mg/d或安慰剂，其血TC<6.48mmol/L（250mg/dl），LDL-C平均3.45mmol/L。计划治疗5年，但在3.3年发现两组终点事件差异有统计学意义，提前终止。与安慰剂组比较，他汀组卒中减少27%（$P=0.024$）；总冠状动脉事件减少36%（$P=0.0005$）。结论：他汀类药物对高血压合并多危险因素的患者能有效地减少心血管事件。

280. 为什么说“4S”、“CARE”、“LIPID”这三个临床试验具有里程碑意义？

4S研究提供了强有力证据说明在确诊的冠心病患者，LDL-C增高〔240mg/dl(6.2mmol/L)〕，辛伐他汀20~40mg显著降低总死亡率、心脏死亡率和心血管事件。CARE和LIPID研究显示LDL-C在平均水平（3.5~4.0mmol/L），无明显升高的冠心病患者中，普伐他汀可降TC，尤其是降LDL-C，降低心血管死亡率和事件。但对普伐他汀试验的回顾性分析显示，LDL-C<125mg/dl（3.2mmol/L）时，未见主要心脏事件的进一步下降。这一结果影响到NCEPⅡ和Ⅲ中如何确定起始降脂药物治疗的基线LDL-C水平。根据现已发表的资料难以解决这一问题，对之有数种可能的解释。令人关注的是他汀类药物可能有降LDL-C以外的抗动脉粥样硬化和血栓形成的作用（pleiotropic effects），可能涉及与药物对LDL-C血浆水平影响无直接相关的多种生物学效应。这些生物学效应是否真正具有生物学意义在临床上很难评价。一项正在进行的试验PROVE-IT（pravastatin orato vastatin evaluation and infection therapy）试图比较普伐他汀40mg和阿托伐他汀80mg对心血管事件的影响。

因此，4S、CARE和LIPID这三个冠心病二级预防临床试验的公布具有里程碑意义，使冠心病二级预防步入了重要的新阶段。

281. HPS研究的主要临床意义何在？

HPS（the heart prevention study）随机选取了20556例年龄40~80岁，TC>135mg/dl（3.5mmol/L）的高危（有心肌梗死史、确诊冠心病或动脉粥样硬化性血管疾病、糖尿病或高血压）患者，分别接受辛伐他汀40mg和安慰剂，治疗5年。无论患者的基线TC或LDL-C水平、年龄、性别或是否有糖尿病或高血压，辛伐他汀治疗伴有主要心脏终点降低24%，总死亡率降低12%。

HPS的主要临床意义：①在广泛的不同临床情况的高危患者，40mg剂量的辛伐他汀安全，可有效预防心血管事件和降低死亡率；②未见到CARE试验显示的普代他汀获益的临界基线 LDL-C 水平（threshold 水平），HPS 中即使基线 LDL-C < 100mg/dl（2.6mmol/L），即 NCEP ATPⅢ的治疗目标水平，他汀干预仍可获益。

282 贝特类升高高密度脂蛋白胆固醇和降低低密度脂蛋白胆固醇的调脂机制是什么？

经多年的考察，贝特类药物调脂疗效肯定：明显降低 TG（20% ~40%），升高 HDL-C（5% ~20 %），也降低 TC（10% ~15%）和 LDL-C。关于贝特类药物调脂的机制，尤其对其调脂的分子学机制是自到最近才有较深入的了解。

贝特类药物对脂质、脂蛋白的影响是通过激活过氧化体增殖物激活受体（pcroxisomc prolifcrator activated receptor，PPAR）-α 介导。PPAR 为转录因子核受体家族中的一个亚族，是细胞分化和脂肪代谢的一个关键性转录调节者。非诺贝特等贝特类药物是激活 PPAR-α 的配基 PPAR-α 可激活决定与 HDL-C 代谢有关蛋白质结构和功能的 5 个关键基因，通过调控这些基因的表达而多方面影响 HDL-C 的代谢，通过影响 apoAI，apo AⅡ和脂蛋白脂肪酶（LPL）基因的表达，促进 HDL-C 的合成；另一方面，增加 HIDL-C 受体——三磷酸腺苷结合转运体 1 和 CD36 和 LIM PII 类似物 1/清道夫受体 B 型 1 类的表达，加速胆固醇从外周细胞的清除和肝细胞的摄取从而促进胆固醇的逆向转运。非诺贝特激活的 PPAR-α 还降低 apo CⅢ的水平，后者对 LPL 有抑制作用，因而反过来增加 LPL 活性，促使 VLDL-C 代谢增加。贝特类药物激活 PPAR-α 后，通过改变脂蛋白的结构和功能影响血脂质的构成和水平，增加 HDL-C 对动脉粥样硬化的保护作用；非诺贝特还降低其他的冠心病危险因素如纤维蛋白原和纤溶酶原激活物 1，从而使患者获益。

283 《中国成人血脂异常防治指南》中提出血脂异常的治疗原则是什么？

血脂异常治疗最主要目的是为了防治冠心病，所以应根据是否已有冠心病或冠心病等危症以及有无心血管危险因素，结合血脂水平进行全面评价，以决定治疗措施及血脂的目标水平。

由于血脂异常与饮食、生活方式有密切关系，所以饮食治疗和改善生活方式是血脂异常治疗的基础措施。无论是否进行药物调脂治疗都必须坚持控制饮食和改善生活方式。根据血脂异常的类型及治疗需要达到的目的，选择合适的调脂药物。需要定期进行调脂疗效和药物不良反应的监测。

在决定采用药物进行调脂治疗时，需要全面了解患者患冠心病及伴随的危险因素情况。在进行调脂治疗时，应将降低 LDL-C 作为首要目标。临床上在决定开始药物调脂治疗以及拟定达到的目标值时，需要考虑患者是否同时存在其他冠心病的主要危险因素。分析这些冠心病的主要危险因素将有助判断罹患冠心病的危险程度，由此决定降低 LDL-C 的目标值。不同的危险人群，开始药物治疗的 LDL-C 水平以及需达到的 LDL-C 目标值有很大的不同。主要结合我国人群的循证医学的证据制定这些数值（表 4-14）。

表4-14 血脂异常患者开始调脂治疗的TC和LDL-C值及其目标值

危险等级	TLC开始	药物治疗开始	治疗目标值
低危：10年危险性<5%	TC≥6.22mmol/L (240mg/dl) LDL-C≥4.14mmol/L (160mg/dl)	TC≥6.99mmol/L (270mg/dl) LDL-C≥4.92mmol/L (190mg/dl)	TC<6.22mmol/L (240mg/dl) LDL-C<4.14mmol/L (160mg/dl)
中危：10年危险性5%~10%	TC≥5.18mmol/L (200mg/dl) LDL-C≥3.37mmol/L (130mg/dl)	TC≥6.22mmol/L (240mg/dl) LDL-C≥4.14mmol/L (160mg/dl)	TC<5.18mmol/L (200mg/dl) LDL-C<3.37mmol/L (130mg/dl)
高危：CHD或CHD等危症，或10年危险性10%~15%	TC≥4.14mmol/L (160mg/dl) LDL-C≥2.59mmol/L (100mg/dl)	TC≥4.14mmol/L (160mg/dl) LDL-C≥2.59mmol/L (100mg/dl)	TC<4.14mmol/L (160mg/dl) LDL-C<2.59mmol/L (100mg/dl)
极高危：ACS或缺血性心血管病合并DM	TC≥3.11mmol/L (120mg/dl) LDL-C≥2.07mmol/L (80mg/dl)	TC≥4.14mmol/L (160mg/dl) LDL-C≥2.07mmol/L (80mg/dl)	TC<3.11mmol/L (120mg/dl) LDL-C<2.07mmol/L (80mg/dl)

血清TG的理想水平是1.70mmol/L（150mg/dl），HDL-C≥1.04mmol/L（40mg/dl）。对于特殊的血脂异常类型，如轻、中度TG升高〔2.26~5.63mmol/L（200~500mg/dl）〕，LDL-C达标仍为主要目标，非HDL-C达标为次要目标，即非HDL-C=TC-HDL-C，其目标值为LDL-C目标值+0.78mmol/L（30mg/dl）；而重度高三酰甘油血症〔TG≥5.65mmol/L（500mg/dl）〕，为防止急性胰腺炎的发生，首先应积极降低TG。

284• 血脂异常的药物治疗有哪些？应如何评价？

临床上供选用的调脂药物可分为6类：①他汀类；②贝特类；③烟酸类；④树脂类；⑤胆固醇吸收抑制剂；⑥其他。《中国成人血脂异常防治指南》中分别进行了较明确详尽地阐述。值得临床医生学习与掌握。

（1）他汀类 他汀类（statins）也称3羟基3甲基戊二酰辅酶A（3-hydroxy-3-methylglutaryl-coenzyme A，HMG-CoA）还原酶抑制剂，具有竞争性抑制细胞内胆固醇合成早期过程中限速酶的活性，继而上调细胞表面LDL受体，加速血浆LDL的分解代谢，此外还可抑制VLDL的合成。因此他汀类药物能显著降低TC、LDL-C和apoB，也降低TG水平和轻度升高HDL-C。此外，他汀类药物还可能具有抗炎、保护血管内皮功能等作用，这些作用可能与冠心病事件减少有关。近二十年来临床研究显示他汀类是当前防治高胆固醇血症和动脉粥样硬化性疾病非常重要的药物。

1）循证医学证据：20世纪后期4S、CARE、LIPID、WOSCOPS和AFCAPS/TexCAPS这5项大规模临床试验相继发表，为他汀类药物防治冠心病提供了坚实的证据。这5项大规模临床试验被认为在冠心病防治史上具有里程碑式的意义，其共同特点是这些试验都证实他汀类药物降低 TC，LDL-C 和 TG 水平，升高 HDL-C 水平，其中特别显著的是 LDL-C 水平大幅度降低；冠心病死亡率和致残率明显降低，尤其是总死亡率显著降低而非心血管病死亡率（如癌症、自杀等）并未增加。研究结果一致肯定了用他汀类药物进行降脂治疗在冠心病的一级和二级预防取得益处，并表示该类降脂药物长期应用的良好安全性。随后 AVERT、MIRACL、LIPS、HPS、PROSPER、ASCOT、PROVE-IT、TNT 和 IDEAL 等一系列临床试验更广泛、更深入地探讨了他汀类药物在不同阶段不同范围冠心病的临床应用。试验结果使他汀类药物的用途从稳定性冠心病的二级预防扩展到冠心病急性发病时，以及不同危险的人群。试验还探讨对高危冠心病患者积极进行降脂治疗的可能性和价值。21 世纪初，使血清 LDL-C 降至 2. 5gmmol/L 已完全可能并证明即使高危患者也受益确实，因而此水平被定为防治的目标值。新的他汀类药物问世使 LDL-C 降到更低水平成为可能。冠状动脉旁路移植术后试验（Post-CABG）、AVERT、MIRACL、PROVE-IT，TNT 和 IDEAL 研究结果均显示积极降脂治疗，使 LDL-C 降至 2. 0mmol/L 左右可获得更大的临床益处。因此 2004 年后认为对极高危人群，将 LDL-C 降至更低的水平也是一种合理的临床选择。

2）降脂疗效：国内已上市的他汀类药物有洛伐他汀（lovastatin）、辛伐他汀（simvastatin）、普伐他汀（pravastatin）、氟伐他汀（fluvastatin）和阿托伐他汀（atorvastatin）。已完成临床试验的有瑞舒伐他汀（rosuvastatin），正在进行临床研究的有匹他伐他汀（pitavastatin）。他汀类药物使 LDL-C 降低 18% ~55%，HDL-C 升高 5% ~15%；TG 降低 7% ~30%。5 种在我国已上市他汀类药物降低 TC、LDL-C 和 TG 以及升高 HDL-C 的不同剂量疗效比较见表 4-15。他汀类药物降低 TC 和 LDL-C 的作用虽与药物剂量有相关关系，但不呈直线相关关系。当他汀类药物的剂量增大 1 倍时，其降低 TC 的幅度仅增加 5%，降低 LDL-C 的幅度增加 7%。

表 4-15 他汀类药物对高胆固醇血症患者脂质和脂蛋白影响的比较

他汀类药物（mg）					脂质和脂蛋白的改变水平（%）			
阿托伐他汀	辛伐他汀	洛伐他汀	普伐他汀	氟伐他汀	TC	LDL-C	HDL-C	TG
—	10	20	20	40	-22	-27	4 ~8	-10 ~ -15
10	20	40	40	80	-27	-34	4 ~8	-10 ~ -20
20	40	80	—	—	-32	-41	4 ~8	-15 ~ -25
40	80	—	—	—	-37	-48	4 ~8	-20 ~ -30
80	—	—	—	—	-2	-55	4 ~8	-25 ~ -35

当前认为，使用他汀类药物应使 LDL-C 至少降低 30% ~40%，要达到这种降低幅度所需各他汀类药物剂量见表 4-16。

表 4-16 现有他汀类药物降低 LDT-C 水平 30% ~40% 所需剂量（标准剂量）*

药物	剂量（mg/d）	LDL-C 降低
阿托伐他汀	10#	39
洛伐他汀	40	31
普伐他汀	40	34
辛伐他汀	20 ~40	35 ~41
氟伐他汀	40 ~80	25 ~35
瑞舒伐他汀	5 ~10	39 ~45

注：* 估计 LDL-C 降低数据来自各药说明书；#从标准剂量起剂量每增加 1 倍，LDL-C 水平约降低 6%

另外，国产中药血脂康胶囊含有多种天然他汀成分，其中主要是洛伐他汀。常用剂量为 0.6g，2 次/天，可使 TC 降低 23%，LDL-C 降低 28.5%，TG 降低 36.5%，HDL-C 升高 19.6%。

3）临床应用注意事项及安全性评价：大多数人对他汀类药物的耐受性良好，副作用通常较轻且短暂，包括头痛、失眠、抑郁，以及消化不良、腹泻、腹痛、恶心等消化道症状。有 0.5% ~2.0% 的病例发生肝脏转氨酶如丙氨酸氨基转移酶（ALT）和天冬氨酸氨基转移酶（AST）升高，且呈剂量依赖性。由他汀类药物引起并进展成肝功能衰竭的情况罕见。减少他汀类药物剂量常可使升高的转氨酶回落；当再次增加剂量或选用另一种他汀类药物后，转氨酶常不一定再次升高。胆汁淤积和活动性肝病被列为使用他汀类药物的禁忌证。

他汀类药物可引起肌病，包括肌痛、肌炎和横纹肌溶解。肌痛表现为肌肉疼痛或无力，不伴肌酸激酶（CK）升高。肌炎有肌肉症状，并伴 CK 升高。横纹肌溶解是指有肌肉症状，伴 CK 显著升高超过正常上限的 10 倍和肌酐升高，常有褐色尿和肌红蛋白尿，这是他汀类药物最危险的不良反应，严重者可以引起死亡。在安慰剂对照试验中，不同他汀类药物的肌肉不适发生率不同，一般在 5% 左右。有些患者无肌肉不适而有轻至中度的 CK 升高，由于 CK 升高不具特异性，与药物的关系须仔细分析后判定。接受他汀类药物治疗的患者出现严重的肌炎（以肌肉疼痛、触痛或无力，通常伴 CK 水平高于上限 10 倍为特征）可导致横纹肌溶解、肌红蛋白尿和急性肾坏死，威胁生命。过去曾上市的西立伐他汀因严重肌炎和横纹肌溶解发生较多而不再被应用。肌炎最常发生于合并多种疾病和/或使用多种药物治疗的患者。单用标准剂量的他汀类药物治疗，很少发生肌炎，但当大剂量使用或与其他药物合用时，包括环孢霉素、贝特类、大环内酯类抗生素、某些抗真菌药和烟酸类，肌炎的发生率增加。多数他汀类药物由肝脏细胞色素（cytochromeP450，CYP450）进行代谢（表 4-17），因此，同其他与 CYP 药物代谢系统有关的药物同用时会发生不利的药物相互作用。联合使用他汀类和贝特类有可能会增加发生肌病的危险，必须合用时要采取谨慎、合理的方法。他汀类药物忌用于孕妇。

吉非贝齐通过抑制 CYP450 酶升高他汀浓度，还可能抑制他汀的葡萄糖醛酸化，从而导致副作用发生危险增加。他汀类药物与非诺贝特联合应用发生相互作用的危险较其与吉非贝齐联合应用要小。

为了预防他汀类药物相关性肌病的发生，应十分注意可增加其发生危险的情况：①高龄（尤其大于80岁）患者（女性多见）；②体型瘦小、虚弱；③多系统疾病（如慢性肾功能不全，尤其由糖尿病引起的慢性肾功能不全）；④合用多种药物；⑤围术期；⑥合用下列特殊的药物或饮食，如贝特类（尤其是吉非贝齐）、烟酸（罕见）、环孢霉素、抗真菌药、红霉素、克拉霉素、人类免疫缺陷病毒蛋白酶抑制剂、奈法唑酮（抗抑郁药）、维拉帕米、胺碘酮和大量西柚汁及酗酒（肌病的非独立易患因素）；⑦剂量过大。

在使用他汀类药物时，要检测肝转氨酶（ALT、AST）和CK，治疗期间定期监测复查。轻度的转氨酶升高（低于正常上限3倍）并不看作是治疗的禁忌证。无症状的轻度CK升高常见。

表4-17 与他汀类药物代谢有关的肝酶P450系统及其诱导剂和抑制剂

他汀类药物	诱导剂	抑制剂
CYP3A4		
阿托伐他汀、洛伐他汀、辛伐他汀	苯妥英、苯巴比妥、巴比妥类、利福平、地塞米松、环磷酰胺、卡马西平、曲格列酮	酮康唑、伊曲康唑、氟康唑、红霉素、克拉霉素、阿奇霉素、三环类抗抑郁药、奈法唑酮、万拉法辛、氟苯氧丙胺、氟西汀、舍曲林、环孢霉素A、他克莫司、地尔硫䓬、维拉帕米、胺碘酮、咪达唑仑、皮质激素、西柚汁、他莫西芬、蛋白酶抑制剂
CYP2C9		
氟伐他汀、瑞舒伐他汀	利福平、苯巴比妥、苯妥英钠、曲格列酮	酮康唑、氟康唑、磺胺苯吡唑

建议患者在服用他汀类药物期间出现肌肉不适或无力症状以及排褐色尿时应及时到医院，并进一步检测CK。如果发生或高度怀疑肌炎，应立即停止他汀类药物治疗。其他情况的处理如下：①如果患者报告可能的肌肉症状，应检测CK并与治疗前水平进行对比。由于甲状腺功能低下患者易发生肌病，因此，对于有肌肉症状的患者，还应检测促甲状腺素水平；②若患者有肌肉触痛、压痛或疼痛，伴或不伴CK升高，应排除常见的原因如运动和体力劳动。对于有上述症状而又联合用药的患者，建议其适度活动；③一旦患者有肌肉触痛、压痛或疼痛，CK高于正常上限的10倍，应停止他汀类药物治疗；④当患者有肌肉触痛、压痛或疼痛，CK不升高或中度升高（正常上限的3~10倍），应进行随访、每周检测CK水平直至排除了药物作用或症状恶化至上述严重程度（应及时停药）。如果患者有肌肉不适和/或无力，且连续检CK有进行性升高，应慎重考虑减少他汀类药物剂量或暂时停药。然后决定是否或何时再开始他汀类药物治疗。

4）他汀类药物疗效与安全性总评价：他汀类药物治疗在降低高危患者的主要冠状动脉事件、冠状动脉手术和卒中的发生率方面所起的作用十分肯定。目前，这些作用尚未得到充分的发挥，许多高危患者未接受这些药物的治疗。因此，应该积极在临床上推广使用他汀类药物。他汀类药物随剂量增大，降脂作用增大，但另一方面不良反应也会增多。因此，不宜片面追求提高疗效而过度增大剂量。为了安全应用他汀类药物，上述的参考意见可能有帮助。我国已有个别因他汀类药物不良反应造成死亡的事件。这说明在积极推广应用他汀类药物的同时，需要按规定进行严格监测，谨慎使用以达到安全。作为东方人，可能治疗用合适剂量甚至药代学与西方人会有所不同，今后要继续探索不同他汀类药物在我国人群中最合适的治疗剂量，包括疗效和安全性。

5）他汀类药物临床应用的具体建议：根据患者的心血管疾病和等危症、心血管危险因素、血脂水平决定是否需要用降脂治疗，如需用药，先判定治疗的目标值。根据患者血中LDL-C或TC的水平与目标值间的差距，考虑是否单用一种他汀类药物的标准剂量可以达到治疗要求，如可能，按不同他汀类药物的特点（作用强度、安全性和药物相互作用）及患者的具体条件选择合适的他汀类药物。如血LDL-C或TC水平甚高，估计单用一种他汀类药物的标准剂量不足以达到治疗要求，可以选择他汀类药物与其他降脂药合并治疗。如用他汀类药物后发生明显的不良反应，例如肌痛，CK或ALT、AST超越安全限度，则停用他汀类药物，改用其他降脂药。

（2）贝特类　亦称苯氧芳酸类药物，此类药物通过激活过氧化物酶增生体活化受体α（PPAR-α），刺激脂蛋白酯酶（LPL）、apoAⅠ和apo AⅡ基因的表达，以及抑制apo CⅢ基因的表达，增强LPL的脂解活性，有利于去除血液循环中富含TG的脂蛋白，降低血浆TG和提高HDL-C水平，促进胆固醇的逆向转运，并使LDL亚型由小而密颗粒向大而疏松颗粒转变。

临床上可供选择的贝特类药物有：非诺贝特（片剂0.1g，3次/日；微粒化胶囊0.2g，1次/日）；苯扎贝特0.2g，3次/日；吉非贝齐0.6g，2次/日。贝特类药物平均可使TC降低6%～15%，LDL-C降低5%～20%，TG降低20%～50%，HDL-C升高10%～20%。其适应证为高三酰甘油血症或以TG升高为主的混合型高脂血症和低高密度脂蛋白血症。

临床试验包括赫尔辛基心脏研究（HHS）、美国退伍军人管理局HDL-C干预试验（VA-HIT）、苯扎贝特心肌梗死预防研究（BIP）、糖尿病粥样硬化干预试验（DAIS）和非诺贝特在糖尿病患者干预预防事件试验（FIELD）等证实，贝特类药物可能延缓冠状动脉粥样硬化的进展，减少主要冠状动脉事件。HHS证实，吉非贝齐降低TG 43%，也降低冠心病事件发生率。VA-HIT以低HDL-C水平为主要血脂异常的冠心病患者为研究对象，其目的是观察应用药物升高HDL-C和降低TG能是否减少冠心病事件的发生率。结果表明，吉非贝齐治疗5年后TG降低31%，HDL-C升高6%，LDL-C无明显变化；非致死性心肌梗死或冠心病死亡（一级终点）发生的相对危险率下降22%；同时发生卒中的危险性下降，但死亡的危险性下降，差异无统计学意义；无自杀、癌症死亡的危险性增加。BIP对有心肌梗死或心绞痛史者，苯扎贝特治疗6.2年，与安慰剂组比较，致死性和非致死性心肌梗死/猝死（一级终点）相对危险性降低9%（$P>0.05$）；亚组分析表明，基线TG>2.26mmol/L（200mg/dl）者，苯扎贝特治疗组一级终点的相对危险性降低40%（$P<0.05$）。在FIELD中，低危糖尿病患者用非诺贝特治疗5年，与安慰剂组比较，非致死心肌梗死和总心血管事件显著减少，但死亡率降低，差异无统计学意义。

此类药物的常见不良反应为消化不良、胆石症等，也可引起肝脏血清酶升高和肌病。绝对禁忌证为严重肾病和严重肝病。吉非罗齐虽有明显的调脂疗效，但安全性不如其他贝特类药物。由于贝特类单用或与他汀类合用时也可发生肌病，应用贝特类药时须监测肝酶与肌酶，以策安全。

（3）烟酸类　烟酸属B族维生素，当用量超过作为维生素作用的剂量时，可有明显的降脂作用。烟酸的降脂作用机制尚不十分明确，可能与抑制脂肪组织中的脂解和减少肝脏中VLDL合成和分泌有关。已知烟酸增加apoAⅠ和apo AⅡ的合成。

烟酸有速释剂和缓释剂两种剂型。速释剂不良反应明显，一般难以耐受，现多已不用。缓释型烟酸片不良反应明显减轻，较易耐受。轻中度糖尿病患者坚持服用，也未见明显不利作用。烟酸缓释片常用量为1～2g，1次/日。一般临床上建议，开始用量为0.375～0.5g，睡前服用；4周后增量至1g/d，逐渐增至最大剂量2g/d。烟酸可使TC降低5%～20%，LDL-C降低5%～25%，TG降低20%～50%，HDL-C升高15%～35%。适用于高三酰甘油血症、低高密度脂蛋白血症或以TG升高为主的混合型高脂血症。

临床试验包括冠心病药物治疗方案（CDP）、降低胆固醇和动脉硬化研究（CLAS-Ⅰ）、家族性粥样硬化治疗研究（FATS）、高密度脂蛋白粥样硬化治疗研究（HATS）、降胆固醇治疗时观察动脉生物学（ARBITER2）等证实，烟酸能降低主要冠状动脉事件，并可能减少总死亡率。CDP的入选患者经过6年治疗，单用烟酸治疗与安慰剂组相比，可降低非致死性心肌梗死的危险达27%；随访15年，烟酸组与安慰剂组相比，总死亡率降低11%。冠状动脉血管造影显示，烟酸能延缓冠状动脉粥样斑块的进展。在CLAS-Ⅰ中，两年的烟酸/考来替泊联合治疗明显减缓其进程，并促使冠状动脉斑块消退，治疗组斑块消退16.2%，而对照组为2.4%。继续治疗两年（CLAS-Ⅱ）试验也证实这些益处，治疗组只有14%，而对照组有40%发生新的冠状动脉斑块；已存在冠状动脉斑块的患者治疗组斑块消退者有18%，而对照组只有6%。在FATS中，对照组中46%受试者冠状动脉病变有进展，11%有斑块消退，而烟酸/考来替泊联合治疗组25%有进展，39%有斑块消退。在HATS中，治疗3年后，安慰剂组平均冠状动脉狭窄进展3.9%，而烟酸加辛伐他汀治疗组消退0.4%，临床事件相对减少60%。一项使用高分辨率磁共振的研究显示，与对照组相比，烟酸治疗组的颈动脉斑块脂质核心区域变小，脂质成分减少。在ARBITER2研究中，对伴有低水平HDL-C的冠心病患者，在已常规使用他汀类药物的基础上，加用缓释型烟酸治疗，检测颈动脉内中膜厚度（CIMT）变化来评估粥样硬化进程。加用中量烟酸（1g/d）治疗12个月后，HDL-C水平提高了21%（39～47mg/dl），对照者的CIMT增长明显（0.044mm±0.100mm），而联合治疗组CIMT无改变（0.014mm±0.104mm）。结果表明，联合烟酸治疗减缓了CIMT即动脉粥样硬化发展进程。

烟酸的常见不良反应有颜面潮红、高血糖、高尿酸（或痛风）、上消化道不适等。这类药物的绝对禁忌证为慢性肝病和严重痛风；相对禁忌证为溃疡病、肝毒性和高尿酸血症。缓释型制剂的不良反应轻，易耐受。

（4）胆酸螯合剂（胆酸隔置剂）　主要为碱性阴离子交换树脂，在肠道内能与胆酸呈不可逆结合，因而阻碍胆酸的肠肝循环，促进胆酸随粪便排出体外，阻断胆汁酸中胆固醇的重吸收。通过反馈机制刺激肝细胞膜表面的LDL受体，加速血液中LDL清除，结果使血清LDL-C水平降低。

常用的胆酸螯合剂有考来烯胺（每日4～16g，分3次服用），考来替泊（每日5～20g，分3次服用）。胆酸螯合剂可使TC降低15%～20%，LDL-C降低15%～30%；HDL-C升高

3% ~5%；对 TG 无降低作用甚或稍有升高。临床试验证实这类药物能降低主要冠状动脉事件和冠心病死亡。

胆酸螯合剂常见不良反应有胃肠不适、便秘，影响某些药物的吸收。此类药物的绝对禁忌证为异常 β 脂蛋白血症和 TG >4.52mmog/L（400mg/dl）；相对禁忌证为 TG >2.26mmog/L（200mg/dl）。

（5）胆固醇吸收抑制剂　胆固醇吸收抑制剂依折麦布（ezetimibe）口服后被迅速吸收，且广泛的结合成依折麦布-葡萄糖苷酸，作用于小肠细胞的刷状缘，有效地抑制胆固醇和植物固醇的吸收。由于减少胆固醇向肝脏的释放，促进肝脏 LDL 受体的合成，又加速 LDL 的代谢。

常用剂量为 10mg/d，使 LDL-C 约降低 18%，与他汀类合用对 LDL-C、HDL-C 和 TG 的作用进一步增强，未见有临床意义的药物间药代动力学的相互作用，安全性和耐受性良好。最常见的不良反应为头痛和恶心，CK 和 ALT、AST 和 CK 升高超过正常高限的 3 倍以上的情况仅见于极少数患者。考来烯胺可使此药的曲线下面积增大 55%，故两者不宜同时服用，合用时须在服考来烯胺前 2h 或后 4h 服此药。环孢霉素可增高此药的血药浓度。

（6）其他调脂药

1）普罗布考：此药通过渗入脂蛋白颗粒中影响脂蛋白代谢，而产生调脂作用。可使血浆 TC 降低 20% ~25%，LDL-C 降低 5% ~15%，而 HDL-C 也明显降低（可达 25%）。主要适应于高胆固醇血症尤其是纯合子型家族性高胆固醇血症。该药虽使 HDL-C 降低，但可使黄色瘤减轻或消退，动脉粥样硬化病变减轻，其确切作用机制未明。有些研究认为普罗布考虽然降低了 HDL-C 水平，但它改变了 HDL 的结构和代谢功能，提高了 HDL 将胆固醇运载到肝脏进行代谢的能力，因此更有利于 HDL 发挥抗动脉粥样硬化的作用。普罗布考尚有抗氧化作用。常见的副作用包括恶心、腹泻、消化不良等；亦可引起嗜酸细胞增多，血浆尿酸浓度增高；最严重的不良反应是引起 QT 间期延长，但极为少见，因此有室性心律失常或 QT 间期延长者禁用。常用剂量为 0.5g，2 次/天。

2）n-3 脂肪酸：为 n-3（ω-3）长链多不饱和脂肪酸：主要为二十碳戊烯酸（EPA，C20：5n-3）和二十二碳已烯酸（DHA，C22：6n-3），两者为海鱼油的主要成分，制剂为其乙酯，高纯度的制剂用于临床。n-3 脂肪酸制剂降低 TG 和轻度升高 HDL-C，对 TC 和 LDL-C 无影响。当用量为 2 ~4g/d 时，可使 TG 下降 25% ~30%。主要用于高三酰甘油血症；可以与贝特类合用治疗严重高三酰甘油血症，也可与他汀类药物合用治疗混合型高脂血症。n-3 脂肪酸还有降低血压、抑制抗血小板聚集和炎症的作用，改善血管反应性。GISSI 预防研究（GISSr-prebenzione trial）对心肌梗死后患者用 n-3 脂肪酸（800mg/d）治疗 3.5 年，与安慰剂组比较，全因死亡危险降低 70%，冠心病死亡危险降低 30%，猝死危险减少 45%。该类制剂的不良反应不常见，2% ~3% 服药后出现消化道症状如恶心、消化不良、腹胀、便秘；少数病例出现转氨酶或 CK 轻度升高，偶见出血倾向。有研究表明，每日剂量高至 3g 时，临床上无明显不良反应。与他汀类药物或其他降脂药合用时，无不良的药物相互作用。n-3 脂肪酸制剂（多烯酸乙酯）中的 EPA + DHA 含量应大于 85%，否则达不到临床调脂效果。n-3 脂肪酸制剂的常用剂量为 0.5 ~1g，3 次/天。近来还发现 n-3 脂肪酸预防心律失常和猝死的作用。

（7）调脂药物的联合应用　为了提高血脂达标率，同时降低不良反应的发生率，不同类别调脂药的联合应用是一条合理的途径。由于他汀类药物作用肯定、不良反应少、可降低总死亡率以及有降脂作用外的多效性作用，联合降脂方案多由他汀类药物与另一种降脂药组成。

1）他汀类药物与依折麦布联合应用：已有较多的临床试验观察了依折麦布与他汀类药物联合应用的降脂效果和安全性。10mg/d 依折麦布与 10mg/d 阿托伐他汀或辛伐他汀联合应用，降低 LDL-C 的作用与 80mg/d 阿托伐他汀或辛伐他汀相当，使降脂达标率由单用他汀类药物的 19% 提高到合用的 72%。依折麦布与其他他汀类药物合用也有同样效果。合用并不增加他汀类药物的不良反应。因此，依折麦布与小剂量他汀类药物联合治疗使降脂疗效大大提高，达到大剂量他汀类药物的效果，但无大剂量他汀类药物发生不良反应的风险。因此，在大剂量使用他汀类药物仍不能达标时，加用依折麦布也不失为当前的最佳选择。依折麦布不良反应小，联合使用他汀类药物和依折麦布治疗的患者耐受性好。联合治疗不增加肝脏毒性、肌病和横纹肌溶解的发生。

2）他汀类与贝特类药物联合应用：此种联合治疗适用于混合型高脂血症患者，目的为使 TC、LDL-C 和 TG 的水平明显降低，HDL-C 的水平明显升高。此种联合用药适用于有致动脉粥样硬化血脂异常的治疗，尤其在糖尿病和代谢综合征时伴有的血脂异常。联合治疗可明显改善血脂谱。由于他汀类和贝特类药物均有潜在损伤肝功能的可能，并有发生肌炎和肌病的危险，合用时发生不良反应的几率增高，他汀类和贝特类药物联合用药的安全性应高度重视。因此，开始合用时宜都用小剂量，采取早晨服用贝特类药物，晚上服用他汀类药物，避免血药浓度的显著升高。密切监测 ALT、AST 和 CK，如无不良反应，可逐步增加剂量。治疗期间继续注意肌肉症状，监测 ALT、AST 和 CK。对于老年、女性、肝肾疾病、甲状腺功能减退的患者，慎用他汀类和贝特类药物联合治疗，并尽量避免与大环内酯类抗生素、抗真菌药物、环孢霉素、HIV 蛋白酶抑制剂、地尔硫䓬、胺碘酮等药物合用。贝特类药中，吉非贝齐与他汀类合用发生肌病的危险性相对较多，但其他贝特类如非诺贝特与他汀类合用时，发生肌病的危险性较少。

3）他汀类与烟酸类药物联合应用：在常规他汀类药物治疗的基础上，加用小剂量烟酸是一种合理的联合治疗方法，其结果表明联合治疗可显著升高 HDT-C，而不发生严重的不良反应。高密度脂蛋白动脉粥样硬化治疗研究（HATS）发现烟酸与他汀类联合治疗可进一步降低心血管死亡、非致死性心肌梗死和血管重建术的比例。缓释型烟酸与洛伐他汀复方制剂的临床观察证实其疗效确切、安全，更利于血脂全面达标。

联合使用他汀类和烟酸缓释剂的患者中，仍有 6% 因潮红难以耐受而停药。目前的研究并未发现他汀类药物和烟酸缓释剂联用增加肌病和肝脏毒性的发生。但由于烟酸增加他汀类药物的生物利用度，可能有增加肌病的危险，同样需要监测 ALT、AST 和 CK，指导患者注意肌病症状，一旦发现及时就诊。联合治疗较单用他汀类药物治疗有升高血糖的危险，但缓释制剂使这一问题大为减轻，糖尿病也并非是这种合用的禁忌证。在联合使用他汀类和烟酸时，应加强糖监测。

4）他汀类与胆酸螯合剂联合应用：两药合用有协同降低血清 LDL-C 水平的作用。他汀类与胆酸螯合剂联用可增加各自的降脂作用，并且研究还表明，两者联用可延缓动脉粥样硬化的发生和发展进程，可减少冠心病事件的发生。他汀类与胆酸螯合剂合用并不增加其各自的不良反应，且可因减少用药剂量而降低发生不良反应的风险。由于胆酸螯合剂具体服用的一些不便，此种联合方案仅用于其他治疗无效或不能耐受者。

5）他汀类与n-3脂肪酸联合应用：他汀类药物与鱼油制剂n-3脂肪酸合用可用于治疗混合型高脂血症。临床观察辛伐他汀（20mg/d）联合应用n-3脂肪酸可进一步降低TG、TC和apoE。他汀类药物同n-3脂肪酸制剂合用是临床治疗混合型高脂血症有效而安全的选择。他汀类药物与鱼油制剂联合应用并不会增加各自的不良反应。由于服用较大剂量的n-3多不饱和脂肪酸有增加出血的危险，并且对糖尿病和肥胖患者因增加热量的摄入而不利于长期应用。

285 血脂异常治疗的其他措施是指哪些？

调脂治疗除了常用的治疗性生活方式改变和药物治疗外，其他调脂治疗措施还有外科手术治疗、透析疗法和基因治疗等。外科手术治疗包括部分小肠切除和肝脏移植等，现已基本不用。基因治疗对单基因缺陷所致的家族性高胆固醇血症是一种有希望的治疗方法，但目前技术尚不成熟。

透析疗法是一种通过血液体外转流而除去血中部分LDL的方法，能降低TC、LDL-C，但不能降低TG，也不能升高HDL-C。这种措施降低LDL-C的作用也只能维持1周左右，故需每周重复1次。费用昂贵，且是有创性治疗，甚至可能同时移出血液中的某些有益成分。因此不适用于一般的血脂异常治疗，仅用于极个别的对他汀类药物过敏或不能耐受者或罕见的纯合子家族性高胆固醇血症患者。

286 在调脂治疗过程中应如何进行监测？

饮食与非调脂药物治疗3~6个月后，应复查血脂水平，如能达到要求即继续治疗，但仍须每6个月至1年复查1次，如持续达到要求，每年复查1次。药物治疗开始后4~8周复查血脂及AST、ALT和CK，如能达到目标值，逐步改为每6~12个月复查1次，如开始治疗3~6个月复查血脂仍未达到目标值，则调整剂量或药物种类，或联合药物治疗，再经4~8周后复查。达到目标值后延长为每6~12个月复查1次，治疗性生活方式改变和降脂药物治疗必须长期坚持，才能获得临床益处。对心血管病的高危患者，应采取更积极的降脂治疗策略。

降脂药物治疗需要个体化，治疗期间必须监测安全性。依据患者的心血管病状况和血脂水平选择药物和起始剂量。在药物治疗时，必须监测不良反应，主要是定期检测肝功能和CK。如AST或ALT超过正常高限的3倍，应暂停给药。停药后仍需每周复查肝功能，直至恢复正常。在用药过程中应询问患者有无肌痛、肌压痛、肌无力、乏力和发热等症状，血CK升高超过正常高限的5倍应停药。用药期间如有其他可能引起肌溶解的急性或严重情况，如败血症、创伤、大手术、低血压和抽搐等，应暂停给药。

287• 如何对糖尿病患者血脂异常进行治疗?

心血管疾病是2型糖尿病患者死亡的主要原因。与非糖尿病患者相比，糖尿病患者发生心血管疾病的危险性更大，后果更严重。在血清TC水平相当的情况下，糖尿病患者患心血管疾病的危险性是非糖尿病患者的2~4倍。这种危险性增加内在的机制不仅与高血糖有关，也涉及其他重要危险因素，如脂类代谢紊乱和高血压。糖尿病合并血脂异常与胰岛素抵抗有着密切关系。糖尿病血脂异常的特征是TG升高，HDL-C降低，LDL-C升高或正常，sLDL升高，即致粥样硬化血脂异常。临床病例中单纯性血脂紊乱（特别是单纯低高密度脂蛋白血症）很少见，高TG合并低HDL-C较为多见，最常见的是TC和TG水平都显著升高。

糖尿病的病理生理机制是胰岛素抵抗和胰岛素分泌缺乏，两者都可引起脂类代谢紊乱导致血脂异常。2型糖尿病患者易发生致动脉粥样硬化性血脂异常，这与2型糖尿病多伴中心性肥胖及胰岛素抵抗有关。当脂肪组织数量增多，尤其腹部脂肪细胞肥大时，脂肪细胞内的TG易分解形成游离脂肪酸，循环中常出现高游离脂肪酸血症，并使TG以及肝内VLDL、$apoB_{100}$等富含TG的脂蛋白合成增加，且对其清除也减弱，因此可发生严重的高三酰甘油血症。在胆固醇酯转运蛋白的作用下，LDL中的胆固醇酯与脂蛋白中的TG可进行交换，将脂蛋白中的TG转运给LDL，形成富含TG的LDL，后者在肝脂肪酶（HL）的作用下分解其中的TG，最终形成含胆固醇相对较多的sLDL。sLDL易被氧化而产生过氧化脂质，并不易被经典的LDL受体途径代谢，从而被单核细胞-巨噬细胞的清道夫受体识别、吞噬，形成泡沫细胞，促进动脉粥样硬化的发生。与此同时，在高极低密度脂蛋白/高三酰甘油血症时，HDL经胆固醇转运蛋白及肝脂肪酶作用后易崩解。因此，血脂紊乱者呈现高三酰甘油血症时多伴有低高密度脂蛋白血症。在上述过程中，肝脂酶活性的增加和脂蛋白酯酶活性降低起重要作用。此外，机体长期处于高血糖状态致使apoB的糖化率增加，使LDL与受体的结合能力下降，从而延缓了其在血浆中的清除，增加巨噬细胞对其摄取，进一步促进泡沫细胞的形成。

糖尿病血脂异常合并其他动脉粥样硬化危险因素时，危险因素的叠加会使发生冠心病的危险大大增加。这类动脉粥样硬化危险因素为年龄大、高血压、吸烟和糖尿病、女性绝经期后、冠心病家族史等。危险因素越多，发病的可能性越大。

因此，血脂异常是糖尿病人群的常见并发症以及心血管病的主要危险因素，必须进行治疗。临床试验已经证明调脂治疗可以显著降低糖尿病患者发生心血管事件的风险。

最新《中国成人血脂异常防治指南》对糖尿病血脂紊乱提出了如下治疗原则：①高脂血症治疗用于冠心病预防时，若对象为临床上未发现冠心病或其他部位动脉粥样硬化性疾病者，属于一级预防，对象为已发生冠心病或其他部位动脉粥样硬化性疾病者属于二级预防；②一级预防要根据对象有无其他危险因素及血脂水平分层防治；③以饮食治疗为基础，根据病情、危险因素、血脂水平决定是否或何时开始药物治疗。

其主要治疗措施主要也包括两面个方面：①非药物治疗措施包括饮食和其他治疗性生活方式的调节，用于预防血脂代谢紊乱，也是血脂异常治疗的基础。饮食调节：其目的是保持合适的体重，降低过高的血脂水平，兼顾其他不健康的饮食结构，如限制食盐量。可采用的方式有：控制摄入总热卡量，特别强调减低脂肪，尤其胆固醇和饱和脂肪酸的摄入量；适当增加蛋白质和碳水化合物的比例；减少饮酒或戒烈性酒。其他非药物治疗措施包括运动锻炼和戒烟；②药物治疗措施适用于治疗性生活方式干预后疗效不满意者，冠心病发病危险较高或已有冠心病者。

（1）LDL-C作为首要治疗目标　现有证据表明，要达到防治缺血性心脑血管疾病的目的，首先要考虑降低LDL-C。LDL-C目标水平据心血管疾病危险程度而定。①糖尿病伴心血管病患者为极高危状态。对此类患者不论基线LDL-C水平如何，均提倡采用他汀类药物治疗，将LDL-C降至2.07mmol/L（80mg/d）以下或较基线状态降低30%～40%；②大多数糖尿病患者即使无明确的冠心病，也应视为高危状态。流行病学研究和临床试验显示在这些患者心血管事件的危险大致相当于有确立心血管病而无糖尿病者。这两类患者均得益于降LDL-C治疗，治疗目标为LDL-C＜2.59mmol/L（100mg/dl），治疗首选用他汀类药物；③无心血管病的糖尿病患者其基线LDL-C＜2.59mmol/L（100mg/dl）时，是否起用降LDL-C药必须结合临床判断。

他汀类药物治疗在糖尿病患者的心血管病二级预防中的作用十分明确。LDL-C明显升高者他汀类药物是首选治疗。LDL-C轻、中度升高的糖尿病人群的临床研究也显示出他汀类药物可以显著降低包括非致死性心肌梗死或冠心病死亡的主要冠心病事件的发生率。在高危或中高危患者使用降LDL-C药物时，建议治疗强度应达到LDL-C水平降低30%～40%。他汀类药物使用有禁忌者可用胆酸隔置剂或胆固醇吸收抑制剂。

（2）高三酰甘油血症作为治疗目标　①血清TG水平临界升高1.70～2.25mmol/L（150～199mg/dl）时，治疗措施是非药物治疗，包括治疗性饮食、减轻体重、减少饮酒、戒烈性酒等；②如血清TG水平为2.26～5.65mmol/L（200～499mg/dl）时，可应用贝特类药物。

贝特类药物的临床试验HHS、VA-HIT、DAIS、FIELD均证明能改善糖尿病患者的血脂状况，防止粥样硬化的发生与发展。

降低TG还有其他作用：①降低TG纠正脂毒性可减轻机体的胰岛素抵抗和保护胰岛素β细胞功能，这两点都有益于阻止糖耐量恶化；②TG≥5.65mmol/L（500mg/dl）者易反复发生胰腺炎，不仅会使糖尿病恶化还可能因胰腺炎的并发症危及生命，此时应首先考虑使用贝特类药物迅速降低TG水平。

（3）低高密度脂蛋白血症作为治疗目标　HDL-C低于1.04mmol/L（40mg/dl）是冠心病的独立预测因素。HDL-C低的患者如果LDL-C水平较高，治疗的首要目标是LDL-C。LDL-C达标后，当有高三酰甘油血症时，下一个目标是纠正低HDL-C。低HDL-C与胰岛素抵抗密切相关，因此能改善机体胰岛素敏感性的TLC（如减轻体重和增加体力活动）和药物（如胰岛素增敏剂）都有助于提高血HDL-C水平。使HDL-C≥1.04mmol/L（40mg/dl）应作为已有心血管疾病或尚无心血管疾病但已是高危患者的治疗目标。TLC包括戒烟、减轻体重、减少饱和脂肪和胆固醇摄入和增加不饱和脂肪摄入、规律运动，有助于升高HDL-C。TLC未能达标时加用药物治疗，选用贝特类或烟酸类。VA-HIT研究证明，对于HDL-C低、LDL-C不甚高的患者，给予贝特类药物治疗有益，对此类患者推荐用贝特类药物。烟酸缓释制剂能较好地升高HDL-C，可视情况选用。

288● 如何对代谢综合征的血脂异常进行治疗?

代谢综合征的血脂异常主要表现为TG水平高、HDL-C水平低、sLDL增多。代谢综合征患者肥胖呈内脏型，内脏脂肪细胞的代谢比皮下脂肪活跃。脂肪细胞释放游离脂肪酸(FFA)增多。FFA为TG的合成原料，肝内对VLDL、$apoB_{100}$等富含TG的脂蛋白合成增加而清除减弱。血液循环中TG增高。许多非脂肪组织器官如肝脏、骨骼肌、胰腺等出现TG沉积，从而引起肝脏及外周组织的胰岛素抵抗。

防治代谢综合征的主要目标是预防临床心血管病以及2型糖尿病的发病，对已有心血管疾病者则要预防心血管事件再发。积极持久的生活方式治疗是达到上述目标的重要措施。原则上应先启动生活方式治疗，如不够，再用针对个别危险因素异常的药物治疗。

代谢综合征时调脂的目标是较为一致的，即TG＜1.70mmol/L（150mg/dl）、HDL-C≥1.04mmol/L（40mg/dl）。具体如下：

（1）基本危险因素的治疗　长期预防心血管病与防治糖尿病。①腹部肥胖：通过生活方式改变使体力活动增加和限制摄入饮食的热量，使体重在1年内减轻7%～10%，争取达到BMI和腰围正常；②体力活动：推荐规则的中等强度体力活动。每周5～7天有每天30～60分钟步行以上轻或中等强度运动。对有心血管病者，在危险评估和运动试验后指导其运动量；③控制饮食：推荐饮食中饱和脂肪＜7%总热量，胆固醇＜200mg/d，总脂肪占25%～35%总热量。饮食调整中除热量摄入限制外，要多食全谷类及纤维素食品。根据标准体重及平时体力活动情况将热量限制在一定范围内。保持饮食中的碳水化合物（55%～65%）、脂肪（20%～30%）、蛋白质（15%左右）的合理比例。对于TG水平特别高者应将碳水化合物的比例进一步减少，增加蛋白质的比例。

（2）血脂异常的治疗　按危险程度和血脂异常的类型决定治疗目标和措施。①低度危险：坚持TLC，如仍LDL-C≥4.92mmol/L（190mg/dl），加用药物治疗；LDL-C为4.14～4.92mmol/L（160～189mg/dl）者，根据临床考虑是否加用药物治疗。治疗目标为LDL-C＜4.14mmol/L（160mg/dl）；②中度危险：基线LDL-C≥3.37mmol/L（130mg/dl）者给予TLC，必要时加用药物治疗；如LDL-C≥4.14mmol/L（160mg/dl），TLC同时加用药物治疗。基线LDL-C 2.59～3.34mmol/L（100～129mg/dl）而主要危险因素控制不好者，可考虑启用降脂治疗。治疗目标为＜3.37mmol/L（130mg/dl）；③高危患者：TLC加降LDL-C药物。基线LDL-C≥2.59mmol/L（100mg/dl）者即用降脂药物；已治疗而LDL-C≥2.59mmol/L（100mg/dl）者，加强降LDL-C治疗。基线LDL-C＜2.59mmol/L（100mg/dl）者，按临床判断用药。治疗目标为＜2.59mmol/L（100mg/dl），如属于极高危，治疗目标为＜2.07mmol/L（80mg/dl）；④非HDL-C升高者：对高危患者或积极降脂并使LDL-C已达标，但非HDL-C仍高者，加用贝特类（非诺贝特优先）或烟酸。如TG≥5.65mmol/L（500mg/dl）应及早启用贝特类或烟酸治疗；⑤HDL-C低者：强化TLC，减低体重，增加体力活动。

（3）高血压的治疗　血压≥140/90mmHg（1mmHg＝0.133kPa）的非糖尿病患者，用降压药使血压达到140/90mmHg以下；血压≥130/80mmHg的糖尿病患者用降压药使血压达到130/80mmHg以下。在降压治疗的同时要强调TLC的重要性。

（4）高血糖的治疗　对血糖调节异常者，可采取饮食控制、增加体力活动、减低体重，使血糖恢复正常；已有糖尿病者，在生活方式的干预下，加用降糖药物，使糖化血红蛋白<6.5%。在此，可以考虑合理应用改善胰岛素敏感性利于调脂的药物如①噻唑烷二酮类药（thiazolidinediones）：该类药物可激活细胞内过氧化酶增殖体激活体-γ（PPAR-γ），从而促进细胞内胰岛素受体底物活性而增加胰岛素敏感性，减少肝糖异生和输出。该药还能够通过增加葡萄糖转运体4和1的作用而改善骨骼肌和脂肪组织对胰岛素介导的葡萄糖摄取和利用。研究证实该类药物能降低游离脂肪酸、LDL-C、TC，增大LDL体积，升高HDL-C；②二甲双胍：能抑制葡萄糖吸收，减少肝糖异生和输出，还有降低游离脂肪酸、LDL-C、TG，升高HDL-C的作用；此外，可显著降低体重。

（5）促栓状态　高危患者启用小剂量阿司匹林，已有粥样硬化心血管病而对阿司匹林禁忌者用氯吡格雷。中度高危者考虑小剂量阿司匹林预防。

（6）促炎状态　生活方式治疗。

289. 急性冠状动脉综合征时如何进行降脂治疗？

因急性冠状动脉综合征或行PCI收住院治疗的患者，应在住院后立即或24小时内进行血脂测定，并以此作为治疗的参考值。急性冠状动脉综合征属于极高危，无论患者的基线TC和LDL-C值是多少，均应尽早给予他汀类药物治疗。已服用降脂药物者，发生急性冠状动脉综合征时不必中止降脂治疗，除非出现禁忌证。急性冠状动脉综合征时，他汀类药物的剂量可以较大，如无安全性方面的不利因素，可使LDL-C降至<2.07mmol/L（80mg/dl）或在原有基线上降低40%以上。在住院期间开始药物治疗有明显的益处：调动患者坚持降脂治疗的积极性，使医生和患者自己更重视出院后的长期降脂治疗。

290. 怎样治疗重度高胆固醇血症？对中度以上的高三酰甘油血症应如何对待？

如空腹血清TC≥7.76mmol/L（300mg/dl）或LDL-C≥5.18mmol/L（200mg/dl），常见于明显基因异常者，如单基因型家族性高胆固醇血症（FH）、家族性载脂蛋白B缺陷症和多基因型高胆固醇血症等。对于这些情况，无论患者是否有冠心病或危险因素，都应积极进行治疗。对于FH患者，能有效降低胆固醇的药物首推普罗布考。对严重的高胆固醇血症患者，也可考虑联合用药措施，如他汀类药物加普罗布考、胆酸螯合剂、依折麦布、烟酸、贝特类等，以达到治疗的目标值。

大规模流行病学调查资料进行综合分析的结果提示，TG升高是冠心病的独立危险因素。在临床实践中，TG升高最常见于代谢综合征患者。部分富含TG的脂蛋白具有致动脉粥样硬化作用，这部分主要是残粒脂蛋白（即部分降解的VLDL）。

对于TG升高治疗的策略取决TG升高原因和严重程度。为了防治冠心病，对于临界或轻中度高三酰甘油血症者，首要目标仍是降低LDL-C，并使其达到目标值。TG水平在1.70~2.26mmol/L（150~199mg/dl）者，主要采取非药物治疗措施，减轻体重，增加体力活动。

如 TG 水平在 2. 26 ~5. 65mmol/L（200 ~499mg/dl）者，非 HDL-C 成为治疗的次级目标。为了达到非 HDL-C 的目标值（LDL-C 的目标值 +0. 78mmol/L），需要药物治疗，加用烟酸类或贝特类。TG≥5. 65mmol/L（500mg/dl）时，首要目的是通过降低 TG 来预防急性胰腺炎的发生，治疗选用贝特类或烟酸类药物。

291 • 低高密度脂蛋白血症应如何治疗？

对于冠心病患者或心血管疾病高危人群，在常规进行血脂检测时应包括 HDL-C 的测定。这不仅有助于分析个体发生冠状动脉事件的危险性，而且有益于制定心血管病防治的具体措施。推荐 HDL-C < 1. 04mmol/L（40mg/dl）作为已有心血管疾病的患者，以及虽无心血管疾病临床表现而有多重危险因素聚集的高危患者的治疗起始值。具有致粥样硬化血脂异常的 2 型糖尿病患者或代谢综合征的患者，腹型肥胖伴空腹高胰岛素血症的患者是主要的防治对象。提高 HDL-C 水平是继 LDL-C 后未来治疗的另一个方向。推荐：①对于单纯低 HDL-C 的个体，应首先采用改善生活方式的措施，鼓励进行生活方式的改变包括戒烟、减轻体重、增加不饱和脂肪酸摄入、规律运动以及适量饮酒，以达到升高 HDL-C 的目标；②对低 HDL-C、低危 LDL-C 患者，或用他汀类药物后 HDL-C 仍低者，给烟酸类或贝特类治疗。低危 LDL-C 定义为 LDL-C 低于现有临床指南所推荐的药物治疗界限。烟酸类或贝特类可中度升高 HDL-C，且同时能降低非 HDL-C 和 TG。这一推荐适用于不需要他汀类药物降低 LDL-C 的患者，以及按照指南已应用他汀类药物治疗的患者；③对低 HDL-C 且属高危者，宜用他汀类药物合并烟酸或贝特类药。

下列措施对升高 HDL-C 具有非常重要的作用：①减轻体重。肥胖常伴有血清 HDL-C 水平降低。弗莱明汉子代研究资料表明，8 年期间体重每增加 2. 25kg，血清 HDL-C 水平即下降 5%。临床试验已显示，减轻体重明显升高 HDL-C；②适量运动。弗莱明汉的研究表明，即使是轻微运动亦有升高血清 HDL-C 水平的效应。每周运动 1 小时以上者比运动少于 1 小时者的血清 HDL-C 浓度高 0. 15 ~0. 21mmol/L（6 ~8mg/dl）；③戒烟。多数研究资料显示，吸烟者比不吸烟者的血浆 HDL-C 浓度低 0. 08 ~0. 13mmol/L（3 ~5mg/dl）。有人认为可能还低估了吸烟的影响，因为吸烟与饮酒常常相伴随，而饮酒与血清 HDL-C 水平正相关；④适量饮酒。适度饮酒可升高 HDL-C，但这取决于肝脏能正常合成 HDL。长期大量饮酒可损害肝脏功能，反而会造成血清 HDL-C 水平下降；少量长期饮酒者，血清 HDL-C 水平相对较高，患冠心病的危险性也低于不饮酒者。

292 • 怎样治疗混合型血脂异常？

混合型血脂异常（高低密度脂蛋白血症伴高三酰甘油血症和/或低高密度脂蛋白血症）和严重的高低密度脂蛋白血症是常见的血脂异常类型，治疗上使用一种降脂药难以使血脂水平满意达标，常需要联合作用机制不同的降脂药物。联合降脂药物治疗具有如下优点：①相当一部分患者使用单一降脂药物不能达标时，联合用药可提高血脂水平的达标率；②联合用药充分发挥药物互补协同作用，有利于全面调整血脂异常；③避免增大一种药物剂量而产生不良反应。因此，在以他汀类药物作为大多数血脂异常患者的首选治疗药物的基础上，联合另一种降脂药以全面改善血脂异常或增强安全性，旨在进一步降低心血管病的危险。

高低密度脂蛋白血症伴高三酰甘油血症患者，LDL-C 水平达标是首要的治疗目标，然后根据 TG 水平来选择治疗措施，即逐渐增加他汀类药物剂量以进一步降低 LDL-C 和使非 HDL-C 达标，然后加用另一种降脂药以降低 TG。如 LDL-C 已降至其目标水平，但 TG 水平 >5.65mmol/L（500mg/dl），通常需要小心加用一种烟酸或贝特类药物以尽快降低 TG。如患者血清 TG 水平为 2.26～3.39mmol/L（200～300mg/dl），可鼓励患者积极控制饮食，增加体力活动以及减轻体重等，或增加他汀类药物剂量以进一步降低 LDL-C 水平，可使非 HDL-C 达标。一般来说，混合型血脂异常患者，如果 TG 水平为 2.26～4.57mmol/L（200～400mg/dl）时，首先使用他汀类药物，可使 TG 水平约降低 30%，在 LDL-C 达标后再根据血脂指标的变化选择一种药治疗或联合药物治疗。对有动脉粥样硬化性心血管疾病伴严重三酰甘油血症患者，LDL-C 亦为达标的首要目标，在此基础上，根据 HDL-C 水平首先以生活方式改变为主，通常需要联合他汀类与贝特类药物或他汀类与烟酸类药物。

高 LDL-C 伴显著低 HDL-C 患者，LDL-C 仍为达标的首要目标，在此基础上根据 HDL-C 水平首先以生活方式改变为主，必要时合用可升高 HDL-C 的贝特类或烟酸类，特别是存在代谢综合征时。

他汀类与贝特类或烟酸类药物合用有增加肌病的危险，应特别注意安全性。他汀类与贝特类药物合用以非诺贝特为首选，以小剂量开始，在安全性监测下逐步调整剂量。

293. 如何进行老年人血脂异常的治疗？

PROSPER 研究与其他大规模的临床试验证实，调脂治疗防治冠心病的临床益处不受年龄的影响，对于老年心血管危险人群同样应进行积极的调脂治疗。由于老年人罹患心血管病的绝对危险度高于一般成年人，其调脂治疗的收益可能较好。在肝肾功能正常的老年人常患有多种慢性疾病需服用多种药物治疗，加之有不同程度的肝肾功能减退及药物的代谢动力学改变，易发生药物相互作用和不良反应。因此，降脂药物剂量的选择需要个体化，起始剂量不宜太大，在监测肝肾功能和 CK 的条件下合理调整药物用量。在出现肌无力、肌痛等症状时需与老年性骨、关节和肌肉疾病鉴别，及时复查血清 CK 水平。

294. 影响血脂测定结果的分析前因素包括哪些？如何如何减少其影响？

《中国成人血脂异常防治指南》指出，影响血脂准确测定的因素很多，如标本的来源、测定方法、仪器和试剂等，其中分析前即临床实验室进行测定前的因素对实验结果的影响往往被忽视，应特别引起关注。主要包括：

（1）生物学因素　如个体间、性别、年龄和种族等。研究发现，TC、TG、HDL-C、LDL-C、apoA Ⅰ、apoB 和 Lp（a）的平均生物学变异分别为 6.1%～11.0%，23.0%～40.0%，7.0%～12.0%，9.5%，7.0%～8.0%，6.5%～10.0% 和 8.6%。

（2）行为因素 如饮食、肥胖、吸烟、紧张、饮酒、饮咖啡和锻炼等。

（3）临床因素 如疾病（内分泌或代谢性疾病、肾脏疾病、肝胆疾病及其他）和用药（抗高血压药、免疫抑制剂及雌激素等）等情况。

（4）标本收集与处理 如禁食状态、血液浓缩、抗凝剂与防腐剂、毛细血管与静脉血、标本贮存等。

建议采取以下措施减少血脂和脂蛋白测定分析前因素对结果的影响：

（1）血脂分析前受试者应处于稳定代谢状态，至少2周内保持一般饮食习惯和体重稳定。

（2）测定前24小时内不应进行剧烈体育运动。

（3）如血脂检测异常，在进一步处理前，应在2个月内进行再次或多次测定，但至少要相隔1周。

（4）虽然有人认为TC测定可不用禁食，但应注意饱餐后TC会有所下降；对于TG和其他脂蛋白检测则需至少禁食12小时采血。

具体做法：如在采血前一天晚8时开始禁食（包括零食），可少量饮水。于次日早上8～10时采取静脉血，也就是应空腹12～14小时晨间取血。

（5）除卧床不起者外，采血时一般取坐位，抽血前受试者至少应坐位休息5分钟。

（6）静脉穿刺过程中止血带使用不应超过1分钟。

（7）血清或血浆标本均适用于血脂、脂蛋白测定，但应尽量用血清。若用血浆，可将结果乘以1.03，近似折换为血清浓度。

（8）血清标本应及时测定，尽量避免血清贮存。若必需贮存，短期（<3天）可存于4℃，长期需存于-70℃以下。

此外，若使用影响血脂的药物（如血脂调节药、避孕药、某些降压药、激素等），应记录用药情况。妊娠后期各项血脂都会增高，应在产后或终止哺乳后3个月才能反映其基本血脂水平。急性冠状动脉事件发生后，应在24小时内采血检查，否则因脂蛋白的结构或浓度改变而影响结果的准确性。

血脂测定是血脂异常检出和治疗效果评价的重要手段。血脂测定结果准确，具有跨时空的可比性，是血脂异常防治工作的基本需要，应充分重视血脂测定标准化，使血脂测定质量满足《指南》的要求。对血脂测定结果的解释，需考虑生物学因素的影响，血脂水平在分层标准、开始治疗标准或治疗目标值附近时，需根据多次血脂测定结果作出医学决定。已出现多种血脂检测指标，《中国成人血脂异常防治指南》建议TC、TG、HDL-C及LDL-C为基本血脂指标，在筛查性心血管病危险评估中不建议使用其他指标。血脂水平是心血管病危险因素指标，不是心血管病诊断指标，应避免把危险因素当作诊断指标看待，也应认识到血脂异常只是心血管病危险因素的一部分，心血管病还有其他已知或未知的危险因素。

295 对于冠心病预防和治疗，血脂达到何水平时需要开始干预？

对于冠心病预防和治疗，何种血脂水平需要开始干预以及降脂要求达到的目标值各国并不完全相同。多数国家或地区建议根据冠心病的危险程度进行分层降脂治疗。

（1）中国的血脂异常防治建议 我国的心血管病专家于1997年发表了血脂异常防治建议（表4-18）。

表4-18 高脂血症患者的开始治疗标准值及治疗目标值 mmol/L（mg/dl）

分组	饮食疗法开始标准	药物治疗开始标准	治疗目标值
动脉粥样硬化病（-）	TC>5.72（220）	TC>6.24（240）	TC<5.72（220）
其他危险因子（-）	LDL-C>3.64（140）	LDL-C>4.16（160）	LDL-C<3.64（140）
动脉粥样硬化病（-）	TC>5.20（200）	TC>5.72（220）	TC<5.20（200）
其他危险因子（+）	LDL-C>3.12（120）	LDL-C>3.64（140）	LDL-C<3.12（120）
动脉粥样硬化病（+）	TC>4.68（180）	TC>5.20（200）	TC<4.68（180）
	LDL-C>2.60（100）	LDL-C>3.12（120）	LDL-C<2.60（100）

在我国的血脂异常防治建议中，制定了将血浆TG降至1.70mmol/L的防治目标水平。

（2）欧洲心脏病学会制定的冠心病预防指南中血脂干预建议 对于已患有冠心病或其他动脉粥样硬化性疾病的患者，将血浆TC降至5.0mmol/L以下，将血浆LDL-C降至3.0mmol/L以下。虽然认为HDL-C<1.0mmol/L和TG>2.0mmol/L是患冠心病危险性增加的标志，但尚未制定出有关HDL-C和TG的治疗目标值。

（3）美国胆固醇教育计划（NCEP）成人治疗组第三次指南（ATP Ⅲ）明确指出 为了防治冠心病，调脂治疗的首要目标是降低LDL-C水平。在决定将LDL-C降至何种程度时，需要考虑患者是否合并其他冠心病的主要危险因素。分析这些冠心病的主要危险因素将有助判断患冠心病的危险程度，由此而决定降低LDL-C的目标值（表4-19）。

表4-19 治疗性生活方式改善（TLC）和药物降LDL-C（mmol/L）起始值和达标值

危险分层	目标值	TLC起始值	药物治疗起始值
冠心病或冠心病等危症（10年危险性>20%）	<2.6	≥2.6	≥3.4（2.6~3.4可考虑用药）
2项或2项以上的危险因素（10年危险性≤20%）	<3.4	≥3.4	10年危险性10%~20%者≥2.6 10年危险性<10%者≥4.1
0~1个危险因素	<4.1	≥4.1	≥5.0（4.1~5.1可考虑用药）

在ATPⅢ中，除再次明确规定将冠心病患者的血浆LDL-C控制在2.6mmol/L以下外，还提出应将具有冠心病同等危险性情况（等危症）的个体血浆LDL-C也应降至2.6mmol/L及以下。有三种情况属冠心病等危症：①有其他临床表现小动脉粥样硬化：这包括周围动脉疾病、腹主动脉瘤和症状性颈动脉病等；②糖尿病；③存在多项危险因素且预计10年冠心

病危险性>20%。

对因急性冠状动脉综合征或行冠状动脉介入手术收住院治疗的患者，应在住院后立即或24小时内进行血脂测定，并以此作为治疗的参考值。只要患者的LDL-C>3.4mmol/L，住院期间就应给予降脂药物，若LDL-C为2.6~3.4mmol/L，是否进行药物降脂治疗则根据临床判定。有学者认为，只要患者是因冠心病住院，LDL-C>2.6mmol/L则应进行药物降脂治疗。在住院期间开始药物治疗有2点明显的益处：①能调动患者坚持降脂治疗的积极性；②能缩小临床上的“治疗空隙”，即能使更多的患者得到必要的降脂治疗。

296• 如何正确认识和合理使用调脂药物?

中华医学会心血管病学分会、中华心血管病杂志编辑委员会曾专门组织近20名权威专家就此专题进行过讨论。讨论结果认为：

动脉粥样硬化与冠心病是危害人类健康最严重的心血管病。引起动脉粥样硬化与冠心病的危险因素有多种，其中以脂质代谢紊乱被认识最早，20世纪初以高胆固醇饲料喂养动物造成动脉粥样硬化模型是最早的证据。此后大量的流行病学研究进一步在人群中证实血脂异常的重要性，并发现血胆固醇水平与冠心病的死亡率密切相关。20世纪90年代在动脉粥样硬化的发病机制研究方面有重要的进展。通过对脂质，尤其是脂蛋白的研究显示，低密度脂蛋白胆固醇（LDL-C）增高促进动脉粥样硬化，高密度脂蛋白胆固醇（HDL-C）增高则防止动脉粥样硬化。在内皮功能受损的条件下，血LDL-C可以透入内皮下层，经过氧化，进入巨噬细胞使之变成泡沫细胞。泡沫细胞的聚集成为脂质核心，是粥样斑块的主要成分。脂质核心增大标志着斑块不稳定，是导致急性发病的基础。在以上认识的基础上，产生了降低或调整血脂以防治动脉粥样硬化的疗法。

20世纪80年代前后，对高脂血症患者进行了以低脂饮食和药物干预的临床研究，其规模较小。20世纪90年代起，新的调脂药物问世及循证医学概念的兴起，多项大规模、长期前瞻性临床试验相继完成。其中既有在未发生冠心病的人群中进行的一级预防试验，也有在冠心病患者中进行的二级预防试验，以及斑块消退试验。这些试验的结果确立了调脂治疗作为防治动脉粥样硬化疾病基本措施的地位。近年来正进一步探索在急性冠状动脉综合征积极降脂预防再发的作用。

当前应用的调脂药物主要包括他汀类、贝特类、树脂类和烟酸类。4类药物的调脂作用不同，作用强度也不同。就调脂强度而言，他汀类降低LDL-C 18%~55%，降低三酰甘油（TG）7%~30%，升高HDL-C 5%~15%；贝特类降低LDL-C 5%~20%，降低TG 20%~50%，升高HDL-C 10%~20%；树脂类降低LDL-C 15%~30%，不降低或可能升高TG，升高HDL-C 3%~5%；烟酸类降低LDL-C 5%~25%，降低TG 20%~50%，升高HDL-C 15%~35%。由上可见，降低LDL-C以他汀类最强，升高HDL-C则以贝特类与烟酸类最好。迄今为止，已完成的5项大规模长期前瞻性临床试验均采用他汀类。另外，美国完成了一项采用贝特类的大规模长期前瞻性临床试验取得正面效果。

任何药物都有不良反应，使其临床应用受到限制。他汀类的主要不良反应为肝酶升高、肌病，在肝病或肝功能不良时不宜用；贝特类的主要不良反应为消化不良、胆道结石、肌病，肝或肾功能不良时忌用；树脂类的主要不良反应为消化不良、便秘、影响其他药物的吸收；烟酸类的主要不良反应为颜面潮红、上消化道不适、肝损害、升高血糖和尿酸，在肝病、痛风、溃疡病时忌用。药物相互作用是另一种影响药物使用的因素。他汀类与免疫抑制药如环孢霉素、咪唑类抗真菌药如酮康唑和伊曲康唑、大环内酯类抗生素如红霉素和克拉霉素、贝特类或烟酸类调脂药同用可使肌病的发生几率增高。贝特类与抗凝药同用时应减低抗凝药的剂量，使凝血酶原时间保持在合适的水平。树脂类可能减低或延迟其他药物的吸收，服树脂类1小时后再服其他药物则可减低这方面影响。烟酸类与降压药同用可增强降压作用；与阿司匹林同用可使烟酸的清除减低；与树脂类合用会与其结合，影响吸收，故应在服树脂类4~6小时以后服用烟酸类。树脂类和烟酸类由于消化道不适和颜面潮红等不良反应，临床上应用相对较少。

2001年8月，美国报道了31例使用西立伐他汀者发生横纹肌溶解（肌溶）致死的病例，其中12例与吉非贝齐合用，西立伐他汀最大应用剂量为0.8mg，肌溶致死的部分病例西立伐他汀起始即用0.8mg，远高于我国所用的0.3mg。由此导致西立伐他汀的生产厂商主动提出从全球撤出该药。此事引起了各方面的关注，各国医学界对调脂治疗的安全性进行了研讨。他汀类、贝特类以及烟酸类可引起肌溶的不良反应早已知晓，就已问世的他汀而言，肌溶发生几率在洛伐他汀、辛伐他汀、普伐他汀、氟伐他汀、阿托伐他汀甚低，而西立伐他汀则相对较高。他汀类与吉非贝齐单用均有可能发生肌溶，但发生率低，两者合用则发生率上升，其确切机制未明。两类药物合用时发生肌溶的危险性增加，这一点在所有他汀类药物产品说明书上都有明确警示，对这一方面的重视不足，可能是容易发生严重不良反应的重要原因之一。西立伐他汀事件的出现，说明同一类别的药物中存在差别。从安全性看，仅就5项大规模试验而论，已有3万余人应用西立伐他汀以外的他汀类，并无因不良反应致死者，而治疗所得益处远远大于可能发生不良反应的机会。因此，西立伐他汀事件只是个别他汀的问题，不应该扩大到其他他汀，不应该影响我们对调脂治疗的信心，使患者失去应用他汀类药物防治的受益。某些调脂治疗的临床试验仍在进行之中，其效益有可能进一步扩大。对停用西立伐他汀的患者，建议改用其他五种他汀之一，继续调脂治疗。

为了安全使用他汀类与贝特类药物进行调脂治疗，希望在应用时注意以下各点。

（1）与其他国家一样，我国也有血脂异常防治建议（1997年），其中设置了治疗的血脂目标值。为达到此要求，希望起始剂量不宜大大，在每4~6周监测肝功能与肌酸激酶（CK）的条件下逐步递增剂量，最大剂量不超过我国批准的药物说明书载明的使用剂量。不应该任意加量追求高疗效。

（2）用药3~6个月内定期监测肝功能，如转氨酶超过正常上限3倍，应减小剂量或暂停给药；肝功能保持良好可每6~12个月复查1次；如递增剂量则每12周检查1次肝功能，稳定后改为每半年1次。由药物引起的肝功能损害一般出现在用药3个月内，停药后逐渐消失。

（3）定期监测血CK，如CK超过正常上限10倍，应暂停用药。

（4）肌病是肌溶所致的严重不良反应，其诊断为CK升高超过正常上限10倍，同时有肌病、肌压痛。肌无力、乏力、发热等症状，肌病时应停药。及时发现并停药，绝大多数肌病症状自行缓解消失。肌溶进一步发展产生肌红蛋白尿，严重者引起肾衰竭。

（5）在用药期间，如有其他引起肌溶的急性或严重情况，如败血症、创伤、大手术、低血压、癫痫大发作等，宜暂停给药。

（6）一般情况下不主张他汀类与贝特类药物联合应用。如少数混合型高脂血症患者其他治疗效果不佳而必须考虑联合用药时，也应以小剂量开始，严密观察不良反应，并监测肝功能和血 CK。两类药物中不同品种联用要按其安全性和疗效选择，一般可参照产品说明书。

近10年来调脂药物已在全世界成千万计的患者中应用，在我国也已广泛应用，虽有个别病例出现肌病，但在及时停药处理后症状消除。迄今为止，我国尚无因用调脂药而引起死亡的报道。相信在提高认识后，调脂药物在我国一定能继续安全使用，为防治动脉粥样硬化与冠心病发挥积极的作用。

297. 目前防治高脂血症应达到的目标水平是多少？如何进行治疗进程监测？

1997 年 12 月广西北海会议上通过的建议：①无动脉粥样硬化疾病，也无冠心病危险因子者：TC <5. 72mmol/L（220mg/dl），TG <1. 70mmol/L（150mg/dl），LDL-C <3. 64mmol/L（140mg/dl）；②无动脉粥样硬化疾病，但有冠心病危险因子者：TC <5. 20mmol/L（200mg/dl），TG <1. 70mmol/L（150mg/dl），LDL-C <3. 12mmol（120mg/dl）；③有动脉粥样硬化疾病者：TC <4. 68mmol/L（180mg/dl），TG <1. 70mmol/L（150mg/dl），LDL-C <2. 60mmol/L（100mg/dl）。

高脂血症患者开始治疗标准及治疗目标值，见表 4-20。

表 4-20 高脂血症患者的开始治疗标准值及治疗目标值〔mmol/L（mg/dl）〕

	饮食疗法开始标准	药物疗法开始标准	治疗目标值
动脉粥样硬化病（-）	TC >5. 72（220）	TC >6. 24（240）	TC <5. 72（220）
其他危险因子（-）	LDL-C >3. 64（140）	LDL-C >4. 16（160）	LDL-C <3. 64（140）
动脉粥样硬化病（-）	TC >5. 20（200）	TC >5. 72（220）	TC <5. 20（200）
其他危险因子（+）	LDL-C >3. 12（120）	LDL-C >3. 64（140）	LDL-C <3. 12（120）
动脉粥样硬化病（+）	TC >4. 68（180）	TC >5. 20（200）	TC <4. 68（180）
	LDL-C >2. 60（100）	LDL-C >3. 12（120）	LDL-C <2. 60

在高脂血症的治疗进程中应进行必要的监测。

饮食与非调脂药物治疗后 3 ~6 个月复查血脂水平，如能达到要求即继续治疗，但仍每

6~12 个月复查一次，如持续达到要求，每年复查一次。药物治疗开始后 6 周复查，如能达到要求，逐步改为 6~12 个月复查一次，如开始治疗 3~6 个月复查血脂仍未达到要求，则调整剂量或药物种类 3~6 个月后再复查，达到要求后延长为每 6~12 个月复查一次，未达到要求者则考虑再调整用药或联合用药种类。在药物治疗时，必须监测不良反应，包括肝、肾功能，血常规及必要时测定肌酶。

老年人：高脂血症使老年人中发生冠心病事件的可能性仍存在，成年人中的防治原则可用于老年人，但药物使用应注意剂量及副作用，降脂不宜过剧过急。

妇女：绝经期前妇女除非有严重危险因素，一般冠心病发病率低，故可用非药物方法防治；有严重危险因素及高脂血症者方考虑药物防治。绝经期后妇女高脂血症发生几率增高，冠心病危险性也增高，故应积极治疗。除上述药物外，雌激素替代疗法对降低血脂也有效。

298 近年来发展的新一代抗血脂异常药主要包括哪些？

①纤维酸类：非诺贝特（苯酰降脂丙酯，fenofibrate）、苯扎贝特（必降脂 bezafibrate）及二甲苯氧庚酸（诺衡，gemfibrozil），主要抑制肝脏 VLDL 生成，并使 LDL 活性增加及 VLDL 清除增快而使血 TG 及 VLDL 浓度降低。近年来发现它们还能使胆固醇（Ch）生物合成过程中的限速酶羟甲戊二酰辅酶 A 还原酶（HMG-CoA 还原酶）活性增强及肝脏 LDL 受体增加而使血 Ch 及 LDL 浓度降低；其同时增加 HDL 浓度的作用与升高 apoAⅠ、AⅡ水平有关。降脂作用明显强于氯贝丁酯（安妥明），副作用轻微，主要为胃肠及皮肤反应，肝脏副作用减少，仅某些患者可见谷氨酸转氨酶升高，在继续用药或停药后恢复正常。用法：非诺贝特 0.2g，一日三次；必降脂 0.2g，一日三次；二甲苯氧庚酸 0.3~0.6g，一日二次；②烟酸衍生物：氧甲吡嗪（乐脂平，acipimox），抑制肝脏 VLDL 生成及加速血浆 VLDL 降解，主要降低血浆 TG 及 VLDL 水平，伴 HDL 增高。降脂作用明显强于烟酸，副作用减少，某些患者开始治疗时会出现皮肤潮红或瘙痒，对肝肾功能和糖代谢均无明显影响。用法：0.25g，一日 2~3 次；③HMG-CoA 还原酶抑制剂：甲基康哌丁（罗伐他丁，lovastatin），主要抑制 HMG-CoA 还原酶，减少 Ch 合成，也增加肝脏 LDL 受体数目，使 LDL 排出增加，从而使血浆 Ch 及 LDL 浓度明显降低，对 TG 和 HDL 也有适度有益作用。Ch 主要在夜间合成，故主张傍晚服药，20~40mg 一日 1~2 次。副作用轻微，常见短暂胃肠道反应，偶见皮疹、肌炎、头痛等症状。本类药物是目前降低 Ch 最为有效的药物，但长期应用的安全性及对降低心力衰竭危险的作用仍待观察；④多烯康：天然鱼油的浓缩制剂，主要有效成分是二十碳五烯酸和二十二碳六烯酸，同属于 ω-3 型多不饱和脂肪酸，可使血浆 TG、Ch、VLDL 和 LDL 浓度降低而 HDL 水平升高。此外，本药还可抑制血小板聚集，降低血黏稠度，降低血压，因而可能成为预防心力衰竭的理想药物之一。本品为天然制剂，除大剂量服用时可能出现胃肠道不适外，未见明显副作用。对血糖和胰岛素分泌是否有不良影响尚待观察。

299. 为什么多食猪油、奶油或其他动物油有害？食用鱼油对心血管的作用有哪些？

因为猪油、奶油或其他多数动物油为饱和脂肪，而饱和脂肪对心血管病发生有三种不利的影响：①饱和脂肪促进食物胆固醇的吸收；②饱和脂肪形成的脂蛋白易附着在血管壁上；③某些饱和脂肪使肝脏合成的LDL受体数目减少，从而导致组织细胞对血胆固醇摄取减少，引起LDL-C在血液中堆积。合理的膳食应含有较多的纤维素。可溶性纤维素含量高的膳食会有降低血液胆固醇含量的作用。

鱼油中含有两种n-3多不饱和脂肪酸（n-3polyunstaluraled fatty acids，n-3PuFA），即二十碳五烯酸（eicosapentaenoic acid，EPA）和二十二碳六烯酸（docosahexaenoic acid，DHA）。爱斯基摩人的急性心肌梗死发病率低，认为与进食海产品含有大量n-3PuFA有关。目前认为，鱼油对心血管有如下作用。

（1）降压作用　鱼油对血压影响的临床研究报道不多，其结果也不甚一致。Mortensen等曾观察20例健康男性，每天摄入EPA 1.9g，4周后收缩压明显降低。16例高血压患者每天服用EPA 30g，6周后收缩压显著下降，而舒张压无明显变化。Mehta等采用随机双盲交叉设计观察了8例心绞痛患者的血压变化，实验第4周鱼油组收缩压比安慰剂组低，舒张压无明显变化。鱼油的降压作用可能与剂量大小亦有一定的关系。Knapp等报道高血压患者补充大剂量（EPA 9g/d）鱼油，收缩压和舒张压均降低，但小剂量（EPA1.8g/d）则无效。关于鱼油的降压机制，目前尚未清楚，可能与EPA进入体内竞争细胞膜花生四烯酸，使扩血管产物前列环物类似物PGI_3合成增多，缩血管物质TXA_2生成减少有关。

（2）降血脂作用　动物实验和临床研究结果表明，鱼油具有降血脂作用。富含EPA和DHA的鱼油降低高三酰甘油血症效果十分显著，且作用迅速、稳定。一般15～30天便出现明显效果，通常n-3PuFA的有效剂量为2g～4g/d。降低血清胆固醇的作用报道不一，多半认为效果不如三酰甘油。对血清高密度脂蛋白胆固醇值的影响亦不一致，但多数与补充鱼油明显有关。众多实验证实血清三酰甘油值与高密度脂蛋白胆固醇值呈负相关。

（3）抑制血小板的黏附和聚集反应　有研究发现，尽管爱斯基摩人食用大量的多脂肪的鱼，但其血脂水平较低，出血时间延长，血小板聚集能力降低。Hirai等研究证实渔民和远离渔村的居民相比，血小板聚集能力明显下降。还有报道指出，饮食加入鱼油能抑制猪和人类血小板的黏附能力。在正常脂质饲料饲养的猪，通过球囊管扩张造成深动脉壁损伤后，食用鱼油能使血小板沉积在损伤部位的量明显减少，血小板聚集能力降低和出血时间延长。

（4）抑制血小板合成和释放生长因子　血小板黏附于损伤的血管壁后能合成和释放多种生长因子，如血小板原生长因子、表皮生长因子、转化生长因子β、血小板因子Ⅳ和β血栓球蛋白等，后两者对平滑肌细胞和单核细胞有趋化作用。当血管壁受损刺激血小板-血管壁相互作用时，血小板因子Ⅳ很快渗入到内膜和中膜，并且在一系列增生反应中起重要作用。Levine等曾进行一项研究，将13例心肌缺血的患者，每日服3.5gEPA后血小板因子Ⅳ降低75%，β血栓球蛋白降低70%，而血小板存活时间（血小板活化和消耗的标志）增加10%。到目前为止，食用鱼油对血小板释放血小板源生长因子的影响仍不清楚。

（5）抑制血小板合成血栓素 A_2　因血栓素 A_2（TXA_2）具有强大的血管收缩和血小板聚集作用，而前列环素$_2$（PGI_2）则有对抗 TXA_2 的作用，能扩张血管和抑制血小板聚集，因此，TXA_2/PGI_2 平衡失调在动脉粥样硬化形成中起极其重要的作用。PGI_2 和 TXA_2 均由花生四烯酸合成，而花生四烯酸是占据细胞膜磷脂 α-酰基位置的主要脂肪酸，通过各种刺激，激活膜磷酯酶 A_2，使膜磷脂水解释放出花生四烯酸。当食物中加入鱼油后，EPA 和 DHA 通过以下途径与花生四烯酸竞争：①n-3 脂肪酸抑制亚油酸合成花生四烯酸；②与花生四烯酸竞争膜磷脂上 α-酰基，而降低血浆中及细胞中花生四烯酸水平；③EPA 与花生四烯酸竞争氧化酶，从而抑制了血小板 TXA_2 的生成，EPA 代谢成为有活性的具有抗聚集作用的 PGI_2，而花生四烯酸代谢成为无活性的 TXA_3。尤其有趣的是，血中 EPA 增加后组织中 EPA 也增加，且血浆和组织间脂肪酸的组成有极好的对应关系。

300 • 高脂血症治疗步骤有哪些？

高脂血症治疗步骤包括①血脂异常对象的检出；②判断血脂水平及类型；③根据临床上是否已有冠心病或其他部位动脉粥样硬化性疾病及有无危险因素，结合血脂水平，全面评价，决定治疗措施及血脂的目标水平；④分清原发性或继发性高脂血症，后者则诊治其原发病；⑤决定饮食治疗和生活方式调节的方法并给予指导；⑥决定是否需要药物治疗及药物选择；⑦防治进程的监测。

冠状动脉造影斑块消退研究的主要贡献是证实了使用他汀类、贝特类药物或两者联合降低血浆胆固醇和升高高密度脂蛋白胆固醇（HDL-C）可预防冠状动脉造影显示的病变加重和促进冠心病斑块消退，从而为进一步评价降脂对预后的影响，即对心血管事件与死亡率的影响的临床研究奠定了基础。

他汀类药物的问世开启了血脂干预预防冠心病的新时代。这些药物明显抑制胆固醇合成的限速阶段，显著降低总胆固醇（TC）、低密度脂蛋白胆固醇（LDL-C）、非 HDL-C、胆固醇/HDL-C 比和载脂蛋白 B（apoB）。它们也降低三酰甘油（TG）水平和轻度升高 HD I-C。

301 • 联合降脂治疗的必要性如何？

20 世纪 90 年代进行的他汀试验充分肯定了降脂治疗的临床益处，并明确了他汀类降脂药物长期应用具有良好的安全性。基于新的研究结果，2001 年修订的美国胆固醇教育计划成人治疗组第三次指南（NCEP ATPⅢ）明确指出：为了防治冠心病，调脂治疗的首要目标是降低低密度脂蛋白胆固醇（LDL-C）水平；并将冠心病和冠心病等危症患者 LDL-C 的治疗目标值定为 216mmol/L（100mg/dl）。

然而，美国的 NCEP ATPⅢ指南是在心脏保护研究（HPS）结果公布前发表的。HPS 是一项迄今发表最大规模的有关他汀类药物的临床试验，其结果表明，不论受试者的基础 LDL-C 水平如何，即使受试者的基础 LDL-C 已低于 2.6mmol/L，通过辛伐他汀治疗，都能获得明显的临床益处。该研究提示，将 LDL-C 降至更低水平，仍可能获益。

尽管研究明确降低 LDL-C 可以防治冠心病，积极降低 LDL-C 可获得更大的益处，并且也得到了广泛认可，但目前血脂达标状况却并不容乐观。血脂治疗评估工程（L-TAP）报道4888例接受降脂治疗的患者中仅有38%达标，冠心病患者中只有18%达标，其他研究的结果也类似。原因之一是患者接受降脂治疗后，医生没有再根据其血脂水平而增加药物剂量，这可能是出于安全性的考虑，尤其是“拜斯亭事件”为盲目大剂量药物治疗敲响了警钟；其二是即使增加单一用药剂量仍不能达标，因为他汀类药物剂量加倍，其疗效并不成倍增加，而仅使LDL-C继续降低5%~7%；其三是患者依从性，对大剂量用药的恐慌、费用和不良反应等考虑均可影响其依从性；其四是指南强调降脂治疗的首要目标是降低LDL-C，同时还要求非高密度脂蛋白胆固醇（非HDL-C）达标，而他汀类药物虽然是目前降LDL-C疗效最强的药物，但对三酰甘油（TG）和HDL-C的调节作用并不理想，因此，这就有必要考虑联合降脂治疗。当然，由于他汀类作用肯定、不良反应少、可降低总死亡率以及有降脂作用外的多效性作用，联合降脂方案多由他汀类药物与另一种降脂药组成。

302• 联合降脂治疗的效果如何？

关于联合降脂治疗曾有如下几种情况的联合用药。

（1）他汀类+胆酸螯合剂　他汀类药物作用于肝细胞三羟基三甲基戊二酰辅酶A（HMG-CoA）还原酶，抑制胆固醇合成，并且上调LDL受体，加速清除循环中的LDL颗粒，从而降低血浆LDL-C水平。而胆酸螯合剂在肠道内与胆酸结合，阻止胆酸吸收，促进肝细胞利用胆固醇以合成胆酸，这样由于细胞内胆固醇减少，一方面上调LDL受体，降低血浆LDL-C水平；另一方面也将增加胆固醇合成，部分抵消了其降胆固醇作用。由此可见，胆酸螯合剂可增加LDL受体表达，加强他汀类作用；他汀类则可抑制胆固醇合成，弥补胆酸螯合剂的不足，两者合用有望进一步降低血浆LDL-C。Knapp等对TG＜3.39mmol/L（300mg/dl），LDL-C为1.81~2.49mmol/L（160~220mg/dl）的患者进行观察，患者单用10mg/d或20mg/d辛伐他汀，或在此基础上联用2.3g/d或3.8g/d的colesevelam（商品名：WelChol™）。结果发现，单用10mg/d辛伐他汀可使LDL-C下降26%，单用3.8g/d（建议剂量）colesevelam可使LDL-C下降18%，两者合用可使LDL-C下降42%；单用20mg/d辛伐他汀可使LDL-C下降34%，加用2.3g/d colesevelam可使LDL-C下降42%。他汀类与胆酸螯合剂联用可增加各自的降脂作用，并且研究还表明两者联用可延缓动脉粥样硬化的发生和发展进程，可减少冠心病事件的发生。

（2）他汀类+烟酸类　烟酸能够抑制脂肪组织内的三酰甘油酶活性，减少游离脂肪酸释放，降低血浆游离脂肪酸含量，减少TG和VLDL的合成；此外，烟酸还能通过减少载脂蛋白（apo）B的合成、促进VLDL的分解代谢，从而降低血浆VLDL-C水平。由于血浆VLDL-C含量减少，向LDL的转化也随之减少。烟酸还是目前已知升高HDL-C最强有效的药物。

鉴于烟酸的调脂作用全面，尤其是升高HDL-C作用突出，许多研究对他汀类与烟酸类合用对血脂和冠心病的作用进行了观察。研究发现缓释型烟酸降低LDL-C呈线性作用，500mg可使LDL-C下降3%，1000mg可使LDL-C下降8%，2000mg可使LDL-C下降16%，3000mg可使LDL-C下降22%，在联合治疗时也依然存在这种关系；而对TG和HDL-C的调节则呈曲线关系，小剂量与最大剂量的作用差异不大。服用他汀类药物的患者，加用1g缓释型烟酸可使LDL-C继续下降8%，加用2g则可使LDL-C继续下降23%。最近，已有缓释型烟酸与他汀的混合制剂投入市场，其结果也表明混合制剂较单用他汀的降脂疗效好。高密度脂蛋白动脉粥样硬化治疗研究（HATS）还发现两者联合治疗可进一步降低心血管死亡、非致死性心肌梗死、血管重建术的比例。

（3）他汀类+贝特类 贝特类药物通过抑制腺苷酸环化酶，使脂肪细胞内cAMP含量减少，抑制脂肪组织水解，使血浆中非酯化脂肪酸含量减少，导致肝脏VLDL合成和分泌减少，同时可增强脂蛋白酯酶活性，加速VLDL和TG的分解代谢；此外，它还可抑制肝脏合成胆固醇，增加胆固醇自肠道排泄，这样可使血浆VLDL-C、TG、LDL-C及TC减少。贝特类还可激活过氧化物酶体增殖体激活型受体，增加合成apo A1和HDL。贝特类药物降低TG作用显著，有研究联合使用他汀类和贝特类以治疗混合型高脂血症。在一项有389例家族性混合型高脂血症患者参加的研究中，患者随机分组接受20mg/d普伐他汀加1200mg/d吉非贝齐，20mg/d辛伐他汀加1200mg/d吉非贝齐，或20mg/d辛伐他汀加100mg/d环丙贝特，其LDL-C分别下降35%、42%和42%，其TG分别下降48%、54%和57%，HDL-C分别升高14%，25%和17%。氟伐他汀单用和联合治疗研究（FACT）报告了氟伐他汀（40mg/d）与苯扎贝特（400mg/d）联合治疗可使LDL-C下降24%，TG下降38%，HDL-C升高22%。他汀类与贝特类合用可明显改善血脂谱。

（4）他汀类+ezetimibe ezetimibe（商品名：Zetia™）是一类新的降脂药物，于2002年10月在美国和德国上市。ezetimibe可以抑制肠道内胆固醇吸收，其确切机制不明，目前认为有两种可能：其一增加肠道细胞三磷酸腺苷结合转运子G5/G8（ABCG5/G8）活性，将肠道细胞已经吸收的胆固醇泵回肠道；其二可能作用于肠道细胞膜上的某种尚未发现的蛋白，抑制胆固醇吸收。胆固醇吸收减少，肝脏细胞内胆固醇也相应减少，上调LDL受体，最终降低血浆LDL-C，其作用方式与胆酸螯合剂类似。

ezetimibe的二期和三期临床试验观察在接受10、20、40、80mg/d辛伐他汀治疗的基础上加用10mg/d ezetimibe后血脂的变化，结果发现联用10mg/d ezetimibe可使LDL-C继续降低13.8%；阿托伐他汀与ezetimibe联合治疗也显示了类似的降脂作用，10mg/d ezetimibe也可使LDL-C继续降低14%。10mg/d ezetimibe与10mg/d辛伐他汀或阿托伐他汀合用的降LDL-C作用与80mg/d辛伐他汀或阿托伐他汀的作用相当，这提示小剂量联合治疗疗效好，且可减少大剂量使用他汀发生不良反应的危险。此外，在大剂量使用他汀类药物仍不能达标时，加用ezetimibe也不失为一种理想选择。

303• 联合降脂治疗的不良反应怎样？

联合降脂治疗的不良反应依各降脂药本身的作用、不良反应和联合用药的配伍情况不同而不同。

（1）他汀类+胆酸螯合剂 临床试验较早就联合使用了他汀类与胆酸螯合剂，但这种联合方案的应用并不广泛，这很大程度上在于其不良反应，患者难以耐受。胆酸螯合剂服用不便，消化道不良反应较显著，可引起腹痛、便秘及腹胀等，并可影响其他药物的吸收。近年新药 colesevelam 制剂作了些改进，其结合部位的孔径较小，只能容纳胆酸分子，不与药物等较大分子结合；并且其与胆酸的结合较牢固，因此所需剂量也较小，可以减轻不良反应。他汀类与胆酸螯合剂合用并不增加各自的不良反应，甚至可因减少用药剂量而降低发生不良反应的危险。

（2）他汀类＋烟酸类　烟酸的不良反应有面部潮红、高尿酸血症、胃部不适、肝脏毒性及升高血糖等，其中面部潮红是最常见的不良反应，也是患者不能坚持服药的最主要原因。烟酸的缓释制剂引起面部潮红的比例和严重程度都有所改善，但联合使用他汀类和烟酸缓释剂的患者中仍有6%因面部潮红难以耐受而停药。目前的研究并未发现他汀类和烟酸缓释剂联用增加肌病和肝脏毒性的发生。然而，联合治疗较单用他汀类治疗有升高血糖的危险，而糖尿病患者常合并高 TG，高 LDL-C 和低 HDL-C。因此，尽管烟酸是治疗糖尿病血脂异常的较理想药物，糖尿病也并非其绝对禁忌，但在考虑联合使用他汀类和烟酸时，需权衡利弊，加强血糖监测。

（3）他汀类＋贝特类　最引人关注的不良反应无疑是肌病，在中等剂量他汀类与贝特类合用时，肌病的发生率是比较低的。近600例参与他汀和贝特联合用药的对照临床试验的患者中，有1%的肌酸肌酶高于正常参考值上限3倍，不伴肌肉症状；另有1%因肌肉不适退出治疗。试验研究者并不认为这些发现很严重。这些试验中没有出现横纹肌溶解或肌红蛋白尿的病例。这些临床试验中主要使用了洛伐他汀和吉非贝齐，但是有理由相信其他他汀类与贝特类联合用药的结果也是相似的。当然，临床试验可能低估发生肌病的危险，因为已先排除了一些肌病高危患者如高血压、糖尿病、肾功能不全、年老虚弱者等，因此这些联合用药应慎重，并需严密监测。有研究认为肌病发生与他汀类和贝特类作用于细胞色素 P_{450} 肝酶系统有关，也有研究发现贝特类药物引起他汀类药物糖苷化障碍，使他汀类药物清除延迟，从而增加发生肌病的危险。

（4）他汀类＋ezetimibe　ezetimibe 不良反应小，联合使用他汀类和 ezetimibe 治疗的患者耐受性好。ezetimibe 选择性抑制胆固醇吸收，并不影响药物和脂溶性维生素等的吸收。在 ezetimibe 的二期和三期临床试验中，患者停药的比例 ezetimibe 组 8%，辛伐他汀组 5%，联合治疗组 7%。联合治疗并未增加肝脏毒性、肌病和横纹肌溶解的发生。

五、心包、心肌、心内膜疾病

304• 成人急性病毒性心肌炎的最新诊断参考标准是什么？

1999年8月在镇江召开的由中华医学会心血管病分会、中华心血管病杂志编辑委员会、南京医科大学第一附属医院临床心血管病研究所、上海医科大学中山医院、上海市心血管病研究所主办的全国心肌炎心肌病学术研讨会上就1987年在张家港及1995年在武汉举行的全国心肌炎心肌病研讨会上制订的成人急性心肌炎诊断参考标准进行了广泛、认真地讨论及修订。讨论认为，心肌炎是指心肌局限性或弥漫性的急性或慢性炎症病变，可分为感染性和非感染性两大类。前者由细菌、病毒、螺旋体、立克次体、真菌、原虫、蠕虫等感染所致，后者包括变态反应性心肌炎如风湿病以及理化因素或药物所致的心肌炎等。由病毒感染所致心肌炎，病程在3个月以内者称急性病毒性心肌炎。

心肌炎的症状轻重不一，病情严重程度不等。轻者可无自觉症状；严重者可表现为猝死、严重心律失常、心源性休克或/和心力衰竭，导致急性期死亡；也可表现为各种心律失常、心包炎或急性心肌梗死等。成人病毒性心肌炎的临床表现大多较新生儿和儿童病毒性心肌炎轻，急性期死亡率低，大部分病例预后良好。但暴发型与重型患者少数可出现急性期后持续心腔扩大和/或心功能不全，临床表现与扩张型心肌病类同，又被称为亚急性或慢性心肌炎、扩张型心肌病综合征等。这些患者的自然病程不尽相同。部分患者病情进行性发展，心腔扩大和心力衰竭致死；也有少数心腔扩大，而无心力衰竭的临床表现，持续数月至数年后，未经治疗，心功能改善并保持稳定；其中一部分患者可能再度病情恶化，预后不佳。

病毒性心肌炎的确诊相当困难。原因是病毒性心肌炎临床表现及多数辅助检查均缺乏特异性。如何结合临床表现与实验室检查结果确诊病毒性心肌炎，国际上尚无统一标准。仅有病毒感染或心肌炎本身的症状都不足以确诊病毒感染心肌。目前我国临床上对病毒性心肌炎的诊断多偏宽，有病毒感染史及心电图发现期前收缩（早搏）或仅有胸闷、心悸等非特异性症状加上某些外周血病毒病原学依据就诊断为急性病毒性心肌炎，给患者造成一定的精神和经济负担。为了进一步加强临床医师们对急性病毒性心肌炎的认识，本次研讨会在上两次诊断标准草案的基础上进行了修订。修订后的成人急性病毒性心肌炎的诊断参考标准如下：

（1）病史与体征　在上呼吸道感染、腹泻等病毒感染后3周内出现心脏表现，如出现不能用一般原因解释的感染后重度乏力、胸闷、头晕（心排出量降低所致）、心尖第一心音明显减弱、舒张期奔马律、心包摩擦音、心脏扩大、充血性心力衰竭或阿-斯综合征等。

（2）上述感染后3周内新出现下列心律失常或心电图改变　①窦性心动过速、房室传导阻滞、窦房传导阻滞或束支传导阻滞；②多源、成对室性期前收缩（早搏），自主性房性或交界性心动过速，阵发或非阵发性心动过速，心房或心室扑动或颤动；③两个以上导联ST段呈水平型或下斜型下移≥0.01mV或ST段异常抬高或出现异常Q波。

（3）心肌损伤的参考指标　病程中血清心肌钙蛋白I或肌钙蛋白T（强调定量测定）、肌酸激素同工酶（CK-MB）明显增高。超声心动图示心腔扩大或室壁活动异常和/或核素心功能检查证实左心室收缩或舒张功能减弱。

（4）病原学依据

1）在急性期从心内膜、心肌、心包或心包穿刺液中检测出病毒、病毒基因片段或病毒蛋白抗原。

2）病毒抗体：第二份血清中同型病毒抗体（如柯萨奇B组病毒中和抗体或流行性上呼吸道感染病毒血凝抑制抗体等）效价较第一份血清升高4倍（2份血清应相隔2周以上）或一次抗体效价≥640者为阳性，320者为可疑阳性（如以1∶32为基础者则宜以≥256为阳性，128为可疑阳性，根据不同实验室标准作决定）。

3）病毒特异性IgM：以≥1∶320者为阳性（按各实验室诊断标准，需在严格质控条件下）。如同时有血中肠道病毒核酸阳性者更支持有近期病毒感染。

对同时具有上述“（1）”、“（2）”（①、②、③中任何一项）、“（3）”中任何两项，在排除其他原因心肌疾病后，临床上可诊断急性病毒性心肌炎。如同时具有“（4）”中“①”项者，可从病原学上确诊急性病毒性心肌炎；如仅具有“四”中“②、③”者，在病原学上只能拟诊为急性病毒性心肌炎。

如患者有阿斯综合征发作、充血性心力衰竭伴或不伴心肌梗死样心电图改变、心源性休克、急性肾衰竭、持续性室性心动过速伴低血压或心肌心包炎等一项或多项表现，可诊断为重症病毒性心肌炎。如仅在病毒感染后3周内出现少数期前收缩（早搏）或轻度T波改变，不宜轻易诊断为急性病毒性心肌炎。

对难以明确诊断者，可进行长期随访，有条件时可做心内膜心肌活检进行病毒基因检测及病理学检查。

在考虑病毒性心肌炎诊断时，应除外β受体功能亢进、甲状腺功能亢进症、二尖瓣脱垂综合征及影响心肌的其他疾病，如风湿性心肌炎、中毒性心肌炎、冠心病、结缔组织病、代谢性疾病以及克山病（克山病地区）等。

305. 为什么要强调病原学和心肌损伤指标在诊断病毒性心肌炎方面的作用？

目前我国在临床上对成人病毒性心肌炎（VMC）的诊断标准虽经1987年、1995年及1999年3次大的讨论及修订，仍不尽如人意。以往对诊断VMC一般偏松，仅以有病感染、心电图发现期前收缩或仅有胸闷、心悸等非特异性症状以及某些外周血病毒病原学证据来确诊VMC，往往给患者造成一定的精神和经济负担。因此，1999年由中华医学会心血管病学分会、中华心血管病杂志、复旦大学附属中山医院、南京医科大学附属第一医院等主办召开的全国心肌炎心肌病研讨会上，强调在病原学诊断、心肌损伤指标的诊断方面建立快速、准确、面向基层的诊断方法供临床应用极其重要。其中心肌损伤的实验室诊断指标对成人急性VMC 的诊断应与体征、心电图表现同等重要，病程中血清肌钙蛋白 T（cTn-T）或 I（cTn-I）、CK-MB 明显增高、超声心动图显示心腔扩大或室壁活动异常和/或核素心功能检查证实左心室收缩或舒张功能减弱是重要诊断依据。近年来，国内外研究认为血清肌钙蛋白（cTn-T、cTn-I）诊断心肌损伤的高敏感性、高特异性，心肌损伤指标一般在发病后 2～4 小时开始升高，维持 2～3 周降至正常，少数可持续 2～3 个月。国内上海、南京、武汉等地报道 cTn-I 对 VMC 心肌损伤诊断及病程关系的研究结果，发现半数以上的病例确定有心肌细胞损伤存在，并在 cTn-I 升高与降至正常的两组间临床症状缓解率、心律失常好转率、中和抗体转阴率上有明显差异，提示 cTn-I 持续升高的 VMC 患者临床好转缓慢、病程延长，其中少数患者发生自身免疫紊乱、损伤心肌 M 受体，开始由 VMC 向扩张型心肌病演变。因此认为，在严格质控下应用定量法检测血清 cTn-T、cTn-I 是诊断 VMC 心肌损伤的重要证据。此后，国内发表有关 VMC 的文章基本上都以此作为心肌损伤的指标，这是一种诊断方法的改进。关于 VMC 的病原学诊断，国内对外周血及心肌中肠道病毒（EVs）RNA 的测定已广泛应用，并建立了用原位 PCR 及定量 PCR、反转录和巢式 PCR 循环测序法检测心肌中 EVs-RNA 及检测心肌中肠道病毒的病毒蛋白等分子生物学方法。上海中山医院也对多病毒基因进行了检测，并有相应报道（肠道病毒、疱疹病毒、巨细胞病毒、腺病毒、EB 病毒等）。另外，应用合成多肽代替病毒检测血清 CVB-IgM 抗体，既避免了活病毒的感染，也可早期、特异地做出病原学判断。这也是对病原学诊断的完善和补充。此外，值得注意的是某些患者在上呼吸道感染后短期内有心悸、胸闷、轻度乏力，心电图出现窦性心动过速，血清 CVB-IgM 抗体、CVB 中和抗体增高和/或 EVs-RNA 阳性，超声心动图、X 线胸片、血清肌钙蛋白、CK-MB 等均在正常范围内，只能诊断为病毒感染后心肌反应，不宜诊断为病毒性心肌炎，希望上述情况能引起临床医师们的关注及重视。

306• 病毒性心肌炎如何分期与分型？

病毒性心肌炎根据病情变化和病程长短可分为 4 期：

（1）急性期　指新近发病，临床症状明显而多变，病程多在 6 个月以内。

（2）恢复期　临床症状和心电图改变等逐渐好转，但尚未痊愈，病程一般在 6 个月以上。

（3）慢性期　部分患者临床症状、心电图、X 线胸片、酶学等检查呈病情反复或迁延不愈，实验室检查有病情活动的表现者，病程多在 1 年以上。

（4）后遗症期　患心肌炎时间久，临床已无明显症状，但遗留较稳定的心电图异常，如室性期前收缩、房室或束支传导阻滞、交界性心律等。

根据临床表现不同，病毒性心肌炎大致可分为以下 7 型：

（1）隐匿性　无自觉症状，因健康检查见心脏扩大或心电图异常而发现，或因意外事件死亡尸检中发现。

（2）猝死型　多为灶型心肌炎，症状隐匿，多因突然发生心室颤动、心脏停搏而死亡，本型是青少年最常见的猝死原因。

（3）心律失常型　常以心悸为主要症状，多为频发性室性期前收缩，也可为房性等期前收缩，室性期前收缩可呈二联律、三联律，也可出一、二、三度房室传导阻滞。

（4）心力衰竭型　此型心肌损害多较弥散而严重，心脏常明显扩大，可表现为左、右心或全心衰竭，临床上尤以左心衰竭多见，部分急性左心衰竭并胸痛，检查有血清酶学改变，心电图也可出现病理性Q波，可酷似急性心肌梗死。本型常并发心包炎。

（5）暴发型　常在病毒感染后数日内出现急性左心衰竭、心源性休克或严重心律失常，病死率高。

（6）慢性　表现为病情迁延反复，时轻时重，呈慢性过程，常伴进行性心脏扩大和心力衰竭，每因上呼吸道感染或病毒感染而加重，亦可在病程中猝死。多数经数年至数十年后因心功能不全致死。本型有时与原发性扩张型心肌病难以鉴别。

（7）后遗症型　患者心肌炎虽已基本痊愈，但可遗留不同程度心律失常或症状。

307• 病毒性心肌炎在病原学诊断方面主要有哪些进展？

（1）病毒分离　对病毒性心肌炎的病原学诊断，最可靠的证据为从心肌或心包积液中分离出病毒。至今仅有极少数病例用这种方法。大多数患者是在疾病早期自咽喉、粪便或脑脊液中分离出病毒。病毒分离方法有动物法和组织培养法，病毒鉴定可采用中和试验和裂解气相色谱。

（2）抗体测定　近年来对柯萨奇B组病毒抗体测定，除中和试验测定有无特异性抗体外，还发展了放射免疫测定、酶联免疫吸附试验和免疫酶法等检测方法。还有报道通过检测抗心肌抗体来辅助诊断病毒性心肌炎。罗氏等对临床确诊的14例病毒性心肌炎患者进行抗心肌抗体检测，检出率为93%，11例对照无一例阳性。认为此种检测对诊断病毒性心肌炎有重要价值。而张王刚等报道，在扩张型心肌病、病毒性心肌炎、急性心肌梗死、风湿性心脏病患者血清中均检出了抗心肌抗体。故认为抗心肌抗体很可能是心肌受到累及的结果，不具特异性。因此，运用抗心肌抗体对病毒性心肌炎进行诊断时，必须首先排除其他心肌受累的疾病。

（3）除直接作病毒分离外，尚可取心脏组织作切片，进行光镜和电镜检查；可用荧光染色法检测心肌组织内的病毒特异性抗原，但心肌组织常有非特异性荧光染色，故判断结果时应慎重；还可检测血清中的病毒抗原。李凡等用亲和素-生物素复合物免疫斑点结合试验和酶标免疫斑点试验检测急性病毒性心肌炎患者血清中的柯萨奇B病毒抗原，取得了满意的结果。Yousef等用单克隆抗体检测血清中的肠道病毒抗原，认为血清中病毒抗原的检测比病毒分离更加敏感。原因是由于前者只针对病毒抗原决定簇即可呈现阳性反应，而分离培养法必须是完整的病毒颗粒才能出现阳性结果。其次是由于随着患者血清中抗体的产生，形成抗原抗体复合物，部分病毒的活性丧失，但其中VP_1的抗原决定簇仍能被检测出。

（4）分子生物学方法的应用　分子生物学中重组DNA技术领域内的最新进展使人们能够在诊断病毒感染中用高度特异性的核酸探针去检测病毒基因组所特有的核苷酸序列。如有人利用柯萨奇B组病毒特异性cDNA探针检测具有组织学证据的心肌炎或扩张型心肌病患者心肌活检标本的柯萨奇B病毒，阳性率为56%（28/50），22例非病毒性疾病的结果为阴性。Weiss等认为聚合酶链反应（PCR）是检测柯萨奇病毒RNA的有用方法，灵敏度高，特异性强。病毒RNA局限于受其影响的肌纤维部位，这样就能明确病毒感染与受损组织的关系。Easton等用原位杂交的方法检测有心肌炎临床症状的患者心肌组织活检标本中的病毒RNA阳性率为46%（6/13）。认为原位杂交不适合用于柯萨奇病毒感染的常规诊断方法，因为活检取材只是少量的心肌组织，可能未取到含病毒的组织或其所含的病毒量太少。所以，很大一部分血清学证实有柯萨奇病毒感染的病例，而原位杂交检测为阴性。虽然受以上原因的限制，但原位杂交能为心肌感染的发病机制提供较详尽的资料。

（5）Lerner等提出病毒性心肌炎的病原学检查有高、中、低度相关三大类 第一类在心脏组织中分离到病毒RNA；第二类在患者咽拭子或粪便中分离到病毒并有血清相应抗体效价4倍升高或有1∶32的特异性IgM抗体；第三类单纯在患者咽拭子或粪便中分离到病毒或仅有血清抗体效价4倍升高或仅有1∶32的特异性IgM抗体。前两类检查由于标本来源、实验设备等条件的限制，国内目前难以推广。血清中病毒特异性IgM的检测虽方便，但非特异性高。所以中和抗体检测虽为低度相关，但在现阶段仍不失为一有价值的实验室诊断及流行病学调查指标。免疫酶法与中和试验的敏感性相似，特异性强，在提供抗原及酶标抗体的情况下，不需组织培养条件，且操作简便、快速，一般实验室均可进行。

308. 目前对心内膜心肌活检、放射核素技术在诊断病毒性心肌炎中的评价如何？

自1962年日本今野首次开展心内膜心肌活检（EMB）以来，至1980年，国外有人收集了6739例EMB，发生心脏压塞的约占0.15%，死亡者有4例。国内于20世纪80年代初期以来，重庆、哈尔滨、西安、沈阳等地在成人开展了EMB工作。近几年北京少数单位开始应用于小儿。北京医科大学附属第一医院作了156例EMB，未发生过严重并发症，认为EMB极少合并心肌穿孔及心脏压塞等严重并发症。因此，EMB是一种比较安全可靠的方法。但北京医科大学附属第一医院的动物试验表明，钳夹处周围可见明显水肿和出血并深达全层，故不能说是绝对安全的。EMB毕竟是一种创伤性检查，应积极而慎重开展于有条件的单位，而不宜广泛推广，并应严格掌握适应证。

放射性核素检测无创、无痛，易为患者所接受，是一项很有前途的诊断方法。^{99m}锝焦磷酸盐（^{99m}Tc-pyrophosphate）和^{67}镓（^{67}Ga）心肌显像扫描可用于病毒性心肌炎的诊断，因心肌炎患者可有部分心肌摄取，此可作为弥漫性或局限性心肌坏死或炎症的证据。^{99m}锝焦磷酸盐心肌显像法仅适用于急性病毒性心肌炎的诊断。当心肌严重损伤时，其摄入量大大减少。朴英爱等对18例病毒性心肌炎^{67}镓心肌显像结果进行分析，认为该方法无创、无痛、敏感性高，是诊断心肌炎的可靠方法之一。近年国外应用^{67}镓显像法诊断心肌炎已获得满意效果。并对^{67}镓心肌显像与EMB结果对比分析，两者间有高度相关性。本法可重复检查以观察病情演变与判断预后，还可以用于心肌的炎症性疾病与非炎症性疾病的鉴别诊断。还有报道当心肌炎已有纤维增生或退行性变时，^{201}铊心肌显像即可见斑点状充盈减淡区，但为非特异性。认为阳性发现有助于诊断，而阴性结果也不能除外心肌炎。国外有学者用磁共振影像法（nucelear magnetic resonance，NMR）诊断心肌炎，急性期能发现心肌水肿，当急性期过后，水肿消失。因此，NMR 只适用于诊断急性心肌炎。另外，还有人认为，^{125}碘标记抗肌质球蛋白（^{125}I-antimyosin）或^{111}铟标记的抗肌质球蛋白（^{111}Indium-labeled antimosin）单克隆抗体显像法是一种可靠、无创的诊断急性病毒性心肌炎的方法。有报道显示，后者的灵敏度 100%，特异性达 58%。

309• 目前有关病毒性心肌炎治疗的现状如何？

关于病毒性心肌炎（VMC）的治疗，国外由于在早期扩张型心肌病的心内膜心肌活检中发现很多病例来自于 VMC，因而在治疗上主要着重于这类患者，药物治疗在于针对心力衰竭。目前对 VMC 的治疗在总体上仍然缺乏有效而特异的手段，根据 Liu 等对 VMC 的分期，第一期为病毒复制期，主要由病毒感染所致发热、胸痛、心电图可出现房性或室性心律失常、宽大 QRS 波、左束支传导阻滞、ST-T 波改变等，超声心动图可示心室收缩功能降低、室壁活动减弱等，这一期如肯定有病毒感染，认为可抗病毒治疗，如免疫球蛋白、干扰素等。第二期为免疫反应期，事实上很多患者早已进入了第三期，此期病毒感染症状已缓解，而细胞内黏附分子-1、可溶性 Fas 配体及 T 细胞激活的标志等均高于正常人群，且心脏特异性自身抗体，如抗 α 肌凝蛋白等常见，病毒血清学常阳性，如肯定在此时期，则可用较成熟应用的免疫抑制剂。Mason 等在一项多中心随机对照试验研究中表明，应用糖皮质激素和硫唑嘌呤后，心肌炎性浸润减轻，全部患者的左心室射血分数较治疗前提高；Wojinicz 等的研究结果也与之相似；但在美国进行的另一项心肌炎临床试验中，采用随机对照的方法观察激素和环孢素的疗效时并未得到肯定有效的结果。Garg 等荟萃分析了 1980～1997 年应用免疫抑制剂治疗心肌炎的资料，以病死率和左心室功能为评价指标，发现 374 个临床试验中只有 6 个符合随机与安慰剂对照的原则，其中结果也显示泼尼松对左心室功能和病死率并无影响。而环孢素在实验性心肌炎小鼠中的应用也显示出不利的后果。环磷酰胺、FK506 等免疫抑制剂在临床上也未见有成功的报道。免疫调节剂包括白细胞介素-2 及抗白细胞介素-二单克隆抗体、肿瘤坏死因子、特异性免疫球蛋白、抗淋巴血清和针对辅助性、溶细胞性或抑制性 T 细胞的单克隆抗体以及左旋咪唑等，在实验性心肌炎模型中应用均可不同程度地减轻心肌的炎症反应或减少淋巴细胞的浸润，显示有一定的应用前景，但在临床上的应用效果还有待进一步验证。总之，现今应用免疫疗法治疗心肌炎无论是在动物实验或在患者中并未获得从心肌炎的免疫发病机制中所期望的肯定疗效。第三期为扩张型心肌病期，此期治疗基本同特异性心肌病，并需监测病毒感染的复燃及自身免疫标志情况。国内治疗病毒性心肌炎一般以中西医综合治疗为主，包括抗病毒治疗、免疫调节及对症处理等。最近，复旦大学附属上海中山医院协同全国 12 家综合医院在大量基础研究和 1028 例 VMC 临床验证的基础上提出了应用黄芪、牛磺酸、辅酶 Q_{10} 等药物治疗 VMC 的方案，取得了较佳的疗效。也有应用由苦参制成的抗柯注射液、从黄芪中提纯的黄芪总皂苷、生脉注射液及清心饮等多种中药制剂治疗 VMC 者，均有一定疗效，但确切疗效有待大规模多中心的临床试验研究。用胰岛素氯化钾葡萄糖静脉注射的极化治疗 VMC 经全国 12 家综合医院临床验证，基本上无特殊价值，因为 VMC 是一种良性疾病，某些患者不经治疗也能恢复。总之，国内在实验研究的基础上提出的中西医结合治疗 VMC 的方案将是今后治疗 VMC 的发展方向之一。当然，对国外所提出的 VMC 治疗方案也可作参考，因不同时期、不同临床表现、不同个体而异。

310. 目前应如何评价免疫抑制疗法在病毒性心肌炎治疗中的地位？

免疫抑制剂治疗病毒性心肌炎问题是一直有争议的问题，近年来对此进行了不少研究，但根据现有资料，对免疫抑制剂的效果做结论性评价还为时过早。其原因：①对心肌炎的自然病史尚缺乏足够的了解；②免疫抑制剂治疗均无对照组，且总的病例数少；③免疫抑制剂治疗方案和疗效评价标准未统一；④组织学诊断标准未统一。

（1）糖皮质激素应用问题　已有研究表明，病毒性心肌炎的发病除病毒直接损害心肌外，免疫反应引起的心肌损伤起着至关重要的作用，这是激素用于本病治疗的根据。但激素抑制干扰素的形成，削弱机体抗病毒能力，早期应用不利于限制病毒的复制。动物试验证明，在小鼠病毒性心肌炎早期应用激素，将导致动物病死率增加，心肌坏死病变加重，病毒中和抗体产生受抑制，病毒复制增加。Fenoglio 等对不同期的病毒性心肌炎患者用激素治疗，结果显示急性期患者治疗无效；而大部分慢性患者治疗后症状改善，心肌病变减轻。故现在大多数学者主张在病程早期除非有严重心律失常、心源性休克等严重并发症可短期应用，一般情况下不宜常规使用激素。但在病程后期（慢性期），证实心肌损害是由免疫反应引起时可试用激素。为确切评价免疫抑制剂的疗效，美国心肺血液病研究所推荐一种试验治疗方案，对经心内膜心肌活检证实为心肌炎的病例，随机选择如下 2 种治疗方案：①常规治疗，包括强心、利尿、扩血管及支持治疗；②常规治疗加免疫抑制剂（泼尼松加硫唑嘌呤或环孢霉素）治疗。6 个月后重新评价组织学、临床症状和血流动力学等指标。接着全部患者继续按常规治疗 6 个月，最后，再次重新评价各项指标。

（2）环孢素　环孢素是一种多肽，具有强烈的免疫抑制作用，其作用机制可能是通过抑制辅助性 T 细胞而增强抑制性 T 细胞的功能。但因其价格昂贵且副作用较多，目前临床上不宜作为首选的免疫抑制剂。

（3）生物免疫抑制剂　大量的研究表明，T 细胞（Tc）介导的免疫反应在病毒性心肌炎的发病中起着重要作用，是引起心肌坏死和间质淋巴细胞浸润的部分机制所在。抗胸腺细胞血清具有抑制免疫反应中 Tc 的作用。国外有人用抗胸腺细胞治疗小鼠柯萨奇 B 病毒心肌炎显示有良好效果。还有用具特异性针对 Tc 亚群的单克隆抗体治疗，结果发现，用抗 Ty·1 单克隆抗体（针对总 Tc）或抗 Ly·1 单克隆抗体（针对辅助性 Tc）与 Ly·2 单克隆抗体（针对抑制 Tc）联用均对小鼠病毒性心肌炎具有保护作用。用单克隆抗体治疗的优点在于，它仅选择性抑制 Tc 介导的免疫反应，而不抑制自然杀伤（NK）细胞功能和干扰素产生，以致不削弱机体的抗病毒能力。换言之，单克隆抗体具有激素的部分作用，而无激素的不利作用。

311. 何谓孤立性心肌炎？何谓间质性心肌炎？风湿性心肌炎病理改变有何特点？

孤立性心肌炎亦称 Fiedler 心肌炎（Fiedler's myocarditis），是一种原因未明的急性间质性心肌炎。由于病变局限于心肌而不累及心内膜或心包，故称为“孤立性”。因其原因尚不清楚，故又称原发性心肌炎或特发性心肌炎。本病病程进展快，可在短期内发展为心力衰竭甚至死亡，故也称恶性心肌炎。多见于 30 岁左右的男性。近年来认为可能由病毒感染所致，因为从部分患者心肌中找到病毒。也有认为发病与变态反应有关。该症心脏常扩大与肥厚，外观呈灰色，有不规则黄色或灰色条纹或斑点，心肌软而无力，病变在全心均可见到，以左心室和室间隔较显著。心腔内可有附壁血栓形成。显微镜下见心肌间质有广泛的细胞浸润，病变可分为弥漫和肉芽肿两型，以弥漫型较多见。

临床表现无定型，大多数患者有进行性心力衰竭，有气急、心悸、心前区压迫感，并伴有不规则发热，偶尔出现下肢水肿、肝肿大、浆膜腔积液。体格检查见心脏扩大，心音减弱，心前区有轻度收缩期杂音。有些患者心前区疼痛颇剧烈，或伴有休克，类似急性心肌梗死。但疼痛发生前已有数天不适，加上发热较高，以资鉴别。此外，体循环与肺循环栓塞均可发生，引起脑、肾、肺等处的栓塞症状，心电图表现无特殊性，可有 ST 段和 T 波改变，心室内传导阻滞。白细胞计数可增高。本病病程多数进展迅速，在数周或数月内死于心力衰竭或休克，约 15% 可猝死，但也有长达数年者。

间质性心肌炎是指炎症主要在心肌间质组织的心肌炎。病变可为弥漫性或局灶性。病变处心肌间质有不同程度的水肿和细胞浸润，引起间质性心肌炎的常见原因有风湿热、细菌、病毒、寄生虫感染、变态反应、重金属中毒等。孤立性心肌炎实际上是间质性心肌炎的一种，为一种原因未明的急性间质性心肌炎。

各种原因引起的间质性心肌炎也可伴有程度不一的心肌细胞病变或损害，即心肌主质的炎症，与主质性心肌炎的区别仅在于间质病变占优势而已。临床表现与一般心肌炎相同，临床诊断一般不能直接采用“间质性”或“主质性”心肌炎的名称，除非可能得到病理学检查的证据。

风湿热患者的心脏几乎 100% 受到损害，但不一定每个患者都形成慢性风湿性心脏病，急性风湿性心肌炎受累是全心肌炎，包括心内膜炎、心肌炎、心包炎，而以心肌和心内膜炎最为严重。心肌可见典型风湿的病理变化，分布广泛，主要在心肌间质血管旁的结缔组织中；心内膜主要累及瓣膜，使其充血、水肿、增厚、出现小的赘生物，形成瓣口关闭不全，瓣叶粘连，腱索和乳头肌粘连与缩短使瓣膜畸形，形成瓣口狭窄；心包腔可产生纤维蛋白性或浆液纤维蛋白性渗出物。

312. 目前心肌病是如何定义和分类的？

1999 年 8 月全国心肌炎心肌病学术研讨会专家组认为，总体上，我国可采纳世界卫生组织及国际心脏病学会联合会（WHO/ISFC）关于心肌病的定义及分类，但结合我国目前情况，在特异性心肌病中高血压性心肌病和炎症性心肌病的命名暂不予采用。近年来，快速心律失常引发的心肌病即“心动过速性心肌病”已引起重视，但未包括在该分类之中，临床上亦应予以注意。WHO/ISFC工作组关于心肌病定义和分类的报道发表在1996年Circulation杂志第93卷841~842页，中华心血管病杂志1999年第6期特载译文如下。

疾病分类是未知和已知病因之间的桥梁。以前心肌病定义为“原因不明的心肌疾病”，以与已知原因的特异性心肌疾病相鉴别。随着对病因学和发病机制认识程度的增加，心肌病与特异性心肌疾病的差别已变得不十分明确。由于原心肌病的三个类型已被临床广泛接受并应用，该命名仍予以保留。现在，心肌病是以主要的病理生理学或如果可能的话以病因学发病机制为基础进行分类的。

心肌病是指伴有心功能障碍的心肌疾病。可分为扩张型心肌病、肥厚型心肌病、限制型心肌病和致心律失常性右心室心肌病。

（1）扩张型心肌病　以左心室或双心室扩张并伴收缩功能受损为特征。可以是特发性、家族性、遗传性和/或免疫性、乙醇性、中毒性或虽伴有已知的心血管疾病但其心肌功能失调程度不能用异常负荷状况或心肌缺血损伤程度来解释。组织学检查无特异性。常表现为进行性心力衰竭、心律失常、血栓栓塞、猝死，且可发生于任何阶段。

（2）肥厚型心肌病　以左心室和/或右心室肥厚为特征，常为不对称肥厚并累及室间隔。典型者左心室容积正常或下降，常有收缩期压差。有家族史者多为常染色体显性遗传，细肌丝收缩蛋白基因突变可致病。典型的形态学变化包括心肌细胞肥大和排列紊乱，周围区域疏松结缔组织增多。常发生心律失常和早发猝死。

（3）限制型心肌病　以单侧或双侧心室充盈受限和舒张容积下降为特征，但收缩功能和室壁厚度正常或接近正常。可有间质纤维化增加。可为特发性，也可伴有其他疾病（淀粉样变、伴或不伴有嗜伊红细胞增多的心内膜心肌病等）。

（4）致心律失常性右心室心肌病　指右心室正常心肌逐渐进行性被纤维脂肪组织所取代。

早期呈典型的区域性，晚期可累及整个右心室甚至部分左心室，累及室间隔相对较少。家族性发病常见，为常染色体显性遗传，但不完全外显，隐性型也有报道。心律失常、猝死常见，尤其在青年患者。

（5）不定型的心肌病　包括一些不完全符合上述任何一组织的心肌病（如纤维弹性组织增生症、非致密性心肌病、收缩功能不全但心室仅略扩张者、线粒体疾病等）。一些患者可能表现不止一种心肌病的临床表现（如淀粉样变、系统性高血压）。现已认识到心律失常和传导系疾病可能是原发的心肌异常，然而现尚未将之列入心肌病的范畴。

特异性心肌病指伴有特异性心脏病或特异性系统性疾病的心肌疾病。过去被定义为特异性心肌疾病。

（1）缺血性心肌病　表现类似扩张型心肌病，出现不能被冠状动脉病变或缺血损伤的程度来解释的收缩功能受损。

（2）瓣膜性心肌病　表现为与异常负荷状态不符的心室功能障碍。

（3）高血压性心肌病　表现为左心室肥厚，伴有扩张型或限制型心肌病的表现，并有心力衰竭。

（4）炎症性心肌病　伴有心脏功能不全的心肌炎。心肌炎是心肌的一种炎症性病变，已有组织学、免疫学、免疫组化的诊断标准。可为特发性、自发免疫性、感染性引起。炎症性心肌疾病也与扩张型心肌病及其他心肌病如美洲锥虫病（Chagas 病）、艾滋病病毒、肠道病毒、腺病毒、巨细胞病毒感染性心肌病的发病机制有关。

（5）代谢性心肌病　包括内分泌性如毒性甲状腺肿、甲状腺功能减弱、肾上腺皮质功能不全、嗜铬细胞瘤、肢端肥大症、糖尿病；家族性累积性或浸润性疾病如血色病、糖原累积症、Hurler 综合征、Refsum 综合征、Niemann-Pick 病、Hand-Schuller-Christian 病、Fabry-Anderson 病、Morquio-Ullrich 病；营养物质缺乏如钾代谢异常、镁缺乏、营养异常（如 Kwashiorkor 病、贫血、维生素 B_1 缺乏病、硒缺乏）；淀粉样变（原发性、继发性、家族性、遗传性心脏淀粉样变）；家族性地中海热、老年淀粉样变性等。

（6）全身系统疾病　包括结缔组织疾病，如系统性红斑狼疮、结节性多动脉炎、风湿样关节炎、硬皮病、皮肌炎。浸润性和肉芽肿性疾病包括结节病和白血病。

（7）肌萎缩　包括 Duchenne、Becker 型和肌强直性肌萎缩。

（8）神经肌肉性疾病　包括 Friedreich 共济失调、Noonan 综合征和着色斑病。

（9）围生期心肌病　指首次发病在围生期的心肌病，可能是一组混杂的疾病。

313. 病毒性心肌炎的发病机制及扩张型心肌病病毒感染的发生机制是什么？

引起病毒性心肌炎的病毒有 20 多种。其中柯萨奇病毒较常见，其次是小儿麻痹病毒、流感病毒、腺病毒、Echo 病毒。目前认为其发病机制为：①在受凉、过劳、营养不良、妊娠、分娩等情况下，病毒通过血液循环直接侵犯心肌、心内膜和/或心包膜，在细胞内繁殖，引起细胞溶解、水肿、坏死、心肌断裂及细胞浸润等改变，急性暴发性心肌炎可能属于此种情况，很可能同时伴有细菌与病毒混合感染所致；②病毒感染后不直接侵入心肌细胞内，而是对病毒抗原产生自身免疫的结果。病毒可感染免疫系统细胞，直接引起机体免疫功能失调，导致心肌细胞表面引起抗原与特异性病毒抗体免疫反应，使心肌细胞破坏，发生心肌炎。

目前认为，扩张型心肌病与病毒感染有关，是病毒性心肌炎遗留下来的后果。病毒性心肌炎发生后，在体内发生病毒抗原与抗体反应，形成自身免疫性疾病，从而导致心肌进行性损害，心脏进行性扩张而形成扩张型心肌病。有人在扩张型心肌病患者心肌上证实有病毒感染的免疫复合物。本病免疫异常的机制：①病毒引起心肌细胞损害，导致局部细胞坏死溶解，形成局灶性坏死，使原有心肌细胞内隐匿抗原“脱逸”；②免疫反应所产生的抗体，直接作用于心肌线粒体 ADP 或 ATP 转换环节，对心肌细胞产生细胞毒作用，使心肌收缩功能下降；③补体系统被激活，经旁路系统损害心肌细胞。此外巨噬细胞、T 细胞均在本病的免疫反应中起主要作用。

314. 经皮经腔间隔心肌消融术治疗梗阻性肥厚型心肌病适应证与非适应证有哪些？

经皮经腔间隔心肌消融术治疗梗阻性肥厚型心肌病（HOCM）由英国医师Sigwart于1995年首次应用于临床。目前多将其称为Percutaneous transluminal septal myo-cardial ablation（PTSMA），其他称谓还有transcoronary ablation of septal hypertrophy（TASH），nonsurgical septal reduction therapy（NSRT），我们建议使用前者。PTSMA是一项尚在发展的新技术，为了更好地在我国开展此项工作，避免滥用、误用，在2001年2月于沈阳召开的第二届PTSMA治疗HOCM研讨会上，经有关专家充分讨论制定了PTSMA治疗的参考意见。提出了其适应证与非适应证。

（1）适应证　①超声心动图证实符合HOCM的诊断标准，梗阻位于主动脉瓣下而非心室中部或其他部位，室间隔厚度≥15mm；②有明显的临床症状，例如明显劳累性气短、心绞痛、晕厥等；③药物治疗效果不佳，或不能耐受药物副作用；④导管测压显示左心室流出道压差（LVOTG）静息时≥50mmHg，或LVOTG静息时在30～50mmHg，应激时≥70mmHg。若有明显晕厥（需除外其他原因）等临床症状，压差可适当放宽；⑤心脏血管解剖适于行PTSMA。

（2）非适应证　①非梗阻性肥厚型心肌病；②合并必须进行心脏外科手术的疾病，如严重二尖瓣病变、冠状动脉三支血管病变等；③无或仅有轻微临床症状，即使LVOTG高亦不应进行PTSMA治疗；④不能确定靶间隔支或球囊在间隔支固定不确切。年龄虽无限制，但原则上对年幼及高龄患者应更慎重，权衡利弊后再决定是否行PTSMA治疗。

315. 肥厚型心肌病的治疗主要包括哪些？

肥厚型心肌病的治疗主要包括药物治疗和非药物治疗。

（1）药物治疗　①β受体阻滞剂：使心肌收缩减弱、减轻流出道梗阻、减少心肌耗氧、增加舒张期心室扩张，且能减慢心率，增加心排出量。使用普萘洛尔10mg，3次/日，最多每天可达200mg；②钙离子通道阻滞剂：既有负性肌力又改善心顺应性，有利于舒张功能，使用维拉帕米，120～480mg/d，口服；③抗心律失常药：控制快速性心律失常与房颤常用胺碘酮。

（2）非药物治疗　①手术治疗：对梗阻性心肌病患者，作室间隔肌纵深切开术和肥厚心肌部分切除以缓解症状；②经皮经腔间隔心肌化学消融术：解除左心室流出道梗阻，改善患者症状及预后；③DDD型心脏起搏器治疗：为心尖及心脏基底部收缩的不同步性，使得在收缩期二尖瓣水平左心室流出道增宽，减轻流出道梗阻；④植入型心律转复除颤器（ICD）置入预防猝死。

316. 目前应如何评价经皮经腔间隔心肌消融术治疗梗阻性肥厚型心肌病的价值?

中华心血管病杂志2001年7月第29卷第7期发表的由中华心血管病杂志编辑委员会经皮经腔间隔心肌消融术治疗专题组制订的经皮经腔间隔心肌消融术(PTSMA)治疗参考意见中对PTSMA治疗梗阻性肥厚型心肌病(HOCM)是做如下评价的:国际上5年来近千例的观察表明,PTSMA治疗HOCM能明显减轻患者症状,减少或消除左心室流出道压差,其近、中及远期疗效可靠,死亡率、并发症发生率也并不比由熟练外科医师完成肥厚室间隔局部心肌切除治疗多。对某些适合的患者可作为首选治疗。PTSMA后长期随访表明,患者症状持续改善,无证据证明PTSMA增加心律失常、猝死及栓塞的危险性。

PTSMA尚存在三度房室传导阻滞等并发症,甚至有造成死亡的危险。各家医院报道其并发症的发生率差异很大,可能与手术操作有关。故开展此项技术的单位应慎之又慎,不应将该方法视为减少HOCM猝死的特殊方法。相信随着技术的改进,PTSMA的并发症会进一步减少,疗效会达到或接近手术治疗的效果。总之,PTSMA是相当有前途的治疗HOCM的方法之一,目前应将其视为治疗有严重症状HOCM的一种选择。特别是那些手术有高度危险的患者,外科手术作为经过时间检验的有效方法,在现阶段尚不能摒弃。

317. 1995年武汉会议制订的特发性扩张型心肌病诊断参考标准是什么?

1995年武汉心血管会议制订的特发性扩张型心肌病诊断参考标准(讨论稿)如下:

(1)不明原因的左心室或双心室扩大、心室收缩功能受损,伴或不伴有充血性心力衰竭和心律失常等临床表现。

(2)左心室扩张标准包括X线胸片心胸比>0.5,超声心动图检测左心室舒张期末内径<2.7cm/m^2(体表面积)[体表面积(m^2)=0.0061×身高(cm)+0.0128×体重(kg)-0.1529]。

(3)心室收缩功能受损的标准为超声心动图(M和B型)检测左心室射血分数小于40%,室壁运动弥漫性减弱。

(4)检测患者血清中抗心肌肽类抗体可作为特发性扩张型心肌病诊断的重要指标,包括抗心肌线粒体ADP/ATP载体抗体、抗肌球蛋白抗体、抗β_1受体抗体、抗M_2胆碱能受体抗体,其中一项或几项抗体阳性。

具有以上四个条件即可作出诊断。若无条件检测抗心肌肽类抗体,须排除其他特异性心肌病:①缺血性心肌病:有明确冠心病史,急性心肌梗死(有Q波或无Q波心肌梗死)或心绞痛发作史,心脏明显扩大,心功能不全,但须排除冠心病的某些并发症如心室壁瘤、乳头肌功能不全所致的心功能不全,冠脉造影有助于鉴别;②产后心肌病:既往无心脏病史,多发生于30岁左右生育期经产妇;产后2~20周出现充血性心力衰竭;栓塞发生率高;③乙醇性心肌病:每日饮白酒100g或啤酒5瓶以上连续10年,临床表现似特发性扩张型心肌病，心肌组织及间质水肿、纤维化，线粒体变性；④克山病：主要发生在中国的地方性心肌病，其慢性及部分亚急性患者临床表现和辅助检查结果与特发性扩张型心肌病不易区别。鉴别诊断须结合流行病学及病理改变进行综合分析。最近研究发现本病可能与柯萨奇病毒引起的慢性病毒感染有关。

分型：根据特发性扩张型心肌病的临床表现可分心衰型和无心衰型。前者表现为心室扩大，射血分数降低，有心衰症状和体征，多数合并心律失常。后者表现为心室扩大，无充血性心力衰竭的症状和体征，可并有心律失常；按射血分数（EF）不同又可分出两组①EF 正常组：心室扩大，静态时射血分数正常，无心衰症状和体征，但运动耐量降低，可能有心律失常；②EF 降低组：心室扩大，射血分数降低，但无心衰症状和体征，可能有心律失常。

318● 扩张型心肌病的病因与发病机制研究有何进展？

扩张型心肌病（dilated cardiomyopathy，DCM）是一种以心腔（左心室和/或右心室）扩大、心肌收缩功能障碍为主要特征的原因不明的心肌疾病，也是除冠心病和高血压以外导致心力衰竭的主要病因之一。其临床表现以进行性心力衰竭、心律失常、血栓栓塞甚或猝死为基本特征，可见于病程中任何阶段，至今尚无特异性治疗方法，预后极差，5 年生存率不及 50%。

DCM 的病因和发病机制至今尚不十分清楚，可以是特发性、家族或遗传性、病毒感染和/或免疫性、乙醇性或中毒性。但已确认一些因素在发病中起重要作用，如肠道病毒感染、免疫机制以及遗传因素等。目前认为，在 DCM 的众多病因和发病机制中，除主要与免疫介导（体液免疫、细胞免疫）及家族遗传因素有关外，以病毒感染（尤其是柯萨奇 B 病毒）致病毒性心肌炎的转化与导致和诱发本病关系最为密切，认为病毒持续感染对心肌组织的持续损害及其诱发的免疫介导的心肌组织损伤可能是重要致病原因和机制。最近，在 DCM 患者的心肌中也检测到多病毒感染包括肠道病毒、腺病毒、巨细胞病毒、单纯疱疹病毒等，以及有肠道病毒蛋白 VP_1 的存在。

传统上认为特发性 DCM 多为散发流行，但近年来临床上发现有群聚现象，通过家系调查及超声心动图对 DCM 患者亲属筛查证实，25% ~30% 的 DCM 为家族性 DCM，后者可表现为不同基因多种突变产生的遗传异质性、遗传方式多样性以及临床表现型的多样性。根据中国期刊全文数据库近 10 年来文献检索结果，家族性 DCM 累计有 15 个家系 84 例发病，家族中最大累及 5 代成员，并表现为多样性遗传方式，说明 DCM 的发病存在有显著的遗传学基础。

319● 肥厚型心肌病能否发展为扩张型心肌病？

肥厚型和扩张型心肌病是病因、发病机制、病理变化、心脏重构、血流动力学变化都不相同的两个疾病。肥厚型心肌病形态与功能的特征主要为心室壁与室间隔的非对称性肥厚、左心室腔缩小，左心室的收缩功能正常（左心室射血分数 >50%），甚或超常。在疾病的自然发展过程中，有一小部分肥厚型心肌病的病理形态与功能发生变化，其变化表现为肥厚的心室壁及室间隔相对变薄、左心室腔扩大、室壁的局部或全部运动减弱、左心室收缩功能障碍（左心室射血分数<50%）。肥厚型心肌病发生这些形态与功能变化酷似扩张型心肌病，其发展过程比较缓慢，也可能较快。肥厚型心肌病在自然病程中发生这种酷似扩张型心肌病表现的发生率尚无精确的统计，大约为10%；若能按期重复超声心动图检查，或可能发现更多的病例显示扩张型心肌病的特征。出现扩张型心肌病特征的肥厚型心肌病患者预后较差，主要的死因为充血性心力衰竭。

肥厚型心肌病出现这种酷似扩张型心肌病特征的发生机制尚未阐明，心肌缺血可能是一个主要原因。尸检可发现心肌发生广泛的或局部的纤维化或瘢痕形成、冠状动脉均正常，但心室壁内冠状小动脉壁变厚，主要是小血管的中层和内膜增生，特别是平滑肌细胞及胶原组织增生，使小血管腔变窄，导致小血管的扩张储备降低及冠状动脉血流减少。虽然这种小血管病变的意义及其发生机制均尚未明了，但在心肌纤维化的部位这种小血管病变更明显；这种现象表明小血管病变与心肌纤维化可能有因果关系。在某些肥厚型心肌病患儿发现同样的心肌内小血管病变，表明冠状小动脉不正常可能是生长发育不正常所致。心肌纤维化可致心室扩大、室壁运动减弱及左心室收缩功能障碍。

肥厚型心肌病在其病程发展的某一阶段，虽然可表现出扩张型心肌病的特点，但其基本疾病仍然是肥厚型心肌病。

320• 目前对遗传缺陷引起的肥厚型心肌病的发病机制有哪些认识？

肥厚型心肌病可见到组织兼容抗原（HLA）的遗传基因型，常以染色体显性遗传形式传递，目前认为遗传缺陷发病机制：

（1）儿茶酚胺与交感神经系统的异常，其证据为本病易伴发神经鞘组织疾病，甲状腺功能亢进或胰岛素分泌过多，高血压且β受体阻滞剂治疗有效。

（2）胎儿室间隔不成比例的增厚与心肌纤维排列不齐，在出生后未能正常退缩。

（3）房室传导速度过快，导致室间隔与左心室游离壁激动和收缩不同步。

（4）原发性胶原异常引起异常的心脏纤维支架，使心肌纤维排列紊乱。

（5）心肌蛋白合成异常。

（6）小冠状动脉异常引起心肌缺血、纤维化和代偿性心肌肥厚。

（7）室间隔在横面向左凸，在心尖心底轴也向左凸（正常均向左凹）造成收缩时不等长，引起心肌纤维排列紊乱和局部增厚。

321• 怎样合理治疗肥厚型心肌病？

要合理治疗肥厚型心肌病，必须了解心肌肥厚，尤其是室间隔增厚引起心室流出道这一基本的病理生理改变。治疗的目的一是预防猝死，二是减轻梗阻引起的症状。因此，首先要熟悉增加和减轻左心室流出道的因素。

增加左室流出道梗阻的因素有①增加心肌收缩力的情况，如使用洋地黄、肾上腺素药物以及室性期前收缩后的第一次心跳；②降低前负荷措施，如 Valsalva 动作、站立、使用静脉血管扩张药等；③减轻后负荷的某些情况，如低血容量、使用血管扩张药等。相反，减低心肌收缩力、增加心脏前负荷及增加心脏后负荷的一些措施，则可减轻左心室流出道梗阻的因素。

因此，治疗肥厚型心肌病的具体措施如下：

（1）对非梗阻型肥厚型心肌病，临床无症状，又无心律失常者，可随访追踪检查而不作特殊治疗。

（2）β 受体阻滞剂　血流动力学证明普萘洛尔可以降低心室的压差，临床使用可使患者症状明显好转。普萘洛尔治疗梗阻性肥厚型心肌病须注意两点：一是剂量要足，开始可先用普萘洛尔 10mg，一日三次，逐渐增大剂量，以求改善症状而心率、血压不致过低，最大剂量每日可用至 160 ~ 200mg（美托洛尔、阿替洛尔等也可酌情试用）；二是用药时间一定要长，有人提出，不经过两年以上的治疗，很难看出它们的有益效果。

（3）钙离子通道阻滞剂　此类药物既有负性肌力作用以减弱心肌收缩，又改善心肌顺应性而有利于舒张功能。可用维拉帕米（异搏定）120 ~ 480mg/d，分 3 ~ 4 次口服，可使症状长期缓解。对低血压、窦房结功能和房室传导功能障碍者慎用。地尔硫䓬亦有良效，常用量为 30 ~ 60mg，3 次/日口服。

（4）亚硝酸异山梨醇酯的应用问题　理论上该药减轻心脏前负荷，增加流出道梗阻因素，对梗阻性肥厚型心肌病患者不利。但本药可缓解或解除心绞痛，防止心肌持续缺血造成的心肌损伤，长期服用可预防、消退左心室肥厚。故有人主张应用，每日用量 15 ~ 30mg，分 3 次口服。

（5）抗心律失常药　肥厚型心肌病往往合并心律失常，有些严重的心律失常是心肌病患者猝死的原因之一。普萘洛尔、维拉帕米等对快速型室上性心律失常有预防作用，但对室性心律失常效果不好，可使用胺碘酮。胺碘酮与维拉帕米及普萘洛尔等同用可引起严重的窦性心动过缓等，应尽量避免配伍使用。另外，普罗帕酮（心律平）、妥卡胺（室安卡因）等亦可酌情使用。

（6）手术治疗　切除部分造成梗阻的肥厚心肌，从而消除症状，改善预后。手术适应证：①经过正规的药物治疗，症状仍不能缓解或加重，心功能Ⅲ级或Ⅳ级；②梗阻严重，室内压差 > 50mmHg（6.67kPa）者。

除上述措施外，日常诊疗工作中尚应注意：①避免任何能使心室压差增加的因素，如运动、长时间站立、正性肌力药物、血管扩张药、利尿药等均可使梗阻加重，应予避免；②需要麻醉时最好不用硬膜外麻醉，因为它使腹腔血管扩张，心脏前、后负荷减小，室内梗阻加重；③有心腔内梗阻的患者和心瓣膜病一样极易并发细菌性心内膜炎，因此，在手术前后，包括拔牙都应使用抗生素进行预防。

322. 梗阻性肥厚型心肌病为什么不宜应用硝酸甘油及洋地黄？

梗阻性肥厚型心肌病的基本病理生理改变是心室肌特别室间隔的非对称性肥厚。当心室收缩时，肥厚的心室间隔突入左心室腔，造成心室流出道的梗阻，使心排出量减少，并进而引起脑、冠状动脉等的灌注不足，临床出现心绞痛、憋气、活动后晕厥等情况。

减低左心室容积、增加心肌收缩力等均能使左心室流出道梗阻加重，心排出量进一步减少，临床症状加重。硝酸甘油为血管扩张剂，可使静脉系统扩张，回心血量减少，从而使左心室容积下降。洋地黄类药物能使心肌收缩力增强。因此，两者均可加重左心室流出道的梗阻，加重临床症状，故不宜使用。

323. 继发性心肌病可见哪些类型的疾病?

继发性心肌病指发生在某些全身性疾病中的心肌病，为全身性疾病的一个组成部分。按原发病的性质，继发性心肌病可见于下列各种疾病：

(1) 结缔组织病　系统性红斑狼疮，硬皮病，皮肌炎，结节性多动脉炎，类风湿性关节炎，贝赫切特综合征（口、眼、生殖器综合征）和干燥综合征等。

(2) 神经肌肉疾病　遗传性共济失调、肌强直性肌营养不良、Duchenne 型肌营养不良、面肩胛肱肌营养性不良、肢带肌营养不良、多发性肌炎、周期性瘫痪（周期性麻痹）、重症肌无力、肌萎缩性侧索硬化症等。

(3) 内分泌代谢和浸润性疾病　甲状腺功能亢进或减退症、嗜铬细胞瘤、肢端肥大症、糖原累积症、血色病、淀粉样变性、肥胖症、电解质平衡失调如缺钾或血钾过高等。

(4) 营养性疾病　脚气病（维生素 B_1 缺乏）、恶性营养不良症等。

(5) 肿瘤　横纹肌瘤、纤维瘤、肉瘤、转移瘤等。

此外，发生于各种感染的心肌炎、各种化学毒物或药物所引起的心肌变化，心肌的物理损伤（如过多放射线照射、电击伤、创伤等），也有人归类在继发性心肌病内。

继发性心肌病的临床表现常与原发性心肌病相似，除原发病的表现外，一般以心力衰竭为主，心律失常也不少见。

324. 围生期心肌病临床表现有何特点?

围生期心肌病（peripartum cardiomyopath）是指在妊娠过程中（多在妊娠最末1个月）或产后6个月内，首次发生以累及心肌为主、以心力衰竭为主要表现的一种心脏病。在此以前的妊娠期中无高血压、妊娠中毒或其他原因引起的心力衰竭。过去命名较为混乱，有命名为妊娠心脏病、产前心脏病、产后心脏病、产后心肌炎、产后非炎症性心肌病或分娩前后心脏病。目前多数学者认为命名为围生期心肌病或分娩前后心肌病为妥。

围生期心肌病的临床表现常有如下特点：

(1) 妊娠前无器质性心脏病史，常在妊娠后期和产后3~6个月内发病，尤以产后20~30天发病者最多。

(2) 多见于年长、多胎的经产妇，以及长期营养不良的孕、产妇，若再次妊娠，本病常有复发的倾向。

(3) 不少病例可仅表现为亚临床型，若不及时治疗可向临床症状型发展，临床上主要表现为充血性心力衰竭的症状，早期可表现为乏力、运动耐量下降、劳力性呼吸困难和水肿，若不及时治疗可出现端坐呼吸及夜间阵发性呼吸困难、咳粉红色泡沫痰等急性左心衰竭的症状。也可出现右心衰竭的征象，且多继发于左心衰竭，如淤血性肝肿大、颈静脉曲张、肝颈静脉回流征阳性和下肢水肿及腹腔积液等。部分病例由于心腔内附壁血栓脱落，可导致肺动脉或体动脉栓塞，使病情急剧恶化，前者可出现突然胸痛、呼吸困难、咯血、剧咳和缺氧等症状，大面积肺梗死时则可引起急性右心衰竭、休克和猝死；后者可出现脑、肾、脾等重要脏器的栓塞症状，包括偏瘫、昏迷、急性肾衰竭、剧烈腹痛等相应脏器栓塞的征象。

（4）体格检查特点为心脏普遍性扩大，搏动弱而弥散，心音低钝，心尖区常可闻及病理性第三心音或奔马律，可有二尖瓣收缩期反流性杂音。双肺听诊有散在性湿啰音，颈静脉曲张、肝肿大、下肢水肿，血压可增高、正常或偏低。上述症状可随心功能改善而迅速减轻或消失。

325. 长期饮酒可对心脏产生什么不利影响，乙醇中毒性心脏病的机制是什么？

长期饮酒可产生扩张型心肌病，特点是心腔扩大，轻度心室肥厚，继续饮酒可发展为心衰。在美国，长期饮酒是继发性心肌病的首要病因。一旦乙醇中毒性心肌病发生，患者预后差，除非戒酒。导致乙醇中毒性心脏病所需的饮酒量和时间尚未确立，通常估计为每日饮141.75g 乙醇5 年或5 年以上。近来发现，遗传因素在乙醇中毒的发病中起着重要作用，可能某些人易患乙醇所致心肌病。

发病机制：大量报道说明长期饮酒改变了内膜和细胞内结构的功能。乙醇使内膜的完整性破坏，细胞内钙上升并降低内膜 Na^+-K^+-ATP 酶的活性，长期饮酒减少内质网对钙离子结合和摄入，同样改变了线粒体的功能；改变肌钙蛋白与原肌球蛋白的结构从而干预跨桥循环，还可使肌钙蛋白 C 复合物的敏感性发生变化。

326. 心包的主要功用是什么？急性心包炎有何临床特点？

心包是由壁层和脏层构成的一个封闭囊，内含少量（<50ml）起润滑作用的液体。心包的主要功用是①把心脏固定于胸腔内；②减少心脏活动时与周围组织的摩擦，保证心脏几乎无摩擦地进行收缩和舒张活动；③防止邻近脏器疾病如炎症等延及心脏；④防止过多或过少的血液流入心脏；中介两心室压、容积的关系，因而对血流动力学起有利的作用。

心包炎（pericarditis）是最常见的心包疾病，可由多种致病因素引起，常是全身疾病的一部分，或由临近组织病变蔓延而来。心包炎可分为急性和慢性两种，前者常伴有心包渗液，后者常引起心包缩窄。急性心包炎（acute pericarditis）是一种可以由多种病因引起的以心包膜急性炎症病变为特点的临床综合征。其病因可为①急性非特异性；②感染：细菌（包括结核杆菌）、病毒、真菌、寄生虫、立克次体；③肿瘤：原发性、继发性；④自身免疫和结缔组织病：风湿热及其他结缔组织病如系统性红斑狼疮、结节性动脉炎、类风湿性关节炎等；心脏损伤后（心肌梗死后综合征、心包切开后综合征）、血清病；⑤内分泌、代谢异常：尿毒症、黏液性水肿、胆固醇性、痛风；⑥邻近器官疾病：急性心肌梗死、胸膜炎；⑦先天性异常：心包缺损、心包囊肿；⑧其他：外伤、放射治疗、药物等。

急性心包炎根据病理变化可分为纤维蛋白性和渗液性心包炎。心包渗出液无明显增加时为急性纤维蛋白性心包炎，渗出液增多时称渗液性心包炎。渗液可分为浆液纤维蛋白性、浆液血性、化脓性和出血性几种，多为浆液纤维蛋白性。液体量100～500ml，也可多达2～3L。心包渗液一般在数周至数月内吸收，但也可发生脏层和壁层的粘连。增厚而逐渐形成慢性心包炎。

急性心包炎有如下临床特点：

(1) 症状特点

胸痛：心前区呈锐痛或钝痛，随体位改变、深呼吸、吞咽而加剧，常放射到左肩、背部或上腹部。病毒性者多伴胸膜炎，心前区疼痛剧烈。

呼吸困难：是心包渗液时最突出的症状。在心脏压塞时，可有端坐呼吸、呼吸浅而快、身躯前倾、发绀等。

全身症状：随病变而异。结核性者起病缓慢，低热、乏力、食欲减退等。化脓性者起病急，高热及中毒症状严重。病毒性者常有上呼吸道感染及其他病毒感染的表现。

(2) 体格检查

心包摩擦音：是纤维蛋白性心包炎的重要体征，呈搔抓样音调，粗糙，以胸骨左缘3、4肋间及剑突下最显著，前倾坐位较易听到。心包摩擦音是一种由心房、心室收缩和心室舒张早期三个成分组成的三相摩擦音，也可仅有心室收缩早期所组成的双相摩擦音。心包渗液增多时消失，但如心包脏壁两层之间仍有摩擦，则仍可听到摩擦音。

心包积液引起的相应体征：心包积液在300ml以上者心浊音界向两侧扩大，且随体位而改变。平卧时心浊音区增宽，坐位时下界增宽，心尖冲动减弱或消失，或位于心浊音界左缘的内侧，心音遥远，心率快。大量心包积液可压迫左肺引起左下肺不张，于左肩胛下叩诊浊音，并可听到支气管呼吸音，即左肺受压征（Ewart征）。如积液迅速积聚，可发生急性心脏压塞。患者气促加剧，面色苍白，心排出量显著下降，产生休克。若不及时解除心脏压塞，可迅速致死；如积液较慢，可形成慢性心脏压塞，表现为发绀、颈静脉曲张、肝肿大、腹腔积液、皮下水肿、脉压小，常有奇脉。

(3) 辅助检查

实验室检查：感染性者常有白细胞计数增加及红细胞沉降率增快等炎性反应。

X线检查：一般渗液 >200ml 时可出现心影向两侧扩大，积液多时心影呈烧瓶状，心脏搏动减弱或消失，肺野清晰。

心电图：主要由心外膜下心肌受累而引起。急性心包炎60%～80%有心电图改变。多数于胸痛后数小时或几日内出现。主要为ST段抬高，T波改变。ST段抬高呈上斜型或凹面向上形，可出现于多数导联，但也常局限于肢体导联，尤为$ST_{Ⅰ、Ⅱ}$或$ST_{Ⅱ、Ⅲ}$抬高。ST段抬高可持续数周，随后恢复正常。ST-T改变可分4个阶段：第一阶段ST段抬高而T波直立；第二阶段ST段恢复到基线，T波低平；第三阶段多导联发生T波倒置，可持续2～3个月；第四阶段ST-T恢复正常，但在一些病例呈现慢性持续性ST-T改变。因心包无明显电活动，所以ST-T改变是心外膜下心肌受累的表现。QRS波一般无变化，不出现异常Q波，但由于心包积液存在可出现 QRS 波低电压。

超声心动图：M 型超声心动图中，右心室前壁与胸壁之间或左心室后壁之后与肺组织之间均可见液性暗区。超声心动图中很容易见有液性暗区，且还有助于观察心包积液量的演变。

放射性核素心腔扫描：用^{99m}锝静脉注射后进行心脏血池扫描，正常人心血池扫描图示心影大小与 X 线心影基本相符，心包积液时心血池扫描心影正常而 X 线心影明显增大。两者心影横径的比值小于 0.75。

心包穿刺：①可以证实心包积液的存在，检查其外观和进行有关的实验室检查，如细菌培养、寻找肿瘤细胞、渗液的细胞分类、解除心脏压塞症状等；②心包腔内注入抗生素，化疗药物。心包穿刺主要适应证是心脏压塞和未能明确病因的渗液性心包炎。

心包活检：主要适应证为病因不明确而持续时间较长的心包积液，可以通过心包组织学、细菌学等检查以明确病因。

327• 急性心脏压塞的病因、发病机制及临床特点是什么？

正常人心包腔有 25～30ml 液体，心包腔内液体增加到 80～120ml 时，不会引起血流动力学改变，如果超过 150～200ml，即可产生心脏压塞。其病因：①急性心脏压塞可因心包积血引起，如心肌梗死、主动脉瘤破裂、胸骨穿刺或非穿透性创伤、肿瘤；②慢性心脏压塞的病因有特发性心包积液，结核性心包积液，心脏和心包肿瘤，心梗后综合征，黏液性水肿，心包切开后综合征，结缔组织病，胸部放射治疗后等。

发病机制：心包积液，心包腔内压升高，心脏受到压挤，心脏压塞引起血流动力学改变，其特征主要为心腔内压升高，心室舒张充盈减少，心排出量减少、心音减弱、心率快，导致肺淤血、咳嗽、呼吸困难、发绀；体循环淤血颈静脉曲张、低血压甚至虚脱等。

急性心脏压塞的临床表现有三大特征：①静脉压上升；②血压下降；③心脏大小正常而搏动减弱。但在亚急性和慢性心脏压塞时可有心脏扩大及静脉淤血的表现。

症状与体征：①随着心包积液增多，患者心悸、呼吸困难加重。当心脏压塞时，患者因不能平卧而被迫坐起，或坐于床边，两下肢垂于床下，呈典型端坐呼吸，口唇发绀、全身冷汗，严重时患者焦虑不安，精神恍惚；②脉搏细弱快速，可触及奇脉；③收缩压降低，脉压小，可测到奇脉；④颈静脉曲张，吸气时更明显，即 Kussmaul 征象，但在急性心脏压塞时也可无 Kussmaul 征象；⑤当心包积液多于 250ml 时，叩诊心界增大，心尖冲动减弱且位于心脏相对浊音界内。平卧时心底部（左侧 2～3 肋间）浊音界扩大明显，坐起或立位时缩小。可出现左肩胛骨下方叩诊浊音区，该区语颤增强，可听到支气管呼吸音，是心包积液压迫左下肺叶所致，即 Ewart 征；⑥听诊心音遥远而弱，这与心包内压升高、心脏舒张期容积减少、心排出量减少和积液影响心音的传导有关。实际心音强度不一定降低。有时可听到心包摩擦音；⑦低压心脏压塞（low-pressure tamponade）是心包积液使心包内压升高到 0.66～2.0kPa（5～15mmHg），与右心舒张压相等，是心脏压塞的早期表现。一般血压正常，除中度颈静脉压升高（0.66～2.0kPa）外，余无异常体征，此种情况常发生于结核性或肿瘤性心包炎伴严重脱水。

328• 什么叫限制型心肌病？如何与缩窄型心包炎鉴别？

限制型心肌病是由于心内膜心肌纤维增生、心腔缩小、心室充盈受限，造成全身阻性充血的一种心脏病。本病心室内膜（包括房室瓣、乳头肌、腱索）往往为一层很厚的纤维组织所覆盖，纤维组织可充满心室腔，加上纤维化的心内膜上常有厚度不同的血栓形成，因此，心尖部及流入道接近闭锁。同时由于瓣膜及乳头肌的受累尚可有瓣膜关闭不全、心房扩大等改变。

临床表现与缩窄性心包炎十分相似，均为心脏舒张障碍所致的全身充血所致的症状与体征，表现为呼吸困难、水肿、肝大、腹腔积液等，临床上鉴别十分困难。但是，两种疾病的预后及治疗方法截然不同。缩窄型心包炎行手术心包切除可使患者基本恢复健康；而限制型心肌病则应进行内科治疗或心内膜剥离术加瓣膜置换术，且预后极差。因此，两病的鉴别则十分重要（表 5-1）。

由于两者在临床症状和体征方面极为相似，因此鉴别主要依靠客观检查。

（1）超声心动图　B 超对两者鉴别有一定意义。缩窄性心包炎可见心房增大，可有心包增厚、钙化。而限制型心肌病可表现为心内膜普遍增厚，回声增强，心室腔缩小，特别是右心室腔缩小明显，甚至可以闭塞。右心房明显增大。

表 5-1　缩窄性心包炎与限制型心肌病的鉴别

项目	缩窄性心包炎	限制型心肌病
病史	有急性心包炎、心包积液病史	不明显
心脏听诊	可闻及心撞击音	可闻及第三音
X 线检查	心影正常或轻度增大，50% ~70% 可见心包钙化	无心包钙化
心电图	低电压，伴 T 波改变，50% 有心房颤动	多无低电压，可见病理性 Q 波、房室或室内传导阻滞，可见心室肥厚伴劳损
CT	心包增厚	无心包增厚
MRI	心包增厚	无心包增厚右心导管检查
右心房压力曲线	呈“M”或“W”型，高	不呈典型“M”或“W”型，右房平均压较低
右心室压力曲线	舒张早期下陷不降至基线，舒张末压 > 收缩压的 1/3	舒张早期下陷降至基线，舒张末压小于收缩压的 1/3
肺毛细血管楔压	等于右心房平均压，等于右心室舒张末压，等于肺动脉压	>右心房平均压
心血管造影	示心包增厚，心脏边缘外面的阴影超过 3 ~5mm	无心包增厚，心脏边缘外面的阴影不超过 3 ~5mm
心内膜活检	心内膜和心肌细胞通常无形态学改变	心内膜和心肌细胞常有形态学改变
B 超	可见心房增大、心包增厚、钙化	心内膜普遍增厚，回声增强，心室腔缩小尤以右心室明显，甚至闭塞，右心房明显扩大

（2）心室造影　缩窄型心包炎可以有右心房“壁”增厚（超过4.5mm），心房腔外缘变直或凹陷、固定不动等特征性改变。

心室造影对确诊限制型心肌病极为重要。右心室型的限制型心肌病表现为右室心尖闭塞，流入道收缩变形，两者缩成一团几乎无收缩功能与舒张功能，而流出道扩张，收缩舒张功能良好。多伴有三尖瓣关闭不全，右心房巨大，排空延迟。左心室型的限制型心肌病主要表现为左心室心尖圆钝，不规则或充盈缺损，收缩舒张功能受限，常伴轻度至中度左心房增大及二尖瓣关闭不全。双心室型的限制型心肌病兼上述两者改变，常以右心改变为主。

（3）经静脉心内膜心肌活检　限制型心肌病光镜及电镜检查均可见明显的异常，不仅可以确诊限制型心肌病，而且可以明确其特殊的类型。

其他如心脏听诊、心室压力曲线等对鉴别缩窄性心包炎与限制型心肌病亦有一定的参考价值。

329. 临床上如何进行心包积液与心脏扩大的鉴别？

在大量心包积液时，常需与心脏扩大进行鉴别。心包积液与心脏扩大的鉴别见表5-2。

表5-2　心包积液与心脏扩大的鉴别

项目	心包积液	心脏扩大
心尖冲动	不明显或于心浊音内侧	与心浊音界一致
奇脉	常有	无
心音及杂音	第一心音远，一般无杂音（风湿性例外）	心音较清晰，常有杂音或奔马律
X线检查	心影呈三角形，肺野清晰	心影呈球形，肺淤血
心电图	QT间期多正常或缩短或有电交替	QT间期延长，心肌病变者常伴有室内阻滞，左心室肥大，心律失常多见
超声心动图	有心包积液征象，心腔大小正常	无心包积液征象，心腔多扩大
放射性核素扫描	心腔扫描大小正常，而X线胸片心影大	心腔大小与X线胸片心影大体一致
心包穿刺	见心包积液	不宜心包穿刺

330. 何谓急性非特异性心包炎？什么是胆固醇性心包炎、放射性心包炎？

急性非特异性心包炎在国外已属最常见的心包炎，在国内也不少见，可能仅次于结核性。病因尚不清楚，可能是病毒感染或病毒感染后的自身免疫反应所致。起病多急骤，1/4～1/2患者在发病前1～8周有发热、呼吸道或胃肠道症状。主要表现为剧烈胸痛和发热，常有心包摩擦音，因心包下心肌都有一定炎症反应，可有心肌炎的一些表现。另外，约1/4的病例可并发胸膜炎及肺部浸润。持续数日至2周多能自愈，约25%的患者复发，极少数发展为缩窄性心包炎。实验室检查没有特异性改变，多数患者都有轻度白细胞增多，血清酶可有轻、中度增高，心电图检查几乎都有改变，多数有 ST 段抬高，T 波低平、倒置，此种改变可能只限于几个导联，是由于心外膜下心肌受累造成的，而非心包本身影响，还可出现期前收缩。

胆固醇性心包炎是一种慢性渗出性心包炎，心包液含有高浓度的胆固醇，一般超过 1.3mmol/L，过去曾被认为是一个独立的疾病，现在发现许多疾病可合并胆固醇性心包炎。其中以甲状腺功能减退最常见。亦可见于结核、类风湿关节炎等。目前认为，心包液中胆固醇的含量增高，是由于心包慢性炎症或瘢痕，致使胆固醇吸收不良，潴留不断增多所致。

该病的特征是，除一般心包炎、心包积液的临床表现外，心包渗出液中因胆固醇含量增多，使其具有金光闪闪的外观。

对此病的治疗主要是病因治疗。如为结核性则抗结核治疗；如为甲状腺功能减退，则给予甲状腺素治疗，如经治疗渗液不消退，则行心包切开术。

由于胸部或纵隔肿瘤进行放射治疗的增多，放射性心包炎也屡有见到。超剂量 4000rad (1rad = 0.01Gy) 放射治疗后约 5% 的患者若干年后患放射性心包炎。在霍奇金病中发生率更高，且多在一年内发病。其表现如急性纤维素性心包炎，心包积液引起心脏压塞或演变为心包缩窄，颇难与肿瘤复发相鉴别。本病可自行缓解，但有心脏压塞或心包缩窄者需行心包穿刺放液或手术处理。

331 • 心包穿刺应注意什么？

心包穿刺可能损伤心肌、冠状动脉，发生休克、气胸，以及继发感染等严重、危险并发症。为了预防上述并发症，心包穿刺时应注意①预防损伤心肌：可将穿刺针与心电图胸前导联相接，穿刺时记录心电图或心电示波，当 QRS 波电压明显增高时表示穿刺针已达到心包；出现 ST 段上升或室性期前收缩时表示穿刺针已接触心室肌，出现 PR 段上升和/或房性期前收缩时，提示穿刺针已接触心房肌。因为这种方法可以确定穿刺针的位置，所以是一种可行的安全措施；②预防休克及心律失常：穿刺时偶尔可能发生休克，而休克是难以预知的，因此为了预防其和心律失常的发生，穿刺时可心电图及血压计监测，并准备一个静脉通道滴注一般液体，同时准备好心脏除颤器和升压药、抗心律失常药，发现血压下降、心律失常时及时进行处理。休克的发生可能与疼痛及对穿刺害怕等有关，因此要充分予以局部麻醉，并安慰患者，使其解除顾虑和恐惧心理。此外，一次放液过多，引起压缩的心脏突然扩张，顺应性不全亦是引起休克的一个因素，因此，一次放液一般情况不宜超过 500ml；③放液中患者诉呼吸困难及肩痛时，应注意是否穿破肺发生了气胸，应中止穿刺；④恶性肿瘤所致的心包积液量较大，放液后很快又产生积液，可压迫心脏甚至发生心脏压塞，故可用套管穿刺针，将套管留置，持续进行放液；⑤对心包穿刺的适应证掌握宜严格慎重，最好在其他疗法无效或紧急抢救时采用为宜；⑥因穿刺可并发新的感染，所以应严格无菌操作。

332• 心脏瓣膜病病因及发病机制是什么？

根据其定义，心脏瓣膜病（valvular heart disease）是由各种病因所导致的心脏瓣膜（瓣叶、腱索和乳头肌）发生解剖结构和/或功能的异常，造成单个或多个瓣膜慢性狭窄和/或关闭不全，引起心血管血流动力学改变而出现的一系列的临床症状，故不同类型的瓣膜病则有不同的病因及发病机制。

（1）风湿性心脏病（rheumatic heart disease，RHD）是由反复风湿热发作引起的、以心脏瓣膜狭窄和/或关闭不全为主要病理改变的一种疾病。目前仍然是临床最常见的心脏瓣膜病，约占50%。近年来，发病率已有所降低。女性多于男性；年轻（20～40岁）起病的患者为多。

A组乙型溶血性链球菌感染是风湿热的唯一致病因子，而反复风湿热是导致心脏瓣膜病损的始动因素。由于风湿热是一种自身免疫性疾病，可引起全身结缔组织病变，尤其是关节、心脏、皮肤等。在心脏主要表现为心肌炎，可为心内膜炎、心肌炎和心包炎，因此，在心瓣膜炎症的反复发作基础上，逐渐形成慢性心瓣膜病变。目前发病机制尚未完全明了，但现有的研究表明，除了外界致病因素外，患者的易感性如种族、遗传基因、免疫功能、气候环境和营养状况等因素也影响着风湿热和风湿性心脏病的发生。

风湿性心脏病的瓣膜损害中，累及二尖瓣最常见，占90%以上；主动脉瓣次之，约25%；三尖瓣约5%；肺动脉瓣最少，不足2%。

（2）退行性心瓣膜病　多伴有主动脉粥样硬化病变，常见于老年人。可发生在主动脉瓣和/或二尖瓣，以主动脉瓣多见。

（3）结缔组织疾病　如系统性红斑狼疮、硬皮病等。

（4）其他　先天性心瓣膜发育不良、特发性瓣膜脱垂、恶性类癌综合征和多发性骨髓瘤等。

具体引起瓣膜病损的病因众多，但最常见的为风湿性心瓣膜病。

333• 风湿热的诊断标准是什么？

迄今还没有哪一种单一症状、体征和实验室检查对急性风湿热是特异性或诊断性的，临床诊断沿用公认的Jones标准。自1944年提出该标准后，曾先后4次修改、修订了这些标准，以期提高诊断的准确性，并把过多诊断减少到最低限度。如文献报道符合1965年Jones标准的典型病例仅占24.0%～58.3%。在1992年最新修订的标准中，除保留5个主要条件（心肌炎、多关节炎、环形红斑、皮下结节、舞蹈症），已减去一项次要表现（既往风湿热史和现患风心病），改变为关节痛、发热、红细胞沉降率快、C反应蛋白（CRP）增高、PR间期延长5个次要条件。另外，前驱链球菌感染的免疫学证据也作为必要条件，包括咽部培养或快速链球菌抗原试验阳性及增高或不断增高的链球菌抗体效价（ASO、DNaseB、抗链激酶、抗透明质酸酶等）。存在以上前驱链球菌感染证据、抗链球菌抗原的血清学反应，使风湿热诊断的可能性大大增加，相反，则使风湿热诊断的可能性变得很小。

鉴于近年不典型和轻症病例增多和诊断上的困难，有人还提出制定“可能风湿热”的诊断标准。

334. 风湿性舞蹈症的临床特点是什么？

风湿热炎症侵犯中枢神经系统基底核的表现，为起病缓慢，常先有激动，激怒，继而出现不自主的无意识动作，面部表现为挤眉眨眼，摇头转颈，努嘴伸舌等动作；肢体表现为伸直和屈曲、内收和外展、旋前和旋后等无节律的交替动作，以上肢较下肢为重，远端较近端明显；兴奋和激动时常使症状加剧，睡眠时消失。舞蹈症多发生于5～12岁儿童，尤其女童。肌张力减低是本症的主要体征，四肢腱反射往往减弱或消失。随着症状的发展，患儿的生活不能自理，行走、坐立、进食、穿衣、握笔等动作都发生障碍。舞蹈症患者往往可不伴有关节或心脏损害，其他实验室检查亦可正常。

335. 急性风湿热是怎样发展成慢性心脏瓣膜病的？

风湿热患者几乎心脏均受损害。急性风湿性心脏炎是全心炎，而以心肌炎和心内膜炎最为重要。心肌中典型的风湿病理变化分布极广，主要在心肌间质血管旁的结缔组织中。心内膜炎主要累及瓣膜，发炎的瓣膜充血、肿胀及增厚，表面出现小的赘生物，形成瓣口关闭不全。在瓣闭合处纤维蛋白沉着可使瓣叶发生粘连；瓣叶的改变加上腱索和乳头肌粘连和缩短，使瓣膜变形，以后可产生瓣口狭窄。心包腔内可产生纤维蛋白性或浆液纤维蛋白性渗出物。活动期过去后，较轻患者可以完全恢复，但大多数患者，引起瓣膜的变形和心肌或心包内瘢痕形成，造成慢性非活动性而以心瓣膜病变为主的心脏病，早期的心瓣膜缺损主要产生关闭不全，二尖瓣狭窄的形成约需要2年以上，主动脉瓣狭窄需经过更长的时间。

336. 什么是二尖瓣脱垂？如何治疗？

二尖瓣脱垂是指二尖瓣瓣膜或瓣下支持组织（腱索、乳头、肌瓣环等）的病变，引起二尖瓣收缩期脱垂入左心房所引起的临床情况，可伴或不伴二尖瓣关闭不全。二尖瓣脱垂是很常见的一种瓣膜病，在国外已占单纯二尖瓣关闭不全的第1、2位，国内也有逐渐增多的趋势，应引起临床工作者的重视。据统计其发病率为4%～6%，其中女性较男性多见，约为2∶1。绝大多数原发性二尖瓣脱垂患者无症状，且预后良好，部分病例仅有收缩期喀喇音而不伴收缩期杂音，有的患者既无收缩期喀喇音，又无收缩期杂音，但超声心动图或心血管造影发现二尖瓣收缩期向左心房脱垂，即哑型二尖瓣脱垂。少数患者有临床症状，包括心悸、胸痛、气急、乏力、焦虑、晕厥等。偶有一过性脑缺血或神志障碍。严重二尖瓣脱垂可产生严重二尖瓣关闭不全，发生左心衰竭症状，极少数可发生猝死。关于二尖瓣脱垂的病因，迄今尚未完全阐明，大致可分为两类：一为原发性（特发性），大多数目前尚查不清病因，少数有家族发病倾向者属常染色体显性遗传；二为继发性，目前已肯定或可能病因有①马方综合征；②风湿性或感染性心内膜炎；③心肌炎；④心肌病；⑤冠心病；⑥左心房黏液瘤；⑦先天性心脏病；⑧结缔组织病；⑨运动员心脏；⑩直背综合征等。

治疗：绝大多数原发性二尖瓣脱垂预后良好。因此，对于无明显症状并无并发症的二尖瓣脱垂者一般不需要治疗，应做好随访和耐心细致的思想工作，以消除其思想顾虑。对有明显病因者，应进行病因治疗。有症状的二尖瓣脱垂的药物治疗，首选β受体阻滞剂，普萘洛尔等β受体阻滞剂可通过减慢心率和增加心室舒张和收缩末期容积，而减轻二尖瓣脱垂和伸长程度，使患者心悸症状获得改善。普萘洛尔减低心肌需氧量及室壁张力，使二尖瓣装置的心肌氧供需之间的失衡减少或消除，从而缓解胸痛症状。但对于有传导阻滞、心动过缓的患者，不宜使用。对伴有严重缓慢心律特别是阿-斯综合征者，考虑安装起搏器。对合并严重二尖瓣关闭不全、反复左心衰竭的病例，应考虑施行二尖瓣置换术。

337• 非风湿性二尖瓣关闭不全病因有哪些？

二尖瓣装置是一个复杂而又受精细调整的结构，包括二尖瓣、瓣环、腱索、乳头肌、左心房及左心室游离壁6个组成部分。其中任何一部分因后天或先天疾病因素的扰乱而发生功能失调或结构破坏均可导致瓣关闭不全。除风湿性原因外，引起二尖瓣关闭不全的常见原因有：

（1）二尖瓣脱垂（MVP） 1963年Barlow等用心血管造影证明了有收缩中期喀喇音的患者在收缩中、晚期有MVP及关闭不全。据报道，严重冠心病心血管造影显示60%有MVP。近年来超声心动图的广泛运用提示MVP可见于健康人，健康人发生率为4%～17%。

（2）乳头肌功能不全 乳头肌在二尖瓣关闭上起着重要作用。两组乳头肌附着于左心室游离壁下1/3，穿过左心室游离壁的整个厚度，其上升距离大约等于左心室游离壁厚度2倍以上。其负担着繁重的机械工作，据计算，当心率70次/分，血压120/80mmHg（16.0/10.7kPa）时，一天内每个左心室乳头肌所作的机械力为190000牛顿。故乳头肌极易因各种原因导致缺血、缺氧。乳头肌功能不全最常见的病因为冠心病所致乳头肌缺血、坏死或纤维化，任何原因引起的左心室扩大均可产生乳头肌功能不全。

（3）腱索断裂 是指支持二尖瓣叶的一根或数根腱索断裂而产生的二尖瓣反流。约1/3原因不明谓之特发性。多数有明确原因，如可继发于感染性心内膜炎、外伤、MVP、风湿性心脏病、心肌梗死、心肌病及Ehler-Danles综合征等。

（4）二尖瓣钙化（MAC） 近年来超声心动图发展对MAC提供了比X线更敏感和特异的诊断方法。尸检发现绝大多数钙化沉着不在二尖瓣环，而是在二尖瓣后叶与心室壁交界处。

MAC多见于老年人，女性较男性多1.6～4倍。可继发于风湿性心脏病、心肌梗死、感染性心内膜炎、马方综合征、心肌病、慢性肾衰竭所致代谢性钙化等。目前对其钙化形成的原因、机制尚不十分清楚，有人认为与承受的机械压力有关，有人认为与内分泌有关。目前多数认为，MAC是随年龄增长的心脏衰老变性过程的结果。

（5）左心室壁异常 过去认为任何原因引起左心室扩大皆可致瓣环扩张造成二尖瓣反流。实际上二尖瓣叶比二尖瓣环面积要大2.5倍，而瓣环在心室收缩期呈括约肌样收缩，故在心室壁扩大所致二尖瓣反流，主要是乳头肌侧向移位改变了乳头肌空间方位。

（6）特发性肥厚性主动脉瓣下狭窄　本病并不少见，男女之比为 1.5∶1，多为常染色体显性遗传。本病乳头肌有纤维瘢痕，同时间隔肥厚，最厚之处是左心室底部到心尖中间，使前外侧乳头肌歪曲，加上左心室扩张引起乳头肌侧向移位，当心室收缩时，妨碍乳头肌收缩。

（7）其他　因左心房壁与二尖瓣后叶相连，当左心房扩大时其后壁向下移位，牵扯后叶可加重原先存在的或造成二尖瓣反流。其他还有左心房黏液瘤、外伤、瓣膜置换术均可致二尖瓣反流。

338● 心脏瓣膜病的种类有哪些？

（1）风湿性心脏瓣膜病　是指急性风湿性心脏病后所遗留下来的心脏瓣膜病变，以心脏各瓣膜病变最为显著，为我国最常见的一种心脏病，亦称风湿性心脏病。我国的解剖资料表明，风湿性瓣膜病中各瓣膜受损率为二尖瓣100%，主动脉48.5%，三尖瓣12.2%，肺动脉瓣16.5%。临床资料则表明为二尖瓣为95%~98%，主动脉瓣为20%~35%，三尖瓣为5%，肺动脉瓣不到1%。临床上以单纯二尖瓣病变最多见，占70%~80%；二尖瓣合并主动脉瓣病变占2%~5%。瓣膜病变发生后，关闭不全与狭窄多同时存在，但其中之一常较明显，单纯的狭窄或关闭不全亦可发生。

（2）梅毒性心脏病　梅毒性心脏损害分5种临床类型：①梅毒性主动脉炎；②梅毒性主动脉瓣关闭不全；③梅毒性冠状动脉口狭窄；④梅毒性主动脉瘤；⑤心肌树胶样肿。多数患者为几种类型同时存在。

（3）老年退行性瓣膜病变　较多见，以二尖瓣钙化、主动脉瓣钙化引起狭窄较多，亦有伴轻度关闭不全者。上述钙化性瓣膜病变大多不引起明显血流动力学改变，不需处理。但若钙化严重，导致主动脉瓣严重狭窄者则应手术换瓣。

（4）松弛瓣膜综合征　其中以松弛二尖瓣造成的二尖瓣脱垂最常见，松弛主动脉瓣脱垂次之。

（5）急性心肌梗死合并乳头肌或腱索断裂引起的急性二尖瓣反流，急性心肌梗死患者心前区突然听到明显的收缩期杂音，常需做二尖瓣置换术。

（6）马方综合征引起的主动脉瓣关闭不全，只要有心力衰竭症状，即可做主动脉瓣置换术。

（7）感染性心内膜炎引起的瓣膜病。

339● 主动脉瓣狭窄的诊断依据有哪些？

（1）症状　①心绞痛：发生率约50%，其中约2/3合并冠心病；②晕厥或黑蒙：可为首发症状，通常在体力活动中或其后立即发生，由急性脑缺血所致；③因心律失常而出现心悸，甚至猝死。

（2）体征　①主动脉瓣区收缩期杂音：为最主要体征，在3级以上，沿动脉传导，甚至达肱动脉，常伴有收缩期震颤；②心音异常：一般第一心音多正常，主动脉瓣区第二心音减弱；由于左心室排空延迟可出现第二心音反常反裂；心尖部可听到第四心音；③其他：左心室肥厚可致心尖抬举样搏动。但一般在心力衰竭时心界方增大，脉压变小，脉搏弱而平。

（3）辅助检查 ①X 线检查：单纯主动脉瓣狭窄时左心室呈向心性肥大。升主动脉根部常呈狭窄后扩张。重度狭窄几乎都有主动脉瓣钙化；②心电图：有左心室肥厚伴劳损，有时可见左心房增大；③超声心动图：可见主动脉瓣开放幅度小于 18mm，瓣叶增厚，反射光点增大提示瓣钙化；主动脉根部扩大；左心室后壁及室间隔呈对称性肥厚，左心室流出道增宽，二维超声心动图及多普勒超声心动图能准确地反映主动脉瓣狭窄的程度；④心导管术：可同步测量左心室及主动脉收缩压，显示两者间存在着压差。根据心率、心排出量及压差，可计算出有效瓣的面积，对鉴别中重度狭窄有极大的准确性。

340 • 主动脉瓣狭窄治疗策略是什么？

无症状的主动脉瓣狭窄（AS）患者并无特殊内科治疗。有症状的 AS 患者，则必须手术。ACEI 具有血管扩张作用，应慎用于瓣狭窄的患者，以免前负荷过度降低致心排出量减少，引起低血压、晕厥等。AS 患者亦应避免应用 β 受体阻滞剂等负性肌力药物。

重度 AS 手术治疗的适应证：

（1）所有有症状的重度 AS（瓣膜面积 $<1cm^2$）患者（Ⅰ类，B 级）。

（2）无症状的重度 AS 患者，以下情况应予手术：①需施行冠状动脉旁路术（CABG）、升主动脉或其他瓣膜手术者（Ⅰ类，C 级）；②LVEF $<50\%$（Ⅰ类，C 级）；③仍在积极从事体力活动、运动试验中出现症状（Ⅰ类，C 级），或出现血压降低者（Ⅱa 类，C 级）；④瓣膜显著钙化、主动脉射血流速峰值每年增加 $\geq 0.3m/s$（Ⅱa 类，C 级）。

重度 AS 患者，应选用瓣膜置换术。经皮主动脉球囊成形术尚不成熟，仅适用于不能手术患者的姑息治疗。

341 • 如何进行主动脉瓣关闭不全的治疗？

有症状的主动脉瓣关闭不全（AR）患者必须手术治疗，而不是长期内科治疗的对象。血管扩张剂包括 ACEI 应用于慢性 AR 患者，目的是减轻后负荷，增加前向心排出量而减少反流，但是否能有效降低左心室舒张末容积、增加 LVEF 尚不肯定。

（1）血管扩张剂 可应用于以下情况：

1）有症状的重度 AR 患者，因其他因素而不能手术者（Ⅰ类，B 级）。

2）重度心衰和重度左心室功能不全患者，在瓣膜置换术前短期治疗以改善血流动力学异常（Ⅱa 类，C 级）。此时，不能应用负性肌力药。

3）无症状 AR 患者，已有左心室扩大而收缩功能正常，可长期应用，以延长其代偿期（Ⅱb 类，B 级）。

4）已经手术置换瓣膜，但仍有持续左心室收缩功能异常（Ⅱb 类，B 级）。

血管扩张剂对于无症状的轻、中度 AR，且左心室功能正常的患者，为Ⅲ类推荐，即不推荐（B 级）。因这类患者即使不治疗，预后也良好。血管扩张剂也不推荐应用于无症状的

AR 伴左心室功能异常的患者（Ⅲ类，C 级），因这类患者是手术的对象，而血管扩张剂不能替代手术。

（2）重度 AR 手术治疗的适应证

1）有症状 AR 患者（呼吸困难、NYHA 心功能Ⅱ、Ⅲ、Ⅳ级或心绞痛）（Ⅰ类，B 级）。

2）无症状重度 AR 患者伴以下情况应予手术：静息 LVEF≤50%（Ⅰ类，B 级）；施行 CABG、升主动脉或其他瓣膜手术者（Ⅰ类，C 级）；静息 LVEF＞50%，但伴重度左心室扩大：舒张末内径＞70mm 或收缩末内径＞50mm（Ⅱa 类，C 级）；不论 AR 的严重性如何，但升主动脉明显扩张且直径≥45mm（马方综合征）（Ⅰ类，C 级）；≥50mm（二叶主动脉瓣）（Ⅱa 类，C 级）；≥55mm（其他患者）（Ⅱa 类，C 级）。

342 二尖瓣关闭不全手术治疗的适应证是什么？

无症状的慢性二尖瓣关闭不全（MR），左心室功能正常时，并无公认的内科治疗方法。如无高血压，也无应用扩血管剂或 ACEI 的适应证，主要的治疗措施是手术。其适应证如下：

（1）急性 MR 应尽早手术，内科治疗仅限于术前准备。

（2）慢性、重度 MR 伴 NYHA 心功能Ⅱ、Ⅲ、Ⅳ级症状，但无重度左心室功能不全（重度左心室功能不全的定义是：LVEF＜30% 和/或左心室收缩末内径＞55mm（Ⅰ类，B 级）。

（3）无症状的慢性、重度 MR，伴轻、中度左心室功能不全（LVEF 30%～60% 和/或左心室收缩末内径≥40mm）（Ⅰ类，B 级）。

（4）大多数需手术治疗患者，采用二尖瓣修补术优于二尖瓣置换术（Ⅰ类，C 级）。

343 二尖瓣狭窄引起左心房衰竭期的临床症状有哪些？

风湿性心脏病二尖瓣狭窄严重时，左心房压增高，以后肺静脉和肺毛细管压增高，形成慢性肺充血，可引起下列症状：

（1）呼吸困难和发绀　呼吸困难多发生在劳累后，有时为阵发性的，最后为端坐呼吸，甚至发生急性肺水肿时呼吸困难更严重，口唇发绀，呈“二尖瓣面容”。

（2）咳嗽　多发生在夜间睡眠时和劳动后加重，在无肺部感染时多为干咳。

（3）咯血　痰中带血丝，亦可大量咯血，这种咯血由于肺静脉与支气管静脉间侧支循环破裂所致，亦可见于肺梗死时，急性肺水肿时往往咳粉红色泡沫痰。

（4）其他少见症状　如左肺动脉扩张，压迫左喉返神经而引起声音嘶哑，扩张的左心房压迫食管而产生吞咽困难等。

344 左心房黏液瘤有哪些主要临床表现？

（1）患者可有不同程度的心慌、气短、晕厥等症状，或肺及周围动脉栓塞的表现，如胸痛、咯血、急性肢体剧痛、肢体皮肤苍白、功能障碍，或昏迷、偏瘫、猝死等。

（2）临床症状和体征往往呈间歇性，心尖部舒张期杂音或双期杂音，个别有收缩期杂音或肿瘤样扑落音，杂音随体位改变而改变。

（3）由于黏液瘤易出血、变性、坏死，可引起发热、关节痛、荨麻疹、贫血、红细胞沉降率快等全身反应。

（4）70% 患者有心律不齐，传导阻滞和 ST-T 改变等。

（5）多普勒超声可明确诊断。

345 • 如何鉴别不同病因的二尖瓣关闭不全收缩期杂音？

在听到二尖瓣关闭不全收缩期杂音时应注意鉴别其不同病因。

（1）风湿性　有风湿病史，在心尖区常可听到响亮的、性质粗糙、音调高，时限较长的全收缩期吹风样杂音，向左腋下传导，常掩盖第一心音，左心房左心室肥厚扩大，超声心动图可明确诊断。

（2）功能性收缩期杂音　50% 左右出现在正常儿童和青年人，响度一般不超过 2 级，性质柔软，不掩盖第一心音，不占全收缩期。

（3）先天性心脏病　如一孔性房缺合并二尖瓣裂（主瓣）所致二尖瓣关闭不全。

（4）二尖瓣乳头肌功能不全　由于乳头肌缺血多数是暂时性的特点，响度 2 级 ~3 级与乳头肌供血功能改善而变化，期前收缩后收缩期杂音减弱或消失。

（5）二尖瓣脱垂　可出现中、晚收缩期喀喇音伴递增性收缩期杂音，超声检查以二尖瓣前叶呈吊床样改变为特征。

346 • 如何鉴别主动脉瓣区与肺动脉瓣区的舒张期杂音？

鉴别主动脉瓣区与肺动脉瓣区的舒张期杂音主要根据以下几点：

（1）舒张期杂音部位　主动脉瓣区的舒张期杂音较肺动脉瓣区的舒张期杂音响，前者在胸骨左缘第 3 肋间最清楚，而后者在胸骨左缘第 2 肋间最清楚。

（2）心电图、X 线和超声检查　主动脉瓣区舒张期杂音示有左心室肥厚；肺动脉瓣区的舒张期杂音有右心室肥厚。

（3）与呼吸的关系　主动脉瓣区在呼气末增强；肺动脉瓣区在吸气末增强。

（4）周围血管体征　主动脉瓣区有脉压大、水冲脉、枪击音等周围血管征；而肺动脉瓣区第 2 心音增强，X 线肺动脉段膨隆。多普勒超声可明确诊断。

在肺动脉瓣听诊区，可听到功能性舒张期杂音，也叫革兰姆-斯蒂尔（Graham-Stell）杂音，主要是由于肺动脉高压所致的肺动脉扩张，引起相对性肺动脉瓣关闭不全，多见于二尖瓣病变，急慢性肺心病，原发性肺动脉高压，房间隔缺损和艾森曼格综合征。

347• 心尖区舒张期杂音除风湿性外还可见于哪些情况？

心尖区舒张期杂音绝大多数见于风湿性二尖瓣狭窄。但也可见于下列情况：

（1）先天性二尖瓣狭窄　瓣呈落伞样畸形，可出现类似风湿性二尖瓣狭窄的症状和体征，但都在幼儿期发现。

（2）左心房黏液瘤　临床症状和体征往往呈间歇性，随体位而变化，听诊可发现肿瘤样扑落音，有反复周围栓塞现象，超声心动图显示左心房内有云雾状光点，可作为鉴别诊断。

（3）功能性二尖瓣狭窄　各种原因所致的左心室扩大，二尖瓣口流量增加，或二尖瓣在心室舒张期受主动脉反流的血液冲击等情况，如动脉导管未闭和室间隔缺损等大量左向右分流的先心病，这类功能性杂音，历时较短，较少伴有开瓣音。心脏二尖瓣听诊区听到功能性舒张期杂音，也叫奥斯丁-弗林杂音主要是当心室舒张时，大量血液从主动脉反流入左心室，将二尖瓣前叶冲起，形成相对性二尖瓣狭窄所致，常见于原发性高血压和主动脉瓣漏的患者。

348• 心脏收缩早、中、晚期喀喇音常见于哪些情况？在二尖瓣脱垂时产生喀喇音的机制是什么？

收缩早期喀喇音见于半月瓣狭窄、原发性肺动脉扩张、高血压、肺动脉高压；收缩中、晚期喀喇音见于二尖瓣脱垂、乳头肌功能失调，或心外因素如胸膜、心包粘连，左侧气胸，纵隔气肿，肋骨、肋软骨或胸骨肋软关节运动。

二尖瓣脱垂最常累及后瓣，偶尔同时累及前、后瓣，心室收缩时，正常二尖瓣呈关闭状态，但过长的瓣进一步向上并突入左心房。关于二尖瓣脱垂产生喀喇音的机制，一般认为是收缩中期由于过长的腱索在二尖瓣脱垂到极点时骤然拉紧，致使瓣活动突然停止，而产生喀喇音。

349• 听到心尖部舒张期隆隆样杂音就能确诊是风湿性心脏病二尖瓣狭窄吗？

心尖区舒张期隆隆样杂音是诊断二尖瓣狭窄最重要的体征，绝大多数病例据此可作出风心病二尖瓣狭窄的诊断。但必须指出，心尖部舒张期隆隆样杂音除见于风心病器质性二尖瓣狭窄外，在某些病理情况下，虽二尖瓣结构正常，也会出现类似舒张期杂音，主要见于①各种原因引起的房室口血流速率或流量增加所致二尖瓣相对狭窄，包括大量左向右分流的心脏病，如室间隔缺损、穿孔、动脉导管未闭、主动脉窦瘤破入右心，以及重度二尖瓣关闭不全、甲状腺功能亢进，重度贫血等。其特点是该杂音常在 S_3 之后出现；②左心房黏液瘤，系舒张期肿瘤阻塞瓣口所致，其特点是该杂音常在肿瘤扑落音后出现。偶尔左心房内活动性血栓也可产生类似杂音；③严重主动脉瓣关闭不全所致 Austin-Flint 杂音；④心包疾病、心肌病和心肌炎等也可能产生心尖区舒张期杂音，这可能与心室充盈受限、顺应性降低和/或心腔极度扩大、乳头肌离心移位等有关；⑤急性风湿热引起的心瓣膜炎可产生Carey Coombs杂音。

350• 哑型二尖瓣狭窄的产生原因是什么？

临床上有少数二尖瓣狭窄听不到舒张期杂音，即所谓哑型二尖瓣狭窄。这种情况虽可见于极轻度二尖瓣狭窄，但临床上多指有严重二尖瓣狭窄并肺动脉高压者，其产生原因主要是：①瓣口严重狭窄（$<1.0cm^2$）、瓣膜增厚粘连、活动度减弱，使通过二尖瓣口血流减慢、血量减少，以致杂音极轻甚至听不到；②肺动脉高压、右心室明显扩大、极度顺时针方向转位迫使左心室向左后移位，影响二尖瓣口杂音传导。此外，部分二尖瓣狭窄患者当心功能明显减退和/或合并房颤、心动过速或其他某些严重心律失常，可使原来舒张期杂音明显减弱乃至消失，变成哑型二尖瓣狭窄；随心功能改善、心律失常纠正和心室率减慢后，杂音可再度出现。偶尔，二尖瓣狭窄合并主动脉瓣病变时，由于左心室舒张压增高，左心房、室间压差减小，可使心尖区舒张期杂音减弱、消失。其他如肺气肿、大量心包积液等也可能影响杂音传导，肺部病变产生的声音有时可掩盖舒张期杂音，此时应嘱患者暂停呼吸再仔细听诊。

351• 如何衡量二尖瓣狭窄程度和判别病理类型？

判断狭窄严重程度和定量进行诊断应作全面综合分析，一般可从以下几方面作出估计：

（1）心功能状态，若患者心功能状态处于代偿期，一般来讲狭窄较轻；若反复左心房衰竭、肺水肿发作和/或已有右心衰竭征象，则二尖瓣狭窄多较严重。

（2）体格检查时要注意心浊音界的变化，若有右心室肥大和肺动脉高压时，则心浊音界向左右扩大（以向左为主），而心腰饱满，呈典型二尖瓣型心改变，其扩大程度往往与二尖瓣狭窄严重程度成正比。

（3）心脏听诊时注意有无房颤存在，有房颤者二尖瓣狭窄多较重，反之较轻。注意二尖瓣开瓣音与S_2的时距，两者越接近，则二尖瓣狭窄越重。至于心尖区舒张期杂音，在轻、中度狭窄者，其响度多与左心房、左心室间的舒张期压差和狭窄程度成正比，而重度狭窄时，杂音反而减轻。肺动脉瓣区要注意S_2有无亢进、分裂，有无Graham-Stell杂音。若S_2明显分裂，亢进，有Graham-Stell杂音，则说明有明显肺动脉高压存在，是二尖瓣狭窄较重要的佐证。此外，三尖瓣区要注意有无三尖瓣关闭不全所致收缩期杂音，有此杂音也往往表明二尖瓣狭窄较重。

（4）心音图检查，除能印证听诊上述表现外，尚可参考R-S_1时间，即心电图上R波（或Q波）开始到S_1二尖瓣关闭成分的时距，二窄越严重，则R-S_1时间越长。正常的R-S_1为0.04～0.06秒，轻度狭窄为0.05～0.07秒，中度为0.08～0.09秒，重度为>0.10秒。S_2与开瓣音（S_2-DS）时距测定，若S_2-DS>0.09秒，多为轻度二尖瓣狭窄，若<0.05秒则为较重二尖瓣狭窄。

（5）心电图若有右心室肥大、劳损和/或出现 V_1R 波振幅增高，伴心房颤动者，多表明二尖瓣狭窄较重。

（6）X 线检查如为中度以上二尖瓣狭窄，多显示主动脉弓缩小，肺动脉圆锥突出，左心房、右心室扩大，肺门阴影加深和右肺动脉降支增宽（常 > 1.4cm），在右心缘常有左、右心房双重阴影，心胸比率增大至 60% ~ 80%。可见 Kerley B 线或 A 线。

（7）超声心动图检查可直接测量瓣口面积和左心房、右心室大小，对二尖瓣狭窄具有定量诊断的价值。

根据临床表现判断二尖瓣狭窄的病理类型旨在为二尖瓣狭窄患者选择最佳治疗方案提供参考。一般来说隔膜型和瓣膜增厚型其临床特点是房颤少见，心尖区 S_1 亢进拍击样，常有二尖瓣开瓣音，舒张期杂音多有收缩期前增强，本型多属轻、中度二尖瓣狭窄。隔膜漏斗型是上述病理类型的进一步发展，前瓣活动已受限，因此听诊时心尖区 S_1 虽亢进，但多不清脆，开瓣音不清晰，甚至听不到，约半数病例有房颤，多属中度或重度二尖瓣狭窄，心功能多属于失代偿期，漏斗型时瓣僵硬而呈漏斗状，常伴二尖瓣关闭不全，本型临床特点是绝大多数有房颤，心尖区 S_1 不亢进，无脆性而低闷，常有二尖瓣关闭不全所致收缩期杂音，多无开瓣音，舒张期杂音可反而减轻，常无收缩期前增强，本型多属重度二尖瓣狭窄，常有明显心功能不全。

352. 二尖瓣狭窄引起急性肺水肿与左心室衰竭性肺水肿的处理上有何异同？

二尖瓣狭窄引起的急性肺水肿实际上属左心房衰竭，尽管其临床表现与左心室衰竭性肺水肿相似，但两者在处理上既有相同也有不同。相同点包括均可应用半卧或坐位、吸氧、注射吗啡或哌替啶、镇静、快速利尿、使用血管扩张剂或四肢交替扎止血带，以及使用氨茶碱和去除诱因等。不同点在于二尖瓣狭窄所致肺水肿时，洋地黄应用要谨慎，不能把洋地黄作为治疗急性肺水肿的唯一方法，这是因为洋地黄的强心作用可使左右心室收缩力均增强，二尖瓣狭窄时左心室舒张期充盈量本来就比正常人少，左心室前后负荷不大，甚至比正常人还小，无需洋地黄加强其收缩力，而洋地黄亦加强右心室的收缩力，故有可能右心室射入肺动脉内的血量增多，导致肺淤血和肺水肿的加重，这是应用洋地黄有其不利一面。但在实际临床中，二尖瓣肺水肿时仍可适量应用洋地黄，其剂量应控制在常规负荷量的 1/2 ~ 2/3，其目的主要是用来减慢心率而非增加收缩力，以延长舒张期，改善左心室充盈，提高左心室心排出量，因此，较适合于合并快速房颤、明显窦性心动过速和室上速者。若应用洋地黄后心率仍无明显降低，可在心电图监测下以 0.5 ~ 2mg 普萘洛尔或 2.5 ~ 5mg 维拉帕米用 5% 葡萄糖液 20ml 稀释后缓慢静注，常可收到较好效果。在血管扩张剂方面首选以扩张静脉为主的药物，如硝酸甘油 10 ~ 25mg 加入 5% 葡萄糖液 500ml 内缓慢静滴，以减少回心血量，改善肺淤血。内科治疗无效，有条件单位可施行紧急二尖瓣经皮球囊扩张术或闭式分离术，以解除瓣口狭窄。而对于左心室性急性肺水肿，则可常规使用洋地黄，以加强左心室收缩力。在血管扩张剂方面可选用同时扩张动静脉的药物如硝普钠，或以扩张小动脉为主的药物如肼屈嗪、卡托普利或酚妥拉明等。而 β 受体阻滞剂和钙离子通道阻断剂应慎用或禁用。

353. 如何救治二尖瓣狭窄合并大咯血？

二尖瓣狭窄合并大咯血一般处理原则包括密切观察病情，预防窒息，半卧位，呼吸困难和缺氧者给予吸氧，适当应用止血剂如安络血、酚磺乙胺（止血敏）、维生素 K 和 6-氨基己酸等，但必须指出，临床上经常用于肺源性咯血的垂体后叶素不宜应用，因它有强烈收缩血管作用，可使血压升高，增加肺动脉阻力，加重心脏负荷。相反可应用血管扩张剂治疗，以降低肺静脉压力，可选用硝酸甘油 0.3～0.6mg 舌下含服，每半小时至 1 小时 1 次，或静脉滴注。因肺动脉高压所致咯血，可应用动脉扩张剂和钙离子通道阻滞剂，如肼酞嗪 25～50mg，卡托普利 12.5～50mg，硝苯地平 5～15mg，均每日 2～3 次。若动、静脉压力均增高可联用动、静脉扩张剂如硝酸酯类加肼酞嗪或卡托普利，病情较重者可静滴硝普钠。对上述血管扩张剂疗效欠佳或有副反应者也可应用普鲁卡因 150～300mg 加于 10% 葡萄糖液 250ml 内静滴，必要时将普鲁卡因 50mg 加于 50% 葡萄糖液 40ml 内缓慢静注，亦具有扩张血管和降低肺循环压力的作用，从而达到止血目的。内科治疗无效的大咯血可紧急施行经皮二尖瓣球囊扩张术或分离术。对于肺栓塞所致咯血可应用肝素和链激酶治疗，前者首剂 5000～6000U 溶于 5% 葡萄糖液 100ml 中静滴，以后每小时持续静滴 1000U，并根据凝血酶原时间调整剂量，保持凝血酶原时间不超过正常值的 2 倍为宜，一般用药 4～7 日；后者首剂 25 万～50 万 U 加入 5% 葡萄糖液 100ml 内，30 分钟内静滴完，以后每小时静滴 10 万 U，连用 18～24 小时，此外也可用尿激酶代替链激酶。急性肺水肿所致咯血除上述治疗外，应按肺水肿治疗。

354. 经皮穿刺二尖瓣球囊成形术的适应证与禁忌证有哪些？

适应证：①中、重度单纯二尖瓣狭窄，瓣叶较柔软，无明显钙化，心功能Ⅱ、Ⅲ级是最理想的适应证。轻度二尖瓣狭窄有症状者也可考虑，心功能Ⅳ级待病情改善，患者能平卧时才考虑做此术；②瓣轻、中度钙化者并非禁忌，但严重钙化且与腱索、乳头肌严重融合者，因疗效差和易并发二尖瓣关闭不全，宜作二尖瓣置换术；③合并慢性房颤并非此禁忌证，但必须心腔内无血栓；④二尖瓣狭窄并重度肺动脉高压，不宜作外科手术者，可考虑作此成形术；⑤二尖瓣狭窄并轻度关闭不全，经各种检查左心室无明显扩大者；⑥二尖瓣狭窄伴轻度主动脉瓣狭窄或关闭不全而左心室无明显扩大者。

禁忌证：①二尖瓣狭窄并中度以上二尖瓣关闭不全；②心腔内有血栓形成；③二尖瓣严重钙化，尤其伴瓣下装置病变者；④风湿活动；⑤合并感染性心内膜炎；⑥妊娠期，因放射线可能影响胎儿，除非心功能Ⅳ级，危及母子生命安全；⑦全身情况差或合并其他重要脏器疾病；⑧二尖瓣狭窄并中度以上主动脉狭窄和/或主动脉瓣关闭不全。

355. 二尖瓣狭窄患者心尖区听到收缩期杂音，如何鉴别是合并二尖瓣关闭不全，还是三尖瓣关闭不全?

临床上鉴别二尖瓣狭窄合并二尖瓣关闭不全与二尖瓣狭窄合并三尖瓣关闭不全具有重要意义，因为前者需要人工瓣膜换置术才能纠治，而后者可能只需经皮二尖瓣球囊成形术或简单的二尖瓣闭式分离。两者手术难度、要求相差颇大，做好两者鉴别无论对手术方式选择和患者预后估计均有价值。但两者鉴别有时颇为困难。其鉴别要点是:

(1) 二尖瓣狭窄合并二尖瓣关闭不全者，心尖区 S_1 不亢进，或为正常甚至减弱，可有 S_3，收缩期杂音常在3级或3级以上，范围较广，向左肩胛角、腋下传导，吸入亚硝酸异戊酯后杂音减轻，而应用血管升压药（如甲氧胺）后杂音增强。体格检查、X线胸片、超声心动图和心电图有左心室增大征象，二维超声心动图可见二尖瓣口收缩期不能闭合，连续式或脉冲多普勒当取样容积位于左心房内，可测出收缩期二尖瓣反流的异常湍流信号，多普勒彩色血流显像在左心房内检出于收缩期源于二尖瓣口的逆向高速异常彩色血流束而确诊。

(2) 二尖瓣狭窄合并三尖瓣关闭不全者，心前区 S_1 亢进，无左心室性 S_3，其收缩期杂音一般不超过腋前线，即使超越，在收缩期杂音消失的部位仍可听到二尖瓣狭窄典型的 S_1 亢进、开瓣音和舒张期杂音，该杂音吸气时增强，做 Valsalva 动作时，杂音减轻，而二尖瓣关闭不全的杂音却增强，给予血管升压药，对该杂音无影响。此外，体格检查时可见静脉高大V波，颈静脉搏动增强以及肝膨胀性搏动。无论体格检查、心电图、X线和超声心动图不仅均无左心室扩大，甚至缩小。有时心电图可出现右心劳损和/或P波增高，这在二尖瓣狭窄合并二尖瓣关闭不全的病例中较少见。

356. 二尖瓣狭窄合并二尖瓣关闭不全时，怎样判断以哪一病变为主?

临床上要判断二尖瓣狭窄并二尖瓣关闭不全以哪一病变为主，有时颇为困难，而作出判断又有重要意义。因为若以二尖瓣狭窄为主合并轻度二尖瓣关闭不全者，有时仍可采用经皮球囊导管二尖瓣成形术或闭式扩张术纠正，而以二尖瓣关闭不全为主者则需采用瓣膜置换术。一般可以考虑以下几点：①心尖区 S_1 有无亢进，是否呈拍击样，若有明显亢进呈拍击样，则提示以二尖瓣狭窄为主；反之，S_1 减弱不清脆，提示二尖瓣关闭不全较重；②有无二尖瓣开瓣音，虽然两者均可产生开瓣音，但二尖瓣狭窄为主者较常见，若开瓣音已消失，多说明瓣膜病变较重，可能以关闭不全为主，反之，有明显开瓣音者说明前瓣活动较好，瓣膜弹性尚可，提示以狭窄为主；③心尖区有 S_3，若存在，说明以关闭不全为主；④心尖区收缩期杂音掩盖 S_1，响亮且传导广，多表明二尖瓣关闭不全较重；⑤心尖区舒张期杂音仍有收缩期前增强，则以二尖瓣狭窄为主，若无收缩期前增强甚至减弱，多提示伴有二尖瓣关闭不全；⑥体格检查、X线、心电图或超声心动图有无左心室增大征象，在无其他原因影响下（如主动脉瓣病变），左心室增大程度往往与二尖瓣关闭不全严重度呈正比，以狭窄为主者多无左心室增大或仅仅轻度增大；⑦左心房明显增大者，多两者并存，超声心动图尤其是多普勒有助于判断二尖瓣关闭不全严重程度；⑧血管升压药物试验，用甲氧胺静注2.5～10mg（观察收缩压上升2.67kPa以上停注入）后，若心尖区收缩期、舒张期杂音均增强，其病变以关闭不全为主，若收缩期杂音增强，但舒张期杂音轻微减弱或不变，则二尖瓣狭窄与二尖瓣关闭不全均中等程度；若收缩期杂音无明显改变，舒张期杂音明显减弱，则病变以狭窄为主。

357. 主动脉瓣关闭不全在病理生理和临床表现上有何特点？

主动脉瓣关闭不全（aortic incompetence，AI）是由于先天性或遗传性（先天畸形、主动脉瓣黏液样变性、马方综合征等）、炎症性（风湿性心脏病、感染性心内膜炎、梅毒性主动脉炎等）以及老年退行性主动脉瓣病变等所引起的。

AI时，心室舒张期血液从主动脉反流入左心室。左心室除接纳来自左心房的血液以外，也接纳来自主动脉的反流。急性AI，若反流量大，左心室适应能力有限，短时间内左心室舒张末压增高，随之左心房压也增高，常发生严重肺淤血和肺水肿。慢性AI，左心室逐渐扩张和离心性肥厚，容量负荷增加，左心室收缩力增强，使前向血流、心排出量得以维持，肺静脉压在相当长的一段时间内不升高；晚期，由于反流量进一步增大，心肌重量增加超过冠状动脉供血能力，主动脉舒张压降低，冠状动脉血流量减少，加重心肌缺血，最终导致左心室收缩功能降低而发生左心衰竭。

（1）症状　慢性者早期可多年无症状。逐渐可有与心排出量增大有关的感觉，即心悸、头部随心跳搏动、心前区不适等；晚期可出现呼吸困难、端坐呼吸等左心衰竭表现。

（2）体征　心尖冲动向左下移位，弥散而有力；第一心音减弱，主动脉瓣第二心音减弱或消失；主动脉瓣第二听诊区闻及舒张早期递减型高调的哈气样杂音，有时可伴有心尖区舒张中晚期隆隆样杂音（Austin-Flint杂音）。Austin-Flint杂音是由主动脉瓣关闭不全，舒张期主动脉血液反流冲击二尖瓣，导致二尖瓣口开放减小所产生的二尖瓣区舒张期隆隆样杂音，应与二尖瓣狭窄鉴别；动脉收缩压升高、舒张压降低及脉压增大，和周围血管征——水冲脉、随心脏搏动的点头征（De Musset征）、股动脉枪击音、听诊器压迫股动脉可闻及双期杂音（Duroziez双重音）、毛细血管搏动征等。

（3）并发症　感染性心内膜炎，室性心律失常，心力衰竭，少数有心脏性猝死。

（4）心电图　可见左心室肥厚的图形以及ST-T改变；部分有房性和室性期前收缩等心律失常。

（5）X线胸片　左心室左心房扩大，心胸比率增大，升主动脉扩大，呈“靴形心”影。

（6）超声心动图　脉冲多普勒和彩色多普勒检查有确诊意义和评估反流程度，二维超声心动图可显示瓣膜和主动脉根部的形态改变，三维超声心动图则可立体显示心脏瓣膜等结构。

（7）其他　放射性核素心室造影、磁共振或主动脉造影等检查，从形态、功能学上判断反流量和程度。

358• 什么叫联合瓣膜病？

心瓣膜病变累及两个或两个以上瓣膜时，称为联合瓣膜病，亦称多瓣膜病（multivalvular heart disease）。在风湿性心脏病中，联合瓣膜病是相当常见的，其次为黏液样变性。不同组合的病变产生不同的血流动力学障碍和临床表现，因此，在对瓣膜病进行治疗时，尤其外科手术前必须了解清楚有无其他瓣膜的病变，否则，手术疗效不佳，可能增加手术的死亡率。

（1）二尖瓣狭窄合并主动脉瓣关闭不全　在单个瓣膜病变中以二尖瓣狭窄最多见，在多个瓣膜病变中，以二尖瓣狭窄加主动脉瓣关闭不全最多见。

严重的二尖瓣狭窄可以掩盖或减轻主动脉反流的周围体征。因为血流从左心房到左心室因二尖瓣口狭窄而受限，左心室充盈不足，左心室排出量减少，经关闭不全的主动脉瓣口反流减少，可阻止左心室发生高度扩张。此类患者在成功的二尖瓣分离术后，主动脉瓣关闭不全的体征反而较手术前明显。

明显的主动脉瓣关闭不全可以掩盖轻度二尖瓣狭窄的体征，即响亮的舒张期主动脉瓣关闭不全的杂音可以传向心尖，从而掩盖了较轻的二尖瓣狭窄的舒张期杂音，注意有无 S_1 亢进、开瓣音，短促的心尖区收缩期震颤，严重的主动脉瓣关闭不全伴有明显的左心室扩大，可发生 Flint 杂音，易误二尖瓣狭窄。

（2）二尖瓣狭窄合并主动脉瓣狭窄　两者并存时，二尖瓣狭窄常可掩盖主动脉瓣狭窄的临床表现，二尖瓣狭窄时左心室无法得到足够的充盈，因而每搏量比单纯主动脉瓣狭窄时更低。此时，左心室与主动脉瓣之间的压差也因二尖瓣狭窄的存在而降低，每搏量和主动脉瓣口前后压差的减少可降低心绞痛的发生率。并可延缓左心室肥厚、动脉瓣钙化的速度，但由二尖瓣狭窄造成的肺淤血、咯血、房颤、栓塞等发生率较单纯主动脉瓣狭窄多见，每搏量的减少，使主动脉瓣狭窄的收缩中期杂音减轻，时限缩短，对准备行二尖瓣手术的患者，术前查清主动脉瓣病变的情况十分重要，否则，术后可使左心室负荷突然加重，导致急性肺水肿。

（3）二尖瓣关闭不全合并主动脉瓣关闭不全　是一种相对常见的组合，以主动脉瓣反流的临床表现为主，使判断心尖区收缩期杂音是二尖瓣关闭不全，还是主动脉瓣关闭不全引起左心室和二尖瓣环扩张的结果困难。两者均可加重左心室舒张期负荷，并且从主动脉反流的血流可返回左心室、左心房，并进入肺静脉。需同时行二尖瓣及主动脉瓣转换术。

（4）二尖瓣关闭不全合并主动脉瓣狭窄　此是一种极危险的情况，左心流出道的阻塞可加重二尖瓣反流，二尖瓣反流可降低主动脉瓣狭窄时维持左心室排出量所必需的左心室前负荷，使心排量降低，左心房和肺静脉压明显增高。

359• 怎样选择治疗二尖瓣狭窄的非药物方法？

（1）二尖瓣球囊扩张成形术　是一种介入治疗方法，对患者痛苦小，除了左心房附壁血栓和二尖瓣钙化外，都可介入治疗，近期疗效和手术治疗相仿。

（2）手术二尖瓣闭式分流术　也是一种非药物治疗方法，但对于有心衰、心房血栓、瓣钙化、风湿活动均不宜作闭式分流术。

（3）二尖瓣修补术　只适用于病损不超过二尖瓣的1/2、前叶仍柔软，并未皱缩、腱索的钙化或纤维化仅在瓣表面并未挛缩。

（4）人造瓣膜置换术　适用于瓣口极度狭窄并有明显反流，瓣钙化，心房附壁血栓者。

360 老年性退行性心瓣膜病概念及诊断标准是什么？

老年性退行性心瓣膜病（degenerative calcific valvular disease in the elderly）是老年人（60岁以上）常见的瓣膜疾病，又称老年钙化性心瓣膜病或老年性心瓣膜病，大多数是在正常瓣膜基础上，随年龄增长，瓣膜产生老化、退行性变和钙沉积所致，临床上以主动脉瓣和二尖瓣及其瓣环最常受累，可导致瓣膜狭窄和/或关闭不全，它是引起老年人心力衰竭、心律失常和猝死的重要原因之一。

由于老年人常患有冠心病、高血压、肺部疾病及其他全身性疾病，本病的症状易被上述疾病的临床表现所掩盖，以致长期以来未被关注，直至近10多年来才逐渐被人们所认识。目前对本病尚缺乏统一的诊断标准，陈国伟提出，诊断该病至少应具备以下条件：①年龄≥60岁；②超声心动图有典型的瓣膜钙化或瓣环钙化，病变主要累及瓣环、瓣膜基底部和瓣体，而瓣尖和瓣交界处甚少波及，并除外其他原因所致瓣膜病变；③X线检查有瓣膜和/或瓣环钙化阴影；④老年前期后出现缓慢发展的心脏杂音，患者可以无症状，也可以出现相应症状。

在上述各项中，超声心动图改变最为重要。

361 感染性心内膜炎的发病机制是什么？

感染性心内膜炎（infective endocarditis，IE）是指微生物直接感染而产生心内膜或邻近的大动脉内膜的炎症，伴赘生物形成。其发病机制有如下特点：

（1）原有基础心脏病　IE多发生在原有心脏病的基础上，以风湿性心瓣膜病（风心病）最多见，约占IE患者的50%；其次为先天性心脏病（室间隔缺损、动脉导管未闭等）、瓣膜脱垂、退行性心瓣膜病和梗阻性肥厚型心肌病；也可发生在原无心脏病者，而且近年来这种情况有增多趋势，已从2%～10%增至近30%，这主要与静脉药瘾者增加有关。

（2）病原微生物感染　自身瓣膜IE最常见的病原体为：链球菌约占65%，以草绿色溶血性链球菌多见；葡萄球菌占25%，以凝固酶阳性者占多数；而其他革兰阴性需氧杆菌、真菌、衣原体、支原体少见。

人工瓣膜的IE，可分为两个亚类，一是早期起病型（出现于瓣膜置换术后60小时内），另一个是晚期起病型（出现于瓣膜置换术后60天后）。这两种亚型的病原体不同，早期以葡萄球菌多见；晚期与自身瓣膜IE相似，以溶血性链球菌为多；静脉吸毒相关性IE多数为凝固酶阳性的葡萄球菌。

常见的感染途径为心脏手术（人工瓣膜置换术、先天心修补术和心导管术等），均可直接损伤心内膜，成为细菌侵入的途径；其他手术操作如拔牙、扁桃体摘除、尿道手术、人工中止妊娠和血液透析的动静脉瘘等也可为细菌侵入的途径，形成暂时性菌血症，导致IE的发生；另外，吸毒者用不洁器具静脉注射麻醉药品，也是造成IE日渐增多原因。

（3）非细菌性血栓性心内膜炎　感染性心内膜炎的病理过程常起始于非细菌性血栓性心内膜炎（non-bacterial thrombotic endocarditis，NBTE）此种损害所形成的纤维蛋白-血小板栓子是感染性心内膜炎的先决条件，因此，当心瓣膜损害如瘢痕或狭窄产生跨瓣的高速血流旋涡，使心内膜损伤，或原无心脏病，但长时间接受静脉治疗、静脉注射麻醉药成瘾、由药物或疾病引起免疫功能抑制时，纤维素和血小板可沉积于受伤的心内膜，当一过性菌血症或真菌血症时，血液中的病原微生物将会在此处附着，形成赘生物。赘生物形成是IE的病理学标志。赘生物的大小不等，由纤维素、血小板和病原微生物以及少量炎性渗出物所组成，可进展引起瓣膜、瓣周或心外的并发症。从而产生瓣膜功能障碍，破坏或阻塞，或瓣周炎症扩张到邻近结构形成瓣周脓肿。赘生物脱落随血流可产生心外并发症——栓塞现象，甚至出现免疫复合物介导的疾病如肾小球肾炎等。

362. 风湿性心脏病的并发症有哪些？真菌感染性心内膜炎有何临床特点？

风湿性心脏病的并发症有①亚临床型风湿活动：青少年多见，心脏明显扩张，洋地黄小剂量出现不良反应，心衰不易控制，关节疼痛，红细胞沉降率快，抗“O”高；②肺栓塞与肺梗死：有房颤及心衰的风心病患者，几乎都并发肺栓塞，有时多次，可发生肺梗死；③心房颤动：最多见于风心病二尖瓣狭窄；④充血性心力衰竭：约50%的患者并发心力衰竭后才就诊；⑤动脉栓塞：6%～8%病例并发肠系膜动脉、脑动脉或肢体动脉栓塞；⑥感染性心内膜炎6%～10%并发亚急性细菌性心内膜炎，90%～95%为草绿色链球菌而现在金黄色葡萄球菌，白色葡菌球菌、产碱杆菌等感染者日渐增多；⑦声音嘶哑：左侧喉返神经位于肺动脉与主动脉之间，一旦肺动脉明显扩张，压迫此神经发生麻痹而导致声音嘶哑。

大多数长期应用抗生素及激素或在机体抵抗力极度低下的情况下导致二重感染所致，真菌中以白色念珠菌或组织胞浆菌多见，其他真菌如芽生菌、孢子菌、隐球菌、毛真菌等亦可见到。真菌性心内膜炎多从肠道真菌引起，多为深部真菌病的一部分；多隐匿发病，临床上易被忽视，心脏瓣膜上的赘生物多较大、较脆、易脱落引起肢体或内脏动脉栓塞。眼底常有Roth出血（独木舟状视网膜出血），白色渗出物，色素层炎或眼炎，此为真菌性心内膜炎的特征，一般血培养为阴性，真菌检查涂片及真菌培养可证实诊断。此病死亡率较高。

363. 亚急性感染性心内膜炎的病因机制是什么？

亚急性感染性心内膜炎的发病机制包括以下几方面：

（1）在心脏病的基础上发生　80%为风心病，10%～20%先心病，个别见于老年退化性心脏病。

（2）细菌侵入血循环中，并有温特利效应　正常人在扁桃体炎及手术、前列腺按摩及手术等情况下细菌可入血，引起一过性菌血症，然而在健康的心脏和机体抵抗力可使菌血症很快清除。当风心病、先心病时细菌有“立足之地”不易清除而患病。因为风心病和先心病产生温特利效应。在二尖瓣狭窄的心室面、二尖瓣关闭不全的瓣心房面、动脉导管未闭的肺动脉壁、室间隔缺损的右心室壁都有血流喷射，这些喷射面上有纤维素、白细胞及含有细菌的血栓附着，构成持久感染。

（3）自身免疫作用　细菌感染后持久存在，而产生抗原抗体反应，产生抗原抗体免疫复合物而损害心脏瓣膜，致感染不易停止且较难痊愈。

364. 感染性心内膜炎有何临床特点？

感染性心内膜炎系指细菌、真菌和其他微生物（如病毒、立克次体、动物寄生虫等）直接感染而产生的心瓣膜或心室内膜的炎症。有别于风湿热、类风湿、系统性红斑性狼疮等所致的非感染性心内膜炎。

感染性心内膜炎（IE）根据其发病快慢分为急性 IE 和亚急性 IE。

急性 IE 常有毒力强的细菌引起。起病突然，高热、寒战，全身毒血症状明显，病情急骤凶险，易掩盖急性 IE 的症状，短期内出现高调的心脏杂音或原有的心脏杂音性质迅速改变，迅速出现心力衰竭或心衰加重。赘生物脱落可产生多形性栓塞和转移性脓肿，皮肤可有多形淤斑和紫癜样出血性损害。

亚急性 IE 则表现较为隐匿，可有全身不适、疲倦、低热、体重减轻等。

（1）发热　不规则的慢性发热，可为弛张热或间歇热，体温 37.5～39℃，也有高达 40℃以上，少数患者因应用抗生素、解热镇痛药、激素等可暂时不发热。

（2）进行性贫血，伴脾肿大。

（3）心脏体征　原有心脏的杂音改变或原来正常的心脏出现杂音，出现心力衰竭和心律失常的体征或加重。

（4）心脏以外表现　栓塞和血管损伤现象。栓塞以脑、脾、肾、肠系膜和四肢最多见：①脑梗死、局灶性脑炎、脑出血、细菌性动脉瘤、假性脑膜炎、脑脓肿等；②脾脓肿；③皮肤和黏膜的淤斑：甲床下片状出血、Osler 小节、Janeway 损害和杵状指（趾）等；④心脏其他并发症，如心肌脓肿、急性心肌梗死、化脓性心包炎、心肌炎等；⑤细菌性动脉瘤：占 3%～5%，受累动脉依次为近端主动脉（包括主动脉窦）、脑、内脏和四肢，一般见于病程晚期，多无症状，为可扪及的搏动性肿块。

（5）实验室检查　①血常规：红细胞、血红蛋白降低，白细胞升高，可有核左移，红细胞沉降率增快；②尿常规：可出现镜下血尿和微量蛋白尿，约占 50%，如合并免疫复合物性肾小球肾炎、肾栓塞者可出现肉眼血尿、脓尿；③血培养：血培养是诊断感染性心内膜炎的两个主要标准之一，是确诊 IE 的微生物学方法。每一例疑有 IE 的患者均应做血培养。为了防止血培养出现假阴性，同时减少血培养的次数，需要采用理想的血培养技术（表 5-3）；④超声心动图检查（TTE）和经食管超声心动图（TEE）。

表 5-3　关于血培养的建议

建议或结论	推荐级别
至少取 2 次血标本培养（取两次静脉血，分别放入两个培养皿中）	A（有助于鉴别污染菌，增加血培养阳性率）
每个培养皿中接种 8～10ml 血标本	B（最大程度地增加血培养阳性率）
在最终做出血培养阴性的结论之前，将培养时间延长至 14～21 天，将有助于增加阳性率	C（延长培养时间几乎不能增加阳性率）
如果静脉血培养阴性而仍怀疑感染性心内膜炎者，抽取主动脉血作培养	D（动静脉血的培养结果无差异或差异很小）

瓣膜上的赘生物可由经胸超声心动图探得，在生物瓣上的赘生物检出率较机械瓣高。20 世纪 80 年代以后，随着 TEE 的应用，其敏感性更加提高。TTE 敏感性为 60%～75%，TEE 可高达 95%。但 TTE 方便，TEE 检查耗费大，患者有不适感觉，因此在疑有自身瓣膜 IE 患者应先采用 TTE 检查，如 TTE 在技术上不适当，那就应采用 TEE 检查，如 TTE 检查呈清楚的阳性或阴性结果，无须再做其他超声心动图检查，因为此时应用 TEE 并不能增加诊断的价值。如果 TTE 呈异常的结果但不能做出诊断，那就应该常规做 TEE 检查（表 5-4）。

表 5-4　TTE 和 TEE 的检查适应证

结论	推荐级别
对于有发热和心脏杂音的患者，心脏超声检查不应作为一种排除心内膜炎的常规检查（除非有其他提示感染性心内膜炎的证据，否则心脏超声检查没有很好的费用效益比）	A
对所有疑为 IE 的自体瓣膜性心内膜炎患者，TTE 为首选	B
临床上中度或高度怀疑感染性心内膜炎，但 TTE 显像不清，应考虑做 TEE 检查	A
临床上中度或高度怀疑感染性心内膜炎，TTE 检查发现心内结构异常却不够，感染性心内膜炎的诊断标准时，应做进一步的 TEE 检查	B
临床上高度怀疑 IE，TTE 检查结果阴性或发现心内结构异常却不能确诊 IE 者，应做 TEE 检查	B
如果 TTE 检查明显阳性，不需行 TEE 检查	B
疑为人工瓣膜性心内膜炎者，应行 TEE 检查（TEE 更易检出脓肿）	A

注：TTE：经胸超声心动图，TEE：经食管超声心动图；IE：感染性心内膜炎

365• 感染性心内膜炎的诊断标准是什么？

感染性心内膜炎（IE）虽然在临床上是一种较为常见的疾病，但由于其临床表现多种多样，因此仍然存在诊断问题。如果标准控制过紧，则可能使一部分人群误诊，延误治疗；如果过松，则导致抗生素滥用。目前，国际上常用诊断标准为 1994 年提出的 Duke 标准，我国尚没有自己的成人诊断标准。2001 年，中华医学会儿科学分会心血管学组只提出了中国

儿童感染性心内膜炎诊断试行标准。

Duke 的诊断标准具体如表 5-5 和表 5-6。

表 5-5 感染性心内膜炎诊断标准

确定的 IE

病理学标准

微生物：经培养或赘生物组织学检查证实，或在已栓塞的赘生物及心内脓肿中证实

或病理学损害：有赘生物或心内脓肿，经组织学检查证实，显示为急性心内膜炎

临床标准

2 项主要标准或

1 项主要标准和 3 项次要标准，或

5 项次要标准

可能的 IE

所见和 IE 一致，但尚不能确定，又不能排除

排除

对于心内膜炎的表现有肯定的其他诊断和解释，或

抗生素治疗 <4 天，心内膜炎的表现已消失，或

抗生素治疗 <4 天后，外科手术或尸体解剖中无 IE 的病理学证据

表 5-6 心内膜炎诊断标准中使用名称的定义

主要标准

IE 的血培养阳性

从 2 次间隔的血培养中分离出 IE 典型的微生物：草绿色链球菌、牛链球菌、HACEK 菌群或社区获得性金黄色葡萄球菌或肠球菌，没有原发病灶，或持续性血培养阳性定义为，从下列培养中发现和 IE 一致的微生物：

◆（1）间隔超过 12 小时采取的血培养，或

◆（2）间隔采取的 3 次血培养全部，或 >4 次间隔的血培养中的大多数，且包括首次和末次血培养（两者相隔至少 1 小时）

心内膜受累的证据

超声心动图检出 IE 阳性

◆摆动的心内团块：见于瓣膜或支持结构上，或在反流喷射途径中，或在植入的材料上，且无其他解剖学方面的解释，或

◆脓肿，或

◆人工瓣膜新出现的部分性裂开，或

◆新出现的瓣膜反流（原有杂音增强或改变）

次要标准

◆诱发因素：心脏性诱因或静脉注射毒品

◆发热高于 38℃

◆血管现象：大的动脉栓塞、败血性肺梗死、真菌性动脉瘤、颅内出血、结膜出血以及 Janeway 损害

◆免疫学现象：肾小球肾炎、Osler 小结、Roth 点、类风湿因子阳性

◆微生物学证据：学培养阳性，但尚未达到以前定义的主要标准，或有急性感染的血清学证据，且微生物和 IE 相符

◆超声心动图：和 IE 一致，但没有达到以前定义的主要标准

六、肺心病

366. 目前我国肺栓塞诊疗方面的现状如何？

肺栓塞以其发病率高、误诊率高和病死率高成为国内外重要的医疗保健问题之一。传统的看法认为我国肺栓塞少见，这在很长的时期内也影响着我国肺栓塞防治研究工作的进行。直至目前，我国尚无确切的关于深静脉血栓形成（DVT）和肺栓塞的流行病学资料。过去由于对肺栓塞的防治研究缺乏足够的重视，临床上经常误、漏诊。近年来，在肺栓塞的病因学、诊断学和治疗学研究方面都有很大的进展，国内也取得了一些成果和经验。1997 年 6 月由卫生部全国心血管病防治研究领导小组办公室和中国医学科学院中国协和医学院阜外心血管病医院联合举办了“全国肺栓塞进展学习班”，并成立了“急性肺栓塞尿激酶溶栓、栓复欣抗凝多中心临床试验”协作组，开展此项课题研究。根据协作组 22 家医院 2 年的统计，共诊治 297 例急性肺栓塞患者，其中有的医院收治的患者成十倍增长，不少单位也发现肺栓塞患者越来越多。这一增多趋势除可能与肺栓塞发病率增高的因素有关外，更主要的是与对肺栓塞的诊断意识和技术水平的提高有关。

据估计，我国肺栓塞的误诊率一般在 80% 以上，严重地影响了患者的治疗和预后。在有症状的肺栓塞患者中，约 1/3 以胸肺疾病表现为主，易被误诊为其他胸肺疾病，如肺炎和结核性胸膜炎等；约 2/3 有心电图改变，易被误诊为其他心血管病，如冠心病、心肌炎等。因此，心脏科医师和呼吸科医师在提高肺栓塞的诊治水平上具有重要作用。近几年，肺栓塞无创性诊断技术发展很快，如放射性核素肺显像（灌注与通气）、增强 CT（螺旋 CT 和电子束 CT）、磁共振动脉造影、超声心动图、血管镜、血管内超声检查及血清 D-二聚体测定等，使肺栓塞的检查变得可靠和简便易行。但目前我国多数医院，特别是基层医院，尚不具备上述检查条件，临床医师急需学习和掌握如何根据症状、体征及某些基本实验室检查去怀疑肺栓塞，并做出初步诊断，为进一步诊治打下基础。肺栓塞患者的症状、体征及部分实验室检查结果都是非特异性的，但对肺栓塞的诊断却很有帮助，关键是要将诊断原则与临床实际相结合。例如，患者呼吸困难和胸闷的主诉，既可发生于肺栓塞，也可见于冠心病，因此要区别呼吸困难是心源性的抑或是肺源性的，“胸闷”是呼吸困难，还是心绞痛。肺栓塞的心电图改变是一柄“双刃剑”，用得合适有助于肺栓塞的诊断，用得不当反而成为误诊为冠心病或心肌炎的依据。要做到恰到好处，不仅要知道肺栓塞心电图改变的规律、特点，如 $S_{Ⅰ}Q_{Ⅲ}T_{Ⅲ}$ 型、胸前导联 T 波倒置及右束支传导阻滞等，更要学会如何将其具体应用于患者的实际病情中。另外，教科书所强调的急性肺栓塞典型三联征“胸痛、咯血、呼吸困难”并不多见，仅占28%。如要按典型表现去诊断肺栓塞，至少有2/3的患者被误诊和漏诊，因此，要跳出影响肺栓塞诊断的这一束缚，才能发现更多的患者。

当今肺栓塞的治疗有三方面进展：①急性期溶栓治疗的规范化和简便化；②介入治疗的开展；③手术治疗的成功。上述工作国内均已开展，积累了不少经验，并取得一些可喜的成果。在此值得一提的是，“急性肺栓塞尿激酶溶栓、栓复欣抗凝多中心临床试验”结果显示，该方案有效、安全、简便可行，并使溶栓治疗的时间窗有所延长，2周以上也有一定效果。介入治疗也已取得良好的初步结果。慢性栓塞性肺动脉高压的肺动脉血栓内膜切除术业已开展，初步效果良好。上述结果表明，这些治疗与疗法可治好绝大多数的肺栓塞患者。但国外报道，未经正确治疗的肺栓塞住院病死率仍高达25%～30%；形势十分严峻。肺栓塞病死率之高究其原因可能是多方面的，但最主要的是诊断错误导致的治疗不当。因此，欲提高肺栓塞的治疗效果，重要的是提高诊断的准确性。

肺栓塞是一与多学科有关的疾病，特别是与心脏内科、心脏外科、呼吸科、影像学科等的关系尤为密切，因此，只有相关学科密切合作，才能使肺栓塞的防治研究水平不断提高。

367• 引起肺栓塞的常见病因及病理生理学是什么？

肺栓塞是内源性或外源性栓子堵塞肺动脉或其分支引起肺循环障碍的临床和病理生理综合征。全身静脉及右心房、心室内血栓脱落即可造成肺栓塞。常见的病因为急性心肌梗死、慢性充血性心力衰竭、心肌病、脑血管疾病所致的瘫痪或下肢骨折；亦可见于产后、手术后患者，尤其是盆腔、前列腺、大静脉手术者。肥胖、血细胞过多、50岁以上、长时间乘飞机或汽车者均易发生肺栓塞。急性心肌梗死累及室间隔时，心肌病患者易在右心室形成血栓，导致肺栓塞。风湿性心脏病，特别是有房颤时，易在右心耳内形成血栓，一旦脱落，则可发生肺栓塞。以上患者发生于左心室、左心耳的血栓也易致全身栓塞。

其病理生理学变化复杂多变，主要影响呼吸系统、血流动力学及血管内皮功能，从而产生一系列心肺功能异常及血管内皮功能改变。影响程度主要取决于肺动脉堵塞的范围、速度及既往是否患有心肺血管疾病。

（1）血流动力学改变及血管内皮功能影响　发生急性肺栓塞时，栓子堵塞肺动脉，造成机械性肺毛细血管前动脉高压，肺血管床减少，肺循环阻力增加，肺动脉压力上升，右心室负荷增加，心排出量下降。当右心室负荷严重增加时，可引起右心衰竭、血压下降。肺动脉压升高程度与血管阻塞程度有关。由于肺血管床具备强大的储备能力，对于原无心肺异常的患者，肺血管截断面积堵塞30%以上才出现肺动脉压升高。当肺血管阻塞30%左右时，肺动脉压略有增加；阻塞50%以上，肺动脉压骤然升高，心脏指数下降，右心室后负荷明显升高；而阻塞面积达85%以上，则可发生猝死。既往患有心肺疾患的患者出现上述情况时，肺动脉压变化则更为明显。肺动脉血流动力学变化还包括肺部侧支血管形成。正常情况下处于闭合状态的侧支血管开放，主要是支气管，肺动脉吻合形成以及肺内动静脉分流，使氧合血减少。

肺血管阻力上升除了血管机械性因素参与之外。近年来研究表明，神经-体液因素和循环内分泌激素也起了十分重要的作用。肺栓塞发生后，肺血管内皮受损，释放出大量收缩性物质，如内皮素、血管紧张素Ⅱ，使肺血管收缩。此外，血栓形成时，新鲜血栓含有大量血小板及凝血酶；栓子在肺血管内移动时，血小板活化脱颗粒，释放出大量血管活性物质，包括二磷酸腺苷、组胺、5-羟色胺、多种前列腺素等，这些物质均可导致广泛的肺小动脉收缩，同时反射性引起交感神经释放儿茶酚胺，发挥收缩效应，在肺血管处形成第一个恶性环路。

大面积肺栓塞时，肺动脉压上升，右心室心肌作功和氧耗增加，右心室压力升高，主动脉与右心室压差缩小，冠状动脉灌注下降。另外，急性肺栓塞时体内内皮素浓度显著升高，在冠状动脉局部转化为内皮素量也明显增多，导致冠状动脉痉挛。造成冠状动脉灌注不足，心肌缺血，在心脏冠状动脉处形成第二个恶性环路。因此一些肺栓塞患者心电图可表现出$V_{1\sim4}$导联Ⅱ、Ⅲ、aVF导联T波倒置等心肌缺血的表现。

以上几方面改变常同时存在，相互作用，如不能及时治疗，则可形成致死性恶性循环。

（2）呼吸系统病理生理改变　肺栓塞最主要的症状为呼吸困难，有症状的肺栓塞几乎都有不同程度的呼吸功能障碍。肺栓塞之栓塞部位有通气但无血流灌注，使肺泡不能有效地进行气体交换，肺泡死腔增大；而阻塞血管血流转流到未阻塞的肺血管，虽然通气正常，但处于高血流灌注，因此肺栓塞可导致肺通气/灌注比例严重失调。严重者可致肺内分流显著增加，右心房压升高，卵圆孔开放。

肺栓塞面积较大时可引起反射性支气管痉挛，此外，5-羟色胺、组胺、血小板激活因子以及交感神经兴奋等也可引起支气管痉挛，增加呼吸道阻力，引起肺通气不良。由于应激性受体受到刺激，可反射性引起肺泡高通气。5-羟色胺、血栓素A_2、组胺等化学介质还可使血管通透性改变，当肺毛细血管血流严重减少或终止24小时后，肺泡表面活性物质减少，肺泡萎缩，出现肺不张，同时肺泡上皮通透性增加，大量炎症介质释放，引起局部甚至弥漫性肺水肿、肺出血。肺泡细胞功能下降又引起表面活性物质合成减少及丢失，引起肺顺应性下降，肺通气-弥散功能进一步下降。

以上几方面机制导致急性肺栓塞、特别是大面积肺栓塞时发生低氧血症，同时机体过度通气导致代偿性低碳酸血症，加重心脏肺血管的恶性循环。

总之，肺栓塞特别是急性大面积肺栓塞改变了肺通气/灌注的分布，增加了心脏和肺血管阻力，导致右心衰竭、低氧血症及低碳酸血症，引起机体一系列病理生理变化，产生多种临床表现，严重者可危及生命。

当然，目前还有一些问题仍待继续阐明。

368 我国肺栓塞的发病趋势及其原因是什么？

肺栓塞是国内外重要的常见病，发病率、病死率很高。由于临床上经常误诊、漏诊，故传统的看法认为我国的肺栓塞少见，这一观点长期影响着我国肺栓塞的防治。近来研究表明，肺栓塞在我国并非少见，而且发病率还呈迅速上升趋势。

国内过去仅有少数肺栓塞临床报道。1997年7月召开了第一届全国肺栓塞学习班，并组成“急性肺栓塞尿激酶溶栓、栓复欣抗凝多中心临床试验”协作组，1998年有关肺栓塞的3个专题被列入国家“九五”科技攻关项目，使肺栓塞的防治进入一个新阶段。

由国内35家医院参加的多中心研究，分析了75140例周围血管病患者，发现深静脉炎和静脉曲张分别占11.6%和9.6%，而50%~70%的下肢DVT患者可能发生肺栓塞。阜外医院连续990例尸检资料证实肺段以上肺栓塞占心血管疾病的11.0%，肺栓塞占肺血管病的第一位。1997~1999年仅2年时间22家医院就诊治了肺栓塞患者297例。安贞医院的资料表明近年来肺栓塞患者增加迅速。1984~1996年13年间共有52例，平均每年仅4例；而1997年增至15例，以后病例数成倍增长，1998年及1999年分别增加到32例及40例，2000年更达到63例。表明临床医师诊断意识提高起了重要作用。1998年北京协和医院一组52例报道肺栓塞病死率为19.2%，其中未治疗者为77.8%，治疗者为7.0%。程显声等报道70例血栓栓塞性肺动脉高压随访2年、3年、5年及10年的生存率分别为95.8%、91.6%、71.3%和46.2%，影响生存的主要因素为肺动脉压、心脏指数及动脉血氧分压。

目前肺栓塞发病率在我国呈迅速增高趋势，分析有以下原因：

(1) 诊断意识、诊断技术提高　肺栓塞是一种误诊率、漏诊率极高的疾病。近年来由于强化了临床医师对肺栓塞的诊断意识，提高了警觉性，及时进行相关检查，使相当一部分被误诊为冠心病、脑供血不足、晕厥的患者得到正确诊断，因而诊断例数成倍上升。同时，肺栓塞诊断手段日新月异，如核素肺通气/灌注扫描、电子束CT、螺旋CT、磁共振+磁共振血管造影等无创性技术的普遍应用，使不需行肺动脉造影就能明确诊断肺栓塞的比例明显增多。

(2) 患病绝对人数上升　①人口老龄化：肺栓塞是由于遗传性和获得性两大危险因素交互作用而发生的，老龄人口是高危人群，老龄化使获得性危险因素明显增多，使发病率升高，而绝对数增加则更明显；②不良生活方式：在经济起飞阶段，健康生活方式却未能同步进行，一些不良的生活方式如吸烟、肥胖、饮食不合理、少活动等使糖尿病、高血压、冠心病等发病率上升，这些不良生活习惯与相关疾病常常导致机体凝血-纤溶系统失衡及内皮损伤。此外，长途旅行愈来愈普遍，“经济舱综合征”使深静脉血栓发生率明显上升。

(3) 科技因素影响　目前有创性检查及治疗日益普及，也可诱发肺栓塞。如冠状动脉造影术后制动过度、冠状动脉旁路移植术等均增加了DVT的风险，有资料表明冠状动脉旁路移植术后DVT的发生率高达3%~9%。起搏导管、中心静脉导管感染及各种手术数量增多均是肺栓塞增多的潜在病因。

像其他慢性非传染性疾病一样，由于环境危险因素的增多，DVT和肺栓塞在今后一段时间将呈稳步上升趋势。同时由于诊断技术和诊断意识的提高，误诊率、漏诊率的下降，诊断出的病例将快速成倍上升。面对这一情况，尽快制订包括多学科参与，涵盖诊断、治疗、重症监护、康复、预防的规范化共识方案，并向全国推广就是当前一个十分紧迫的任务。

369· 怎样才能及早做出肺栓塞初步诊断？

愈来愈多的资料证实，肺栓塞在我国并不少见，因此，非常重要的是提高对肺栓塞的诊断意识，在一些疾病的诊断与鉴别诊断中要考虑到它。一般医院的医师如何根据患者的症状、体征及某些基本实验室检查去怀疑肺栓塞，并做出初步诊断呢？

(1) 熟悉肺栓塞的临床谱　无论是患者的临床表现，还是实验室检查结果，在很大程度上取决于肺动脉栓塞的范围和原心肺功能状态。肺栓塞可从1～2个肺段栓塞无任何症状，到十几个肺段栓塞引起急性肺源性心脏病，甚至猝死。因此肺栓塞的临床谱较广。常见的临床类型有：①猝死型；②急性肺源性心脏病型；③不能解释的呼吸困难型；④肺梗死型；⑤慢性栓塞性肺动脉高压型。一般讲，有症状的肺栓塞通常会出现某种程度的实验室检查改变，如X线胸片、心电图、超声心动图及动脉血气分析等，这对制订肺栓塞的初步诊断策略有一定帮助。

（2）熟悉肺栓塞的发病诱因　绝大多数肺栓塞患者都有发病诱因，如下肢和盆腔静脉血栓形成或血栓性静脉炎，长期卧床或不活动（乘飞机、乘车），慢性心肺疾病，手术、创伤，恶性肿瘤，肥胖症，血液病，妊娠及口服避孕药等，在询问病史时要特别注意。

（3）明确患者所诉症状的性质　在症状中特别要认真询问和辨别患者“胸憋闷”的主诉是呼吸困难还是心绞痛；晕厥是心源性的还是肺源性的；胸痛是胸膜痛还是心绞痛。需特别指出的是，临床有典型肺梗死三联征（呼吸困难、胸痛及咯血）的患者不足1/3，多数仅有一两个症状，以原因不明的劳力性呼吸困难最为常见。在呼吸和循环系统体征中，绝不能忽视重要的呼吸（>20次/分）、心跳（>90次/分）次数。

（4）要重视颈静脉（充盈、搏动），特别是下肢静脉的检查，前者反映右心室负荷增加，后者是肺栓塞的标志。如下肢浅静脉扩张、僵硬度增加、肿胀，一侧大腿或小腿周径较对侧大1cm，即有诊断意义。

（5）熟悉肺栓塞相关的辅助检查的阳性表现　如肺栓塞心电图改变是非特异性、非诊断性的，但却是有价值的。急性肺栓塞心电图变化的病理生理学基础是急性右心室扩张，其心电图改变常是一过性的、多变的，需动态比较观察。常见的心电图改变是QRS电轴右偏；$S_ⅠQ_ⅢT_Ⅲ$（第1导联S波变深，>1.5mm即有意义，Ⅲ导联出现q波和T波倒置）；右心前导联及Ⅱ、Ⅲ、aVF导联T波倒置，$Tv_{1\sim2}$倒置即有意义；顺时针方向转位至V_5；完全性或不完全性右束支传导阻滞，有时仅有$V_{3R\sim5R}$导联的QRS波粗顿、挫折。急性肺栓塞心电图改变是一柄“双刃剑”，用得好有助于肺栓塞的诊断，反之，将会误诊，应密切结合临床加以判断。有症状的肺栓塞患者X线胸平片可能正常，但多有改变，如区域性肺血减少或肺血分布不匀；肺容积缩小，患侧膈肌抬高；肺阴影并不多见，对肺部阴影伴或不伴咯血，或伴胸腔积液者，在鉴别诊断中也要考虑有肺梗死的可能。肺栓塞超声心动图有直接和间接征象，前者有肺动脉主干及其左右分支栓塞；后者为右心室扩大，室间隔左移，左心室变小，呈“D”字形，右心室运动减弱，肺动脉增宽，三尖瓣反流及肺动脉压增高等。重症患者不能进一步做诊断性检查或鉴别其他心脏病，特别是冠心病时，超声心动图有重要价值，申请检查时应特别指出以上几点。动脉血气分析，如$PaCO_2$减少，pH升高，伴或不伴PaO_2下降，均有利于肺栓塞的诊断。血清D-二聚体测定<5μg/L有除外急性肺栓塞的意义。下肢深静脉血栓形成是诊断肺栓塞的重要标志，其检查具有重要意义，因半数患者物理检查正常，常需借助以下方法进一步确定，如传统的静脉造影、血管超声多普勒、放射性核素静脉造影、下肢阻抗容积波图及下腔静脉和下肢静脉近心端增强CT或MRI检查。需强调的是，所有实验室检查结果的解释都必须与临床紧密结合。

一旦临床怀疑有肺栓塞的可能，需尽早做无创性诊断性检查，为溶栓等治疗提供依据。可选择以下检查之一种或两种：①放射性核素肺灌注/通气显像；②增强CT（螺旋CT、电子束CT）检查；③磁共振肺动脉造影术（MRA）。最后，经以上检查仍有少数不能明确诊断的患者，或不具有无创性诊断性检查手段时，可行肺动脉造影术。

370 • 急性大面积肺梗死有何症状、体征和心电图改变？

最常见的症状为突发性呼吸困难，并有与急性心肌梗死相似的胸骨后压榨样疼痛、呼吸加快、咳嗽、气喘等症状，亦可有胸膜炎胸痛，偶尔有咯血，还可有恶心、呕吐、腹痛、出汗、眩晕、意识障碍，甚至由于脑缺血出现晕厥、昏迷，易造成诊断错误。血压常降低，并可伴或不伴休克表现。常有心动过速、发绀，体温轻度升高（达38℃），肺动脉第二音亢进，并可闻及收缩期杂音，肺动脉瓣可闻及心包摩擦音，其产生系由于扩张的肺动脉与心包摩擦所致。在发生肺梗死时可闻及胸膜摩擦音。右心室急性扩张，出现右心衰竭时，可闻及右心奔马律。由于肺内溶血和急性肝淤血，可有轻度黄疸。同时应注意检查有无下肢血栓栓塞，据尸检，约有90%以上的肺栓塞患者有下肢血栓栓塞。

急性大面积肺梗死可有下列心电图改变：

（1）右心室劳损　右胸导联T波倒置（V_{3R} ~ V_{5R}），亦可出现类似心肌梗死的ST段弓背改变。

（2）顺时针方向转位　右心室急性扩张和解剖学转位，胸前导联心电图可见rS型从V_1直到V_5或V_6，V_1和V_2导联可出现qR型。

（3）出现$S_I Q_{III}$　avR为Qr或QR型，aVF、Ⅲ导联出现QR，并有ST抬高，出现类似下壁梗死图形。

（4）一过性（完全性或不完全性）右束支传导阻滞。

（5）肺型P波　Ⅱ、Ⅲ、aVF出现高尖P波。

（6）内膜下心肌缺血表现。

（7）电轴右偏，偶有电轴左偏者。

（8）心律不齐　窦性心动过速为最常见，亦有心房扑动等房性心律失常。

371 • 如何救治急性肺梗死？

急性肺梗死发病急，来势凶险，死亡率很高，一经确诊即应积极抢救。

（1）氧气吸入，缓解缺氧。

（2）镇痛　胸痛者可皮下注射吗啡5 ~ 10mg或罂粟碱30 ~ 60mg。

（3）解除痉挛　静脉注射阿托品0.5 ~ 1mg或山莨菪碱适量，以减低迷走神经张力，防止或改善肺血管和冠状动脉反射性痉挛，必要时可每1 ~ 4小时注射一次。也有主张静滴异丙肾上腺素，此药在解除支气管、冠状动脉及肺动脉的痉挛的同时，还可增强心肌收缩力。

（4）心衰者可用强心药物如毒毛花苷K 0.25mg或毛花苷丙0.4 ~ 0.8mg加50%葡萄糖溶液20ml静脉推注。

（5）休克者可用多巴胺20 ~ 40mg或阿托品2mg加入5%葡萄糖200ml静滴。

（6）溶栓疗法　应用溶酶激活剂，激活血栓中的纤维蛋白溶解酶原，使其转变为纤维蛋白溶酶，从而使血栓溶解。可用链激酶首剂 50 万 U 加入 5% 葡萄糖溶液 100ml 中，在 30 分钟内静滴完毕，以后按每小时 10 万 U 静滴，持续 24 小时左右，直到疗效最佳为止；也可用尿液酶先给 2000U/kg，静注，30 分钟后每小时静滴 2000U/kg，共 12 ~ 24 小时，以后再用肝素。

（7）抗凝治疗　抗凝治疗可以预防血栓扩展及再梗死。可首先使用肝素，病情好转后改为口服抗凝剂。可先静注 20 ~ 30mg，然后将肝素 100mg 加入葡萄糖 500ml 中静滴，同时进行凝血时间监测，使患者的凝血时间维持在正常的 1.5 ~ 2 倍。一般维持 7 ~ 10 天。临床症状缓解后可改口服华法林，第一天 15 ~ 30mg/d，第 2 天 10 ~ 20mg/d，第三天后 5 ~ 10mg/d，一般持续 6 周以上。

对活动性溃疡、出血性疾病、严重肝肾疾病、妊娠、重症高血压等应列为抗凝治疗禁忌证。患者有糖尿病、活动性结核病时也应慎用。

372• 常用于肺栓塞诊断的影像学检查有哪些？

影像学检查是肺栓塞诊断的主要手段。常用的有以下几种：

（1）普通 X 线胸片　既往是首选的检查手段。典型病例可见到区域性肺血管纹理的稀疏、纤细，肺透过度增加，未受累部分可呈现纹理相应增多。如果发生肺梗死，可有特征性影像，累及范围较大可出现肺动脉高压征象。但是，胸片检出或提示的肺栓塞常是临床典型的病例，其敏感性、特异性均较低。但 X 线胸片对于评价心、肺全面情况及鉴别诊断仍有重要价值。

（2）放射性核素　肺通气/灌注（V/Q）扫描是无创性诊断肺栓塞应用较广泛的方法。肺栓塞在肺灌注显像图上多呈肺段性或亚肺段性缺损区分布。非肺段性分布者肺栓塞的可能性很小；肺通气显像正常，而肺灌注显像不正常，缺损区呈肺段性分布，即所谓 V/Q 不匹配，是诊断肺栓塞的有力依据，可靠性为 90% 以上；肺通气显像正常，肺灌注显像是多发肺段性缺损区分布，下肢深静脉核素造影不正常，肺栓塞诊断的阳性率与特异性均在 95% 以上。

肺灌注显像对肺栓塞的探测是十分敏感的生理性方法。因为任何引起肺段性血流障碍的因素，均可在扫描图上显示明确的肺段缺损区，有认为，如果采用 8 个体位的显像条件，对肺栓塞诊断的敏感性几乎为 100%。阜外医院刘蕴忠等 1999 年报道的资料显示，对肺栓塞诊断的阳性率在 95% 以上。可以认为，正常的肺灌注显像可排除有任何血流动力学意义的肺栓塞的存在。

核素肺灌注显像对肺栓塞诊断的关键是特异性问题，因为任何引起肺血流受损的因素均可造成局部血流降低。常见的因素包括肺部炎症、肺部肿瘤、慢性阻塞性肺疾患、肺结缔组织疾病、胸腔积液、充血性心力衰竭、大动脉炎、瓣膜病、先天性心脏病等。20 世纪 70 ~ 80 年代核素显像的假阳性率较高，特异性为 60% ~ 70%。80 年代后期，由于结合 X 线胸片、肺通气显像检查，肺栓塞诊断的特异性明显提高（90% 以上）。

（3）超声心动图　经胸超声心动图对于中央型肺栓塞的诊断有一定价值，同时可以评价右心功能、肺动脉压。对于急诊患者，可以作为床前筛选检查方法，但其受到检查方法及机器质量限制较大。经胸超声心动图空间分辨率低，诊断敏感性与特异性受到限制，检出率低。经食管超声心动图检查可以较好探测到主肺动脉和左、右肺动脉，对肺栓塞诊断的敏感性和特异性可达80%~90%。但是，经食管超声心动图重症患者几乎不能接受。

（4）肺动脉造影　是经股静脉插管作选择性肺动脉造影，表现为肺动脉充盈缺损、完全闭塞及缺支等，在临床诊断上始终是“金标准”，是最终诊断的依据。但实际上肺动脉造影并未能得到广泛的应用，在英国也只有1/3的医院可以做此项检查，我国则更少，且有创的导管造影检查有6%的并发症，0.5%的死亡率。对于急性肺栓塞，因患者处于紧急状态下，此项检查几乎不可能实现。血管重叠使外围肺动脉栓塞显影受到限制，合并胸肺疾病可产生假阳性是其缺点。作为有创性检查方法，目前仅用于复杂病例的鉴别诊断及获得血流动力学资料。

（5）螺旋CT、电子束CT　是近年发展起来的影像学新技术，增强扫描可以直接显示肺血管。电子束CT由于扫描速度快，没有移动伪影，图像更加清晰，更有利于三维重建，直接显示到肺段血管。CT可以清楚显示血栓部位、形态、与管壁关系及内腔受损状况。与有创性肺动脉造影对比研究，CT对中央型肺栓塞诊断的敏感性、特异性均为100%。对累及到肺段者，敏感性平均为98%（91%~100%），特异性平均为97%（78%~100%）。其最大的优点是无创、诊断率高，对急症尤为有价值。增强CT检查除碘过敏外几乎没有并发症。CT可以很好地鉴别出胸肺疾病对肺动脉栓塞诊断带来的影响，对指导治疗（急性肺栓塞作溶栓治疗，慢性中央型肺栓塞作手术治疗）及评价治疗效果是可靠的诊断方法，目前已经可以替代常规肺动脉造影，可以作为一线检查方法。其缺点是不能提供血流动力学资料，此时可参考超声心动图检查评估肺动脉压；此外，对肺段以下的外围肺栓塞诊断尚存在困难，核素V/Q检查有一定帮助。不过，肺段以下发生栓塞的几率仅占6%，而其临床意义如何还需进一步评价。

（6）MRI　常规采用自旋回波和梯度回波脉冲序列扫描，对主肺动脉和左、右肺动脉主干的栓塞诊断有一定价值。平扫磁共振血管造影（MRA）包括时间飞跃法和相位对比法，使肺动、静脉同时显示，影响因素多，诊断有一定限度。采用静脉注射Gd-DTPA增强MRA（采用三维时间飞跃技术），由于扫描时间长，肺动、静脉同时显影，呼吸、心动伪影，使诊断受到限制。目前采用闭气超高速扫描序列，应用首次通过造影增强法，仅采取肺动脉期影像，是有前途的无创检查方法。Begrin一组手术与诊断对比研究报道，螺旋CT血管造影与MRA肺栓塞诊断比较，对中央型肺动脉栓塞MRA敏感性仅为36%，特异性为65%。可见，到目前为止，对肺动脉栓塞的诊断，螺旋CT血管造影效果明显优于MRA。在没有CT设备时，MRI可以作为二线检查方法用于诊断。

373. 肺栓塞的内科治疗主要包括哪些？

（1）一般对症、支持治疗　肺栓塞伴有血流动力学不稳定者应收入监护病房，监测血压、心率、呼吸、心电图及血气分析。患者应绝对卧床，胸痛严重者对症给予镇痛药物，如吗啡、哌替啶、可待因等。

若$PaO_2 < 60 \sim 65mmHg$，且心排出量降低时，应面罩或气管插管给氧。如果需要机械通

气，应注意避免血流动力学方面的副作用。机械通气所致的胸膜腔内正压可使大面积肺栓塞患者静脉回流减少、右心衰竭恶化。一些学者建议用低潮气量（7ml/kg）并提倡给予低液体负荷。

急性大面积肺栓塞的患者多伴有血流动力学不稳定，主要是由于肺血管床的横截面积减少及已存在的心肺疾病所致。急性大面积肺栓塞对右心室缺血及左心室舒张功能障碍，最终导致左心室衰竭。许多大面积肺栓塞的患者在出现症状后数小时即死亡。因此对于伴有血流动力学不稳定的患者支持治疗非常重要。但是，大部分治疗有效的经验来源于动物实验研究，而临床情况不清楚。大多数实验研究显示，过多液体负荷将使肺栓塞及低血压的动物血流动力学进一步恶化。对于低血压或休克者，可静脉滴注多巴胺、间羟胺等，维持体循环收缩压在90mmHg以上。

（2）溶栓治疗　大面积肺栓塞患者右心室后负荷的增加可导致右心室衰竭、体循环低血压及休克，这些均提示预后较差。溶栓治疗可改善上述血流动力学不稳定状态。溶栓治疗与单独应用肝素治疗比较有以下优点：①可迅速溶解血栓，恢复肺组织再灌注，使血流动力学参数迅速改善；②有利于静脉血栓的溶解，有可能降低肺栓塞的复发率；③可阻止慢性肺血管阻塞的发生、发展，从而降低肺动脉高压的发生率。大面积与非大面积肺栓塞患者接受溶栓治疗受益不同。现有资料显示，溶栓治疗可提高大面积肺栓塞患者的存活率。对于次大面积肺栓塞的患者，这种获益尚不十分明确。

如果没有绝对禁忌证，所有大面积肺栓塞的患者都应接受溶栓治疗。对于血压正常、组织灌注正常而有临床和超声心动图右心室功能不全证据（例如次大块肺栓塞）的患者，如果没有禁忌证可以进行溶栓治疗。既不是大面积又不是次大面积肺栓塞患者不应接受溶栓治疗。

肺栓塞溶栓治疗的适应证为：①大面积肺栓塞（超过2个肺叶血管）；②肺栓塞伴休克；③原有心肺疾病的次大面积肺栓塞引起循环衰竭。

溶栓的时间窗为症状发作后2周内，2周以上者也可能有效。

肺栓塞溶栓治疗的禁忌证：

绝对禁忌证：①活动性内出血；②近期的自发性颅内出血。

相对禁忌证：①大手术、分娩、器官活检或不能压迫的血管穿刺史（10天内）、15天内发生过严重外伤；②2个月内出现过缺血性卒中；③10天内出现过胃肠道出血、出血性疾病；④糖尿病出血性视网膜病变，肝、肾疾病；⑤1个月内进行过神经外科或眼科手术；⑥控制不好的重度高血压（收缩压 >180mmHg，舒张压 >110mmHg）；⑦近期心肺复苏；⑧血小板 $<1\times10^9$/L；⑨妊娠；⑩感染性心内膜炎；

溶栓方案：①FDA批准的溶栓方案：链激酶负荷量25万U用30分钟，继10万U/h维持24小时静脉滴注（1977年）；尿激酶负荷量4400U/kg用10分钟，继4400U/（kg·h）维持24小时静脉滴注（1978年）；rt-PA 100mg/2h，持续静脉滴注（1990年）；②国内常用的溶栓方案：尿激酶2万U/kg用2小时静脉滴注；rt-PA 50～100mg用2小时静脉滴注。

溶栓治疗的主要并发症为出血。最多见的为血管穿刺部位出血，颅内出血发生率为1%～9%。其他并发症包括发热、过敏及低血压。比较少见的副作用包括恶心、呕吐、肌痛及头痛。这些副作用主要发生于用链激酶溶栓。

溶栓治疗前应检查血型、血红蛋白、血小板及凝血功能。因溶栓药物剂量固定或根据体重计算，因此溶栓过程中不需监测 APTT、纤维蛋白原水平及其他凝血指标。溶栓治疗过程应密切监测患者有无出血表现，如血管穿刺部位、皮肤、牙龈等部位，观察有无肉眼血尿及镜下血尿，严密观察有无新发的神经系统症状及体征。如有穿刺部位的出血，可压迫止血。严重的大出血应终止溶栓，并输血或冷冻血浆。出现颅内出血应作为急症，迅速与神经内科或外科联系，决定治疗。

(3) 抗凝治疗　抗凝治疗可防止肺栓塞发展和复发，常用的抗凝药物有普通肝素、低分子肝素和华法林。抗凝治疗主要应用于①肺栓塞溶栓后；②不具肺栓塞溶栓适应证者，单独抗凝治疗。抗凝治疗的禁忌证包括血小板减少、活动出血、凝血功能障碍、严重未控制的高血压、近期手术者等，但这些对确诊肺栓塞的患者多是相对禁忌证。

大块肺栓塞溶栓后应静脉应用普通肝素。欧洲心脏病学会推荐的剂量为：负荷量 5000～10000U 静脉注射，然后 800～1250U/h 或 15～20U/（kg·h）持续静脉滴注。给药速度根据体重调整，目标 APTT 值的 1.5～2.5 倍，相当于抗Ⅹa 因子活性在 0.3～0.6U 范围。静脉使用普通肝素后 4～6h 测第一次 APTT。在无低血压、休克和右心功能不全的肺栓塞患者可用低分子肝素代替普通肝素，但大块肺栓塞不能替代，因为在低分子肝素治疗肺栓塞的试验中未包括这些患者。

如果肺栓塞发生在术后，大手术后 12～24 小时内不能使用肝素。如果手术部位仍有出血，治疗应进一步延迟。妊娠期间使用肝素是安全的，它不通过胎盘，对胎儿无危险。但妊娠时常发生肝素抵抗，此时应加大肝素剂量，根据 APTT 或抗Ⅹa 因子活性调整剂量。癌症患者静脉血栓栓塞复发率增加，需要长期抗凝治疗。

口服抗凝剂目前常用华法林。应在肝素治疗的第一或第二天开始口服抗凝剂。起始剂量为每天华法林 2～3mg，根据 INR 调整剂量。负荷剂量并不比维持剂量能更快达到目标 INR (2.0～3.0)，反而有害，因为与其他抗凝因子（Ⅱ、Ⅶ、Ⅸ、Ⅹ）相比，蛋白 C 和 S 半衰期更短，可引起暂时性高凝状态。因此，必须合并应用肝素 4～5 天，至 INR 达到治疗水平至少 2 天。INR 达到治疗水平前，每天应监测 INR，治疗前头 2 周每周监测 2 次，其后根据 INR 达到稳定的情况每周 1 次或更少。长期治疗者，每 4 周监测 1 次。有效治疗应使 INR 达到 2.0～3.0。

抗凝时程取决于临床事件的类型和并存的危险因素。因此，对于存在暂时性危险因素复发率低的患者，3～6 个月治疗是合适的。对于第一次发作后无预知的危险因素的患者，应进行 6 个月的长期抗凝治疗。对于恶性肿瘤或复发静脉血栓栓塞应进行无限期抗凝治疗（>2 年）。

口服抗凝剂最常见并发症是出血，其危险同抗凝强度有关。有足够证据表明 INR>3.0 时出血更常见。如果临床需要可停药，口服或注射维生素 K（1～2mg）拮抗。如果患者严重出血，应静脉注射维生素 K 和新鲜血浆或凝血酶原复合物。口服抗凝剂最重要的非出血性副作用是皮肤坏死，发生于治疗第一周，这种并发症与蛋白 C、蛋白 S 和恶性肿瘤有关。

妊娠时，口服抗凝剂能通过胎盘，在妊娠的前 3 个月可引起流产和胚胎病。因此，妊娠的前 3 个月和分娩前 6 周口服抗凝剂应改为肝素治疗，可选用皮下注射肝素或低分子肝素作为长期治疗。产后哺乳者可用口服抗凝剂，因为即使应用华法林，在乳汁中并未发现药物成分。

374• 急性肺栓塞的介入治疗主要包括哪些?

肺栓塞介入治疗包括导管内溶栓、导管血栓捣碎术、局部机械消散术、球囊血管成形术、腔静脉滤器置入术、电解取栓术、负压吸引取栓术等。现将主要的介绍如下:

(1) 导管内溶栓　理论上肺动脉内局部用药比经静脉全身用药有优势，其起效迅速，剂量较小，出血可能性小。但 Werstraete 等对比了导管到达血栓处溶栓与静脉溶栓的疗效，发现血栓溶解的速度及肺动脉压的下降两组差异无统计学意义。肺动脉内局部用药特别是小剂量时可减少出血并发症，但局部治疗的不利方面是需要通过肺动脉导管，而后者在到达血栓时增加出血的危险性，故现已多采用外周静脉给药方法。另外，陈小燕等报道 4 例急性肺栓塞患者经 DSA 导管冲击性灌注尿激酶溶栓效果满意，其特点在于一般的溶栓主要用于 2 周内的新鲜血栓，而此 4 例患者病程 7～35 天，经介入性溶栓治疗后均达到血管再通。提示病程长的动脉阻塞段并不一定机化，溶栓后仍有较高的再通率。

(2) 导丝引导下导管血栓捣碎术　目前只有体外实验报道。

(3) 局部机械消散术（amplatzer therombectomy device，ATD）　是一种机械性的血栓切除装置，利用再循环装置可以将血栓块溶解成 13μm 的微粒。应用 ATD 进行的肺动脉血栓切除术适用于致命性急性肺栓塞者、低血压者、不伴低血压的急性右心扩张者、有溶栓禁忌证者。该方法最适于中心型栓子，对新鲜血栓有较好疗效且无需完全溶解血栓。近来英国学者报道在对 5 例大面积肺栓塞患者的治疗中有 4 例患者临床症状改善，1 例死于无关的并发症。

(4) 球囊血管成形术　通过球囊扩张挤压血栓使得血栓碎裂成细小血栓，利于吸栓或溶栓。若急性肺栓塞合并肺动脉狭窄，球囊扩张还可使管腔扩大，必要时行支架置入术。

(5) 导管碎栓和局部溶栓联合应用　Thomas 等报道用旋转猪尾导管破碎巨大血栓的同时局部应用溶栓剂，48 小时后肺动脉平均压明显下降，有效率为 60%，死亡率为 20%。

(6) 腔静脉滤器置入术（IVC）　一般来说，IVC 可用来预防有绝对抗凝禁忌证者和虽经充分抗凝治疗仍再发静脉血栓者肺栓塞的发生。腔静脉滤器包括 Grenfield filter、Bird nest filter（BNF）、Vena TechLGM filter（VTF）、Simon Nitiole filter 等种类。值得注意的是应严格掌握适应证和禁忌证。

急性肺栓塞的介入治疗安全性较高、技术难度不大，是一种有效方法，有着广阔的研究前景，但仍有待于进一步的补充与完善。

375• 慢性栓塞性肺动脉高压外科治疗的适应证是什么?

慢性栓塞性肺动脉高压（chronic thromboembolic pulmonary hypertension，CTE-PH）是由于肺动脉内反复栓塞和血栓形成而造成的肺动脉高压。既可由急性肺动脉栓塞演变而来，也可因下肢静脉血栓等反复栓塞肺动脉所致。慢性栓塞性肺动脉高压呈渐进性，最终造成右心衰竭和呼吸衰竭死亡。

内科对慢性栓塞性肺动脉高压的治疗多是对症处理，疗效不够满意，根治需选择肺动脉血栓内膜剥脱术或肺移植。肺移植手术因为供体缺乏、死亡率高且花费巨大而仅用于终末期患者。近年来肺动脉血栓内膜剥脱术（pulmonry thromboendarterectomy，PTE）的手术死亡率降至5% ~7%，并获得良好的中远期效果，成为首选根治疗法。国内首例成功PTE手术由阜外医院在1997年6月完成。严格掌握手术适应证是手术成功的关键之一。

Jamison等提出手术适应证为：

（1）术前估计血栓位于手术可及的范围之内。

（2）不伴有危及生命的其他疾患。

（3）肺血管阻力（PVR）>300dyn·s^{-1}·cm^{-5}。但这个标准并非绝对，对于PVR<300dyn·s^{-1}·cm^{-5}的患者，如明确血栓位于单侧肺动脉并引起劳力性呼吸困难也应手术。Hartz认为PVR>1000dyn·s^{-1}·cm^{-5}的患者手术死亡率升高6倍而不宜手术。而最近国外的一组研究表明：大部分慢性肺动脉栓塞患者的PVR均在1000dyn·s^{-1}·cm^{-5}以上，对于这些患者进行手术亦可取得良好效果。这与国内的经验一致。术前明确血栓所在的位置和范围很重要，一般必须进行肺动脉造影，这是诊断肺动脉栓塞的金标准。血栓栓塞位于亚肺段水平以上而远端累及较少的病变是良好的适应证。

376. WHO最新的肺循环高压诊断分类标准较以往有何明显变化？

肺动脉高压（pulmonary hypertension，PH）是一类由多种原因引起的以肺血管阻力进行性升高为主要特征的疾病。其发病率、致残率及病死率都很高，不仅其本身可导致难以控制的右心衰竭，而且其他各类心脏疾病也可在病程中晚期因为合并PH而使预后更为恶劣。

随着近年来PH领域研究的迅猛发展，1998年WHO在法国Evian举办的第二次肺动脉高压专家工作组会议上制定的肺循环高压诊断分类标准已不能满足基础及临床研究的需要，为此WHO于2003年在意大利威尼斯举办的第三次肺动脉高压专家工作组会议对诊断分类标准进行了修订，制定了最新的肺循环高压诊断分类标准（表6-1）。这次修订最大的变化是停止使用“原发性肺动脉高压（primary pulmonary hypertension，PPH）”这个诊断名称。由于PPH原指病因未明的肺动脉高压，而目前已发现BMPR2基因突变等重要病因。并且“原发性”往往需要“继发性”与之相对应，在临床应用中容易造成混乱。因此用特发性肺动脉高压（IPAH）取代，用“家族性肺动脉高压”取代“家族性原发性肺动脉高压”。其他方面的变化体现在：①增加PH的遗传学分类；②对肺静脉闭塞病和肺多发性毛细血管瘤的归属重新进行定位；③对先天性体-肺分流性疾病重新进行分类等。

表 6-1 WHO2003 威尼斯会议制订的肺循环高压诊断分类标准

1. 肺动脉高压
   - 1.1 特发性肺动脉高压
   - 1.2 家族性肺动脉高压
   - 1.3 相关因素所致
     - (a) 胶原性血管病
     - (b) 分流性先天性心内畸形
     - (c) 门静脉高压
     - (d) HIV 感染
     - (e) 药物/毒性物质：食欲抑制剂；BMPR-Ⅱ
     - (f) 其他：Ⅰ型糖原累积症，Gaucher 病，甲状腺疾病，遗传性出血性毛细血管扩张症，血红蛋白病
   - 1.4 新生儿持续性肺动脉高压
   - 1.5 因肺静脉和/或毛细血管病变所导致的肺动脉高压
     - (a) 肺静脉闭塞病
     - (b) 肺毛细血管瘤
2. 肺静脉高压
   - 2.1 主要累及左心房或左心室的心脏疾病
   - 2.2 二尖瓣或主动脉瓣疾病
3. 与呼吸系统疾病或缺氧相关的肺动脉高压
   - 3.1 慢性阻塞性肺疾病
   - 3.2 间质性肺疾病
   - 3.3 睡眠呼吸障碍
   - 3.4 肺泡低通气综合征
   - 3.5 慢性高原病
   - 3.6 新生儿肺病
   - 3.7 肺泡-毛细血管发育不良
4. 慢性血栓和/或栓塞性肺动脉高压
   - 4.1 血栓栓塞近端/远端肺动脉
   - 4.2 远端肺动脉梗阻
     - (a) 肺栓塞（血栓、肿瘤、虫卵和/或寄生虫、外源性物质）
     - (b) 原位血栓形成
5. 混合性肺动脉高压
   - 5.1 类肉瘤样病
   - 5.2 组织细胞增多症
   - 5.3 纤维素性纵隔炎
   - 5.4 淋巴结增大/肿瘤
   - 5.5 淋巴管瘤

377. 特发性肺动脉高压危险因素是如何分类的?

虽然特发性肺动脉高压（idiopathic pulmonary artery hypertension，IPAH）的发病率较低，但目前已发现胶原性血管病、肾性高血压、HIV 感染和减肥药等引起的 PH 临床表现与 IPAH 相似，也是 IPAH 的重要危险因素。1998 年第一次 WHO 肺动脉高压专家工作组会议制定了 IPAH 的危险因素分类（表 6-2），2003 年威尼斯会议对此未进行修改。

表 6-2　1998 年法国 Evian 会议上制定的特发性肺动脉高压危险因素分类

药物和毒物	有统计学意义的相关因素
已明确有致病作用	明确的相关因素
阿米雷司	性别
芬氟拉明（氟苯丙胺）	可能的相关因素
右芬氟拉明（右旋苯丙胺）	妊娠
毒性菜籽油	高血压
高度可疑有致病作用	不太可能的相关因素
安他命（amphetamine，AMP）	肥胖
L-色氨酸（L-tryptophan）	疾病
可疑有致病作用	已明确的疾病
Meta-amphetamine	HIV 感染
可卡因	非常有可能的疾病
化疗药物	门静脉高压和/或肝病
不太可能有致病作用	胶原性血管病
抗抑郁药	先天性体-肺分流性心脏疾病
口服避孕药	可能的疾病
治疗剂量的雌激素	甲状腺疾病
吸烟	

378• WHO 是怎样对肺动脉高压严重程度分级的？

1998 年 WHO 在 Evian 会议上还根据纽约心功能分级方法（NYHA），制定了肺动脉高压（pulmonary hypertension，PH）严重程度的分级建议（表 6-3），2003 年威尼斯会议仍沿用此建议。有利于医师根据 PH 的严重程度进行规范化治疗，正确评价患者预后。

表 6-3　1998 年法国 Evian 会议制定的肺动脉高压严重程度分级

分级	判断标准
1 级	有肺动脉高压，体力活动不受限制
2 级	日常活动不会引起呼吸困难、乏力、胸痛或头晕等 有肺动脉高压，体力活动轻度受限。休息时没有症状，日常活动能引起呼吸困难、乏力、胸痛或头晕等
3 级	有肺动脉高压，体力活动明显受限。休息时没有症状，低于日常活动的运动量就能引起呼吸困难、乏力、胸痛或头晕等
4 级	有肺动脉高压，不能进行任何体力活动有右心衰竭的体征，休息时可有呼吸困难和/或乏力，轻微活动即可引起明显的上述症状

379 • 如何进行肺动脉高压分类诊断？

第一，应领会贯彻当今肺动脉高压（pulmonary hypertension，PH）的诊断策略。

首先要熟悉 PH 的定义及其诊断标准：在海平面状态下，安静状态时肺动脉收缩压 > 30mmHg，或肺动脉平均压 > 25mmHg，或在活动状态下肺动脉平均压 > 30mmHg，即可诊断为 PH。

现代 PH 诊断策略中十分强调 PH 的早期诊断。因为如能早期诊断 PH，即在症状不明显时早期发现 PH 患者，及时采取正确的干预治疗，可使患者预后显著改善。

早期诊断 PH，一定要熟悉 PH 的危险因素、分类标准及症状体征。首先应该对具有危险因素的高危人群进行筛查，如对家族性 PH 的直系亲属，患有硬皮病、溶血性贫血、静脉血栓栓塞等疾病的患者应常规进行心电图、胸片及超声心动图筛查。另外，因为 PH 早期缺乏特异性临床表现，对有活动后气短、疲乏、头晕、心悸、胸痛、咳嗽、咯血、心绞痛、晕厥、下肢水肿及腹腔积液等症状且首次来心脏或肺科就诊的患者应首先考虑 PH 的可能性，常规行超声心动图筛查，并且辅以心电图、胸片等基本实验室检查。如果超声心动图显示三尖瓣反流速度 > 2. 5 m/s，或者右心房、右心室扩大等高危征象，除了定量估测肺动脉压之外，应请 PH 专科医师行右心导管检查，明确是否存在 PH。如右心导管检查明确有 PH，即应开始对患者进行精确的分类诊断，明确患者属于哪一种类型 PH，而且要评估其严重程度分级状况，对预后作出正确的评价，并开始正规的针对性治疗。

第二，应认真掌握 PH 分类诊断方法。要对 PH 进行准确分类诊断，明确其原发疾病，必须要熟悉 PH 的症状体征及各类相关因素所致 PH 的病史要点及实验室检查方法。

（1）直接累及肺动脉所致 PH 的分类诊断 ①病史：应仔细询问患者有无结缔组织病、先天性心脏病、溶血性贫血、肝炎或肝硬化及甲状腺疾病等病史，以判断 PH 是否由上述相关因素所致；是否有服用芬氟拉明等减肥药史、毒油接触史等以判断 PH 是否由药物/毒物引起；有无吸毒史、不洁性交史及同性恋史等 HIV 感染高危因素等；对女性患者应询问有无习惯性流产史以判断是否存在抗磷脂抗体综合征可能；家族中有无遗传性出血性毛细血管扩张症（hereditary hemorrhagic telangiectasia，HHT）史、家族性 PH 史等；新生儿发生 PH 时应想到新生儿持续性 PH 的可能；②临床表现：询问患者除上述 PH 症状外，是否还有其他疾病相关症状。查体时应注意有无雷诺现象、毛细血管扩张、皮疹、滑膜炎、间质性肺炎等结缔组织病体征；黄疸、肝大及腹壁静脉曲张往往提示门静脉高压；甲状腺肿大及血管杂音可能与甲状腺功能亢进有关；鼻出血、皮肤毛细血管扩张提示 HHT 可能；异常心音、心脏杂音及异常呼吸音应考虑有无分流性先天性心脏病可能等；③实验室检查：根据病史及临床表现，选择性进行以下实验室检查有利于对 PH 进行分类。a. 血液学检查：检测抗核抗体（ANA）、抗双链 DNA 抗体（A-dsDNA）、抗中性粒细胞抗体（ANCA）、抗心磷脂抗体（ACL）等自身抗体以判断有无结缔组织病；检测 TSH、游离 T_4、游离 T_3、甲状腺球蛋白抗体（TGAb）和甲状腺过氧化物酶抗体（TPOAb）等以判断 PH 是否与甲状腺疾病有关；检测肝功能及肝炎病毒标记物判断有无门静脉高压可能；对 HIV 感染或有相关危险因素的患者应想到 HIV 感染相关性 PH 可能，检测 HIV 抗体有助于诊断。b. 腹部超声检查：如肝脏超声检查发现肝内巨大动静脉畸形有助于提醒患者有 HHT 可能。c. 胸部高分辨率 CT 检查：如 CT 检查发现毛玻璃样改变、间质线、纵隔淋巴结肿大征象时应考虑到肺静脉闭塞病或肺多发性毛细血管瘤可能，应进一步行支气管肺泡灌洗检查，必要时可行肺活检确诊。d. 超声心动图声学造影检查，对心内分流特别是右向左分流（即逆向分流）有重要的诊断价值。e. 右心导管及心内造影不仅可以直接精确测量右心房压、肺毛细血管楔压、肺动脉血流、混合性静脉血氧饱和度以及肺血管阻力等，还可评估心内血液分流量大小及发现超声心动图未发现的心内分流。

（2）肺静脉高压所致 PH 的分类诊断　应仔细询问患者有无瓣膜性心脏病，各类心肌、心包性疾病，冠心病等能引起左心功能衰竭的疾病，因为这些左心疾病晚期均可引起不同程度的 PH。查体应注意有无心脏扩大、心律失常、心脏杂音，有无肺部干、湿啰音等。对于怀疑左心疾病的患者首先应完善 X 线胸片、心电图与超声心动图等实验室检查，判断是否存在与肺静脉压升高有关的左心疾病。如果存在左心房扩张，即使不合并左心室功能障碍，也可引起左心房充盈压升高，继而导致 PH。通过右心导管检查（有时也需要进行左心导管检查）测量跨肺压差，可排除左心室舒张功能障碍性疾病。如果肺毛细血管楔压、左心房压或左心室舒张末压升高，即使患者跨肺压差升高，也不能诊断 PH 为单纯累及肺动脉的病变所致。

（3）与呼吸系统疾病或缺氧相关性 PH 的分类诊断　①询问患者有无呼吸系统病史、打鼾史及高原居住史等。查体应注意肺部啰音及呼吸音情况；②X 线胸片是最重要诊断肺部疾病的基本手段，可有助于发现慢性支气管炎、慢性肺心病及间质性肺病等呼吸系统疾病的征象；③动脉血气分析有助于排除缺氧和酸中毒引起的 PH。应注意的是，安静状态下血氧分压正常并不代表运动或睡眠时血氧分压也是正常的。大约 20% 清醒时动脉血氧分压正常的慢性阻塞性肺疾病患者或睡眠呼吸障碍患者夜间会出现动脉血氧分压的下降。短暂性动脉血氧分压下降引起的 PH 是由于肺血管阻力和心排出量增加所致。此种肺动脉压的升高可以通过吸氧得到纠正。因此对所有患者均应检测运动后和夜间的动脉血氧分压；④肺功能检查是早期评估呼吸系统疾病相关性 PH 的一种重要方法，可以帮助我们识别呼吸道梗阻性和限制性肺疾病。因为除非合并缺氧，否则只有持续的非常严重的肺功能障碍才能导致 PH；⑤高分辨率 CT 胸部扫描可排除胸部 X 线检查和肺功能检查未发现的间质性肺疾病和纤维素纵隔炎引起的 PH；⑥由于 10% ~20% 的睡眠呼吸综合征患者合并 PH，因此应对此类患者进行睡眠监测

（4）慢性血栓和/或栓塞性 PH 的分类诊断　诊断慢性血栓和/或栓塞性 PH（GETPH）的重要线索是患者多数有静脉血栓栓塞病史或有静脉血栓栓塞的高危因素。现在发现脾切除、骨髓增生性疾病等是 CETPH 的重要危险因素。这类疾病的症状有劳力性呼吸困难、疲倦、无力及干咳等体征也基本与 PH 体征一致，有时肺内可闻及高调的肺血流杂音。实验室检查方面心电图、X 线胸片及肺功能检查的价值不大，明确诊断的最佳方法有肺通气灌注（V/Q）扫描、胸部增强 CT 检查及肺动脉造影。关于 CETPH 的诊断不属本文讨论范围。但需要指出的是，现代研究已发现本病是一种挑战性疾病，其引起肺动脉灌注障碍并非由机化血栓所致，阻塞肺动脉血流的斑块是内皮破坏后增生的复杂组织，其机制不详。

（5）混合性 PH 的分类诊断　①应使用 X 线胸片、胸部 CT、骨髓穿刺细胞学等检查来

明确患者是否合并肺部肿瘤、恶性组织细胞病、纤维素性纵隔炎、肺部淋巴结肿大等疾病，这些疾病也是引起 PH 的常见原因；②如果通过上述检查仍未发现引起 PH 的原发疾病及相关线索，且右心导管检查发现肺毛细血管楔压 <20mmHg，即可作出 IPAH 的诊断。

总之，PH 是一大类很复杂的问题，可由多种原因导致。虽然其病因及病理生理机制正在逐步阐明，但国内对此类疾病的认识与国外还有很大的差距。树立 PH 的分类诊断意识对识别不同原因的 PH 非常重要，有利于对不同类型的 PH 患者采取针对性的干预措施，有利于提高我国在 PH 领域的诊断和治疗水平。而最终获益的将是国内为数众多的 PH 患者。

380. 目前对原发性肺动脉高压的内科治疗原则是什么？

原发性肺动脉高压的内科治疗主要包括一般治疗和药物治疗两方面：

（1）一般治疗　首先避免诱发因素，如预防上呼吸道感染、避免中等强度以上体力活动、避免接触高原、乘坐飞机时吸氧、育龄妇女采取避孕措施等。

（2）药物治疗　①抗凝治疗，应用华法林治疗，如有禁忌间断使用低分子肝素治疗；②利尿治疗，在合并右心衰竭者，治疗宜从小剂量开始；③地高辛强心剂，除非合并左心衰竭者，一般不提倡使用；④氧疗，只有 SaO_2 <90% 或 $SpCO_2$ <60mmHg，才考虑氧疗；⑤血管扩张剂：前列环素及其类似药，是目前治疗重度肺动脉高压的最理想的药物，有静脉持续泵入的前列环素、吸入伊洛前列环素和口服的贝前列环素；钙离子通道阻滞剂地尔硫䓬的治疗，内皮素受体阻滞剂如伯森坦在美国已上市；磷酸二酯酶抑制剂、NO 和 L-精氨酸、腺苷等血管扩张剂治疗亦有效。其他血管扩张剂如硝酸酯类、ACEI、α 受体阻滞剂等已逐渐被淘汰。

381. 如何诊断肺源性心脏病（肺心病）伴冠心病？其治疗与单纯肺心病有何不同？

肺源性心脏病（肺心病）伴冠心病诊断较难，且常漏诊，国外报道肺心病伴冠心病误诊率为 8% ~38%，漏诊率 12% ~26%。因两者合并存在时症状相互掩盖，故不能套用肺心病或冠心病的诊断标准，应结合临床综合判断，以下几点支持肺心病伴冠心病诊断：①因长期缺氧及肺气肿并存，此型心绞痛症状少，如有心前区不适、胸闷加重，服用硝酸甘油 3 ~ 5 分钟缓解者；②主动脉瓣第二音 > 肺动脉瓣第二音，心尖 2 级以上易变性收缩期杂音，提示乳头肌功能不良；③X 线示左右心室均增大，主动脉弓迂曲、延长、钙化，心脏增大，外形呈主动脉型、主动脉二尖瓣型及以左心室大为主的普大型；④心电图改变：心肌梗死图形能排除酷似心肌梗死者，完全性左束支传导阻滞者，二 ~ 三度房室传导阻滞者，电轴重度左偏（< -30°）而能除外高血压者；⑤超声心动图示左心室后壁运动幅度下降，左心室舒张末期内径差 <10mm。

肺心病伴冠心病的治疗基本同肺心病，但亦有其不同点：①心衰时应洋地黄剂量较单纯肺心病者酌情增加；②心律失常时需及时用抗心律失常的药物；③如有心肌梗死或心绞痛时可用哌替啶；④心源性休克应予以升压及血管扩张剂同用，使血压保持在低水平；⑤为改善微循环和抗凝可用低分子右旋糖酐及肝素。

七、先天性心脏病

382• 先天性心脏病的概念及病因是什么？

先天性心脏病系指出生时就存在的心血管结构或功能的异常，是由于胎儿时期心血管发育异常或发育障碍以及出生后当应退化的组织未能退化造成的心血管畸形。

心血管的发生、演变和生成过程在妊娠 2 ~ 3 个月期间完成，尤其是妊娠第 5 ~ 8 周为心血管发育、演变最活跃的时期，母体在此期内患有感染、代谢性疾病、服用某些药物、接触放射线、物理、化学因素以及遗传、染色体异常等均可导致心血管畸形。因此，有关先天性心脏病的病因可归纳如下。①感染：妊娠最初 3 个月患呼吸道感染，尤其是病毒感染，子代发生先天性心脏病的危险性显著增高。上海儿科医院对 691 例先天性心脏病患儿调查结果表明，37.5% 母体早期患呼吸道感染，其中 37.8% 伴发热。病毒感染中以风疹、腮腺炎、水痘、柯萨奇病毒与先天性心脏病的关系最密切；②缺氧：宫内缺氧可导致或增加心血管畸形，因此高原地区动脉导管未闭及房间隔缺损的发病率较高；③药物：服用变质的四环素、激素、甲氨蝶呤、苯妥英钠等药物有致心血管及其他畸形作用；④放射线：大剂量的放射线不仅影响孕妇，而且对孕妇以后的生育也会产生影响；⑤母体的其他因素：母体患糖尿病、红斑狼疮、高龄、先兆流产、妊娠呕吐和贫血等均与其胎儿先天性心脏病的发病密切相关；⑥先天性心脏病有明显家族倾向。先天性心脏病患者的子代先天性心脏病的发病率为 4.23%，显著高于群体发病率，并且有调查表明，亲子代先天性心脏病的病型一致率高达 41.7%，提示先天性心脏病一级亲属之间的再现可能有共同的遗传起源。有些先天性心脏病有性别倾向性。

383• 胎儿出生后循环途径发生哪些改变？

胎儿出生后，肺呼吸建立，胎盘循环中断，血循环相应发生一系列改变。

（1）卵圆孔封闭　胎儿出生后肺循环血量增多，回流到左心房血量增多，左心房压力超过右心房，使第一房间隔向第二房间隔贴紧，使卵圆孔发生功能性关闭，以后两者发生粘连及结缔组织增生，在结构上得到加固，使卵圆孔封闭成卵圆窝，第一房间隔形成卵圆窝的底，第二房间隔的游离缘成为卵圆窝缘。卵圆孔的解剖上封闭在生后一年左右，20% ~25% 的人卵圆孔始终不发生解剖上的闭合，但不引起血流动力学异常，无病理学意义。

（2）动脉导管闭合　胎儿出生后由于肺动脉压降低，肺动脉与主动脉间的血液交通趋于停顿，加之动脉含氧量增高及内源性物质，如前列腺素 E、缓激肽等的作用，使动脉导管管壁的平滑肌收缩，动脉导管发生功能性关闭，以后由于管壁内膜的继续增生，在 6 ~ 8 周内管腔完全闭锁成为动脉韧带。95% 的人于生后一年才完全闭锁。如动脉导管不闭合，则成为动脉导管未闭。

（3）主动脉峡的消失　胎儿时期主动脉弓在左锁骨下动脉分支处与动脉导管入口之间有一狭窄段称主动脉峡部。出生后动脉导管闭锁，主动脉的血液全注入降主动脉，使主动脉峡部逐渐扩大，一般在生后 3 ~ 4 个月内峡部消失。如不消失则形成主动脉缩窄。

（4）静脉导管闭锁变成静脉导管索。

（5）脐动脉、静脉退化　出生后脐带被剪断，脐动、静脉血流终止，血管逐渐形成韧带。

384 什么是房间隔缺损？

在胚胎发育过程中，若房间隔的发生、吸收、融合出现异常，左右心房之间残留未闭的房间孔，即为房间隔缺损（atrial septal defect，ASD）。房间隔缺损又分为原发孔型房间隔缺损和继发孔型房间隔缺损两大类。原发孔型是指原发间隔发育不良或心内膜垫发育异常，或原发间隔与心内膜垫不能相互融合连接或原发孔不能闭合，这一型多伴有二尖瓣前瓣和三尖瓣隔瓣发育不良，属房室管畸形的范围。继发孔型则是继发房间隔发育障碍或原发房间隔吸收过多，上、下边缘不能接触，遗留间隙，则形成继发孔型房间隔缺损。

其形成原因是：在胚胎时期，心房被两个隔部分开，所以在整个胚胎时期右心房的血液流入左心房。原发隔是一个不完全的部分，其前下游离缘正位于心内膜管的上方形成原发孔，而且被上下心内膜垫组织所包围。在原发隔下部融合时，上方又成窗形，成次孔，以后原发孔被心内膜组织所封闭。在原发隔右方，心房向前上折叠形成次隔（第二房间隔），一个厚壁的肌肉结构，向后向下扩展形成一个不完整的部分，盖在继发孔上。在次隔后下部缺损处即是卵圆孔。生后左心房压力高于右心房，卵圆孔瓣被推向并抵住次隔，有利于卵圆孔功能性闭合。因某些病理情况，房间隔没有完全融合可形成房间隔缺损，常包括卵圆窝部位，由于继发孔常常扩大形成房间隔缺损，故称此类房间隔缺损为继发孔型房间隔缺损。

房间隔缺损，根据其所在位置，从病理解剖角度可以将其分为几个类型，即：

（1）继发孔型房间隔缺损。

（2）上腔静脉型房间隔缺损（高位房间隔缺损）。

（3）下腔静脉型房间隔缺损（低位房间隔缺损）。

（4）心脏静脉窦型房间隔缺损。

（5）原发孔型房间隔缺损。

正常左心房压力为 8 ~ 10mmHg，右心房压力为 3 ~ 5mmHg，有房间隔缺损存在时，血流自左向右分流，临床无发绀出现。分流量的多少取决于缺损的大小，左右心房的压差及左右心室的充盈阻力。由于心内分流的结果，经右心房、右心室及肺部的血流量远较左心为多，容量负荷增加，右心房、右心室及肺动脉主干扩张，而左心房、左心室和主动脉血液减少。长期肺部血流量的增加，可引起肺小血管痉挛，逐渐产生内膜增生和中层增厚，引起管腔缩小管壁增厚，形成肺动脉高压。当合并有严重肺动脉高压者，右心房压力超过左心房，心房水平发生右向左分流，形成艾森曼格综合征，出现发绀，而失去手术时机。

385 • 房间隔缺损患者可发现哪些体征？

房间隔缺损是小儿先天性心脏病中较为常见的，尤其是继发孔型房间隔缺损最为常见。发病率约占先天性心脏病的20%。房间隔缺损患者可有以下体征：房间隔缺损引起分流量大的患者体格瘦小，心前区隆起，心脏搏动弥散，心浊音界扩大。在胸骨左缘2、3肋间可听到2~3级收缩期杂音，性质柔和，传导范围不广，多数不伴震颤，系右心室排血量增多，引起肺动脉瓣相对狭窄所致。左向右分流量较大时，可在胸骨左缘下方听到舒张中期隆隆样杂音，为过多的血流通过三尖瓣引起相对性狭窄所致。另一突出的体征是肺动脉瓣区第二音增强，并有固定分裂，即其分裂不受呼吸影响，系房间隔缺损患者在吸气时体静脉回流右心房的血流增多；呼气时由于胸膜腔内压增高，肺静脉回流左心房血流增多，左心房分流入右心房的血量也增多。因此，不论是吸气还是呼气时，右心室血量均增多，排空时间延长，肺动脉瓣关闭延迟，产生固定的第二音分裂。另外，肺动脉扩张明显时或伴肺动脉高压时，还可在肺动脉瓣区听到收缩期早期喷射型杂音。

386 • 室间隔缺损有何病理特点？

室间隔缺损（ventricular septal defect，VSD）是由于心室间隔发育不全而形成的在心室水平产生的左向右分流的异常通道。是最常见的先天性心脏畸形之一，约占先天性心脏病的20%。根据缺损部位从病理角度可分为三大类型及其亚型。

（1）膜部缺损　临床上最为多见，可有以下亚型。①单纯膜部缺损：单发而局限于膜部间隔的缺损，一般较小，四周常有白色纤维组织。有时膜部间隔呈瘤样膨出，中间有孔，形成缺损；②嵴下型：室上嵴下方的膜部缺损，其后上方与主动脉瓣紧邻；③隔瓣下型：缺损大部分位于三尖瓣隔瓣下方，它与房室结及希氏束较接近。

（2）漏斗部缺损　位于右心室漏斗部的缺损，表现为①干下型：在肺动脉瓣下，缺损与肺动脉瓣环间无肌性组织。若缺损较大，有时主动脉瓣叶可下垂坠入其中；②嵴内型：位于室上嵴结构内，四周均为肌性组织。

（3）肌部缺损　位于肌部室间隔，位置较低，四周为肌性组织，可单发或多发。

其病理生理特点为：由于左心室压力高于右心室压力，有室间隔缺损时血液自左心室向右心室分流。若缺损小，则分流量小，肺循环血流轻度增多，肺血管阻力正常或略高；若缺损较大，分流量大，肺血增多明显，使肺血管处于痉挛状态，部分肺小血管内膜及中层增厚，肺血管阻力增高；若缺损很大或病程较长，肺小血管内膜及中层增厚加重加多，有的造成管腔阻塞和纤维化，肺间质也随之纤维化，使肺血管阻力严重增高，并随病情的发展，肺血管的上述器质性病变加重，肺动脉压及右心室压上升，使左向右分流量减少，当右心室压超过左心室压时即可产生双向分流，甚至右向左分流，形成艾森曼格综合征，最终导致右心衰竭。

387• 室间隔缺损有何临床特点？

患儿出现症状与否和分流量及肺血管阻力的大小有密切关系。室间隔缺损较小、分流量少者常无症状；缺损较大的患者，在青少年时期常有活动受限、发育不良等表现，其发育不良与分流量的大小有密切关系。大型室间隔缺损者在出生后6～12周常无明显症状，随后，发育迟缓、呼吸困难、反复肺部感染等症状逐渐出现。当肺血管阻力增高，分流量减少后，肺部感染的发生次数将减少，但气急、心悸等症状明显。查体：室间隔缺损的典型杂音是在胸骨左缘第二、三肋间有响亮而粗糙的全收缩期杂音，伴有震颤，肺动脉瓣区第二音增强。随着肺动脉压力的增高，收缩期杂音减弱而肺动脉瓣区第二音亢进。巨大缺损者有时因左心室扩大而二尖瓣环相对较小产生轻而短的舒张期隆隆样杂音。

心电图：缺损小的可以正常或左心室高电压，中等缺损者示左心室肥厚，随着肺动脉高压的产生和发展，心电图可示双心室肥厚，甚至右心室肥厚。隔瓣下缺损可有类似心内膜垫缺损的心电图表现，即电轴左偏、aVF主波向下和二度房室传导阻滞；X线胸片：缺损小的示心肺基本正常或肺纹理稍多；缺损较大者肺纹理增多，肺动脉段突出，左心室扩大，合并重度肺动脉高压者，肺动脉段可呈瘤样扩张，肺门血管粗大且有“舞蹈症”，甚至肺门血管呈残根样改变，但肺野外围血管纤细。超声心动图：可见室间隔回声中断现象，左心室扩大、室间隔及左心室后壁运动幅度增大，二尖瓣开放幅度和舒张关闭速率增大。多普勒检查可见分流的存在。声学造影则可在左向右分流时示右心室内负性显影，而有右向左分流时可见造影剂进入左心室。心导管检查：右心室平均血氧含量超过右心房平均血氧含量1.0ml/L以上即表明心室水平有左向右分流，一般情况下分流量大小与缺损大小相一致，但当有肺动脉高压时，则分流量视肺动脉压高压的程度而定。部分缺损较大的病例，心导管可经缺损进入左心室或升主动脉，对诊断有帮助。右心导管测定肺动脉压及肺动脉阻力是用以判断病情、选择手术适应证的指标之一。对于重度肺动脉高压者应作吸氧或药物试验，以便进一步确定手术指征。

388• 室间隔缺损常需与哪些疾病进行鉴别？

室间隔缺损由于其心脏杂音的存在，临床上常需与下列疾病进行鉴别：

（1）肺动脉狭窄　震颤及杂音位置较高，多位于胸骨左缘第二肋间；肺动脉瓣听诊区第二心音减弱；右心导管检查可有特异的压力曲线，右心室选择性造影或超声心动图检查可显示狭窄部位。

（2）房间隔缺损（房缺）　原发性房缺常示心室肥大，但心电轴左偏，继发孔房缺多无震颤，收缩期杂音于胸骨左缘第二肋间最响。左心室-右心房交通型室间隔缺损与房缺较难鉴别，常需借助心导管检查相鉴别。

（3）动脉导管未闭　震颤及杂音位置较高，多于胸骨主线第二肋间最明显，为连续性杂音，脉压明显增大。升主动脉逆行造影可相鉴别。

（4）主动脉-肺动脉间隔缺损　为连续性杂音，但有时此病与干下型室间隔缺损极难鉴别，常需借助逆行升主动脉造影加以鉴别。

389 · 室间隔缺损的手术适应证和禁忌证是哪些？

通常缺损小而无症状者或症状较轻，缺损有闭合征象者均可考虑暂缓手术，观察到 10 岁左右再决定能否手术。

凡有症状的较大缺损并有不同程度肺动脉高压者均应尽早手术治疗。室间隔缺损（室缺）合并主动脉瓣关闭不全也应尽早手术。

合并心力衰竭或心内膜炎者，应先进行充分的内科治疗，待控制病情后 3 ~6 个月再考虑手术治疗。少数病情严重者也可考虑抢救性手术治疗。

巨大缺损的婴幼儿可先作姑息性肺动脉缩窄术，待 3 ~4 岁后再行根治性室缺修补术。

对于严重肺动脉高压的室缺病例常视为手术禁忌，但一般认为在下列情况仍应争取手术：

（1）右心导管检查时吸氧或药物试验后肺动脉压和全肺阻力下降者。

（2）经内科治疗后肺动脉压和全肺阻力下降者。

（3）X 线胸片示肺血仍多者，即仍有较多左向右分流者。

（4）年龄较小，常在 10 岁以下效果较好。肌部或部分膜部室间隔缺损的患者可经导管介入治疗。

390 · 什么是房室间隔缺损？

房室间隔缺损（atrioventricular septal defect）是心脏房室连接部位的发育异常，亦称心内膜垫缺损（endocardial cushion defect）或称房室通道（atrioventricular canal）。目前，房室间隔缺损这一名称更为大多数学者接受。

房室间隔缺损约占先天性心脏病的 3%，男女之比为 1. 1 ∶1。本病在（唐氏综合征）（21 三体先天愚型）中发病率很高。美国匹兹堡儿童医院 67 例完全型房室间隔缺损中 60 例（90%），73 例部分型房室间隔缺损中 25 例（34%）合并唐氏综合征。而该病患者中约 1/3 伴完全型房室间隔缺损，5% 伴原发孔房间隔缺损。唐氏综合征为常染色体显性遗传。Emanuel 等报道（1983 年）如果父母双方任何一方患房室间隔缺损，后代的发病率为 9. 6%，如果仅母亲患此病，后代的发病率为 13. 4%。

房室间隔缺损是因为心内膜垫发育异常所致。正常情况下，胚胎发育第 5 周时上（腹侧）、下（背侧）心内膜垫同时向中央生长，逐渐融合。融合后的隔将共同房室管分为左右两部分。此时，原发孔仍使左右心房交通，随着第一房间隔逐渐向下生长而与心内膜垫融合，原发孔闭锁。上下心内膜垫融合为房室垫，其中右半部形成三尖瓣隔瓣，左半部形成二尖瓣大瓣。心内膜垫生长发育异常，影响了向中间的生长和融合，不能与第一房间隔相连续，形成原发孔房间隔缺损。如果同时伴有二尖瓣或三尖瓣的融合不全，即出现瓣膜裂隙。室间孔的闭合是心内膜垫、肌部室间隔和圆锥间隔三部分汇合形成的，因此心内膜垫的发育异常可造成室间隔膜部缺损。正常房室传导束紧贴膜部室间隔的后下缘走行。如心内膜垫发育不良、房室结和房室束位于缺损后方或冠状静脉窦开口的下方，左束支亦常受累。

房室间隔缺损的解剖特点可因类型不同有很大区别，但有其共同形态学特点：

（1）二尖瓣前瓣大多裂为前后两部分。

（2）三尖瓣隔瓣大多裂为前后两部分。

（3）左心室流入道长度（自左侧房室瓣至心尖距离）与流出道长度（自心尖部至主动脉瓣距离）之比小于1（正常近于1）。

（4）左心室流出道不在两个房室瓣间而向前移位，因此左心室流出道较正常窄且长，左心室造影形成“鹅颈征”。

（5）正常情况三尖瓣口低于二尖瓣口，因此右侧房间隔基底部与左心房和左心室毗邻。心内膜垫发育异常使二尖瓣口与三尖瓣口水平相同。

房室瓣组织与室间隔连接的形式决定其分类：

（1）单纯原发孔房间隔缺损　无二、三尖瓣裂及膜部室间隔缺损，仅在低位房间隔有一较大的缺损，缺损的下缘为心内膜垫，其上缘为原发房间隔形成的弧形边缘。

（2）部分房室间隔缺损　除原发孔房间隔缺损外，尚有二尖瓣裂，分裂自瓣膜边缘的小缺口到整个瓣膜完全分裂，其程度不同，多有腱索存在。

（3）完全房室间隔缺损　左、右心室共同一个房室口及一组房室瓣，前共瓣骑跨于室间隔上。Rastelli 将完全房室间隔缺损分为三种类型病变：A 型：约占 3/4，其病理改变为前共瓣分为两个部分，各自借助于前乳头肌与相应的心室相连。中央部分有腱索与室间隔嵴部相连。B 型：前共瓣分为两部分，无腱索与室间隔相连，前瓣分裂的部分有腱索与右心室异常乳头肌相连，前共瓣的左心室部分相连的腱索经室间隔缺损走向右心室。共瓣的外侧各自与前乳头肌相连。C 型：前共瓣为一融合大瓣，无腱索与室间隔相连，形成漂浮瓣膜。C 型常伴法洛四联症及唐氏综合征。

Piccoli 等同意 Rastelli 的分型，但对前共瓣分裂与不分裂的概念提出异议。他们认为三种类型中前共瓣均分裂为两个部分，左心室部分称上桥瓣（superior bridging leaflet），右心室部分称前上瓣（antero-superior leaflet），按上桥瓣的大小而分 A、B、C 三型，上桥瓣最小为 A 型，中间 B 型，最大 C 型。

后共瓣大多无裂隙，边缘厚、卷曲，骑跨于左、右心室之上，并借助腱索与左、右心室的后乳头肌相连。

房室间隔缺损的病理生理：原发孔房间隔缺损靠近三尖瓣口，因此胎儿时期上腔静脉的血液易通过缺损进入左心房左心室，使左心血氧饱和度下降。来自下腔静脉的高血氧饱和度的血液进入肺动脉的比例增多，可能影响肺动脉的发育。大室间隔缺损的存在增加了右心室向主动脉的分流，进一步降低了主动脉的血氧含量。由于二尖瓣裂及原发孔房间隔缺损的存在，当左心室收缩时，部分左心室血液可直接反流至右心房，使体循环血量下降。

单纯原发孔房缺其病理生理与继发孔房缺相同。部分型因二尖瓣裂，左心室血液直接反流入右心房，使左、右心室的容量负荷增加，早期即可出现心力衰竭。完全型因室间交通为非限制性，肺动脉压与主动脉压相同；左房室瓣反流，使左心容量负荷增加、肺淤血。当肺血管阻力不断上升，右向左分流为主，临床出现艾森曼格综合征的表现。

单纯原发孔房缺，或仅有少量二尖瓣反流，临床与二孔型房缺相同。一般青少年之前无临床症状，至成人期可能发展成心功能不全及心律失常。

原发孔房缺伴有中等量以上的二尖瓣反流，早期即可出现心功能不全，而导致死亡率增加。

完全房室间隔缺损，生后不久即有症状，表现为体重不增，喂养困难，呼吸急促，早年即出现心力衰竭。发绀不显，或于运动、进食、哭闹时出现。大多在婴儿期死亡，个别可存活至儿童期。

301 • 什么是动脉导管未闭？

动脉导管未闭病因可分为生前及生后。在胎儿时期，由于各种原因而致胚胎发育受影响。如风疹综合征时，由于宫内风疹病毒感染而致生后动脉导管开放。另外，有少数患儿表现有家族趋势，可能与遗传有关。生后，由于某些病理原因，使动脉导管未能及时关闭也造成动脉导管未闭（patent ductus arteriosus，PDA）。例如在新生儿因肺部疾病而发生低氧（尤其是新生儿肺透明膜病），影响动脉导管未能及时闭合，经抢救后存活但可发生动脉导管未闭。

在正常的左主动脉弓，未闭的动脉导管位于主动脉峡部和左肺动脉根部之间，肺总动脉分叉处。在少数的右主动脉弓，导管则位于无名动脉根部和右肺动脉之间。一般是短而粗的管道，通常粗5～15mm，长3～15mm。但也可能是一个较长的管道或者呈瘤样扩张。根据未闭导管的形态，一般可分为五型：管型，最多见，导管两端直径基本相等；漏斗型，较多见，导管一端的直径＞另一端，呈漏斗型；窗型，较少见，导管极短，管腔极粗，主、肺动脉紧贴一起，犹如主动脉-肺动脉间隔缺损；哑铃型，导管两端粗，中间细，形态似哑铃；动脉瘤型，未闭的动脉导管呈瘤样扩张。常由感染或手术引起，手术困难，预后较差。

出生后动脉导管的正常关闭的机制如下：影响生后初期关闭的原因尚不完全清楚。胎儿在宫内时是低氧环境，生后一旦开始呼吸，氧分压增加，导致动脉导管的挛缩。很重要的是妊娠时间与血氧分压增加的关系，妊娠年龄越短，导管对氧分压增高的挛缩反应越差。其他因素如血管收缩物质（如乙酰胆碱、缓激肽或内源性儿茶酚胺）的释放与生理情况下动脉导管的关闭有关。比较重要的是前列腺素类在动脉导管的生理中具有的作用。外源性前列腺素 E_1（PGE_1）、E_2（PGE_2）及前列腺环素（PGI_2）在近产期小羊身上可单纯扩张动脉导管环。在体外或体内妊娠动物身上，前列腺素合成抑制剂产生动脉导管挛缩，提示胎儿期前列腺素类在维持动脉导管保持开放具有积极作用。出生时，胎盘脱离，明显肺血流的增加可有效地移走循环的 PGE_2，加上氧的作用使动脉导管挛缩。从动物试验中可以看到吲哚美辛使动脉导管环挛缩，在胚胎羊身上较近产期羊身上作用更大。PGE_2 及 PGE_1 扩张动脉导管的作用，在未成熟的羊较成熟的动物更大，反映不成熟动物动脉导管对 PGE_2 与 PGE_1 具有更高敏感性。

动脉导管未闭是最常见的先天性心脏病之一，占先天性心脏病的5%～21%。可单独存在，也可能伴有心内畸形或主动脉畸形，如合并复杂畸形，如肺动脉瓣闭锁、法洛四联症等肺少见型先心病。本病多见于女性。男女之比为1∶2，且多见于儿童和青年。此病在早产儿可引起严重的情况，大的动脉导管未闭可引起充血性心力衰竭、反复呼吸道感染及发育障碍以及发生肺动脉高压等，故应尽早做出明确诊断，及时手术治疗，使患儿恢复健康，促进正常的发育极为重要。由于吲哚美辛的应用，经皮导管堵塞动脉导管及外科手术死亡率的大幅度降低，使对此症治疗的方法有了更多的选择。因此，对此症的诊断及治疗更具有意义。

儿童动脉导管未闭的管壁较柔软，30 岁以后其管壁可有粥样变或钙化，甚至向主动脉壁延伸，手术中易撕裂造成大出血。故 6～12 岁是手术的理想时期。

392• 动脉导管未闭病理生理与临床表现如何？

此种畸形的主要病理生理为左向右分流。此时，在心室收缩期由左心室排至主动脉的部分血液经过动脉导管进入肺动脉，即在动脉水平发生左向右分流。决定分流大小的主要因素有动脉导管的直径（直径越大，左向右分流量越大）、主动脉与肺动脉之间的压差、体循环与肺循环之间的血管阻力。

由于动脉水平左向右分流的结果，肺静脉回流至左心房及左心室的血量增加，左心室排出量增加，左心室急剧射血，动脉收缩压可略有增加。当舒张时，由于主动脉舒张压仍高于肺动脉舒张压，故在舒张期血液继续由主动脉流向肺动脉，以致舒张压降低，结果为脉压增宽，末梢脉搏加强，呈水冲脉。

临床表现：当导管细，分流量小，代偿良好时，患者一般无明显症状。当分流量大时，可出现呼吸困难；小儿可有发育不良，身材瘦小。在并发肺动脉高压和反向分流的病例，则出现劳累后气促、差异性发绀。即下半身发绀较上半身明显，而左上肢又比右上肢明显。当患者并发动脉导管内膜炎时，则可出现体温升高、心力衰竭和外周血管化脓性栓塞等症状。查体：胸骨左缘第二肋间常可扪及收缩期或连续性震颤，可听到连续性、机械样收缩中晚期增强杂音，并向左锁骨上窝传导。当肺动脉高压发展至相当程度时，连续性杂音消失，或只有收缩期杂音，或只有舒张期泼水样杂音，后者由于严重肺动脉高压，引起相对性的肺动脉瓣关闭不全。部分患者于心尖部可闻及柔和的舒张期杂音，这是因为分流量大，回心血量多，造成相对性二尖瓣狭窄所致引起。常有外周血管征，包括舒张压降低、脉压增宽、水冲脉、毛细血管搏动征和股动脉枪击音。

辅助检查：X 线检查通常显示左心室增大。当发生肺动脉高压时，肺动脉圆锥隆起，右心室肥大。约半数患者可见左心房增大，肺充血，肺纹理增粗增多，肺野透明度下降，胸部 X 线透视时可见到肺门舞蹈症。心电图：常示左心室肥厚，尤其是左心室高电压。当有肺动脉高压时也可出现右心房、右心室肥厚。超声心动图：于主肺动脉分叉处与降主动脉之间可见一通道。并于主肺动脉内检出降主动脉向肺动脉分流的收缩期或收缩期和舒张期连续频谱；肺动脉内压力和阻力不同程度增高；肺动脉的血氧含量高于右心室 0.5 容积以上，并根据各个部位的血氧含量，可推算出经动脉导管的分流量；有时心导管自肺动脉经动脉导管时入降主动脉或左颈总动脉。逆行性升主动脉造影于左侧位可见肺动脉与降主动脉同时显影，并可见未闭的动脉导管显影，可测量导管的粗细、长度和形态。

393• 如何进行动脉导管未闭的鉴别诊断?

动脉导管未闭如临床表现典型，经病史、体格检查、心电图、X线即可诊断。但常需与下列疾病进行鉴别：

（1）主肺动脉窗　在升主动脉近端与肺动脉之间存在缺损，其病理生理与动脉导管未闭近似，但由于缺损较大，早期即发生肺动脉高压。在少数无肺动脉高压患儿，可于胸骨左缘听到一连续性杂音。但当发生肺动脉高压后，仅可听到收缩期杂音或双期性杂音，一般杂音较动脉导管未闭位置低。心电图在婴儿期常呈电轴右偏，超声心动图可资鉴别两者。

（2）Valsalva动脉瘤破裂　窦瘤如破入右心房或者右心室可伴有一个连续性杂音，杂音常在胸骨下方，起病也常较急。

（3）主动脉瓣关闭不全合并室间隔缺损　主动脉瓣脱垂可合并室间隔缺损，特别是嵴上型。杂音不是典型的连续性，室间隔缺损所致的收缩期杂音与主动脉关闭不全所致的吹风性舒张期杂音之间是分开的。临床鉴别是困难的，需超声心动图或心血管造影才可准确鉴别。

（4）静脉杂音　一般常在右侧听到，但也可在左侧听到一连续性杂音，静脉杂音在坐位时比卧位响，头及颈的位置变动可使杂音减弱，呼吸也可使静脉杂音发生变化。

（5）动脉导管未闭合并房间隔缺损或室间隔缺损等　也应与单纯动脉导管未闭鉴别。

此外还应与冠状动脉瘘、肺动脉瓣缺如等鉴别。

394• 肺动脉狭窄分哪几类?

肺动脉狭窄（pulmonary arterial stenosis，PAS）是一种常见的先天性心脏畸形，发病率占先天性心脏病的10%左右。狭窄可发生于肺动脉瓣、漏斗部等从三尖瓣到肺动脉分支的不同水平，或多种狭窄并存。其中以单纯肺动脉瓣狭窄最常见，其次是漏斗部狭窄，肺动脉分支狭窄较少见。根据其病理特点，临床上可分为以下几种类型：

（1）肺动脉瓣狭窄　胚胎早期动脉干以单管道连接于圆锥部的头端，与圆锥嵴相延续处的动脉干内膜，于背侧和腹侧出现两个嵴，这两个动脉干嵴会合，同时以螺旋、旋转的方式将动脉干分隔成左右两半，左侧即为肺动脉瓣口，右侧为主动脉瓣口，如这一分隔过程发生障碍，就会影响肺动脉的发育及形成。

肺动脉瓣狭窄是右心室流出道梗阻最常见的原因，占肺动脉狭窄的50%～80%，多伴有漏斗部狭窄。肺动脉瓣狭窄的病理解剖特征为三个瓣叶充分发育，瓣叶交界清楚，但交界相互融合，形成隔膜，呈圆顶状向肺动脉远端鼓起，使瓣口明显狭窄。年龄大的儿童和成人瓣膜多增厚，少数可伴有瓣环狭窄。肺动脉主干可呈狭窄后扩张以及右室向心性肥厚，如室上嵴、壁束、隔束肥厚增粗等心内畸形，常伴卵圆孔未闭或房间隔缺损等心内畸形。

（2）漏斗部狭窄　胚胎期肺动脉圆锥部的内腔吸收不完全，导致管腔扩张不充分，是形成单纯漏斗部狭窄的原因。漏斗部狭窄作为肺动脉狭窄的病理改变单独存在时，在漏斗部的入口、出口处形成局限性狭窄，为纤维性或纤维肌性的环形结构，狭窄比较局限，漏斗部广泛狭窄或呈管状狭窄时，漏斗部四周肌肉肥厚，主肺动脉无狭窄后扩张。漏斗部狭窄可为肺动脉瓣狭窄的继发性病理改变，右心室的隔束、壁束及游离壁肌肉进行性肥厚，加重肺动脉狭窄的程度。发病率占10%～20%。

局限性肺动脉瓣狭窄与漏斗腔之间形成第三心腔，心脏收缩时，在心脏表面可见局限性凹陷。

（3）肺动脉瓣发育不良　先天性肺动脉瓣发育不良在肺动脉狭窄中占5%～15%，其病理解剖特征为肺动脉瓣增厚僵硬、挛缩、活动障碍，呈二叶畸形，瓣交界融合处内牵肺动脉壁形成缩窄环，常合并肺动脉瓣环、瓣窦的发育不良。肺动脉瓣发育不良也是Noonan综合征在心脏方面的一个明显特征，应注意加以鉴别。

Noonan综合征患者表现为颈蹼、上睑下垂、眼距过宽、身材矮小及智力发育迟缓等。X线检查无肺动脉狭窄后扩张，心电图示电轴极度右偏。

（4）肺动脉瓣瓣上狭窄　肺动脉瓣瓣上狭窄可分为四型。

Ⅰ型：主肺动脉内膜样组织造成狭窄。

Ⅱ型：左、右肺动脉分叉处狭窄。

Ⅲ型：一侧肺动脉近端狭窄。

Ⅳ型：肺叶、肺段或段以下的肺动脉狭窄。

395. 肺动脉瓣狭窄病理生理及临床表现如何？

肺动脉瓣狭窄的主要病理生理是右心室血液流出受阻，从而引起与狭窄程度成比例的右心室压力增高。由于室间隔完整，右心室压力可高于左心室压力，所以右心室比左心室的工作负荷还大，右心室肥厚，以保持正常的心排出量。如果梗阻持续不变压力持续增高，最终右心室扩大以至衰竭。由于肺动脉瓣狭窄的存在，肺动脉内压力正常或减低，在右心室与肺动脉之间形成压差。当有卵圆孔未闭或房间隔缺损时可以产生心房水平的右向左分流，从而产生临床上的发绀，过去常称为法洛三联症，现已不用。

其临床表现依肺动脉瓣狭窄的程度而不同。轻、中度狭窄，早期患者一般均无症状。症状随着年龄的增长而出现，并逐渐加重。常见的症状是容易疲乏、胸闷，劳动耐力差，活动后有心悸、气促和晕厥。劳累后可出现心前区疼痛，晚期表现为右心衰竭症状，如静脉充盈、肝脏肿大、下肢水肿、腹腔积液等。狭窄严重者，症状在一年之内发展急剧，有严重发绀缺氧和急性心力衰竭症状，如能平稳度过一年，症状多得以减轻。

查体：除狭窄严重者，一般发育良好。胸骨左缘第二肋间有收缩期震颤，闻及响亮而粗糙的吹风样4～6级杂音，呈喷射性，向颈部或左腋部传导，肺动脉瓣区第二心音多减弱或不能闻及，由于右心室喷血时间延长，肺动脉瓣关闭延迟，第二音分裂延长。收缩期杂音和第二心音减弱或消失是其重要体征。

胸部X线检查：轻、中度狭窄者一般心脏不大，重度狭窄可伴有心脏轻度或中度增大，肺动脉段凸出，双侧肺门不对称，肺门血管阴影减少，肺野清晰。漏斗部狭窄时心尖圆隆上翘，肺动脉段平直或凹陷；漏斗部局限狭窄时肺动脉段下方可轻度膨出为漏斗腔；当狭窄靠近瓣时，也可出现肺动脉段扩张。

心电图表现：轻度狭窄者可以正常，在中等以上狭窄可出现电轴右偏、右心室肥厚及右心房肥大。可出现不完全右束支阻滞。当右心室收缩压接近体动脉时右胸前导联 QRS 呈 rsR'、rR、R、Rs 型，T 波平坦。当右心室收缩压超过体动脉收缩压时右前导联呈 R、qR 型，ST 段下降，T 波倒置。右心室发育不良型，R 波减低，还可呈左心室肥厚，如肺动脉闭锁的表现。

396• 如何进行肺动脉狭窄的诊断与鉴别诊断？

典型的肺动脉狭窄诊断并不困难。病史中有心悸、气急、乏力等症状。体格检查时胸骨左缘第二肋间可听到响亮粗糙的喷射性收缩杂音，伴收缩期震颤，而肺动脉瓣第二音减弱或消失。X 线检查示肺动脉段明显突出，肺野清晰，心电图示右心室肥大劳损；主要诊断依据是右心导管检查示右心室压力显著增高，右室与肺动脉间压差超过20mmHg（2.67kPa），即可明确诊断。

肺动脉狭窄需与以下疾病进行鉴别：

（1）原发性肺动脉扩张　此症与轻度肺动脉狭窄极难鉴别。在前者可有一个轻度的早期喷射性收缩期杂音，不如后者粗糙，且很少伴有震颤，心电图及心电向量正常，如有右心室肥厚提示有肺动脉狭窄。超声心动图可资鉴别，必要时需行右心导管及心血管造影确诊。

（2）室间隔缺损　在胸骨左缘有非常响亮的全收缩期杂音伴有震颤，没有收缩期喀喇音。X 线左心房左心室大，肺血增多。心电图双心室肥厚或仅有右心室肥厚。超声心动图可资鉴别。

（3）房间隔缺损　此症胸骨左缘的收缩期杂音不像肺动脉狭窄那么响亮及粗糙，而且通常不伴震颤。肺动脉第二音固定分裂但分裂不如肺动脉狭窄明显。胸骨左缘常有舒张中期杂音。

（4）肺动脉闭锁　在新生儿或小婴儿应注意鉴别。两者皆可有发绀及心力衰竭及肺血减少。在最常见类型的肺动脉闭锁，右心室常发育不良，且无明显心脏扩大。心电图呈左心室肥厚。二维超声心动图可初步鉴别。仅有选择性心血管造影才可肯定鉴别闭锁与严重狭窄。

397• 法洛四联症的病理解剖特点是什么？

法洛四联症（tetralogy of Fallot）是一种常见的先天性心脏畸形。病变包括肺动脉狭窄、室间隔缺损、升主动脉骑跨及右心室肥厚等四大病理改变。占先天性心脏病的 9% ~11%，而占发绀性心脏病的 70% ~75% 。

其病理解剖主要包括以下几种病变：

（1）肺动脉狭窄　分为漏斗部、右心室体部、瓣、瓣环、肺动脉干和其分支6 个部位，但主要以漏斗部狭窄为特征。漏斗部狭窄是由壁束、隔束、室上嵴和调节束肌肉过度肥厚所致。据其狭窄程度和位置不同，常可分为三种类型：①低位型：大部分病例属此类型。隔束、壁束呈肉柱状肥厚，与右心室壁和室间隔之间有蜂窝状间隙。梗阻在漏斗部的开口部位，在漏斗部狭窄和肺动脉瓣之间形成较大的第三心室。严重狭窄者常形成较小的纤维漏斗口，可小至1~2mm直径；②高位型：隔束和壁束呈肉块状肥厚，并与右心室前壁互相融合，间隙不明显。漏斗部梗阻近肺动脉瓣处，第三心室较小。心内膜常发生纤维化和增厚，甚至肺动脉瓣下形成纤维环；③漏斗部广泛发育不良型：整个右心室漏斗部很小，呈管状狭窄，无第三心音，常合并有肺动脉瓣和瓣环的狭窄。

70%病例除漏斗部狭窄外合并肺动脉瓣狭窄，狭窄多为两叶瓣和两个交界融合而成，狭窄严重者仅有可过针尖，瓣可有钙化和赘生物。15%~20%病例有肺动脉瓣环和肺动脉干狭窄，极少数有肺动脉瓣、瓣环、肺动脉干和其分支的广泛狭窄，甚至一侧肺动脉缺如。一侧肺动脉缺如多见于左侧、右侧肺动脉缺如非常少见。

（2）室间隔缺损 大多为嵴下型缺损，少数分为干下型缺损。嵴下型缺损较一般单纯室缺者靠前，前缘为室上嵴，上缘与主动脉瓣邻近，后下缘为三尖瓣隔瓣附着处。传导系统走行在缺损的右后下缘的左心室面心内膜下。

（3）主动脉骑跨 由于主动脉瓣顺时针方向转位和向右侧移位加上圆锥室间隔向右前移位，使主动脉部分起源于右心室，骑跨在室间缺损之上。但二尖瓣前瓣和主动脉瓣之间有纤维性连续。肺动脉狭窄越重，室间隔缺损越大，主动脉向右移位亦愈显著。升主动脉都较粗大。

（4）右心室肥厚 约60%的病例右心室与左心室等厚。右心室压力明显增高，左心室则发育不良，因而功能较差。

308 • 法洛四联症的病理生理情况如何？

在法洛四联症患者肺动脉狭窄和室间隔缺损对其病理生理和临床表现均有重要作用。胎儿时期肺动脉狭窄对心脏负担不大。出生后卵圆孔正常闭合，而动脉导管可能持续开放，使较多的血液进入肺内进行氧合，另外生后右心室流出道狭窄的程度较轻，因而发绀不明显或较轻，多在6月至1岁后开始出现发绀。

发绀程度主要取决于肺动脉狭窄程度，而与肺动脉狭窄的类型和主动脉骑跨程度无关。在重症患者右心室流出道严重狭窄，右心室收缩压极高，由于室间隔缺损较大，左、右心室压力相等。在心脏舒张期，可通过室间隔缺损出现双向分流，而在心脏收缩期，则有大量血液自右心室分流到主动脉，再加上由于严重右心室流出道狭窄，而进入肺内血流明显减少，肺内氧合不足，动脉血氧饱和度明显降低，临床上出现明显发绀。右心室流出道狭窄越重，右向左分流量越大，肺循环血量减少，发绀越明显。而在轻型法洛四联症患者，右心室流出道仅轻度狭窄，则在心脏收缩期以左向右分流为主，肺循环血量也明显减少，临床上仅出现轻度发绀或无发绀。在法洛四联症患者由于主动脉血氧饱和度下降，加之肺循环血量减少，肺内气体交换不足，出现机体低氧血症，并引起继发性红细胞增多可导致血液浓缩，加上肺血流量减少，可产生肺小血管血栓形成。另外由于右心室流出道狭窄，慢性缺氧而建立较丰富的肺内侧支循环，肺动脉与支气管动脉、食管、纵隔等动脉建立侧支循环，一般可达主动脉血流量的5%~30%；当肺动脉完全闭锁时，可达50%以上。

法洛四联症的病理生理改变主要取决于肺动脉狭窄及程度，狭窄越重，右心室压越高，则右向左分流越大，右心负担重，而左心发育差，导致临床严重发绀和左、右心力衰竭。

399. 法洛四联症的临床表现有哪些？

（1）发绀　多在生后半年出现发绀，但合并肺动脉闭锁者在生后即出现发绀，而轻型法洛四联症患者可在儿童或成人期才出现发绀或无发绀。发绀在运动和哭闹时加重，平静时减轻。发绀患儿皮肤可是微暗的浅蓝色，巩膜呈灰色，视网膜的血管大而浅黑，舌、咽部黏膜和口唇呈深蓝色。

（2）呼吸困难和缺氧性发作化　多在生后 6 个月开始出现，由于组织缺氧，活动耐力较同龄者差，好静不爱活动，活动后出现呼吸急促，甚至出现缺氧性发作。表现为严重呼吸困难，发绀加重，烦躁，哭声微弱，意识丧失或抽搐致命。这是因为体循环阻力下降或者是由于右心室流出道痉挛，加重梗阻，使肺血流明显减少或一时性闭塞，出现脑缺氧所致。

（3）蹲距　为法洛四联症患儿临床上一种特征。患儿采取背弓位或胸膝位。蹲距时可使氧饱和度低的下肢静脉回血减少，另外增加体循环阻力，使从右心室至主动脉的分流量减少，增加肺血流量，提高血氧含量，以减轻呼吸困难和发绀，减少缺氧性发作和晕厥的发生。

（4）其他　在合并肺动脉瓣关闭不全时或室间隔缺损被三尖瓣隔瓣部分闭合所致右心负荷加重，出现充血性心力衰竭的症状，部分患者因长期肾缺氧而致肾素分泌增多，出现高血压。

体征：患儿生长发育迟缓，营养状态低于同龄儿童。常有杵状指（趾），多在发绀出现数月或数年后发生，半岁以内患儿很少见。杵状指（趾）严重程度与肺动脉狭窄程度与引起的缺氧程度有关。右心室肥厚的心尖搏动增强，在胸骨左缘第 2～4 肋间可听到粗糙的喷射样收缩期杂音，常伴收缩期细震颤。杂音的变化与肺动脉狭窄程度有关，而与室间隔缺损无关。杂音部位偏高，可能右心室流出道狭窄轻或/和肺动脉瓣狭窄。右心室流出道狭窄严重，则杂音部位低、短。在极严重的右心室流出道狭窄或肺动脉闭锁患者则可无杂音，约占 10%。若杂音在胸骨右缘最响则可能为左肺动脉缺如。心脏杂音可在活动后减弱或消失，这是由于活动后右心室流出道梗阻加重所致。在肺动脉瓣区有连续性杂音时，可能有动脉导管未闭或冠状动脉-肺动脉瘘，在胸前部或背部有连续性杂音时，说明有丰富的侧支血管存在。

肺动脉第二音明显减弱或消失并有分裂。约 1/3 患者在肺动脉瓣区听到第二音呈单音增强，在胸骨左缘第三肋间最响。这是由于主动脉骑跨，主动脉位置靠前及主动脉扩张所致，心音图也亦证实这单一的第二音为主动脉瓣关闭音传导所致。

辅助检查

（1）实验室检查　常出现红细胞计数、血红蛋白量和血细胞比容升高，发绀越重，升高越明显。重症法洛四联症患者血红蛋白可达 20%～25%，血细胞比容可达 90%，动脉血氧饱和度明显下降，多在 65%～70%。血小板计数减少，凝血酶原时间延长。尿蛋白可阳性。

（2）X 线检查　常为“靴状心”改变，心腹凹陷，心尖圆钝上翘，主动脉结突出，肺野血管纤细，有时可见肺内侧支循环网状影。在轻型法洛四联症患者肺动脉凹陷不明显，肺动脉段平直或轻度膨出，肺野血管轻度减少或正常。

（3）心电图 QRS 电轴右偏，右心房肥大出现高大 P 波，右心室肥厚。约有 20% 患者出现不完全性右束支传导阻滞。左心导联常无 Q 波或小 Q 波，在轻型法洛四联症左心导联可出现正常 R 波，当左心室占优势者应注意存在动脉导管未闭等其他畸形。

（4）超声心动图 可见室间隔缺损，主动脉骑跨在室间隔之上，肺动脉狭窄，二尖瓣大瓣与主动脉瓣保持纤维连续性。彩色多普勒右心室至主动脉的分流。另外还可有其他合并畸形。

（5）心导管及造影检查 右心导管可测出两心室压力相等，肺动脉与右心室之间可测出是否存在三种不同的压力曲线，以便确定出有无右心室流出道和肺动脉瓣狭窄。右心室造影可显示出肺动脉狭窄类型和程度，室缺部位和大小以及外周血管发育情况。此外左心室造影可提示左心室发育情况。

400. 先天性左向右分流无发绀型和右向左分流发绀型心脏病各包括哪些？

先天性左向右分流无发绀型心脏病包括①分流在心房水平的房间隔缺损和部分肺静脉异位引流等；②分流在心室水平的室间隔缺损，包括左心室右心房通道，如心内膜垫缺损；③分流在大动脉水平有动脉导管未闭，主肺动脉间隔缺损；④分流在主动脉其分支与右心之间有主动脉窦瘤破裂；⑤分流发生在多个水平，有心内膜垫缺损，心房心室联合缺损，心室缺损伴动脉导管未闭；⑥分流在冠状动脉水平的有冠状动脉右心室漏和冠状动脉右心房漏。

先天性心血管畸形无分流无发绀型心脏病包括①发生于右心畸形的有：单纯肺动脉口狭窄，肺动脉瓣关闭不全，原发性肺动脉扩张，肺动脉缺如，左肺动脉起源于右肺动脉等，原发性肺动脉高压，左上腔静脉永存，下腔静脉引流入奇静脉系统等；②发生于左心的畸形有：主动脉口狭窄，主动脉瓣关闭不全，二叶式主动脉瓣，主动脉缩窄，二尖瓣狭窄，二尖瓣关闭不全，三心房，主动脉弓及分支畸形，冠状动脉左心室瘘；③其他：还有右位心，异位心和房室传导阻滞等。

401. 肺血减少、肺血增多和肺动脉高压各见于哪些先天性心脏病？

法洛四联症，大血管错位伴肺动脉口狭窄，主动脉干永存而肺动脉细小，三尖瓣闭锁，三尖瓣下移伴房间隔缺损，肺动脉瓣闭锁，腔静脉引流至左心房、肺动静脉瘘等可有肺血减少，肺动脉压减低；有大血管错位，右心室双出口伴室缺，主动脉干永存而肺动脉粗大，完全肺静脉异位引流，单心室伴低肺动脉阻力，单心房，三尖瓣闭锁伴室缺，房缺伴腔静脉引流至左心房等则表现为肺血增多。艾森曼格综合征，右心室双出口伴肺血管阻力增高，主动脉瓣闭锁，二尖瓣闭锁，主动脉弓离断，大血管错位伴肺动脉高压，单心室伴肺血管阻力增高，完全肺静脉畸形引流伴肺血管阻力增高等，可表现出肺动脉高压。

402• 埃勃斯坦畸形有哪些特征？

埃勃斯坦畸形亦称三尖瓣下移畸形，是一种少见的先天畸形。本病三尖瓣向右心室移位，主要是隔瓣和后瓣下移，常附着于近心尖的右心室壁而非三尖瓣的纤维环部位，前瓣的位置多正常，因而右心室分为两个腔，畸形瓣膜以上的心室腔壁薄，与右心房连成一个大心腔，为“心房化的右心室”，其功能与右心房相同；畸形瓣膜以下的心腔包括心尖和流出道，为“功能性右心室”，起平常右心室相同的作用，但心腔相对较小，常伴房缺、动脉导管未闭、肺动脉口狭窄或闭锁。可发生右心房压增高，此时如有房缺或卵圆孔开放，则可导致右至左分流出现发绀。

403• 什么叫心内膜垫缺损？

心内膜垫是胚胎的结缔组织，参与形成心房间隔、心室间隔的膜部，以及二尖瓣和三尖瓣的瓣和腱索。严重的（完全性）心内膜垫缺损形成房室共道永存，最轻的（不完全性）心内膜垫缺损为第一孔未闭型房间隔缺损伴二尖瓣裂，此两者之间有一些中间类型。临床表现有乏力、发育不良、易患呼吸道感染，心力衰竭等，且常伴有先天性痴呆；有肺动脉高压或合并肺动脉口狭窄者还有发绀；心尖区有全收缩期响亮而粗糙的吹风样反流型杂音；X 线胸片示心脏普遍增大，以左心室增大为主，如有肺动脉高压则右心室增大显著，其他类似房间隔缺损；心电图示 PR 间期延长，电轴左偏，右心室大或右束支传导阻滞和左心室肥大表现；超声和心导管检查可以明确诊断。

404• 什么是艾森曼格综合征？何谓上肢心血管综合征？

艾森曼格综合征（Eisenmenger syndrome）广义上的概念包括室间隔缺损、房间隔缺损、动脉导管未闭等各种左向右分流型先天性心脏病伴显著肺动脉高压产生双向性分流或右向左分流出现发绀者。狭义的艾森曼格综合征是指由室间隔缺损、主动脉右跨、右心室肥厚、正常或扩大的肺动脉三种病理改变构成。狭义的概念与法洛四联症的区别仅为无肺动脉口狭窄。

上肢心血管综合征（cardiovascular upperlimb syndrome）又称家族性心脏上肢异常综合征、心房-指（趾）发育不良综合征、心-手综合征、欧贝汉姆综合征、Holt-Oram 综合征、心-指发育异常综合征。本症于 1944 年首先由 Nicolas Stonon 报道一例，1949 年，Oppenkeimer 再次报道 3 例，至 1960 年，Holt 和 Oram 报道了一家系 4 名发病，并追溯家族四代 9 人受累。

本症为遗传性疾病，呈常染色体显性遗传，多有明显的家族史，无家族史者多由于基因突变所致。本病特征为心血管系统及上肢畸形。

（1）心血管畸形　本病伴心血管异常者为 60% ~ 70%，在同一家族中患者的心脏畸形改变有差异。最常见的心血管畸形是房间隔缺损（多系Ⅱ孔型，也有Ⅰ孔型与Ⅱ孔型并存者）和室间隔缺损，其次是心脏传导系统异常及心肌病，而动脉导管未闭、大血管转位、冠状动脉异常、二尖瓣狭窄或脱垂、肺动脉瓣狭窄、三尖瓣闭锁等极少见。临床上可出现先天性心脏病多种症状和体征，如心悸、气短和乏力等，严重者可出现充血性心力衰竭及并发感染性心内膜炎。主要体征为胸骨左缘第2~3或3~4肋间闻及收缩期杂音，伴震颤，肺动脉瓣第二音亢进及分裂，肺动脉瓣区收缩期杂音或三尖瓣区舒张期杂音。

（2）骨骼、肌肉畸形　骨骼畸形可累及双侧上肢，以左侧较重。前臂、腕及桡侧骨骼的变异或缺如最为常见，桡侧腕骨可因骨化延迟使第一掌骨基部接近中线，与其他掌骨并列。鱼际可消失。由于拇指与其他四指处于同一水平，故失去对掌功能。拇指变异是本征中特异性改变，常为半脱位，并指，拇指三节、末节弯向尺侧，分叉状，短小或缺如或拇指仅剩软组织而无骨骼。

（3）其他症状　少数患者可伴高腭弓、腭裂、身体矮小、面部发育不全、面部血管瘤、两侧瞳孔大小不等，外耳道闭塞及胃肠道和泌尿生殖系等畸形。

405• 何谓心脏糖原累积综合征？

心脏糖原累积综合征（glycogenosis cardiac syndrome）又称Pompe综合征、糖原累积症Ⅱ型、播散性糖原累积性心脏肥大、先天性心脏横纹肌瘤、心脏糖原病、全身性糖原累积症神经肌肉型及糖原心综合征。本症为常染色体隐性遗传性疾病，是由于缺乏酸性麦芽糖酶，使全身各组织中均出现大量糖原堆积，其主要症状为心力衰竭和肌肉无力，主要是因为心肌含大量的糖原堆积呈夹板状，因此影响了心脏的收缩功能。

按其病程发展速度，临床上可分为三型。①婴儿型：病情发展快，生后哺乳困难，营养不良，有巨舌、肌肉软弱无力、呼吸肌障碍，常于3个月内因呼吸肌衰竭而死亡。心血管损害有心脏呈球形增大，心肌顺应性降低，有奔马律，心前区可闻及3级收缩期杂音，最后出现心力衰竭；②儿童型：病情发展缓慢，部分患儿心脏与肝脏增大，常于20岁前死亡；③成人型：发病晚，进展慢，30~40岁症状明显，无心、肝等器官增大，仅有肌无力，有时可无症状。

由于目前还缺乏有效的治疗方法，故本征预后不佳。

406• 什么是鲁登巴赫综合征？

鲁登巴赫综合征（Lutembach syndrome）又称Lutembacher畸形，最早由Leuis在1826年进行描述，Lutembacher在1916年着重提出两种病变联合发生，即房间隔缺损伴有二尖瓣狭窄，因而得名。

关于各种类型房间隔缺损合并二尖瓣狭窄，目前有两种意见：一是认为系同样为先天性发育异常或在体内感染心内膜炎；二是认为系后天风湿性病变引起。本病的病理及血流动力学均与单纯房缺及单纯二尖瓣狭窄不同，两者可互相影响。房缺血液由左向右分流则减轻二尖瓣狭窄所引起增高的左心房压力，致左心房增大不如单纯二尖瓣狭窄明显；二尖瓣狭窄左心房压力增高，从而加大左向右分流，使右心、肺动脉及整个肺循环血量增多，右心前后负荷增加，引起右心房、右心室扩大较单纯房缺显著，并易产生肺动脉高压；房缺及二尖瓣狭窄均可使左心房流到左心室的血液减少，左心室排出量减少，因而左心室及主动脉则较正常为小；晚期当肺动脉高压明显时，心房水平的压差可消失，甚至造成右向左分流，出现艾森曼格反应。

其临床表现：因其房缺及二尖瓣狭窄的血流动力互相影响，两者的临床表现均可不典型，故易被误诊或漏诊，临床上有房缺表现者，并在心尖区听到明显的S_1亢进，舒张期或/及收缩期杂音；相反，临床上有以二尖瓣狭窄为主要表现者，并在胸骨左缘2～3肋间听到较响的收缩期杂音，触及震颤，P_2固定性分裂，即可考虑本症的诊断。如心电图示有宽大的P波，右心室肥厚劳损或右束支传导阻滞；X线示肺血增多，有舞蹈症，心脏扩大以右心房、右心室明显，并有左心房轻度增大；超声心动图示右心房、右心室内径显著增大，房间隔有中断现象，二尖瓣城墙样改变，开放受限，或瓣活动速率及振幅增加；心导管示右心房平均血氧含量大于上、下腔静脉2%容积，左心房与左心室舒张期压差在1.3kPa以上，右心导管易通过房间隔缺口等，即可确诊。

407 何谓右旋心？何谓左旋心？

右旋心（dextroversion of heart）的概念是指心脏位于右侧胸腔，但心脏各腔的关系并非正常心脏的镜像改变，即左心室、左心房仍在左侧，右心室、右心房仍在右侧，心尖指向右方。不伴有内脏转位，但多伴有心血管和其他部位畸形，如纠正型大血管转位、心室间隔缺损、单心室、法洛四联症等。

左旋心（levoversion）又称孤立性左位心，是指心脏仍左位，但合并内脏完全或不完全转位，心尖在左、右降主动脉，右胃，多有心房反位，大部分合并有其他心血管畸形，如单心房、单心室、肺静脉畸形引流、大血管转位等。肝可位左侧、居中或呈水平肝，多伴有多脾、无脾症。

408 动脉导管未闭有何临床表现？需与哪些疾病鉴别？

动脉导管未闭是一种常见的先天性心血管病，临床根据其症状、体征常可诊断。本病轻型多无症状，中度以上者有活动后心悸、气急、咳嗽、乏力等。重度则在幼儿期即呼吸困难、咯血，反复发生呼吸道感染，有发育障碍；后期发生心力衰竭。并发感染性动脉内膜炎时可出现全身感染症状和胸痛。检查可发现发育障碍、发绀，发绀下半身较上半身明显，并可有杵状指（趾）。分流量大者因引起脉压增大，触诊有水冲脉、动脉枪击音、毛细血管搏动等周围血管征。左锁骨下或胸骨左缘第二肋间可触及连续性或收缩期震颤。听诊于左锁骨下或胸骨左缘第二肋间可闻及连续性机器样杂音，以第二心音为中心呈菱形，掩盖第二心音，分流量大者在心尖部有舒张期杂音（相对性二尖瓣狭窄）。肺动脉高压者有肺动脉收缩早期喷射音，显著肺动脉高压时，连续性杂音的舒张期部分可减弱或消失，只有收缩期杂音。

根据上述临床表现，结合心电图、X线、超声心动图等检查多数可作出诊断。但需注意与下列疾病相鉴别（因这些疾病可有类似杂音）。

（1）主、肺动脉间隔缺损　该病杂音性质类似动脉导管未闭，但杂音靠近胸骨左缘第3～4肋间；X线检查显示升主动脉影增宽而主动脉结较小；多普勒超声心动图可记录到升主动脉分流到主肺动脉内的彩色血流束；心导管检查时，其导管可通过异常通道由主肺动脉进入升主动脉，选择性升主动脉造影可见升主动脉与主肺动脉同时显影。

（2）主动脉窦瘤破裂　常见右冠状窦瘤破裂入右心房或右心室。本病发病突然，胸痛、呼吸困难、咳嗽，病程进展快，胸骨左缘第3～4肋间有连续性机器样杂音，以舒张期为主。右心导管检查可发现破入处血氧含量增高。选择性主动脉造影可见主动脉和右心室（或右心房）同时显影。

（3）心室间隔缺损伴主动脉瓣关闭不全　本病杂音以胸骨左缘下方最响，呈不连续性。主动脉瓣区有较响的舒张期泼水样杂音。选择性主动脉造影可见主动脉内造影剂反流入左心室，以后右心室、肺动脉也相继显影。超声心动图见主动脉瓣呈双线。多普勒超声心动图可见舒张期主动脉血反流入左心室，收缩期左心室血经室间隔缺损处进入右心室的血流束。

（4）冠状动静脉瘘　本病杂音位置低，不呈连续性，舒张期杂音较响，半数以上为右冠状动脉进入右心房或右心室等。主动脉根部或冠状动脉造影可明确诊断。

（5）永存动脉干　Ⅰ型从动脉总干中分出肺动脉和升主动脉，在胸骨左缘可听到粗糙的全收缩期或来回性杂音，患者有发绀、呼吸困难、发育不良等表现。X线检查示肺动脉主干部分凹陷。心血管造影可明确诊断。

八、其他心脏病

409• 什么是高原性心脏病？

高原性心脏病是指正常人从平原移居到高原后，由于机体慢性缺氧所造成的肺小动脉痉挛而导致的肺循环阻力增加，产生肺动脉高压以及心肌缺氧，最后引起右心肥大和心力衰竭的一类心脏疾病。从平原移居高原的人群中个体对高原的习服能力有所不同，虽然与个体素质有关，其中也与耐氧因子有一定关系。

本病可分为急性高原性心脏病和慢性高原性心脏病。其临床表现如下：

（1）急性高原性心脏病　多发生于移居高原或在高原出生的小儿（其父母为移居者），3岁以内的婴幼儿发病率最高。发病时间最常见于进入高原后10日到1年内者，呼吸道感染及腹泻常为其诱因。小儿与成人症状有所不同，小儿病情进展较快，多数为右心衰竭表现。初起时，夜啼不眠、烦躁不安、食欲不振、腹泻、咳嗽等，继而精神萎靡、颜面苍黄、呼吸困难，常有憋气，口唇发绀，消化功能紊乱，有些出现发作性晕厥，最终出现右心衰竭，伴肝大、尿少、水肿等。年长儿表现类似成人。成人起病较小儿缓慢，常发生于初入高原或到高原后短期内发病，尤多见于突然从平原到高原者，常因呼吸道感染或体力活动诱发，出现气急、心悸、咳嗽、呼吸困难、水肿等。与小儿相比，左心衰竭症状较为明显，严重者因急性左心衰竭可突然死亡，常因急性心肌缺氧引起。体征：心脏可向一侧或两侧扩大，心前区闻及1～3级收缩期吹风样杂音，肺动脉瓣区第二心音亢进，可伴分裂，血压降低，两肺也可有散在湿啰音，肝脏肿大。心电图示右心肥厚伴劳损。

（2）慢性高原性心脏病　此型多见于移居高原多年的成人，常合并红细胞增多症或/及高原高血压。其病理基础主要是慢性缺氧，临床主要表现分两个阶段：①心功能代偿期：患者可以长期耐受，无任何自觉症状和体征，仅在某些诱因作用下，出现心力衰竭，如过度疲劳、感染、精神紧张，或由高原转往更高的海拔地区，或由平原返往高原等。多数患者心脏有轻度扩大，心尖部闻及Ⅱ级收缩期吹风样杂音，肺动脉瓣区第二心音亢进，肺部少许湿啰音。平时可无明显症状，间或出现头痛、胸闷、心前区不适、心悸、气促、疲乏无力等；②心功能失代偿期：随着病程进展，逐渐出现心悸、气喘、呼吸困难、发绀，如伴红细胞增多症，发绀将更明显，继之出现颈静脉曲张，心界向两侧扩大，心尖区2～3级吹风样收缩期杂音，个别患者还可出现舒张期杂音，肺动脉瓣区第二音亢进或伴分裂，两肺闻及干、湿啰音，肝脏增大，下肢水肿，杵状指发生较少，部分患者可并发上消化道出血、血栓或栓塞。

410 • 如何诊治原发性高动力循环？

高动力循环（hyperkinetic circulation）亦称高动力性心脏状态（hyperkinetic cardiac state），是指静息状态下心脏指数超过每平方米4L/min，按其原因分为生理高动力循环（如体力活动、情绪激动、妊娠、发热、湿热环境等）、病理性高动力循环（如贫血、甲状腺功能亢进、体循环动静脉瘘、维生素 B_1 缺乏、类癌综合征、肝病等）及原发性高动力循环。

原发性高动力性循环又称特发性高动力状态或特发性高动力性心脏综合征、β 肾上腺素能受体反应过度征。其诊断主要根据如下临床特点，并除外其他原因所致的高动力性循环状态：①多见于青年及中年男性；②多数无症状，少数有心悸、劳动性气急、乏力，偶尔有心力衰竭；③体征：心尖冲动强烈、快速，主动脉瓣区及肺动脉瓣区、颈外动脉处可听到 2 ~ 3 级收缩期喷射性杂音，有时心尖区有 2 ~ 3 级吹风样全收缩期杂音。收缩压增高，脉压增大；④X 线示心脏搏动强烈，但心影多属正常；⑤半数患者心电图有左心室高电压改变，也有 ST 段及 T 波改变；⑥血流动力学检查发现休息时左心室每搏量和平均收缩射血速度加快。

治疗：可先用 β 受体阻滞剂治疗，如普萘洛尔 10 ~ 20mg、美托洛尔 50 ~ 100mg，均每日 3 次，视病情可逐渐加量。也可应用利血平 0.125 ~ 0.25mg，每日 2 ~ 3 次。交感神经末梢抑制剂，如胍乙啶、苄甲胍也有效，前者剂量为 10mg，后者为 5 ~ 10mg 均每日 3 次。少数烦躁、焦虑不安、失眠的患者可酌情给予镇静剂，如地西泮、硝基西泮等。高动力性循环所致心力衰竭虽然对洋地黄反应较差，但仍然可使用。利尿剂、血管扩张剂等仍然有效。

411 • 什么叫“医源性心脏病”？

由于医疗方面的原因，引起了心脏病变或循环系统症状者，有人称之为“医源性心脏病”。依其产生原因的不同，可将“医源性心脏病”分为三类：

（1）心脏正常者被误诊为心脏病　造成这种情况的原因是因医师业务水平不足，对某些症状、体征或实验室检查结果作出错误的判断。常见的是将某些心前区疼痛当作心绞痛，误诊为冠心病；将青少年心前区的功能性杂音当作器质性杂音，误诊为瓣膜病，将较响的第三心音伴时心率增快判断为室性奔马律，误诊为严重心肌损害；偶然一次测量血压偏高，即认为患高血压；单凭期前收缩轻率地作出患者有器质性心脏病的结论等，医师诊病时对某些实验室检查结果过分重视，甚至作为诊断心脏病的唯一依据，也常造成误诊。如发现心电图 ST 段和 T 波有某些异常，认为必有心脏病；心电轴轻度右偏或顺时针方向转位认为必有右心室肥厚；有一度或二度 Ⅰ 型的房室传导阻滞认为必是心肌炎等。过度依靠超声心动图的发现来诊断心脏病也常造成误诊。例如二尖瓣脱垂，其超声诊断结果与左心室造影和临床检查的出入就较大；单凭 M 型超声心动图发现室间隔与左心室后壁厚度比值 >1.3，来诊断原发性肥厚型心肌病并不可靠。上述这些错误诊断可造成患者精神上的负担，引起症状。

（2）心脏正常者自认为有心脏病　造成这种情况的原因是患者对医师或环境的影响比较敏感，而医务人员又忽略保护性医疗，患者产生自我暗示，于是自认为有心脏病。因心脏病预后比较严重已为广大群众所熟知，一般都怕患心脏病，医师诊病时如说话不注意，可造成患者的误解，以为自己患了心脏病。例如发现患者有心脏杂音，医师们在患者面前讨论，即使讨论结果认为不是器质性的杂音，如不向患者解释，患者也会怀疑自己有心脏病。如果在作心电图后，医生告诉患者有窦性心律不齐，如不进一步向患者解释，患者也会认为这是严重的心脏病。再如患风湿热而尚无心瓣膜受累的患者，对是否发展为慢性风湿性心瓣膜病特别关心，如医师经常检查心脏，但不对患者作解释或安慰，即使风湿热逐渐痊愈且无任何瓣膜后遗症，患者也会怀疑患有风湿性心脏病而惴惴不安。

（3）诊断或治疗措施造成心脏损害　诊治心脏病的各种检查方法和治疗措施，在治疗疾病的同时可能也会对患者产生不利的影响，其中侵入性的诊断和治疗操作尤易造成心脏的损害。进行这些措施时如考虑不周、经验不足或忽视这些措施的潜在性危险，特别是试用一些新的检查方法或药物时，都可给患者带来不良影响。例如心包穿刺抽液可引起心肌或冠状动脉撕裂，甚至心脏骤停；用心内膜电极导管进行人工心脏起搏可导致心脏穿破或心脏压塞；心导管检查和心血管造影可诱发严重心律失常、心肌梗死、心脏破裂、动脉栓塞、心力衰竭和心源性休克等；洋地黄治疗，特别是在用过利尿剂而有低血钾患者中可引起各种心律失常；钾盐补充过快可致严重心律失常以至死亡；奎尼丁可引起心脏骤停；吐根素、锑剂等均可引起心脏毒性反应，如严重心律失常、急性左心衰竭，甚至死亡。

412• 何谓假日心脏综合征？

“假日心脏综合征”（holiday heart syndrome）一词已在临床医师中流传，是用于描述健康人在狂饮片刻之后发生的各种心律失常。因为这种由乙醇所引起的特殊发作频繁出现于节假日和周末，故使用这一医学术语似乎是适当的。

该情况所出现的心律失常中以各种期前收缩和阵发性房颤最常见。其发生机制可能是由于释放类肾上腺素物质而诱发。心律失常常于中止饮酒后消失。少数的则需短期使用洋地黄或其他抗心律失常药物。

本征患者各项心脏检查正常。而原有心脏病患者饮酒过度，易导致各种严重的心律失常。

413• 心脏神经官能症常有哪些临床表现？

心脏神经官能症又称心脏过敏综合征（irritable heart syndrome）、神经循环衰弱症、激动性心脏、奋力综合征（effort syndrome）、功能性心血管紊乱、血管调节性无力症（vaso-regulatory asthenia）、高动力性 β 肾上腺素能性循环状态（hyperdynamicβ-adrenergic circulatory state）、Dacosta 综合征、士兵心脏综合征。本征是神经官能症的一种特殊类型，以心血管系统功能失常为主要表现，可兼有神经官能症的其他表现。大多数发生在青年和壮年，以 20～40 岁最多，多见于女性，尤其是伴更年期综合征时。一般无器质性心脏病证据，但可与器质性心脏病同时存在，或在后者的基础上发生。症状多种多样，但阳性体征很少。较常见的症状有：

（1）呼吸困难　主要是患者主观感觉吸入的空气不够用，因而要深吸气，或数次呼吸后来一次叹息样大呼吸，或喜欢面对窗口找新鲜空气呼吸。有些人呼吸频度和深度都增加，引起换气过度综合征，出现轻度呼吸性碱中毒，如眩晕、四肢麻木、震颤、抽搐、血 CO_2分压降低等。呼吸困难在躺下时减轻，故与心脏性呼吸困难不同。

(2) 心前区疼痛 其性质和部位与典型心绞痛不同，常为钝痛或刺痛，持续数小时或数天而无大变化，或为闪电痛，每次持续 1～2 秒，间歇时无特殊不适，都与心绞痛的压榨性痛不同。疼痛部位多局限于心尖部附近很小的范围，而非胸骨后方，有时虽可放射至左臂，但极少达肘部以下。疼痛常于劳累后休息时出现，而非劳力时立即出现。

(3) 心悸 纯属患者的主观感觉，客观检查无任何发现，但也可见心尖冲动较有力，或有窦性心动过速，也可有房性或室性期前收缩，这些情况的存在，正常人无不适感觉，但本症患者则觉明显心悸。

(4) 易疲劳 不论劳神或劳力都易出现疲乏，但如更换患者喜爱的环境，则活动能力常很快恢复。

(5) 失眠 患者常诉失眠、睡眠不深或多梦，因而晨起仍觉疲倦，但家属有时发现患者其实已睡了不少时间。

(6) 自主神经功能紊乱的其他表现 如手心、足底出汗较多，冬季双手较冷，睡眠时双脚不易温暖或两手有轻度震颤。患者常感焦虑、心烦意乱、坐立不安，或有不知所措之感。平时虽寡言善感，但申诉病情则娓娓不休。

体格检查可无异常发现。患者可有焦虑和紧张的表情，手掌多汗，两手颤抖，体温有时略升高，血压轻微升高易波动，心率增快，心搏强有力，心音增强，可伴有心前区 1～2 级柔和的收缩期杂音，或胸骨左缘第 2～3 肋间 2 级左右的收缩期杂音，偶有期前收缩。心电图常有窦性心动过速，部分患者可见 ST-T 波改变。大多表现为 ST 段 J 点压低或水平样下移和/或 T 波低平、双相或倒置。ST-T 波改变主要局限于Ⅱ、Ⅲ、aVF 或 $V_{4\sim6}$导联，且较易改变，时而消失，时而加重。心率增快常使 ST-T 波异常加重，心率减慢时可完全恢复正常。

414 • 什么叫运动员心脏综合征？

运动员心脏综合征又称体育性心脏综合征，是指经常从事体育锻炼的人，由于肌肉的紧张活动，使心脏的工作量增加，导致心肌纤维增粗，心肌肥厚，收缩力增强，心脏增大的机体的一种适应性反应，也称运动员心脏。

运动员心脏与心脏病患者心脏不同。心脏病患者的心脏增大常伴有心脏功能失调的症状和体征，运动后更为显著。而运动员的心脏与此相反，休息时心率较一般人慢，运动后心率增加较少，停止运动后恢复较快。

关于运动员心脏心电图改变有如下几点：

(1) 窦性心动过缓 正常成人的心率每分钟慢于 60 次者仅 6.5%，而运动员半数以上呈窦性心动过缓，在休息时和运动后的恢复期最易出现，最慢者每分钟可低于 40 次。

(2) 心律失常 半数以上呈窦性心律不齐，多与呼吸有关，为交感神经和迷走神经的紧张度随呼吸而变化（吸气时交感神经占优势，心率加快，呼气时迷走神经占优势，心率减慢）所致。

异位心律失常不多见，偶有室性或房性期前收缩。由于窦性心动过缓和窦性心律不齐多见，在缓慢时可出现房室交接处逸搏。

（3）PR 间期延长　正常成人的 PR 间期很少超过 0.20 秒，运动员的 PR 间期超过此值者占 4% ~5%。估计与迷走神经紧张度增高有关，运动后 PR 间期随心率加快而缩短。有时可有二度Ⅰ型房室传导阻滞。

（4）右束支传导阻滞　正常成人的右束支传导阻滞的发生率为 1% ~3%，运动员的不完全性右束支传导阻滞发生率则约为 10%，较正常人显著增多，可能与右心室肥厚有关。

（5）QRS 波振幅增高　运动员心电图的 QRS 波较一般人为高大，且认为 QRS 波的增大与心脏增大是相符的。我国正常成人 R_{V5} 很少超过 2.5mV，而运动员约有 1/3 的心电图超过此数，但很少有 ST 段压低和 T 波双相或倒置。运动员停止训练后，增高的 QRS 波振幅可逐渐降低。R_{V5} 超过 2.5mV 而无 ST 段和 T 波改变者，一般称为左心室高电压，认为与运动员左心室的生理性肥厚有关。

（6）T 波和 u 波增高　运动员心电图的 T 波高度不论是平均值或最高值均较一般人为高。u 波增高的情况与 QRS 波和 T 波一致。

另外，对于运动员的心脏增大是否已超出生理范围，要看运动后的心脏情况而定，如运动后心脏缩小，表明心脏对运动量有了适应，属生理性；如运动后心脏不缩小，反而扩大则属病态，为过度训练所致。

415• 什么是小心脏综合征？

小心脏综合征（small heart syndrome）是指 X 线胸片显示心脏阴影缩小，轻度活动后心排出量相对不足，出现眩晕、心悸、胸骨后疼痛、呼吸急促和易疲乏等。小心脏状态多为体积异常，并无器质性改变。由于心脏大小和心脏功能相一致，因而本症可有心排出量不足，出现相应症状和体征。

（1）轻微活动后出现心悸、气促、胸痛、心律失常、眩晕、黑蒙、耳鸣、头痛等。休息或平卧时无特殊症状。站立时症状明显，突然起立时可诱发症状出现。

（2）常伴失眠、易激动、自制力减退等神经官能症和自主神经功能失调的症状。故也有认为，小心脏综合征是神经循环衰弱症的一个特殊类型。

（3）体征　脉率加快、血压降低（收缩压降低，脉压缩小）、皮肤苍白、出汗等表现。

（4）X 线胸片　示心脏阴影缩小，表现为：①心胸比例小于 0.40（小儿小于 0.42），心胸比例通常代表心脏大小，对本征有诊断意义；②心脏横径小于 12cm（正常成人为 12 ~14cm）。

（5）心电图　示Ⅰ导联 QRS 波较小，Ⅱ、Ⅲ导联 QRS 波相对或绝对增大，$T_{Ⅱ}$ 降低。运动试验可出现 ST 段降低和 T 波倒置（心肌缺氧所致）。

对本症的治疗主要是解除患者与家属顾虑，鼓励多作体育锻炼，增强体质。但运动量应适当，不宜过劳或过分体力活动。适当运动可逐渐提高心肌收缩力和每搏量。部分患者可予以地西泮、镇静剂。儿童则不需特殊治疗。

416• 何谓恶病质心脏综合征?

恶病质心脏综合征（cachetic heart syndrome）通常是指由于恶性上皮或间质瘤、恶性淋巴瘤、重症肺结核、重度肝硬化等各种原因引起的长期营养不良和吸收不良而致心脏营养不良的临床病症。本症与心源性恶病质综合征不同，后者是指以右心衰竭为主的慢性心力衰竭患者具有体重减轻、脂肪消耗和体型消瘦等症候群。因此，两者病因、诊断和治疗截然不同。

恶病质心脏综合征病理上主要表现为心脏缩小，150～300g（正常心脏质量约为450g）；心肌松软，心外膜萎缩，脂肪消失，心肌棕色、萎缩；心内膜无改变，亦很少有动脉粥样硬化。临床上可有各种原发病因引起的长期营养不良和吸收不良，患者极度消瘦，面容灰暗。心电图示 QRS 波振幅减低，以Ⅰ、$V_{4\sim6}$导联最为显著，QRS 波窄小，T 波低平。X 线胸片示心脏呈进行性缩小。

417• 什么是莱姆病？什么是莱姆心脏炎?

莱姆（Lymme）病是由一种新认识的螺旋体（B. burgdorferi）通过蜱传播而引起的一种全球性疾病。是 1976 年开始被认识的，此后世界各地陆续有报道。其主要临床表现为发热、肌痛、关节炎、乏力、游走性红斑、脑膜刺激征、面瘫及周围神经病变，还可出现骨髓炎、复发性肝炎、心脏受累等。

莱姆心脏炎是莱姆病的一个重要并发症，发生率为 4%～10%。其发生时间平均在起病后 4～8 周，有报道短可至 4 天，长至 7 个月。最常见的是不同程度的房室传导阻滞。亦可引起心力衰竭、心包炎、束支传导阻滞，还可见急性心肌心包炎、罕见的心脏肥大、致命性全心炎等。

莱姆心脏炎是可逆性的，大部分预后良好。心脏传导阻滞通常在 3 天至 6 周恢复。完全性房室传导阻滞罕见持续 1 周以上。房室传导阻滞通常是逐渐恢复的，一般从完全性房室传导阻滞→高度房室传导阻滞→二度Ⅰ型房室传导阻滞→一度房室传导阻滞，随后 PR 间期逐渐缩短以至正常。但仍有些患者需安装起搏器治疗，有的还可遗留严重的心肌损害。恰当及时的抗生素治疗是有效的。

418• 川崎病指什么？它可引起哪些心脏损害?

川崎病（Kawasaki disease）原称皮肤黏膜淋巴结综合征，由日本川崎富作 1967 年首次报道，故现称为川崎病。该病以全身血管炎性病变为主，涉及多系统，主要临床表现与血管炎的改变有关。严重并发症有冠状动脉瘤、冠状动脉狭窄等。病因未明，具有流行性和自限性，有发热、皮疹，多考虑与病原微生物感染有关。

川崎病心脏损害的发生率为 72%～91%。可引起心脏各部位的炎症，全心炎多发生在病程 1～6 周。①心肌炎：发生率为 50%～70%，多发生于病程的 1～2 周。病理变化为弥漫性炎性细胞浸润，包括淋巴细胞、浆细胞、组织细胞以及肥大细胞浸润，与病毒性心肌炎的心肌溶解不同。心脏扩大，听诊心音低钝，心动过速、奔马律。心电图PR间期及QT间期延长，T波及ST段改变，但心肌酶很少升高；②心包炎：超声心动图检查可见少量心包积液，多为血性渗出物，含许多中性粒细胞和免疫复合物，未见缩窄性心包炎的报道；③心脏瓣膜病变：约10%的患儿有二尖瓣反流，可因瓣膜炎性浸润或乳头肌功能不全引起，主动脉反流发生较晚（5%），可能为心内膜炎或主动脉炎症的延伸；④心脏传导系统损害：可发生心律失常，如窦性心动过缓、病态窦房结综合征、房室传导阻滞。猝死病例研究发现传导系统都受到损害；⑤冠状动脉炎：几乎全部病例冠状动脉均有损害，如冠状动脉扩张（30%～50%）、冠状动脉瘤或狭窄（10%～20%）。提示有冠状动脉瘤样扩张或狭窄的临床表现有心源性休克、心尖部收缩期杂音，心电图有心肌梗死图形及心脏明显扩大；⑥冠状动脉闭塞性病变：发生率不足1%，常发生在亚急性期和恢复期，表现从没有症状到出现心绞痛、心肌梗死症状，甚至心脏骤停。发生心肌梗死的高危因素有：巨大、多发性囊状冠状动脉瘤，发热持续3周以上，急性期用激素而未用阿司匹林，发病年龄在2岁以上。有的患儿可能有类似动脉粥样硬化的持续性病理改变；⑦心力衰竭：可因心肌炎、心包炎、心内膜炎或晚期大面积心肌梗死引起。

419• 梅毒性心血管病临床上如何分型？

梅毒性心血管病是指由梅毒螺旋体进入主动脉外层与中层，导致主动脉炎，产生主动脉瘤、冠状动脉口狭窄和主动脉瓣关闭不全等病变，引起相应的临床表现。在极少情况下，螺旋体亦可侵入心脏。

根据心血管病变的范围，临床上可分为单纯梅毒性主动脉炎、梅毒性主动脉瓣关闭不全、梅毒性冠状动脉口狭窄、梅毒性主动脉瘤、心脏树胶样肿等五种类型。

（1）单纯性梅毒性主动脉炎　常无症状，很难早期发现。主动脉瓣区第二心音亢进，可伴有轻度喷射性收缩期杂音。但上述体征亦可在其他非特异性主动脉炎或主动脉硬化患者中出现，难以凭此作出诊断。X线检查可见主动脉局部增宽、膨出，使升主动脉和主动脉弓的曲线弧不能合成一线。主动脉收缩搏动增快，而舒张搏动较慢。部分患者可见升主动脉线条状钙化；伴主动脉粥样硬化者可见升主动脉和主动脉弓曲线呈弧状，钙化常发生在主动脉弓，呈块状。

（2）梅毒性主动脉瓣关闭不全　为临床最常见的类型。早期无明显症状，或仅有轻度心悸气急。部分患者可有心绞痛，后者多伴有冠状动脉口狭窄。叩诊示心浊音界向左下增大，右侧第2、3肋间的浊音界增宽。触诊示心尖冲动增强。听诊示胸骨右缘第2、3肋间和胸骨左缘第3、4肋间有收缩期喷射性及舒张期吹风样杂音，呈来往性。主动脉瓣关闭不全明显者，吹风样舒张期杂音可向左腋下传导，称Foster杂音，主要由于主动脉瓣关闭时血流逆流至心尖及左心室后壁引起。此外，由于逆流同时冲击正在开放的二尖瓣前叶，产生相对性二尖瓣狭窄，故可在心尖区听到较轻的隆隆样舒张期杂音，称Austin-Flint杂音。在少数情况下，由于主动脉瓣向左心室外翻，可产生音乐样舒张期杂音，位于胸骨左缘第3、4肋间，伴有舒张期震颤。由于主动脉扩张，可产生较短的收缩期喷射性杂音，在收缩早期增强，和风湿性主动脉瓣狭窄合并关闭不全不同，后者产生的收缩期杂音常在收缩后期增强，且常伴有颈部或胸骨右缘第2肋间收缩期震颤。主动脉关闭不全的程度可影响脉压，严重者常伴脉压增大、周围动脉枪击音、毛细血管搏动、大动脉处出现来回性杂音等周围血管体征。

主动脉瓣关闭不全早期，如炎症仅累及主动脉环，则主动脉瓣区第二心音常亢进，至病变后期，由于主动脉瓣本身呈纤维收缩，活动力减弱或消失，使主动脉区第二心音减轻或消失。肺动脉瓣区第二心音常亢进。在心力衰竭时，心尖区可出现舒张期奔马律，心率增快，但如伴有冠状动脉供血不足，影响到窦房结自律功能时，可伴心率减慢，其预后不良。X线检查示心脏向左下后方增大，明显的主动脉瓣关闭不全心脏呈靴型，肺淤血明显，升主动脉呈局限性扩大。心电图示左心室肥大，电轴左偏，标准导联和左侧胸导联示ST段下降和T波倒置。

（3）梅毒性冠状动脉口狭窄或阻塞　患者常易发生心绞痛，发作时间常较冠心病心绞痛长，且易晚间发作。少数患者可在症状出现后短期内死亡。由于冠状动脉口狭窄发生较慢，冠状动脉可形成较丰富的侧支循环，自觉可无明显症状，且较少出现心肌梗死。但如合并冠状动脉粥样硬化，则心肌梗死发生率较高。

（4）梅毒性主动脉瘤　梅毒性主动脉瘤根据其发生部位不同可分为升主动脉瘤、主动脉弓部动脉瘤、主动脉降部动脉瘤、主动脉窦动脉瘤及腹主动脉瘤几种类型。临床表现主要是因动脉瘤周围结构受压或动脉瘤破裂引起的相应症状和体征。除胸主动脉升部或降部的梅毒性主动脉瘤可存在数年无症状外，多数患者常因动脉瘤周围结构受压迫而于早期即出现症状和体征。

（5）心肌梅毒性瘤（心脏树胶样肿）　心肌梅毒性病变常呈树胶样肿。局限性者常无任何症状。由于常位于左心室的室间隔部，心电图可示左束支传导阻滞。如肿瘤增大，可引起假性二尖瓣狭窄，弥散性者常引起心脏明显扩大和顽固性心力衰竭。

420 • 何谓球囊型心尖综合征？

球囊型心尖综合征是一不多见的心脏病征，其临床特征为　骤然发生心绞痛样的胸痛，典型病例心电图出现ST段上抬，T波倒置、QS波异常，室壁运动异常（超声心动图或左心室造影图示主要在心尖及前壁下方）；与室壁活动异常的程度和范围相比较，心肌酶的释放少；临床表现似AMI，但冠脉造影未见足以造成血动力学改变的冠脉狭窄。左心室造影图收缩末期特异形状：心底圆形、颈狭。这种不常见的综合征目前归类于急性扩张型心肌病，在疑似ACS或ST段上抬的AMI患者作鉴别诊断时应考虑球囊型心尖综合征。尤其缺血性心电图异常甚至心肌坏死，血管影像未见明显动脉粥样硬化时。这些患者以骤然发病的特点，收缩功能明显不良，但迅速消失，在入院时若能立即正确诊断、给予药物治疗或机械循环支持，预后良好。

421 • 什么是心脏震击猝死综合征？何谓心肌震荡综合征？

心脏震击猝死综合征是指健康的青少年运动时，棒球等撞击物以相对低的能量撞击胸部心前区后引发的猝死。此征的诊断需要有临床和尸检资料证实患者生前不存在能够引发猝死的器质性心脏病异常或其他急性心肌损伤。心肌震荡综合征是指心肌遭受一过性严重缺血后，发生了区域性电活动静止，进而使心电图出现了一过性的 Q 波，这一电静止并不在心肌血供恢复后马上消失，而是经过一定的时间才完全或部分恢复，表现为病理性 Q 波消失，该 Q 波持续时间较短，也无心肌梗死 Q 波的演变特点。显然，心肌震荡综合征是心肌顿抑的一种表现，即心肌顿抑表现为心脏电功能丧失一段时间后逐渐恢复，心肌震荡综合征与猝死之间没有更多关系。

422 • 何谓“心碎综合征”？

美国米拉姆医院的研究人员发现，应激性心肌病（“心碎综合征”）是人在突然受到情绪影响或身体创伤时，出现的类似心脏病发作的综合征。这种病不是一种典型的心脏病发作，其病变大多是可逆的。

米拉姆医院的理查德教授说，心肌梗死多发生在冬天，而应激性心肌病常常在夏天达到发病高峰。这一疾病绝大多数发生于女性，且她们中多数患有高血压。其研究显示，“心碎综合征”的病理生理机制与 AMI 不同，其原因可能与交感神经受到过度刺激有关。“心碎综合征”早在 20 世纪 90 年代由日本研究者首先报道，并被命名为 Takotsubo（日语为“章鱼陷阱”）心肌病。

因为其收缩末期心室造影图表现为奇特的圆形底部和狭窄的颈部，形状很像日本用来捕捉章鱼的瓶子。其临床特征包括心肌酶轻度升高，心电图 T 波倒置、QT 间期延长等。该病患者中 95% 为女性，66% 患有高血压，37% 被诊断有抑郁或焦虑问题。发病的诱因多为家庭成员身故或有家庭纠纷等。身体诱因包括严重疾病、慢性阻塞性肺疾病加剧，也有的因做结肠镜检查或拔牙而引发。不过这一综合征很少致命。

研究者发现，事先使用血管紧张素转换酶抑制剂（常用于高血压）可一定程度上避免“心碎综合征”严重发作。患者也可适当使用扩张心血管药物、扩张动脉血管药物等，以减低心脏负荷，改善血管收缩功能。“心碎综合征”的症状虽然严重，但是危险性低，预后较好。如果患者能在发病初期 48 小时之内得到有效处理，一般数周或数月后，随着患者精神或身体创伤的愈合，其心脏功能可恢复正常状态。

九、心力衰竭

423. 心力衰竭（心衰）发生发展的基本机制和治疗心衰的关键是什么？

心力衰竭（心衰）是由于任何原因的初始心肌损伤（如心肌梗死、心肌病、血流动力学负荷过重、炎症等），引起心肌结构和功能的变化，最后导致心室泵血和/或充盈功能低下。主要表现是呼吸困难、无力和液体潴留。心衰是一种进行性的病变，一旦起始，即使没有新的心肌损害，临床亦处于稳定阶段，仍可自身不断发展。

目前已明确，导致心衰发生发展的基本机制是心肌重构。心肌重构是由于一系列复杂的分子和细胞学机制造成心肌结构、功能和表型的变化。其特征为①伴有胚胎基因再表达的病理性心肌细胞肥大，导致心肌细胞收缩力降低，寿命缩短；②心肌细胞凋亡，这是心衰从代偿走向失代偿的转折点；③心肌细胞外基质过度纤维化或降解增加。临床上可见心肌重量和心室容积的增加，以及心室形状的改变，横径增加呈球状。

在初始的心肌损伤以后，肾素-血管紧张素-醛固酮系统（RAAS）和交感神经系统兴奋性增高，多种内源性的神经内分泌和细胞因子激活；其长期、慢性激活促进心肌重构，加重心肌损伤和心功能恶化，又进一步激活神经内分泌和细胞因子等，形成恶性循环。因此，治疗心衰的关键就是阻断神经内分泌的过度激活，阻断心肌重构。

424. 从病理生理学角度先后提出心力衰竭3种发病机制的主要内容是什么？

随着人们对慢性心力衰竭（CHF）认识的不断深入，从20世纪40年代至今，从病理生理学角度先后提出了心力衰竭3种发病机制，即心-肾机制、心脏-周围循环机制和神经体液机制。3种机制的理解分别代表3个不同的年代人们对CHF的认识，为当时CHF的治疗提供了理论基础。但是，这3种机制不是截然分开的，或是对已有学说、机制的全盘否定，而是在前面学说基础上认识的进一步深入。

（1）心-肾机制的主要内容　CHF的心-肾机制是在20世纪40年代提出的。该机制认为在心功能不全时，心脏的病变主要在于心室不能充分排出和受纳充足的血液，进一步导致血管内血容量和压力增加，最终出现体循环和肺循环淤血和水肿。当时人们把注意力主要集中于水肿，认为水肿的消除即表明心功能不全得到缓解。关于心功能不全的原因，存在两个方面的认识，即“前向性衰竭”和“后向性衰竭”，前者认为 CHF 的主要原因在于心脏不能将血流充分泵出到周围循环中，而水肿则是由于肾血流量减少，从而使肾脏排泌钠和水减少所引起；后者认为 CHF 主要是心脏不能充分受纳从周围循环中返回的血液，静脉系统压升高直接产生水肿。两个学说的共同之处是认为心功能不全的根本病变在于心脏，症状的出现是由于心功能下降所产生的血管内压和容积的增加，这一基本观点在目前仍然具有十分重要的理论和临床意义。

在这一时期，由于心-肾机制得到普遍认同，临床上治疗 CHF 的药物主要包括洋地黄类正性肌力药和利尿剂。洋地黄类药物可抑制心肌细胞膜上的钠-钾-ATP 酶的活性，促使钙离子内流增多，增强心肌收缩力，增加心脏射血和增加肾血流量，减轻心脏充盈压力，同时还有直接增加肾脏排钠、水的作用。但是，洋地黄并不能充分消除水肿，而利尿剂的消肿效果是“戏剧性”的，因此利尿剂的应用被认为是治疗 CHF 的一场革命。

心-肾机制在理论上确立了心功能不全发病的基本观点，在实践上指导洋地黄和利尿剂的应用，直到今日仍然具有重要的临床地位。但是实践表明，单纯强心利尿消肿并不能改善 CHF 患者的活动耐受力和降低病死率。

（2）心脏-周围循环机制的主要内容 20 世纪 60 年代到 80 年代初，学者们进一步认识到，CHF 不仅是心脏本身的病变，同时存在周围小动、静脉的异常收缩，导致血流动力学紊乱和出现相应的临床症状。周围血管的收缩产生两种病理生理学结果，①静脉收缩使回心血量增多和血液重新分布，前负荷增加，心室壁张力升高；②周围小动脉收缩，一方面增加左心室后负荷，同时减少周围组织的血液灌注，使肾排钠、水减少，产生水肿，骨骼肌运动耐受力下降等。这一机制的重要意义是指出了 CHF 时的血流动力学紊乱不仅有血容量增加，而且有血液的重新分布；同时也指出，压力和容积的改变不仅是 CHF 的结果，同时也是致心功能下降的原因。在这个阶段，人们认识到心功能不全是一个慢性的进展过程。即使水肿消除，仍然存在持久的血流动力学紊乱，以及由此产生的活动能力受限和生活质量下降。因此，治疗心功能不全的目的不再只是强调消除水肿，而且人们认识到减轻活动时出现的呼吸困难和疲劳感是更值得临床医师努力追求的目标。

在这一时期，血管扩张剂得到了普遍的应用。先是在急性心功能不全发作时静脉应用硝普钠等，随后应用口服剂型。经过临床观察证实，所有当时应用的口服血管扩张剂都可以产生短期的有益的血流动力学效应，而且部分药物长期应用更有积极的预后意义，即改善运动耐受力和提高存活率。临床应用的血管扩张剂包括主要扩张小动脉的肼苯哒嗪、米诺地尔（长压定）、钙离子通道阻滞剂和以扩张小静脉为主的硝酸酯等。此外，在 20 世纪 80 年代，人们开始试用除洋地黄以外的正性肌力药，主要有 β 受体兴奋剂，多巴酚丁胺和磷酸二脂酶抑制剂，如氨力农、米力农等。这些药物除增加心肌收缩力之外，还有扩张周围血管的作用。临床观察表明，短期应用可产生有益疗效，而长期应用的效果则不确实。尽管如此，血管扩张剂的应用，使 CHF 的治疗进入一个新的阶段，直至今日，强心、利尿和血管扩张剂仍为治疗 CHF 的主要措施。但是，血管扩张剂使用时也会产生副作用，如可能影响血压，反射性心率加快及可能增加肺的动静脉分流等，而且似乎仍然未能明显改善患者的预后。

（3）神经体液机制的主要内容 20 世纪 80 年代中期，研究者发现心功能不全时不仅有血流动力学紊乱，而且存在着血管神经内分泌系统的激活，后者具有明确的预后意义。主要研究集中于交感神经系统和肾素-血管紧张素-醛固酮系统（RAAS），最近也有关于其他体液因子的报道。

①交感神经系统的激活：心功能不全的发生必然伴随着交感神经系统活性增强和血中儿茶酚胺类物质的增多。从病理生理学角度看，交感神经兴奋性升高可使心率加快、心肌收缩力增强和周围循环阻力增加，从而代偿性地使心排出量增加和维持动脉压。但是，试验证实长时间的交感神经兴奋，对于心肌本身和心功能不全都会产生不利影响，这一影响最终会超过其有利的一面而加重心功能不全。首先是心率和心肌收缩力增加使心肌耗氧量增加；其次，长时间的周围小动脉收缩状态不利于器官的灌注，而可能加重组织缺血缺氧；再有，儿茶酚胺本身具有心肌毒性作用；最后，CHF 患者心肌细胞膜上 β 受体特别是 β_1 受体下调，受体密度和数量减少，使心肌对儿茶酚胺的敏感性下降。值得讨论的是儿茶酚胺的心肌毒性作用和 β 受体下调的问题。前者虽发现已久，但其机制至今尚未完全阐明，有报道与心肌细胞内钙离子超载有直接或间接的关系。心肌细胞膜上的肾上腺素能受体包括 β_1 和 β_2 两种，前者在正常心肌占 80% 左右，儿茶酚胺类物质与受体结合后，通过受体-G 蛋白-腺苷酸环化酶复合物传递信息，环磷酸腺苷（cAMP）合成增多而发挥增强心肌收缩力的作用。CHF 时细胞膜上的受体-G 蛋白-腺苷酸环化酶复合物和交感神经元都发生异常，使这一信息传递过程受阻。其中 β_1 受体数量明显减少，β_2 受体数量变化不大。

交感神经系统在心功能不全时的变化促使人们开始考虑 β 受体阻滞剂的应用。多项研究证实长时间应用包括减轻儿茶酚胺的心肌毒性作用，使心肌细胞膜 β 受体上调，改善心肌能量供给，改善冠状动脉血液供给和心室舒张功能，同时也还可能有调节周围循环的作用等。β 受体阻滞剂发展到今天已有 3 代药物较为成熟。第一代是以普萘洛尔（心得安）为代表的非选择性阻滞剂，同时不具备其他特点；第二代是选择性 β_1 受体阻滞剂，如美托洛尔（美多心安）和阿替洛尔（氨酰心安）；第三代药物的主要作用有两方面，即非选择性心肌 β 受体阻滞作用和其他辅助作用，后者包括阻滞周围血管的 α_1 受体和兴奋其他 β 受体并且扩张周围血管作用、内源性拟交感作用以及抗心律失常的钾离子通道拮抗作用。代表药物如吲哚洛尔（pindolol，心得静）、索他洛尔（sotalol）等。经临床观察和试验证实，第 3 代制剂具有更为明显的优越性。尽管如此，目前对 β 受体阻滞剂治疗心功能不全仍持谨慎态度，主要原则是对轻中度心功能不全的患者，可以在强心的基础之上合用小剂量 β 受体阻滞剂，而对重度心力衰竭则宜慎重。

②肾素-血管紧张素-醛固酮系统（RAAS）的激活：RAAS 在心功能不全时的激活具有维持血管紧张度和维持血容量等方面的作用，并且可以激活其他体液因子。然而，RAAS 的长时间活性增强，也可以产生减少器官灌注和增加心肌耗氧量等副作用。心肌自身生成的肾素活性增强还可导致心肌肥厚，诱发心律失常等。针对这一机制，临床上对 CHF 患者开始应用血管紧张素转换酶抑制（ACEI），减少血管紧张素Ⅱ这一强烈缩血管物质的生成。临床观察表明这类药物具有明显的改善血流动力学紊乱和缓解症状的作用，并且试验室的资料证实，CHF 患者长期应用 ACEI 可改善运动耐受力和预后。临床常用的 ACEI 有卡托普利（开搏通）、依那普利等。近年有人试用血管紧张素Ⅱ受体阻滞剂如 Losartan，疗效较好。另外，现已证实醛固酮受体阻滞剂如螺内酯（安体舒通）能降低 CHE 患者的总死亡率。

③其他体液因子的参与：血管加压素也被证实在心功能不全时明显升高，在部分患者可

以观察到前列腺素（PG）和心钠素（ANF，心房肽）的增多，提示这些体液因素都参与心功能不全时血流动力学变化和临床症状的发生发展过程。另外，最近发现的血管内皮素（ET）以及心室分泌的脑钠肽，在CHF的发生发展过程中起着不可忽视的作用。这些方面的研究还有待于进一步深入。

神经体液机制的提出，是CHF病理生理学研究和临床治疗上的一个里程碑，它使临床工作者得以从症状的改善和生活质量的提高两方面同时对心功能不全进行干预，也使基础研究人员在CHF的发病机制方面有了更新的认识。β受体阻滞剂的临床应用效果已得到肯定。除非有禁忌证，所有心功能Ⅱ、Ⅲ级（NYHA分级），病情稳定者均必须应用β受体阻滞剂，并主张应在ACEI和利尿剂基础上加用β受体阻滞剂。伴有低血压、缓慢型心律失常的患者应注意选择剂量，即使轻、中度心功能不全的患者，也应遵循从小剂量开始逐渐加量的原则，并注意监测心率、血压等指标，防止并发症的发生。

425• 什么叫心室的相互作用？有何意义？

左、右心室之间密切的解剖关系——相互交错的肌纤维、共同的室间隔、分享冠状动脉血流并位于共同的心包腔内，使得两个心室之间建立了持续的作用和反作用，通称为心室的相互作用（ventricular interaction）。这种相互作用既发生于舒张期，亦发生于收缩期，主要涉及两个方面：一侧心室负荷变化对另一侧心室的影响；左心室（LV）的收缩对右心室（RV）泵活动及收缩压形成的作用。

认识心室的相互作用具有一定的理论和实验价值。

（1）急性右心室压力负荷过度（RVPO）可引起LV充盈不足。现在已知，造成这种现象的原因乃由于在共同的心包空间内RV容积增加以及RV对LV输出量减少所致。认识这一机制的意义在于：急性RVPO时，LV舒张末压或肺动脉压作为反映真正的LV前负荷的一个指标可能会导致误解。因为此时的主要血流动力学异常是低排出量和低血压，因此曾推荐扩容治疗。但实际上的容量灌注并不能使血流动力学改善，甚至可使之恶化。而且容量灌注可使LV压力升高，但由于RV容积增加通过心室相互作用机制抵制（降低）LV容积。所以应当使用正性肌力药物（多巴胺类）增加RV收缩，提高其排出量，从而改善LV充盈。

（2）近期Blenkie等的研究指出，急性肺栓塞时尽管容积灌注会使血流动力学恶化，但在切开心室的情况下，RV容积增加在引起LV横径减小的同时伴有LV前后径的增加。这样LV舒张末容积不变。因而提出，假如考虑外科治疗，可以先行心包切开以解除其对LV的限制，再小心给予容量灌注及正性肌力药物即可改善栓塞早期的心功能以帮助患者度过危险期并为随后的血栓摘除术创造机会。

（3）由于右心室容积负荷过度或RVPO造成室间隔移位，使LV几何形状改变，因此那些基于椭圆模型计算心室容积的方法可能不适用于对LV前负荷的准确估计，必须采用Simpson法或应用成像能力更好的放射性核素或磁共振技术测定LV容积。

（4）众所周知，LV衰竭最终会导致RV衰竭。越来越多的证据表明，RV功能是决定充血性心力衰竭患者预后和运动能力的重要因素，甚至有人提出，在由LV功能不全引起的心力衰竭患者治疗中，降低 RV 后负荷和降低 LV 后负荷具有同等的重要性；LV 血流动力学的改善和每搏量的增加可以从 RV 后负荷的原发性降低中获得更大的益处。而这正是由于降低 RV 后负荷可以通过心室相互作用机制对 LV 壁张力产生有益的影响。

426 心力衰竭有哪些不同的临床类型？

心力衰竭依不同的分型根据可分为不同的临床类型：

（1）按起病发展的速度可分为急性和慢性心力衰竭。

（2）根据心力衰竭发生的部位可分为左心、右心和全心衰竭。左心衰竭的特征是肺循环淤血，右心衰竭则以体循环淤血为主要表现。

（3）收缩性或舒张性心力衰竭。因心脏收缩功能障碍致收缩期排空能力减弱而引起的心力衰竭为收缩性心力衰竭。临床特点是心脏扩大，收缩末容积增大和射血分数降低。舒张性心力衰竭是由于舒张期心室主动松弛的能力受损和心室的僵硬度增加以致心室在舒张期的充盈期的充盈受损；每搏量降低；左心室舒张末压升高而发生心力衰竭。临床特点是心肌显著肥厚、心腔大小正常、射血分数正常和左心室舒张期充盈减少。收缩性心力衰竭是临床最常见的形式，舒张性心力衰竭常与收缩功能障碍同时出现，亦可单独存在。另外，心力衰竭还有后向衰竭与前向衰竭之分。

427 怎样判定心功能和分级？

正常人体力活动时心脏作功随机体组织需氧代谢的增加而相应增高。心脏的这种作功能力有一定限度，超过这个限度则出现呼吸困难、乏力、心悸或心绞痛等症状而不能坚持活动。

心脏病患者的心功能，即心脏作功能力的限度，可凭自觉症状估计；分级运动试验则可能提供定量指标，还可通过运动时血流动力学准确地定量。

慢性心力衰竭患者心功能的判定传统应用美国纽约心脏学会（NYHA）分级法。1994 年 AHA 标准委员会作了修订，除原有的Ⅰ～Ⅳ级心功能外，又增加了客观评定一项，即根据各项实验室检查分成 A、B、C、D 四级。鉴于我国国情，中华医学会心血管杂志编委会心力衰竭对策专题组 1995 年提出仍采用心功能四级法。同时指出，此种分级主观性强，仅仅反映血流动力学的症状变化；仅适用于收缩性心力衰竭和左心衰竭；不适用于单纯性舒张性心力衰竭和右心衰竭。超声心动图、核素心血管造影的射血分数值可辅助应用。运动峰耗氧量能客观地反映心脏储备功能，又可定量分级，有条件单位可以采用。Killip 分级法仅适用于急性心肌梗死的心力衰竭。

（1）NYHA 的心功能分级　Ⅰ级：心脏病患者，体力活动不受限，一般体力活动不引起过度或不相应的乏力、心悸、气促或心绞痛。Ⅱ级：心脏病患者，轻度体力活动受限，静息时无不适，日常体力活动可致乏力、心悸、气促或心绞痛。Ⅲ级：心脏病患者，体力活动明显受限，静息时无不适，但低于日常活动量即致乏力、心悸、气促或心绞痛。Ⅳ级：心脏病患者，不能无症状地进行任何体力活动，休息时可有心力衰竭或心绞痛症状，任何体力活动都加重不适。

（2）运动耐量测定 ①大多采用活动平板或踏车分级运动试验，以症状限制极量或心率限制次极量强度为运动终点。应用心电图、核素心血管造影、超声心动图或连续测定呼吸终末气体的 O_2 和 CO_2 浓度，衡量患者对运动负荷的反应；②观察指标：运动总时间，运动作功量〔可以代谢当量（MET）衡量，1MET 是静息状态下耗氧量，相当于 3.5ml · min^{-1} · kg^{-1}〕，运动时左心室射血分数（LVEF）增高程度，运动时最大氧摄入量（Vo_{2max}）和无氧代谢阈（AT）。运动总时间必须结合采用的运动方案换算成 MET 才能反映运动耐量，但在采用相同方案时，可用于治疗前后运动耐量的对比；③评定标准：正常值为运动作功量 6 ~ 10MEE，运动时 LVEF 增高 >5%，运动时最大氧摄入量 > 每分钟为 20ml/kg，AT > 每分钟为 14ml/kg。按 Vo_{2max} 和 AT 降低程度，Weber 将心功能分为 A、B、C、D 四级（表 9-1）。

表 9-1 Weber 运动耐量（Vo_2 max 和 AT）分级

分级	心功能损害程度	Vo_2 max（ml · min^{-1} · kg^{-1}）	AT（ml · min^{-1} · kg^{-1}）	CI 峰值（L · min^{-1} · m^2）
A	无→轻度	>20	>14	8
B	轻→中度	16 ~ 20	11 ~ 14	6 ~ 8
C	中→重度	10 ~ 16	8 ~ 11	4 ~ 6
D	重度	<10	<8	<4

注：Vo_{2max}：最大氧摄入量，运动继续而氧摄入量维持≥30s 不增加的转折。AT：无氧代谢阈，氧摄入量与二氧化碳呼出量不成比例的分界点，相当于 70% Vo_{2max} 水平

（3）Killip 分级和改良 Forrester 分型 关于 Killip 分级和改良 Forrester 分型，主要是针对急性心肌梗死的心力衰竭（泵衰竭）。

Killip 分级：

Ⅰ级：无心力衰竭征象，但 PCWP（肺毛细血管楔压）可升高。

Ⅱ级：轻至中度心力衰竭，肺啰音出现范围小于两肺野的 50%，可出现第三心音、奔马律、持续性窦性心动过速或其他心律失常，静脉压升高，有肺淤血的 X 线表现。

Ⅲ级：重度心力衰竭，肺啰音出现范围 > 两肺的 50%，可出现急性肺水肿。

Ⅳ级：出现心源性休克，血压 < 12kPa（90mmHg），尿少于每小时 20ml，皮肤湿冷，呼吸加速，脉率 > 100 次/分。

改良 Forrester 分型：主要是根据血流动力学检查结果分型，可正确地指导治疗。

Ⅰ型：PCWP≤2.4kPa（18mmHg），CI≥每平方米 2.2L/min，临床无肺充血及周围组织灌注不足；

Ⅱ型：PCWP > 2.4kPa（18mmHg），CI≥每平方米 2.2L/min，临床肺充血，无周围组织灌注不足；

Ⅲ型：PCWP≤2.4kPa（18mmHg），CI < 每平方米 2.2L/min，临床有低血压及周围组织灌注不足，无肺充血。此型根据右心室舒张末压（右心房压）是否升高可分为 A、B 两个亚

型，即ⅢA 型，右心室舒张末压<0.66kPa（5mmHg）为绝对或相对血容量不足；Ⅲ B 型，右心室舒张末压>1.33kPa（10mmHg）为右心室梗死。

（4）6 分钟步行试验法　在特定的条件下，测量在规定时间内步行的距离，不但能评定患者的运动耐量，而且可预测患者预后。6 分钟步行试验：要求受测者在走廊里尽可能行走，测定6 分钟步行的距离。6 分钟内，若步行距离<150m，表明心衰程度严重，150～425m 为中度心衰，425～550m 为轻度心衰。

另外，有的教科书上提到心力衰竭分度问题，将心力衰竭为分三度，即心功能Ⅱ级相当于心力衰竭一度，心功能Ⅲ级相当于心力衰竭二度，心功能Ⅳ级相当于心力衰竭三度。

428• 如何对心力衰竭进行分期？

由于认识到心力衰竭（心衰）的发生过程中，有明确的诱发因素和心脏结构的改变，预防和逆转心室重构可以预防心衰的发生；在左心室功能障碍和心衰症状出现前进行治疗，可以降低心衰的发病率和死亡率。基于此，美国心脏病学会（AHA）决定对心衰采用一种新的分类方法，将心衰分为4 期，对不同分期的患者采取不同的预防和治疗措施（表9-2）。这种新的心衰程度判定方法，更强调在心衰症状出现前，甚至在心脏结构出现异常前，预防或延迟心衰症状出现，更强调控制血压，干预冠心病的危险因素及早期应用血管紧张素转换酶抑制剂（ACEI）和 β 受体阻滞剂的重要性。新的分期是 NYHA 分级的重要补充。因为NYHA 分级只估计心衰患者症状的严重程度，经过短时间的治疗后，患者的心功能可能从Ⅳ级变为Ⅱ级，但这一患者却始终属于 C 期，治疗措施不会有大的改变。

表 9-2　心力衰竭的分期和相应治疗

分期	举例	治疗
A 期：有心衰的高危因素，但无心脏的结构功能异常	高血压、冠心病、糖尿病患者，有心脏毒性药物应用史、风湿热病史、心肌病家族史者	治疗高血压、鼓励戒烟、治疗脂代谢紊，鼓励多运动，不提倡饮酒，糖尿病、血管硬化患者应用 ACEI
B 期：已出现心脏结构异常，但从未有过心衰的症状和体征。	有左心室肥厚或纤维化、左室扩大或收缩力降低者，没有症状的瓣膜性心脏病患者，有心肌梗死病史者	A 期所有治疗措施，有心肌梗死病史和心功能下降者应用 ACEI 和 β 受体阻滞剂
C 期：有心脏的结构异常，有过或仍有心衰症状	左心室收缩功能不全引起呼吸困难或乏力的患者，经治疗症状消失的无症状患者	A 期所有治疗措施，常规应用：利尿剂、ACEI、β 受体阻滞剂、洋地黄类药物，低盐饮食
D 期：最强烈的药物治疗和休息时症状严重；需要特殊治疗措施，如机械循环支持、持续的正性肌力药输注、心脏移植和临终关怀的终末期心衰退	反复因心衰住院和不能安全出院患者，等待心脏移植的患者，需机械循环支持、持续的正性肌力药输注的患者，因心衰接受临终关怀的患者	A、B、C 期所有治疗措施，机械辅助装置，心脏移植，持续（而不是间断的）静脉内正性肌力药物，临终关怀

429 • ACC/AHA慢性心力衰竭的分期的临床意义是什么？

ACC/AHA最近建议将慢性心力衰竭（心衰）分为四期：第一期心衰易损期，存在发生心衰的高危因素，没有明显心脏结构和功能的异常，没有心衰的症状和体征。危险因素包括高血压、冠状动脉粥样硬化、糖尿病、酗酒及服用对心脏有毒性作用的药物、风湿热史、心肌病家族史。第二期无症状心衰期，器质性心脏病，无心力衰竭的症状和体征。如左心室肥厚和纤维化，左心室扩大和收缩力降低，无症状的瓣膜性心脏病，陈旧性心肌梗死等。第三期心力衰竭期，器质性心脏病，近期或既往出现过心衰的症状和体征。第四期顽固性或终末期心衰期，器质性心脏病严重，即使合理用药，静息时仍有心衰症状，需特殊干预。如长期或反复因心衰住院治疗，拟行心脏移植，需持续静脉用药缓解症状，需辅助循环支持等。

新的分期法涵盖了整个心力衰竭的发生发展全过程。将更多的注意力转移到预防心衰的发生。在高危人群中，早期干预初始的心肌损害，这一战略性转移具有深远的意义。它并非取代NYHA分级，是对NYHA分级的补充和延展。应当强调的是心衰不等同于心肌病或左心室功能不良，后两种情况常常用于描述心力衰竭发展中的结构异常。而心力衰竭是一种临床综合征，有特定的症状（呼吸困难和乏力）和体征（液体潴留）。没有哪项测试可以决定心力衰竭的诊断，因为其诊断主要靠详细的病史和体格检查。

430 • 心力衰竭基因治疗研究有何进展？

预防和治疗心衰一个可能途径是纠正基因表达异常，这是长远的目标，研究反映衰竭心脏的肌质网中钙泵分子密度降低，心脏舒张和充盈不良，通过基因治疗，刺激钙泵基因表达，或可望改善心室充盈预防和改善心衰。此外，还可望通过基因治疗改变心脏内部的修复机制是：①将外源基因送入心脏，用于心衰及其“前奏”的疾病，晚近研究反映，某些病毒能够将基因转入不分裂的细胞，心脏肌肉疾病的基因治疗可望成为现实；②恢复细胞分裂，成人的心肌细胞已丧失了分裂能力，对损伤的细胞“淘汰”可能发生心衰。应用基因治疗使成人的心肌细胞恢复分裂能力若获得成功，可望广泛应用于许多引起的心衰情况，包括心肌梗死。

431 • 研究心力衰竭时心脏的细胞分裂、血管生成、心脏老化机制有何意义？

（1）胎儿出生后心肌细胞的分裂一般很快就停止，因此当一部分心肌坏死剩余的存活细胞就超负荷，这种负荷常导致心衰，探索出刺激正常心肌细胞有序分裂的方法，对心衰的治疗和预防将有决定性意义。

（2）心脏能量的匮乏及心衰的一个重要原因是冠脉疾病，由于患病时氧和营养输送不足，因此，研究血管生成机制，刺激新的血管生成，实为可取的领域。

（3）老化心肌的个别细胞进行性死亡，这对人的心衰具有重要的含意，例如正常心肌细胞寿命 90～100 年，肥厚心肌细胞寿命为 4～5 年，正常心肌细胞每年有 0.5% 的死亡，65 岁以上的老人心衰的发生率为 6%～10%。心脏各处有细胞“掉队”或“凋亡”，使剩下来的细胞负荷加重引起心衰。

432 • 老年人心脏有何变化？

（1）老年人左心房随年龄增大而逐渐扩大，室间隔及左心室壁逐渐增厚，心室容积减少，顺应性降低。

（2）心脏瓣膜增厚、硬化及钙化形成关闭不全。

（3）心肌发生褐色萎缩，心肌纤维间有淀粉样物质沉积。

（4）心脏功能成年后随增龄而下降，65 岁比 25 岁每搏量减少 40%，舒张功能减退先于收缩功能减退，70 岁时心脏综合储备功能只相当于 40 岁时的 50%。

（5）心脏传导系统亦随增龄而发生退行性变，窦房结内起搏细胞及房室结的浦肯耶细胞逐渐减少，脂肪及胶原纤维增多，房室束及室内束支的传导纤维减少及结缔组织增生，心室内传导系统与心脏纤维支架间发生纤维化或钙化退行性变，心脏电活动能力下降，故老人心率减慢，易发生房室传导阻滞及心律失常。

433 • 心肌的兴奋-收缩偶联的基本要点和 Frank-starling（佛兰克-施大林）定律的概念是什么？

心肌的兴奋（电活动）-收缩偶联（机械活动）是从心肌细胞的电活动至心脏收缩的过程，其中钙离子起关键性作用。

（1）心肌含有丰富的肌原纤维，肌原纤维由粗肌丝（肌球蛋白）和细肌丝（肌动蛋白）偶联，粗肌丝与细肌丝部分重叠排列构成肌小节。

（2）肌纤蛋白上有两种调节蛋白向宁蛋白、向肌球蛋白复合体；舒张状态下调节蛋白妨碍粗、细肌丝结合，使两者保持分离状态肌节弛展。

（3）心肌细胞除极后，膜外钙内流至肌管系统，刺激肌质网终池中贮存的钙大量释放。

（4）钙作用于肌纤蛋白上的调节蛋白，使肌纤蛋白受点暴露。

（5）肌凝蛋白球端与肌纤蛋白结合成横桥，位于两旁的肌纤蛋白向肌节中央滑行，使肌节缩短，完成收缩。

佛兰克-施大林（Frank-starling）定律是反映心肌肌节的长度-张力关系的表现形式，是指心肌收缩时所产生的能量或作功的大小与心肌收缩前的初长度有关，在心肌达到最适度的初长度之前，心肌收缩时所产生的能量或作功，随着初长度的增加而增加，超过最适初长度时，随着长度继续增加，收缩时产生的能量或作功反而减小，这种基于心肌初长度改变而影响到心脏的泵血功能。心肌收缩力随心肌纤维长度改变而变化的机制，既往认为是一种物理特性。新的研究指出，肌肉长度的变化可以改变肌纤维要素的激活程度。这种收缩状态的变化，是由动作电位过程中释放入肌质网中钙离子数量的变化所致。

434. 心室舒张期常分几期？心肌弛缓与被动充盈有何不同？

心室舒张分四期：①等容舒张期：压力急剧下降低于大动脉压但仍高于心房压，半月瓣关闭，房室瓣未开放，容积不变；②心室快速充盈期：心室压下降，低于心房压，房室瓣开放，容积迅速增大；③缓慢充盈期：心室容积进一步增大，压力缓慢回升；④心房收缩期：心房压再次升高，心室容积继续少量增加。

心肌弛缓与被动充盈的不同点：心肌弛缓出现在舒张早期，肌质网内钙泵耗能运转摄取钙，使心室主动扩张，心室快速充盈，占全部充盈量的70%～80%。被动充盈表现在心肌弛缓之后，因房室压差及心房收缩使心室进一步充盈，即缓慢充盈期和心房收缩期，是心室肌非耗能过程。

435. 心脏舒张期功能障碍的病理机制是什么？

（1）左心室舒张功能障碍　表现在心肌舒张时，使左心室等容舒张时压力下降迟缓，舒张充盈早期缓慢，舒张早期压力上升。

（2）心包过度约束　如心包病变，使心包对心室的约束过度，限制左心室的扩张和充盈，导致左心室舒张压上升。

（3）心肌僵硬　增加左心室僵硬，使左心室舒张压-容积曲线向左移位，在任何特定的容积下，腔内舒张压均较高。急性大面积心肌梗死心肌纤维化及代偿性心肌肥厚、高血压、主动脉瓣下狭窄、心肌弹力纤维增生症、淀粉样变等均可导致心肌僵硬。

（4）心室扩张　心室过度扩大，僵硬度也会增加，左心室舒张压也会升高。

436. 左心室功能减退时神经系统和儿茶酚胺对心脏的影响如何？

心功能减退时，交感神经兴奋，副交感神经受抑制。其临床表现既有代偿意义（心率增快、心肌收缩力增强）又有失代偿促使心功能恶化（增加心肌耗氧量、增加心肌前后负荷等）作用。左心室功能减退时循环中儿茶酚胺（CA）浓度升高。循环中高浓度CA对心脏的影响包括①CA对心脏的毒性作用：高浓度可使心肌细胞内钙离子超负荷，引起细胞炎性、水肿和坏死，此外，代谢所产生的自由基，对心肌具有毒性，并使小的冠状动脉痉挛引起心肌灌注不良；②CA与β受体密度下调相互影响：β受体密度下调，可能与高浓度CA刺激致反馈性受体数目减少有关；③G蛋白代谢异常：心功能减退时心肌细胞内G蛋白代谢改变，β受体与兴奋性G蛋白（GS）数量及活性减低，而抑制性蛋白（GI）增加，GS/GI比值减小，因而影响心肌收缩力。

437. 心率对心排出量有何影响？决定心肌耗氧量的因素有哪些？

心排出量是每搏量与心率的乘积。心率增快心排出量增加，但有一定的限度，如心率 > 170 次/分，心室充盈时间明显缩短，充盈量减少，每搏量减至正常的 50% 左右，心排出量下降，当心率 < 170 次/分，尽管心室充盈时间有所缩短，由于回心血大部分是在快速充盈期进入心室，因此心室充盈量以及每搏量不致于减少或过分减少，而由于心率增加，心排出量增加。如心率太慢，< 40 次/分，心排出量亦减少，此因心脏舒张期过长，心室充盈早已接近限度，再延长舒张时间也不能相应提高心排出量。心率过快或过慢，心排出量都会减少。

心肌耗氧量在安静状态下为 27ml/min，占全身总耗氧量的 12%，是人体耗氧量最多的器官之一，也是人体耐缺氧力最差的器官之一。心脏有氧节奏运动也是运动耗量的过程。机体的运动心肌的耗氧量更成倍地增加。决定心肌耗氧量的因素有 6 个，其中 3 个主要因素和 3 个次要因素。

3 个主要因素：①收缩期室壁张力（收缩期心室容积 × 心腔内压力 ÷ 室壁厚度）；②室壁张力持续时间（心率 × 收缩期射血时间）；③心肌收缩力。

3 个次要因素：①基础代谢；②电激动；③心肌纤维的缩短。

438. 心脏前负荷和心脏后负荷的概念及其影响因素是什么？

心脏前负荷指心室在收缩前所承受的容积负荷，即心室舒张末容积，亦称舒张期负荷。它受循环血量、静脉张力、心室顺应性及心房收缩的影响。根据 Frank-starling 定律，前负荷的增加，由于使心肌纤维牵拉，在一定限度内使心肌收缩力增强，每搏量增加。但当前负荷的增加超过一定限度以后，由于肌纤维过度牵张（ > 2.2μm），心肌收缩力反而下降、每搏量减少。临床上常用心室舒张末压（充盈压）来表示心室前负荷，用心室功能曲线来表示前负荷与每搏量的关系，对左心室而言，舒张末压在 15 ~18mmHg 时每搏量达峰值，前负荷不足或过度，均可导致每搏量减少。心功能不全时，心功能曲线向右下移位，每搏量随前负荷增加的幅度明显减少。

心脏的后负荷指心室射血时的阻力，即承受的压力负荷，亦称收缩期负荷，包括室壁张力和血管阻力。根据 Laplace 定律，射血时心室壁张力与心腔内压力和心腔半径呈正比，而与室壁厚度呈反比。对整个心脏来说，左心室半径则与左心室容积（前负荷）有关，以左心室为例，心室收缩压决定于主动脉中血流的阻抗，后者主要取决于周围动脉阻力，也受主动脉压、主动脉壁顺应性、动脉内容量及血液黏度的影响。后负荷增高时，心室肌收缩的速率和程度降低，每搏量减少，心功能不全时后负荷降低每搏量的作用更为明显。

439. 产生心力衰竭症状的机制是什么？如何进行心力衰竭患者的临床评估？

血流动力学和心力衰竭（心衰）的临床表现密切相关，多表现在急性心衰的情况下。多年来治疗慢性心衰主要根据血流动力学效应来判断，许多药物的长期疗效并不理想。近年来研究表明，慢性心衰患者心脏损害和临床症状之间并不一定有紧密联系，射血分数（LVEF）非常低的患者，可没有明显的临床症状，而左心室收缩功能正常的心衰患者可出现严重的症状。但其机制并未阐明，不过部分与心室舒张不良、二尖瓣反流、心包受限、右心功能等因素有关。另外许多非心脏因素如外周血管功能、骨骼肌的生理情况、肺功能、神经体液和自主神经活性变化，可以解释慢性心衰患者血流动力学改善，并非一定或很快出现临床症状的改善。

作为收缩期心衰患者常有相应的临床表现：①左心室增大、左心室收缩末容积增加及LVEF≤40%；②有基础心脏病的病史、症状及体征；③有或无呼吸困难、乏力和体液潴留（水肿）等症状。因此，在接诊一位心力衰竭患者时，首先应对其病情进行临床评估。

第一，对心脏病性质及程度进行判断。

（1）根据病史及体格检查　提供各种心脏病的病因线索，如冠心病、心脏瓣膜病、高血压、心肌病和先天性心脏病。根据临床症状及体征判断左心衰竭、右心衰竭或全心衰竭。

（2）二维超声心动图（2DE）及多普勒超声检查　①诊断心包、心肌或心脏瓣膜疾病；②定量或定性房室内径，心脏几何形状，室壁厚度、室壁运动，心包、瓣膜及血管结构，瓣膜狭窄定量、关闭不全程度，测量LVEF，左心室舒张末容积（LVEDV）和收缩末容积（LVESV）；③区别舒张功能不全和收缩功能不全，LVEF≤40%为左室收缩功能不全。LVEF还能鉴别收缩功能不全或其他原因引起的心力衰竭；④LVEF及LVESV是判断收缩功能和预后的最有价值的指标。左心室收缩末容积指数（LVESVI = LVESV/体表面积）达45ml/m^2的冠心病患者，其死亡率增加3倍；⑤为评价治疗效果提供客观指标。

在左心室扩大呈球形及左心室短径 > 长径的1/2时，通过M型超声心动图左心室短径的测量，用立方法计算左心室容积及LVEF显然有很大的局限性，尤其当存在节段性室壁运动异常时，M型心脏超声测量会产生误差，故推荐采用2DE的改良Simpson法测量左心室容积及LVEF。2DE与造影或尸检比较，测量左心室容积和LVEF相关较好，但准确数据的采集取决于心室图像内膜的清晰度，并要求有较好的重复性。在某些老龄、肥胖和肺气肿患者，获得满意的2DE图像较困难，故临床应用受到一定的限制。由于超声检查简便、价廉、便于床旁检查及重复检查，故左心室功能的测定还是以2DE最为普遍。

（3）核素心室造影及核素心肌灌注显像　核素心室造影可准确测定左心室容积、LVEF及室壁运动。核素心肌灌注显像可诊断心肌缺血和心肌梗死，对鉴别扩张型心肌病和缺血性心肌病有一定帮助。

（4）X线胸片　提供心脏增大，肺淤血、肺水肿及原有肺部疾病信息。

（5）心电图　提供既往心肌梗死、左心室肥厚、广泛心肌损害及心律失常信息。

（6）冠状动脉造影　有心绞痛或既往有心肌梗死，需血管重建者或临床怀疑冠心病者应行冠状动脉造影，也可鉴别缺血性和非缺血性心肌病。但冠状动脉造影不能判断存活心肌。存活心肌的评估对陈旧性心肌梗死患者血管重建的必要性至关重要。有心肌存活的患者，血管重建可有效改善左心室功能。

（7）判断存活心肌　目前临床上应用于判断存活心肌的方法有①刺激心肌收缩力储备的小剂量多巴酚丁胺超声心动图负荷试验（DSE）；②核素心肌灌注显像（^{201}Tl 和^{99m}Tc-MIBI SPECT）及代谢示踪剂氟脱氧葡萄糖（FDG）判断心肌活性的正电子发射断层摄影（PET）。

小剂量多巴酚丁胺超声心动图负荷试验评估存活心肌的临床应用价值已为临床所公认，其诊断存活心肌的敏感性为80%～85%，特异性为85%。由于方法简便、安全、价格低廉，可作为评估存活心肌的首选方法。^{201}Tl 再注射心肌显像是一种比较可靠的评价存活心肌的方法。硝酸酯^{99m}Tc-MIBI 心肌显像可提高评价存活心肌的准确性。核素诊断心肌存活性的敏感性为90%，特异性70%。PET 灌注、代谢显像是评价存活心肌的最可靠的无创方法，但价格昂贵，技术复杂，目前尚不能成为常规检查手段。

（8）心肌活检　对不明原因的心肌病诊断价值有限，因心肌组织学常显示非特异性改变，如心肌肥厚、心肌细胞减少、心肌纤维化等。而心肌活检却可能带来一定程度的风险，但心肌活检有助于明确心肌炎症性或浸润性病变的诊断，对心脏淀粉样变有特殊的诊断价值。

第二，对心功能不全的程度进行判断。

新的《慢性收缩性心力衰竭治疗建议》中推荐以下两种评估判断方法：

（1）NYHA 心功能分级　Ⅰ级：日常活动无心力衰竭症状。Ⅱ级：日常活动出现心力衰竭症状（呼吸困难、乏力）。Ⅲ级：低于日常活动出现心力衰竭症状。Ⅳ级：在休息时出现心力衰竭症状。心力衰竭患者的 LVEF 与心功能分级症状并非完全一致。

（2）6 分钟步行试验　在特定的情况下，测量规定的时间内步行的距离。虽然心力衰竭患者在 6 分钟内步行的距离可能受到医师诱导或患者的主观的影响，但此方法安全、简便、易行，已逐渐在临床应用。6 分钟步行距离不但能评定患者的运动耐量，而且可预测患者预后。SOLVD（studies of left ventricular dysfunction）试验亚组分析显示，6 分钟步行距离短的与距离长的患者比较，在 8 个月的随诊期间，死亡率前者为10.23%，后者为2.99%（$P=0.01$）；心力衰竭的住院率，前者为22.16%，后者为1.99%（$P<0.0001$），提示 6 分钟步行距离短的患者预后差。

第三，对液体潴留及其严重程度进行判断。

每次随诊时应记录患者的体重，注意颈静脉充盈的程度及肝颈静脉回流征，并注意肺和肝充血的程度（肺部啰音，肝肿大），检查下肢和骶部水肿，腹部移动性浊音以发现腹腔积液。液体潴留的判断对决定是否需要利尿剂治疗十分重要，短时间内体重增加是液体潴留的可靠指标，故体重测量是有用的判断液体潴留的方法。

第四，对其他生理功能的评价。

有创性血流动力学检查主要用于严重威胁生命，并对治疗无反应的泵衰竭或需对呼吸困难和低血压休克作鉴别诊断时。有心律失常时可作 24h 动态心电图记录。

440 • 怎样对心功能分级方法及心力衰竭分期进行综合评价？

NYHA 心功能分级法简便易行，在评定心脏病患者的心功能状态以及治疗不同心功能分级亚组的影响时，均起重要作用。

2001 年 12 月 ACC/AHA 制定的成人慢性心力衰竭（心衰）的治疗指南中，首次提出了一种新的心衰分期法，按疾病的发生发展过程，将心衰分为 A、B、C、D 共 4 个阶段。A 期：患者仅存在心衰发生高度危险因素而心脏的结构尚属正常；B 期：出现了心脏结构的异常但尚无功能异常；C 期：现在和曾经发生了心衰的症状；D 期：心衰发展到了终末期，需加强药物治疗（如常需持续静脉输液）甚至非药物治疗如心脏移植、起搏器等。

这种新分期方法是对传统的心衰 NYHA 心功能分级的补充，而不是替代。NYHA 分级主要是对上述 C、D 期患者症状程度的分级，有较大的主观性，而且可在较短的时间内因病情的变化而改变。医生需要一种稳定的分级系统来评价病情的进展，针对不同级别的病情作相应的治疗。这种新的分级方法将给特定患者一个特定的分级，而不是根据病情的急缓变化而变化，据此分期法患者一般只能向更高一级发展或缓慢/停止发展。更重要的是新分期法将没有任何心脏结构和功能改变、只在危险因素的阶段单独提出来，冠以“A”阶段，这是一个理念的改变与上升，让医患高度重视高血压，冠状动脉疾病，糖尿病，有使用心脏毒性药物治疗史或酗酒史、风湿热病史或心肌病家族史等这些心衰的危险因素。这的确是强调心衰预防的重要一步，也是目前在心血管事件链中非常关键的环节。

新的分期中，“A”是 4 个阶段中最应强调受到重视的。一般来说，心脏结构及功能已有改变通常是患者和临床医生所关注的，这部分人群病情重，生活质量差，医疗费用高。但随着人口老龄化和各种先进治疗手段使各种心脏病患者寿命延长，全球各地的心衰发生率日益增高，现代医学的发展不能仅限于此，更应着眼于疾病的最早期，更应着重于阻断 A 至 B 阶段及 B 至 C 阶段的发展，不仅要延年益寿，而且更应提高生活质量，这才更体现出以人为本。

无创性检查方法易被患者接受，且能多次重复和定量，但这些显影或显像技术分别受到其本身技术误差的限制，难以确定轻度异常测定结果的临床意义。例如心室舒张功能测定指标 E/A 值轻度改变的临床意义，至今难以肯定。由无创性技术测定的心室容积还可能需要经过多种假设建立公式计算，在心室扩大、室壁增厚、心室形状改变时可能导致误差。运动试验时，患者和医生的主观性可明显影响运动总时间和运动作功量。这两项指标还可能因复查时患者熟悉检查步骤而有所改善，从而被误认为治疗效果。以上测定方法各具优缺点，其测定结果可能相互矛盾，甚至难以得出结论。为此尚需研究其他测定指标（如神经内分泌系统改变），并阐明以上测定方法间的联系。

441 • 测定心室收缩功能和心室舒张功能常用哪些指标？

心室收缩功能指标常用的有射血分数（EF）及平均左心室周边缩短率（mVcf），射血相参数虽然易受后负荷的影响，但慢性心脏病患者经过长期心脏扩大和心肌肥厚改变，大多已将心室前后负荷的影响纠正，如应用恰当仍有助于评估和比较不同患者的左心室收缩功能。左心室 EF 的正常值下限为50%，运动试验时至少增高5%。mVcf 的正常值下限为 1.1 周/秒，低于上述数值，提示左心室收缩功能不全。

大多采用多普勒超声心动图二尖瓣血流频谱和核素心室造影技术。前者的观察指标包括等容舒张时间，舒张早期和晚期充盈速度及其比值（E、A 和 E/A），舒张早期充盈减速时间，心房收缩期肺静脉血流逆向流速（AR），左心室流出道内心室收缩期前流速（Ar），以及 A-Ar 时限。最近有人提出舒张早期心室充盈离散度的检测可估价左心室舒张功能，并可克服房颤患者 E/A 比值“假正常化”的不足。核素心室造影的观察指标包括高峰充盈率、高峰充盈时间。

目前主要采用的多普勒超声心动图舒张功能测定指标为等容舒张时间（IVRT）、舒张早期充盈减速时间（DT）和 E、A、E/A。青、老年人 IVRT、E、A 和 E/A 正常参考值见表 9-3。左心室心肌松弛性下降表现为 E 峰降低、A 峰增高，E/A 下降和 IVRT 延长。左心室心肌僵硬度增高（顺应性下降）时，则 E 峰高，A 峰低，E/A 升高，IVRT 缩短。左心室松弛性下降合并僵硬度增高时，上述改变的联合可使二尖瓣频谱“假正常化”。此时必须同时检测 AR 和 A-Ar，AR 增高（>20cm 秒）和 A-Ar 缩短（<45 毫秒）提示心室舒张功能异常。核素心室造影舒张功能测定指标中，高峰充盈常减低与高峰充盈时间延长反映舒张功能障碍。

左心室前后负荷及心率改变可影响 E、A、E/A 和 DT，因而评定舒张功能时宜结合左室负荷及心率改变。

表 9-3 青年、老年人常用舒张功能指标的正常参考值

组别	IVRT（ms）	E（cm/s）	A（cm/s）	E/A
青年人	72 ±12	69 ±12	27 ±7	2.7 ±0.7
老年人	84 ±12	59 ±14	46 ±13	1.2 ±0.4

442• 心力衰竭的流行病学研究情况如何？

心力衰竭（心衰）是一组复杂的临床症状，是各种心脏病的严重阶段。其发病率高，5 年存活率与恶性肿瘤相仿。在 ACC 2003 年年会开幕式的 SIMONDACK 讲座上，Braunwald 教授将心衰称作为心脏病最后的大战场，且近期内心衰的发病率仍将继续增长。因此，心衰正在成为 21 世纪最重要的心血管病症。关于心衰的流行病学研究情况，据国外资料统计，人群中心衰的患病率为 1.5% ~2.0%，65 岁以上人群可达 6% ~10%。且在过去的 40 年中，由心衰导致的死亡增加了 6 倍。然而，作为一个人口大国，我国一直没有心衰的流行病学资料。可喜的是，在 2000 年，由中国心血管健康多中心合作研究，于 2003 年首次报道了我国人群慢性心衰的流行病学结果。本研究共随机抽样调查 35 ~74 岁城乡居民共 15518 人，心衰患病率为 0.9%；其中男性为 0.7%，女性为 1.0%，女性患病率高于男性（$P<0.05$），

不同于西方国家的男性高于女性。这种差异可能和我国风湿性瓣膜病心衰发病率较高有关，而后者多见于女性。35～44 岁、45～54 岁、55～64 岁、65～74 岁年龄组的心衰患病率分别为 0.4%、1.0%、1.3% 和 1.3%；随着年龄增高，心衰的患病率显著上升（$P<0.01$）。城市人群心衰患病率为 1.1%，农村为 0.8%，城市高于农村。我国北方地区心衰患病率为 1.4%；南方地区为 0.5%，北方明显高于南方（$P<0.01$）。这种城乡比例和地区分布，正是与冠心病和高血压的地区分布相一致。1990～1991 年的我国心血管病趋势及其决定因素的监测（MONICA）的结果显示，冠心病急性事件标化发病率：北方省份男性为（47.5～94.5）/10 万，女性为（10.5～40.0）/10 万；南方省份男性为（5.0～8.5）/10 万，女性为（0.5～3.0）/10 万。1991 年我国第三次全国高血压抽样调查，高血压患病率地区分布为北高南低，且自东北向西南递减，城乡间对比是城市高于农村。而冠心病和高血压正是心衰的最主要病因。据我国部分地区 42 家医院，1980、1990、2000 年 3 个全年段，心衰住院病例共 10714 例回顾性调查，心衰的病因：冠心病由 1980 年的 36.8% 上升至 2000 年的 45.6%，居各病因之首；原发性高血压由 8.0% 上升至 12.9%。而风湿性心瓣膜病则由 34.4% 下降至 18.6%。

中国心血管健康多中心合作研究的样本量虽然不是很大，但经过四个阶段的严格抽样过程，使样本具有很好的代表性；各年龄组的人数构成和全国人口普查的年龄构成比一致，抽取的样本能够正确地反映人口总体的特征；男、女以及城、乡比例均衡；且 82% 的应答率是比较高的。因此，15518 人的样本大小应该足以提供一个准确的心衰患病率及危险因素水平的估计。我国心衰的患病率虽然低于西方国家，但我国 35～74 岁成年人中仍约有 400 万心衰患者，因此心衰也正在成为我国心血管病领域的重要公共卫生问题。

另据我国部分地区 42 家医院 1980、1990、2000 年 3 个全年段，心衰住院病例共 10714 例的回顾性调查，除上述心衰病因构成比的变化外，心衰患者占同期心血管病住院患者比例没有下降，3 个年段分别为 17.9%、16.3%、16.9%。各年段心衰死亡率均高于同期心血管病住院的死亡率，分别为 15.4%、8.2%、12.3% 比 5.6%、6.2% 与 2.6%。如按比例计，心衰患者死亡数占心血管病患者死亡数之比为 39.9%、37.7% 及 41.1%，提示心衰的预后严重。心衰的死亡原因则依次为泵衰竭（59%）、心律失常（13%）、猝死（13%）。

443 • 关于心力衰竭的基础与机制研究进展如何？

（1）心肌重构（心室重构）　虽然心衰没有单一的发病机制的理论，然而，20 世纪 90 年代以后，已逐渐明确心肌重构是心衰发生、发展的分子细胞学基础。心肌重构的特征是：心肌细胞肥大、心肌细胞凋亡和心肌细胞外基质（ECM）的变化。病理性心肌细胞肥大的分子生物学特征就是胚胎基因再表达，包括与收缩功能有关的收缩蛋白和钙调节的基因的改变。这种胚胎表型的心肌不仅收缩功能低下，且生存时间缩短，从而促进心衰的发展。我国学者在这方面的研究工作正在逐步深入。例如，对心脏病患者超负荷心房肌肌球蛋白重链（MyHC）mRNA 的表达研究表明，α-MHC 下降、而胚胎表型的 β-MHC 上升。应用乳鼠培养心肌细胞的研究表明，内皮素、血管紧张素促进心肌细胞肥大，且使 α-MHC 向 β-MHC 转化，一氧化氮（NO）和血管紧张素Ⅱ受体阻滞剂 saralysin 则可逆转上述变化。风湿性心脏病心衰患者左心室心肌的研究表明，心肌肌球蛋白轻链（VMLC)-1、VMLC-2 相对含量较正常对照组显著下降，尤以 VMLC-2 含量下降更为显著；VMLC-1、VMLC-2 组成比例发生了明显的改变；VMLC-1、2 相对含量的变化与心排出量、心脏指数、左心作功、左心作功指数、每搏量、每搏指数等心功能指标密切相关。提示 VMLC 两亚型含量的下降和比值的改变参与了心衰的发生发展。

近年来，心肌细胞凋亡在心肌重构中的作用愈来愈受到重视，很可能是使心衰从“代偿”向“失代偿”转折的关键因素。心肌细胞凋亡或坏死与调节收缩功能有关的病理性心肌细胞肥大胚胎基因再表达的改变，是产生进行性心衰的两个基本过程。国内研究表明；血管紧张素（AngⅡ）可诱导培养乳鼠心肌细胞凋亡。具有与 AngⅡ生理作用相拮抗的 Ang（1-7）能抑制 AngⅡ诱导的心肌细胞肥大，其作用受体不是 AT_1 或 AT_2，而是通过一种特殊的受体介导。结扎冠状动脉大鼠心衰模型、自发性高血压大鼠心衰后，心肌细胞凋亡均增加，而血管紧张素转换酶抑制剂（ACEI）可改善之。观察冠状动脉结扎大鼠心衰不同时期心室组织中细胞增殖和凋亡相关蛋白表达改变的研究，提示 HCY-2，hbLIM、HRG-1、p21、p27、p57 基因均参与作用。冠状动脉结扎大鼠心衰模型，左心室心肌细胞凋亡率显著高于对照组，肌质网钙泵（$SERCA_{2a}$）活性显著降低。卡维地洛可以剂量依赖地降低心肌细胞凋亡率；使 $SERCA_{2a}$活性增加。通过对心衰患者的观察，表明患者血清中细胞凋亡抑制因子 Fas/Apo-1 水平显著高于正常对照组，不同病因的心衰患者并无差异；经 ACEI 和 β 受体阻滞剂比索洛尔治疗后，血清 Fas/Apo-1 水平有下降趋势，但差异未达统计学意义。另有报道，心衰患者血清心肌肌钙蛋白含量增加，与左心室射血分数（LVEF）呈负相关，提示心衰患者有心肌细胞坏死现象。

心衰时，心肌细胞外基质的变化可表现为纤维胶原的过度沉积或不适当的降解。国内研究提示，AngⅡ可促进培养乳鼠成纤维细胞增殖。应用腹主动脉结扎的大鼠压力负荷心衰模型表明，大鼠心肌解偶联蛋白-2（UCP-2）表达增加，可能参与了心肌纤维化的发生与发展。应用冠状动脉内反复多次微球栓塞法造成羊慢性心衰模型，表明左心室心肌间质的基质金属蛋白酶（MMP_2）的活性持续增高，可能参与了左心室的扩张。临床研究表明，扩张型心肌病患者心肌活检标本，Ⅰ、Ⅱ型胶原显著增多，有灶性或融合成片的纤维替代区；而风湿性心脏病换瓣手术取材心肌则修补性瘢痕少见。

衰竭心肌能量耗竭，伴能量代谢障碍亦是心衰的特征。国内心衰患者的心肌组织活检标本显示，心肌细胞线粒体膜磷脂定位呈现不同程度的脱失性改变，脱失程度愈重，心功能愈差，生存率亦愈低。另有报道换瓣手术者左心室细胞总 ATP 酶、线粒体 ATP 酶、琥珀酸脱氢酶、细胞色素氧化酶活性均较正常人明显降低，提示心肌细胞能量产生和利用均有障碍，上述指标与 LVEF 呈正相关。

（2）神经内分泌的激活　在初始的心肌损伤以后，有多种内源性的神经内分泌和细胞因子的激活，例如去甲肾上腺素（NE）、AngⅡ、醛固酮（ALD）、内皮素（ET）、肿瘤坏死因子（TNF-α）等，在心衰患者均有循环水平或组织水平的升高。神经内分泌-细胞因子系统的长期、慢性激活促进心肌重构，加重心肌损伤和心功能恶化，后者又进一步激活神经内分泌-细胞因子等，如此形成恶性循环。有关这方面的报道，国内亦愈来愈多。

国内关于 β 受体通路与心衰的研究，开展得较早。有报道，换瓣手术取材心肌的 $β_2$ 受体密度（βmax）和 cAMP 均与左心室重量指数（LVMI）显著负相关；NYHAⅡ级患者较Ⅲ~Ⅳ级患者更低，提示心肌 βmax 能反映心室重构和心功能受损程度。同时测定外周血淋巴细胞的 βmax，其变化与心肌细胞相似，两者密切正相关，提示血淋巴细胞的 βmax 可作为心肌 βmax 的替代指标。国内很多报道心衰患者血淋巴细胞 β 受体密度降低；血 NE、E 升高，β 受体阻滞剂美托洛尔和 ACEI 治疗后可以改善。另有观察认为心衰患者室性心律失常的发生可能与 β 受体系统有关，美托洛尔急性药物试验提示对室性心律失常有效且安全，长程治疗结果亦相似。国外应用 $β_2$ 受体阻滞剂治疗心衰的临床试验亦证实能降低猝死。最近，国内应用异丙肾上腺素（ISO）诱导的大鼠心衰模型，进一步研究了 $β_1$、$β_2$、$β_3$ 肾上腺素能受体（$β_1$AR、$β_2$AR、$β_3$AR）mRNA 表达水平，以及 $β_3$ 受体激动剂（BRL-37344）的作用。结果表明，心衰时，$β_1$AR mRNA 水平降低，$β_2$AR mRNA 变化不明显；而 $β_3$AR mRNA 水平明显增高。应用 $β_3$AR 激动剂后，上述变化更显著；心衰更加恶化；ISO 组和 BRL 组死亡率增加，而以 BRL 组最高。本实验对 $β_3$AR 的研究启发了药物开发和治疗的新思路。冠状动脉结扎的大鼠心衰模型，$β_1$ 受体密度和 $β_1$ 受体 mRNA 表达显著降低。循环心钠素（ANP）、NE 和 E 水平显著增加；心肌组织中 NE 水平显著降低。应用美托洛尔和卡维地洛后可显著增加心肌组织中 NE 水平；对循环 NE 水平无明显影响；但可明显降低升高的循环中 ANP 和 E 水平。

国内对肾素-血管紧张素系统（RAS）通路的研究表明：Wistar 大鼠心衰模型，心肌组织 Ang 含量、ACE 活性显著升高；心脏重量指数增高，心肌细胞肥大，间质增生，胶原蛋白沉积，但循环血 AngⅡ含量和 ACE 活性无明显改变，提示心脏局部 RAS 参与了心肌重构过程。而 ACEI 培哚普利可有效地改善心肌重构和心衰。另外对心衰者的研究亦表明，心肌 AngⅡ含量与 CI 显著负相关；与心肌超微结构改变则显著正相关。

有关心衰时神经内分泌的变化，报道甚多。如 ANP 升高，且与心衰病情相关；脑钠肽（BNP）和 ANP 在无症状心衰时已有升高。心衰时血精氨酸的升高可能与稀释性低钠血症有关。此外，心衰时血浆 ET、$β_2$ 内啡肽、NO、5-羟色胺、神经肽、肾上腺髓质素（AM）的升高均有报道，且与心衰严重程度相关。近年来，对炎性细胞因子在心衰中的作用备受关注。应用异丙肾上腺素诱导的大鼠心衰模型的研究表明，血清及心肌组织肿瘤坏死因子（TNF-α）均明显增高，应用 TNF-α 阻滞剂 Enbrel 能改善心功能，减轻左心室重构，且使心肌白介素-1（IL-1）β 表达水平亦下降，可能是细胞因子间的相互作用结果。临床上，有多篇报道，心衰时，TNF-α、白介素（IL-2 和 IL-6）、细胞间黏附分子（ICAM-1）均有升高，且随心功能损害程度加重而升高。培哚普利较常规治疗降低 TNF-α、IL-1、IL-6、sICAM-1 和 Fas/Apo-1 的作用更为明显。

另有报道，心衰患者 TNF-α 和 IL-6 明显增高。以卡托普利、利尿剂、洋地黄和硝酸酯类治疗作为对照组，另一组加用多巴酚丁胺治疗 10 天。结果两组均能升高 LVEF，且以多巴酚丁胺组更为明显。然而，有意义的是，对照组治疗后血 TNF-α 和 IL-6 有显著降低，而多巴酚丁胺组却无明显变化，提示了临床改善与神经内分泌-细胞因子变化的不一致性。此外，自身抗体在心衰中的作用亦有了初步的探索。对慢性心衰患者的检测表明，$β_2$、$α_1$ 肾上腺素能受体和 AT_1 受体的自身抗体不仅存在于多种心脏病心衰患者的血清中，而且抗体效价也明显高于正常组。各种病因的心脏病（缺血性心肌病、扩张型心肌病、高血压心脏病）

之间并无差异。63% ~67%的心衰患者同时具有双抗体阳性；53.7%的患者同时具有三种抗体阳性，提示免疫机制可能参与了心衰的发病。另有报道，在常规治疗基础上加用β受体阻滞剂比索洛尔治疗，可使心衰患者β_1和M_2受体自身抗体转阴、效价下降，同时伴有心功能的明显改善。

444• 目前，能够预测心力衰竭的因素有哪些？

大量研究发现心力衰竭的发生和发展是一个“进行性”过程，即从左心室功能受损（梗死、炎症、中毒和代谢障碍）到心衰产生和恶化都“持续进展着”，表现为左心室进行性扩大和球变，伴收缩功能进行性降低即左心室重构（remodelling），结果发展至心力衰竭，并使心衰不断进展，直到终末阶段。而且，在心衰的发生发展过程中，始终有神经内分泌的激活，这种过度的激活虽能对低下的心室功能起代偿作用，但同时也加重了心肌的损害，加剧了心衰的恶化。另外，循环和组织中多种细胞因子的水平也会增加，这些因子和神经内分泌激活一起，可以损害心肌细胞的活性和功能、刺激心肌纤维化，促使心肌细胞水平重构。因此，有多种因素参与了左心室重构这一导致心衰发生和不断进展的病理生理过程，并反映其严重程度，可用于预测心衰的预后，重要的是针对他们进行干预，对于延缓临床症状性心衰的出现和进展、改善患者的生活质量、提高生存率也有着重要意义。目前，能够预测心衰的因素如下。

（1）一般因素和并发症　包括①种族：美国心衰患者的死亡率黑人是白人的1.5 ~2.0倍，这与黑人高血压和左心室肥厚更常见以及社会、经济因素的影响有关；②年龄：慢性心衰的死亡率随年龄增加而升高。Framingham研究资料显示，年龄每增加10岁，则心衰发生率升高2倍；左心室功能障碍研究（studies of left ventricular dysfunction，SOLVD）表明，>64岁的心衰患者，其1年的死亡率是<64岁患者的1.5倍；③性别：心衰患者男性比女性更常见，女性对心衰预后的影响尚不肯定，SOLVD研究中的年心衰死亡率和年心衰住院率在女性更高，分别为22%比17%和37%比33%；Framingham研究资料中，心衰患者2年死亡率男、女相似（38%比37%），但6年时男性死亡率高于女性（82%比67%）；④并发症：高血压使心衰发生率增加了3倍；糖尿病是另一危险因素，女性患者的危险性是男性的2倍；高血压加糖尿病使发生心衰的危险性增加了5倍。

（2）心衰病因　早些时候的研究提示，冠心病心衰比扩张型心肌病心衰的预后差，但SOLVD研究在有症状用药治疗组并未显出缺血性和非缺血性心衰在预后上的差异。心脏瓣膜病引起心衰的预后有自己的规律性。主动脉瓣狭窄患者，心衰发生后若不换瓣，存活时间仅有1 ~2年，若行瓣膜置换术，手术风险也明显增大；二尖瓣狭窄的患者出现心衰症状后，若不控制，5年存活率<15%；严重的主动脉瓣或二尖瓣关闭不全产生心衰的患者，无论换瓣与否，其预后与左心室扩大和左心室射血分数降低的程度相关；对主动脉瓣关闭不全的心衰患者，早期积极的治疗（如血管扩张剂的应用）能改善其预后，而二尖瓣关闭不全的预后更多地取决于其病因是风湿性、感染性、结构性或心室扩张性，药物治疗只使5年存活率达到50%。

病毒性心肌炎和特发性扩张型心肌病的心衰患者的预后相似，5年存活率约50%。家族性扩张型心肌病预后比散发扩张性心肌病的预后差。暴发性心肌炎死亡率高；巨细胞性心肌炎也是致命性的；艾滋病病毒性心肌炎50%在死亡前出现心衰症状。围生期心肌病，可能与自身免疫性心肌炎有关，有一半将会在产后数月恢复，1/3将在产后数周改善，无产后早期改善者或病理活检为非淋巴细胞浸润者很可能进一步恶化，预后差。肥厚型心肌病自然病程独特，无论有无心衰或流出道梗阻，均有心脏性猝死的危险，而且伴有非持续性室速患者的心脏性猝死的风险更大，往往与心肌肥厚的程度有关。家族性肥厚型心肌病有猝死患者，死亡率高。乙醇性心肌病患者酗酒是死亡的强预测因子，戒酒可改善其预后，戒酒者4年死亡率为9%，而继续饮酒者的4年死亡率则高达60%。重要的是乙醇对1/3的特发性扩张型心肌病患者均具有心脏毒性，对这些患者也应戒酒。心肌浸润性心肌病如淀粉样变性和含铁血黄素沉着治疗效果不好，预后很差，2年死亡率达100%。

蒽环素（anthracycline）的心脏毒性作用与剂量有关。急性中毒者对常规心衰药物反应差，病情急转直下，多在数周至数月内死亡；轻、中度中毒产生的心衰对治疗反应和预后均比特发性扩张型心肌病为差。

（3）临床因素 包括①症状：纽约心脏学会（NYHA）心功能分级也会影响心衰患者的预后。北欧依那普利生存试验（cooperative north Scandinavian enalapril survival study，CONSENSUS）中，心功能Ⅳ级（NYHA分级）者，年死亡率为54%；前瞻性随机氨氯地平生存评估（prospective randomized survival evaluation，PRAISE）研究中，NYHA分级Ⅲ～Ⅳ级的患者，在14.5个月时的死亡率为33%；②运动耐量：常以最大氧摄取或消耗量（Vo_{2max}）来检测运动耐量。心衰患者常不能耐受运动，Vo_{2max}在有或无症状的心衰患者中均下降，Vo_{2max}可反映心衰的程度；Vo_{2max}和运动时限能独立预测心衰患者5年的死亡率。Szlachik等研究显示$Vo_{2max}<10ml \cdot kg^{-1} \cdot min^{-1}$的心衰患者1年死亡率77%，而$10 \sim 18ml \cdot kg^{-1} \cdot min^{-1}$者的年死亡率仅21%；Likoff等报道也显示$Vo_{2max}<13ml \cdot kg^{-1} \cdot min^{-1}$的心衰患者年死亡率为36%，而$Vo_{2max}>13ml \cdot kg^{-1} \cdot min^{-1}$者的年死亡率仅15%。ACC/AHA心衰治疗指南中建议：$Vo_{2max}<14ml \cdot kg^{-1} \cdot min^{-1}$时，心衰患者的年死亡率可达30%～50%，这些患者的预后差，应考虑行心脏移植；若$Vo_{2max} \leqslant 10ml \cdot kg^{-1} \cdot min^{-1}$，则必须行心脏移植；若运动时收缩压升高<20mmHg者，其预后也差，也应尽快行心脏移植。由于Vo_{2max}受年龄、性别、肌肉重量和需氧代谢条件的影响，使用实测与预计最大氧耗量的比值（实测Vo_{2max}/预计Vo_{2max}）较实测Vo_{2max}值更有意义。多因素分析显示实测Vo_{2max}/预计$Vo_{2max}<50\%$是心衰患者死亡最有意义的预测指标，该比值若>50%可不必考虑立即行心脏移植治疗。Osado等的研究发现，运动时$Vo_{2max}<14ml \cdot kg^{-1} \cdot min^{-1}$，与预计$Vo_{2max}$比值<50%和最高收缩压<120mmHg三项指标均符合的心衰患者预后差，运动后血压未达到120mmHg的心衰患者的生存率仅55%，而达此指标者的生存率为83%；③6分钟步行距离试验：即6min步行的距离，与患者日常活动时的症状相关性好；步行距离与心衰患者的生存率显著相关，也能预测患者死亡率和再住院率，当步行距离<305m时，死亡率为11%；当步行距离>443m时，死亡率为4%。

（4）血流动力学和心功能因素 多因素分析显示，静息时血流动力学指标对心衰预后均有预测价值，其中肺毛细血管楔压是独立预测因素；心指数$<2L \cdot kg^{-1} \cdot m^{-2}$的心衰患者预后极差。治疗后血流动力学指标改善的心衰患者预后好，经扩血管治疗使肺毛细血管楔压

降低至16mmHg以下的心衰患者年生存率为83%，而未降至16mmHg以下者的生存率仅38%；使用血管扩张剂（硝普钠）能降低其肺血管阻力的心衰患者3个月的死亡率为3.8%，而肺血管阻力未降者的3个月死亡率则高达41%。运动时的血流动力学变化也能预测心衰预后，运动时心排出量和最大氧耗量指标一样能预测心衰预后。特别是运动时的每搏作功指数是心衰患者预后的独立预测因素。

预测心衰预后的心功能因素包括①左心室射血分数（LVEF）：这是收缩功能性心衰预后的强预测指标之一。LVEF＜25%者预后很差；LVEF值的变化对预后意义更大，每年LVEF下降5%者死亡率是升高5%者的2倍，但存在的问题是超声测量LVEF值有误差；二尖瓣关闭不全者可低估其心功能受损程度；②右心室射血分数（RVEF）：RVEF降低者预后差；RVEF≤35%是心功能Ⅲ、Ⅳ级（NYHA分级）患者存活的预测因素；RVEF与运动耐量相关性好，但却不能常规测得，故应用价值受限；③左心室大小、容积、肥厚、球样变：SOLVD试验结果显示，心衰患者左心室扩大、室壁张力增加和球样变呈进行性，呈球形的大心脏预后差。心胸比例也可反映左心室扩大，美国退伍军人血管扩张剂和心衰研究（vasodilator heart failure trial，V-HeFT）表明，心胸比例增加是第三强的死亡预测因素，特异性高，但敏感性低；左心室造影、超声心动图检查发现，左心室容积和质量增加、左心室形状球形化者，其死亡率增高；肥厚型心肌病的质量增加，心脏性猝死发生率增高；急性心肌梗死者心室质量增加是对心功能损害的代偿；左心室收缩末容积增加是急性心肌梗死后预测死亡的最强因素，强于左心室舒张末容积、LVEF和冠状动脉病变程度；④多普勒心脏超声心动图：有研究发现，二尖瓣频谱呈限制性改变〔早期快速充盈速率（E）加快、左房收缩流速（A）降低〕者预后差。限制性改变是指E/A＞2.0或E/A＝2.0但E减速时间≤140毫秒。

（5）心律失常因素　包括①心律失常：大规模临床试验表明，心脏性猝死，如心室颤动、心室停搏占左心室功能障碍患者总死亡率的一半，在等待心脏移植的心功能Ⅳ级（NYHA分级）患者中占21%，相当于年总死亡率的40%～50%。心衰患者出现心房颤动、动态心电图监测显示室性期前收缩频发、成对、呈非持续性室性心动过速（室速）和出现长段持续室速均提示预后差。然而上述心律失常是否能预测死因则有争议，有研究认为动态心电图监测中复杂心律失常，如非持续性室速是心脏性猝死的独立危险因素；但PROMISE（prospective randomized milrinone survival evaluationtrial）试验中，非持续性室速和持续性室速虽可预测心衰患者死亡，并非心脏性猝死，只有在使用米力农（milrinone）后加重室性心律失常才能预测心衰患者的心脏性猝死。另一方面，扩张型心肌病致心衰患者出现一～二度房室传导阻滞和室内传导阻滞或左束支传导阻滞者预后差，同时有一度房室传导阻滞和室内传导阻滞者预后尤其差，需植入永久起搏器者预后也差；②抗心律失常治疗：抗心律失常抑制试验（cardiac arrhythmia suppression trial）中，心衰是患者死亡的独立危险因素；LVEF＜30%的心衰患者，抗心律失常治疗使威胁生命的并发症增加7倍；胺碘酮则使心脏性猝死和心衰加重的危险性分别降低27%和23%；③心率变异性：是心脏自主神经平衡的指标，慢性心衰患者的心率变异性下降，是预测心衰死亡的强预测因素；④信号平均心电图：急性心肌梗死患者，晚电位阴性则心脏性猝死危险性降低；慢性心衰晚电位阳性者，可预测心衰恶化。此外，QT离散度预测心衰预后的价值尚不肯定，而且由于对心房颤动和完全房室传导阻滞者不能测得是其限制；⑤心电生理检查对预后预测价值不大。有过心脏骤停者，即使未诱发室速，1～3 年内心脏骤停复发者 >30%；而对于能诱发室速者，尽管予以治疗，但 3 年内心脏骤停复发者仍有 15%～50%。

（6）神经内分泌因素 心衰早期即开始的神经内分泌激活与死亡率直接相关。神经内分泌因素包括①去甲肾上腺素（NE）：无症状左心室功能异常研究提示，血 NE >800ng/ml 时死亡危险性明显增高；②血管紧张素Ⅱ（AngⅡ）：CONSENSUS 研究显示：AngⅡ与死亡率强相关，比 NE 更强；血管紧张素转换酶抑制剂（ACEI）能使 AngⅡ、NE 明显下降，基础值越高，降低越多；③醛固酮：可刺激成纤维细胞增生和心肌纤维化；ACEI 可减少心肌质量（SOLVD 研究）、降低醛固酮水平达 60%（CONSENSUS 研究）；螺内酯随机评价研究（randomized aldactone evaluation study）显示：每天口服螺内酯 25mg 可使心衰的病死率下降 27%；④心钠素（心房利尿肽）：CONSENSUS、生存和心室扩大研究（survival and ventricular enlargement study）显示：心钠素与心衰患者的症状、心脏指数、左心室充盈压（非 LVEF）相关性好；心房利尿肽 >125pg/ml 预测死亡率的价值与症状和 LVEF 相当；⑤脑钠肽（BNP）：也是由心室分泌的心肌激素，具有强大的利钠、利尿、扩血管和抑制肾素-血管紧张素系统和交感神经系统的作用；心室负荷或压力增高或室壁张力增高时，刺激 BNP 分泌。急性心肌梗死早期 BNP 值可能是预测 30 天和 6 个月左心室重构的生化标志物；急性心肌梗死 1～4 天后，BNP 升高是 14 个月内心衰和死亡的强独立预测因子，超过了心房利尿肽、cGMP 和儿茶酚胺；BNP 升高是预测心衰患者死亡的独立因素，比心房利尿肽更有用。BNP >73pg/ml 的心衰患者，40 个月存活率明显低于 BNP <73pg/ml 者（40% 比 95%）；⑥细胞因子：如肿瘤坏死因子在心衰并有恶病质的患者中显著升高，血液中细胞因子及其可溶性受体水平升高的心衰患者预后差。

445 • 脑钠肽在慢性心力衰竭诊断、预后评估中的价值如何？

慢性收缩性心力衰竭的诊断一般都是根据临床评估来诊断，即左心腔增大、左心室收缩末容积增加和 LVEF≤40%。2001 年最新的欧洲心脏病协会提出的心力衰竭指南已第一次将血浆脑钠肽（BNP）的水平作为心力衰竭诊断的客观指标之一。建议以脑钠肽作为筛选诊断心衰的指标，以鉴别心源性和非心源性呼吸困难。我国亦已有初步报道。对 111 例呼吸困难患者测定无活性的心房肽原（Nt-proANP）和无活性的脑钠肽原（Nt-proBNP），结果有呼吸困难心衰组较有呼吸困难非心衰组显著增高。ANP 诊断心衰的敏感性和特异性为 90%；BNP 诊断心衰的敏感性为 94%，特异性为 95%。上述资料表明，ANP 特别是 BNP 对心衰的诊断有高敏感性和特异性，对于鉴别呼吸困难是否为心源性具有重要意义。

BNP 主要由心室在容积扩大和压力超负荷时产生是一种心脏神经激素，是心室功能障碍的特异敏感的指标。国外研究证实，BNP 在左心室功能不全的患者中升高并与心功能分级以及患者的预后存在相关性。BNP 在心衰临床诊断和预后评估中具有重要的地位与价值。BNP 水平可以作为评价心功能损害程度的良好的无创性生化指标，价格不贵且可行也可用于指导治疗及判断预后。正常 BNP 水平的患者在很大程度上可以否定存在心衰。专家预测：不久的将来，人们可以像应用血糖监测糖尿病患者一样，在心衰患者中应用 BNP 来监测心功能。目前认为BNP可能是首个同时能反映病理生理改变和恢复循环平衡进行生理代谢的标志物。

Suzuki等发现BNP的浓度可反映无症状左心室功能障碍患者的收缩及舒张功能，认为这种无创的生化检查对临床前期诊断是很有帮助的。国内有研究结果显示：无症状心衰组的BNP水平显著高于正常对照组（$P<0.01$），按血清120ng/L水平作诊断界值，其灵敏度和特异性为85%和86.67%，提示测定血清BNP水平有助于无症状左心室功能障碍诊断，应用BNP水平作为早期筛选无症状左心室功能障碍患者的指标，具有非常高的灵敏度和特异性。研究发现，BNP是心衰患者预后的重要标志物。Harrison等对325例因呼吸困难而到急诊科就诊的患者随访6个月发现，BNP水平与病情转归密切相关，水平较高者预后差。

国内的研究也证实了上述观点。陈协兴、洪华山等研究结果显示：心力衰竭组24例BNP>930ng/L患者中6例心源性死亡和10例再次住院，而48例BNP<930ng/L患者中仅6例再次住院，差异有统计学意义（$P<0.01$）。本研究中3例院内死亡患者的血清BNP水平特别高，都在3000ng/L以上，提示BNP水平较高者预后差；血浆BNP界值为100ng/L时区分心衰与其他原因所致呼吸困难的敏感性为90%，特异性为76%，准确性为83%。

446• 怎样进行心力衰竭的鉴别诊断？

（1）心力衰竭引起的呼吸困难应与肺部疾病所引起的呼吸困难相鉴别，特别是慢性阻塞性肺气肿，后者虽亦可有夜间呼吸困难，但咳痰后就缓解，不一定需要坐起。心源性哮喘有时难以与支气管哮喘鉴别表9-4。

表9-4 支气管哮喘与心脏性哮喘的鉴别

项 目	心源性哮喘	支气管哮喘
病因	有引起急性肺淤血的基础心脏病。无过敏史，病程较短	部分病例有家族史或个人过敏史，过去有长期反复发作史，病程长
症状	多见于中年或老年患者，常出现夜间阵发性呼吸困难，每次持续时间短，常在1小时内，痰为泡沫状，无色或呈粉红色	多从青少年起病，以冬春季节较多，每次持续时间长达数小时或数日。发作前有咳嗽、胸闷、喷嚏等先兆
体征	有主要的心脏病体征，常有奔马律，肺内可闻干湿啰音及哮鸣音，但以湿啰音为主，无肺气肿体征	无心脏病体征，双肺布满哮鸣音，呈呼气性呼吸困难，可有肺气肿体征
X线检查	左心增大，肺淤血，急性心肌梗死时心脏可无明显增大	心脏正常，肺野清晰或有肺气肿征象
其他检查	臂至舌循环时间延长，心电图可有左心房、室肥大或心肌梗死等改变，电轴左偏	臂至舌循环时间正常，心电图正常或右心室肥大，电轴右偏，血嗜酸性粒细胞计数升高
治疗效应	洋地黄、快速利尿剂、血管扩张剂、吗啡等有效	氨茶碱、肾上腺素、皮质激素等有效

（2）右心衰竭引起的水肿、腹腔积液应与肾性水肿、心包疾患和肝硬化引起者相鉴别。

肾性水肿：多出现于眼睑、面部组织较疏松的部位，且以晨起较明显，且伴有其他肾病的征象，如高血压、蛋白尿、管型尿改变。故不同于心力衰竭的重力性水肿。

心包积液或缩窄性心包炎：心包积液时扩大的心浊音界可随体位而变动，心音遥远，无杂音，有奇脉；X线胸片心影呈烧瓶样；心电图有低电压及ST-T改变，超声心动图显示心包积液的液性暗区。缩窄性心包炎X线胸片有蛋壳样钙化影。

肝硬化：腹腔积液征常较外周水肿为明显。可见腹壁静脉曲张和蜘蛛痣，肝功能多有明显改变。但无心脏病病史、体征，肺内无湿啰音，无颈静脉曲张，肝颈静脉回流征阴性。

腔静脉综合征：当上、下腔静脉受肿瘤、肿大淋巴结压迫或血栓阻塞时，可使血液回流受阻。出现颈静脉曲张，上、下肢水肿，肝大等表现与右心衰竭相似，但无心脏病病史、体征，亦无肺淤血表现。

447• 左心室舒张功能与左心室舒张功能衰竭的概念是什么？

左心室舒张期充盈分为舒张早期的快速充盈与舒张晚期的缓慢充盈，前者是由于左心房左心室的压差引起的被动充盈；后者是由于左心房收缩引起左心室的主动充盈。这里，应将舒张期和左心室松弛（relaxation）这两个概念区别开来。舒张期是一个由瓣膜开闭和血液流动所决定的血流动力学过程。一旦主动脉瓣关闭即为等容舒张期开始。而左心室松弛是一分子生物学概念。在左心室收缩后期，左心室松弛即已开始，正是由于左心室松弛，使左心室压减低，才引起舒张期的到来。从分子生物学角度来考虑，左心室松弛是由于Ca^{2+}和原肌球蛋白C解离所引起，并引起肌球蛋白和肌动蛋白结合点的脱落，心室得以松弛。Ca^{2+}大部分由肌质网摄取，小部分通过Na^{+}-Ca^{2+}交换排出细胞外。肌质网摄取Ca^{2+}要逆浓度差进行，是一个耗能过程。因此，左心室舒张期充盈受左心室松弛、左心房左心室压差、左心房收缩力和速率、左心室顺应性（compliance）和僵硬度（stiffness），左心室室壁容积/左心室室腔容积比值等多种因素影响。

为了研究的需要，必须对左心室舒张功能衰竭有一个统一的定义。Brutsaert等提出心室舒张功能衰竭是：由于单一心室或双心室充盈阻力增加，使舒张期压力-容积曲线上移从而出现充血症状。该定义明确地表达了左心室舒张功能衰竭的起因、血流动力学和临床表现，较好地反映了左心室舒张功能衰竭的本质。

448• 引起左心室舒张功能衰竭的原因有哪些？

临床上左心室舒张功能衰竭多见于原发性高血压、冠状动脉疾病、扩张型肌病、肥厚型心肌病及瓣膜性心脏病。引起左心室舒张功能衰竭的病因要有①原发性心肌硬度增加或心肌病变；②左心室重量增加、室壁顺应性下降；③左心室腔形状的改变；④心肌缺血或能量代谢异常；⑤心肌收缩和舒张不协调。

（1）左心室收缩期松弛功能受损　左心室松弛始于收缩末期。由于左心室松弛是一个耗能的过程，因此，任何引起心肌能量利用障碍的疾病如心肌缺血、低氧血症均可引起左心室松弛受损。冠心病心肌缺血时可首先影响左心室舒张功能，缺血性心脏病可影响左心室收缩功能或舒张功能，或同时影响两者。各种原因引起的左心室肥厚（如高血压、主动脉狭窄或特发性肥厚型心肌病）是引起左心室松弛受损的常见原因，其机制是：①心肌肥厚时由于与基因翻译有关的蛋白质减少，使肌质网中 ATP 泵减少，从而使肌质网重新摄取 Ca^{2+} 功能障碍。实验也观察到左心室肥厚时左心室肌质网内游离 Ca^{2+} 浓度降低；②左心室肥厚使心肌血供相对减少，左心室内膜下毛细血管密度降低，血管储备减少。这些均可引起左心室松弛功能障碍。当左心室松弛不协调时，如心肌梗死或室壁瘤形成时，也可引起左心室整体松弛功能障碍。

（2）左心室顺应性降低　左心室舒张期顺应性降低或左心室僵硬是引起左心室舒张功能衰竭的重要原因之一。左心室顺应性降低使左心室舒张期容积-压力曲线上移，即舒张各阶段左心室压均上升。左心室顺应性降低原因包括左心室本身原因和左心室以外原因，前者有①由于各种原因引起心肌间质成分增加，使心肌的可伸展性降低，均可使左心室顺应性降低，如心肌间质纤维化、间质水肿、胶原沉积、心肌淀粉样变；②心肌肥厚，如各种原发性或继发性肥厚型心肌病、非对称性室间隔肥厚。由于室壁增厚而相对室腔增大不多，可使左心室顺应性降低；③心肌梗死后室壁瘤形成，由于该部分心肌失去伸展功能，可使左心室顺应性降低；④内膜纤维化，由于纤维组织使邻近肌小梁粘连，亦可使左心室顺应性降低；⑤严重心肌缺血，由于心肌节段性活动障碍，收缩期该部分缺血心肌反向膨出，而舒张期回复原状，可影响左心室顺应性。后者常见有①心包疾病：如心包积液、缩窄性心包炎，由于心包对左心室舒张的抑制作用，可使左心室舒张受限制；②左、右心室相互影响：右心室压对左心室收缩功能无明显影响，但由于舒张期左心室处于低压状态下，当右心室压增高时（如急性肺栓塞），可使室间隔偏移，明显影响左心室舒张功能。

（3）左心室收缩期延长　由于左心室收缩期延长，使左心室松弛延迟出现，也可影响左心室舒张功能。左心室收缩期延长应与左心室松弛受损区别。左心室收缩期延长是一个生理性代偿过程，一般预后较好，而左心室松弛受损是一个病理过程，预后较差。左心室收缩期延长原因是多方面的，常见的有①左心室后负荷增高，使左心室收缩期延长；②左心室肥厚，左心室收缩亦相应延长；③儿茶酚胺类物质或血管紧张素Ⅱ等含量增加，可使左心室收缩期延长。左心室收缩期延长虽是生理性和代偿性的，但长期可引起左心室扩张、心肌肥厚，从而引起左心室舒张功能的进一步恶化，最终导致左心室舒张功能衰竭。

（4）其他　长期心率过快也是引起左心室舒张功能衰竭的原因。心率过快可使舒张期相对缩短，左心室充盈不完全，导致左心室舒张功能衰竭。心房颤动时由于失去了舒张晚期左心房收缩对左心室充盈的额外作用，亦可影响左心室舒张功能。另外，当血容量过少引起容量负荷降低时，也可影响左心室充盈。

综上所述，引起左心室舒张功能衰竭的原因是多方面的。一些疾病，如左心室肥厚，可从多个环节引起左心室舒张功能衰竭。

449. 左心室舒张功能衰竭有哪些主要表现？常见于哪些疾病？

左心室舒张功能衰竭早期无症状，或在运动后诱发症状，晚期在安静时即可出现临床症状。其临床症状为典型肺淤血症状，与二尖瓣狭窄相似，可出现活动后气急、端坐呼吸、夜间阵发性呼吸困难、急性肺水肿等。且对洋地黄类药物反应不佳；左心室不大，左心室室壁大多增厚，左心房增大；血流动力学和心功能检查是诊断左心室舒张功能衰竭的重要手段。心导管可检测到左心室舒张末压增高，肺毛细血管楔压升高。心功能检测提示左心室等容舒张期延长，左心室 dp/dt 负性峰值减少。如为单纯舒张性心力衰竭则左心室射血分数正常，舒张功能指标异常。超声心动图对诊断左心室舒张功能衰竭极为有用。舒张期经二尖瓣血流频谱提示 E 峰和 A 峰峰值均降低，血流积分减少，E 峰小于 A 峰，E/A 值小于 1，或呈现单峰曲线。新近还有报道，舒张早期心室内充盈，血流速度离散度增大。

单纯性舒张性心力衰竭见于下列疾病：①高血压左心室肥厚；②肥厚型心肌病；③主动脉瓣狭窄、左心室肥厚；④缺血性心脏病，心肌缺血首先引起舒张功能异常，缺血面积大时可引起肺淤血；⑤限制型心肌病，如心内膜心肌纤维化、心肌淀粉样变性等。

心包疾病如缩窄性心包炎、心脏压塞虽主要改变也是舒张受限，但不同于上述心肌疾病，治疗亦完全不同，故不列入本病范畴。

450• 如何诊断舒张性心力衰竭?

由于舒张性心衰的病理生理很复杂，诊断舒张性心衰的金标准是左心导管测量静息和活动时的压力-容积曲线，但对大多数患者来说是不可行的。而目前用无创的方法如何诊断舒张性心衰还没有统一的看法，如使用 E/A <1 这一标准，则大多数患者都被定义为舒张功能异常。由于采用不同的诊断标准，相关报道中舒张性心衰的发病率相差很多，而舒张功能异常可以是功能性的或一过性的，在没有发作时测定左心室压力和容积也不一定发现异常。例如对于有多支血管病变的冠心病患者，判断其肺水肿发作是由收缩功能不全还是舒张功能不全造成有时就难以确定。事实上，收缩和舒张功能异常可能同时存在，一些患者以舒张功能不全为主（合并快速房颤时），而另一些以收缩功能不全为主（大面积心肌缺血时）。

Vasan 和 Levy 呼吁确定一个统一的舒张性心衰诊断标准，他们建议将有心衰临床表现而收缩功能正常的患者分为以下三类：明确有舒张性心衰、很可能有舒张性心衰、可能有舒张性心衰。其诊断标准如表 9-5 所示。

Caruana 等认为，大多数诊断为舒张性心衰的患者可以用其他原因解释其症状，如肥胖、肺部疾病、心肌缺血等。为了找出造成患者出现症状的真正原因，他们对 109 例诊断为舒张性心衰的患者进行再评价，看是否能用上述其他原因来解释患者的症状。所有患者都测定体质指数，并进行呼吸量测定，记录心电图和病史。结果发现，1/3 的患者肥胖或非常肥胖；50% 的患者 1 秒内的用力呼气量低于预测值的 70%，92% 的患者峰呼气速率低于正常值的 70%；38% 的患者心电图或临床病史提示冠心病；该组只有 7% 的患者没有发现超重、呼吸系统疾病或冠心病。而 Petrie 等发现，如果用测量房室平面平移的方法评价左心室功能，近 1/3 的舒张性心衰患者左心室收缩功能异常。提示尽管常规测定缩短分数或 Simpson 法测定左心室射血分数正常，仍有相当一部分患者有潜在的左心室功能下降。

表 9-5 舒张性心力衰竭的诊断标准

分类	诊断标准	客观证据
明确诊断	慢性心衰的明确证据；心衰发作时有左心室收缩功能正常的客观依据；有左心室舒张功能异常的客观依据	包括临床症状和体征、实验室检查（如 X 线胸片）、对利尿剂治疗的反应，有或没有左心室灌注压升高的证据或心脏指数降低；心衰发作 72h 内左心室射血分数≥50%；心导管检查示左心室舒张、灌注、扩张功能异常
很可能诊断	慢性心衰的明确证据；心衰发作时有左心室收缩功能正常的客观依据；缺乏左心室舒张功能异常的客观依据	包括临床症状和体征、实验室检查（如 X 线胸片）、对利尿剂治疗的反应，有或没有左心室灌注压升高的证据或心脏指数降低；心衰发作 72h 内左心室射血分数≥50%；没有左心室舒张功能异常的客观依据
可能诊断	慢性心衰的明确证据；左心室收缩功能正常的客观依据，但不是在心衰发作时；缺乏左心室舒张功能异常的客观依据	包括临床症状和体征、实验室检查（如 X 线胸片）、对利尿剂治疗的反应，有或没有左心室灌注压升高的证据或心指数降低；左心室射血分数≥50%；没有左心室舒张功能异常的客观依据

尽管理论上 ACEI 可以改善舒张性心衰患者的症状和预后，但仍缺乏随机对照试验的证据。V-HeFT 亚组分析提示，ACEI 可以降低左心室收缩功能正常的心衰患者的死亡率，但这一点在 CONSENSUS 研究中并没有得到证实。左心室收缩功能正常的心衰多继发于高血压和/或房颤，相应的治疗也可以改善患者的症状和预后。由于对舒张性心衰认识的局限，还需做更多的基础和临床研究，探讨其合理的诊断和治疗。

451. 如何应用心脏再同步治疗起搏器（CRT）治疗慢性心力衰竭?

大多数慢性心力衰竭（CHF）患者存在心室内传导异常和心室收缩不协调，因而需要对心脏进行再同步治疗。再同步是指用心脏起搏的方法，改变心房和心室传导异常。通常通过心房或心室的多个部位起搏，偶尔也有在同一心腔的非常规部位起搏，再同步优化使心室的血流动力学和除极状况更接近生理状况。不同部位可以同时刺激，也可以一个部位预先激动，两个点在左、右心室称为双心室起搏，在两个心房称为双心房起搏，在同一心腔的，如在心室流出道和右心室心尖部的，称为心室双部位起搏，有时心室再同步也可通过一个心腔内的非常规部位起搏实现，如对于有些慢性心力衰竭患者，有时单纯在左心室一个部位起搏，疗效要好于双心室起搏。

心功能Ⅲ、Ⅳ级（NYHA 分级）伴低左心室射血分数（LVEF）的心衰患者，其中约 1/3 有 QRS 时限延长 >120ms，这种心室传导异常的心电图表现，常被用于确定心衰患者存在心室收缩不同步。心衰患者的左、右心室及左心室内收缩不同步时，可致心室充盈减少、左心室收缩力或压力的上升速度降低、时间延长，加重二尖瓣反流及室壁逆向运动，使心室排血效率下降。心室收缩不同步还会导致心衰患者死亡率增加。CRT 治疗可恢复正常的左、右心室及心室内的同步激动，减轻二尖瓣反流，从而增加心排出量。近期关于 CRT 的荟萃分析表明，CRT降低住院率32%，降低总死亡率25%，对死亡率的效益在治疗3个月时趋于显著。2005年公布的CARE-HF结果：CRT组总死亡率降低36%（$P<0.001$），死亡和住院的复合终点降低37%（$P<0.001$）。基于这一结果，2005年ACC/AHA以及ESC的CHF指南，均将CRT列为Ⅰ类推荐，A级证据。

（1）CRT适应证　凡是符合以下条件的CHF患者，除非有禁忌证，均应该接受CRT：LVEF≤35%，窦性心律，左心室舒张末内径（LVEDD）≥55mm，尽管使用了优化药物治疗，心功能仍为Ⅲ级或Ⅳ级（NYHA分级），心脏不同步（目前标准为QRS波>120ms）（Ⅰ类，A级）。

（2）处理要点　严格遵循适应证，选择适当的治疗人群，应用超声心动图技术更有益于评价心脏收缩的同步性；提高手术成功率，尽量选择理想的左心室电极导线植入部位，通常为左心室侧后壁；术后进行起搏参数优化，包括AV间期和VV间期的优化；尽可能维持窦性心律，实现100%双心室起搏；继续合理抗心衰药物治疗。

452·怎样治疗左心室舒张功能衰竭？

多项住院病例资料研究表明，30%~50%的心衰患者左心室收缩功能正常。近期几项流行病学研究进一步证实，将近一半的心衰患者左心室收缩功能正常，以舒张功能障碍为主。收缩性和舒张性心衰的治疗相差很多，长期预后也可能不同。尽管舒张性心衰很重要，但因缺乏这方面的资料，国内和国际的心衰指南对这一问题未能提出太多治疗建议。左心室舒张功能衰竭的治疗应从预防和纠正左心室舒张功能不全开始，根据病因和发病机制采取有效措施，防止左心室舒张功能衰竭的发生。

尽管多项临床试验表明，很多治疗措施可以改善收缩性心衰患者的预后，但舒张性心衰（DHF）的合理的治疗措施还不清楚。目前，还没有关于DHF治疗的随机、双盲、安慰-对照、多中心临床实验，因此对DHF的治疗还只是基于小样本的临床调查及个人经验。总的来讲，DHF的治疗主要可归纳为三点：①改善DHF症状；②基础疾病的治疗；③基于其病理机制的治疗。药物治疗在减轻DHF的症状中起着重要的作用，改善DHF症状应注意以下四点：①减少回心血量（利尿剂）；②改善左心室的松弛〔钙离子通道阻滞剂、血管紧张素转换酶抑制剂（ACEI）〕；③逆转左心室肥厚〔ACEI、血管紧张素Ⅱ受体阻滞剂（ARB）、螺内酯〕；④维持心房的收缩功能，控制过快的心率（β受体阻滞剂及抗心律失常药）。

（1）减少血容量　当血容量过多时，适当减少血容量可减少左心室等容舒张末压，有利于左心室充盈，使左心室容积-压力曲线下端下移，并可减少左心室僵硬度，有利于左心室松弛，利尿剂是最常用的减少血容量的药物。ACEI通过对醛固酮的抑制作用，使水、钠潴留减少，亦可使血容量减少，心钠素亦对减少血容量有利。血管扩张剂如硝酸酯类和ACEI可使血管床扩大，血容量相对减少，并可使血液潴留于血管，使前负荷减少，亦对左心室舒张有利。

（2）增强左心室松弛　增强左心室松弛在纠正左心室舒张功能衰竭中占据重要位置。肾上腺素能β受体激动剂和磷酸二酯酶抑制剂可增加环腺苷酸（cAMP）合成或减少cAMP分解，使心肌内cAMP含量增加。cAMP可降低原肌球蛋白和Ca^{2+}的亲和力，并使肌质网对

Ca^{2+}的再摄取增加。即使在衰竭心肌，上述两种药物仍对增强左室松弛功能有利。但这两种药物均可引起细胞内Ca^{2+}超负荷，并引起心律失常和细胞死亡，使它们不能在衰竭心肌中长期和大剂量使用。因此，继续发掘新的对促进左心室松弛有利但无严重副作用的药物可对治疗左心室舒张功能衰竭作出根本性改变。

（3）降低左心室室壁厚度　当后负荷增大时，代偿性左心室肥厚可增加心肌收缩力，但这是以损害左心室舒张功能为代价的。对肥厚心肌降低左心室室壁厚度，不仅可增加左心室顺应性，而且可改善内膜下血供，对改善左心室舒张功能有利。动物实验和临床研究表明，ACEI、钙离子通道阻滞剂、β受体阻滞剂对降低左心室室壁厚度有利。

（4）减少心肌间质纤维组织　减少心肌间质纤维组织可增加心肌顺应性，改善左心室舒张功能。尚无有效药物可特异性地抑制心肌组织中胶原沉积或促进其再吸收。新近Weber等的研究表明，ACEI或醛固酮受体阻滞剂——安体舒通（螺内酯）可使心肌间质中胶原沉积逆转。

（5）改善心肌缺血　改善心肌缺血可通过促进心肌松弛，防止左心室肥厚，增加左室顺应性，防止间质纤维沉积等途径来改善左心室舒张功能。减少心肌氧耗增加心肌氧供仍是改善心肌缺血的决定因素。硝酸酯类、钙离子通道阻滞剂和β受体阻滞剂是减少心肌氧耗的主要药物，扩张冠状动脉药物、溶栓疗法及通过心导管介入方法维持冠状动脉再通，是增加心肌氧供的主要措施。

（6）其他　对心室率较快的患者应用β受体阻滞剂、钙离子通道阻滞剂或洋地黄制剂适当减慢心率，使舒张期相对延长，可在一定程度上改善左心室舒张功能。对慢性房颤患者，选择合适患者在降低左心房压基础上采用电复律或有效抗心律失常药物复律可明显改善左心室舒张功能。如左心室舒张功能衰竭是由心包因素所引起的，去除缩窄心包或解除心脏压塞可从根本上改善左心室舒张功能。

另外，心房利尿肽具有排钠利尿和血管扩张作用，促使心肌早期舒缓，故能改善左心室舒张功能。

453 近年来在心力衰竭治疗方面有何研究进展？

早年国内大多数研究均为小样本、药物疗效的短期观察。观察指标均为临床疗效和/或血流动力学变化。观察的药物包括各种正性肌力药和血管扩张剂等，多数表明有良好的短期疗效。值得注意的是，我国于20世纪70年代中期开始应用地高辛维持量疗法以后，有报道地高辛中毒发生率已明显下降。卡托普利治疗心衰于20世纪80年代中期已有报道，最初作为血管扩张剂应用于心衰，随着神经内分泌激活不利于慢性心衰的概念逐步被认可，ACEI作为能降低心衰死亡率的第一类神经内分泌阻滞剂的地位亦已被确认，并已在国内广泛应用。继卡托普利之后，培哚普利、依那普利、苯那普利、福辛普利、西拉普利均有治疗心衰的报道，并有良好的临床疗效。有报道应用培哚普利治疗心衰72例，随访时间长达4年，结果培哚普利组心功能改善，因心衰再住院率和死亡率均较常规治疗对照组有显著下降。醛固酮有独立于AngⅡ和相加于AngⅡ的对心肌重构的不良作用，特别是对心肌纤维化的作用。因此，早年作为保钾利尿剂的螺内酯，近年来作为醛固酮受体阻滞剂，已与ACEI联合治疗心衰，但剂量小于作为利尿使用量。国内亦已有少数相关报道，但所用剂量大于国外报道。在严密监测血钾与血肌酐的情况下，并无不良反应，当心衰患者因咳嗽等不良反应不能耐受 ACEI 时，血管紧张素受体阻滞剂（ARB）可作为二线药物替代应用。我国亦已有应用 ARB 缬沙坦和氯沙坦治疗心衰取得疗效的报道。β 受体阻滞剂，因其强力的负性肌力作用，一直被禁用于心衰的治疗。然而，国际上多个有对照的、随机、双盲临床试验却证实了 β 受体阻滞剂不仅能降低慢性心衰的死亡率、住院率，特别还能降低猝死。β 受体阻滞剂之所以能从心衰的禁忌证转而成为心衰的常规治疗，就是基于长期治疗的“生物学效应”与短期治疗的负性肌力作用截然相反。而一些能即刻改善血流动力学异常的正性肌力药和血管扩张剂，长期治疗却增加死亡率和病残率。地高辛是惟一的不增加心衰死亡率的正性肌力药。由此，导致了心衰治疗概念的根本性的转变，即从短期的、血流动力学/药理学措施转变为长期的、修复性策略，目的是改变衰竭心脏的生物学性质。以往，“强心、利尿、扩血管”一直被认为是心衰的经典治疗，现今，已被新的常规治疗或标准治疗所取代，即以神经内分泌阻滞剂为主的三大类或四大类药物的联合应用，也就是利尿剂、ACEI、β 受体阻滞剂的联合应用，必要时再加上地高辛。通过中华医学会各种渠道的继续教育，这一根本概念的转变正在全国范围内被逐步接受。近几年来，应用 β 受体阻滞剂治疗慢性心衰已有多篇报道，所用制剂有美托洛尔、比索洛尔、卡维地洛和阿替洛尔。都是在利尿剂、ACEI 和地高辛的基础上加用。入选病例最大年龄达 84 岁。与常规治疗相比，结果均能改善临床心功能，还有报道左心室射血分数（LVEF）上升，左心室收缩末容积和舒张末容积缩小者。此外，有报道将环磷酸腺苷葡甲胺与美托洛尔合用治疗难治性心力衰竭，以对抗美托洛尔初期的负性肌力作用。结果表明，加用环磷酸腺苷组疗效较优，不良反应较少。上述大多数报道都采用了随机、对照（RCT）和盲法设计，或者采用前瞻性的、随机、开放、盲终点（PROBE）设计。然而，未说明所采用的随机方案，很多亦未提供可比的基线资料。样本量往往偏小（<100 例），随访时间不够长（<6 个月）；未说明退出、失访、不依从者的比例；采用“意向治疗分析”（intenion-to-treat analysis）时是否仍纳入分析中；以及缺乏事先设定的终点指标等，因此，在一定程度上影响结果的可靠性。

根据中国部分地区及上海市 1980、1990、2000 年 3 年非定群心衰住院患者的回顾性调查，结果显示，心衰治疗的药物每年均以利尿剂、硝酸酯类和洋地黄类为主，其中洋地黄的使用有下降趋势，中国部分地区硝酸酯类的使用还有上升趋势，2000 年占 53.0%，而上海地区则占 74.4%。上海市 2000 年门诊心衰病例 1 次性横截面调查研究，用药情况与上述相似，硝酸酯类亦高达 77.5%。上海市住院心衰病例的调查发现，硝酸酯类除少数兼用于心肌缺血治疗外，主要是以心衰治疗为目的。至于 ACEI 和 β 受体阻滞剂的应用虽有上升趋势，但与治疗指南仍有差距。2000 年 ACEI 使用率，中国部分地区与上海地区各为 40.4% 与 70.8%，上海地区增长迅速。β 受体阻滞剂使用率中国部分地区与上海地区各为 19% 与 25%。令人惊异的是，硝酸酯类的应用却是很广泛，早年虽有硝酸酯并肼屈嗪联合应用有利于慢性心衰的报道（V-HeFT Ⅰ 试验），但以后的 V-HeFT Ⅱ 试验未能证实。迄今为止，亦无其他证据表明单用硝酸酯类治疗慢性心衰有益，硝酸酯类又极易产生耐药性，因此不宜用于慢性心衰的长期治疗，可以短期应用以缓解症状。

关于慢性心衰的非药物治疗，国内已有了报道。双心室同步起搏治疗慢性心衰伴室内传导延迟的患者，国内包括香港地区已有98例报道，其中北京阜外心血病医院占56例，香港大学玛丽医院占20例，心功能均为Ⅲ、Ⅳ级（NYHA分级）；QRS时限均>0.12秒；随访时间从术后3~7天到3个月、7个月、12个月和21个月不等。结果都能改善临床症状、LVEF升高、6分钟步行距离增加，左心室收缩末容积和舒张末容积缩小。香港地区的报道表明，疗效为起搏依赖性，停止起搏1个月后，各项指标均有不同程度的下降。上述研究资料提示，对心功能为Ⅲ级或Ⅳ级伴有室内传导阻滞的心衰患者，同步双心室起搏能逆转左室重塑，改善心功能。另有报道，应用心房心室顺序起搏的生理型起搏器（DDD）治疗晚期慢性心衰18例，AV间期调短至100~150毫秒；起搏器频率调整至90~120次/分。对照组18例，仅用药物治疗。结果显示，两组的生存时间、病死率、心功能分级和LVEF、左心室舒张末内径缩小值差异均有统计学意义，治疗组显著优于对照组。2002年1月公布了“慢性收缩性心力衰竭治疗建议”，这是第一个遵循循证医学原则撰写的“建议”。首先，强调了心衰治疗概念的根本性转变。对具体每一类药物，首先阐述该类药物在心肌重构中的作用，而不是药理作用和急性血流动力学变化。其次是临床试验的结果，必须病例数在100例以上、随访时间6个月以上，严格的随机、对照、双盲、有事先设定的硬终点和足够的统计把握度者才予纳入。然后是临床应用，要求切合临床实践、具体、明确。“指南”或“建议”的作用就是将临床试验的结果应用于临床实践。在过去10年中，心力衰竭临床试验的死亡率已下降了46%，因此，目前最重要的就是，尽早地将“建议”应用于临床实践。

总之，心衰是各种心血管疾病的最严重阶段，预后极为不良，发病率和死亡率在世界各地都很高。20世纪80年代后在循证医学的模式下，对心衰的传统治疗药物和新开发的药物进行了评价。慢性心衰治疗概念有了根本性改变，即从纠正短期的血流动力学/药理学措施转变为长期的修复性策略，目的是改变衰竭心脏的生物学性质。特别是近几年来，国内外对心衰指南的公布，在提高医疗质量和延长患者生存率方面起了很重要的作用，并将心衰分为急性心衰、慢性收缩性心衰、舒张性心衰、难治性心衰。由于并非所有患者在疾病初期和发展过程中都有容量负荷过重，故将“充血性心力衰竭”的命名改为“心力衰竭”。

454 • 近年来，心力衰竭常规治疗策略发生了什么改变？

近年来，慢性收缩性心力衰竭（心衰）治疗的概念有了根本性转变，从短期的、血流动力学/药理学措施转变为长期的、修复性策略，目的是改变衰竭心脏的生物学性质。传统的常规治疗策略是强心、利尿、扩张血管剂；而现阶段新的常规治疗是血管紧张素转换酶抑制剂（ACEI）、利尿剂、β受体阻滞剂的联合应用，和/或并用地高辛。ACEI和/或并用利尿剂；病情稳定心功能Ⅱ、Ⅲ、Ⅳ级（NYHA分级）患者，加用β受体阻滞剂；重度心衰患者加用醛固酮受体阻滞剂；症状不能控制者加用地高辛。其中ACEI是心功能Ⅰ~Ⅳ级心衰患者的治疗基石，其他的神经内分泌阻滞剂、利尿剂、地高辛都必须在ACEI治疗的基础上应用。

随着有关研究的深入，近年来，慢性收缩性心衰的治疗概念有了根本性转变，即从短期的、血流动力学/药理学措施转变为长期的、修复性策略；已由控制症状转为改善患者生活质量并防止病情进展，目的是改变衰竭心脏的生物学性质，延长患者寿命。

另外，由于对病因和病理生理改变的新发现，导致治疗观点的转变。风湿性心脏病发病率的下降，冠心病、高血压心脏病、心肌病发病率的上升使心衰的病因发生了明显的变化；现已发现心脏不仅是一个动力器官，也是一个内分泌器官；心力衰竭后神经内分泌系统发生明显变化等，这些均导致治疗观点的转变。

传统的心衰治疗一贯是针对心衰的血流动力学异常，应用正性肌力药增强心肌收缩力，应用利尿剂和血管扩张剂减轻心脏负荷。因而，“强心、利尿、扩血管”一直被认为是经典的“心衰常规治疗”。然而，大量有对照的、随机双盲临床试验的结果却表明正性肌力药和单纯的血管扩张剂虽可产生短期的血流动力学效应，但长期治疗却增加死亡率和病残率。其中，地高辛是唯一的不增加心衰死亡率的药物。随着对“心室重构是心衰发生、发展机制”认识的逐步深入，以及神经内分泌阻滞剂、ACEI 和 β 受体阻滞剂等成功地降低心衰死亡率和病残率所提供的实证，“新的常规治疗或标准治疗”已取代了传统的“强心、利尿、扩血管的常规治疗”。

（1）地高辛　是唯一被推荐应用于慢性收缩性心衰的正性肌力药，但已从主导的、首选药的地位降为辅助用药，应用的目的是改善症状。患者应首先应用能降低死亡和住院危险的药物（ACEI 和 β 受体阻滞剂），如症状不能控制，再加用地高辛，由于地高辛不能降低病死率，因而不主张早期应用，不推荐应用于心功能Ⅰ级患者。

（2）利尿剂　仍是标准治疗中必不可少的组成部分，目的是控制心衰患者体液潴留，以保证 ACEI、β 受体阻滞剂的疗效和减少不良反应。NYHA 心功能Ⅰ级患者并无体液潴留，一般不需应用利尿剂。

（3）单纯的血管扩张剂　由于激活神经内分泌而使心衰恶化并增加病死率，因而早已被排除在心衰常规治疗之外。

（4）卧床休息观点的转变　传统观点认为，休息是治疗心力衰竭的三大原则之一，而现认为过分强调长期过多休息并无益处，提倡适当活动。

总之，近年来，慢性收缩性心衰治疗的概念有了根本性转变，从短期的、血流动力学/药理学措施转变为长期的、修复性策略，目的是改变衰竭心脏的生物学性质。现阶段“新的标准治疗或常规治疗”是“ACEI 加或不加利尿剂；病情稳定的 NYHA 心功能Ⅱ、Ⅲ、Ⅳ级的患者，加用 β 受体阻滞剂；重度心衰患者加用醛固酮阻滞剂；症状不能控制者加用地高辛”。其中，ACEI 是 NYHA 心功能Ⅰ~Ⅳ级心衰患者治疗的基石，所有其他的神经内分泌阻滞剂、利尿剂、地高辛都必须在其治疗的基础上应用。

ACEI 的应用在全国范围内正日趋广泛，β 受体阻滞剂尚处于起步阶段，对地高辛从主导地位降为辅助治疗则还不够理解。而最突出的问题是：单纯血管扩张剂特别是硝酸制剂还作为主要用药，普遍地、长期地应用于慢性心衰患者。V-HeFT（vasodilator heart failure trial Ⅰ）试验（1986 年）表明扩血管剂的联合应用（二硝酸异山梨醇并肼屈嗪）可降低心衰患者的病死率，但不降低住院率。此后的 V-HeFTⅡ试验（1991 年）结果显示，虽然扩血管药联合应用组对改善左心室射血分数和运动耐量较优于依那普利组，但依那普利组较二硝酸异山梨醇并肼屈嗪组的死亡危险性却显著下降 28%。美国 FDA 始终未批准这两种扩血管药用于治疗心衰，不论是单用或合用。迄今为止，亦无其他证据表明单用硝酸制剂有益于慢性心衰。至于冠心病患者，应用硝酸制剂的目的是控制心绞痛的症状（冠心病的二级预防亦未将硝酸制剂列入)。由于缺乏治疗心衰有效的证据，硝酸制剂又极易产生耐药性，因而不宜用于慢性心衰的长期治疗。

在循证医学指导临床实践的今天，广大临床医师们应从错误的“强心、利尿、扩血管”的常规治疗中解脱出来，将新的、循证医学指导下的常规治疗“神经内分泌阻滞剂（ACEI、β受体阻滞剂加利尿剂，并用或不用地高辛”，广泛地应用于心衰患者，以进一步降低心衰患者的病死率和住院率。

455. ACC/AHA和欧洲心脏学会制订的慢性心力衰竭治疗参考方案要点是什么?

1999年，ACC/AHA和欧洲心脏学会制订了慢性心力衰竭（CHF）治疗参考方案，其要点可归纳为：

（1）收缩性心衰　①去除或限制基本病因，如高血压性心脏病应控制血压。所有瓣膜疾病的心衰患者，均需对手术作出评价。消除诱因，如控制感染，特别是呼吸道感染。避免体力过劳和精神应激等；②必须鼓励动态运动，以避免去适应状态。但要根据心功能状态决定活动量，如心功能较差者应适当限制活动量，以减轻心脏负荷；③全部收缩性心力衰竭患者，以及NYHA心功能Ⅰ级无症状左心功能不全（LVEF $<35\%$）患者，均需应用ACEI，除非有禁忌证或不能耐受；并且ACEI需无限期终身使用。根据临床试验结果，ACEI推荐剂量较大。治疗宜从小量开始，逐渐增至最大耐受量或靶剂量，而不按症状改善来调整剂量；④所有有症状的心力衰竭患者，即使无水肿也应给予利尿剂。利尿剂必须与ACEI合用。利尿剂一般需无限期应用，并宜应用能缓解症状的最小剂量。制剂则依病情缓急及肾功能而定；⑤地高辛适用于心衰伴心房颤动患者。有症状的心衰伴窦性心律患者亦可应用。DIG试验的结果表明，地高辛对死亡率的影响为中性，不降低，也不升高；⑥钙离子通道阻滞剂对收缩性心力衰竭并未证实有益，甚或有害，因此不主张应用。长效钙离子通道阻滞剂氨氯地平的作用尚需进一步研究，PRAISE试验结果为中性；⑦β受体激动剂和磷酸二酯酶抑制剂仅限应用于终末期心衰和准备作心脏移植的患者。小剂量多巴酚丁胺（$2\sim5\mu g\cdot kg^{-1}\cdot min^{-1}$）或米力农（$50\mu g/kg$负荷量，继以$0.375\sim0.75\mu g\cdot kg^{-1}\cdot min^{-1}$）静滴，可短期选用于难治性心衰患者；⑧所有NYHA心功能Ⅱ级、Ⅲ级病情稳定者必需应用β受体阻滞剂，除非有禁忌证。但需指出的是，应用β受体阻滞剂应在使用ACEI的基础上，且不能用于“抢救”急性心衰患者。β受体阻滞剂应在心衰患者血流动力学稳定的基础上开始使用，同时应告知患者，症状改善常在用药2~3个月以后出现。应用β受体阻滞剂还必须从极小量开始，每2~4周剂量加倍，一直达最大耐受量或靶剂量；⑨对心衰患者合并的无症状室性心律失常不必治疗；⑩不主张常规抗凝治疗。抗凝治疗仅适用于心房颤动患者、既往有栓塞史者、射血分数极低者或有心内血栓患者。

（2）舒张性心衰　①应用静脉扩张剂或利尿剂降低左心室舒张末压，但不宜过度，以免心排出量减少；②不用正性肌力药和动脉扩张剂；③维持窦性心律非常重要；④ACEI逆转心肌肥厚最佳，钙离子通道阻滞剂亦可应用；⑤冠心病患者伴活动性心肌缺血时，β受体阻滞剂可改善心肌舒张功能；⑥β受体阻滞剂和钙离子通道阻滞剂维拉帕米对肥厚型心肌病均有效；⑦积极治疗高血压，包括单纯收缩期高血压。

总之，对心衰患者应根据不同病情予以个性化治疗。对轻症无体液潴留的心衰患者可首选 ACEI，逐渐增加剂量到足量；如伴有体液潴留应加用利尿剂，待症状消除后可减量或停用；如病情不见改善可加用地高辛；继之，可选用 β 受体阻滞剂，心功能Ⅳ级者可增加小剂量螺内酯。

治疗心衰时不要忘了导致心衰的促发和加重因素，如患者没有很好休息、大量饮酒，没有控制盐的摄入和配合服药，合并心房颤动、肺栓塞和感染（尤其是呼吸道感染），应分别予以治疗。最终一些患者会发展到终末期心衰，对以上治疗都无反应，最后只有考虑左心室辅助装置和心脏移植。

钙离子通道阻滞剂一般不用于治疗心衰，在合并高血压时可选用某些较长效的双氢吡啶类钙离子通道阻滞剂，如氨氯地平或非洛地平，不影响心脏功能。

氨力农和米力农是磷酸二酯酶抑制剂，也是一种正性肌力药，短期治疗能改善心衰症状，长期应用可增加病死率，目前仅限用于顽固性心衰短期治疗。

心衰的预后很差，因此预防比治疗更重要，虽然很多原因可引起心衰，但最常见的危险因素是高血压。充分、持久地控制血压可以预防或延缓心衰发生。

456 • 心力衰竭的一般治疗包括哪些？

心力衰竭（心衰）的一般治疗包括以下内容：

（1）去除或缓解基本病因　所有心衰患者都应对导致心力衰竭的基本病因进行评价。凡有原发性瓣膜病合并心衰 NYHA 心功能Ⅲ级及以上，主动脉瓣疾患有晕厥、心绞痛的患者均应予手术修补或置换瓣膜。缺血性心肌病心衰患者伴心绞痛，左心室功能低下但证实有存活心肌的患者，冠状动脉血管重建术可望改善心功能。其他如甲状腺功能亢进的治疗，室壁瘤的手术矫正等均应注意。

（2）去除诱发因素　控制感染，治疗心律失常特别是心房颤动伴快速心室率；纠正贫血、电解质紊乱；注意是否并发肺梗死等。

（3）改善生活方式　降低新的心脏损害的危险性如戒烟、戒酒，肥胖患者应减轻体重。控制高血压、高血脂、糖尿病。饮食宜低脂、低盐，重度心力衰竭患者应限制入水量，应每日称体重以早期发现液体潴留。应鼓励心衰患者作动态运动，以避免去适应状态。重度心衰患者，可在床边小坐，其他不同程度的心衰患者，可每日多次步行，每次 3～5 分钟；心衰稳定，心功能较好者，可在专业人员监护下进行症状限制性有氧运动，如步行，每周 3～5 次，每次 20～30 分钟。但避免作用力的等长运动。在呼吸道疾病流行或冬春季节，可给予流感、肺炎球菌疫苗等以预防感染。

（4）密切观察病情演变及定期随访　应特别了解患者对饮食及药物治疗的依从性、药物的不良反应等，及时发现病情恶化并采取措施。

（5）关于心肌能量药物的应用问题　心肌能量药物如辅酶 Q_{10}、肌苷、1,6 二磷酸果糖或某些激素如生长激素等常用于心衰的治疗。虽然这些药物常被称为是“天然”的，然而，它们对心衰的有效性和作用机制，短期和长期应用的安全性等均未经过验证，再者，这些制剂和已肯定的治疗心衰有效药物之间是否有相互作用亦不清楚。因此，不推荐应用营养制剂或激素治疗。

(6) 注意避免应用的药物 非甾类抗炎药物如吲哚美辛（消炎痛）、类抗心律失常药以及大多数的钙拮抗剂均应避免应用。

另外，关于心衰氧疗问题，目前认为：慢性心衰并非氧疗的适应证，重度心衰患者氧疗可能使血流动力学恶化，但对心衰伴严重睡眠低氧血症患者，夜间给氧可减少 cheyne-stokes 呼吸，减少低氧血症的发生。

457. 我国“慢性收缩性心力衰竭治疗建议”的基本依据和特点是什么？

心力衰竭（心衰）是一组复杂的临床症状，是各种心脏病的严重阶段，其发病率高，5 年存活率与恶性肿瘤相仿。据我国 50 家医院住院病例调查，心衰住院率只占同期心血管病的 20%，但死亡率却占 40%，提示预后严重。

心衰是由于任何原因的初始心肌损伤（心肌梗死、血液动力负荷过重、炎症），引起心肌结构和功能的变化，最后导致心室泵血功能低下。此外，心衰是一种进行性的病变，一旦起始以后，即使没有新的心肌损害，临床亦处于稳定阶段，仍可自身不断发展（self-perpetuating）。

目前已明确，导致心衰发生发展的基本机制是心室重构。心室重构是由于一系列复杂的分子和细胞机制导致心肌结构、功能和表型的变化。这些变化包括心肌细胞肥大、凋亡，胚胎基因和蛋白质的再表达，心肌细胞外基质量和组成的变化。临床表现为心肌质量、心室容积的增加和心室形状的改变（横径增加呈球状）。

近年来，体外实验或动物实验已可模拟部分或全部心肌重构的特征，因而对心肌重构的刺激或介导因素有了更多、深入的了解。在初始的心肌损伤以后，有多种内源性神经内分泌和细胞因子的激活，包括去甲肾上腺素、血管紧张素Ⅱ（AngⅡ）、醛固酮，其他如内皮素、肿瘤坏死因子等，心衰患者均有循环水平或组织水平的升高。神经内分泌细胞因子系统的长期、慢性激活促进心肌重构，加重心肌损伤和心功能恶化，又进一步激活神经内分泌细胞因子等，形成恶性循环。因此，当代治疗心力衰竭的关键就是阻断神经内分泌系统，阻断心肌重构。

大量的临床试验已表明：应用正性肌力药直接刺激心肌收缩，以及应用血管扩张剂减轻左心室射血阻抗以增加左心室射血的一些治疗措施，在初期都能改善临床症状，但长期应用却导致死亡率增加，某些药物还增加猝死发生率。然而，一些能改善心肌重构的神经内分泌阻滞剂如血管紧张素转换酶抑制剂（ACEI）和 β 受体阻滞剂，虽然在治疗早期对血流动力学的改善不明显，甚至恶化，但长期应用却能改善心肌的生物学功能，改善临床症状和心功能，左心室射血分数（LVEF）增加，提高生活质量，降低死亡和心血管事件的危险性。因而，慢性心衰的治疗在过去 10 年中已有了非常值得注意的转变，从短期的血流动力学/药理学措施转为长期的、修复性的策略，目的是改变衰竭心脏的生物学性质。心力衰竭的治疗目标不仅仅是改善症状、提高生活质量，更重要的是针对心肌重构的机制，防止和延缓心肌重构的发展，从而降低心力衰竭的死亡率和住院率。

根据上述情况及国际上诸多临床试验的结果，中华医学会心血管病学分会、中华心血管病杂志编辑委员会心衰治疗建议工作组近 20 名专家，为了将现阶段最合理的心衰治疗措施推荐应用于临床实践，遵照循证医学的原则，参照最近国际上的心衰治疗指南〔美国 ACTION-HF：慢性心力衰竭治疗的共识建议（1999）；欧洲心脏病学会心力衰竭工作组：心力衰竭的治疗（1997，2001）〕，讨论制定了我国"慢性收缩性心力衰竭治疗建议"，并于 2002 初《中华心血管病杂志》上发表。

本建议的心衰也包括 LVEF 已降低，但临床上无任何充血症状的"无症状性心衰"，即 NYHA 心功能Ⅰ级的患者。

本建议重点在于慢性收缩性心衰的治疗，因为这一领域近 5 年来进展迅速。急性心衰、舒张性心衰、心衰的外科手术或辅助装置等，由于缺乏具有良好对照的临床试验，因而均未列入本建议。

某些病因的心衰，如心脏瓣膜病引起的心衰，由于有其临床特殊性，本建议强调了手术或介入治疗的重要性。静脉应用 cAMP 依赖性正性肌力药，国内应用较广泛，而根据国际临床试验结果，仅适用于个别情况，因而亦另列了专题。心衰合并心律失常是一特殊的难题，慢性心衰患者的吸氧、运动的概念与以往不同，本建议亦均进行了讨论。

458. 目前推广落实慢性心力衰竭治疗指南的情况如何？

随着人口老龄化、急性心肌梗死（AMI）生存率的增加和慢性心力衰竭（CHF）患者寿命的延长，CHF 患者逐渐增加，其 5 年病死率超过 50%，已成为 21 世纪人类健康的重大挑战之一。我国 2002 年 CHF 患病率为 0.9%，且随年龄增高，患病人数将近千万，其住院病死率占心血管病的 40%，成为我们面临的严峻现实。近 10 年来，在发病机制深入研究和大规模临床试验的基础上，CHF 的治疗理念发生了重大变化，从改善血流动力学转向抑制神经体液的过度活化、逆转心室重构、提高生活质量和降低病死率。遵照循证医学的原则，继美国 2001 年发表 CHF 治疗指南之后，我国中华医学会心血管病分会于 2002 年发表了"慢性收缩性心力衰竭治疗建议"（CHF 治疗指南），充分介绍了 CHF 治疗的最新理念，制定了新的治疗原则与方法，为 CHF 治疗的规范化提供了基础。CHF 治疗指南发表以来，我国临床医师逐渐改变了过去传统的以"强心、利尿、扩血管"为原则的治疗模式，改为以神经内分泌阻滞剂为标准药物新的治疗原则：血管紧张素转换酶抑制剂（ACEI）适于全部 CHF 患者，除非有禁忌证；β 受体阻滞剂用于无液体潴留、病情稳定的全部 CHF 患者，除非有禁忌证；利尿剂应用于有液体潴留的全部 CHF 患者；地高辛为缓解症状时在上述基础上加用等。CHF 治疗指南带来的这项重大治疗模式的转变已经且将继续大幅改善 CHF 患者的生活质量并降低病死率。

各国的经验证明，从治疗指南到临床实践须经过漫长而艰苦的推广过程，我国亦不例外。CHF 治疗指南虽然已经发表 7 年，但在临床实践的落实中仍存在不少令人担忧的问题。例如①仍然有相当部分的基层临床医师尚不了解 CHF 治疗的新理念与新原则；②CHF 标准治疗药物 ACEI 与 β 受体阻滞剂的使用率仍不理想：我国卫生部调查资料显示基层医院 β 受体阻滞剂的使用率仅为40%，而达到目标剂量的仅为1%；ACEI使用率为80%，达到目标剂量的仅为2%。在CHF治疗指南中介绍了有循证医学证据的药物目标剂量，如ACEI中卡托普利25～50mg，3次/日，依那普利10mg，2次/日，雷米普利2.5～5.0mg，2次/日等；再如β受体阻滞剂中美托洛尔200mg，1次/日，比索洛尔10mg，1次/日，卡维地洛25mg，2次/日等。标准治疗药物使用率及使用剂量的不足直接影响了CHF的疗效；③对CHF治疗指南中的药物“应用要点”掌握不全面。如仅根据患者的初步治疗反应决定药物目标剂量，未做到“逐步加量调整”，而ACEI和β受体阻滞剂的“应用要点”中均强调应以患者的最大耐受量作为目标剂量，并维持长期应用；再如对β受体阻滞剂的禁忌证掌握不严（特别在老年患者）或将其作为急救药物使用，而“应用要点”中特别强调β受体阻滞剂不能用于抢救急性心衰包括难治性需静脉用药患者，并强调在支气管痉挛、心动过缓（<60次/分）、二度以上房室传导阻滞（无起搏器）和明显液体潴留患者禁用；再如同时开始服用多种标准治疗药物时缺乏必要的监测与个体化“微调”，如利尿剂、ACEI和β受体阻滞剂合用导致的低血压等副作用常易动摇医师坚持用药的决心，而“应用要点”中特别强调了用药过程中的监测方法与多药合用时的剂量调整。CHF治疗指南中的药物“应用要点”是如何用药的具体指导，也是治疗成败的关键所在，选药正确而应用不当是妨碍长期维持用药的重要原因之一；④缺乏长期维持治疗的必要措施。CHF的治疗是一个长期的过程，治疗指南中强调神经内分泌阻滞剂的目标剂量常需数周的个体化逐渐增量才能达到，其疗效常需数月才出现，此过程很难仅仅在短期的住院期间完成，而出院后CHF患者的诊疗与管理是目前十分薄弱的环节，直接影响了患者的疗效。

CHF治疗中的问题相信会在指南推广的过程中逐渐解决，但需要加大各种宣传力度，使得CHF治疗指南的内容逐步深入人心，使CHF治疗指南进一步落实到医疗实践中，使CHF患者的疗效得到进一步改善，从而造福于更多的患者。

459• 心力衰竭常规治疗的药物有哪些？应用要点有哪些？

心衰的常规治疗包括联合使用3大类药物，即利尿剂、ACEI（或ARB）和β受体阻滞剂。为进一步改善症状、控制心率等，地高辛应是第4个联用的药物。醛固酮受体阻滞剂则应用于重度心衰患者。

利尿剂在心衰中的应用要点：

（1）所有心力衰竭患者，有液体潴留的证据或原先有过液体潴留者，均应给予利尿剂。NYHA心功能Ⅰ级患者一般不需应用利尿剂。

（2）应用利尿剂后心力衰竭症状得到控制，临床状态稳定，亦不能将利尿剂作为单一治疗。一般应与ACEI和β受体阻滞剂联合应用。

（3）氢氯噻嗪适用于轻度液体潴留、肾功能正常的心力衰竭患者，如有显著液体潴留，特别当肾功能损害时，宜选用袢利尿剂如呋塞米。利尿剂通常从小剂量开始（氢氯噻嗪25mg/d，呋塞米20mg/d）逐渐加量，氢氯噻嗪100mg/d已达最大效应，呋塞米剂量不受限制。

（4）一旦病情控制（肺部啰音消失，水肿消退，体重稳定），可以用最小有效量长期维持，一般需无限期使用。在长期维持期间，仍应根据液体潴留情况随时调整剂量。

（5）每日体重的变化是最可靠的监测利尿剂效果和调整剂量的指标。

（6）利尿剂剂量不当有可能改变其他治疗心衰药物的疗效和不良反应。如利尿剂用量不足致液体潴留可减弱 ACEI 的疗效和增加 β 受体阻滞剂治疗的危险。反之，剂量过大引起血容量减少，可增加 ACEI 和血管扩张剂的低血压反应及 ACEI 和 Ang Ⅱ 受体阻滞剂出现肾功能不全的危险。

（7）在应用利尿剂过程中，如出现低血压和氮质血症而已无液体潴留，则可能是利尿过量、血容量减少所致，应减少利尿剂剂量。如患者有持续液体潴留，则低血压和氮质血症很可能是心衰恶化，终末器官灌注不足的表现，应继续利尿，并短期使用能增加肾灌注的药物如多巴胺或多巴酚丁胺。

（8）出现利尿剂抵抗时（常伴有心衰恶化），可用以下方法：①静脉给予利尿剂，如呋塞米持续静滴（1～5mg/d）；②2 种或 2 种以上利尿剂联合应用；③应用增加肾血流的药物，如短期应用小剂量的多巴胺或多巴酚丁胺（2～5μg·kg^{-1}·min^{-1}）。

ACEI 在心衰中应用的要点：

（1）全部慢性心衰患者必须应用 ACEI　包括阶段 B 无症性心衰和 LVEF＜40%～45% 者，除非有禁忌证或不能耐受，ACEI 需终身应用。

（2）ACEI 禁忌证　对 ACEI 曾有致命性不良反应，如严重血管性水肿、无尿性肾衰竭的患者或妊娠妇女须绝对禁用。以下情况须慎用：①双侧肾动脉狭窄；②血肌酐水平显著升高〔＞265.2μmol/L（3mg/dl）〕；③高血钾症（＞5.5mmol/L）；④低血压（收缩压＜90mmHg），需经其他处理，待血流动力学稳定后再决定是否应用 ACEI；⑤左心室流出道梗阻，如主动脉瓣狭窄、梗阻性肥厚型心肌病等。

（3）ACEI 一般与利尿剂合用　如无液体潴留亦可单独应用，一般不需补充钾盐。

（4）ACEI 与 β 受体阻滞剂合用有协同作用　ACEI 与阿司匹林合用并无相互不良作用，对慢性心衰患者利大于弊。

（5）ACEI 的应用方法　①采用临床试验中所规定的目标剂量，如不能耐受，可应用中等剂量，或患者能够耐受的最大剂量；②从极小剂量开始，如能耐受则每隔 1～2 周剂量加倍。滴定剂量及过程需个体化，一旦达到最大耐受量即可长期维持使用；③起始治疗后 1～2 周内应监测血压、血钾和肾功能，以后定期复查。如果肌酐增高＜30%，为预期反应，不需特殊处理，但应加强监测。如果肌酐增高＞30%，为异常反应，ACEI 应减量或停用；④应用 ACEI 不应同时加用钾盐或保钾利尿剂。并用醛固酮受体阻滞剂时，ACEI 应减量，并立即应用袢利尿剂。如血钾＞5.5mmol/L，应停用 ACEI。

ARB 在心衰中的应用要点：

（1）ARB 可用于 A 阶段患者，以预防心衰的发生；亦可用于 B、C 和 D 阶段患者，对于不能耐受 ACEI 者，可替代 ACEI 作为一线治疗，以降低死亡率和并发症发生率；对于常规治疗（包括 ACEI）后心衰症状持续存在，且 LVEF 低下者，可考虑加用 ARB。

（2）ARB 的各种药物均可考虑使用，其中坎地沙坦和缬沙坦证实可降低死亡率和病残率的有关证据较为明确。

（3）ARB 应用中需注意的事项同 ACEI，如要监测低血压、肾功能不全和高血钾等。

β受体阻滞剂在心衰的应用要点：

（1）所有慢性收缩性心衰，NYHA心功能Ⅱ、Ⅲ级病情稳定患者，以及阶段B、无症状性心衰或心功能Ⅰ级的患者（LVEF＜40%），均必须应用β受体阻滞剂，且需终身使用，除非有禁忌证或不能耐受。

（2）NYHA心功能Ⅳ级心衰患者需待病情稳定（4天内未静脉用药，已无液体潴留且体重恒定）后，在严密监护下由专科医师指导应用。

（3）应在利尿剂和ACEI的基础上加用β受体阻滞剂。应用低或中等剂量ACEI时可及早加用β受体阻滞剂，既易于使临床状况稳定，又能早期发挥β受体阻滞剂降低猝死的作用和两药的协同作用。

（4）禁用于支气管痉挛性疾病、心动过缓（心率低于60次/分）、二度及以上房室传导阻滞（除非已安装起搏器）患者。有明显液体潴留，需大量利尿者，暂时不能应用。

（5）起始治疗前患者需无明显液体潴留，体重恒定（干体重），利尿剂已维持在最合适剂量。

（6）推荐应用琥珀酸美托洛尔、比索洛尔和卡维地洛。必须从极小剂量开始（琥珀酸美托洛尔12.5mg/d、比索洛尔1.25mg/d、卡维地洛3.125mg每日2次）。每2～4周剂量加倍。结合中国国情，也可应用酒石酸美托洛尔平片，从6.25mg每日3次开始。

（7）清晨静息心率55～60次/分，为β受体阻滞剂达到目标剂量或最大耐受量指征。但不宜低于55次/分，也不按照患者的治疗反应来确定剂量。

（8）β受体阻滞剂应用时需注意监测 ①低血压：一般在首剂或加量的24～48h内发生。首先停用不必要的扩血管剂；②液体潴留和心衰恶化：起始治疗前，应确认患者已达到干体重状态。如在3天内体重增加＞2kg，立即加大利尿剂用量。如病情恶化，可将β受体阻滞剂暂时减量或停用。但应避免突然撤药。减量过程也应缓慢，每2～4天减量一次，2周内减完。病情稳定后，必须再加量或继续应用β受体阻滞剂，否则将增加死亡率。如需静脉应用正性肌力药，磷酸二酯酶抑制剂较β受体激动剂更为合适；③心动过缓和房室阻滞：如心率＜55次/分，或伴有眩晕等症状，或出现二、三度房室传导阻滞，应将β受体阻滞剂减量。

地高辛在心衰的应用要点：

（1）应用地高辛的主要目的是改善慢性收缩性心衰的临床状况，因而适用于已经应用ACEI（或ARB）、β受体阻滞剂和利尿剂治疗，而仍持续有症状的心衰患者。重症患者可将地高辛与ACEI（或ARB）、β受体阻滞剂和利尿剂同时应用。

（2）地高辛也适用于伴有快速心室率的心房颤动患者，但加用β受体阻滞剂，对运动时心室率的控制更为有效。

（3）地高辛没有明显的降低心衰患者死亡率的作用，因而不主张早期应用，亦不推荐应用于NYHA心功能Ⅰ级患者。

（4）急性心衰并非地高辛的应用适应证，除非房颤伴快速心室率。

（5）AMI后患者，特别是有进行性心肌缺血者，应慎用或不用地高辛。

（6）地高辛不能用于窦房传导阻滞、二度或高度房室传导阻滞患者，除非已安置永久性起搏器；与能抑制窦房结或房室结功能的药物（如胺碘酮、β受体阻滞剂）合用时，必须谨慎。

(7) 地高辛需采用维持量疗法，0.25mg/d。70 岁以上，肾功能减退者宜用 0.125mg/d 或隔日一次。

(8) 与传统观念相反，地高辛是安全的、耐受性良好。不良反应主要见于大剂量时，但治疗心衰并不需要大剂量。

醛固酮受体阻滞剂在心衰应用的要点：

(1) 适用于中、重度心衰，NYHA 心功能Ⅲ或Ⅳ级患者，AMI 后并发心衰，且 LVEF < 40% 的患者亦可应用。

(2) 应用方法为螺内酯起始量 10mg/d，最大剂量为 20mg/d，酌情亦可隔日给予。

(3) 本药应用的主要危险是高钾血症和肾功能异常。入选患者的血肌酐浓度应在 176.8（女性）~221.0（男性）μmol/L（2.0 ~2.5mg/dl）以下，血钾低于 5.0mmol/L。

(4) 一旦开始应用醛固酮受体阻滞剂，应立即加用袢利尿剂，停用钾盐，ACEI 减量。

关于钙离子通道阻滞剂（CCB）在心衰中的应用要点：

(1) 由于缺乏 CCB 治疗心衰有效的证据，此类药物不宜应用。

(2) 心衰患者并发高血压或心绞痛需要应用 CCB 时，可选择氨氯地平或非洛地平。

(3) 具有负性肌力作用的 CCB 如维拉帕米和地尔硫䓬，对 MI 后伴 LVEF 下降、无症状的心衰患者可能有害，不宜应用。

460. 为何 β 受体阻滞剂治疗能治疗慢性心力衰竭？适应证和禁忌证有哪些？

CHF 时肾上腺素能受体通路的持续、过度激活对心脏有害。人体衰竭心脏去甲肾上腺素的浓度已足以产生心肌细胞的损伤，且慢性肾上腺素能系统的激活介导心肌重构，而 β_1 受体信号转导的致病性明显大于 β_2、α_1 受体。这就是应用 β 受体阻滞剂治疗 CHF 的根本基础。

适应证：

(1) 所有慢性收缩性心衰，NYHA 心功能Ⅱ、Ⅲ级病情稳定患者，以及阶段 B、无症状性心衰或 NYHA 心功能Ⅰ级的患者（LVEF < 40%），均必须应用 β 受体阻滞剂，而且需终身使用，除非有禁忌证或不能耐受。NYHA 心功能 Ⅳ级心衰患者需待病情稳定（4 天内未静脉用药，已无液体潴留并体重恒定）后，在严密监护下由专科医师指导应用。

(2) 应尽早开始应用 β 受体阻滞剂，不要等到其他疗法无效时才用，因患者可能在延迟用药期间死亡，而 β 受体阻滞剂如能早期应用，有可能防止死亡。

(3) 应告知患者 ①症状改善常在治疗 2 ~3 个月后才出现，即使症状不改善，亦能防止疾病的进展；②不良反应常发生在治疗早期，一般不妨碍长期用药。

(4) 一般应在利尿剂和 ACEI 的基础上加用 β 受体阻滞剂。

禁忌证：

(1) 支气管痉挛性疾病、心动过缓（心率 < 60 次/分）、二度及以上房室阻滞（除非已安装起搏器），均不能应用。

（2）心衰患者有明显液体潴留，需大量利尿者，暂时不能应用，应先利尿，达到干体重后再开始应用。

461 • 如何使用β受体阻滞剂治疗慢性心力衰竭？

3个经典的、针对慢性收缩性心衰的大规模临床试验（CIBIS-Ⅱ、MERIT-HF和COPERNICUS）分别应用选择性β_1受体阻滞剂比索洛尔、琥珀酸美托洛尔和非选择性$\beta_1/\beta_2/\alpha_1$受体阻滞剂卡维地洛，结果死亡率相对危险降低分别为34%、34%和35%。即临床试验证实有效的制剂是琥珀酸美托洛尔、比索洛尔或卡维地洛。

使用方法：

（1）目标剂量的确定　β受体阻滞剂治疗心衰的剂量并非按患者的治疗反应来确定，而是要达到事先设定的目标剂量。国际指南认为，应尽量达到临床试验推荐的目标剂量。但中国人和西方人不同，且个体差异很大，因此β受体阻滞剂的治疗宜个体化。根据MERIT-HF亚组分析，低剂量组（平均剂量76mg）和高剂量组（平均剂量192mg），同样能显著降低总死亡率、猝死发生率和住院率，而基础心率以高剂量组较快，但关键是两组达到了同样的目标心率67次/分。这就提示每个心衰患者交感神经激活的程度不等，对β受体阻滞剂的耐受性亦不相同。心率是国际公认的β受体有效阻滞的指标，因而，剂量滴定应以心率为准：清晨静息心率55～60次/分，不低于55次/分，即为达到目标剂量或最大耐受量之征。一般勿超过临床试验所用的最大剂量。

（2）起始和维持　①起始治疗前和治疗期间患者须体重恒定（干体重），已无明显液体潴留，利尿剂已维持在最合适剂量。如患者有体液不足，易产生低血压；如有液体潴留，则增加心衰恶化的危险；②必须从极低剂量开始，如琥珀酸美托洛尔12.5～25mg每日1次，酒石酸美托洛尔平片6.25mg每日3次，比索洛尔1.25mg每日1次，或卡维地洛尔3.125mg每日2次。如患者能耐受前一剂量，每隔2～4周将剂量加倍；如前一较小剂量出现不良反应，可延迟加量直至不良反应消失。起始治疗时β受体阻滞剂可引起液体潴留，需每日测体重，一旦出现体重增加即应加大利尿剂用量，直至恢复治疗前体重，再继续加量。如此谨慎的用药，则β受体阻滞剂的应用早期即便出现某些不良反应一般均毋需停药，且可耐受长期使用，并达到目标剂量。临床试验中β受体阻滞剂的耐受性约为85%。临床试验的最大剂量为琥珀酸美托洛尔200mg每日1次，酒石酸美托洛尔平片50mg每日3次，比索洛尔10mg每日1次，卡维地洛尔25mg每日2次。

462 • 治疗慢性心力衰竭时神经内分泌抑制剂如何联合应用？

（1）ACEI和β受体阻滞剂的联合应用　临床试验已证实两者有协同作用，可进一步降低CHF患者的死亡率，已是心衰治疗的经典常规，应尽早合用。

（2）ACEI与醛固酮受体阻滞剂合用　醛固酮受体阻滞剂的临床试验均是与以ACEI为基础的标准治疗作对照，证实ACEI加醛固酮受体阻滞剂可进一步降低CHF患者的死亡率（Ⅰ类、B级）。

(3) ACEI加用ARB　现有临床试验的结论并不一致。在Val-HeFT试验中缬沙坦和ACEI合用不能降低死亡率。在CHARM合用试验中坎地沙坦与ACEI合用使主要终点心血管病死亡或心衰恶化住院率降低15%（$P=0.011$），显示有效。在VALIANT试验中缬沙坦与卡托普利合用的效益并不优于单用其中一种药物，而不良反应却增加。因此，ARB是否能与ACEI合用以治疗心衰，目前仍有争论，ESC指南和ACC/AHA指南分别将其列为Ⅱa类和Ⅱb类推荐，B级证据。根据VALIANT试验，AMI后并发心衰的患者，不宜联合使用这两类药物。

(4) ACEI、ARB与醛固酮受体阻滞剂三药合用　虽然在CHARM合用试验中有17%的患者使用螺内酯，但专家一致认为ACEI、ARB和醛固酮受体阻滞剂合用的安全性证据尚不足，且肯定会进一步增加肾功能异常和高钾血症的危险，故不能推荐（Ⅲ类，C级）。

由于RAS抑制剂不能三药合用，因而ACEI只能与ARB或醛固酮受体阻滞剂合用，必须两者取其一。ACEI与醛固酮受体拮抗剂合用的循证医学证据，都是有利的，为Ⅰ类推荐。而ACEI与ARB合用，为Ⅱ类推荐。因此，ACEI与醛固酮阻滞剂合用，优于ACEI与ARB合用。

(5) ACEI、ARB与β受体阻滞剂三药合用　ELITE-Ⅱ和Val-HeFT试验曾经发现，在已经使用ACEI和β受体阻滞剂的患者中，加用ARB反而增加死亡率。但是随后的OPTIMAL、VALIANT和CHARM试验均未能重复上述发现。因此，不论是ARB与β受体阻滞剂合用，或ARB+ACEI与β受体阻滞剂合用，目前并无证据表明，对心衰或MI后患者不利。

463. 在慢性心力衰竭的治疗中如何评价血管扩张剂、钙离子通道阻滞剂和正性肌力药？

在CHF的治疗中直接作用的血管扩张剂并无特殊作用（Ⅲ类，A级）。也没有证据支持应用α受体阻滞剂治疗心衰患者（Ⅲ类，B级）；硝酸酯类常被合用以缓解心绞痛或呼吸困难的症状（Ⅱa类，C级），至于治疗心衰，则缺乏证据。此类药为减少耐药性，二次给药，应至少间隔10 h。近期报道硝酸酯类和肼屈嗪两者合用的A-HeFT试验显示，对非洲裔美国人有益，但不适于中国应用。

钙离子通道阻滞剂（CCB）是一类特殊的血管扩张剂，具有扩张全身和冠脉循环阻力型动脉血管的作用。这些作用在理论上应可改善心脏作功和缓解心肌缺血，但对照的临床试验未能证实这些可能的有益作用。

(1) 循证医学证据　临床上应用CCB未能改善收缩性心衰患者的症状或提高其运动耐量。很多CCB短期治疗可导致肺水肿和心源性休克，长期应用则使心衰患者心功能恶化和死亡的危险性增加。这些不良反应被归因于药物抑制心脏收缩和激活内源性神经内分泌系统的作用，但其真正的机制及临床意义仍不明确。使用缓释剂型、长效药物或血管选择性药物虽可减少心衰的恶化作用，但两者仍未能预防CCB相关的心血管并发症。现有的临床试验仅证实氨氯地平和非洛地平长期治疗心衰具有较好的安全性（PRAISEⅠ、Ⅱ和V-HeFT Ⅲ），有令人信服的证据表明氨氯地平对生存率无不利影响，但不能提高生存率（Ⅲ类，C级）。

（2）临床应用 ①这类药物不宜用于治疗慢性收缩性心衰，这也包括氨氯地平和非洛地平，因为现有的临床试验仅证实这两种药物长期治疗心衰具有较好的安全性，对生存率无不利影响，但不能提高生存率（Ⅲ类，C级）；②心衰患者即使并发高血压或心绞痛，也应避免使用大多数CCB包括维拉帕米、地尔硫䓬，以及短效二氢吡啶类药物，特别是维拉帕米和地尔硫䓬还具有负性肌力作用，应避免与β受体阻滞剂合用。如需要应用CCB，可选择有较好安全性的氨氯地平和非洛地平；③具有负性肌力作用的CCB对MI后伴LVEF下降、无症状的心衰患者，可能有害，不宜应用（Ⅲ类，C级）。

关于正性肌力药，系指环腺苷酸（cAMP）依赖性正性肌力药，包括β肾上腺素能激动剂如多巴胺、多巴酚丁胺，以及磷酸二酯酶抑制剂如米力农。

（1）循证医学证据 长期口服米力农的PROMISE试验和口服Ibopamine的PRIMEⅡ试验均因治疗组死亡率显著增加而提前终止。应用米力农长期间歇静脉滴注（每次48～72h）的OPTIME-CHF试验，共入选951例NYHA心功能Ⅲ或Ⅳ级、LVEF平均23%的患者。结果治疗组较对照组，住院死亡率和60天死亡率均有增加趋势，持续性低血压需治疗者和新的心律失常均显著增多，因而得出结论：CHF发作加剧时不支持长期间歇静脉滴注米力农。

（2）临床应用建议 由于缺乏有效的证据并考虑到药物的毒性，对CHF患者即使在进行性加重阶段，也不主张长期间歇静脉滴注正性肌力药。对阶段D难治性终末期心衰患者，可作为姑息疗法应用。对心脏移植前终末期心衰、心脏手术后心肌抑制所致的急性心衰，可短期应用3～5天。

（3）应用方法 多巴酚丁胺剂量为100～250μg/min；多巴胺剂量：250～500μg/min；米力农负荷量为2.5～3mg，继以20～40μg/min，均静脉给予。

464 心力衰竭时如何应用抗凝和抗血小板药物？

（1）心衰伴有明确动脉粥样硬化疾病如CHD或MI后、糖尿病和脑卒中而有二级预防适应证的患者必须应用阿司匹林（Ⅰ类，C级）。其剂量应在每天75～150mg，剂量低，出现胃肠道症状和出血的风险较小（Ⅰ类，B级）。

（2）心衰伴房颤的患者应长期应用华法林抗凝治疗，并调整剂量使国际标准化比率在2～3（Ⅰ类，A级）。

（3）有抗凝治疗并发症高风险但又必须抗凝的心衰患者，推荐抗血小板治疗（Ⅱb类，C级）。

（4）窦性心律患者不推荐常规抗凝治疗，但明确有心室内血栓或者超声心动图显示左心室收缩功能明显降低，心室内血栓不能除外时，可考虑抗凝治疗（Ⅱa类，C级）。

（5）不推荐常规应用抗血小板和抗凝联合治疗，除非为急性冠脉综合征患者（Ⅲ类，A级）。

（6）单纯扩张型心肌病患者不需要阿司匹林治疗。

大剂量的阿司匹林和非甾体类抗炎药都能使病情不稳定的心衰患者加重。

465. 目前慢性心力衰竭的药物治疗的基本共识和总的原则是什么？

尽管近几年心力衰竭的药物治疗取得重大进展，但其居高不下的发生率和致死率使慢性心力衰竭仍是临床心脏专家的一个重大挑战。

最近20多年，100多个大规模临床实验已经明显改进了心力衰竭的临床治疗，一些新型的综合治疗方案逐渐成熟。最近的临床研究已经显示了某些抑制神经内分泌药物如β受体阻滞剂、血管紧张素转换酶抑制剂（ACEI）或血管紧张素Ⅱ$_1$型（AT_1）受体阻滞剂（ARB）、醛固酮受体阻滞剂，以及双心室起搏和植入性心律转复除颤器（ICD）在加强的药物治疗基础上使用可能对心力衰竭患者的生存和症状改善有益；强调了在强心、利尿、扩血管改善症状治疗的同时加用神经内分泌抑制剂对降低心力衰竭患者病死率和心血管事件发生率具有重大意义；心肌能量调整和利用、抗炎治疗、免疫调节治疗及抗氧化应激治疗等也取得了一定进展。最近ACTION研究又提示长效硝苯地平控释片可以明显减低新的心力衰竭发生率达29%（$P=0.015$）。即长效钙离子拮抗剂对心力衰竭治疗也有益无害。当前心力衰竭药物治疗需要回答的主要问题是：β受体阻滞剂何时开始使用，何种剂量合适，长期应用中能否减量；ACEI、ARB及β受体阻滞剂联合使用是否有益；螺内酯应用范围和益处；新的药物治疗方向。

醛固酮为启动血管内皮功能损害和启动心血管系统间质纤维化的最重要物质。大规模临床研究已经证实了抗醛固酮治疗在ACEI或ARB和β受体阻滞剂治疗基础上可进一步减低缺血性和非缺血性心力衰竭病死率和住院率（RALES、EPHESUS），美国心力衰竭协会第8届年会提出新版心力衰竭治疗指南建议重度心力衰竭和心肌梗死后患者使用醛固酮受体阻滞剂，目前对其机制的探讨也是研究热点。螺内酯对神经内分泌激素及对胶原更新的影响均有报道，心脏纤维化早期改变以Ⅲ型胶原为主，Ⅲ型胶原是由血浆中Ⅲ型前胶原脱去N端肽后沉积在组织中的，所以Ⅲ型胶原N端肽能更好地反映组织中Ⅲ型胶原的沉积，更准确些。目前国际上使用较多，研究显示其与心脏Ⅲ型胶原相关性非常好（$R=0.784$，$P=0.0001$），可以取代相应的前胶原作为指标。另外探讨某药物对神经内分泌因子的影响时，各组间的一些非观察药物若对该因子产生明显影响，则在观察对比中各组间也应该尽量配平，如ACEI及利尿剂对肾素-血管紧张素-醛固酮系统（RAAS）及交感活性均有影响，如若组间不平衡则最终结果可能不能完全归于抗醛固酮效应。

慢性心力衰竭时交感刺激增强，RAAS活性增加。近20年来有关β受体阻滞剂的大规模试验相继出台，CIBIS、MERIT-HT、COMET、COPERNICUS、CAPRICORN等研究证实无论缺血性或非缺血性心力衰竭，从轻度到重度，β受体阻滞剂均可改善心功能，降低住院率和病死率，并提倡合并使用利尿剂和ACEI或ARB。

最近出台的新版美国心力衰竭治疗指南及我国最新慢性心力衰竭治疗建议均指出住院心力衰竭患者只要血流动力学稳定，均应及早使用β受体阻滞剂，但应从小剂量用起，在2～4周内逐渐增加剂量，直到最大耐受量，因为其保护心功能改善病死率的益处存在明显量效关系，对慢性阻塞性肺疾病（COPD）和哮喘患者也不是绝对禁忌。β受体阻滞剂的目标剂量应是患者能够耐受的最大剂量，并从小剂量滴定到该目标剂量后长期维持。最近 Metra 分析 COMET 随诊患者，报道减量和停用 β 受体阻滞剂对重度心力衰竭患者有害，是患者死亡的独立预测因素。

因此，目前强调在强化的综合治疗基础上加用抑制神经内分泌的药物，可以改善心力衰竭患者的预后。我国“慢性收缩性心力衰竭治疗建议”在其概要部分中指出，对不同心功能分级心力衰竭患者总的治疗原则为：

NYHA 心功能Ⅰ级：控制危险因素；ACEI。

NYHA 心功能Ⅱ级：ACEI；利尿剂；β 受体阻滞剂；地高辛用或不用。

NYHA 心功能Ⅲ级：ACEI；利尿剂；β 受体阻滞剂；地高辛。

NYHA 心功能Ⅳ级：ACEI；利尿剂；地高辛；醛固酮受体阻滞剂；病情稳定者，谨慎应用 β 受体阻滞剂。

466. 为什么目前还将利尿剂看作有效治疗心力衰竭措施的基础？

利尿剂是有液体潴留心力衰竭（心衰）患者治疗策略的重要组分。单用呋塞米或单用卡托普利治疗对比试验发现，液体潴留常出现在用卡托普利治疗的心衰患者，而不是用利尿剂者。多中心试验所纳入的患者均是症状和液体潴留得到了完全控制，用单一利尿剂治疗不能长时间保持临床稳定的心衰患者，且利尿剂和血管紧张素转换酶抑制剂（ACEI）联合应用，出现临床失代偿的机会减少。除此，利尿剂在心衰治疗中不可少还有如下原因：

（1）与任何其他治疗心衰药物相比，利尿剂能更快地缓解心衰症状，使肺水肿和外周水肿在数小时或数天内得到消散。

（2）利尿剂是唯一能够完全控制心衰液体潴留的药物。虽然，洋地黄和小剂量 ACEI 也能增加尿钠排泄，但很少有心衰患者不使用利尿剂且能保持钠平衡者。不过，长期、恰当地使用 ACEI 和 $β_2$ 受体阻滞剂能有效地减少治疗患者的利尿剂用量。

（3）合理使用利尿剂是其他治疗心衰药物取得成功的一关键要素。

利尿剂用量不足造成液体潴留，降低对 ACEI 的反应，增加用 $β_2$ 受体阻滞剂的风险；但利尿剂用量过大则会导致血容量不足，增加用 ACEI 和血管扩张剂发生低血压的危险，也加大了 ACEI 和 ARB 出现肾功能不全的风险。因此，恰当使用利尿剂应看作是任一有效治疗心衰措施的基础。

467. 利尿剂的种类有哪些？其主要不良反应有哪些？

常用的利尿剂有作用于髓袢的所谓袢利尿剂，如呋塞米（frusemide），torsemide 及布美他尼（bumetanide）和作用于远曲肾小管的噻嗪类，美托拉宗（metolazone），以及留钾利尿剂等。各类利尿剂增加尿量和钠排泄的药理学特性不同。袢利尿剂增加尿钠排泄可达钠滤过负荷的 20%～25%，且能加强自由水的清除，除肾功能严重受损〔内生肌酐清除率 < 0.08ml/s（5ml/min）〕者外，一般均能保持其利尿效果。相反，噻嗪类利尿剂增加钠排泄

的分数仅为滤过钠负荷的5%~10%，使自由水的排泄较少，当肾功能受到中度损害〔内生肌酐清除率<0.5ml/s（30ml/min）〕时遂丧失其利尿效果。因此，袢利尿剂是多数心衰患者的首选药物。

利尿剂的不良反应有

（1）电解质丢失 利尿剂会造成体内重要阳离子（钾和镁）的丢失，引起低钾、低镁血症而诱发心律失常。当肾素-血管紧张素-醛固酮系统高度激活时易于发生低钾、低镁血症。当两种利尿剂联合应用时更容易出现电解质的丢失。并用ACEI并给予保钾利尿剂特别是醛固酮受体阻滞剂螺内酯常能预防钾、镁的丢失，较补充钾盐、镁盐更为有效。RALES（randomized aldactone evaluation study）试验表明，小剂量螺内酯（25mg/d）与ACEI以及袢利尿剂合用是安全的。

出现低钠血症时应注意区别缺钠性低钠血症和稀释性低钠血症，因两者治疗原则不同。缺钠性低钠血症发生于大量利尿后，属容量减少性低钠血症。患者可有直立性低血压，尿少而比重高，治疗应补充钠盐。稀释性低钠血症又称难治性水肿，见于心力衰竭进行性恶化患者。此时钠、水有潴留，而水潴留多于钠潴留，故属高容量性低钠血症。患者尿少而比重偏低，治疗应严格限制入水量，并按利尿剂抵抗处理。

（2）神经内分泌激活 利尿剂的使用可激活内源性神经内分泌，特别是肾素-血管紧张素系统（RAS）。虽然AngⅡ水平的升高有助于支持血容量不足时的血压和肾功能，然而神经内分泌的短期激活会增加电解质丢失的发生率和严重程度；长期激活则会促进疾病的发展，一般与利尿剂用量过大有关，并用神经内分泌阻滞剂则可以避免这一不良反应的发生。因而，利尿剂应与ACEI以及β受体阻滞剂联合应用。

（3）低血压和氮质血症 过量应用利尿剂可降低血压和损害肾功能，但低血压和氮质血症也可能是心力衰竭恶化的表现。在后一种情况下如减少利尿剂用量可使病情加剧。心力衰竭患者如无液体潴留，低血压和氮质血症可能与容量减少有关。这种患者如血压和肾功能的变化显著或产生症状，则应减少利尿剂用量。然而，如果患者有持续液体潴留，则低血压和氮质血症有可能是心力衰竭恶化和外周有效灌注量降低的反映，应继续维持所用的利尿剂，并短期使用能增加终末器官灌注的药物如多巴胺或多巴酚丁胺。

468• 在心力衰竭治疗中应如何使用利尿剂？

恰当使用利尿剂是任一有效治疗心衰措施的基础。要做到恰当应用利尿剂需遵循以下几点：

（1）适宜利尿剂治疗的选择 心衰患者有液体潴留证据或原先有过液体潴留者一般皆应给予利尿剂。但利尿剂不能作为单一治疗，一般应和ACEI及β受体阻滞剂联合应用。

（2）利尿剂起始和维持 从小剂量开始，如呋塞米每日20~40mg，逐渐增加剂量，以增加尿量，使体重每日减轻0.5~1.0kg。氢氯噻嗪优先选用于伴原发性高血压的心衰患者，多数心衰患者适宜选用袢利尿剂，特别当伴有肾功能损害或有明显液体潴留者。在利尿剂治疗的同时应限制钠的摄入量（每日≤3g）。利尿剂治疗中若出现电解质平衡失调应积极予以处理，但不停用利尿剂。加用小剂量保钾利尿剂比补充钾和镁更为有效和容易耐受。如果在利尿效果未达到预期效果出现了低血压和氮质血症，应放慢利尿速度，减量予以维持，直到液体潴留消除。过度担心低血压和氮质血症会造成利尿剂用量不足，并有可能导致顽固性水肿。液体潴留如不能有效控制也会妨碍心衰其他治疗药物的疗效及安全性。一旦液体潴留完全消退，利尿剂应予以维持，以防止液体潴留重现。利尿剂剂量应逐日调整，记录患者每日的体重变化可作为调整利尿剂用量的基础。

(3) 制剂的选择　仅有轻度液体潴留而肾功能正常的心力衰竭患者，可选用噻嗪类，尤其适用于伴有高血压的心力衰竭患者。氢氯噻嗪100mg/d已达最大效应（剂量-效应曲线已达平台期），再增量亦无效。有明显液体潴留，特别伴肾功能受损时宜选用袢利尿剂，如呋塞米。呋塞米的剂量与效应呈线性关系，故剂量不受限制。

(4) 注意克服利尿剂拮抗现象　心衰的发展和恶化一般是以需要加大利尿剂剂量为其特征，即出现利尿剂拮抗现象。长时间服用袢利尿剂后远端肾曲小管上皮细胞会出现适应性变化和钠重吸收部位的转移。出现利尿剂拮抗现象心衰患者出现利尿剂拮抗的主要原因：①心衰加重，肾小球滤过率降低；②有效血容量减少；③钠重吸收部位的重新分布，即从利尿剂作用部位转移。心衰患者对利尿剂治疗的反应取决于尿液中利尿剂的浓度和时间过程。轻度心衰患者即使小剂量利尿剂也反应良好，因为利尿剂从肠道吸收速度快，到达肾小管的速度也快；相反，晚期心衰患者由于肠管水肿或小肠低灌注，药物吸收延缓，加之，由于肾血流和肾功能减低，药物转运受到损害。因此，心衰的发展和恶化一般是以需要加大剂量利尿剂为其特征。此外，长时间服用袢利尿剂后远端肾曲小管上皮细胞会出现适应性变化和钠重吸收部位的转移。出现利尿剂拮抗现象后，一般可通过以下方法加以克服：①静脉给予利尿剂；②联合使用2种或2种以上作用与不同部位的利尿剂；③与增加肾血流的药物并用（如正性肌力药物）。非甾类抗炎药物能抑制多数利尿剂的利钠作用，特别是袢利尿剂，并强化利尿剂的致氮质血症倾向，故心衰患者应避免使用非甾类抗炎剂。

469. 肺源性心脏病心力衰竭应如何使用利尿剂？

慢性肺源性心脏病（肺心病）患者并发心衰时使用利尿剂可解除右心室衰竭引起的水、钠潴留，减少肺血管阻力和心脏负荷而改善心肺功能，应掌握缓慢、小量、联合、交替的原则，仅在特殊情况下用强力快速利尿剂。要注意防止：①快速利尿后血液浓缩、痰液黏稠不易咳出而影响通气功能；②电解质紊乱尤其易引起低钾、低氯、低镁和碱中毒，后者可抑制呼吸、降低通气量，引起碱中毒使氧离曲线左移，不利组织供氧；③利尿过量可使心脏前负荷降低，心排出量下降。目前常用的排钾利尿剂有氢氯噻嗪（双氢克尿塞）、呋塞米（速尿）、丁脲胺、依他尼酸；保钾利尿剂有螺内酯（安体舒通）、氨苯蝶啶，应用时以排钾利尿剂与保钾利尿剂合用为好。

470. 心力衰竭治疗领域“神经内分泌不协调”的概念是什么？

近年来，心力衰竭的治疗概念有了根本性转变：从短期的、血流动力学/药理学措施转变为长期的、修复性的策略，目的是有利于改变衰竭心肌的生物学性质。应用神经内分泌阻滞剂阻断其与心肌重构之间的恶性循环，是治疗的关键。

迄今为止，已有大量临床试验表明，神经内分泌阻滞剂可降低心力衰竭患者的死亡率、病残率，并能改善和逆转心肌重构。其中，主要是血管紧张素转换酶抑制剂（ACEI）和β受体阻滞剂。临床试验亦表明，神经内分泌阻滞剂的联合应用还有协同作用。例如，单独应用ACEI的相对死亡危险性下降24%，而合并应用β受体阻滞剂可进一步下降至36%。SOLVED试验中，合用或不合用β受体阻滞剂组，心力衰竭住院的相对危险性分别下降60%和30%；RALES试验，合用或不合用β受体阻滞剂组，死亡的相对危险性分别下降58%和27%。

然而，近年来有关神经内分泌、细胞因子阻滞剂的临床试验却屡告失败。包括ACEI＋中性内肽酶抑制剂（NEPI）、内皮素受体阻滞剂、TNF-α阻滞剂。由此，提出了一个新问题——神经内分泌的不协调（neuroendocrine dysharmony）。

（1）OVERTURE试验　应用ACEI＋NEPI（omapatrilat）与依那普利比较，共入选5772例患者，随访2年，结果两组的死亡率、住院率差异无统计学意义（*OR*＝0.94），omapatrilat并不优于依那普利，且omapatrilat组低血压、眩晕较多。

（2）ENABLE试验　应用非选择性ETA/ETB内皮素受体阻滞剂bosentan 12.5～25mg、2次/d治疗1613例心功能NYHA心功能Ⅱ～Ⅳ级的慢性心力衰竭患者，一级终点为死亡或心力衰竭住院。结果，bosentan组未能改善预后，且衰竭加重，表现为钠水潴留、水肿加重，出现于用药早期，并持续于长期用药过程。其结果与动物实验研究观察完全不同，机制不明。

（3）EARTH试验　应用选择性ETA受体拮抗剂darusentan治疗548例NYHA心功能Ⅱ～Ⅳ级慢性心力衰竭患者，随访24周，终点为左心室收缩末容积，应用磁共振观察；结果各剂量组（10、25、50、100、300mg/d）的左心室收缩末容积均无显著下降，6min步行试验变化也不大。

（4）应用TNF-α拮阻滞etanercept的RENAISSANCE、RECOVER和RENEWAAL试验观察24个月，因治疗组对死亡率和病残率的不良作用，于2001年3月18日宣告试验提前终止。另一TNF-α阻滞剂infliximab的ATTACH试验，对150例NYHAⅣ级患者治疗6周，结果因治疗组（101例）中7例死亡，而对照组49例无死亡，因而安全委员会建议试验提前终止。

为什么上述试验会失败，有以下可能的解释：

（1）错误的假说？然而，ACEI、β受体阻滞剂和醛固酮受体阻滞剂的临床试验，已有大量的正面证据。在过去10年中，心力衰竭临床试验的相对死亡危险性已下降了46%。

（2）错误的目标？例如，应用内皮素受体阻滞剂tezosentan治疗急性心力衰竭。与慢性心力衰竭不同，神经内分泌的激活在急性心力衰竭时能起有利的代偿作用，因而，可能不宜加以阻断。

（3）错误的药物？ATTACH试验中的infliximab，推测其可能有细胞毒性。

（4）错误的剂量？内皮素受体拮抗剂bosentan的早期试验（REACH1），应用较大剂量（125～500mg/d）对血细胞、肝有损害。

（5）错误的人群？重度心力衰竭患者，由于存活的心肌细胞太少，因而不容易对生物学治疗起效应。如 BEST 试验、ENABLE 试验，入选的均是较重的心力衰竭患者。BEST 试验中，NYHAⅡ～Ⅲ级患者，死亡危险性有显著降低；而 NYHAⅣ级患者却增加。

（6）过度的血管扩张？例如：应用依那普利静脉注射的 CONSENSUS 试验、应用前列腺素衍生物的 FIRST 试验、ACEI + NEPI 的 OVERTURE 试验，治疗组发生低血压均较多，很可能与血管过度扩张有关。ENABLE 试验，bosentan 组引起钠水潴留，也可能是血管过度扩张诱发，正如 ALLHAT 试验应用 α 受体阻滞剂 doxazosine 治疗高血压，同样诱发钠水潴留和心力衰竭。

（7）神经内分泌拮抗已达顶峰？或过度抑制有害？BEST 和 MOXCON 试验，血去甲肾上腺素浓度大幅度降低，比轻度降低者死亡率反增高。Val-Heft 试验，ACEI + ARB 如再加用 β 受体阻滞剂反而不利。

从上述种种可能的解释，说明各个临床试验失败的原因还不能一概而论，具体情况应具体分析。值得注意的是，血管过度扩张合并低血压的问题，因为随之而来的神经内分泌激活的危害，很可能撤销原先所预期的神经内分泌抑制的有益效应。其次，要真正明确是否有神经内分泌的不协调，临床试验中必须增设受试药物的单独应用组，而这又有悖于伦理道德。因此要进一步扩展神经内分泌阻滞剂联合应用的协同作用，还有一段漫长的路要走。目前能够肯定的是，ACEI 加 β 受体阻滞剂有益，重症患者再加用醛固酮受体阻滞剂。

471 • 目前认为应如何合理使用神经内分泌阻滞剂？

中国慢性收缩性心力衰竭防治建议已实施已四年多，实施中发现需要总结的问题。

（1）“强心、利尿、扩血管”传统的观点仍很强劲，神经内分泌阻滞剂的应用不到位。

（2）实施中对指南理解上存在某些偏差及应用神经内分泌阻滞剂有些错误认识。

（3）强化规范化不够。最近欧洲心血管病学会（ESC）逐步推出一些指南的新版本，新版本的指南增添了新的临床试验证据，介绍了一些指南实践后的新认识，特别是对每项诊治措施列出证据水平与推荐强度，指导临床医生权衡诊治过程中的疗效-风险，有助于临床实践中制定决策。针对临床上存在的问题，吕卓人、黄若文结合 ESC 指南新的观点，就如何合理使用神经内分泌阻滞剂曾在《中华心血管病杂志》2005 年第 3 期上作了专题阐述，值得参考学习。

证据的水平

证据水平 A：资料来自于多项随机临床试验或汇总分析；证据水平 B：资料来自单项随机临床试验或多项非随机试验；证据水平 C：专家的意见和/或小型试验结果。

推荐强度的类别

类别Ⅰ：证据表明和/或一致同意某措施/治疗是有益、有用和有效的；类别Ⅱ：有争议的证据和/或对某措施/治疗有用/有效性的看法不一致；类别Ⅱa：权衡证据/观点后，倾向于有益/有效；类别Ⅱb：证据/观点尚不能确定其有益/有效；类别Ⅲ（不鼓励应用）：证据表明或一致认为某治疗无用/无效，在有些病例中还可能有害。

第一部分：血管紧张素转换酶抑制剂（ACEI）和血管紧张素受体拮抗剂（ARB）

（1）适应证

①所有伴有慢性心力衰竭（CHF）或无症状的左心室功能不全的患者〔左心室射血分数（LVEF）<45%〕，排除禁忌证（有血管神经性水肿病史、妊娠、双侧肾动脉狭窄）（ⅠA）。

②心肌梗死后无论有无症状的左心室收缩功能受损的患者（ⅠA）。

③舒张性心力衰竭患者（ⅡaC）。

④需注意的情况：明显的肾功能不全（Cr>2.5/dl或>221μmol/L）；高血钾（K^+>5.0mmol/L）；症状性低血压（<90mmHg）；药物的相互作用，在合并使用下列药物时，有可能增加的ACEI不良反应或影响ACEI的作用：钾盐、保钾利尿剂、富钾的“代盐”、非甾类抗炎药（NSNIDS）、ARB。

（2）临床获益

①死亡率、再住院率下降，改善生活质量，心力衰竭进程延缓（无性别、种族、伴糖尿病的差异，虽然女性获益稍小）（Ⅰa）。

②可能提高心功能级别和运动耐量（ⅡaB）。

（3）目标剂量（表9-6） 目标剂量为大规模临床随机对照试验证明有效的剂量（ⅠA）。

①极小剂量开始。

②间隔2周剂量递增1倍（无症状的左心室功能不全、轻度心力衰竭、高血压病或住院患者剂量滴定可快些）。

③剂量个体化。ATLAS试验比较小剂量和大剂量对心功能Ⅱ～Ⅳ级的作用，结果显示：全因死亡率两组间差异无统计学意义；全因死亡率与全因住院率联合终点及所有住院数：大剂量组比小剂量组少24%。NETWORK试验：心功能Ⅱ～Ⅳ级患者随机服用依那普利2.5mg，2次/日；5mg，2次/日和10mg，2次/日。随访6个月结果显示：各组死亡率分别为4.2%、3.3%和2.9%（差异无统计学意义）；联合终点（死亡、心力衰竭住院率或加重）分别为12.3%、12.9%和14.7%（差异无统计学意义）。

表9-6 常用的血管紧张素转换酶抑制剂及其剂量

药名	初始剂量	目标剂量
卡托普利	6.25mg，3次/日	50～100mg，3次/日
依那普利	2.5mg，2次/日	10～20mg，1次/日
赖诺普利	2.5～5mg，1次/日	30～35mg，1次/日
雷米普利	2.5mg，1次/日	5mg，2次/日或10mg，1次/日
群多普利	1mg，1次/日	4mg，1次/日

虽然和试验结果并未显示大剂量对改善预后的必要性，但目前仍然推荐宜达目标剂量或最大耐受量。

（4）ACEI和ARB比较

1）ELITE-2：氯沙坦与卡托普利治疗的比较（$n=3152$），随访555天。死亡率分别为11.7%和10.4%。

2）OPTIMAAL：氯沙坦与卡托普利治疗急性心肌梗死（AMI）和CHF（$n=5447$），随访2.7年。结果显示：死亡率氯沙坦组18%，卡托普利组16%，两组间差异无统计学意义。

3）VALIANT试验：AMI后左心室功能不全（$n=15703$）随机分为卡托普利、缬沙坦或联合用药组，随访24.7个月。结果显示：死亡率及其他临床结果无差异。

4）CHARM-Added：坎地沙坦和ACEI联合应用与单药比较。结果显示：ARB与ACEI联合应用的死亡率未减少，但心血管事件明显减少。

鉴于上述临床试验的结果，目前尚无充分证据表明ARB优于ACEI或ARB与ACEI联合应用的价值。所以ACEI仍然为治疗CHF的首选药物。

（5）无症状的左心室收缩功能障碍　LVEF<45%，无禁忌证，无症状者使用ACEI（ⅠA）。

SOLVD试验：纳入≤0.35但无心力衰竭体征的患者，随机分为安慰剂和依那普利组，随访3.12年。结果显示：死亡及心力衰竭加重入院率分别为24.5%和20.6%，相当于每治疗1000例患者，减少因心力衰竭加重而入院70例（NNT/3年=14）；心力衰竭加重的危险分别为38.6%和29.8%；发展为心力衰竭的时间分别为8.3个月和22.3个月。

在SOLVD-P亚组中随访3.2年，未发现全因死亡及任何原因的住院在ACEI治疗组有明显减少。当随访延长至11.3年，ACEI组死亡率明显降低（50.9%比56.4%）。此外，依那普利可明显减少左心室功能障碍者糖尿病的发生率，尤其是空腹血糖已升高者。早期曾报道的ACEI治疗MI后左心室功能障碍的两个大规模临床试验SAVE和TRACE均证明服用卡托普利和群多普利可降低死亡率和再住院率。

（6）舒张性心力衰竭　ACEI对舒张性心力衰竭的治疗作用缺乏研究，因此有相矛盾的观点。ACEI推荐用于有症状的心力衰竭和心室收缩功能障碍者（ⅡaC），然而对ARB的观点似乎有所改变，主要是CHARM-Preserved试验的结果。目前尚有些研究正在进行中，将有更多的信息来确定ACEI是否对舒张性心力衰竭有效。

（7）AMI（表9-7）　AMI 36小时内口服ACEI（ⅡaA），特别对前壁MI、LVEF下降或中、轻度心力衰竭者有效（Ⅰa）。①早期干预试验（<36h）：CONSENSUS-Ⅱ、ISIS4、GISSI-Ⅲ和CCS-Ⅰ试验的结果显示：死亡率下降少，也许与纳入未经选择的低危患者和治疗时间短有关。将推荐ACEI用于低危的未经选择的病例是否有足够的临床意义尚有争议。一项包括100000例AMI的Meta分析的结果显示：AMI后30天的死亡率与安慰剂相比有所下降（7.6%比7.1%），相当于治疗1000例患者4~6周，减少死亡5例（预防1例死亡NNT=200）；对高危人群如心衰或前壁MI者好处显著，相当于治疗1000例患者可挽救10条生命；在低危人群中，如无心力衰竭的前壁MI患者中未观察到ACEI的好处；在糖尿病患者中也只有减少的倾向；ACEI可减少非致死性心力衰竭的发生率（14.6%比15.2%），但对再梗死和脑卒中的改善无明显作用；ACEI与明显的持续低血压（17.6%比9.3%）和肾功能不全（1.3%比0.6%）有关；AMI后1周内ACEI取得的益处最大，在所有挽救的239例中占200例；AMI早期应避免使用静脉注射依那普利，开始使用剂量要小，逐渐增加剂量，在48小时内应监测血压和肾功能；②晚期干预试验（>48小时）：这些临床试验多选择高危患者并持续治疗，包括SAVE、TRACE、AIRE等试验。有对这些研究的汇总分析显示：治疗平均2.6年中，死亡率由29.1%下降到23.4%，相当于减少死亡57例/1000例（平均2.5年的治疗NNT=18）；ACEI减少发展为心力衰竭和需住院的危险，从15.5%下降至11.9%，再梗死的危险由13.2%下降至10.8%。

表9-7 血管紧张素转换酶抑制剂在心肌梗死中的使用

类型	推荐强度	证据水平
急性心肌梗死24小时内		
高危（心力衰竭、左心室扩大、未实施再灌注、大面积梗死）	Ⅰ	A
所有患者	Ⅱa	A
AMI急性心肌梗死进展期（>24小时）、心肌梗死后临床表现为心力衰竭或无症状的左心室扩大（LVEF<45%）	Ⅰ	A
糖尿病或其他高危患者	Ⅰ	A

第二部分：β受体阻滞剂

如表9-8所示，所有稳定的轻、中和重度CHF患者，除非有禁忌证，无论是缺血还是非缺血性心肌病、LVEF是否下降、心功能Ⅱ~Ⅳ级的患者均应使用β受体阻滞剂（ⅠA）。

AMI后左心室收缩功能障碍，伴或不伴有症状者除了使用ACEI外，还推荐应用β受体阻滞剂，以降低死亡率（ⅠA）。

β受体阻滞剂也推荐用于CHF患者维持左心室功能（ⅡaC）。

表9-8 慢性心力衰竭β受体阻滞剂应用指南

适应证	推荐强度	证据水平
所有稳定的有症状的心衰患者和LVEF下降，心功能Ⅱ~Ⅳ级（以延长生命）	Ⅰ	A
心肌梗死后LVEF下降但无症状	Ⅰ	A
无心肌梗死史，LVEF下降但无症状	Ⅰ	B
CHF维持收缩功能（以降低心率）	Ⅱa	C
AMI后急性代偿性心力衰竭	Ⅱa	B
CHF急性失代偿后处于稳定状态的患者（一般4天后）	Ⅰ	A

已有大批小规模临床试验及若干个大样本、前瞻性、随机、安慰剂对照研究，病例数超过15000例，获得的证据证明β受体阻滞剂对收缩功能障碍CHF患者的临床益处。有关卡维地洛、比索洛尔和美托洛尔的安慰剂对照研究均显示：β受体阻滞剂长期治疗可降低心功能Ⅱ~Ⅳ级患者的总死亡率、心血管死亡率、心脏性猝死及心力衰竭加重所致死亡。这些研究还证明β受体阻滞剂治疗还降低所有心血管或与心力衰竭相关的住院率，改善心功能，与安慰剂相比心力衰竭恶化较少。在不同年龄、性别、心功能级别、LVEF值、缺血性或非

缺血性心脏病、糖尿病或非糖尿病的亚组均获得良好的效果。在较小型的对照研究结果显示：β受体阻滞剂可改善心室功能、运动耐量和症状，提高生活质量，但这些作用常是不太确切的，并未被所有安慰剂对照的临床试验所证实。

虽然死亡率和住院率下降被多个β受体阻滞剂治疗CHF的临床试验所证实，但是否为β受体阻滞剂的类效应（class-effect）尚未被确认。BEST试验应用布新洛尔（bucindolol）虽然可减少心血管死亡和心肌梗死的发生，但并未获得改善生存率的益处。一项直接对照两种不同的β受体阻滞剂（酒石酸美托洛尔与卡维地洛）的研究（COMET），由于使用短效的酒石酸美托洛尔，不同于MERIT-HF试验使用的美托洛尔缓释片，而且目标剂量也较低，因此尚不能作出可靠的结论。

β受体阻滞剂在CHF中的应用还有一些问题未确定，如在一些特殊人群中的作用（>75岁、某些种族及心房颤动患者）尚不清楚。正在进行的SENIORS研究将观察β受体阻滞剂（nevibolol）对老年心力衰竭患者的作用。CIBIS-Ⅲ将比较先用β受体阻滞剂（比索洛尔）与先用ACEI治疗CHF的差异。

基于以上考虑推荐：

（1）适应证　所有慢性、稳定的心力衰竭患者，排除禁忌证（有症状的低血压或心动过缓、哮喘患者）。

（2）开始应用时间　①无水钠潴留体征（先用利尿剂），无论是住院还是门诊均应在干体重前提下使用β受体阻滞剂；②如无禁忌证，一般先使用ACEI；③NYHA心功能Ⅳ级及严重的患者须在专家指导下使用；④避免与维拉帕米、苯妥英钠、抗心律失常药物、非甾类抗炎药物合用。

（3）剂量　①以小剂量开始；②缓慢增加剂量，剂量加倍间期不少于2周。必须缓慢递增剂量，逐渐达目标剂量（大规模临床试验的剂量）或能耐受的最大耐受量（个体化）。三种常用β受体阻滞剂的剂量：比索洛尔，开始剂量1.25mg每日1次，目标剂量10mg每日1次；卡维地洛，开始剂量3.125mg每日2次，目标剂量20~50mg每日2次；美托洛尔缓释片，开始剂量12.5~25mg每日1次，目标剂量200mg每日1次。

（4）观察与处理要点　①β受体阻滞剂的短期和长期作用不同，在用药早期必须严密观察，包括心力衰竭的症状、水潴留、低血压和心动过缓的临床表现；②指导患者每天自测体重；如体重增加，则增加利尿剂的剂量；③出现症状性低血压时（头晕、轻度头痛等），重新考虑是否需要应用硝酸酯类、钙离子通道阻滞剂或其他血管扩张剂；如果没有心力衰竭的体征或症状，可考虑减少利尿剂的剂量；④症状与体征恶化（呼吸困难、疲乏、水肿、体重增加）的处理：首先将利尿剂剂量加倍；如果利尿剂加倍后无改善，暂时减少β受体阻滞剂剂量；如果出现严重恶化，则β受体阻滞剂改为半量；遵循专家意见，必要时停用β受体阻滞剂（很少见）；⑤出现心动过缓的处理：先做心电图，排除传导阻滞；如果是严重的心动过缓或房室传导阻滞或原有病态窦房结综合征者，应用β受体阻滞剂后出现心动过缓可考虑起搏器治疗；必要时减少或停用其他有减慢心率作用的药物，如地高辛、胺碘酮、苯妥英钠；减少β受体阻滞剂的剂量，必要时停用（一般不必要）；⑥出现严重的心力衰竭失代偿、肺水肿、休克时的处理方法：将患者送至上级医院治疗；出现症状性低血压/心动过缓时，停用β受体阻滞剂；必要时使用正性肌力药物。

472. 血管紧张素转换酶抑制剂治疗慢性心力衰竭的作用机制是什么？

血管紧张素转换酶抑制剂（ACEI）治疗慢性心力衰竭的作用机制包括：①抑制血管紧张素Ⅰ转变成活性很高的血管紧张素Ⅱ；抑制缓激肽的降解；增加循环前列环素的水平，从而扩张外周小动脉和静脉系统，减轻心脏的前、后负荷；②抑制心脏组织的肾素-血管紧张素系统（RAS），可防止心室重构；③抑制交感神经系统，降低循环儿茶酚胺水平（其活性水平直接与心力衰竭预后相关），因而ACEI扩张血管不伴有反射性心动过速和继发性血去甲肾上腺素（NE）升高。此外，可使心力衰竭患者下调的β受体密度上升而改善心室功能；④有助于纠正心力衰竭患者的低钾、低镁血症，降低室性心律失常的发生率。

473. 在心力衰竭的治疗中应怎样应用血管紧张素转换酶抑制剂？应用要点是什么？

（1）掌握其适应证　①所有左心室收缩功能不全（LVEF＜40%）的患者，均可应用ACEI，除非有禁忌证或不能耐受；无症状的左心室收缩功能不全（NYHA心功能Ⅰ级）患者亦应使用，可预防和延缓发生心衰；伴液体潴留者应与利尿剂合用；②适用于慢性心衰（轻、中、重度）患者的长期治疗，不能用于抢救急性心衰或难治性心衰正在静脉用药者，只有长期治疗才有可能降低病死率。为了达到长期治疗之目的，医师和患者都应了解和坚信以下事实：症状改善往往出现于治疗后数周至数月，即使症状改善不显著，ACEI仍可减少疾病进展的危险性。ACEI治疗早期可能出现一些不良反应，但一般不会影响长期应用。

（2）熟悉禁忌证或须慎用ACEI的情况　对ACEI曾有致命性不良反应的患者，如曾有血管神经性水肿、无尿性肾衰竭或妊娠妇女，绝对禁用ACEI。以下情况须慎用：①双侧肾动脉狭窄；②血肌酐水平显著升高〔＞225.2mmol/L（3mg/dl）〕；③高血钾症（＞5.5mmol/L）；④低血压（收缩压＜90mmHg），低血压患者需经其他处理，待血流动力学稳定后再决定是否应用ACEI。

（3）正确掌握应用方法　①起始剂量和递增方法：治疗前应注意利尿剂已维持在最合适剂量。因液体潴留可减弱ACEI的疗效；而容量不足又可加剧ACEI的不良反应。ACEI应用的基本原则是从很小剂量起始，逐渐递增，直至达到目标剂量（表9-9）。一般每隔3～7天剂量倍增1次。剂量调整得快慢取决于每个患者的临床状况。有低血压史、低钠血症、糖尿病、氮质血症以及服用保钾利尿剂者，递增速度宜慢。ACEI的耐受性约90%；②目标剂量和最大耐受剂量：迄今为止，已有7000多例心衰患者参加了30多项应用ACEI治疗的临床试验，这些临床试验的结果一致表明，ACEI缓解临床症状，提高患者的生活质量，降低死亡率和住院率。尽管心衰内分泌激素方面的研究发展十分迅速，但有关神经阻断激素的“剂量-反应”关系的临床研究仍不多。ATLAS研究入选了3164例心衰患者，随机分为大剂量组（lisinopril 35mg/d）和小剂量组（lisinopril 2.5或5mg/d），大剂量组减少死亡和住院的复合危险性的作用优于小剂量组，但两组死亡率间差异无统计学意义。有关心衰的国内外指南都指出 ACEI 应尽量达到临床试验中证实有效的靶剂量，例如卡托普利 25～50mg、3 次/日，依那普利 10mg、2 次/日，培哚普利 4mg、1 次/日，苯那普利 5～10mg、2 次/日，福辛普利 20～40mg、1 次/日。但是，和小剂量 ACEI 比较，增加 ACEI 剂量带来的益处并不是显著的，如患者不能耐受目标剂量，小剂量的 ACEI 可能仍然有效。在上述的随机对照临床试验中，ACEI 的剂量不是根据患者治疗反应而定的，而是达到了规定的目标剂量。临床上小剂量应用现象十分普遍，以为小剂量也同样有效而且更好，这是一种误解。一些研究表明，大剂量较小剂量对血流动力学、神经内分泌、症状和预后产生更大作用。赖诺普利治疗和生存评价研究（assessment of treatment with lisinopril and survival，ATLAS）中大剂量组（32.5～35.0mg/d）减少死亡和住院的复合危险性的作用优于小剂量组（2.5～5.0mg/d），而耐受性两组相同。因此应该尽量将剂量增加到目标剂量或最大耐受剂量；③维持应用：一旦剂量调整到目标剂量或最大耐受剂量，应终生使用。ACEI 的良好治疗反应通常要到 1～2 个月或更长时间才显示出来，但即使症状改善并不明显，仍应长期维持治疗，以减少死亡或住院的危险性。撤除 ACEI 有可能导致临床状况恶化，应避免；④不同类型 ACEI 的效果和选择：目前已有的证据表明，ACEI 治疗慢性收缩性心衰是一类药物的效应，各种 ACEI 对心衰患者的症状、临床状况、死亡率或疾病进展均无差异。各种 ACEI 药理学的差异如组织选择性、ACE 结合部位、短或长效等，对临床影响不大。因此在临床实践中，各种 ACEI 均可应用。

表 9-9 常用 ACEI 的参考剂量

药物	起始剂量	目标剂量
卡托普利	6.25mg，3 次/日	25～50mg，3 次/日
依那普利	2.5mg，1 次/日	10mg，2 次/日
培哚普利	2mg，1 次/日	4mg，1 次/日
雷米普利	1.25～2.5mg，1 次/日	2.5～5mg，2 次/日
苯那普利	2.5mg，1 次/日	5～10mg，2 次/日
福辛普利	10mg，1 次/日	20～40mg，1 次/日
西拉普利	0.5mg，1 次/日	1～2.5mg，1 次/日
赖诺普利	2.5mg，1 次/日	5～20mg，1 次/日

注：参考欧洲心脏病学会心力衰竭指南

ACEI 在心衰的应用中应掌握以下要点：

全部收缩性心衰患者必须应用 ACEI，包括无症状性心衰，LVEF＜45%者，除非有禁忌证或不能耐受。

（1）必须告知患者 ①疗效在数周或数月后才出现，即使症状未见改善，仍可降低疾病进展的危险性；②不良反应可能早期就发生，但不妨碍长期应用。ACEI 需无限期、终生应用。ACEI 一般与利尿剂合用，如无液体潴留时亦可单独应用，一般不需补充钾盐。ACEI 亦可与 β 受体阻滞剂和/或地高辛合用。

（2）ACEI 禁忌证或须慎用的情况　对 ACEI 曾有致命性不良反应的患者，如曾有血管神经性水肿、无尿性肾衰竭或妊娠妇女，绝对禁用 ACEI。以下情况须慎用：①双侧肾动脉狭窄；②血肌酐水平显著升高〔>225.2μmol/L（3mg/dl）〕；③高血钾症（>5.5mmol/L）；④低血压（收缩压<90mmHg）：低血压患者需经其他处理，待血流动力学稳定后再决定是否应用 ACEI。

（3）ACEI 的剂量：必须从极小剂量开始，如能耐受则每隔 3～7 天剂量加倍。滴定剂量及过程需个体化，起始治疗前需注意利尿剂已维持在最合适剂量。起始治疗后 1～2 周内应监测肾功能和血钾，以后定期复查。根据 ATLAS 临床试验结果，推荐应用大剂量。ACEI 的目标剂量或最大耐受量不根据患者治疗反应来决定，只要患者能耐受，可一直增加到最大耐受量，一旦达到最大耐受量后，可长期维持应用。

474. 血管紧张素转换酶抑制剂有哪些不良反应？

ACEI 有两方面的不良反应：①与 AngⅡ抑制有关的不良反应包括低血压、肾功能恶化、钾潴留；②激肽积聚有关的不良反应，如咳嗽和血管性水肿。

（1）低血压　很常见，在治疗开始几天或增加剂量时易发生。RAS 激活明显的患者，发生早期低血压反应的可能性最大，这些患者往往有显著的低钠血症（<130mmol/L）或新近明显或快速利尿。防治方法：①密切观察下坚持以极小剂量起始；②先停用利尿剂 1～2 天，以减少患者对 RAS 的依赖性。首剂给药如果出现症状性低血压，重复给予同样剂量时不一定也会出现症状，只要没有明显的液体潴留现象，可减少利尿剂剂量或放宽盐的限制以减少对 RAS 的依赖性。多数患者经适当处理后仍适合应用 ACEI 长期治疗。

（2）肾功能恶化　肾脏灌注减少时肾小球滤过率明显依赖于 AngⅡ介导的出球小动脉收缩的患者，如 NYHA 心功能Ⅳ级或低钠血症的患者易致肾功能恶化。ACEI 使用后肌酐显著升高〔>442μmol/L（0.5mg/dl）〕者严重心衰较轻、中度心衰者多见。伴肾动脉狭窄或合用非甾类抗炎药者易发生。减少利尿剂剂量，肾功能通常会改善，不需要停用 ACEI。如因液体潴留而不能减少利尿剂剂量，权衡利弊可容忍轻、中度氮质血症，维持 ACEI 治疗为宜。服药后 1 周应检查肾功能，而后继续监测，如血清肌酐增高 >225.2μmol/L（3mg/dl）应停用 ACEI。

（3）高血钾　ACEI 阻止醛固酮合成而减少钾的丢失，心衰患者可能发生高钾血症，严重者可引起心脏传导阻滞。肾功能恶化、补钾、使用保钾利尿剂，尤其合并糖尿病时易发生高钾血症。ACEI 应用后 1 周应复查血钾，如血钾≥5.5mmol/L，应停用 ACEI。

（4）咳嗽　ACEI 引起的咳嗽特点为干咳，见于治疗开始的几个月内，要注意排除其他原因尤其是肺淤血所致的咳嗽。停药后咳嗽消失，再用干咳重现，高度提示 ACEI 是引起咳嗽的原因。咳嗽不严重可以耐受者，应鼓励继续用 ACEI。如持续咳嗽，影响正常生活，可考虑停用，并改用 AngⅡ受体阻滞剂。

（5）血管性水肿　血管性水肿较为罕见（<1%），但可出现声带水肿，危险性较大，应予注意。多见于首次用药或治疗最初 24 小时内。由于可能是致命性的，因此如临床上一旦疑为血管神经性水肿，患者应终生避免应用所有的 ACEI。

总之，ACEI 目前已确定是治疗慢性收缩性心衰的基石。所谓标准治疗或常规治疗就是 ACEI 单用或加用利尿剂，NYHA 心功能Ⅱ、Ⅲ级患者加用 β 受体阻滞剂，地高辛可合用亦可不用。

475. 血管紧张素Ⅱ受体阻滞剂在心力衰竭治疗中的地位如何？

在近 20 年已确立了 ACEI 在慢性收缩性心力衰竭治疗的重要地位，该类药物的许多益处与能抑制心室重构的进一步发展有关，这一作用的机制尚未完全明了，但认为主要是通过抑制了血管紧张素Ⅰ（AngⅠ）转换成 AngⅡ，减少后者与 $AngⅡ_1$ 受体（AT_1 受体）结合，从而抑制了心衰时 RAS 系统的长期激活。ACEI 还可减少缓激肽的分解，促使血管内皮释放舒血管物质，这一作用可能对心力衰竭有益，但尚未在临床上证实。

与 ACEI 不同，AngⅡ受体阻滞剂（ARB）可阻断 AngⅡ和 AT_1 受体结合。因此理论上此类药物对 AngⅡ不良作用的阻断比 ACEI 更直接、更完全。应用 ARB 后血清 AngⅡ水平上升与 $AngⅡ_2$ 受体（ATz）结合加强，可能发挥有利的效应。ARB 对缓激肽的代谢无影响，因此不能通过提高血清缓激肽水平发挥可能对心衰有利的作用，但也不会产生可能与之有关的咳嗽不良反应。应用 ARB 治疗心衰希望疗效至少等同于 ACEI，而不良反应更少。

1997 年首次发表了应用 ARB 治疗心衰临床试验 ELITE（evaluation of losartan in the elderly）的结果，该试验在 722 例 NYHA 心功能Ⅱ～Ⅳ级，LVEF≤40%，年龄≥65 岁的缺血性或非缺血性心肌病心衰患者，比较了在常规治疗基础上氯沙坦（剂量递增至 50mg/d）和卡托普利（剂量递增至 150mg/d）的疗效，发现氯沙坦组的死亡危险较卡托普利组低。在随后的 ELITE Ⅱ试验采用相同的方法，在 3052 例年龄 >60 岁的缺血性或非缺血性心肌病心衰患者，比较上述两种药物的疗效，却未能证实氯沙坦在降低病死率、减少住院等方面优于卡托普利。但两项试验中因咳嗽退出试验者氯沙坦组明显较少。

AHA 2000 年会上宣布了 Val-HeFT 试验的初步结果，该试验观察在常规心衰治疗基础上（包括应用 ACEI 和 β 受体阻滞剂者）加用缬沙坦或安慰剂的疗效差异，入选患者 5010 例，药物剂量 40mg 每天 2 次增至 160mg 每天 2 次，平均随访时间超过 2 年，患者中应用 ACEI 者 93%，应用 β 受体阻滞剂者 36%。结果显示与安慰剂组比较，缬沙坦组病死率、病残率联合终点的危险性降低 13.3%（$P=0.009$），心衰住院率下降 27.5%（$P=0.00001$）。

上述临床试验的结果虽不完全一致，但也证实了 ARB 治疗慢性心衰有效。

476. 临床上应如何应用血管紧张素Ⅱ受体阻滞剂治疗慢性心力衰竭？应把握哪些要点？

有关应用 AngⅡ受体阻滞剂（ARB）治疗慢性心力衰竭方面，我国“慢性收缩性心力衰竭治疗建议”中提出如下建议：

（1）ARB 治疗心衰有效，但其效应是否相当于或优于 ACEI 尚未定论，当前仍不宜以 ARB 取代 ACEI 广泛用于心力衰竭治疗。未应用过 ACEI 和能耐受 ACEI 的心衰患者，仍以

ACE 抑制剂为首选。

（2）ARB 可用于不能耐受 ACEI 的心衰患者，如出现咳嗽、血管性水肿时。ARB 和 ACEI 相同，亦能引起低血压，高血钾及肾功能恶化，应用时仍需小心。

（3）心衰患者对 β 受体阻滞剂有禁忌证时，可缬沙坦与 ACEI 合用。

ARB 在治疗心力衰竭的应用方面应把握如下要点：①ARB 治疗心衰有效，但未证实相当于或是优于 ACEI；②未应用过 ACEI 和能耐受 ACEI 的患者不宜用 ARB 取代；③可用于不能耐受 ACEI 的患者；④ARB 与 ACEI 相同，亦能引起低血压，高血钾及肾功能损害恶化；⑤心力衰竭患者对 β 受体阻滞剂有禁忌证时，可 ARB 与 ACEI 合用。

477• 如何评估 β 受体阻滞剂在心力衰竭中的治疗作用？

早在 1973 年就有人用美托洛尔（倍他乐克）治疗扩张型心肌病合并晚期心衰取得良好效果，此后常有类似报道。Hjalmarson（1983 年）开始大规模临床研究发现与安慰剂比较，使用美托洛尔治疗心衰患者，其病死率或心脏移植率降低 34%，进一步促进了此课题研究。多中心卡维地洛（carvedilol）治疗心衰的评估（MOCHA）1996 年报道了 345 例心衰患者，射血分数（EF）<35%，在利尿剂、ACEI 和地高辛的基础上随机应用卡维地洛和安慰剂，随诊 6 个月，结果随着剂量增加改善左心室功能和存活率。与安慰剂比较，卡维地洛组总的病死危险性下降 73%（$P<0.001$），住院率也明显下降。从而，卡维地洛被美国 FDA 批准可以用于治疗心力衰竭。比索洛尔（bisoprolol）治疗心功能不全Ⅱ（CIBISⅡ），1998 年 8 月报道原定计划为随机双盲研究 3000 人，心功能Ⅲ～Ⅳ级，EF<35%，在原来治疗心衰的基础上加用必索洛尔，剂量从 1.25mg/d 开始，6 周后达到 10mg/d。随诊 3 年，因能明显降低总病死率，最后总结患者 2647 例，临床研究因道德原因提前结束。Packer 医师认为所有心功能Ⅱ～Ⅲ级患者都应予以 ACEI 和 β 受体阻滞剂治疗，两者的效益是相加的，前者能降低心衰病死率和住院率 35%，β 受体阻滞剂能进一步降低 38%。美托洛尔治疗心衰的随机干预临床试验（MERIT-HF）患者总数 3991 例，随机分两组，每组近 2000 例，在原来心衰治疗基础上加用美托洛尔 200mg/d，随诊 2.4 年，结果总病死率下降 34%，心血管病死率下降 38%，猝死发生率下降 41%，心衰病死率下降 49%。

由于上述临床研究结果逐渐改变了人们的看法，β 受体阻滞剂治疗心衰从禁用、慎用到应该用。目前对 β 受体阻滞剂治疗心衰尚存在许多问题亟待解决，笔者初步对以下三个问题提出目前的看法。

（1）β 受体阻滞剂的禁忌证　心动过速、血压过低和房室传导阻滞。

（2）β 受体阻滞剂治疗心衰的可能机制尚不详，有以下可能性　①β_1 受体数目上调，心衰时机体释放过多去甲肾上腺素，对心肌细胞产生不良作用，能降低 β_1 受体数量，应用必索洛尔可使心肌 β_1 受体数上调，恢复心肌对儿茶酚胺的反应；②抑制交感神经活力，降低心率，改善心脏的收缩功能；③恢复心肌的收缩力，心衰时鸟苷酸结合蛋白（Gi）增高，后者能抑制 β 受体和腺苷酸环化酶的相互作用降低心肌收缩力。β 受体阻滞剂可使 Gi 恢复正常，可预防心律失常和恢复心肌收缩力；④抗氧化作用，动物实验发现某些 β 受体阻滞剂有抗氧化作用，可能对心衰有益；⑤狗实验卡维地罗与 ACEI 同样有预防心室重构作用。

(3) β 受体阻滞剂治疗心衰的适应证和用法　直至最近一些研究认为 β 受体阻滞剂治疗缺血性和非缺血性心肌病合并轻、中度心衰有效，对严重心功能衰竭（Ⅳ级）患者应慎用。有报道一组心功能Ⅳ级的患者 63 例，Ⅰ、Ⅱ、Ⅲ级 167 例，应用卡维地洛 3.125mg/次，2 次/日，逐渐增加到 25mg，2 次/日。3 个月后总结认为心功能Ⅳ级患者一般年龄较大，左心室功能差，运动耐力低，开始治疗时副作用多，应小心增加剂量，坚持治疗，仍能得到好的疗效，改善心功能。CIBIS Ⅱ将用药（必索洛尔）规范化，剂量从 1.25mg/d 开始，逐渐增加剂量，于 6 周后达到 10mg/d。

目前经 FDA 批准治疗心衰的 β 受体阻滞剂中只有卡维地洛，该药是一种非选择性 β 受体阻滞剂，伴有 α_1 受体阻滞作用和抗氧化作用。近年来有研究认为必索洛尔和美托洛尔也同样有效。一般认为心衰的治疗是在 ACEI、利尿剂和地高辛的基础上再加用 β 受体阻滞剂。有人认为如果应用足量的 ACEI，可能无需加用 β 受体阻滞剂。相反，Senor 等报道 49 例急性心肌梗死伴左心室功能不全者单用卡维地洛和安慰剂比较，不用 ACEI，初步结果显示左心室收缩末和舒张末容积在安慰剂组明显大于卡维地洛组，后者的心血管事件也明显减少。还有 CARMEN 临床研究正在进行中，将 450 例轻中型心衰患者随机分为卡维地洛组、依那普利组和卡维地洛 + 依那普利组，最终欲分别了解它们的左心室结构和功能、安全性、耐受性和患病率、病死率。

478. 在心力衰竭治疗中需如何应用 β 受体阻滞剂?

β 受体阻滞剂在心衰治疗中的作用已被 20 多个临床试验 10000 多例患者证实，这些试验入选了包括妇女和老年人，各种病因、不同心衰程度的各种患者，结果都证实长期应用 β 受体阻滞剂治疗可以减轻心衰症状，改善患者的临床状况，降低患者的死亡率和住院率。对已经服用 ACEI 的患者，β 受体阻滞剂仍能发挥有益作用。但在临床临床应用中应做到以下几点：

(1) 掌握适应证　所有 NYHA 心功能Ⅱ、Ⅲ级患者病情稳定，左心室射血分数 (LVEF) <40% 者，均必须应用 β 受体阻滞剂，除非有禁忌证或不能耐受。上述患者应尽早开始应用 β 受体阻滞剂，不要等到其他疗法无效时才用，因患者可能在延迟用药期间死亡。而 β 受体阻滞剂如能早期应用，可能防止死亡。应在 ACEI 和利尿剂的基础上加用 β 受体阻滞剂，洋地黄亦可应用。病情不稳定的或 NYHA 心功能Ⅳ级的心衰患者，一般不用 β 受体阻滞剂。但 NYHA 心功能Ⅳ级患者，如病情已稳定，无液体潴留，体重恒定，且不需要静脉用药者，可考虑在严密监护下，由专科医师指导应用。

β 受体阻滞剂是作用强大的负性肌力药，治疗初期对心功能有抑制作用，但长期治疗（≥3 个月）则一致改善心功能，LVEF 增加。因此，β 受体阻滞剂只适用于慢性心衰的长期治疗，绝对不能作为抢救。治疗应用于急性失代偿性心衰，难治性心衰需要静脉应用正性肌力药和因大量液体潴留需强力利尿者。

虽然 β 受体阻滞剂能掩盖低血糖的症状，但有资料表明糖尿病患者获益更多，所以心衰伴糖尿病患者仍可应用。

医师应向患者交待：①症状改善常在治疗 2～3 个月后才出现；②即使症状未能改善，

β受体阻滞剂仍能减少疾病进展的危险；③不良反应可在治疗早期就发生，但一般并不妨碍长期治疗。

（2）熟悉禁忌证 支气管痉挛性疾病、心动过缓（心率<60次/分）、二度及以上房室传导阻滞（除非已安装起搏器）均不能应用。

（3）临床应用注意 应注意以下几点：①关于β受体阻滞剂在心衰治疗中最佳剂量问题，目前尚无临床试验比较小剂量和大剂量的β受体阻滞剂在降低死亡率方面到底有多大差异，国人更缺乏有关资料。我国心衰的治疗建议中指出，β受体阻滞剂的个体差异很大，在治疗中应个体化，以达到最大耐受量为目标。常用β受体阻滞剂在临床试验中应用的目标剂量分别为：美托洛尔100~150mg/d，卡维地洛50mg/d，比索洛尔10mg/d。国外的资料表明，大约85%的患者可以达到预先设定的靶剂量。大多数患者应用美托洛尔的剂量也可以达到100mg/d，一般需从极小剂量开始，如美托洛尔缓释片12.5mg每天1次，比索洛尔1.25mg每天1次，卡维地洛3.125mg每天2次。如患者能耐受前一剂量，可每隔2~4周将剂量加倍，如前一较小剂量出现不良反应，可延迟加量直至不良反应消失。如此谨慎的用药，则β受体阻滞剂的早期不良反应一般均不需停药。临床试验β受体阻滞剂的耐受性为85%~90%；②起始治疗前和治疗期间患者必须体重恒定，已无明显液体潴留，利尿剂已维持在最合适剂量。如患者有体液不足，易产生低血压；如有液体潴留，则有增加心力衰竭恶化的危险；③如何确定最大剂量：确定β受体阻滞剂治疗心衰的剂量，原则与ACEI相同，并不按患者的治疗反应来定，应增加到事先设定的靶剂量。如患者不能耐受靶剂量，亦可用较小剂量，即最大耐受量。临床试验表明大剂量优于小剂量，但小剂量仍能降低死亡率，因此如不能耐受大剂量，小剂量仍应维持应用。目标剂量如何确定，目前尚不明确，可参考临床试验所用的最大剂量。因国人缺少有关资料，而且β受体阻滞剂的个体差异很大，因此治疗宜个体化，以达到最大耐受量，但清醒静息心率不宜<55次/分。一旦达到目标剂量或最大耐受量后，一般长期维持并不困难，应避免突然撤药，以防引起病情显著恶化。如在β受体阻滞剂用药期间，心衰有轻或中度加重，首先应调整利尿剂和ACEI用量，以达到临床稳定。如病情恶化需静脉用药时，可将β受体阻滞剂暂时减量或停用，病情稳定后再加量或继续应用。如需静脉应用正性肌力药时，磷酸二酯酶抑制剂较β受体激动剂更为合适，因后者的作用可被β受体阻滞剂所拮抗；④必须监测以下情况：a. 低血压：特别是有α受体阻滞作用的制剂易于发生。一般在首剂或加量的24~48h内发生。通常重复用药后可自动消失。为减少低血压的危险，可将ACEI或血管扩张剂减量或与β受体阻滞剂在每日不同的时间应用，以后再恢复ACEI的用量。一般情况下，不主张将利尿剂减量，因恐引起液体潴留，除非上述措施无效。b. 液体潴留与心衰：常在起始治疗3~5天后体重增加，如不处理，1~2周后常致心衰恶化，因此，应要求患者每日称体重，如有增加，应立即增加利尿剂用量，直至体重恢复到治疗前水平。c. 心动过缓和房室传导阻滞：小剂量β受体阻滞剂不易发生这类不良反应，但在增量过程中，危险性亦逐渐增加。如心率<55次/分或出现二、三度房室传导阻滞，应将β受体阻滞剂减量或停用。此外，医生应注意药物相互作用的可能性。

（4）注意β受体阻滞剂制剂的选择 临床试验表明，选择性β_1受体阻滞剂与非选择性β兼α_1受体阻滞剂同样可降低死亡率和罹患率。两种制剂究竟何者为优，目前虽有一些试验，但样本量偏小，力度不够，使用的是血流动力学等替代终点等，因而尚不足以定论。目前的意见是：选择性 β_1 受体阻滞剂美托洛尔、比索洛尔和非选择性 β 兼 α_1 受体阻滞剂卡维地洛均可用于慢性心衰。

479• β受体阻滞剂在心力衰竭的应用中应把握哪些要点？

（1）所有慢性收缩性心力衰竭，NYHA 心功能Ⅱ、Ⅲ级患者，LVEF <40%，病情稳定者，均必须应用 β 受体阻滞剂，除非有禁忌证或不能耐受。

应告知患者：①症状改善常在治疗 2~3 个月后才出现，即使症状不改善，亦能防止疾病的进展；②不良反应常发生在治疗早期，一般不妨碍长期用药。

（2）β 受体阻滞剂不能应用于抢救。急性心衰患者，包括难治性心衰需静脉给药者。

（3）NYHA 心功能Ⅳ级心衰患者，需待病情稳定（4 天内未静脉用药；已无液体潴留且体重恒定）后，在严密监护下由专科医师指导应用。

（4）应在 ACEI 和利尿剂基础上加用 β 受体阻滞剂、地高辛亦可应用。

（5）熟悉 β 受体阻滞剂的禁忌证　支气管痉挛性疾病；心动过缓（心率 <60 次/分）；二度及以上房室传导阻滞（除非已安装起搏器）；有明显液体潴留，需大量利尿者，暂时不能应用。

（6）β 受体阻滞剂的起始和维持治疗　起始治疗前患者已无明显液体潴留、体重恒定，利尿剂已维持在最合适剂量。β 受体阻滞剂必须从极小剂量开始（美托洛尔 12.5mg/d、比索洛尔 1.25mg/d、卡维地洛 3.125mg，2 次/日），每 2~4 周剂量加倍。

（7）达最大耐用受量或目标剂量后长期维持，不按照患者的治疗反应来确定剂量。

（8）β 受体阻滞剂应用时的监测　①低血压：特别是有 α 受体阻滞作用的制剂易于发生，一般在首剂或加量的 24~48 小时内发生。可将 ACEI 或扩血管剂减量或与 β 受体阻滞剂在每日不同时间应用，一般不将利尿剂减量；②液体潴留和心力衰竭恶化：常在起始治疗 3~5 天体重增加，如不处理，1~2 周后常致心力衰竭恶化。应告知患者每日称体重，如有增加，立即加大利尿剂用量；③心动过缓和房室传导阻滞：与 β 受体阻滞剂剂量大小成正比，如心率 <55 次/分，或出现二、三度房室传导阻滞，应将 β 受体阻滞剂减量或停用。

480• 临床上应如何应用洋地黄治疗心力衰竭？

洋地黄治疗心力衰竭的作用机制包括①抑制心肌细胞膜钠-钾-ATP 酶，使细胞内 Na^+ 水平升高，转而促进 Na^+-Ca^{2+} 交换，细胞内 Ca^{2+} 水平随之升高，而有正性肌力作用；②降低交感神经系统和 RAS 的活性；恢复压力感受器对来自中枢的交感神经冲动的抑制作用，从而亦能对心力衰竭发挥有利的治疗作用。临床上应用洋地黄治疗心衰注意以下几点：

（1）明确洋地黄在心衰治疗中的作用　地高辛是一种有效、安全、使用方便、价格低廉的心衰治疗的辅助药物。鉴于地高辛对心衰死亡率的下降没有作用，不存在推迟使用会影响存活率的可能性，因此地高辛的早期应用并非必要。建议先使用那些能减少死亡和住院危险的药物（ACEI 和 β 受体阻滞剂），如果症状仍持续存在，则加用地高辛。

（2）选择好有适应证的患者　临床应用适应证：①心功能Ⅲ、Ⅳ级收缩性心衰；②心房颤动伴快速心室率的心衰者；③窦性心律的心衰患者亦适用。

下列情况不宜应用洋地黄：①预激综合征合并心房颤动。洋地黄可缩短旁路不应期而导致心室颤动；②二度或高度房室传导阻滞；③病态窦房结综合征（无起搏器保护者），特别是在老年人；④单纯舒张性心衰如肥厚型心肌病，尤其伴流出道梗阻者；⑤洋地黄中毒或过量引起的心衰加重与心律失常。地高辛被推荐应用于改善心衰患者的临床状况，应与利尿剂、某种ACEI和β受体阻滞剂联合应用。对于已开始ACEI或β受体阻滞剂的治疗，但症状改善欠佳，应及早使用地高辛。如果可以确定患者对ACEI或β受体阻滞剂的反应良好，并足以控制症状，此时可以停用地高辛。如果某患者仅使用地高辛，则应该加用ACEI或β受体阻滞剂。尽管β受体阻滞剂对于控制运动时心室率的增加可能较为有效，然而地高辛更适宜于心衰伴有快速心室率的心房颤动患者。

熟悉地高辛不能用于窦房阻滞、二度或高度房室传导阻滞无永久起搏器保护的患者。与能抑制窦房结或房室结功能的药物（如胺碘酮、β受体阻滞剂）合用时，尽管患者常可耐受地高辛治疗，但须谨慎。

一般而言，急性心衰并非地高辛的应用适应证，除非伴有快速心室率的心房颤动。急性心衰应使用其他合适的治疗措施（常为静脉给药），地高辛仅可作为长期治疗措施的开始阶段而发挥部分作用。

不推荐地高辛用于无症状的左心室收缩功能障碍（NYHA心功能Ⅰ级）的治疗，因为治疗这类患者的惟一的理由是预防心衰的发展，然而尚无证据表明地高辛对这类患者有益。

（3）按照正确的使用方法用药　在心衰治疗中，目前多采用自开始即用固定的维持量给药方法，即维持量疗法，0.125～0.25mg/d；对于70岁以上或肾功能受损者，地高辛宜用小剂量（0.125mg）每日1次或隔日1次。必要时，如为了控制心房颤动的心室率，可采用较大剂量（0.375～0.50mg/d），但不宜作为窦性心律心力衰竭患者的治疗剂量，而且在同时应用β受体阻滞剂的情况下一般并不需要。

虽然有学者提倡使用地高辛血清浓度测定的方法，指导地高辛剂量的选择，但是尚无证据表明所测得血清地高辛浓度可以反映地高辛的剂量是否恰当。地高辛放射免疫测定法主要用于帮助判断洋地黄中毒而非疗效的评估。血清地高辛浓度与治疗作用间没有联系，而且尚不清楚在心衰的治疗中，大剂量地高辛是否比小剂量更有效。

常用洋地黄类制剂有两类，①快速作用制剂：适用于急性或慢性心衰急性加重时。毒毛花苷K、G，0.25～0.5mg静脉推注，5分钟起效，0.5～1小时达高峰；毛花苷丙静脉注射每次0.2～0.4mg，24小时总量1.0～1.6mg。5～10分钟起效，0.5～2小时达高峰；②中速制剂：适用于中度心衰或维持治疗。最常用的制剂是地高辛，给药方法有两种：一是负荷量加维持量法，0.25mg每日3次，共2～3天，以后改成维持量每日0.25～0.5mg；二是维持量法，每日0.25～0.5mg，约经5个半衰期（5～7天）后可达稳态治疗血浓度，此种用法可使洋地黄中毒的发生率明显降低。

（4）熟悉洋地黄的不良反应　地高辛的主要不良反应包括①心律失常（期前收缩、折返性心律失常和传导阻滞）；②胃肠道症状（食欲不振、恶心和呕吐）；③神经精神症状（视觉异常、定向力障碍、昏睡及精神错乱）。这些不良反应常出现在血清地高辛浓度>

2.0ng/ml 时，但也可见于地高辛水平较低时。无中毒者和中毒者血清地高辛浓度间有明显重叠现象，特别在低血钾、低血镁、甲状腺功能低下时。奎尼丁、维拉帕米、普鲁卡因胺、胺碘酮、丙吡胺、普罗帕酮等与地高辛合用时，可使血清地高辛浓度增加，从而增加洋地黄中毒的发生率，此时地高辛宜减量。尽管传统上经常强调洋地黄的不良反应多，但近来的临床报道指出大多数心衰患者对地高辛具有良好的耐受性，地高辛的不良反应主要出现在大剂量用药时，而临床上产生效益，大剂量并不需要。这些观察结果提示地高辛的治疗量范围（治疗量与中毒量的比值）并非像以往担忧的那么狭窄。至于长期使用地高辛，有研究显示即使血清浓度维持在一般认为的治疗剂量范围内（<2.0ng/ml），患者在短期治疗中能很好地耐受，但可能有不良的心血管作用。还有研究显示长期应用地高辛可能增加心肌梗死或猝死的危险性，而临床上并无典型的洋地黄中毒的征象。

心力衰竭中洋地黄的治疗终点是：

（1）伴有心房颤动的心力衰竭患者，宜将心室率控制在 60～70 次/分，轻度活动后心室率增加≤10 次/次。

（2）窦性心律者可参考临床充血症状消失和血清地高辛浓度（适宜范围 1.5～2.0ng/ml），大于上述范围，正性肌力作用不再增强。达到上述治疗终点后，以维持量长期应用。洋地黄对死亡率的影响尚不明。但临床试验表明停药后可使症状恶化，因此如无洋地黄中毒，病因又不能去除时，原则上应长期应用。

481. 使洋地黄敏感性增高的主要因素及影响地高辛血清浓度的常用药物有哪些？

使洋地黄敏感性增高的主要因素包括：①老年人肾小球滤过率降低而延长地高辛半衰期，宜将地高辛减量；②低钾血症或/和低镁血症，易诱发心律失常；③心肌缺血缺氧或有急性弥漫性心肌炎、重度慢性心衰患者易于中毒；④肾功能减退者应酌情减量。

影响地高辛血清浓度的常用药物包括：

（1）奎尼丁、普罗帕酮、维拉帕米、胺碘酮、硝苯地平、硫氮䓬酮、华法林、红霉素、苯乙哌啶等与地高辛合用时，可使地高辛血清浓度升高 30%～100%，宜将地高辛减量或短期停用，同时监测地高辛血清浓度。

（2）制酸药、甲氧氯普胺（灭吐灵）、多潘立酮（吗丁啉）、镇静药和抗抑郁药通过不同途径减弱地高辛的作用。

482. 洋地黄中毒的主要临床表现有哪些？怎样治疗洋地黄中毒？

洋地黄中毒的主要临床表现：

（1）胃肠道症状 食欲不振最早出现，继以恶心、呕吐，属中枢性。

（2）神经系统症状 头痛、抑郁、无力、视物模糊、黄视或绿视等。

（3）心脏毒性：各种类型的心律失常。常见为室性期前收缩（呈二、三联律）、交界性逸搏心律、非阵发性交界性心动过速伴房室分离，约占中毒性心律失常的2/3。其他有房性心动过速伴房室传导阻滞、心房颤动伴完全性房室传导阻滞。洋地黄引起的心电图 ST-T 改变只能说明有洋地黄作用，不能据此诊断中毒。

（4）血清地高辛浓度　治疗浓度为0.5～2.0ng/ml，平均1.4ng/ml。治疗浓度与中毒浓度有较大范围的重叠。伴有低钾血症时，在“治疗浓度”即可出现地高辛中毒，应结合临床判断。

关于治疗洋地黄中毒：

（1）早期诊断、及时停药是治疗的关键。某些心律失常如单发室性期前收缩、一度房室传导阻滞、心房颤动伴缓慢心室率等，常可于停药后消失。

（2）快速性心律失常的治疗　①苯妥英钠100mg加入20ml注射用水，5～10分钟缓慢静脉注射1次，直至心律失常控制，总量不超过250～300mg。以后改为口服维持，每天400～600mg，适用于室上性和室性心律失常；②利多卡因50～100mg加入40ml葡萄糖液，每5～10分钟缓慢注射1次，总量不超过300mg，维持量1～4mg/min。适用于室性心律失常；③钾盐：异位快速性心律失常伴低钾血症时可予钾盐静脉滴注，禁用于有房室传导阻滞的患者，亦可同时应用镁盐；④电复律因可导致心室颤动，一般属禁忌。但如多种方法均失效时，可考虑用低能量直流电复律。

（3）缓慢性心律失常的治疗　①阿托品0.5～1mg皮下或静脉注射；②无血流动力学障碍如心源性晕厥、低血压时，一般不需临时人工起搏。

（4）严重地高辛中毒时，可用特异性地高辛抗体，它可使心肌的地高辛迅速转移到抗体上，形成失去活性的地高辛抗体片段复合物。解毒效果迅速而可靠，但可能导致心衰恶化。

483 · 正性肌力药物的作用机制是什么？

正性肌力药物包括cAMP依赖性和非cAMP依赖性两大类：

（1）非cAMP依赖的正性肌力药物　如地高辛等强心苷类，其作用机制是抑制钠-钾-ATP酶，使细胞内钠的浓度升高，进而激活钠-钙交换载体，并使肌质网和线粒体钙释放增加，其作用与钙通道无关。

（2）cAMP依赖性药物　①β受体激动剂，通过G蛋白偶联，激活腺苷酸环化酶使cAMP升高，后者激活蛋白激酶，使心肌蛋白磷酸化，开放钙通道，使钙内流增加，心缩力增强；②磷酸二酯酶抑制剂，抑制cAMP降解而升高cAMP；③腺苷酸环化酶直接激动剂，使腺苷酸环化酶活性增加，使cAMP合成增加。细胞内的cAMP使L型钙通道磷酸化，导致钙内流量增加，而加强心肌收缩；肌质网蛋白磷酸化，亚细胞器对钙的摄取量增加，使心肌松弛，因此cAMP升高，通过强而短的钙泵起正性肌力和正性松弛作用。

然而，β受体和多巴胺受体激动剂仅能产生短期血流动力学效应，长期应用症状和运动耐量亦无改善，增加死亡率，氨力农大剂量才有疗效，但出现严重不良反应，米力农治疗三个月的病例其死亡率高于对照组。因此，美国FDA心肾顾问委员会确定cAMP依赖性正性肌力药物，不能作为治疗心衰的第一线药物，仅限于对难治性心衰和心脏移植患者，短期支持应用。

484 • 怎样合理应用环腺苷酸依赖性正性肌力药？

临床应用环腺苷酸（cAMP）依赖性正性肌力药中应熟悉其作用机制与作用特点。cAMP依赖性正性肌力药可分为β受体激动剂和磷酸二酯酶抑制剂两类。前者的作用机制是：β受体激动剂与心肌细胞膜β受体结合，通过G蛋白偶联，激活腺苷酸环化酶（AC），催化ATP生成cAMP。cAMP使L型钙通道的钙内流增加，细胞内 Ca^{2+} 水平增加而有正性肌力作用。此外，肌质网对 Ca^{2+} 的摄取增加，细胞内 Ca^{2+} 水平迅速下降而具有正性松弛作用。另外还有外周血管扩张作用。磷酸二酯酶抑制剂的作用机制是抑制cAMP降解而升高细胞内cAMP水平，从而发挥正性肌力和正性松弛作用。

cAMP依赖性正性肌力药有以下作用特点：

（1）衰竭心肌细胞膜β受体密度下调，因而对β受体激动剂效应减弱。临床应用仅有短期血流动力学效应，长期应用时，缺乏持续血流动力学效应，症状和运动耐量亦无改善。

（2）严重衰竭的心肌缺乏cAMP，故对磷酸二酯酶抑制剂的反应明显弱于正常心肌。虽然可有明显的血流动力学效应，但长期疗效不肯定，未能改善运动耐量。

（3）不良反应 可有严重心律失常，临床试验结果使死亡率增加。

根据上述特点，临床上应注意掌握适应证。下列情况下支持短期应用cAMP依赖性正性肌力药，但不能作为一线药物长期应用。

（1）心脏手术后心肌抑制所致急性收缩性心衰。

（2）心脏移植前的终末期心衰。

（3）慢性心衰患者急性恶化时。

（4）慢性心衰患者对利尿剂、地高辛和血管扩张剂的联合治疗无效时。

常用制剂及用法：

（1）β受体激动剂 ①多巴胺：宜用小剂量（每分钟5～10μg/kg）。大剂量时（>每分钟10μg/kg），外周血管明显收缩，增加后负荷而影响左心室功能；②多巴酚丁胺：常用剂量每分钟2.5～7.5μg/kg静脉滴注。相当剂量时多巴酚丁胺增加心率和收缩外周血管的作用较多巴胺弱。

（2）磷酸二酯酶抑制剂的常用制剂有氨力农、米力农等。氨力农负荷量0.75mg/kg静脉内缓慢注射，继以每分钟5～10μg/kg静脉滴注。

485 • 如何评价环腺苷酸依赖性正性肌力药的静脉应用？

环腺苷酸（cAMP）依赖性正性肌力药包括：①β肾上腺素能激动剂，如多巴酚丁胺；②磷酸二酯酶抑制剂，如米力农。这两种药物均通过提高细胞内cAMP水平而增加心肌收缩力，而且兼有外周血管扩张作用，短期应用均有良好的血流动力学效应。然而长期口服时，不仅不能改善症状或临床情况，反而增加死亡率。口服氨力农由于有严重不良反应（肝功能异常、发热、血小板减少、胃肠道不适），已从市场撤销。长期口服米力农的PROMISE（prospective randomized milrinone survival evaluationtrial）试验和口服ibopamine的PRIME (second prospective randomized study of Ibopamineon mortality and efficacy) 试验，分别入选1088例和1906例NYHA心功能Ⅲ、Ⅳ级心衰患者，均因治疗组死亡率显著增加而提前中止试验。此后，临床医师试图应用长期间歇静脉滴注的方法来减少其他危害性，主要应用多巴酚丁胺和米力农。

几乎所有的资料均来自开放性、无对照的试验，且样本量小，观察时间短，因而不能提供可靠的信息。仅有2项安慰剂对照、间歇静脉应用、治疗时间>1个月的试验，其结果和上述长期口服治疗的试验相同，也因为治疗组的死亡危险性增加而提前中止试验。

由于缺乏有效的证据，以及考虑到药物的毒性，美国FDA心肾药物顾问委员会建议修改所有静脉应用正性肌力药物的标签说明，不主张长期应用。

由于缺乏cAMP依赖性正性肌力药有效的证据，以及考虑到药物的毒性，不主张对慢性心衰患者长期、间歇静脉滴注此类正性肌力药。对心脏移植前的终末期心衰、心脏手术后心肌抑制所致的急性心衰，以及难治性心衰可考虑短期支持应用3～5天。推荐剂量：多巴酚丁胺2～5μg·kg^{-1}·min^{-1}；米力农50μg/kg负荷量，继以0.375～0.750μg·kg^{-1}·min^{-1}。

关于cAMP正性肌力药的静脉应用问题，由于缺乏有效的证据，以及考虑到此类药物的毒性，不主张对慢性心衰患者长期、间歇静脉滴注此类正性肌力药对心脏移植前的终末期心衰、心脏手术后心肌抑制所致的急性心衰，以及难治性心力衰竭可考虑短期支持应用3～5d。推荐剂量：多巴酚丁胺2～5μg·kg^{-1}·min^{-1}；米力农50μg/kg负荷量，继以0.375～0.750μg·kg^{-1}·min^{-1}。

486. 如何理解在心力衰竭发病机制中醛固酮的作用与醛固酮受体阻滞剂在心力衰竭中的治疗价值？

目前已知血管壁和心肌重构与多种内源性神经内分泌和细胞因子的激活有关。对血管紧张素转换酶（ACE）、血管紧张素Ⅱ（AngⅡ）和血管紧张素受体Ⅰ（AT_1）及他们的阻滞剂已经做了很多的研究。在20世纪80年代前，人们曾重视醛固酮（Ald）的作用，研究并证实Ald是参与血管紧张素系统的一个重要的循环血管的活性物质，有肾素-血管紧张素-醛固酮系统（RAAS）之称。20世纪80年代以后可能由于重视了ACE和AT_1研究，在近20年来各种文献中，肾素-血管紧张素系统（RAS）替代了RAAS，第二个A（Ald）被淡忘和忽略。

近十年来对Ald的研究有了新的进展，特别是1995年Struthers提出，在慢性心衰患者应用ACEI治疗过程中，出现Ald逃逸现象（J Cardiac Failure，1996，2：47～54）以及1999年公布螺内酯（商品名：Aldactone）的临床试验（RALES）显示Ald受体阻滞剂的有益作用，又重新引起医学界的重视。近年来对Ald及其阻滞剂的生理和病理生理作了一些新的研究。回顾半个世纪以来，在心力衰竭发病机制中对Ald及其受体阻滞剂的理解归纳为三个方面：

第一、继发性醛固酮增多症是心衰钠、水潴留的主要原因。

在20世纪80年代以前，治疗心衰的主导方向是强心、利尿、扩血管的血流动力学概念。当时，曾经对心衰（以肾脏的肾小管为重点）的水钠平衡作了很多研究。推测肾小管髓袢（loop of henle）主持水钠平衡。肾小管液体通过髓襻至远端小管，最后到集合管。Na^+再吸收位于远端小管，再吸收率由下列三个因素决定：Na^+运转到远端小管上皮表面的速度、小管内液体的流量和速度，以及盐皮质激素Ald活性强弱的程度。认识到Ald是维持机体水和电解质内环境稳定的重要物质。

同时临床发现，在血流动力学状态恶化的重症心衰患者中，血浆醛固酮水平异常升高（约为对照组的6.4倍），并有水钠潴留，造成容量超负荷，使心功能进一步恶化，这种Ald水平升高引起的综合征称为继发性Ald增多症。

Ald是一个类固醇激素，由肾上腺球状带的腺粒体胆固醇支持分子合成。AngⅡ是很强的促进球状带生长的基质。肾上腺每日分泌Ald 70～250mg，血浆Ald水平5～100pg/ml。肾上腺不储存Ald，但有极快合成的能力。Ald由肝脏代谢，首次通过后，85%失活。Ald的降解依赖于肝血流，由肝实质细胞提取。而在心衰时，上述失活和提取这两个功能均受损，因而血浆Ald水平升高。心衰时皮质醇水平上升，推测ACTH也会升高，并刺激Ald分泌。抑制Ald合成的研究证明：心钠素（ANP）、升高血浆钾水平等可抑制Ald的生成。

正常的心排出量情况下，大约1/5的心排出量通过肾循环。业已证明，心排出量降低的心力衰竭患者，Ald活性的激活比心排出量降低对肾脏Na^+水泵功能异常起更决定性的作用。在应用泵利尿剂或交感神经过分活跃时，Ald的产生和分泌都增强，在远端肾小管更加强钠水的潴留，同时排钾造成严重低血钾，从而促使发生尖端扭转性室速等严重心律失常。

当时认为，在心衰时，不能将Ald作为潴Na^+的最初动力，因为在原发性Ald增多症患者中，并未见到像心衰患者中那样明显的钠水潴留现象。因此，血流动力学紊乱造成继发性Ald增多症的概念持续了多年。当年Ald受体阻滞剂（spirolactone，螺内酯）被作为保钾利尿剂应用，每日应用剂量高达50～100mg，不少患者应用后，效果常常并不理想。因此在20世纪70年代后，螺内酯的应用明显减少。

第二、组织肾素-血管紧张素系统（RAS）和受体的研究进展引导了心肌组织醛固酮的进展。

目前认为，Ald在RAS中占有不可缺少的重要地位。Ald具有不完全依赖于AngⅡ的独立作用，特别是在心肌和血管壁的重构功能方面。

（1）肾上腺外组织合成Ald　早年已知，Ald主要是通过盐皮质激素介导的。现在发现，盐皮质激素受体不仅存在于已知生成Ald的靶器官中（肾、肾上腺、肠），而且存在于非肾上腺皮质组织（心肌、大脑海马回）中。近年来，在心肌组织中发现了大量盐皮质酮受体（MRs）。Ald可通过MRs直接介导心肌重构。在培养高血压动物细胞模型中证明相当于正常血浆浓度水平的Ald可介导心肌纤维化，而螺内酯可产生明确的抗心肌纤维化作用。实验证明，将微量Ald注入脑室内，可产生高血压，将盐皮质激素阻滞剂注入脑室能抑制Ald的高血压效应。

目前已有多种实验研究证明心脏和血管壁的重构都有Ald参与。但是，心肌间质纤维化、心肌肥厚、心腔扩大、心肌僵硬度增加，舒张期心肌顺应性下降，直至左心室收缩功能下降，是一个十分复杂的病理过程，绝非单一因素所致。自主神经系统和RAS确实很重要，它们与Ald之间以及与其他各种因子和水、电解质平衡的关系十分复杂。然而，Ald的重要性是不应忽略的。

（2）Ald 在心肌间质纤维化中的作用 心肌的组成包括心肌细胞（具有收缩和舒张功能的细胞）和非心肌细胞。非心肌细胞成分有成纤维细胞、平滑肌细胞和巨噬细胞。心肌内还有很多小血管，血管壁有内皮细胞、平滑肌细胞和存在于间质中十分重要的基质。1981 年 Borg 和 Gdulfield 首次提出心脏胶原网络这一概念，并将胶原网络分为三部分：胶原纤维束、胶原支架和基底膜。心脏胶原网络包括：①Ⅰ、Ⅱ、Ⅲ、Ⅳ和Ⅶ型等胶原；②小量弹性蛋白；③氨基糖蛋白及相关的糖蛋白；④血管和淋巴管；⑤神经末梢；⑥间质细胞（成纤维细胞和巨噬细胞）；⑦组织液。胶原是哺乳动物含量最丰富的蛋白质，占机体总蛋白质的 30%。心脏中主要以Ⅰ型（占 85%）和Ⅲ型（占 11%）胶原为主。Ⅰ型胶原以粗纤维为主，抗张力性强，而Ⅲ型胶原以细纤维为主，形成网络，可扩张度强。心脏胶原网络的功能包括①是心肌细胞、血管、淋巴管、神经提供支架；②防止心肌细胞滑脱、错位和心肌扩张变形；③修复坏死的心肌细胞；④确保心肌细胞之间力的传导，保证心肌舒张、收缩的协调性和心肌顺应性；⑤为心肌主动舒张提供张力和能量，防止断裂；⑥是产生组织压因素之一，对抗血管间流体静水压及对抗心脏间质水肿形成。

心脏胶原纤维的代谢十分复杂。在心脏中，合成与代谢处于一种动态平衡的过程。心肌细胞和心脏成纤维细胞以自分泌和旁分泌方式分泌多种细胞因子，调节心肌胶原纤维网络的代谢。Ald 是十分重要的因子之一，目前认为 Ald 与心肌纤维化有密切的关系在病理状态下，各种细胞因子也处于失衡状态，加上其他因素，使心脏纤维胶原网络代谢失衡。如果胶原合成大于降解，则发生纤维沉积，导致心肌纤维化，严重影响心肌僵硬，使舒张功能受损，引起心衰；如果胶原合成小于降解，则心肌变薄，对心肌细胞的支持保护作用减弱。因此，研究心脏胶原网络代谢的调控，对防治心肌纤维化有十分重要的意义。

（3）醛固酮逃逸现象 1995 年 Struthers 报道了用 ACEI 治疗慢性心衰时，发现在应用依那普利 20mg 每日 2 次，血浆 Ald 和血管紧张素含量下降，但是过了几个月后，它们又逐渐恢复到原来水平，而血浆 ACE 水平和血压的下降一直保持原来的效应。最近又有报道，用 AngⅡ阻滞剂 Candesartan 治疗慢性心衰，不论是否合用 ACEI 在治疗 43 周后也见到 Ald 含量的反跳。这种 Ald 逃逸对治疗高血压或心衰有何影响，临床上尚难以识别。

Ald 受体阻滞剂对降低心衰患者死亡率有效的想法被随机螺内酯评价试验证实。这是一个随机、双盲、安慰剂对照、多国家的平行试验，有 1663 例严重心衰（NYHA 心功能Ⅲ、Ⅳ级）、左心室射血分数 <35% 的患者参与。大多数患者已用 ACEI、袢利尿剂和地高辛。所有患者原用治疗药物不变，一半患者给予螺内酯，每日起始量 25mg，分析资料时平均剂量为 26mg/d。定期监测患者。如果出现血钾升高，则将螺内酯改为 25mg，隔日 1 次。如果患者的心衰是进行性的，无高血钾，则给予螺内酯每日 50mg。试验一级终点为所有原因死亡。这一试验原设计为 3 年，但在第一年内即提前结束，因为已经见到螺内酯组的明显效应。与安慰剂组比较，用药组降低所有原因死亡相对危险性（*RR*）30%（$P<0.001$），降低心脏事件 *RR* 31%（$P<0.001$），降低非致死性心脏原因住院率 30%，用药组的副作用为约 10% 患者（男性）有乳房增生症或乳房疼痛。用药组耐受性好。Ald 逃逸的机制目前尚不清楚。推测原因，除 AngⅡ促使 Ald 增加外，还有其他因素的影响，如促肾上腺皮质激素和心钠素等。这些因素在心衰时也是增高的。

RALES 试验表明，Ald（受体）阻滞剂螺内酯有保护心脏效果，但其特殊机制还不明白，可能有肾脏和肾外受体的拮抗作用，另外可能对与 Ald 有关系的心衰的容量负荷所致病理生理过程有良好作用。

综上所述，Ald 受体阻滞剂螺内酯的临床应用效果评价如下：①Ald 除具有与 AngⅡ相同的心血管效应外，还有独立于 AngⅡ和 ACE 外的合成和降解通路。Ald 的心血管不良作用是储 Na^+ 水，排 K^+，Mg^{2+} 增加容量负荷，升高血压。Ald 可致内皮功能障碍，使内皮 NO 生物活性降低，促使血管平滑肌收缩及血管壁和心肌间质纤维化，它们是心衰发病机制中的重要环节之一；②慢性心衰患者常伴有低血 K^+ 和低血 Mg^{2+}。Ald 受体阻滞剂（螺内酯）作用在远端肾小管保 K^+ 和保 Mg^{2+}。使机体电解质平衡，可以防止因低血 K^+ 和 Mg^{2+} 所致的室性心律失常。推测螺内酯也调节心肌组织内的 K^+ 和 Mg^{2+} 平衡。螺内酯也可能有利于限制心力衰竭患者的神经激素超反应所产生的局部血流下降，改善心肌血管的内皮功能，减少发生心肌缺血从而改善心衰患者的心功能；③在已用 ACEI 和 AngⅡ阻滞剂后，加用螺内酯对抗血浆 Ald 水平的反跳，加强 ACEI 的效应，理论和实践上都是合理的；④每日 20 ~ 40mg 的螺内酯不是一个用于利尿和改善血流动力学的剂量。在已用 ACEI、强心剂和利尿剂的心衰患者中加用螺内酯一般不会发生高血钾，但对已有肾衰竭和高血钾倾向的心衰患者使用螺内酯应慎重；⑤从理论上和实践中应恢复 RAAS 的概念；⑥目前尚无足够的证据将心功能Ⅰ、Ⅱ级或左心室射血分数正常的患者作为应用螺内酯的适应证。原发性高血压患者是否能及早应用螺内酯，以预防血管、心脏重构尚属理论及试验阶段，需要进一步的研究。

487· 怎样看待地高辛在心力衰竭中的应用？

（1）地高辛应用的目的在于改善收缩性心力衰竭患者的临床状况，应与利尿剂、某种 ACEI 和 β 受体阻滞剂联合应用。地高辛也可用于伴有快速心室率的心房颤动患者，尽管 β 受体阻滞剂可能对运动时心室率增加的控制更为有效。

（2）地高辛没有明显的降低心力衰竭患者死亡率的作用，因而不主张早期应用。不推荐应用于 NYHA 心功能Ⅰ级患者。地高辛常用剂量 0. 25mg/d，70 岁以上，肾功能减退者宜用 0. 125mg，1 日 1 次或隔日 1 次。

（3）虽然有学者主张应用地高辛血清浓度测定指导选择地高辛的合适剂量，但尚无证据支持这一观点。与传统观念相反，地高辛安全、耐受性良好。不良反应主要见于大剂量时，但大剂量对治疗心力衰竭并不需要。

（4）长期应用地高辛，剂量在一般认可的治疗范围内，是否会产生不良的心血管作用，目前还不清楚。

488· 怎样看待醛固酮受体阻滞剂在心力衰竭中的应用？

进一步抑制心力衰竭患者肾素-血管紧张素系统作用的另一项措施就是阻断醛固酮（ALD）的效应，例如应用 ALD 受体阻滞剂——螺内酯。已证实人体心肌有 ALD 受体。ALD 除引起低镁、低钾外，可致自主神经功能失调；交感神经激活而副交感神经活性降低。更重要的是，ALD 有独立于 AngⅡ和相加于 AngⅡ的对心脏结构和功能的不良作用。对大鼠研究表明，小剂量的螺内酯即能防止 ALD 引起的双心室心肌纤维化。当仅有左心室肥厚时，ALD 可使左、右心室型胶原 mRNA 表达增加，说明 ALD 对心肌纤维化的作用并非继发于心室负荷的增加。心力衰竭时，心室醛固酮生成及活化增加，且与心力衰竭严重程度呈正比。因而，ALD 促进心肌重构，特别是心肌纤维化，从而促进心力衰竭的发展。

心力衰竭患者短期应用 ACEI 时，可降低血 ALD 水平，但长期应用时，血 ALD 水平却不能保持稳定、持续的降低，即所谓“醛固酮逃逸现象”（ALD escape）。高血压患者，应用 ACEI 数月后，血 ALD 水平即上升。心力衰竭患者，ACEI 可急性降低血 ALD 水平，但长期应用作用微弱，仅降 20%左右，且个体差异大；血 ALD 水平波动范围大。即使 ACEI 能降低静息 ALD 水平，亦不能防止运动后 AngⅡ和 ALD 水平的升高。因此如能在 ACEI 基础上加用 ALD 受体阻滞剂，能进一步抑制 ALD 的有害作用，可望有更大的益处。

RALES（randomized aldactone evaluation study）验证了上述假说，共入选 1663 例缺血性或非缺血性心肌病伴重度心力衰竭（近期或目前为 NYHA 心功能Ⅳ级）患者，在常规治疗基础上随机加用安慰剂或螺内酯（最大剂量 25mg/d），平均应用 24 个月，试验的一级终点是总死亡率。结果总死亡率降低 27%，因心力衰竭住院率降低 36%，任何原因引起的死亡或住院的复合终点降低 22%（P 均<0.0002）。由于上述结果，资料和安全监测委员会建议提前结束试验。螺内酯耐受性良好，仅约 8%～9%患者有男性乳房增生症。

根据上述结果建议：对近期或目前为 NYHA 心功能Ⅳ级心力衰竭患者，可考虑应用小剂量的螺内酯 20mg/d。至于 ALD 受体阻滞剂在轻、中度心力衰竭的有效性和安全性则尚有待确定。

489. 如何评价钙离子阻滞剂在治疗心力衰竭中的应用价值？

钙离子通道阻滞剂是一类特殊的血管扩张剂，它们具有扩张全身和冠状动脉循环的阻力型动脉血管的作用。这些作用在理论上应可改善心脏作功和缓解心肌缺血，但对照的临床试验未能证实这些可能的有益作用。临床上应用钙离子通道阻滞剂未改善心力衰竭患者的症状或提高其运动耐量，短期和长期使用这类药物治疗可导致严重的不良心血管反应。尽管所有的钙离子通道阻滞剂都对心力衰竭可能有不良作用，但它们的药理作用有所不同。有些钙离子通道阻滞剂更选择性地作用于周围血管，对心脏的抑制可能相对较轻，而另一些可能直接对抗在心力衰竭进展中可能起作用的分子机制。这些药理学差异在心力衰竭患者的临床意义仍有待明确。

很多钙离子通道阻滞剂短期治疗时可导致肺水肿和心源性休克，长期应用使心力衰竭患者心功能恶化和死亡的危险性增加。虽然这些不良反应被归因于可能是这些药物抑制心脏收缩和激活内源性神经内分泌系统的作用，但这些机制的重要性仍不明确。使用缓释剂型或长效药物或使用血管选择性药物可减少这些对心力衰竭的恶化作用，但这两种途径均未能成功地预防与使用钙离子通道阻滞剂相关的心血管并发症的发生。

近来的研究集中于评价更新的钙离子通道阻滞剂（氨氯地平和非洛地平）对心力衰竭的作用。已完成的大规模临床试验有 2 项：PRAISE（prospective randomized amlodipine survival evaluation）试验中，缺血或非缺血性心肌病伴严重（NYHA 心功能Ⅲ/Ⅳ级）心力衰竭患者1153例，在常规治疗的基础上随机分组接受安慰剂或氨氯地平（10mg/d）治疗6~33个月（平均13.8个月）。氨氯地平对主要终点（总死亡率和主要心血管事件住院的复合危险）影响为中性，但有降低总死亡率的趋势（$P=0.07$）。所观察到的事件数足以除外氨氯地平对存活率可能有不良作用的可能性。尽管在PRAISE的非缺血性心肌病亚组，氨氯地平伴有45%的总死亡率下降（$P=0.001$），但在仅入选非缺血性心肌病的心力衰竭患者的PRAISEⅡ试验中，未见氨氯地平降低总死亡率。在V-HeFT Ⅲ（vasodilator-heart failure trial Ⅲ）中，因缺血或非缺血性心肌病的轻至中度心力衰竭患者450例，在常规治疗基础上，被随机分组接受安慰剂或缓释非洛地平（10mg/d）治疗3~39个月（平均18个月）。非洛地平对运动耐量或总死亡率无作用。但致死的事件数较少，因此该试验不能评价非洛地平对生存率的真正作用。

由于缺乏支持钙离子通道阻滞剂有效性的证据，这类药物不宜用于治疗心力衰竭。评价较新的钙离子通道阻滞剂的大规模临床试验未提供令人信服的证据，显示长期应用这些药物可改善心力衰竭的症状或提高生存率。鉴于对安全性的考虑，在心力衰竭患者，即使用于治疗这些患者的高血压或心绞痛，应避免使用大多数的钙离子通道阻滞剂。在现有可提供临床应用的钙离子通道阻滞剂中，临床试验仅对氨氯地平和非洛地平提供有长期应用的安全性资料，有令人信服的证据表明氨氯地平对存活率无不利影响，但不能提高生存率。

因此，评价钙离子通道阻滞剂在心力衰竭治疗中的作用时，应把握以下要点：

（1）由于缺乏钙离子通道阻滞剂治疗心力衰竭疗效的证据，该类药物不宜用于心力衰竭治疗。

（2）考虑用药的安全性，即使用于治疗心绞痛或高血压，在大多数的心力衰竭患者应避免使用大多数的钙离子通道阻滞剂。在现有供临床应用的钙离子通道阻滞剂中，只有氨氯地平和非洛地平有临床试验显示长期用药的安全性，氨氯地平对生存率无不利影响。

490. 心力衰竭抗凝、抗血小板治疗的原则是什么？

心力衰竭时，扩张且低动力的心腔，以及促凝因子活性的增高可能有较高血栓栓塞事件危险，临床研究提示，心力衰竭时血栓栓塞事件的年发生率大约在1%~3%。至今尚无心力衰竭患者中华法林或其他抗血栓药物对预防血栓栓塞事件的对照研究，几项回顾性的分析也未得到一致意见。有关心力衰竭时的抗凝治疗可参照下列原则：

（1）心力衰竭伴房颤及心力衰竭有血栓栓塞史的患者必须长期抗凝治疗，可常规方法口服华法林，并调整剂量使国际标准化比值保持在2~3。

（2）极低LVEF值、左心室室壁瘤、显著心腔扩大、心腔内有血栓存在，这些指标在评估血栓栓塞危险中的意义尚未明确，也缺乏长期抗凝效果的评价。但有些医师对上述情况仍给予抗凝治疗以预防可能发生的血栓栓塞事件。

（3）抗血小板治疗常用于心力衰竭以预防冠状动脉事件，对心力衰竭本身的适应证尚未建立。

491·急性心力衰竭的病因及诱因有哪些？

急性心力衰竭一般常为原代偿的心脏在一定诱因突然诱发而发生，或原有不同程度心功能不全者病情突然恶化。诱因多为感染、情绪激动、体力活动过度、输液过多过快，贫血、出血、妊娠或分娩。

常见的病因有：

（1）急性广泛心肌梗死、急性心肌炎　使心肌收缩力在短期内明显降低，左心房排出量急剧下降。

（2）急性机械性阻塞　如严重二尖瓣狭窄、左心房黏液瘤、主动脉狭窄、原发性高血压、动脉总干或大分支栓塞等。

（3）急性容积负荷过重　如老年和慢性病患者输液速度过快和液体量过多等。

（4）急性心室舒张受限　如急性大量心包积液或积血。

（5）快速心律失常　如心室颤动（室颤）和其他严重的室性心律失常、心室暂停、显著的心动过缓等，可使心脏暂停排血或排出量显著减少。

另外，也可见于二尖瓣关闭不全、急性腱索或乳头肌断裂、瓣膜撕裂穿孔、瓣膜重度连枷脱垂、人工瓣膜损坏或急性左心房内血栓形成、急性重症心肌炎等。

492·急性左心衰竭的临床诊断要点及对策是什么？

肺循环急性淤血、肺水肿（液体由肺毛细血管内逸出到肺间质、肺泡，影响气体交换）是临床呼吸困难、咳嗽、泡沫痰等主要表现的病理生理基础。常表现为突然发生的呼吸困难、焦虑不安、端坐呼吸，以间质性肺水肿为主者咳嗽无泡沫痰，肺部听诊哮鸣音伴细湿啰音。肺泡肺水肿时则咳嗽频繁、咳粉红色泡沫样痰，肺部听诊双肺布满大、中水泡音伴哮鸣音，心率加速，可有奔马律，原有心脏病杂音不清楚。患者皮肤苍白、湿冷或发绀，严重患者意识模糊，甚至昏迷。血压升高，舒张压常常 >90mmHg，重症者血压下降，甚至休克。X 线胸片可见不同程度的肺水肿征象。动脉血气分析可有明显的 PO_2 下降，PCO_2 正常或下降，pH >7.0。

目前治疗急性左心衰竭的对策是：

（1）迅速有效的纠正低氧血症　鼻导管或面罩高浓度、大剂量吸氧（>5L/min）。有泡沫痰时在湿化瓶内加入 40% ~70% 乙醇以消除泡沫。

（2）减轻心脏负荷　坐位垂腿减少静脉回心血量。简便急救治疗，先舌下含服硝酸甘油 0.6mg，每 5 分钟 1 次，最多可用至 8 次。效果不明显时可应用静脉血管扩张剂硝普钠静脉滴注，起始量 10μg/分，5 ~10 分钟增量 1 次，最大剂量 300μg/分。硝普钠均衡地扩张动脉和静脉，尤其适用于血压升高的左心衰竭。用血管扩张剂时需监测血压，血压 <90/40mmHg 时也可同时应用多巴胺以维持血压〔新型 α_1 受体阻滞剂马拉地尔（urapidil）静脉制剂也可试用于急性左心衰竭伴肺水肿者〕。

（3）镇静、减慢呼吸　吗啡 5 ~10mg 静脉注射，哮鸣音明显的患者可将氨茶碱 0.25g

溶于5%葡萄糖液20ml中缓慢静脉推注或氨茶碱0.5g溶于5%葡萄糖液250ml中静脉滴注。

（4）利尿剂 呋塞米（速尿）20mg静脉推注。

（5）强心苷的应用 以二尖瓣狭窄为主的心房颤动伴快速心室率或室上性心动过速引起的肺水肿首选毛花苷丙0.4mg静脉推注；以心室扩大为主，未使用强心苷者选用毒毛花苷K 0.25mg或毛花苷丙0.2～0.4mg静脉推注。

493• 后向心力衰竭与前向心力衰竭的概念是什么？为什么说舒张性心力衰竭是一种后向心力衰竭？

所谓后向心力衰竭简单地说就是指心室的排空功能衰竭，即指心室在收缩期不能将腔内的血充分排空，致使血液在心室内蓄积，使舒张压和容量均增高的一种状态。如左心室舒张压升高则依次导致左心房压及肺静脉压升高最终使液体从肺毛细血管床渗出到组织间隙。液体渗出最初仅在体力活动时发生，到慢性心衰（CHF）晚期则休息时亦有渗出发生。此时患者可出现端坐呼吸，活动时气短和阵发性夜间呼吸困难。

所谓前向衰竭是心衰的一种表现，是由全身循环供血不足引起，CHF的症状和体征是因心排出量降低，引起前向血流减少和组织灌注不足所造成的。

舒张功能异常时，左心室在舒张期接受血液充盈的能力下降，只有在过高的充盈压（左心房压）时心室才能接受正常量血液充盈，以保持正常每搏量。严重的舒张功能异常，左心房压上升超过20mmHg引起肝淤血，故舒张性心力衰竭是一种后向性心力衰竭。

494• 如何诊断与治疗难治性心力衰竭？

心功能Ⅲ～Ⅳ级的充血性心力衰竭（CHF）患者经适当而完善的洋地黄制剂、利尿剂和血管扩张剂治疗及消除并发症和诱因后，CHF的症状和临床状态未能得到改善甚至恶化者，可称为难治性CHF。

在诊断为难治性CHF时，应首先对下列因素作恰如其分的分析和评价。

（1）原有心脏病的临床状态发生变化 如风湿性心脏瓣膜病患者伴发风湿活动，可使心脏功能障碍加重。

（2）合并感染 特别是肺部感染、感染性心内膜炎等，可增加心脏负荷而使心功能恶化。CHF患者发生肺部感染时，其临床表现常不明显，以致临床诊断比较困难。

（3）伴发的疾病 如高血压、贫血、肺栓塞和肾功能障碍进行性恶化等，均可增加心脏负荷，导致CHF加重。

（4）钠盐摄入过量 对食物及药物中的钠摄入未作适当限制，可使体液潴留加重，而且可能消弱利尿剂的治疗作用。

（5）电解质及酸碱平衡紊乱 如低血钾、低血镁及任何原因所引起的酸碱紊乱均可影响心脏功能，以致心脏功能障碍恶化。

一种比较严重的电解质和体液代谢障碍为水潴留过多致体液被稀释产生低钠血症，称为稀释性低钠血症。这是由于肾素-血管紧张素系统被过度激活所致，患者尿量少而比重低，严重时可出现抽搐、昏迷。治疗应严格限制入水量（每日以1000ml左右为度），并以排水为主。可静脉注射呋塞米20～40mg，每日1次，亦可给予ACEI以抑制抗利尿激素的释放而使水分排泄增加。

（6）治疗CHF所用药物的影响　①洋地黄类制剂：洋地黄类制剂可使CHF的临床症状得到改善，而且有抑制肾素-血管紧张素系统功能的作用。它似还可改善患者的生存率。洋地黄类制剂用量是否适当对CHF的控制有明显影响。心功能Ⅲ～Ⅳ级的患者，由于血流动力学变化所引起的人体各器官和组织的功能状态的变化，以致影响口服地高辛的吸收、代谢和排泄，使血浆地高辛浓度受到影响。此外给予某些与治疗CHF无关的药物与地高辛的相互作用，也可影响血浆地高辛含量。低镁、低钾血症可使患者对地高辛的耐受性降低，以致影响地高辛的用量；②利尿剂：选择适当的利尿剂并给予适当的剂量或数种作用不同的利尿剂合并使用，可取得比较好的治疗效果。利尿剂使用不当可导致电解质失衡、酸碱平衡障碍及低血容量状态。利尿剂使用不当所致低钾、低镁血症可影响洋地黄制剂的用量，也可引起严重的心律失常；其所引起的酸碱平衡障碍及低血容量状态可使CHF成为难治性或使CHF恶化。长期使用袢利尿剂可导致远端肾小管肥大，使钠的重吸收加强而减弱袢利尿剂作用；若同时给予噻嗪类利尿剂合用的效果仍不佳，在排除其他因素的影响下，可考虑加用螺内酯，后者有抑制醛固酮的作用，使钠及水的排泄增加；③血管扩张剂：血管扩张剂用于CHF的治疗主要在于降低因交感神经系统激活所引起的体循环阻力增加，降低左心室后负荷，使左室的心排出量增加。给予血管扩张剂可导致血压下降，血压下降可减轻心脏负荷，但若血压下降过甚（收缩压<90mmHg），则可产生不利影响。ACEI可提高CHF患者的生存率。硝苯地平类药虽可作为血管扩张剂使用，但其具有负性肌力作用，可使CHF加重，应尽可能避免使用。

一部分心衰患者虽经优化内科治疗，但休息时仍有症状、极度无力，常有心源性恶病质，且需反复长期住院者，即为难治性心衰的终末阶段。在作出这一诊断时，必须首先肯定诊断的正确性，有无任何参与作用的情况，治疗措施是否均已恰当地应用等。治疗应注意以下几点：

（1）控制液体潴留　这一阶段患者的症状常与钠、水潴留有关，因此，控制液体潴留是治疗成功的关键（Ⅰ类，B级）。可加大呋塞米用量或联用静脉滴注多巴胺或多巴酚丁胺，但可能会引起氮质血症恶化。如果肾功能不全严重，水肿又变成难治性，可应用超滤法或血液透析，患者有可能恢复对利尿剂的反应。

（2）神经内分泌抑制剂的应用　此类患者对ACEI和β受体阻滞剂耐受性差，宜从极小剂量开始。ACEI易致低血压、肾功能不全；β受体阻滞剂易引起心衰恶化。如收缩压<80mmHg，则两药均不宜应用。如有显著液体潴留，近期内曾应用静脉注射正性肌力药者，则不宜用β受体阻滞剂。ARB是否与ACEI同样有效尚不清楚，但也容易引起低血压和肾功能不全。醛固酮受体阻滞剂的临床试验证据仅限于肾功能正常的人群；对肾功能受损的患者则可引起危险的高钾血症。

（3）静脉应用正性肌力药或血管扩张剂　静脉滴注正性肌力药如多巴酚丁胺、米力农和血管扩张剂如硝酸甘油、硝普钠，可作为姑息疗法，短期（3～5天）应用以缓解症状（Ⅱb类，C级）。一旦情况稳定，即应改换为口服方案。能成功中断静脉应用正性肌力药的患者，不推荐常规间歇静脉滴注正性肌力药（Ⅲ类，B 级）。某些患者，实在无法中断静脉治疗时，可允许持续静脉输注多巴酚丁胺、米力农，但通常多应用于等待心脏移植的患者。

（4）机械和外科治疗　心脏移植适用于有严重心功能损害，或依赖静脉正性肌力药的患者（Ⅰ类，B 级）。左心室辅助装置可考虑应用于内科治疗无效、预期一年存活率 < 50%，且不适于心脏移植的患者（Ⅱa 类，B 级）。

495• 瓣膜性心脏病心力衰竭治疗要点是什么?

瓣膜性心脏病患者主要问题是瓣膜本身有器质性损害，任何内科治疗或药物均不能使其消除或缓解。实验研究表明单纯的心肌细胞牵拉刺激就可促发心肌重构，因而治疗瓣膜性心脏病的关键就是修复瓣膜损害。

国际上较一致的意见是：所有有症状的瓣膜性心脏病心衰（NYHA 心功能Ⅱ级及以上），以及重度主动脉瓣病变伴有晕厥或心绞痛者，均必须进行手术置换或修补瓣膜，因为有充分证据表明手术治疗是有效和有益的，可提高长期存活率。应用神经内分泌抑制剂，如 ACEI，β 受体阻滞剂、醛固酮受体阻滞剂治疗慢性收缩性心衰的长期临床试验，均未将瓣膜性心脏病心衰患者入选在内。因此，没有证据表明，上述治疗可以改变瓣膜性心脏病心衰患者的自然病史或提高存活率，更不能用来替代已有肯定疗效的手术治疗。

496• 并发肾功能不全的心力衰竭有哪些治疗策略?

心衰患者由于肾灌注不良、肾脏本身疾病或心衰治疗药物等原因常伴有肾功能受损。在使用利尿剂或 ACEI 治疗的过程中肾功能虽有可能恶化，但常是短期、无症状和可恢复的。

多数心衰患者还是较易耐受轻至中度肾功能不全。这些患者血尿素氮和血肌酐的轻度改变通常无临床意义，毋需停用改善心衰进展的药物。但如果血肌酐增至 265.2μmol/L (3mg/dl) 以上，现有治疗的效果将受到严重影响，且其毒性增加。血肌酐 > 442.0μmol/L (5mg/dl) 时，可能需要血液过滤或透析以控制液体潴留，使尿毒症危险降至最低，并使患者能够对心衰的常规治疗药物有反应和耐受这些药物。

存在肾脏低灌注或肾脏本身疾病时患者对利尿剂和 ACEI 反应较差，也增加地高辛治疗发生不良反应的危险。持续或进展性肾功能不全常因基础肾脏疾病恶化所致，预后不良。

497• 慢性心力衰竭急性加重如何治疗?

第一、积极控制引起心衰恶化的原因。

慢性心衰患者出现心衰的急性加重是急性心衰的一种表现形式，与首次发作的急性失代偿性心衰不同。此种类型的患者常常伴有引起心衰恶化的原因，治疗首先要针对诱发心衰恶化的原因进行处理。常见引起心衰恶化的原因如下：

（1）非心源性　①不遵从医嘱（盐、液体、药物摄入不当）；②最近的伴随用药（除胺碘酮以外的抗心律失常药、β 受体阻滞剂、非甾体类抗炎药、维拉帕米、地尔硫草）；③感染；④酗酒；⑤肾功能不全（过量应用利尿剂）；⑥肺栓塞；⑦高血压；⑧甲状腺功能不全（例如应用胺碘酮）；⑨贫血。

（2）心源性 ①房颤；②其他室上性或室性心律失常；③心动过缓；④心肌缺血（通常无症状），包括心肌梗死；⑤新出现的或恶化的二尖瓣或三尖瓣反流；⑥过度的前负荷降低，例如利尿剂 + ACEI 和/或硝酸酯类。

第二、氧疗与通气支持。

尽管很少有证据显示增加氧供量能改善预后，但对于伴有低氧血症的急性心衰患者，维持氧饱和度在 95% ~98% 的水平有助于防止外周脏器衰竭。首先可通过增加吸氧浓度的方法，如效果不佳可考虑应用无创性通气或气管插管机械通气。

第三、加强利尿剂的应用。

在发生急性加重症状之前，常有水钠潴留，因此对于 CHF 患者应加强自我管理，监测体重变化，如 3 天内体重增加 2 kg 以上，应及时加大利尿剂用量。多数患者经过上述相应处置症状会迅速改善。对于 CHF 急性加重时伴有液体潴留的患者适用利尿剂治疗，推荐静脉给予袢利尿剂，同时注意监测血钾。

第四、给予适当的静脉药物。

由于急性加重期患者消化道淤血会影响药物的吸收，因此建议此时应予静脉用药，以尽快达到疗效，但应尽量避免含钠的液体。

根据收缩压和肺淤血情况，分别选用利尿剂、血管扩张剂和正性肌力药。①如收缩压 > 100mmHg，有肺淤血，可应用呋塞米加血管扩张剂（硝酸甘油、硝普钠）；②如收缩压 85 ~ 100mmHg，有肺淤血，可应用血管扩张剂和/或正性肌力药（多巴酚丁胺、磷酸二酯酶抑制剂）；③如收缩压 < 85mmHg，无肺淤血，也无颈静脉曲张，应予快速补充血容量；④如收缩压 < 85mmHg，有肺淤血，应在血流动力学监测下补充血容量（肺毛细血管楔压应 ≤ 18mmHg），应用正性肌力药 和/或多巴胺 > 250μg/min 或去甲肾上腺素等。

（1）硝酸酯类 此类药物可缓解肺淤血而不增加心肌耗氧量，应予首选（Ⅰ类，B 级）。硝酸甘油与硝酸异山梨酯可以口服、吸入或静脉应用。有证据表明，用硝酸甘油和小剂量呋塞米，优于单用大剂量呋塞米。硝酸甘油喷雾吸入的方法为每 5 ~ 10 分钟一次，静脉滴注剂量起始为 5 ~ 10μg/min，可递增至 100 ~ 200μg/min。硝酸异山梨酯剂量为 1 ~ 10mg/h 静脉滴注。需严密监测血压，如收缩压降至 90 ~ 100mmHg，应予减量；如收缩压继续下降，则应停用。但一般应使平均动脉压下降 10mmHg。

（2）硝普钠 适用于重度心衰伴高血压危象者，或症状严重且原有后负荷增加的患者（Ⅰ类，C 级）。静滴剂量从 15 ~ 25μg/min 开始，仔细加量至 50 ~ 250μg/min。必须十分严密地监测血压，根据血压调整合适的维持量。急性冠脉综合征患者硝酸酯类优于硝普钠，因后者可能引起“冠脉窃血综合征”。

（3）吗啡及其类似物（Ⅱb 类，B 级） 吗啡能扩张静脉，也能使动脉轻度扩张，并降低心率。可采用静脉注射 3mg，必要时重复应用 1 次。

（4）钙离子通道阻滞剂 不推荐应用于急性心衰，包括地尔硫䓬、维拉帕米和二氢吡啶类药物。

（5）正性肌力药物 外周低灌注的患者可联合使用正性肌力药物。但应注意其改善血流动力学参数的益处会被其增加心律失常的危险所抵消，故应谨慎短期应用。多巴酚丁胺或中等剂量的多巴胺均可用。但由于 CHF 急性加重的患者多半已在应用β受体阻滞剂，因而，更适于应用磷酸二酯酶抑制剂（Ⅱa 类，C 级）如米力农，可先给予 2.5～3mg 的负荷量，继以 20～40μg/min 静脉滴注。洋地黄类主要适用于房颤伴快速心室率诱发的慢性心衰急性失代偿，应用毛花苷丙可帮助尽快控制心室率，缓解症状。

第五、原有药物的维持应用和调整。

（1）ACEI 不建议此时的患者调整 ACEI 的剂量，但如患者出现低灌注导致的肾功能衰竭，可酌情减量或暂时停用。

（2）β受体阻滞剂 当患者发生心衰的急性加重时，应注意鉴别是否与β受体阻滞剂的应用相关。与β受体阻滞剂应用有关的心衰加重，常发生在起用或剂量调整时。如果患者临床症状较轻，可以增加利尿剂剂量而继续使用β受体阻滞剂，但是如果症状严重、需要静脉使用正性肌力药物，可酌情暂时减量或停止使用β受体阻滞剂直到患者临床状况稳定。一旦稳定后即应继续服用β受体阻滞剂，因研究证实长期停服和/或减少β受体阻滞剂的用量会增加 CHF 患者的心脏性事件发生率。而与β受体阻滞剂应用无关的心衰加重的患者，停止使用该类药物将增加临床失代偿的危险，至少不会减少其危险。急性心衰并非应用β受体阻滞剂的适应证，除非患者有持续性胸痛，应用吗啡无效，或有进行性心肌缺血、心动过速，可予静脉注射美托洛尔（Ⅱb 类，C 级）。

498 心力衰竭并发室性心律失常的发生因素主要包括哪些？怎样对其进行危险性分级？

心力衰竭并发室性心律失常指发生室性期前收缩、非持续性室性心动过速（NSVT）及持续性室性心动过速（SVT）。据报道，CHF 时成对室性期前收缩及多形性室性期前收缩的发生率增加，并发 SVT 者猝死的危险性增加。

心衰时室性心律失常的电生理机制并无特殊。但发生因素多而复杂，除原有基础心血管病外，心力衰竭的血流动力学异常、神经内分泌改变、血电解质与酸碱失衡、治疗药物（如强心、利尿与血管扩张剂等）均可促发。

心衰并发室性心律失常危险性分级取决于下列因素：①基础心血管疾病；②心脏扩大程度与心功能程度（EF 值）；③室性心律失常的类型与发生频度；④由心律失常引起血流动力学障碍的程度。

如果基础心血管疾病不重，心脏扩大不显著、心功能损害轻（EF>45%）、偶发或频发室性期前收缩（Lown 分级Ⅱ级以下）、室性心律失常未产生血流动力学障碍症状者（如头晕等），多为低危患者。如果是严重晚期心血管疾病，心脏显著扩大、心功能损害重（EF<30%）、发生 NSVT 或 SVT 或频发室性期前收缩引起明显血流动力学障碍（如晕厥）者，多属高危患者，有发生猝死的危险。

499 • 如何治疗心力衰竭并发的心律失常?

心力衰竭患者可伴有频发、复杂室性心律失常并可能与猝死危险有关，但几乎所有抗心律失常药物的临床试验，都显示这些药物在心衰患者中可有效抑制室性异位心律但并不降低猝死危险。相反，由于这类药物负性肌力及促心律失常作用可能使死亡率增高。迄今尚未证实抗心律失常药物治疗可显著降低总死亡率、改善心衰预后。因此对无症状、非持续性室性及室上性心律失常不主张积极抗心律失常药物治疗，但下列情况例外。

(1) 心房颤动（房颤） 房颤使心功能进行性恶化，并且与心衰互为因果使脑栓塞年发生率达16%。有报道指出，心衰房颤复律后难以维持窦性心律，且持续应用抗心律失常药对心功能不利，因此不主张积极将房颤纠正为窦性心律。但近年研究认为，纠正并维持窦性心律可显著改善心功能，且药物治疗的进步可避免抗心律失常的心功能抑制，故处理原则如下：①慢性房颤应尽可能复律并维持窦性心律，复律及维持窦性心律药物以胺碘酮首选，复律后继续胺碘酮维持；②对不宜复律或复律后难以维持窦性心律的患者，必须使心室率降低，并持续抗凝治疗，以尽可能避免脑栓塞的发生。降低心室率首选洋地黄（静脉及口服），避免以降低心室率为目标使用β受体阻滞剂及钙离子通道阻滞剂。对于房颤抗凝治疗至今仅有华法林经临床试验所证实，其剂量及用法与一般同，以使国际标准化比值维持在2～3为宜。心衰伴房颤患者中抗血小板药物在预防脑栓塞发生中的价值尚未证实；③阵发性房颤治疗药物与上同，包括复律及维持窦律心律、降低心室率等。对频发的阵发性房颤也需抗凝治疗。

(2) 持续性快速室性心动过速、心室颤动曾经猝死复苏或室上性心动过速伴快速心室率或血流动力学不稳定者，治疗原则与非心衰者相同，包括药物及器械方法，应尽量避免使用明显具有负性肌力作用的抗心律失常药。发作中止后，一般需要个体化给予预防性药物治疗，用药选择见“抗心律失常药物选择”。

(3) 抗心律失常药物选择 钠离子通道阻滞剂，临床试验证明这类药物可增加心衰猝死危险，除急诊短时应用外，通常不宜用。Ⅱ类：β受体阻滞剂，临床研究证明，这类药物可降低心衰患者的猝死发生率并使总死亡率降低，但上述有利作用并不直接与心律失常的抑制有关。Ⅲ类：延长动作电位时间，具有钾通道阻滞作用的一类药物。已用于心力衰竭心律失常治疗研究的药物有胺碘酮、索他洛尔及dofetilide三种。GESICA（Grupo de Edtudio de la Sobrevidaen la Insuficiencia Cardiacaen Argentina）试验显示，在516例缺血或非缺血性心肌病引起的心衰患者中，在常规治疗基础上观察2年，胺碘酮较安慰剂可降低死亡危险28%（$P=0.024$），并能降低心衰住院31%（$P=0.0024$）。CHFSTAT（congestive heart failure: survival trial of antiarrhythmic therapy）试验显示，在674例缺血或非缺血性心肌病心衰伴无症状室性心律失常患者中，常规治疗基础上观察45个月，胺碘酮较安慰剂在所有原因死亡率上并无差异（$P=0.60$）。而在非缺血组中，胺碘酮在死亡率及死亡和心衰住院联合终点上似有有利作用（$P=0.107$ 及0.08），并有LVEF的提高。有关d-sotalol及dofetilide在心衰患者中进行的两项研究〔SWORD（survival with oral d-sotalol）和DIAMOND（danish investigations of arrhythmia mortality on dofetilide）〕分别提示，有增加死亡或引起早期促心律失常作用的危险。因此，相对类及类中其他药物而言，胺碘酮可抑制心律失常且并不增加死亡危险，并具有潜在的对预后有益作用，因此是心衰心律失常药物治疗中较好的选择。

胺碘酮通常剂量为0.2g每天3次，口服5～7天；然后0.2g每天2次，5～7天；随后用0.2g每天1次维持。如治疗有效可试用0.2g每天2次，每周5天，直至减量为0.2g隔日1次。

（4）体内自动电复律器在心衰猝死存活者中的应用显示对猝死预防有益，但尚无证据说明，对无症状心律失常的心衰患者在预防猝死或延长生存中的好处，有关的临床试验尚在进行中。

（5）心衰合并心律失常，除针对心律失常治疗外必须加强对心力衰竭本身的治疗并纠正伴发的病理状态，如心肌缺血、电解质紊乱等。

（6）临床应用建议 无症状性、非持续性室性和室上性心律失常不主张抗心律失常药物治疗。持续性室性心动过速、心室颤动、曾经猝死复苏或室上性心动过速伴快速心室率或血流动力学不稳定者，应予治疗，治疗原则与非心衰者相同。Ⅰ类抗心律失常药不宜用于心衰患者，除非是短期应用于难治性、致死性室律失常。Ⅲ类抗心律失常药胺碘酮可抑制心律失常且不增加心衰患者的死亡危险性，因而可以应用于心衰并发心律失常患者。胺碘酮对预防心衰猝死或延长生存尚无确切有效的证据，且有一定的毒性，因而不推荐预防性应用。任何心衰并心律失常患者，均应注意寻找和去除各种可能引起心律失常的原因，如心力衰竭未控制，心肌缺血，低钾、低镁血症；药物的致心律失常作用，特别是各种正性肌力药和血管扩张剂。

总之，心衰伴心律失常的治疗应把握以下要点：

（1）无症状性、非持续性室性和室上性心律失常不主张抗心律失常药物治疗。

（2）持续性室性心动过速、心室颤动、曾经猝死复苏或室上性心动过速伴快速心室率或血流动力学不稳定者，应予治疗，治疗原则与非心力衰竭者相同：①Ⅰ类抗心律失常药不宜用于心衰患者，除非是短期应用于难治性、致死性室律失常；②Ⅲ类抗心律失常药胺碘酮可抑制心律失常且不增加心衰患者的死亡危险性，故优于Ⅰ类或其他Ⅲ类药物而推荐应用于心衰患者并心律失常的治疗；③胺碘酮对预防心衰猝死或延长生存尚无确切有效的证据，且有一定的毒性，因而不推荐预防性应用，特别是已在应用ACEI和β受体阻滞剂的患者；④任何心衰并心律失常患者，均应注意寻找和去除各种可能引起心律失常的原因，如心衰未控制，心肌缺血，低钾、低镁血症；药物的致心律失常作用，特别是各种正性肌力药和血管扩张剂。

500. 心力衰竭合并心房颤动应如何治疗？

约25%的心衰患者合并心房颤动（房颤），现在还不清楚这一心律失常对预后的影响。Mahoney等观察了234例等待心脏移植的重症心衰患者，平均随访1.1年，这些患者中27.4%为房颤，在随访过程中，有和没有房颤的患者无事件存活率相同。多变量分析表明，只有NYHA分级和肺毛细血管楔压是影响预后的独立因素，房颤本身并不影响患者预后。房颤可诱发心衰或使心衰症状恶化。有报道认为，纠正并维持窦性心律可显著改善心脏功能，因此主张慢性房颤应尽可能复律并维持窦性心律。但从现有的临床资料看，这一观点依据不够充分。因为转复心衰患者的房颤成功率低，即使转复成功，也难以长期维持窦性心律，对患者临床症状和长期预后的影响有限。Van den Berg 等观察了 24 例轻到中度心衰患者电复律房颤的效果，其中 6 例失败，18 例转复为窦性心律的患者中有一半在 6 周内房颤复发，其余 9 例维持窦性心律，但这些患者在随访中平均最大氧耗量、心脏大小、激素分泌水平等并没有明显改善。尽管 AFFIRM 和 RACE 两项大样本的临床试验不是专为研究心衰患者合并房颤而设计，但其中也包括了相当一部分心衰患者。AFFIRM 研究入选 4060 例房颤患者，随机分为节律控制和室率控制两组，平均随访 3.5 年，两组间死亡率没有明显差异，死亡、卒中、住院和发生新的心律失常等复合终点事件在室率控制组更低。RACE 试验入选 522 例房颤患者，随机分为室率控制和节律控制组，随访 3 年，两组心血管死亡、因心衰住院、血栓栓塞、严重出血、起搏器置入或严重的药物不良反应等复合终点事件的发生率分别为 17.2% 和 22.0%。目前，已有临床试验开始入选合并房颤的心衰患者，旨在研究心衰患者合并房颤时的合理治疗措施。

心衰是房颤患者发生栓塞并发症的危险因素，一般认为这些患者需长期抗凝治疗。国内相关指南建议房颤患者抗凝治疗强度在国际标准化比值（INR）2.0～3.0。但日本一项房颤抗凝试验发现，低强度抗凝组（INR 1.5～2.1）缺血性卒中的发生率并不高于高强度组（INR 2.2～3.0），而高强度组患者严重出血的并发症显著增高。澳大利亚的华法林抗凝指南也指出，75 岁以上患者在接受华法林治疗时，INR 的靶目标应定为 2.0～2.5 或低至 1.5～2.0。Hylek 等分析了 74 例在抗凝治疗时发生血栓栓塞事件患者的抗凝强度，按发病率计算，相当于随访 6000 人/年。结果发现，INR 在高于 2.0 时，抗凝的效果增加很少。鉴于目前我国尚无临床试验的结果指导实践，杜昕、马长生提出，我国房颤患者抗凝治疗时，INR 控制在 1.8～2.2 可能更可取。

501 • 老年人心力衰竭有什么临床特征？

老年人随增龄，其心血管系统及其他系统在形态与功能上均发生一系列变化，即所谓“生理性老化”。同时老年人又常有多系统、多器官疾病并存，机体内环境稳定性发生变化。抗病能力、各器官的储备功能均显著下降。因此老年人心力衰竭也具有一定特殊性。

临床特征：

（1）病因　①多病因性。老年人往往同时患有几种疾病，常见的有冠心病、肺源性心脏病、高血压性心脏病、糖尿病、退行性心脏瓣膜病、贫血性心脏病等。以其中一种为主要原因，其他则参与并加重心衰，使病情复杂化；②医源性心衰发生率高。老年人心脏储备能力下降，因快速大量输液，摄取钠盐过量等因素可突然发生心衰。

（2）诱因　老年人急性心衰的诱因最常见的是上呼吸道感染（尤其是肺炎）、急性心肌缺血最为常见，其次为心律失常，如心房颤动伴快速心室率、阵发性室上性心动过速等。其他诱因包括常用剂量的普萘洛尔、肾上腺皮质激素、肺梗死、肾衰竭、劳累、情绪激动、饱餐等。

（3）症状及体征　①老年人心衰的症状多不典型，部分患者已处于中度心衰可完全无症状，一旦受到某种因素诱发，即可发生重度左心衰竭，危及生命。老年人发生急性左心衰竭时，由于心排出量下降，造成脑供血不足，多出现脑缺血症状；②老年人常有多种疾病并存，互相影响，掩盖或加重心脏病的症状及体征，导致诊断困难。老年人急性心肌缺血或急性心肌梗死时可无胸痛，合并心衰时对心衰的病因诊断困难。心衰时肺部体征不典型者多，常合并肺部感染，两者鉴别较难。以下情况支持左心衰竭为主：咳嗽及呼吸困难突然出现或加重；夜间阵发性呼吸困难；呼吸困难加重时肺部湿啰音异常增多，且随体位而变化；应用血管扩张剂或利尿剂后症状迅速缓解；③评价老年人心衰程度比较困难，需结合病史、体征、辅助检查资料等综合判断；④老年人心衰时易合并其他器官功能障碍，如肾功能障碍、代谢性酸中毒、脑供血不足、低氧血症、电解质紊乱、心律失常等。

502· 对老年人心力衰竭应采取什么治疗对策？

（1）去除致病因素，如控制肺部感染，降低心脏负荷，改善心肌缺血，对尿毒症患者进行透析治疗等。

（2）老年人慢性充血性心力衰竭用药时要注意老年人的生理特征 ①血管扩张剂：老年人多有脑动脉、肾动脉粥样硬化，应用血管扩张剂的过程中需密切监测血压，勿使血压骤然下降，以免重要器官血液灌注不足。开始剂量宜小（可从常用剂量的1/3或1/2开始），并逐渐加至治疗量；②利尿剂：老年人慢性充血性心衰在血管扩张剂基础上用利尿剂。老年人因肾功能减退，血容量减少，应避免突然过度利尿导致低血钾，血容量突然减少致血液浓缩发生血栓、心肌梗死、直立性低血压等不良后果。老年人排钾功能减退，应用保钾利尿剂时应监测血钾变化；③洋地黄制剂：老年人肾小球滤过率随增龄而下降，口服常规剂量的地高辛，血浆半衰期明显延长，血药浓度升高，故老年人剂量应相应减少，口服地高辛一般每天只需0.125mg或更少。洋地黄中毒较常见，最常见的毒性反应是胃肠道症状和室性心律失常，也易出现神经系统症状。心衰的老年患者常同时患有多种疾病，同时服用几种药物，应注意药物间的相互作用。老年人在缺氧、甲状腺功能低下、体弱消瘦、低血钾情况下，即使血清地高辛浓度正常（0.5～2.0ng/ml），也可发生洋地黄中毒。故老年人应用洋地黄应加倍小心，避免过量中毒；④ACEI：老年人心衰患者可选用小剂量ACEI治疗。但应注意：要密切监测血压，以免血压过低影响重要组织器官血液灌注；应用中要监测肾功能，如血肌酐、肌酐清除率、尿素氮、血清钾水平。重度肾动脉硬化者，慎用ACEI，防止肾功能进一步减退；避免同时合用ACEI和保钾利尿剂。若必须同时应用，则应注意监测血电解质变化，避免发生高血钾；⑤β受体阻滞剂：老年人心肌梗死后慢性心功能障碍患者可应用心脏选择性β受体阻滞剂，但应从小剂量开始。阿替洛尔3.125mg或美托洛尔6.25mg，以每日1～2次为宜，逐渐增加剂量。定期检查心电图，注意有无心脏传导障碍，心率不低于60次/分为宜。合并喘息性支气管炎、重度肺气肿、心脏传导障碍及重度心衰患者应慎用或不用β受体阻滞剂。原则上β受体阻滞剂不同维拉帕米合用；⑥镇静剂：为消除患者精神紧张、恐惧、忧虑等，应给予小剂量地西泮类制剂。老年人应禁用巴比妥类，以免发生定向及精神障碍。急性左心衰时应用吗啡应减小剂量（3～5毫克/次，皮下注射），避免抑制呼吸，发生呼吸衰竭。

503• 如何治疗急性心肌梗死并发心力衰竭?

急性心肌梗死（AMI）在下列情况常可发生心力衰竭：

（1）左心室大面积梗死，坏死心肌收缩力下降和左心室顺应性下降致左心房压增高。

（2）少数由于AMI的机械并发症。

（3）并有右心室梗死。

应根据AMI并发心力衰竭的类型不同采取不同的治疗对策：

（1）轻、中度左心衰竭肺充血（相当于KillipⅡ级） ①充分给氧（面罩给氧，流量5～10L/min）；②静脉滴注硝酸甘油，从5～10μg/min开始，根据血压及治疗反应可每15～20分钟增加10～30μg/min，也可静脉滴注二硝酸异山梨酯；③在足够有效血容量的条件下，静脉注射呋塞米（速尿）20mg，应注意避免利尿过度而致心排出量降低；④心率>100次/分有室性奔马律者可应用小剂量强心苷，如毒毛花苷K 0.125mg或毛花苷丙0.2mg。

（2）急性重度左心衰竭而无休克（相当于Killip Ⅲ级） 基本治疗方法同轻、中度左心衰竭肺充血，但有以下特点：①面罩加压给氧，高浓度、大流量，如给氧后血 PO_2 < 60mmHg，可气管插管给氧，呼吸机辅助呼吸，必要时正压呼吸；②应用吗啡5mg静脉注射或5～10mg皮下注射；③多次舌下含服硝酸甘油或静脉滴注，硝酸甘油无效或肺水肿并有高血压者可用硝普钠静脉滴注，起始量10μg/min，5～10分钟增加一次，最大剂量300μg/min，同时监测血压（有条件可监测PCWP），收缩压<90mmHg时可加用多巴胺。

（3）急性左心衰竭伴心源性休克（相当于Killip Ⅳ级） 基本治疗方法同急性重度左心衰竭，但有以下特点：①如有剧烈呕吐、出汗表现，应考虑有低血容量、宜补充有效血容量，在第1小时内可给予706代血浆250～300ml。在扩容过程中，应密切观察呼吸、肺部呼吸音与啰音，以免加重肺淤血；②扩血管药物与正性肌力药物联合应用，常为多巴胺和硝普钠联用，以减轻心脏负荷，增加心排出量、改善周围循环、增加尿量，使收缩压维持在90mmHg左右。有条件时应动脉内测压，如动脉内血压正常，而袖带法血压低或测不到时，反映周围血管阻力过高，可加用血管扩张药；③有条件时可同时应用主动脉内气囊反搏术（intraortic balloon pump，IBAP），以改善冠脉灌注及排血阻抗，继而改善心脏功能；④正性肌力药物：可应用多巴酚丁胺，初始剂量每千克体重2～3μg/min，每5～10分钟按每千克体重增加1～2μg/min，并监测血压、心率、心排出量。常用剂量为每千克体重为5～10μg/min。若出现心动过速或室性心律失常应减量或停用。多巴酚丁胺适用于PCWP增高者；⑤必要时可急诊行经皮冠状动脉腔内成形术（PTCA）、冠状动脉旁路移植（CABG）或支架置入术。

（4）因机械并发症（乳头肌或腱索断裂、室间隔穿孔等）引起的急性左心衰竭伴或不伴有低血压、休克等，上述各项治疗措施均适用。但应特别强调血管扩张剂在此并发症中的应用，待病情稳定后尽早进行外科手术治疗。

504 • 如何处理心源性休克？

心源性休克的病死率高，预后不良。休克一旦发生应集中精力确定和逆转原发疾病并同时控制休克的继发性病理生理状态。目的是使心排出量达到保证周围器官有效灌注的水平。

（1）病因治疗　如心包穿刺以解除心脏压塞；药物、电复律或起搏纠正心律失常；溶栓治疗、急诊冠状动脉介入治疗及旁路手术恢复心肌再灌注；急诊心瓣膜置换术、急诊室间隔穿孔修补术等。如果暂时没有病因治疗的条件，则应采取紧急维持生命功能的对症治疗。

（2）一般治疗　患者应平卧，气急不能平卧时可采用半卧位。注意保暖和安静，并尽快建立静脉通路，静脉穿刺有困难的可考虑静脉穿刺插管或静脉切开。①止痛：心前区剧痛，可诱使休克加重，可用吗啡3mg缓慢静注，未缓解者，半小时后可重复应用；②给氧：可用鼻管或面罩吸氧，浓度为40%～60%，流量5～8L/min，严重低氧血症或伴二氧化碳潴留者需气管插管，呼吸机辅助呼吸。

（3）补充血容量　心源性休克患者均有血容量绝对或相对不足，应纠正低血容量。有条件者，应在血流动力学监测的指导下，以肺毛细血管楔压（PCWP）或CVP等指标来调整输液的速度和量。可选用全血、血浆、人体清蛋白、低分子右旋糖酐或葡萄糖液等液体。控制PWCP在20～24mmHg，CVP在15～20cmH_2O。

酸中毒者可抑制心肌收缩力和致心律失常发生，并减弱心脏对血管活性药物的反应性，应及时纠治，可静注5%碳酸氢钠治疗，根据血气分析的结果决定其剂量。

（4）血管活性药物及正性肌力药物的应用　心源性休克单纯补充血容量常不能使组织恢复良好的灌注，需在此基础上合理应用血管活性药物及正性肌力药物。常用药物有①拟交感神经药物：常用药物有多巴胺、多巴酚丁胺、间羟胺、去甲肾上腺素等。多巴胺：对作用与药物浓度有关，在严重低血压时，应静脉滴注多巴胺5～15μg·kg^{-1}·min^{-1}，一旦血压升至90mmHg以上，可同时静脉滴注多巴酚丁胺，以减少多巴胺用量。多巴酚丁胺：有与多巴胺相似的正性肌力作用，有轻微地增加心率和收缩血管的作用，用药后可使心指数提高。初始剂量每千克体重2～3μg/min，每5～10分钟按每千克体重增加1～2μg/min，并监测血压、心率、心排出量。常用剂量为每千克体重为5～10μg/min。若出现心动过速或室性心律失常应减量或停用。多巴酚丁胺适用于PCWP增高者。间羟胺：多巴胺无效时应用，常用量为8～15μg·kg^{-1}·min^{-1}，静脉点滴。去甲肾上腺素：如血压不升，使用大剂量多巴胺≥15μg·kg^{-1}·min^{-1}，仍无效时，可静脉滴注去甲肾上腺素2～8μg/min；②血管扩张剂的应用：休克时由于心排出量减少，反射性交感神经系统兴奋，导致外周血管收缩，组织灌注不足，后负荷加重。应用血管扩张剂，可以解除小动脉和小静脉痉挛，减少左心室射血阻抗，增加心排出量；疏通微循环，增加组织灌注量。适用于血容量已补足，CVP正常，但血压仍无改善者。常用血管扩张剂为硝普钠、酚妥拉明、硝酸甘油等。硝普钠：兼有扩张小动脉和静脉的作用，作用强，维持时间短。用法：避光静滴，开始剂量8～16μg/min，以后每5～10分钟增加5～10μg，通常用量40～160μg/min；酚妥拉明：为α肾上腺素能抑制剂，能直接松弛血管平滑肌，对小动脉和静脉均有扩张作用，但对小动脉的扩张更强。开始以0.1mg/min，每10～15分钟加0.1mg/min。必要时增至1～2mg/min；硝酸甘油：主要作用于静脉系统。由 10μg/min 开始静滴，以后每 5 ~ 10 分钟增加 5 ~ 10μg，最大可用至 200μg/min。应用血管扩张剂时，应根据血流动力学变化调整剂量；③强心苷：不常规使用。只有合并房颤伴快速心室率或室上速以及心脏扩大时方考虑应用；④米力农：具有增强心肌收缩力和直接扩张血管的作用，在增加心肌收缩力的同时，不增加心肌耗氧量。用法：50μg/kg 负荷量，继以 0.375 ~ 0.75μg · kg^{-1} · min^{-1}，静滴。

（5）辅助循环　主要是指应用机械的方法部分或全部代替心脏作用和泵血，以维持人体血液循环的治疗措施。常用的是主动脉内气囊反搏术（intra-aortic ballonpumping，IABP）。其利用主动脉内气囊在心脏收缩期突然排气，使主动脉压下降，使心脏后负荷降低，心肌耗氧量减少，从而使衰竭心脏的心排出量增加。而在舒张期，气囊充盈，使主动脉内舒张压迅速增高，冠状动脉灌注压和血流量增高，同时可促使缺血区侧支循环的开放，从而使缺血心肌灌注得到改善。

使用 IABP 者，存活率要比单纯药物治疗者高。心源性休克时药物治疗不能改善预后，应使用 IABP。IABP 对支持患者接受冠状动脉造影、PTCA 或 CABG 均可起到重要作用只要患者没有明显禁忌证（如主动脉瓣关闭不全、盆腔动脉栓塞性病变），且有可能接受手术治疗者，应采用 IABP 治疗。

505. 慢性肺源性心脏病心力衰竭的临床表现怎样？如何采取治疗对策？

临床上慢性肺源性心脏病（肺心病）的病因有 40 余种，概括起来有三大类：呼吸道和肺泡性疾病、肺血管疾病、影响胸廓运动的疾病。其中，呼吸道和肺实质性疾病引起的缺氧性肺心病心力衰竭最常见。

临床表现：①呼吸道症状、体征和相应的实验室所见：咳嗽、咳痰、发绀、肺泡呼吸音减弱、呼吸时限延长、干湿啰音及动脉血气异常等；②心力衰竭的表现主要为右心衰竭，如肝肿大、颈静脉曲张、肝-颈静脉回流征阳性、颈静脉压升高，下肢或全身水肿。需注意的是重症阻塞性肺气肿患者（并无肺心病）也可出现下肢轻度水肿和颈静脉充盈，应加以鉴别。

治疗对策：继发于呼吸道和肺实质性疾病心力衰竭多合并呼吸衰竭，其治疗的前提是积极改善通气，提高血氧分压和减少二氧化碳潴留。当肺功能改善后，心力衰竭可自然好转。

（1）解除病因和诱因　缺氧性肺心病心力衰竭最常见的诱因是呼吸道感染，呼吸衰竭加重，对这类患者控制肺部感染是缓解心力衰竭的关键。肺心病呼吸系统感染加重多十分隐匿，发热、血白细胞增高者并不多见，常表现为精神不振、食欲减退、乏力、气短加重及痰的性状改变等。疑有呼吸道感染加重时，首先需做痰细菌培养和药敏试验，根据结果选用适当的抗菌药物。也可先做痰涂片革兰染色，了解可能致病菌的形态（球菌、杆菌）和染色的性质（阴性、阳性）；并参考社区和院内呼吸道感染常见微生物种类给药。一般常用的抗生素是青霉素或头孢菌素类合并氨基糖苷类。

（2）支气管扩张药　常用短效或缓释口服剂型茶碱类药物配伍 β 肾上腺素能受体激动剂，必要时也可加用抗胆碱能药物或糖皮质激素。应用上述药物宜同时配伍祛痰剂，以提高疗效，改善呼吸功能。氨茶碱静脉滴注不仅能改善呼吸功能，而且可提高心脏功能，增加利尿，常用剂量：0.25g溶于5%葡萄糖液100ml中缓慢静脉滴注，每日2~3次，最大剂量每日不超过1g，有条件的单位可测血药浓度（正常范围10~20μg/ml）。

（3）氧疗 ①长程氧疗：每日至少吸氧16~17小时。长期吸氧可降低肺动脉压，改善症状、提高生活质量和延长生存时间，有条件的患者应尽量实施；②短期吸氧：常可改善症状，但对肺动脉高压和预后无影响，可出现两种反应：一是血氧含量增加，心排出量增多，氧运输和组织供氧增加；一是血氧含量增加，心排出量下降，氧运输和组织供氧不变或减少；③低流量持续吸氧：当有明显 CO_2 潴留时（$PaCO_2 > 60mmHg$）采用鼻导管吸氧，氧流量维持在0.8~1.5L/min。

（4）改善通气 一般治疗方法无效时可加用呼吸兴奋剂或用机械通气（包括双向正压通气机）治疗。

（5）洋地黄类制剂 对肺心病心力衰竭的疗效尚有不同看法，如需应用，给地高辛常用剂量的1/2~2/3为宜，避免中毒。

（6）利尿剂 对呼吸道和肺实质性肺心病心力衰竭水肿的治疗应以改善呼吸功能为主，不一定要用利尿剂。如果使用以小剂量为宜，避免脱水。呼吸道干燥会加重呼吸衰竭。当合并左心衰竭时或肺水含量增加时，利尿剂可改善肺的呼吸功能。各类利尿剂均可使用（有 CO_2 中度以上潴留者乙酰唑胺慎用），特别要注意医源性代谢性碱中毒的发生。

（7）血管扩张剂 对肺心病心力衰竭的即刻作用虽有较好的血流动力学反应，但长期疗效有待证实。常用硝苯地平和ACEI。

（8）其他 如纠正酸碱失衡、电解质紊乱、改善呼吸肌疲劳、加强营养等。

506. 肺血管病性肺心病心力衰竭的临床特点及治疗对策是什么？

肺血管病性肺心病心力衰竭的临床特点：此类患者多无明显呼吸道症状，而以肺动脉高压的症状和体征为主，常伴乏力、劳力性呼吸困难、发绀、胸痛、三尖瓣反流以及右心衰竭的表现。

治疗对策：

（1）病因治疗 ①由急性肺栓塞引起者，国内可行溶栓治疗。美国FDA批准的肺栓塞溶栓方案：链激酶，前30分钟250000U负荷量/30分钟，然后100000U/h，连用24小时；或尿激酶，负荷量：前10分钟2000U/kg，然后2000U（kg·h），连用24小时；或rt-PA 100mg/2h持续静脉滴注。国人用量一般约为标准剂量的1/2，控制在12小时左右滴完。继以肝素和华法林抗凝治疗，应注意溶栓治疗的适应证和禁忌证；②慢性栓塞性肺动脉高压引起心力衰竭者可行肺动脉血栓内膜摘除术；③治疗下肢静脉病。

（2）抗凝治疗 肺血管病性肺动脉高压可能有原发或继发的小血栓形成，可酌情给予华法林治疗。

（3）血管扩张剂 可口服血管扩张药，特别是原发性肺动脉高压者。在建立长期应用血管扩张药前，有条件的医院最好在右心导管术下做硝苯地平等急性试验，明确肺血管的反应性。对重症肺动脉高压患者服用硝苯地平等钙离子通道阻滞剂时应予密切观察，防止病情恶化。

（4）洋地黄、利尿剂的应用 与一般心力衰竭相同。

507• 如何诊断与治疗心力衰竭合并胸腔积液?

文献报道，胸腔积液几乎被结核性或恶性胸腔积液所占据，而心衰并胸腔积液的资料较少。而根据国内外相关统计，不论病情急或慢、轻或重，除结核性和恶性胸腔积液外，由心衰引起的胸腔积液并非少见。

本病为心衰引起胸腔积液，故均有心衰表现，心衰是指心脏病已处于心功能不全的失代偿期，即有充血表现者或称为充血性心力衰竭（CHF）。心衰的病情包括心室收缩无力导致心排出量不足而有脏器供血不足（前向性）的临床表现，和因心肌或心包病变影响心肌舒张致心室充盈压升高和心室舒张末容积受限，导致心排出量减少和心房、静脉系统压力升高，而有肺及体循环淤血（后向性）的临床表现。为此，CHF诊断可依据：

（1）临床表现 患者在体力负荷时，或夜间平卧熟睡中，由于下肢和腹部血流量减少和胸部血流量增多乃发生肺淤血，造成肺毛细血管楔压超过血浆渗透压出现肺间质水肿致小支气管受压，甚至肺实质水肿致肺泡积液，发生气流通过不畅和换气功能障碍，因而患者突然憋醒，产生严重呼吸困难、不能平卧。此时肺部听诊示双肺哮鸣音（肺间质水肿征象）和湿啰音（肺实质水肿征象），心脏听诊常出现舒张期奔马律等肺静脉淤血的临床表现。患者憋醒后取端坐呼吸，随之胸部血量减少，则憋喘缓解，故称夜间阵发性呼吸困难为左心衰竭征象；患者还可有颈静脉曲张、肝大、肝颈静脉逆流征、下肢水肿等体循环淤血的右心衰竭征象。此时，胸腔积液的临床表现除有体征改变外，症状常被心衰掩盖。

（2）X线胸片和心电图、超声心动图异常 胸片后前位示心胸比 >50%，左心肥大时左心缘呈靴形，右心肥大时左心缘呈弧形；肺淤血有肺间质水肿示双肺纹理增粗、模糊、Kerley B线，肺实质水肿示双肺斑片影，胸腔积液双侧和右侧多、单纯左侧少见。心电图示房室肥大、供血不足、心律失常等征象。超声心动图示心室射血分数低于正常，舒张功能的E峰下降、A峰增高、E/A下降；心导管检测时反映左心室充盈压的PCWP >1187kPa，失偿时 >214kPa。

（3）胸腔积液实验室检查 心衰的胸液应是漏出液，但也有相当比例患者为渗出液。有认为形成渗出液的原因和利尿剂等治疗心衰有关。陶仲为报道18例心衰并胸液者，其中11例为漏出液、渗和漏出液之间4例、渗出液3例（有2例血性），但细胞数由于心衰并胸液为非炎症性故通常较渗出液低，仅1例 $420 \times 10^6/L$，余均 $300 \times 10^6/L$ 以下，这与陈爱平等报道60岁以上老年因左心衰竭致右侧胸液7例一致，其5例为漏出液蛋白20~25g/L的细胞数（88~110） $\times 10^6/L$，2例渗出液蛋白30~34g/L的细胞数（21~246） $\times 10^6/L$。

关于CHF引起胸液的治疗，由于CHF引起胸液的原因为心衰，故治疗重点在心衰的纠正。常选用ACEI依那普利5mg每日1次，渐增至10mg每日2次或利辛普利10mg每日1次口服，其可逆转心室肥厚、防止动脉血管中层肥厚而改善心功能和预后，并可联用改善生活质量、运动耐量和左心室舒张及收缩功能、降低猝死发生率的β受体阻滞剂比索洛尔5mg

每日 1 次口服或艾司洛尔 0.2g 于 100ml 液体内静滴，或美托洛尔 25～100mg/d，分 2 次服。对病情重者应卧床、氧疗，除肥厚型心肌病心衰外均可采用洋地黄类药物，毛花苷丙 0.4～0.6mg 于葡萄糖 20ml 稀释后静注，后改为地高辛 0.25mg 每日 1 次口服，可提高心室射血分数、心排出量，具有使心室舒张末压（LVEDP）及肺毛细血管楔压（PCWP）、肺血管压降低作用而改善血流动力学，尤其有房颤伴快速心室率者更有效；需要时可和血管扩张剂联用以增强 LVEDP 及肺循环压的降低，而减轻肺淤血，常用硝酸异山梨酯（消心痛）5～10mg 舌下 6 小时 1 次或双硝酸异山梨醇酯（异舒吉、爱倍）静滴，或联用减轻水肿、血容量、肺内血量的呋塞米（速尿）20～40mg 静注及螺内酯 20mg 每日 3 次口服，待纠正心衰后则胸液可不再产生。

胸腔积液时胸膜腔压增高并发压缩性肺不张、肺容量减小而有胸闷、心悸以及加重心衰低氧血症的病情，为此需抽胸液缓解症状，绝大多数患者在纠正心衰后则不再复发胸腔积液。对个别抽胸液后复发快、量大的胸腔积液可行胸膜固定术（pleurodesis），应用 5% 滑石粉的生理盐水 100～200ml 在胸液基本引流完、肺基本复张时注入胸腔，大多数病例有肯定疗效，应注意胸膜固定术不应同时用皮质激素，否则可致失败。据统计 1966～1997 年间英文文献报道应用胸膜固定术的非恶性胸腔积液 110 例，加上 2000 年 Glazer 报道的 16 例共 126 例，此 126 例中 65% 采用滑石粉，成功率 100%，基本上无再发，结果较其他粘连剂的疗效好。

508• 瓣膜性心脏病心力衰竭的治疗原则是什么？

在瓣膜性心脏病患者，主要问题是瓣膜本身有机械性损害，而任何内科治疗或药物均不能使其消除或缓解。实验研究表明，单纯的心肌细胞牵拉刺激就可促发心肌重构，因而治疗瓣膜性心脏病的关键就是修复瓣膜损害。

国际上较一致的意见是：所有有症状的瓣膜性心脏病心力衰竭（NYHA 心功能Ⅱ级及以上），以及重度主动脉瓣病变伴有晕厥、心绞痛者，均必须进行介入治疗或瓣膜置换术，因为有充分证据表明介入或手术治疗是有效和有益的，可提高长期存活率。

迄今为止，应用神经内分泌阻滞剂，如 ACEI、β 受体阻滞剂、醛固酮受体阻滞剂治疗慢性收缩性心力衰竭的长期临床试验，均未将瓣膜性心脏病心力衰竭患者纳入研究，因此没有证据表明，上述治疗可以改变瓣膜性心脏病心力衰竭患者的自然病程或提高存活率，更不能用来替代已有肯定疗效的介入或手术治疗。

ACEI 具有血管扩张作用，应慎用于瓣膜狭窄的患者，以免前负荷过度降低致心排出量减少，引起低血压、晕厥等。主动脉狭窄患者亦应避免应用 β 受体阻滞剂等负性肌力药物。二尖瓣狭窄患者，左心室并无压力负荷或容量负荷过重，因此没有任何特殊的内科治疗。β 受体阻滞剂仅适用于心房颤动伴快速心室率或有窦性心动过速时。

血管扩张剂包括 ACEI 主要适用于慢性主动脉瓣关闭不全（AR）患者，目的是减轻后负荷，增加前向心排出量而减少反流。可应用于以下情况：

（1）有症状的重度 AR 患者，因其他心脏疾病或非心脏因素而不能手术者。

（2）重度心力衰竭患者，在换瓣手术前短期治疗以改善血流动力学异常，此时，不能应用负性肌力药。

（3）无症状AR患者，已有左心室扩大，而收缩功能正常可长期应用，以延长其代偿期。

（4）已经手术置换瓣膜，但仍有持续左心室收缩功能异常。无症状的慢性二尖瓣关闭不全（MR）患者，LVEF正常时，并无后负荷增加，因此，应用降低后负荷的药物使患者处于低后负荷的状态是否有利尚不清楚。扩血管剂仅适用于伴有高血压的无症状性、左心室功能正常的MR患者。有症状的MR患者则适用于手术治疗。

509. 怎样进行心力衰竭的预防？

由于心力衰竭的病因及促发因素不同，因此，预防其发生也应是综合性的。

首先是防止初始的心肌损伤。

冠状动脉疾病和高血压已逐渐上升为心力衰竭的主要病因，积极控制血压、血糖、调脂治疗和戒烟等，可减少发生心力衰竭的危险性。4S（scandinavian simvastatin survival study）试验表明，降低胆固醇后，不仅使总死亡率降低30%，而且发生心力衰竭的危险性亦降低了20%（$P=0.015$）。SHEP（systolic hypertension in the elderly program）试验显示，降低血压使卒中危险性降低30%，心力衰竭危险性降低49%（$P<0.001$），特别是以往有心肌梗死史者，发生心力衰竭的危险性降低达81%（$P=0.002$）。HOPE（heart outcomes prevention evaluation study）试验显示，对心血管病高危人群不伴有心力衰竭或左心室功能低下者应用雷米普利治疗，心血管事件的复合危险性降低22%；心力衰竭的危险性亦降低16%。除了积极控制上述心血管危险因素外，在国内控制A组B型溶血性链球菌感染，预防风湿热和瓣膜性心脏病，戒除酗酒以防止乙醇中毒性心肌病亦是重要的措施。

第二，防止心肌进一步损伤。

急性心肌梗死期间，溶栓治疗或冠状动脉血管成形术，使有效再灌注的心肌节段得以防止缺血性损伤。临床试验已证明可降低死亡率和发生心力衰竭的危险性。对近期从心肌梗死恢复的患者，应用神经内分泌阻滞剂（ACEI或β受体阻滞剂），可降低再梗死或死亡的危险性，特别是心肌梗死时伴有心力衰竭的患者。ACEI和β受体阻滞剂合并应用可有互补效益。急性心肌梗死无心力衰竭的患者，应用阿司匹林可降低再梗死的危险而利于防止心力衰竭。

第三，防止心肌损伤后的恶化。

已有左心室功能不全，无论是否伴有症状，应用ACEI均可防止发展成严重心力衰竭的危险性，有以下的临床试验加以证实。SAVE（survival and ventricular enlargement study）试验、AIRE（acute infarction ramipril efficacy study）试验、TRACE（trandolapril cardiac evaluation）试验，均入选心肌梗死后患者，应用ACEI分别使总死亡率降低19%、27%和22%；心力衰竭发生的危险性降低22%、23%和29%。SOLVD（studies of left ventricular dysfunction）预防试验，观察缺血或非缺血性心脏病，LVEF<35%、无或仅有轻度心力衰竭症状的患者应用依那普利治疗，使因心力衰竭死亡和住院的复合危险性降低20%。

十、心律失常

510• 什么是心脏离子通道疾病?

半个多世纪的研究，现已经明确人类正常心脏电活动的关键分子基础是离子通道。现在发现，离子通道的分子遗传学改变（突变）和分子生物学异常（重构）可以导致心律失常的发生。把心律失常的分子缺陷（离子通道病变）与临床表现、诊断和治疗直接联系起来。心脏离子通道疾病分为两类：

（1）遗传性通道疾病 ①复极异常：先天性长 QT 综合征（LQTS）；②钠通道功能的丧失和心律失常，如 Brugada 综合征。

（2）获得性通道疾病 ①心力衰竭：心功能逐渐减退可能是死亡的原因，实际上多数患者死于心律失常，与获得性 LQTS 有关；②药物诱发的 LQTS：接受阻滞钾通道药物诱发获得性 LQTS。

511• 快速性心律失常时对重要脏器的血流量有何影响?

在没有基础心脏疾病和/或心功能不全的基础上，快速性心律失常时对人体重要脏器的血流量都有不同程度的影响，主要影响是血流量降低。如频发室性期前收缩，对心、脑、肾血流量降低程度分别为 25%、12% 和 10%；阵发性室上性心动过速，血流量降低分别为 35%、14%、18%；心房颤动，血流量降低分别为 40%、23% 和 40%；室性心动过速，血流量降低分别为 60%、40% ~75% 和 60%；心室颤动，对心脏、脑和肾脏的血流量均分别降低 100%。

512• 目前认为，社会心理因素与心律失常的关系怎样?

心律失常是常见的心血管病，病因不甚明了，尤其是无器质性心脏病证据的心律失常患者。国外学者在摆脱了单纯生物学模式的影响后，适应新的生物-心理-社会医学模式，对心律失常的病因开展了大量的流行病学、实验室和临床研究，提出社会心理因素在心律失常的发生上起着重要作用。

流行病学资料表明，心脏的节律紊乱与社会心理应激有关。不论冠状动脉疾病存在与否，各种社会心理因素都可以导致心律失常。在这些因素中尤其与丧偶、健康状况的变化、职业的更动和生活环境的变化等紧张的社会心理应激有关。一项调查资料显示，在社会经济地位低下的人群中，心理应激的发生率较高，心脏性猝死的发生率也高。Ruberman 等前瞻性地研究了 2330 例男性心肌梗死存活者，发现高度生活应激和脱离社会的患者猝死的危险性是轻度生活应激和脱离社会的 4 倍。最近 Brackett 和 Powell 把冠心病分为猝死和非猝死两组，探讨心理因素与死亡方式的关系。在对 1012 例心肌梗死存活者进行了 4~5 年的随访后发现，社会经济地位、受教育水平和 A 型行为方式是猝死的重要诱发因素，相反，非猝死组则与生物学因素有关。这说明心理应激是猝死的危险因素。大量的动物实验结果也证实，行为心理应激能降低正常心脏和有病心脏的电生理稳定性，致心肌易损期阈值（vulnerable period threshold）降低，出现心律失常。

大量临床观察表明，情绪心理因素对心律失常的影响是十分明显的。特别是在没有心脏疾患时，可以引起窦性心动过缓、阵发性房性心动过速以及房性期前收缩（早搏）和室性期前收缩（室早）。还有证据表明，心理社会因素通过交感活动的中介机制可以引起包括心室颤动在内的各种室性心律失常。因此，心理社会因素的应激可以触发心律失常是无疑的。长 QT 综合征就是一种以应激诱发心律失常为特征的疾病。Wellen 报道 1 例 14 岁女孩，因打雷或其他噪声触发心室颤动，这已被广泛引用作为应激触发致病性心律失常的证据。

近 30 年来，许多作者从临床上对心理社会应激诱发心律失常进行了大量研究，结果都持肯定意见，但是生活事件与心律失常关系的定量研究还罕有报道。

513• 自主神经在临床常见心律失常中的作用有哪些？

自主神经逐渐被认识到是心律失常发生和持续的一个重要因素，主要证据有：大多数心动过速由折返机制引起，但心动过速和心动过缓的阵发性特点表明还有更多的致心律失常因素存在；大多数临床和实验中的心律失常都有自主神经直接和间接的影响；β 受体受体阻滞剂可降低心肌梗死后死亡率的大样本临床研究是自主神经对维持心肌电活动稳定性起重要作用的最有力证据。自主神经在临床常见心律失常中的作用表现在：

（1）心房颤动（房颤） 交感神经兴奋使心房肌不应期缩短，迷走神经兴奋使心房肌不应期更不一致，都可引起阵发性房颤。交感和迷走神经介导的房颤有不同的临床特点：迷走神经介导的阵发性房颤主要见于无器质性心脏病患者，房颤主要发生在夜间、休息时、餐后尤其晚餐后以及饮酒等迷走神经活动增强时，在房颤发作前可见心率减慢呈窦性心动过缓；交感神经介导的房颤多见于器质性心脏病患者，白天尤其早晨发病为其特点，常在情绪激动或运动中发作，发作前有心率的加速。

（2）室上性心动过速（室上速） 迷走活动增强可终止或减少室上速的发生，尤其是当房室结是折返环的一部分时。交感活动增强有利于室上速的诱发和持续。

（3）室性心动过速（室速） 室性心律失常可在迷走神经活动增强引起窦性心动过缓（如下壁心梗）或减弱引起窦性心动过速时发生。不同情况下，自主神经对室性心律失常的作用不同。一般情况下，迷走兴奋通过减慢心率，延长舒张期供血时间和其负性肌力作用减少心肌耗氧以及对心脏电生理特性的直接影响而抑制室性心律失常的发生。迷走兴奋抑制室性心律失常的作用在急性心肌缺血时较非急性心肌缺血时更明显，这可能是由于在后者产生室性心律失常的梗死区域神经纤维和受体功能被破坏，减弱了迷走神经的作用。迷走兴奋也可抑制非心肌缺血时室性心律失常的产生。

器质性心脏病患者常伴有心脏迷走神经活动的减弱，表现为心率变异性和压力反射敏感性的下降。大量的研究表明，在心梗和心力衰竭患者，心脏迷走神经活动的减弱伴有心脏性猝死和总死亡率明显增加。β 受体阻滞剂与迷走神经兴奋的作用相近，它降低心梗后死亡率的主要机制是抑制 β 肾上腺素能受体对心肌氧代谢和心脏电生理特性的影响。

514. 病态窦房结综合征的临床及心电图特点是什么？

病态窦房结综合征（sick sinus syndrome，SSS）首先由 Lown 于 1966 年命名，同年，国内颜和昌、陶清等报道 5 例。

其临床特点为：①多见于老年人；②多起病隐匿，病程较长，有报道长达 33 年者，病情进展缓慢；③症状以心率缓慢所致的脑、心、肾等脏器供血不足，尤其是脑供血不足为主；④症状轻重不一，轻者乏力、头晕、眼花、失眠、记忆力差，反应迟钝或易激动等；重者为阿斯综合征发作或猝死；⑤合并快速心律失常时，心率可突然达 100 次/分以上，持续时间长短不一，心动过速中止后可有心脏骤停，伴有或不伴有晕厥发作。

心电图有下列几种表现：①严重而恒定的窦性心动过缓；②窦性停搏和/或窦房阻滞；③慢快综合征（bradycardia-tachycardia syndrome，B-TS），以心动过缓为基础，伴有阵发性房性心动过速、心房扑动或心房颤动；④房室交界性逸搏和/或传导功能障碍，表现为延迟出现的房室交界性逸搏、过缓的房室交界性逸搏心律（逸搏周期 >1.5 秒）或房室传导阻滞；⑤部分病例最后发展为慢性心房颤动（ >6 个月）。

515. 病态窦房结综合征如何进行分型与诊断？

病态窦房结综合征（SSS）在临床和心电图诊断方面有较多分型，目前比较适用的 SSS 临床分型，有两种分型方法：

（1）三型分类法　Ⅰ型：窦性心动过缓心率 <50 次/分，可有波动。Ⅱ型：窦性停搏或窦房传导阻滞伴有或无连接性心律或逸搏。Ⅲ型：心动过速与心动过缓交替出现（快慢综合征）。

（2）四型分类法　Ⅰ型：窦性心动过缓，心率 <50 次/分可有波动。Ⅱ型：心动过速与心动过缓交替出现（快慢综合征）。Ⅲ型：窦房结和房室结病变（双结病变）。Ⅳ型：全传导系统障碍型。

凡具有下述一条或一条以上者，可考虑为 SSS：①持久而严重的心动过缓；②窦性停搏，短期内无逸搏心律出现，或停稍久后才由房性或交界性心律取代；③窦性停搏持久而无新起搏点出现，或继以室性心律失常；④由窦性停搏而致的慢性心房颤动，心室率缓慢（非药物所致）提示双结病变者；⑤心房颤动经电击后较长时间不能恢复窦性心律；⑥非药物引起的窦房传导阻滞。

516• 对病态窦房结综合征可疑病例，目前应推荐哪些检查？

对一般症状明显和/或心电图表现显著的SSS患者，不难作出诊断。但大多数患者开始症状较轻，且呈间歇发作，发作短暂而又无法取得心电图记录；或多数平时仅有轻度持续性窦性心动过缓。对这些可疑病例，目前主要推荐以下几种试验、检查。

（1）运动试验　半分钟内下蹲15次，心率<90次/分者为阳性，常用此法作初步筛选。

（2）阿托品试验　静脉注射阿托品2mg。在开始注射前、注射完毕及注射后1、3、5、7、10、15分钟观察心率。若心率达不到90次/分，或注射阿托品后反而诱发心律失常者，即支持SSS的诊断；而由迷走神经张力增高引起的心动过缓注射阿托品后心率可增加到90次/分以上。

亦有人认为，静脉注射阿托品后如心率增加至原心率的125%者，则提示窦房结功能相对尚好；增加不及此数的，则提示功能较差。这主要对估计预后有意义，心率的诊断标准仍为低于90次/分。

阿托品试验方法简便、实用、副作用少，临床上最常用。但青光眼患者禁用。

（3）异丙肾上腺素试验　将异丙肾上腺素0.5mg加入250ml液体中静脉滴注，每分钟1~2μg，如心率达不到90~100次/分者，可协助诊断本病。因本法较易引起心律失常，故临床上较前两种方法少用。

（4）固有心率（intrinsic heart rate，IHR）　测定固有心率指的是窦房结在没有自主神经作用下的自身节律。目前多按Jose建议的方法：普萘洛尔0.2mg/kg，每分钟1mg的速度静注以阻断交感神经，10分钟后再静注阿托品（0.04mg/kg），在2分钟内注完以阻断迷走神经，3~5分钟后测得的心率即为IHR。因IHR的正常值随年龄增长而下降，Jose提出公式预测不同年龄的IHR，即IHR_P（predicted IHR）：$IHR_P = 118.1 - (0.57 \times 年龄)$，<45岁者，若$IHR < IHR_P \times 86\%$为阳性；>45岁者，若$IHR < IHR_P \times 82\%$为阳性（IHR为实测IHR）。

（5）24小时动态心电图　适用于间歇发作者。但要注意健康人在夜间也有很慢的窦性心律，Brodsky发现健康医学生中，夜间窦性心率可慢至33次/分，窦性停搏可长达2.06秒。

（6）窦房结恢复时间（sinus node recovery time）　目前测定窦房结恢复时间的具体方法有两种：①经食管心房起搏法：将6F或7F双极或四极导管电极由鼻腔或口腔插入食管，根据食管心电图P波形态调整电极位置，取最大双向P波或正向P波为宜，不需X线定位。此法所取起搏器的脉冲宽度和脉冲电压应稍大（分别为2ms及10~50V）；②经静脉心房起搏法。一般经右侧股静脉插入双极导管电极固定于右心房壁（如有条件的亦可在同一静脉的稍远端插入一根导管电极），以作心腔内心电图或希氏束电图。不论用哪种方法，测定前都要至少停用所有影响心脏的药物5个半衰期。

心房起搏主要是利用较高频率的起搏率促心房起搏，窦房结由于受到快速频率的刺激而处于抑制状态。待快速起搏突然停止，如果窦房结功能不好，则恢复窦性起搏的时间较长。测量最后一个脉冲信号到下一个窦性搏动P波的起点即为窦房结恢复时间。常用S_1S_1分级递增法刺激，从稍高于自身频率开始，以后每10～20次/分级递增。一般采用刺激频率为70、90、110、130、150次/分。每次刺激30秒，间隔2～3分钟后再行第二次刺激，测量最后一个刺激到第一个恢复窦性节律的P波起点即为窦房结恢复时间。因为多数患者这个间歇最长，而以后即逐渐恢复到起搏前水平。亦有报道半数患者在停搏后不是第一个周期最长，而是第二个周期最长，亦有在第三个到第十个周期之间出现最长间歇的，遇此情况，可以将最长者作为窦房结恢复时间的参考数据。停搏后如果先出现低位逸搏时，则从较低部位的逸搏到第一次心房除极计算。

一般认为窦房结恢复时间 < 1500ms 为正常，重度患者窦房结恢复时间可达2000～6000ms。亦有人提出纠正窦房结恢复时间，即将窦房结恢复时间减去原有的窦性心动周期（$A_1 \sim A_1$）。

（7）窦房传导时间（sinus atrial conduction time，SACT） 目前常用的为Narula法：取比自身心率快10次/分的脉冲频率 S_1S_1 连续起搏心房8次，使之夺获心房而不引起窦房结的抑制，但起搏脉冲将控制和重建窦房结的节律，测出最末一个起搏信号 A_2 到其后的窦性P波 A_3 的周期（$A_2 \sim A_3$）。

SNCT =〔（$A_2 \sim A_3$）－（$A_1 \sim A_1$）〕÷2

为了避免刺激的影响，有人主张将Narula法改为：SACT =〔（$A_2 \sim A_3$）－（$A_3 \sim A_4$）〕÷2。其中 $A_3 \sim A_4$ 为停止刺激后第一到第二个窦性P波起始之时距。一般认为SACT的正常值应 < 150ms，也有作者提出应 < 120ms。

517. 病态窦房结综合征的药物治疗有哪些？

（1）阿托品 为抗胆碱药。主要阻断M胆碱受体，能解除迷走神经对心脏的抑制，使心跳加快。口服0.3mg，每日3～4次。必要时可皮下或静注1～2mg。

（2）异丙基肾上腺素 为肾上腺素能β受体兴奋剂。能兴奋心脏高位起搏点及改善心脏传导功能，增强心室自律性，用量过大可致快速性室性心律失常。可舌下含服10～20mg，每日3～4次，或3～4小时一次，或以1～2μg/min静滴。

（3）麻黄素 能兴奋α受体和β受体，药理特性类似肾上腺素。常用12.5～25mg，每日2～3次口服。

（4）氨茶碱 被认为有拮抗腺苷受体的作用，可逆转腺苷对心脏的异常电生理效应，能提高SSS患者的心率及改善心脏传导。可口服100mg，每日3次，必要时可静滴，将250mg氨茶碱加500ml溶液中4小时滴完，每天一次，睡前可加服氨茶碱缓释片200mg。

（5）对于慢快综合征的药物治疗更为棘手。因为当心动过速时能使其终止的药物常使转律后的心率更为缓慢；当心动过缓时，提高心率的药物又易引起心动过速。此种情况下如必要时仅能选择用少量洋地黄，它能防止或减少房性快速性心律失常的发作，即使发作，也可减慢心率；而小量洋地黄并不影响窦房结和房室传导系统。

518. 如何诊断和治疗窦房结折返性心动过速？

窦房结折返性或窦房折返性心动过速是由于窦房结内或其邻近组织发生折返而形成的心

动过速。窦房结内传导的不一致性是形成折返的基础。可通过以下几点进行诊断：①心动过速和相关症状呈阵发性；②P 波形态和窦性 P 波相同；③心内心房激动顺序和窦性心律时相同；④房性期前收缩刺激可诱发和/或终止心动过速；⑤刺激迷走神经或腺苷可终止发作；⑥心律失常的诱发与房内或房室结传导时间无关。

治疗：目前尚缺乏窦房结折返性心动过速药物预防的对照试验。临床上疑为窦房结折返性心动过速的患者，可能对迷走刺激、腺苷、胺碘酮、β 受体阻滞剂、非二氢吡啶类钙离子通道阻滞剂甚至地高辛都有效。如果患者心动过速能够很好地耐受以及容易用药物或刺激迷走神经的方法控制，不必考虑电生理检查。电生理检查适用于心动过速发作频繁或者发作时难以耐受、对药物治疗反应差、考虑接受射频消融治疗者。

519 室上性心动过速时应如何诊断及处理？

（1）病史和体格检查　阵发性心律失常患者在就诊时经常无症状，阵发性心悸是重要的诊断线索。室上性心动过速（室上速）见于各个年龄段，如果心律失常反复出现，且突发突止，则应定义为阵发性。相反，窦性心动过速（窦速）是非阵发性、逐渐加速和逐渐终止。有规律的、突发突止的阵发性心悸（常指阵发性室上速）通常是由房室折返性心动过速（AVRT）或房室结折返性心动过速（AVNRT）引起；刺激迷走神经可以终止的心动过速，则提示该折返有房室结参与。由于心房收缩适逢房室瓣关闭，导致心房压力增高，心房钠尿肽分泌增多，引起多尿，后者支持持续性室上性心律失常。

在室上速中，少数患者发生晕厥，常出现在快速室上速的起始后或心动过速突然终止时，出现较长的心脏停搏间歇。晕厥也可因房颤通过旁路下传引起，或者提示伴有心脏结构的异常，如主动脉瓣狭窄、肥厚型心肌病或有脑血管疾病。症状取决于心室率、潜在的心脏疾病、室上速的持续时间、患者的自我感觉。持续数周、数月的室上速并伴有快速心室率者可以引起心动过速介导的心肌病。

（2）诊断　记录静息状态下 12 导联心电图，可提供异常节律、预激、QT 间期延长、窦速、ST 段异常或潜在性心脏病的证据。有阵发性规律性心悸病史的患者，静息心电图上出现预激，提示为 AVRT。预激患者出现无规律的阵发性心悸，强烈提示房颤，该类患者易发生猝死，需进行电生理评估。此外，在诊断时，至少应记录到 1 次心动过速发作时的 12 导联心电图。12 导联心电图自动分析系统不可靠，常作出错误的心律失常诊断。

如果临床病史不充分或采用其他措施未能证实的心律失常患者，可选择经食管心房起搏进行诊断或诱发阵发性快速心律失常。对于有明显阵发性规律性心悸的病例，可采用有创电生理检查和导管消融进行治疗。

（3）治疗　对有症状但未经心电图证实的患者（如阵发性心动过速），在排除明显的心动过缓（<50 次/分）后，可根据经验应用 β 受体阻滞剂。由于Ⅰ类和Ⅲ类抗心律失常药物存在促心律失常的危险，故在没有明确诊断之前，不应使用这类药物。

520● 室上性心动过速的发病机制有哪些？

室上性心动过速（室上速）的发病机制一般认为有冲动起源异常、触发活动异常和折返机制三种。

（1）冲动起源异常　冲动频率的加速可发生于具有正常自律性的细胞，也可发生于原来无自律性的细胞在病理情况下转变为有自律性的细胞，故临床上见于：①原位的自律性增高，如不恰当性窦性心动过速（窦速）；②异位的自律性增高，如某些类型的房性心动过速（房速）。

（2）触发活动异常　此类心动过速多为复极过程的紊乱所致的后除极电位，当后除极电位达到一定的域值，就产生一动作电位。如多源性房速等。

（3）折返机制　心脏电生理学的研究结果证实，绝大多数室上速的机制为折返。它可由解剖上的折返环、功能上的折返环或两者同时存在，造成折返激动。一般认为形成折返激动需要同时存在以下条件：①至少存在有两条或以上功能性（或解剖上）的传导途径，并在近端和远端形成闭合环；②其中一条具有单向传导阻滞；③有足够长的传导时间，使得单向传导阻滞的路径不应期得以恢复其应激性。常见的折返性室上速有AVNRT、AVRT、持续性交界性折返性心动过速（PJRT）以及心房扑动等。

因此，折返激动形成反复心律，也必须具备三个条件，即单向传导阻滞区、适当的折返环、过缓的传导速度，这种折返激动不是通过传导束支、希氏束，而是在心室的某一部位，缺血心肌及其周边的正常心肌，具有不同的传导障碍，即“单向传导阻滞区”。此时前向的激动到达此区的近端不能下传，但当周围正常的心肌顺序除极，迂回到此区的远端时，该缺血区已恢复了传导功能，激动可逆行缓慢地通过该区，当激动到达近端时，邻近的心肌已恢复了应激性，从而形成一次折返激动。如此周而复始，就在这一部分心肌出现循环不已的“反复心律”，这种反复激动就可以扩散到周围的组织，如果扩散到全部心肌，则形成心室颤动或心室扑动。

521● 如何对非阵发性房室交界性心动过速与阵发性交界性心动过速进行鉴别？

非阵发性房室交界性心动过速又称加速性交界区自主心律，其发生机制与房室交界区组织自律性增高或触发活动有关。最常见病因为洋地黄中毒，也可见于下壁心肌梗死、心肌炎、急性风湿热或心脏手术后，偶可见于正常人。由于心率与窦性心率接近，发作的开始和发作中经常不易被察觉，因而有“非阵发性”之称。临床表现为有上述基础心脏病的病史，临床上有心悸，心率快且持续时间长者有胸闷、胸痛、头晕和乏力等症状。查体有脉搏快而规则。第一心音强度变化不定，心律通常规则；当自主神经张力变化时可影响心率。

心电图特征：①QRS波正常，其前后可有逆行P’波，心率70～150次/分；②一般RR间期匀齐；③可见房室干扰脱节。非阵发性交界性心动过速应与阵发性交界性心动过速可通过以下特点进行鉴别（表10-1）。

表10-1 非阵发性交界性心动过速与阵发性交界性心动过速的鉴别

鉴别要点	非阵发性交界性心动过速	阵发性交界性心动过速
病因	常见于器质性心脏病，如急性心肌梗死、心肌炎，尤其是洋地黄中毒	多见于健康人，偶见于心脏病者
起病与终止	逐渐发生，逐渐停止，发作时第一个QRS波延迟后出现，停止时无完全代偿间歇	突发骤止，发作时第一个QRS波提前出现，停止时有完全代偿间歇
心室率范围	70～150次/分	150～220次/分
与窦律竞争	常有	不常有
心律	随自主神经张力变化而改变	恒定而规则
心室夺获	常见	少见
交界性期前收缩	无	发作间期内可出现
刺激迷走神经	使心室率减慢，终止刺激又恢复原来心率，少数可终止发作	突然终止或无效

主要治疗基本病因。如患者无症状，在治疗原发病的基础上密切观察。积极治疗基础疾病后心动过速仍反复发作并伴有明显症状者，可选用β受体阻滞剂，必要时也可应用Ⅰa、Ⅰc或Ⅲ类抗心律失常药物。洋地黄中毒者应停药，补钾，用苯妥英钠或利多卡因或β受体阻滞剂治疗。

522. 窄QRS心动过速和宽QRS心动过速各如何进行诊断及鉴别诊断？

心动过速时体表心电图QRS波时限<120ms为窄QRS心动过速。窄QRS心动过速一般为室上速。诊断应记录12导联心电图，必要时经食管导联描记P波，分析P波与R波关系；观察腺苷和颈动脉窦按摩反应，有助于窄QRS心动过速的鉴别诊断。①RR间期规则，且心电图无明显P波，则AVNRT可能性最大。AVNRT时，P波可部分隐藏在QRS波内，使QRS波变形，在V_1导联上呈“伪r波”，下壁导联（Ⅱ、Ⅲ、aVF）呈“伪s波”；②若P波重叠在ST段，与QRS波分开达70ms，支持AVRT；③若RP长于PR，可能的机制是非典型AVNRT、PJRT或房速。

心动过速时体表心电图QRS波时限≥120ms为宽QRS心动过速。诊断宽QRS波心动过速首先考虑室性心动过速（室速）诊断，但也不能除外某些特殊类型的室上速（表10-2）。

下列心电图特征有助于室速的鉴别诊断。①房室分离：宽QRS心动过速伴房室分离且心室率快于心房率，支持室速诊断，但房室分离现象只见于30%的室速患者。按摩颈动脉窦可引发房室分离现象，室速的维持无需心房（P波）参与。有时宽QRS心动过速时心电图上P波识别困难，可设法找出房室分离的其他证据，如不规则的大炮波、第一心音强弱不等、收缩压波动等；也可使用食管电极导联记录P波，帮助鉴别诊断；②融合波：心室融合波是室速的一个重要诊断依据；③QRS波时限：QRS波时限在右束支阻滞（RBBB）图形时超过0.14s，左束支阻滞（LBBB）时超过0.16s，支持室速诊断。但室上速经旁路前传、室上速合并束支阻滞或室上速使用Ⅰa、Ⅰc类抗心律失常药物时，QRS波时限也可在0.14s以上；④心动过速时QRS波图形特征：V_1 和 V_6 导联的形态对鉴别室上速和室速有帮助，支持室速诊断的心电图特征为胸前导联上RS波时限>100ms（R波起始到S波低点）；胸前导联上QRS波均为负向，呈QS型（若为正向一致性，有可能是经左后旁路前传的AVRT）。QR型提示心肌瘢痕，见于大约40%的AMI后室速患者（AMI和器质性心脏病史对室速的诊断很重要）。

表10-2 宽QRS波心动过速鉴别诊断的依据

支持室速诊断的依据	支持室上速诊断的依据
1. 房室分离	1. 宽QRS波前有P波或其后有P波，RP间期<110ms
2. 心室夺获、室性融合波	2. 原已有确诊的室上性期前收缩伴差异传导，其QRS波形与心速发作时QRS波一致
3. QRS电轴位于 $-90° \sim -180°$	3. 原已有确诊的束支阻滞或预激，其QRS波形与心速发作时QRS波一致
4. $V_{1\sim6}$ 都出现正向或负向QRS波	4. 心速时伴有房室传导阻滞
5. RBBB图形伴以下之一： ①QRS波宽>0.14s ② V_1 导联呈单向或双向波，伴R>R’或电轴左偏及 V_6 R/S<1	5. 符合长-短周期规律
6. LBBB伴以下之一： ①QRS波宽>0.16s ② V_1 导联R波>0.03s ③ V_6 导联出现任何Q波 ④QRS波起点至S波尖底部>0.06s ⑤ V_1 或 V_2 导联S波下降支出现切迹 ⑥电轴右偏	6. RBBB图形伴以下表现： ① V_1 呈rSR’型 ②起始向量与窦律时一致 ③ V_6 导联有小q波 ④QRS波宽<0.12s
7. QRS波形态与窦律时室性期前收缩一致	7. LBBB图形伴QRS<0.14s
	8. 迷走刺激心率减慢或心速终止

注意：尽管室速有上述心电图特征，但仍有不少误诊的机会。①QRS波时限及形态标准的特异性在服用抗心律失常药和高血钾症及严重心衰患者中会受影响；②室上速合并束支阻滞或差异传导：束支阻滞可以是在窦律下就已存在，或在心动过速时才出现的，是由于心室率过快，在束支系统产生的差异传导。大多数差异传导不仅仅只与频率过快有关，也可由于开始的长短周期现象引发。发生旁路同侧束支差异传导，可使心动过速频率相应减慢；③室上速合并旁路前传：多种室上速可合并旁路前传，如房速、房扑、房颤等。由旁路参与的AVRT可经旁路前传，而经正常房室传导系统或另一条旁路逆传。表现为LBBB的宽QRS心动过速也可由少数特殊房室旁路（如房束旁路、结束旁路和结室旁道）引起。

523 • 窄QRS心动过速的急性期如何处理？

（1）迷走神经刺激　规则的窄QRS心动过速一般为室上速，迷走神经刺激（如颈动脉窦按摩、冷水浸脸等）可终止心动过速或影响房室传导。

（2）抗心律失常药　血流动力学稳定的窄 QRS 心动过速可选用静脉抗心律失常药。腺苷或非二氢吡啶类钙拮抗剂（如地尔硫䓬）为首选。腺苷具有起效快和半衰期短的优点，但须注意应快速推注，有哮喘病史者不选用；同时使用茶碱类药物者，腺苷应增量；腺苷作用会被双嘧达莫加强；在合用卡马西平时，易产生房室阻滞（AVB）；腺苷有诱发短暂房颤（1%～15%）的可能，对预激患者有危害。静脉注射（静注）钙离子通道阻滞剂、普罗帕酮或 β 受体阻滞剂，起效较慢但维持时间长，对抑制触发室上速的房性及室性期前收缩有作用，可减少室上速复发，但应注意观察低血压和心动过缓等副作用。

（3）直流电转复　对血流动力学不稳定的室上速患者，可立即行直流电转复治疗。

（4）监测和记录心电图　任何治疗过程中，包括迷走刺激或静脉给药均应监测和记录心电图，一方面观察是否终止，另一方面观察心律反应，帮助进一步诊断。心动过速终止在 QRS 波之后无 P 波，支持 AVRT、AVNRT 诊断；终止在 P 波后无 QRS 波，支持为房速。持续心动过速合并 AVB，支持房速和房扑，可以排除 AVRT，而 AVNRT 的可能性也很小。

524. 电生理检查中所谓“弱肢”和“强肢”的概念是什么？如何识别？

Jackman 在电生理研究中发现，抗心律失常药物的疗效在很大程度上与折返环路中顺传肢和逆传肢的固有传导特性有关。因此，了解折返环路中两个肢的传导能力（传导速度）将有助于选择有效的药物治疗。根据其传导速度的不同，有“强肢”和“弱肢”之分。当双肢中任一肢的传导速度在心动过速的频率范围内者，称为“弱肢”；当任何一肢的传导速度超过心动过速的频率范围者，称为“强肢”。“弱肢”是药物作用的主要目标，例如，当房室结的顺传速度在心动过速的频率范围者（“弱肢”），即 β 阻滞剂和钙离子通道阻滞剂可使心动过速终止；相反，当房室结的顺传速度超过心动过速的频率范围者（“强肢”），则上述药物不能充分抑制传导，阻断折返。当旁路的逆传速度在心动过速的频率安全范围者（“弱肢”），Ⅰa 或Ⅰc 类抗心律失常药可使心动过速终止；当旁路的逆传能力超过心动过速的频率安全范围者（“强肢”），上述药物不能终止心动过速。

在心电图上，当记录到心动过速发作自动终止，表明顺传肢或逆传肢不能按心动过速的频率传导，因而导致心动过速自动终止，被阻滞的部位便是“弱肢”。无论是房室折返还是房室结折返性心动过速终止时，最后一个 QRS 波后无 P 波或 A 波，说明旁路或双径中之快径逆传受阻。有时 P 波或 A 波重叠在 QRS 波后 ST-T 段上不易辨认，可根据最后一个 QRS 波后 ST-T 形态变化加以辨识。当心动过速周长和 QRS 波形态不变，心动过速终止前最后一个 QRS 波后 ST-T 是光滑的，而其前的其他 QRS 波后的 ST-T 呈双峰图形，则强烈提示最后一个 QRS 波后无 P 波或 A 波。当阻滞发生在 AVN（房室结）者，通常先有心动过速周长的改变（反应 AVN 传导时间的变化）或出现文氏型传导阻滞。往往从心电图记录到心动过速自发终止的机会较少，因此，通常采用电生理试验的办法，了解顺传肢和逆传肢的传导性质。Ross 等提出以心动过速周长与 AVN 顺传和旁路逆传不应期相比较加以评定。以周长为 600ms（100 次/分）起搏右心房时，心动过速周长与 AVN 顺传不应期的差，便是心动过速激动顺传安全范围；以同样频率起搏右心室时，心动过速周长与旁路逆传不应期之差便是心动过速激动逆传安全范围。顺传和逆传安全范围狭窄者便是弱肢。确定弱肢的另一种方法是测定心动过速的安全范围。心动过速时，每10个QRS波之后起搏周长缩短10ms，直至发生AVN阻滞。心房起搏前的心动过速周长与AVN阻滞的心房起搏周长之差，即为心动过速前传安全范围。以短于心动过速周长10ms周长作心室起搏，每10个QRS波后起搏周长缩短10ms，直至发生旁路逆传阻滞，心室起搏前的心动过速周长与发生逆传阻滞的心室起搏周长之差，便是心动过速的逆传安全范围。安全范围狭窄者便是“弱肢”，药物治疗可能有效。

525 • 何谓房室结折返性心动过速？

房室结折返性心动过速（AVNRT）是临床上较常见的阵发性室上速，多发生于没有器质性心脏病的患者，其折返环位于房室交界区，由房室结自身和结周心房肌构成的功能相互独立的快径和慢径组成。前者位于Koch三角的顶部而邻近希氏束，后者位于Koch三角的底部，沿三尖瓣环隔侧缘分布，向后下延伸至房室结及邻近冠状静脉窦。分为典型AVNRT和不典型AVNRT。典型的AVNRT：以慢径前向传导、快径逆向传导，故称为慢快型AVNRT；由于快径逆向传导至心房的时间较短（40ms），心电图上P波多位于QRS波中或紧随QRS波之后（RP间期<70ms），而在V_1导联上显示“伪r波”。不典型AVNRT：5%～10%的AVNRT折返运行方向与上述类型相反，以快径前向传导，慢径逆向传导，亦称为快慢型AVNRT或少见型AVNRT；慢径逆向传导时间较长，心电图上P波位于下一个QRS波之前，表现为长RP心动过速。少见情况下，AVNRT的折返环由两条传导速度较慢的径路组成，亦即慢慢型AVNRT；心电图上P波位于QRS波之后，其RP间期>70ms。

房室结折返是阵发性室上速的最常见的发生机制。患者的房室结区在功能上纵向分离，分为两条或多条径路，这可能由于病变或药物引起，也可能属生理性。以双径路多见，一条为快径（β通道），其传导速度较快，但不应期长；另一条为慢径（α通道），其传导速度较慢，但不应期短。通常窦性心律时心房激动系同时经快径和慢径分别下传，但沿快径下传先到达希氏束，而其后的经慢径下传的激动到达希氏束时，后者已处于不应期而受阻，故心电图反映出快径下传至心室的PR间期不延长，只偶尔出现经慢径下传心室而PR间期突然延长>40ms，如果激动沿慢径下传再由快径逆传（慢快型）或由快径下传再由慢径逆传（快慢型）连续折返的称为房室结折返性心动过速（AVNRT）。

526 • 房室结折返性心动过速应如何进行药物治疗？

终止AVNRT发作类同窄QRS心动过速的急性期处理。远期药物防治仅适用于AVNRT反复发作而不愿接受消融治疗的患者。这里主要介绍预防性治疗药物。

口服非二氢吡啶类钙离子通道阻滞剂、β受体阻滞剂和地高辛是AVNRT预防性治疗的常用药物。已有的研究提示，维拉帕米（480mg/d）、普萘洛尔（240mg/d）和地高辛（0.375mg/d）减少AVNRT发作的次数和缩短发作时间的疗效相似，增加用药剂量虽可提高疗效，但副作用也增加。地高辛更适合于有心脏结构和功能异常的患者。其他钙拮抗剂（如地尔硫䓬）和β受体阻滞剂（如美托洛尔和阿替洛尔）也有相似的治疗效果。Ⅰ类抗心律失常药物（氟卡尼和普罗帕酮）可作为无器质性心脏病的AVNRT预防复发的二线药物。一项研究表明，氟卡尼200～300mg/d可有效预防65%的患者心动过速复发。长期服用约7.6%的患者因疗效不好、5%的患者因心脏外副作用（多为中枢神经系统不良反应）而停药。普罗帕酮预防AVNRT的疗效与氟卡尼相似，口服300mg/d可使多数患者AVNRT发作次数明显减少或发作持续时间缩短。这类药物禁用于有心脏结构和功能异常的患者。Ⅲ类抗心律失常药物（胺碘酮、索他洛尔、多非利特）虽能有效预防AVNRT复发，但因胺碘酮的心外副作用和其他Ⅲ类药物的促心律失常不良反应（如尖端扭转型室速）而不宜常规应用。而在器质性心脏病、左心室肥大、左心室功能不全、慢性心力衰竭患者，预防AVNRT发作只能选择胺碘酮。

527 • 如何处理妊娠并发室上性心律失常？

大约50%的妊娠妇女可有房性期前收缩，通常为良性，能耐受。妊娠期间，持续性心律失常较少见（2‰～3‰），其中阵发性室上速发作症状加重者约占20%。几乎所有常用的抗心律失常药均可不同程度穿透胎盘屏障，因此必须考虑到药物对胎儿的不良作用。虽然致畸危险最多发生于妊娠开始的8周内，但后期也可因药物引起不良作用。

对于怀孕前已存在有明显症状的室上速发作的妇女，应尽可能在怀孕前作导管消融治疗，对于已怀孕而药物治疗无效或难以耐受发作症状的患者，必要时也可在妊娠中期（第4～6个月）作上述治疗。

（1）房室结依赖性心动过速的急性转复　先用迷走刺激方法，如无效可行静脉腺苷治疗，通常是安全的。如腺苷无效，可静脉应用普萘洛尔或美托洛尔。维拉帕米静注可引起母体低血压及胎儿灌注降低。直流电复律在妊娠各阶段都是安全的，必要时可应用。

（2）预防性抗心律失常药物治疗　地高辛或β受体阻滞剂（普萘洛尔或美托洛尔）为一线药物。洋地黄类可安全用于妊娠妇女，但其疗效不够确切。普萘洛尔、美托洛尔通常是安全的，但最好不要在头3个月内使用，有报道其可引起子宫内生长迟缓等不良作用。

528 • 药物终止阵发性室上性心动过速的基本原则是什么？

阵发性室上性心动过速在临床上很常见，处理不当或不及时可能会引起血流动力学障碍，严重者甚至危及生命。虽然近年来射频消融治疗的开展使其可望得到根治，但因各方面条件限制，目前仍以药物治疗为主。

药物治疗阵发性室上性心动过速应包括终止急性发作和预防复发。终止急性发作选择药物的基本原则是根据室上性心动过速的发生机制，抗心律失常药物的电生理作用和患者窦房结功能以及心肌功能状态而作出。当有慢反应纤维参与的折返，与慢钙通道有关的房室结折返性心动过速和窦房结折返性心动过速应选择Ⅳ类钙离子通道阻滞剂（维拉帕米、ATP）或Ⅰc类药物（普罗帕酮等）；当有快反应纤维参与的折返如房室折返性心动过速和预激综合征并房颤和房扑者，应以Ⅰa（如普鲁卡因胺）、Ⅰc（如普罗帕酮、氟卡胺、氯卡胺等）、Ⅰb（如莫雷西卡因胺）和Ⅲ类（如胺碘酮等）药物为首选；以自律性增加或触发活动有关的自律房速、多源性房速、慢性房速等，应选用Ⅰa、Ⅰc类和Ⅲ类、Ⅳ类（如维拉帕米）药物。有潜在性窦房结功能和心肌功能受损者，最好不首选对窦房结功能和心肌功能有较强抑制作用的药物如维拉帕米、普罗帕酮、双异丙吡胺等。

预防复发：绝大多数室上性快速心律失常见于正常心脏，发作多为阵发性，若发作不频繁具有自发终止的可能性，对血流动力学影响小，因此不需要长期使用预防心动过速复发的药物。只有少数发作频繁，严重影响正常生活和工作或产生明显血流动力学的影响或使原有心脏病的症状（晕厥、心衰、心绞痛）加重或恶化才给予长期服用预防心动过速的药物，原则上能够终止急性发作的药物可以长期服用预防心动过速的复发。少数终止急性发作有效的药物在长期口服时效果差，甚至相反，而容易引起心动过速的发作，或为了检出有高危的预激综合征合并房颤和房扑的患者，或为了评价长期服药对窦房结功能和心功能潜在影响时才考虑应用电生理方法筛选有效预防心动过速复发的药物。

长期服用预防心动过速复发的药物时，对有心脏病或窦房结功能有潜在性病损者，应注意患者的心功能状态和对窦房结功能的潜在影响，还应当重视抗心律失常药有可能产生的加重或致心律失常副作用。

529. 如何用药物方法终止阵发性室上性心动过速？何种药物最佳？

多数阵发性室上性心动过速患者无器质性心脏病，发作时能良好耐受，无明显血流动力学障碍，日常应用的各类抗心律失常药物均可选用，具体选药取决于临床医师对该药的熟悉程度。若从作用迅速、转复率高以及副作用较少考虑，首选维拉帕米、普罗帕酮和腺苷。维拉帕米转复率约为80%，首剂5~10mg（0.15~0.2mg/kg体重）加葡萄糖液20ml缓慢静脉注射，30分钟后重复第二剂，总量不超过15~20mg。普罗帕酮成功率80%~90%，首剂70mg加葡萄糖液20ml缓慢静注，10分钟后可重复使用，总量不宜超过210mg。普罗帕酮与维拉帕米忌合用或半小时内先后交替使用，以免发生严重副作用，有心功能不全和窦房结功能障碍者慎用或不用。腺苷首剂10~20mg，加1~2ml葡萄糖液快速静脉注射，2分钟后可重复使用，首剂不宜超过30mg，窦房结功能不良者慎用。

对伴有明显低血压和严重心功能不全者，普罗帕酮、维拉帕米等负性肌力药物即使能成功终止发作，也有高度危险性。此类患者原则上应电转复或食管心房起搏复律。药物可首选毛花苷丙或腺苷。前者与利尿剂合用可改善心功能，减慢心室率或转为窦律，后者无负性肌力作用，使用比较安全。一周内未服强心苷者，毛花苷丙0.4mg加葡萄糖液20ml缓慢静注，半小时后可重复第二剂；已服或正在服强心苷者，毛花苷丙剂量宜减半。由显性预激引起的旁路前传型有反复发作房颤史者，最好不用毛花苷丙，因它可能缩短旁路前传不应期，导致心室率加速，心功能不全加重。低血压患者，升压药仍可试用，常用甲氧明（美速克新命）20mg加葡萄糖液20ml缓慢静注，使血压上升达20/12kPa为宜，在高血压史或冠心病者应慎用或不用。

伴有高血压或心绞痛、交感神经张力亢进的室上速患者，可选用心脏性超短效的β受体阻滞剂艾司洛尔（esmolol）10～15mg加葡萄糖液20ml静注奏效迅速。国产美托洛尔（metoprolol）也可选用，5mg（0.1mg/kg体重）加20ml葡萄糖液静脉缓注，转复率约40%。

伴有窦房结功能障碍的患者，常用的抗心律失常药物有导致室上速终止后窦房结功能抑制和/或窦性停搏的危险。因此，此类患者可临时应用食管心房起搏作好室上速终止后的保护性起搏的准备，以策安全。最终对此类患者应安置永久性起搏器。

对伴有慢性阻塞性肺部疾患者，应注意药物对呼吸状态的影响。ATP和普罗帕酮对气管平滑肌有收缩作用，最好不用，维拉帕米相对安全，可试用。

其他药物如莫雷西卡因胺（乙吗噻嗪）、氯卡胺和氟卡胺等目前国内尚未正式生产，据报道对终止室上速效果良好，成功率在75%～90%。三药的用量约为每次1.5～2mg/kg，加葡萄糖20ml稀释后缓慢静脉注射，单次静注量不宜超过150～200mg。胺碘酮静脉注射起效相对缓慢，不宜首选。静注量每次为3mg/kg，总量不宜超过9mg/kg（体重）。

530 慢性房性心动过速的临床及心电图特征是什么？

慢性房性心动过速，多数学者认为系房性异位节律点自律性增高引起。原因不明，多无明显器质性心脏病。

临床特点：①心动过速呈慢性病程，持续数日乃至数年不等。心动过速发作形式常呈持续型，亦可表现为阵发型，两型在发作中可互相转化；②患者除感心悸、胸闷或气急外，多无严重症状。心率长期持续增速者，亦可引起心脏增大，原有器质性心脏病者，则可导致心力衰竭；③用于终止折返性室上速的各种措施常不能生效，但可使房室传导阻滞增加，从而心室率减慢；④多数患者因无明确心脏病，故预后通常较好。

心电图特征：①异位心房率平均低于180次/分，很少超过200次/分，且不稳定，易受体位、呼吸、自主神经功能和意识状态等因素的影响，24小时内变化幅度可达80次/分以上。造成这种昼夜差异的原因，与心房异位灶频率自发减慢及房室传导自发增加有关；②异位心房率快速，但异位P波在肢体导联均可清晰辨认，异位P波额面电轴方向于Ⅱ、Ⅲ、aVF导联多呈倒置，亦可直立；③通常伴房室传导阻滞，恢复窦律后房室传导阻滞消失。提示传导系统本身无器质性病变。

531 房性心动过速怎样进行分类？

房性心动过速（atrial tachycardia，房速），是快速心律失常的常见类型，也曾归于室上性心动过速（supravenrIcular tachycardia）的范畴。其界定的范围尚未完全统一。房速和心房扑动、心房颤动常合称为房性快速心律失常。房速起源于除房室结以外心房的任一部位或与心房相连的解剖结构（如肺静脉、冠状静脉窦等）。房速的频率多在120～220次/分，表现为短阵自限性、阵发持续性和持续无休止性心动过速。特发性房速少见，多发生于儿童和青少年，大多患者有器质性心脏病基础。

房速曾有多种分类方法。如按起源部位多少分为单源性和多源性房性心动过速；根据临床发病特点可分为短阵性房速、阵发持续性房速、无休止性房速和慢性房速；按发生机制分为：①由自律性增高引起的称自律性房速，该型几乎都有器质性心脏病基础，常呈持续性发作，也可呈阵发性；②由房内折返引起的折返性房速，折返性房速常呈阵发性，可有或无器质性心脏病基础。窦房结折返性心动过速被认为是折返性房速的亚型；③由触发活动引起的房速，这类房速在临床上很难与折返性房速相鉴别。

综合临床和心电生理特征可分为不适当窦性心动过速（inappropriate sinus tachycardia）、窦房折返性心动过速（sinoatrialreentrant tachycardia）、折返性房速（intra-atrial reentrant tachycardia）、异位房速（ectopic atrial tachycardia）、多源性房速（multifocal atrial tachycardia）。

上述几种分类方法从不同的角度考虑了房速的发病机制、心电图特点和对临床药物治疗的指导作用，但均难以全面包括临床上所有类型的房速，而且在临床上房速的机制常常是复杂而难以确定的，即便是通过电生理检查有时也颇为困难。1996 年，Lesh 等又将其分为如下 4 大类：

（1）局灶性房速 界嵴部位房速、肺静脉口部房速、间隔部位房速、其他部位房速。

（2）不适当窦性心动过速。

（3）大折返性房速 典型心房扑动（包括逆钟向型和顺钟向型）、不典型心房扑动、手术切口折返性房速。

（4）心房颤动 局灶性心房颤动、右心房心房颤动、左心房心房颤动、其他。

这个分类方法包含了起源于心房的所有快速心律失常，考虑到了心动过速的起源病灶大小、部位、电生理机制等，对指导房速的基础研究和临床治疗均有重要参考意义。

2001 年 7 月，欧洲心脏病学会（European Society of Cardiology，ESC）和北美心脏起搏和电生理学会（Northy American Society of Pacing Electrophysiology，NASPE）联合专家组，对心房扑动和规则的房速提出了一个更为新的分类法。现介绍如下：

房速是规则的心房节律，有恒定的≥100 次/分的频率，起源自窦房结区域之外，其发生机制是局灶性（focal）或大折返性（macroreentrant）。心电图上，扑动传统地适用于一种规则的心动过速，频率≥240 次/分（周长≤250 ms），波与波之间无等电位线。但频率和无等电位线对任何心动过速机制都不是特异的。

（1）局灶性房速 冲动起源自心房很小区域（局灶），然后冲动离心地扩布。最常发生局灶性冲动的部位是界嵴和肺静脉。可由于自律性增强、触发活动或微折返激动（mycro-reentry，即折返环十分小）。

（2）不适当的窦性心动过速 这种心动过速起源自界嵴上方（"窦房结区域"内），频率超逾生理范围，但与代谢性或生理性需求无关，被认为是房速的一种。严格说来，这种心动过速不应归于房性（应属窦性）心动过速。

（3）大折返性房速 由固定的和/或功能性屏障形成的大折返环引起的一种房速。在心房起搏时这些折返环可被拖带，特征明确的大折返性房速有：典型心房扑动；反向的典型心房扑动；损害引起的大折返性心动过速（损害包括坏死性瘢痕、手术瘢痕、补片等）；较低环路房扑（lower loop AFL）；双重波折返激动（double wave reentry）；左心房大折返性心动过速。

（4）非典型心房扑动 仅是对房速的一个叙述性专业名词，心电图特征是波动起伏的心房波，与典型或反向典型房扑的不同在于频率≥240次/分，其发生机制不明。

（5）未能被分类的 一些文献上出现过的专业名词（例如，Ⅱ型房扑、折返性窦性心动过速等），由于对其机制不甚了解，目前不能被分类。

总之，房速分类的方法较多，缺乏一种简单而涵盖全面的分类方法，临床应用中应就具体患者综合考虑。Lesh 分类对房速的基础研究和临床治疗有重要指导意义，其中局灶性房速是其主要类型，起源于不同部位其机制和基础不同，界嵴部房速和间隔部房速多数对腺苷（ATP）和维拉帕米有良好反应；不适当窦性心动过速和手术切口折返性房速是较少见而特殊的类型。

532• 不同类型房性心动过速的发生机制和特点是什么？

根据中华医学会心电生理和起搏分会房性快速性心律失常专家工作组的报告，现将不同类型房性心动过速的发生机制和特点介绍如下：

（1）局灶性房性心动过速 局灶性房速较常见，阵发性持续发作是重要的临床类型，占阵发性室上性心动过速的5%～10%。部分患者（尤其是儿童）可表现为无休止性发作，甚至引起心脏扩大和心功能不全。局灶性房速的发生机制复杂，包括折返机制、触发活动和自律性异常。折返机制其电生理检查中常有明确的诱发和终止心动过速的“临界性”刺激周期和期前刺激的配对间期，不同部位的心房刺激可拖带房速，静脉注射腺苷和维拉帕米可使部分患者心动过速终止。触发活动作为房速机制与折返有类似的电生理表现，但诱发心动过速具有刺激周期依赖现象，心动过速不能被心房刺激拖带，静脉注射腺苷和维拉帕米均能终止部分心动过速。自律性异常所引起的房速大多不能被腺苷和维拉帕米终止，心房程序刺激难以重复诱发房速，超速刺激仅能短时期抑制而不能真正终止心动过速。虽然3种机制引起的房速各有心电生理特点，但由于目前的电生理研究存在的局限性，仅能根据程序刺激能否诱发和终止心动过速而将房速分为自律性和非自律性两种机制。局灶性房速可起源于心房游离壁，但多数患者起源于界嵴、肺静脉口和房间隔，这些部位的房速有其特殊的心电生理表现。

（2）界嵴部位房速（cristal tachycardia） 界嵴（crista terminalis）是右心房房速的好发部位，可能与界嵴的特殊组织学结构有关。界嵴的心肌细胞之间的横向偶联差，使得该区域出现心肌细胞间各向异性传导和易形成微折返。此外，具有自律性细胞沿界嵴的长轴排列，细胞间的横向偶联差可产生一定的保护作用，当形成自律性异常的病灶时，不易被位于界嵴上方的正常窦性冲动所抑制。界嵴房速的发生机制多与局灶性微折返和自律性异常有关。已有的资料表明界嵴房速对腺苷敏感。局灶性房速多能被静脉注射腺苷终止，其中界嵴房速同时也易被静脉注射维拉帕米终止。窦房折返性心动过速在习惯上为独立的一类心动过速，占阵发性室上性心动过速的3%～5%，多发于老年人和有器质性心脏病的患者。由于这一心动过速的折返环涉及了窦房结周围的心房组织，Lesh 等将其归类于界嵴部位房速。

（3）起源于肺静脉的房速（atrial tachycardia originating from pulmonary veins） 已有的资料表明左心房房速的发生率少于右心房，而左心房房速中起源于肺静脉口占大多数。肺静脉口部房速的发生基础可能与肺静脉的“心肌袖”有关，这种胚胎发育中残存的袖套状心房肌可分布在肺静脉口部甚至延伸到肺门处的肺静脉段。目前认为“心肌袖”中的心房肌可以产生异常的电活动（自律性异常或触发活动）并传递至心房而引起房速。起源于肺静脉的房速可表现为阵发持续性发作，但为数不少的患者呈现短阵连续发作，仅少数患者的心动过速为无休止性。双侧上肺静脉是房速的好发部位，从射频消融治疗房速的资料中分析，左上肺静脉口部的房速明显多于右上肺静脉。值得注意的是，起源于右上肺静脉的房速在体表心电图上P波形态类同右心房界嵴部房速，易误诊为右心房房速。

（4）起源于房间隔的房速（atrial tachycardia originating from atrial septum） 房间隔也是右心房房速的好发部位，起源于房间隔的房速仅次于界嵴部。比较间隔部和游离壁房速的电生理特点发现，两者的心动过速周期差异不明显（367±46ms对366±58ms），较多的间隔部房速需静脉滴注异丙肾上腺素才能被诱发（44.9%对31.5%），对腺苷的反应比游离壁房速更敏感（84.4%对67.8%）。间隔部房速的发生可能与局部心肌的折返激动有关，折返环可能涉及房室交界区的特殊心肌组织。间隔部房速的诱发具有临界性刺激间期和期前刺激的偶联间期，而且临界性期前偶联间期与期前刺激后间期成反比关系，这一特点说明心动过速系折返激动所致，对腺苷反应敏感提示折返环涉及房室交界区组织。间隔部房速的心电生理表现十分类同不典型的房室结折返性心动过速，其鉴别要点为：①心房刺激诱发心动过速与AH间期跃增无关；②心动过速可以与房室结水平的阻滞共存；③心动过速时心室刺激可见室房分离且心动过速周期不受影响。

（5）不适当窦性心动过速（inappropriate sinus tachycardia，IST） IST是一种少见的慢性持续性窦性心动过速。1979年Bauemdeind等根据7例患者的临床特点，首次将其命名。Lesh等将其归类为房速。绝大多数IST患者为女性，起病年龄多在30～50岁，临床上少见并存器质性心脏病。持续存在的窦性心动过速或稍加活动引起窦性心率明显增加而产生不适症状，动态心电图监测可见平均心率>90次/分，清醒状态下心率常超过100次/分。运动心电图常见心率上升异常，运动初90秒，心率可达130次/分以上。现有的研究结果提示IST的发病机制较为复杂，多认为原发性窦房结病变引起的自律性异常（固有心率异常增高）、心脏迷走神经反射功能减低和对β肾上腺素类物质异常高敏是主要发病机制。部分患者IST的发生与心脏自主神经功能失平衡有关，交感神经张力增高或迷走神经张力下降而导致窦房结自律性异常，引起持续性窦性心动过速。截至目前尚不完全明确IST的发生究竟是自主神经病变为主，还是窦房结本身的病变为主，抑或是两者共同作用的结果。

（6）手术切口折返性房速（incisional reentrant atrial tachycardia，IRAT） 心脏手术后并发的房速是一种特殊类型，与心房手术造成的瘢痕有关，也称心房瘢痕折返性心动过速（atrial scar macroreentrant tachycardia）。IRAT可发生于各种心脏手术后，其中先天性心脏病手术修补后最易并发IRAT。心动过速的发生与手术瘢痕、补片或其他人工材料有关，围绕瘢痕或补片形成的大折返是IRAT的发生机制。临床上IRAT的标测远不像上述理论上推测的那么简单，即使是非常详细标测也难以标测整个折返环，进行拖带标测（entrainment mapping）有助于确定峡部亦即IRAT的关键部位。多数IRAT的折返过程十分复杂，如Fontan手术后，常伴有右心房的明显扩张和广泛的瘢痕，标测中可发生多个复杂的折返环。

533 • 房性心动过速的诊断要点是什么?

房性心动过速的诊断主要根据临床表现和心电图特征。房速常发生于各种器质性心脏病，如心肌梗死、心脏瓣膜性病变、急慢性心功能不全、严重肺部疾患、急性感染、饮酒过度、低血钾、低氧血症及洋地黄中毒等。主要症状是心悸、不适和相应的心脏病症状。可呈阵发性或持续性，甚至无休止发作，并可引起心动过速性心肌病，此时很难与心功能不全相鉴别。体表心电图：心房率为 100 ~ 240 次/分，房率≥室率，房室阻滞和束支阻滞不影响心动过速。P' 波电轴和形态与窦性 P 波明显不同，P' R > 0.12s，且随心率增加而延长，呈窄 QRS 形态，一般 P' R < RP'。房性心动过速时在同一心电图导联上 P' 波形态一致被认为是单源性的；≥3 种以上形态则认为是多源性的。多源性房速常发生于慢性阻塞性肺部疾病与充血性心力衰竭的老年患者，亦可见于洋地黄中毒和低钾血症的患者。

(1) 自律性增高性房速　①持续发作，频率不稳，100 ~ 180 次/分，开始有温醒现象（频率渐增）；②P' 波电轴及形态和心房激动顺序与窦性不同；③自发或由异丙肾上腺素诱发，但不能被心房程序电刺激诱发或终止；④排除房室折返和房室结折返性心动过速。

(2) 折返性房速　①无药物干预时，100 ~ 240 次/分，节律匀齐；②P' 波电轴及形态和心房激动顺序与窦性不同；③房速能被心房程序电刺激诱发和终止或重整拖带；④排除房室折返和房室结折返性心动过速。

(3) 窦房结折返性心动过速　①P' 波电轴及形态和心房激动顺序与窦性 P 波完全相同；②能被心房程序电刺激诱发和终止或重整拖带；③窦性频率在心动过速发作时突然变快，心动过速终止时突然变慢；④排除房室折返和房室结折返性心动过速。

534 • 根据局灶性房性心动过速的 P 波形态确定心动过速起源的价值如何?

根据 QRS 波的形态对房室旁路和室性心动过速的定位已有较多的经验，并且也证实这一简单的定位对于旁路消融和室性心动过速消融的疗效评价和手术途径选择具有一定的指导意义。而根据 P 波形态确定房速起源则是近几年来研究的热点，也是房速非药物治疗的需要。从理论上讲不同起源部位的房速有其特异的心房激动顺序，体表心电图 P 波理应具有相应的形态特征。但是，房速发作时 P 波形态分析对确定起源部位也有一定的可信限。有人通过 62 道体表心电图标测观察右心房不同部位起搏的 P 波形态变化，证实根据 P 波形态特征可将心房起搏的部位确定在 0.79 ~ 10.75 (3.5 ±2.9) cm^2 内。Tang 等 1995 年以房速的有效消融靶点作为起源部位，回顾分析 P 波特点认为：①aVL 和 V_1 导联 P 波形态有助于鉴别起源于左、右心房的房速。V_1 导联 P 波正向判定左心房起源的敏感性和特异性分别为 92.9% 和 88.25%，阳性和阴性预测价值分别为 86.7% 和 88.2%；aVL 导联 P 波正向判定右心房起源的敏感性和特异性分别为 88.2% 和 78.6%，阳性和阴性预测价值分别为 83.3% 和 84.6%；②Ⅱ、Ⅲ、aVF 导联的 P 波形态有助于识别心房上部（左、右心耳、右心房高侧壁、左上肺静脉口部）和心房下部（冠状静脉窦口、右心房后间隔、左心房下侧壁）的房速。这些导联 P 波正向提示房速源于心房上部，P 波负向则房速可能位于心房下部。起源于右心房的房速根据 P 波形态还可进一步定位。

总之，心电图上房速的 P 波形态是定位诊断的重要依据，V_1 和 aVL 导联 P 波直立对判断左、右心房房速有较高的特异性和敏感性；Ⅱ、Ⅲ、aVF 导联 P 波直立或负向可将房速定位于心房的上部和下部。

535. 目前用于确定房性心动过速关键部位心电标测主要有哪些？

房速的标测和定位不仅是诊断和鉴别诊断的需要，而且对房速机制研究和指导治疗更具重要意义。目前用于确定房性心动过速关键部位心电标测主要有：

（1）激动顺序标测　是通过心脏多电极、多部位记录局部电活动，相互比较以确定心脏各部位的激动时间顺序，最早激动部位往往代表其激动的起源点。各种房速无论其机制如何，最早心房激动点即为心动过速的起源点或心动过速的传出点。因此激动顺序标测是确定房速起源最重要也是最传统的方法。激动顺序标测应在完成详细的电生理检查和特殊的药物试验之后进行。除常规放置高位右心房（HRA）、希氏束（HB）、冠状静脉窦（CS）和右心室心尖部（RVA）电极导管外，应根据需要沿界嵴长轴放置 10～20 根电极的界嵴导管（CT 导管）用于记录界嵴部位的心房激动顺序，或沿右心房上、中、后下放置 20 极 Hallo 导管以记录右心房游离壁和后间隔的激动顺序，或经房间隔穿刺放置静脉多极导管或环状电极导管以记录这些部位的电活动。根据上述心房不同部位和不同电极导管记录的心房局部电活动可确定房速起源的大致部位，即感兴趣区，然后在感兴趣区域逐一移动标测以确定最早心房激动点。标测过程中多以 P 波起点或某一部位心房波（通常是同步记录的心房波中最早激动部位）作为参照点，反复标测确定的最大 AP 间期（标测导管局部心房波至 P 波间期），或相对参照点最早心房激动的部位，即是房速的起源点。晚近国内外学者开始重视局部单极电图心房波形态对判断有效消融靶点的作用。同步记录消融/标测电极导管顶端 1、2 极双极电图和 1 极单极电图，当标测中双极电图显示最早心房激动，而单极电图显示“QS”形心房波，常提示该点为房速起源或有效消融靶点。必须强调，在激动顺序标测中所谓“最早激动点”或“最大 AP 间期”，只是多部位标测比较后得出的阶段性结果，可能为真正的最早激动部位，也可能是多个标测点中相对最早的激动点。所以每一例患者最早心房激动部位的 AP 间期并不一致。

心房激动顺序标测确定的最早心房激动点可作为消融治疗的靶点，这一方法也是局灶性房速消融中最主要的标测方法。不适当窦性心动过速的消融中，激动顺序标测结合 X 线和心腔内超声可确定窦房结的头端，此处消融不仅可以达到改良窦房结的起搏功能以控制心率，而且能保留良好的窦房结变时性，术后少有患者出现窦性停搏。手术切口折返性心动过速的发生机制复杂，激动顺序标测对确定房速出口有一定意义，但作为消融靶点的价值不大，难以有效指导消融治疗。

（2）起搏标测　与心室起搏标测一样，不同心房部位起搏所产生的心房激动顺序各异，其体表心电图 P 波形态不同，与房速起源相同的部位起搏其心房激动顺序应同于房速，心电图上P波形态也应相同。因此，在心房激动顺序标测获得的最早激动部位进行起搏标测，如果起搏引起的心房激动顺序和心房各部位的激动时间与房速一致，体表心电图P波形态完全相同，表明起搏导管电极位于房速起源点。房速的起搏标测是激动顺序标测的一种补充，可用于局灶性房速的靶点标测。实际应用中，受到P波振幅矮小、且常与T波融合等因素影响，在体表心电图上有时难以完全显示各导联P波形态，单凭心房起搏标测定位房速起源其精确性有一定限度。

（3）拖带标测　是对于折返激动机制产生的房速，当折返环足够大时，在邻近折返环部位进行心房起搏，刺激引起的心房冲动可进入折返环并循折返环路逆向和顺向传导，逆向传导与折返顺向波阵面碰撞而阻滞（消失），顺向传导却又重建心动过速，从而使心动过速的频率跟上起搏频率。起搏停止后，心动过速的形态和频率恢复到起搏前状态。这一过程即为房速的拖带。心动过速被拖带即说明其机制为折返激动，同时分析拖带过程中的电生理表现可确定折返环的关键部位，亦即慢传导区或峡部。拖带标测主要用于手术切口折返性房速的峡部定位，指导手术切口折返环性房速的消融治疗。其他机制引起的房速拖带标测的价值有限。

（4）其他标测方法　晚近不少文献报道了应用三维电标测系统（Carto或NavX）标测房速的冲动起源并重建心房立体结构和模拟房速激动波阵面在心房的扩布过程，由此判断房速的折返部位和折返环的峡部区域。三维电标测的原理是利用磁场发生器确定导管的空间位置，标测导管根据位置稳定性和局部激动时间（LAT）稳定性记录该点心内电图和采样，在心内膜获取几十个甚至几百个点之后实时重建心腔的三维结构。标测所得的电解剖图可分为激动图、传导图、电势图或电压图和网络图等。

网篮状电极阵标测技术是近年来应用于临床的另一标测技术。网篮电极阵由64对电极组成，放置于右心房后适当调整使之与右心房结构相容。这个电极网具有记录和起搏功能。放置到右心房后（88±4)%的电极可记录到稳定的局部电图，64%±5%的电极对能进行稳定的心房起搏。根据同步记录的局部电活动能迅速判断最早激动部位，以确定房速起源。有人根据标测结果对16例患者进行射频消融治疗，15例患者获得成功。目前网篮状电极阵标测主要用于右心房标测，结合计算机对标测结果进行重构也能模拟出心房激动的立体图，可直观地指导房速机制研究和消融治疗。

总之，激动顺序标测是局灶性房速定位和确定消融靶点的主要方法，标测获得的最早激动部位即是房速的起源部位，不论房速机制如何，均可作为消融靶点的判断指标。起搏标测由于受到P波形态的影响，尚难以可靠地用于房速定位。拖带标测是研究房速机制的重要方法，对于大折返机制引起的手术切口折返性房速拖带标测可确定折返环的慢传导部位（峡部），是指导峡部线性消融的可靠方法。三维电磁标测系统和网篮状电极标测系统可结合计算机重构技术，直观重建房速激动的扩布过程，有助于判断房速起源和确定折返的关键部位，是复杂性房速消融治疗的重要标测手段。

536 • 如何对房性心动过速进行药物治疗？

目前，抗心律失常药物仍是房速的主要治疗措施之一。房速特发性者少见，药物疗效也差；大多患者有器质性心脏病基础。房速的药物治疗取决于心动过速的发作类型、持续时间和对血流动力学的影响：偶尔短阵发作的房速患者多无明显的临床症状，不必给予药物治疗。短阵房速发作频繁也主要选择副作用相对较小的抗心律失常药物，如β受体阻滞剂或钙离子通道阻滞剂。一般应让患者了解这是一种良性心律失常，病因治疗和诱因纠正可减轻患者症状，如慢性阻塞性肺疾病抗感染改善通气等常能取得较好效果；频繁发作伴心悸等症状者，主要以口服药物治疗为主，β受体阻滞剂、钙离子通道阻滞剂和洋地黄类药物对短阵发作的房速疗效尚不肯定，部分自律性异常（儿茶酚胺敏感）或以触发活动为机制的房速可能对β受体阻滞剂和钙离子通道阻滞剂有效，但总的有效率较低。但也有人明确提出，患者若需治疗且无禁忌证者，应首选β受体阻滞剂。地高辛治疗无效，但可减慢房速时的心室率。钙离子通道阻滞剂可能对触发活动引起的房速有效。Ⅰa、Ⅰc和Ⅲ类抗心律失常药可明显减少短阵房速的发作次数，减轻或消除患者的症状。但这些药物长期服用有一定的心脏或心脏外副作用，尤其要注意这些药物的致心律失常作用。临床应用中应权衡药物治疗的利弊。对症状较重者，可酌情选用Ⅰ类和Ⅲ类抗心律失常药物治疗，国内常用胺碘酮和普罗帕酮治疗。多源性房速是一种不多见的紊乱性房性心律，常见于肺源性心脏病，治疗原发性疾病、改善通气、纠正低氧和水电解质失衡对控制房速有一定作用，必要时可选用钙离子通道阻滞剂和镁制剂以控制心动过速。

阵发持续性房速需急诊治疗。其治疗原则类同阵发性室上性心动过速，宜选用静脉制剂以有效控制心室率和转复窦性心律，常用维拉帕米、普罗帕酮。腺苷或ATP快速静脉注射对部分房速患者有效，尤其对起源于界嵴和间隔部的局灶性房速，可短时间成功终止其发作，转复为窦性心律。少数患者需静脉注射胺碘酮以转复窦性心律。

心动过速无休止发作是房速的特殊表现，各种机制的房速均可无休止性发作，无休止性房速常难通过药物转复窦性心律，Ⅰ类和Ⅲ类抗心律失常药物仅对部分患者有效，β受体阻滞剂、洋地黄类和Ⅰa类药物虽均有一定的临床效果，但长期口服抗心律失常药物预防阵发性房速的复发仍是心律失常治疗中有待解决的问题。多数患者需选择房室阻滞剂以有效控制心室率，对发生心动过速心肌病者应积极采用非药物治疗。近年来经射频消融证实的无休止性房速中以局灶性为多，而且右心房房速更常见。无休止房速是心动过速依赖性心肌病的常见原因。药物治疗效果不明显，包括地高辛、β受体阻滞剂和Ⅰa、Ⅰc及Ⅲ类抗心律失常药物。自律性增高引起的房速比折返性和触发活动引起的房速更难控制，常难以转复并维持窦律。因此，可说无休止性房速的药物治疗是一尚未解决的难题。但药物治疗可控制心室率。控制心室率能迅速改善左心室功能，纠正心功能不全。因此，药物治疗宜首选抑制房室结传导的药物，如β受体阻滞剂或钙离子通道阻滞剂，以减慢心室率。Ⅰ类和Ⅲ类药物对部分患者有效。自律性增加引起的房速常可自行恢复。由洋地黄中毒引起的房速，需要立即停药，可用钾盐、苯妥英钠或利多卡因治疗，有条件可用地高辛特异性抗体治疗。

总之，关于房速药物治疗应注意掌握如下几条原则：

（1）治疗基础疾病，去除诱因。

（2）发作时治疗的目的在于终止心动过速或控制心室率。可选用毛花苷丙、β受体阻滞剂、胺碘酮、普罗帕酮、维拉帕米、地尔硫䓬静脉注射。对血流动力学不稳定者可采用直流电复律。刺激迷走神经的方法通常无效。

(3) 对反复发作的房速，长期药物治疗的目的是减少发作或使发作时心室率不致过快，以减轻症状。可选用不良反应少的β受体阻滞剂、维拉帕米或地尔硫䓬。洋地黄可与β受体阻滞剂或钙离子通道阻滞剂合用。如果心功能正常，且无心肌缺血，也可选用Ⅰc类或Ⅰa类药物。对冠心病患者，选用β受体阻滞剂、胺碘酮或索他洛尔。对心衰患者，考虑首选胺碘酮。

(4) 对合并病态窦房结综合征或房室传导功能障碍者，若必须长期用药，需安置心脏起搏器。

(5) 对发生心动过速心肌病者应积极采用非药物治疗；对特发性房速，应首选射频消融治疗，无效才可用胺碘酮口服。

537• 房性心动过速非药物治疗方法有哪些？

长期口服难以控制病情，主张积极采用非药物方法治疗，以彻底逆转扩大的左心室和改善心功能。无休止性房性心动过速非药物治疗方法包括食管起搏、射频导管消融和外科手术治疗等。房速引起明显血流动力学障碍者可行电转复。

(1) 射频消融治疗　房速非药物治疗中，射频消融已成为最主要的方式，逐渐取代外科手术治疗。持续性单源性房速，当药物治疗难以预防发作或不适合长期口服药物治疗者，射频消融治疗已成为首选治疗方式。局灶性房速消融治疗的经验最多，普遍采用心动过速节律下激动顺序标测，结合局部双极电图的提前程度和单极电图的形态特征判断消融靶点，部分患者需放置特殊标测导管如Hallo导管、界嵴导管或特殊肺静脉标测导管，以确定靶点标测的感兴趣区域。局灶性房速消融的成功率在60%~100%。

不适当窦性心动过速为少见的良性心动过速，症状明显、药物治疗疗效欠佳者可选择射频消融治疗。这一消融方式能有效减慢心率，控制症状，但部分患者术后易出现窦性停搏而需植入心脏起搏器。目前提倡改良性窦房结消融，即在X线或心腔内超声指导下，结合最早激动点标测，选择性消融窦房结头端。消融后心率明显下降，与术前相同剂量的异丙肾上腺素静脉滴注后心率仍降低25%以上，且心房最早激动点明显下移（仍为窦性P波形态）为消融终点。这一消融方法不仅能有效控制心率，且能保留良好的窦房结变时性功能，术后少有患者发生窦性停搏。截至目前，不适当窦性心动过速消融治疗的病例数有限，国内仅有散在的个案报道，其消融治疗的安全性和远期效果尚待进一步观察。

手术切口折返性房速与心脏手术的类型、心房切口和补片直接相关。射频消融治疗需进行详细的电生理检查，常规放置20极Hallo导管，1~2根8极导管放置于手术瘢痕或补片相邻的心房处，诱发房速后标测心房最早激动点，寻找心房双电位区和心房电静止区，以确定手术瘢痕或补片的边界，多部位起搏、拖带标测折返环的峡部。选择峡部为消融起始点，向峡部另一侧的解剖传导屏障（如三尖瓣环或上、下腔静脉）作连续线性消融。放电过程中房速终止，且完成消融线后房速不再被诱发为消融终点。手术切口折返性房速有时可形成复杂的折返环路或存在多个峡部，对某一峡部线性消融后，折返过程可发生变化而转变为另一型房速，必须重新标测确定另外的峡部并行消融后，才能终止心动过速。虽然消融治疗手术切口折返性房速可成功终止和预防心动过速复发，但目前的经验还不多，消融方法也有待进一步改进。线性消融峡部是成功治疗手术切口折返性房速的先决条件，其成功率达 80%。

总之，射频消融是房速的主要非药物治疗方式，可用于临床症状明显、药物治疗效果欠佳的持续性和无休止性房速。局灶性房速多采用激动顺序标测确定消融靶点，消融疗效与心动过速的发生机制无关，主要取决于房速起源部位，右心房房速消融途径简单、临床疗效安全可靠；左心房房速消融治疗的成功率约为 60%，标测和消融方法尚有待改进。不适当窦性心动过速较为少见，消融治疗能有效控制心率，主张选择性消融窦房结的头端，以心率下降 25%、心房最早激动点明显下移为消融终点。手术切口折返性心动过速有确切的解剖基础，消融的靶区为折返环的慢传导区（峡部），需综合激动顺序标测、拖带标测和电解剖标测确定慢传导区，线性消融峡部使心动过速终止，且完成消融径路后不再诱发心动过速为终点。手术切口折返性心动过速的机制较为复杂，国内消融治疗的经验不多，需加强对这类房速的研究。

与房室结折返性及房室折返性室上性心动过速不同，房速射频导管消融要获得很高的成功率受许多因素的影响，如膈神经刺激、广泛性心房病变，加之心房壁较薄增加了人们对房速导管消融时心房穿孔的担心。

（2）经食管心房起搏术（TEAP） 经食管心房起搏术是临床心电生理学检查最为简单而常用的无创伤性技术，主要适用于窦房结功能、房室传导、室上性心动过速和前向性旁路电生理学检查等，并可为创伤性检查筛选病例，必要时也可作临时性起搏治疗。该技术也还可用于包括房速在内的一些快速室上性心律失常的治疗（表 10-3）。

表 10-3 快速心律失常的起搏治疗

Ⅰ型心房扑动	右房上部起搏，起搏频率比心房率高 10～20 次/分，终止成功的标志是在Ⅱ、Ⅲ、aVF 导联上 P 波由负向优势转为正向优势，其后突然停止或减慢
阵发性房性心动过速	可用超速或亚速起搏或 RS_2，RS_2 自 RR 间期开始反扫
局灶性房性心动过速	可用超速或短阵猝发
非阵发性交界性心动过速	心室率过高可作心房超速起搏；心室率过低作心室配对起搏
室性心动过速	室内起搏，但必须作好除颤准备，少数可用刺激终止，猝发 5～7 个比心室率高 40%～50% 的短阵刺激，也可用 S_1S_2 法

该方法优点有无负性肌力作用，无负性变性作用，不需要麻醉，可用于洋地黄中毒，可反复使用等。但需注意的是，刺激强度由低到高，刺激频率应由慢到快，第一个刺激脉冲切勿落在 T 波上。

（3）电复律 适应证见相关专题。

（4）外科手术治疗 在上述方法均无效，或同时有其他心脏外科手术适应证者可考虑手术治疗。

538 • 房性心动过速儿童患者应如何治疗？

房速在儿童（包括新生儿和婴幼儿）比较少见。与房速成人患者一样，在对房速儿童患者的治疗中，首先应针对病因治疗，例如对心肌炎、心包炎、洋地黄中毒等的治疗，并注意纠正诱发因素，如电解质紊乱、严重肺部疾患引起的低氧血症等。药物治疗房速对新生儿及婴幼儿也是安全有效的。因此，对房速儿童患者，药物治疗是首选治疗，首选Ⅰc类药普罗帕酮，如效果不好，Ⅲ类药胺碘酮、索他洛尔或依布利特（jbutilide）也可选用。如果多种药物治疗失败，可考虑导管射频消融。由于儿童患者身材小、心脏小、心壁薄，对射频消融的技术要求高，要在设备、急救措施较完善的医院由有经验的电生理学专业医师进行操作。对消融困难的病例，可考虑用三维电解剖系统进行更精确的标测和靶点定位，以提高成功率。

539• 什么叫心房扑动？如何诊断？

心房扑动（atrial flutter，AF），简称房扑。传统上所说的房扑是指快速而规则的心房节律，心电图上表现为P波消失、代之以快速而规则的扑动波（flutter wave），扑动波的频率250～350次/分，其间常无等电位线。扑动波通常等比例下传，表现为规则的RR间期，有时扑动波可不等比例下传，RR间期呈不规则状。长期以来，房扑和房速的区分主要是根据心房波的频率，多数文献认为，心房频率在240次/分以上者称房扑，240次/分以下者称房速。但随着房扑电生理机制的破译和折返环路的确认，房扑和房速在频率上有很大的重叠。在新近的一些消融研究中，典型房扑的周长可达300ms，甚至可长达350ms，因此仅根据频率并不能严格区分房速和房扑。实际上，房扑和房速均为规则的快速房性心律失常，从电生理机制的角度出发，房扑是心房内大折返性心动过速，为一种特殊类型的房速。

房扑的诊断主要靠心电图表现，根据心电图上的房扑波常可明确诊断房扑，扑动波常常在下壁导联和V_1导联比较明显。房扑时的房室传导多为2∶1或4∶1，但也可以不规则下传，极少数情况下1∶1下传。房扑伴房室1∶1下传常见于合并预激综合征，但在短PR间期的患者也可出现1∶1传导。另外在运动或由于其他临床情况而用拟交感类药物时也可出现1∶1房室传导。房扑患者在使用Ⅰc类抗心律失常药物时心房波的频率可降至180～200次/分，此时容易出现1∶1房室传导，其血流动力学效果反而比用药前差。

在常规心电图高度怀疑房扑但又不能确认时，可采用一些增加迷走神经张力的措施如颈动脉窦按压和Vlsalva动作等，这可产生短暂的房室阻滞而显示心房扑动波。如果上述方法失败，可继续采用下列措施：①放置心腔内或食管电极导管，记录心房波；②使用腺苷、艾司洛尔（esmolol）、维拉帕米等药物，促使产生房室阻滞，显示心房波。但在房扑合并宽QRS心动过速时，使用上述药物有时可恶化心律失常，需特别慎重。

鉴别诊断应与其他室上性心动过速进行鉴别，主要是心动过速的频率及心房活动之间有无等电位线；QRS增宽时应与室性心动过速相鉴别，既往病史和无心动过速发作时的心电图有助于鉴别诊断，特别困难的情况可行心内电生理检查。

540• 心房扑动是如何进行分类的？

关于房扑的分类，由于受当时认识的限制，曾出现多种不同的分类。1911年，Jolly和

Ritchie 首先描述了房扑。随后房扑被分成两个亚组，即典型房扑和非典型房扑。典型房扑表现为Ⅱ、Ⅲ、aVF 导联的负向扑动波，非典型房扑表现为上述导联的正向扑动波。在以后的文献中，对此两亚组又有不同的名称，前者称为常见型房扑，后者为非常见型或少见型房扑。随着对房扑折返环路的认识，上述两种房扑又分为逆时针折返房扑和顺时针折返房扑。以上几种分类尽管称谓不同，但内容和本质是相同的，典型房扑 = 常见型房扑 = 逆时针房扑，而非典型房扑 = 少见型房扑 = 顺时针房扑。电生理学者根据电生理机制的不同将房扑又另行分类。Wells 等根据房扑是否可以被快速心房起搏终止而分为Ⅰ型和Ⅱ型。Ⅰ型房扑可被快速心房起搏终止，包括前述的典型房扑和非典型房扑，以及手术切口及补片周围折返性快速房性心动过速（房速）。Ⅱ型房扑不被快速心房起搏制止，其频率较快且不稳定，通常为 340 ~ 433 次/分，在持续较短时间后或转变为Ⅰ型房扑或进展成心房颤动（房颤）。Lesh 等在 1996 年对房性快速心律失常的分类中将房扑分为典型房扑（包括顺时针和逆时针房扑）、不典型房扑、手术切口或补片周围折返性房扑 3 种。由于 Lesh 分类的主要依据是房扑的电生理机制，包括房扑的折返环路和消融靶点定位，对房扑的治疗有指导意义，因此广为临床医师采用。在 Lesh 分类中，典型房扑常表现出电生理上Ⅰ型房扑的特征，而非典型房扑既可以表现Ⅰ型房扑的特征，也可表现为Ⅱ型房扑的特征，因此，不能把典型房扑等同于Ⅰ型房扑，非典型房扑等同于Ⅱ型房扑，这是两类不同的概念。

上述种种分类，无论是根据心电图形态、电生理机制，还是心房率，均有其局限性，因此有必要对房扑、包括房性快速心律失常本身进行合理和规范的分类。中华心电生理和起搏学会房性快速心律失常专家组参照 Lesh 和 Cosio 等的分类，建议将房性快速心律失常作如下分类：

（1）窦房折返性心动过速　P 波形态和心房激动顺序与窦性节律时相同，心动过速周长在 350 ~ 550ms，可被程序电刺激诱发和终止。

（2）房颤　QRS 波绝对不规则，每个 QRS 波前均无规则的心房波，代之以振幅、形态、间距绝对不规则的“F”波，频率在 350 ~ 600 次/分。

（3）房速　快速而规则的心房波，但其形态介于窦性 P 波和房颤波之间，包括局灶性房速、折返性房速和房扑。

2001 年 7 月，欧洲心脏病学会（ESC）和 NASPE 联合专家组认为，原来主要根据心电图表现进行的房性快速心律失常的分类（传统分类）已沿用很长时间，因存在一些重要的缺陷，应予以废弃。从而，对房扑和规则的房速又提出了一个新分类法（详见有关房性心动过速如何分类的专题问答）。

总之，房扑的分类和命名长期以来较为混乱，有的以心电图特征为主，有的以电生理特性为主，因此，有必要进行统一，且为临床医师和电生理医师共同接受。根据临床特征、心电图特点及电生理研究结果，中华心电生理和起搏学会房性快速心律失常专家组建议将房扑分为典型型和非典型型两大类。典型房扑包括顺时针和逆时针折返性房扑两类，其频率常在 240 ~ 350 次/分，顺时针房扑表现为Ⅱ、Ⅲ、aVF 导联的负向扑动波和 V_1 导联的正向扑动波；逆时针房扑表现为Ⅱ、Ⅲ、aVF 导联的正向扑动波和 V_1 导联的负向扑动波。非典型房扑的扑动波形与典型者有差异，频率常在 340 ~ 433 次/分。与手术切口或补片有关的房扑归房速范畴。Ⅰ型和Ⅱ型房扑仅根据房扑是否被快速心房刺激终止而命名，对其电生理机制及临床特征分类并无指导意义，建议不再使用。若要明确房扑的产生机制，则应进行详细的电生理检查。

541 • 如何治疗心房扑动？心房扑动是否需抗凝治疗？

非典型房扑临床上常不稳定，或蜕变成房颤，或转变成典型房扑，因此重点是对典型房扑的处理。其处理目的包括控制房扑时的心室率、终止房扑和终止房扑后的窦性心律维持。对于大多数临床房扑，首要的治疗是控制其心室率，复律与否是次要的，除非伴血流动力学障碍。洋地黄类药物是控制心室率的首选药物，但单独使用常难以达到满意的效果，联合使用β受体阻滞剂或钙离子通道阻滞剂可使心室率达到满意控制。关于房扑的终止，一般来说，典型房扑必须终止。终止方法有抗心律失常药物、快速心房起搏和直流电复律三种。

（1）抗心律失常药物复律　药物复律适用于阵发性房扑无明显血流动力学障碍者。

随着新的抗心律失常药物的问世，药物复律在临床上越来越受到重视。多年来心房扑动标准治疗方法是静脉给洋地黄制剂，常用毛花苷丙，目的是控制房扑时的心室率或转复为窦性心律，然而这种方法虽可以接受，但不是首选。因为很少有静脉用药能将房扑转复成窦性心律的；钙离子通道阻滞剂和β受体阻滞剂可以很容易达到控制心室率的目的。尽管用药物难以直接转复为窦性心律，但除非房扑伴血流动力学不稳定时，选择直流电复律或快速心房起搏方法终止，否则首先应使用抗心律失常药物，主要是基于下述考虑：①减慢心室率：多用β受体阻滞剂、钙离子通道阻滞剂或地高辛；②提高快速心房起搏转复的疗效：主要用奎尼丁、普鲁卡因胺、丙吡胺；③提高直流电转复后维持窦性心律的可能性。

普鲁卡因胺、氟卡尼、普罗帕酮等转复房扑也有一定的成功率。使用Ⅰ类药物时，房扑的频率可减慢，有时出现房室1:1传导，使心室率加快，因此使用这类药物时剂量要足够，使其对房室传导有足够的抑制作用，避免1:1房室传导的发生。在直流电复律和快速心房起搏前也可静脉给予抗心律失常药物，以提高转复的成功率和转复后维持窦性心律。因此，临床上可用：①普罗帕酮70～140mg稀释1倍后静脉注射（不少于10分钟），可每5～10分钟重复35mg，无副作用者可于1小时内达到210mg；也可首次静脉注射2mg/kg（体重），继之以每分钟7μg/kg（体重）静脉滴注；②胺碘酮，适用于普罗帕酮复律无效者，并可作为预激综合征合并房扑药物复律的首选药物；可用5mg/kg（体重）稀释后静脉注射，15分钟后可重复半量，30分钟内不超过去时10mg/kg（体重）。

（2）食管快速心房起搏　食管起搏需要较高的起搏阈值，患者常有疼痛不适的感觉，食管起搏一定注意起搏部位，是近心房而不是心室，否则快速的心室刺激可引起心室颤动危险。快速性心房起搏既可以使房扑直接转复为窦性心律，也可以诱发心房颤动，心房颤动持续数秒或数分钟可以转复为窦性心律，很少发生持续性心房颤动，即使发生持续性心房颤动也可用药物很好地控制心室率。

（3）心内快速心房起搏　心内快速心房起搏能有效终止房扑（Ⅰ型），但一般只在电生理检查过程中采用，起搏部位选择高位右心房，起搏频率从快于心房频率10～20次/分开始，并逐渐增加至400次/分，当起搏至心房夺获后突然终止起搏，或突然降低心房起搏频率，常可有效转复为窦性心律。刺激时持续监护肢体Ⅱ导联，终止房扑成功的标志是Ⅱ导联房扑波由负向转为正向，此时停止起搏可终止房扑。当初始频率不能终止房扑时，在原起搏频率基础上再增加 5~10 次/分，重复上述步骤。终止房扑最有效的起搏频率是房扑频率的 120%~130%，利用心房起搏终止房扑时最好直接启用最适宜频率，持续 15~30 秒。若在高位右心房起搏不能终止房扑，则可更换起搏部位。

在应用快速心房起搏时，还需注意：①首先以较慢的频率起搏，确定无心室夺获；②心房起搏频率快于400 次/分时有可能导致房颤；③必须注意最佳起搏频率和最佳持续时间（平均11 秒）；④起搏强度从 10mA 开始，逐渐递增可达 20mA。起搏强度大，心房夺获的机会多，终止房扑的成功率高。经食管心房起搏时，强度至少在 20mA，但一般不超过 30mA，脉冲宽度至少 9~10ms。

在通过食管或心内快速心房起搏终止房扑过程中，有发生房颤的可能性，房颤发生后或自行转成窦性心律、或又转变成房扑、或房颤呈持续倾向。发生房颤后，由于隐匿性传导的增加，心室率较房扑时慢。另外，房颤时的心室率较易用药物控制。因此，在药物治疗不能终止房扑，快速心房起搏复律失败时，促使房扑转为房颤不失为一良策。

（4）直流电复律　直流电转复房扑具有很高的成功率。经胸直流电转复房扑与转复房颤相比，具有能量低、成功率高、速度快的特点，一般推荐能量是 50J。无效时可加大电击能量至于 100~200J。如将两根电极导管分别置于高位右心房和冠状静脉窦能够成功进行心内转复，所需能量低，一般 2~3J，这一技术嗣后成功用于植入型心律转复除颤器、直流电转复取 R 波同步触发，以避开心室易损期，避免转复过程中诱发室颤。

直流电转复房扑主要适用于房扑时心室率很快，伴有血流动力学紊乱或伴胸痛、心功能不全等严重症状时。因直流电转复需要在麻醉下进行，对于饱餐后或有慢性阻塞性肺病的患者不能采用。此时最好使用快速心房起搏或用药物控制心室率。对于心脏手术中发生的房扑最好的选择是利用心外膜心房临时起搏导线行快速心房起搏。

（5）关于慢性房扑的治疗　慢性房扑的治疗主要包括射频导管消融治疗和药物治疗。前者是在三尖瓣环和下腔静脉入口之间的峡部进行消融，以阻断房扑的折返环路，可以治愈房扑。消融关键峡部造成双向阻滞作为判断标准，可将房扑消融成功率提高到 90%~100%。许多研究证实，经普罗帕酮、氟卡尼或胺碘酮治疗的房颤患者中，15%~20% 发生房扑。前瞻性研究表明，若房扑为主要心律失常，峡部消融后持续给予抗心律失常药物，房扑的发生率将会降低。峡部依赖性房扑患者成功消融后，其房颤发生率取决于消融前房颤的发作情况。对于仅有房扑的患者，消融术后随访 18±14 个月，房颤的发生率为 8%；相反，房扑与房颤并存但以房扑为主的患者，消融术后随访 20±14 个月，房颤的复发率为 38%；而以房颤为主的患者，则房颤的复发率为 86%。上述研究结果提示，导管消融单纯房扑或以房扑为主要心律失常的患者效果最好。

药物治疗：Ⅰa 类抗心律失常药物如奎尼丁可用于防止房扑复发。Ⅰc 类药物也同样有效，且较奎尼丁耐受性好，副作用少。但对于缺血性心脏病引起的房扑应持慎重态度，防止发生抗心律失常药物的致心律失常作用。Ⅲ类抗心律失常药物如胺碘酮和索他洛尔治疗有效，但可引起 QT 延长及其他副作用，应权衡利弊。慢性房扑是否需要抗凝治疗尚无定论。

腔内电生理发现Ⅰ型房扑的产生机制是折返激动，下腔静脉口与三尖瓣环之间是折返环的关键部位，在此处进行解剖性线性消融成功率高，可达 70%~90%，但复发率较高。进一步研究发现房扑的复发可能与射频消融未产生透壁性损伤有关。现在采用下腔静脉与三尖瓣环之间是否形成双向传导阻滞作为消融的终点，可望降低房扑的复发率。房扑合并预激综合征时，可引起1∶1的房室传导，此系高危患者，有引起心室颤动的可能，首先需要消融阻断房室旁路。有很多报道阻断旁路后，房扑也不再发作。

另外，关于抗心动过速起搏治疗，由于心房刺激可引起心房颤动，且抗心动过速起搏器价格昂贵，加之射频导管消融的迅速发展，这种治疗方法已很少应用。还有报道在上述线性消融的部位外科手术切断或用冷冻的方法可治愈房扑，由于射频消融技术的发展与成熟，现也已很少使用，除非同时需要心脏外科手术。

总之，房扑若伴血流动力学不稳定，首选电复律。体外直流电转复房扑具有所需能量低、成功率高、速度快的特点，一般推荐能量是50J。Ⅰa、Ⅰc或Ⅲ类抗心律失常药物尽管可转复房扑，但转复能力有限。临床上对房扑首先需要处理的是控制快速的心室率，常用药物为洋地黄类，但单独使用效果较差，需和β受体阻滞剂和钙离子通道阻滞剂合用。就心室率的控制而言，房扑时常较房颤时难，药物剂量难以掌握。经食管或心内快速心房刺激终止房扑也是临床上常用的方法，刺激时需注意最适当频率和最适当刺激时间，最适当频率常为房扑频率的120%～130%。最适当刺激时间为10～15秒。心房快速刺激过程中房扑可能蜕变为房颤，嗣后房颤或自动转复为窦性心律，或转回房扑，或呈持续倾向。对于持续房扑合并心房增大或心功能不全的患者，应予以华法林抗凝治疗，而对其他持续性房扑者，应作食管超声心动图，如有心房内血栓，也应使用华法林抗凝治疗。

关于房扑是否需抗凝治疗，最初人们认为，在房扑复律过程中引发血栓栓塞的危险性可以忽略不计。但新近观察显示，栓塞发生率为1.7%～7.0%。未经充分抗凝的房扑患者直流电复律后血栓栓塞风险为2.2%，而在房颤组则为5.0%～7.0%。因此有关房颤的抗凝治疗指南也适用于预防房扑的血栓栓塞并发症。

只有在下列情况下才考虑心律转复（包括电复律、药物复律或导管消融）：患者抗凝治疗达标（INR值为2.0～3.0）、房扑持续时间少于48小时或经食管超声心动图未发现心房血栓（食管超声心动图阴性者，也应给予抗凝治疗）。

542 • 心房扑动的急性期应如何治疗？

房扑的急诊处理选择包括以下几方面。

（1）房室结抑制剂　静脉应用地尔硫䓬能控制房颤或房扑的心室率，但其效果在房扑组比房颤组差。主要不良反应为低血压，发生率约10%。静脉应用维拉帕米也能有效地控制心室率，其安全性和有效性与地尔硫䓬相似，但静注维拉帕米的患者出现症状性低血压的发生率则明显高于静脉应用地尔硫䓬的患者。钙离子通道阻滞剂减慢心室率的效果与静脉应用β受体阻滞剂的效果相当。静脉应用胺碘酮的效果不如静注钙离子通道阻滞剂或β受体阻滞剂。静注钙拮抗剂或β受体阻滞剂很难将房扑转复为窦性心律。

（2）急性静脉给药复律　对房扑复律有效的药物有以下几种：①静脉应用依布利特转复房扑的成功率为38%～76%，转复时间平均为30分。治疗组持续多形性室速的发生率为1.2%～1.7%；非持续性室速（不需直流电复律）的发生率为1.8%～6.7%。对有严重的器质性心脏病、QT 间期延长或有窦房结病变的患者，不应给予依布利特治疗；②静脉应用Ⅰc类抗心律失常药物：比较静注氟卡尼、普罗帕酮或维拉帕米的几个临床研究表明，急诊转复房扑成功率较差，分别为 13%、40% 和 5%，不良反应包括 QRS 波增宽、眩晕和感觉异常；③静脉应用索他洛尔（1.5mg/kg）转复房颤或房扑的成功率远不如大剂量（2mg）依布利特（分别为 19% 与 70%）。索他洛尔的副作用主要有低血压和呼吸困难。对于房扑的转复，静脉应用依布利特要明显优于索他洛尔或Ⅰ类抗心律失常药物。

（3）急性非药物治疗 ①体外直流电复律：经胸直流电转复成功率为 95% ~100%，能量仅需要 <50J（尤其是双相波复律时）。房扑的直流电复律主要适用于心室率快伴有血流动力学障碍的患者；②快速心房起搏：快速心房起搏能有效终止房扑，荟萃资料表明成功率为 82%（55% ~100%）。一般心房起搏部位选择高位右心房，起搏频率以快于心房率 10 ~20 次/分开始，当起搏至心房夺获后突然终止起搏，常可有效地转复房扑为窦性心律。终止房扑最有效的起搏频率一般为房扑频率的 120% ~130%。抗心律失常药物如普鲁卡因胺、依布利特和普罗帕酮有助于提高快速心房起搏的房扑转复成功率。

543. 对心房颤动最新“认识和治疗建议”主要包括了哪些方面？

心房颤动（atrial fibrillation，AF，房颤）是临床最常见的心律失常之一。Framingham 的研究报道提示，人群发病率为 0.5% 左右，且随年龄增长其发病率增高。60 岁以上的人群中，其发病率可高达 6% 以上。该病严重危害人类健康，轻者影响生活质量，重者可致残、致死。因此，加强对房颤防治的研究，具有重要临床意义。

自 2001 年中华医学会心电生理和起搏分会制订《心房颤动：目前的认识和治疗建议》以来，有关房颤的发病机制认识得到了空前的升华，尤其是对源于大静脉及心房内某些特殊组织的异位兴奋灶触发房颤的机制，得到了较为完整的证实。在临床治疗学上，众多前瞻性随机对照的研究结果，已成为指导临床治疗的重要文献；尤其是经导管消融的研究进展，更是房颤治疗学的亮点，它刷新了治疗策略，变革了人们对房颤的治疗观，为房颤治疗学做出了里程碑式的贡献。鉴于此，2006 年，中华医学会心电生理和起搏分会房颤工作组在 2001 年版的《心房颤动：目前的认识和治疗建议》的基础上，结合国内外近年来的相关进展，制订了新的“认识与建议”，其内容涉及背景知识、房颤的临床表现及诊断与评价、房颤的治疗、急性房颤的治疗、围术期房颤处理等方面。

544. 心房颤动是如何定义和分类的？

2006 年，中华医学会心电生理和起搏分会房颤工作组在新版《心房颤动：目前的认识和治疗建议》中的描述：房颤是指规则有序的心房电活动丧失，代之以快速无序的颤动波，是最严重的心房电活动紊乱。心房无序的颤动失去了有效的收缩与舒张，心房泵血功能恶化或丧失，加之房室结对快速心房激动的递减传导，引起心室极不规则的反应。因此，心室律（率）紊乱、心功能受损和心房附壁血栓形成是房颤患者的主要病理生理特点。

房颤的分类繁简不一，迄今尚无普遍满意的分类标准和方法，使各研究之间可比性差，在很大程度上影响了房颤研究的交流和发展。鉴于此，欧洲心血管病学会心律失常工作组（WGA-ESC）和北美起搏和电生理学会（NASPE）联合组织了一个研究小组建议采用临床分类方法表10-4，将房颤分为初发房颤（initial event）、阵发性房颤（paroxysmal AF）、持续性房颤（persistent AF）及永久性房颤（permanent AF）。初发房颤：为首次发现的房颤，不论其有无症状和能否自行复律。阵发性房颤：指持续时间<7天的房颤，一般<48小时，多为自限性。持续性房颤：持续时间>7天的房颤，一般不能自行复律，药物复律的成功率较低，常需电复律。永久性房颤：复律失败或复律后24小时内又复发的房颤，可以是房颤的首发表现或由反复发作的房颤发展而来，对于持续时间较长、不适合复律或患者不愿意复律的房颤也归于此类。有些房颤患者，不能得到房颤的病史，尤其无症状或症状轻微的患者，可采用新近发生的（recent onset）或新近发现（recent discovered）房颤来命名，后者对房颤持续时间不明的患者尤为适用。新近发生的房颤也可指房颤持续时间<24小时者。

表10-4 心房颤动的临床分类

名称	临床特点	心律失常类型	治疗意义
初发房颤	有症状的（首次发作） 无症状的（首次发现） 发生时间不明（首次发现）	可复发，也可不复发	不需要预防性抗心律失常药物治疗，除非症状严重
阵发性房颤	持续时间<7天（常<48小时），能自行终止	反复发作	预防复发、控制心室率和必要时抗凝治疗
持续性房颤	持续时间>7天 非自限性	反复发作	控制心室率和必要时抗凝和/或转复和预防性抗心律失常药物治疗
永久性房颤	不能终止的 终止后又复发的 没有转复愿望的	持续永久性	控制心室率和必要的抗凝治疗

继发于急性心肌梗死、心脏手术、心肌炎、甲状腺功能亢进或急性肺部病变等情况的房颤应区别考虑。因为这些情况下，控制房颤发作同时治疗基础疾病往往可以消除房颤发生。

545 • 心房颤动的病因有哪些？

关于房颤的急性原因，目前认为，房颤与某些急性、暂时性原因有关，包括过量饮酒、急性心肌炎、外科手术、电击、急性心包炎、肺动脉栓塞、急性肺部疾病（如慢性阻塞性肺疾病急性加重期）以及甲状腺功能亢进，治疗基础疾病可以消除房颤。房颤是心肌梗死和心胸外科手术后较常见的早期并发症。

伴相关心血管疾病的房颤，约70%的房颤发生于器质性心脏病患者，包括瓣膜性心脏病（多为二尖瓣病变）、冠心病、高血压病尤其是存在左心室肥厚时、肥厚型或扩张型心肌病以及先天性心脏病。房颤也可以见于限制型心肌病、二尖瓣脱垂、心脏肿瘤、缩窄性心包炎、二尖瓣环钙化、特发性右心房扩张以及慢性心力衰竭等。

在器质性心脏病患者中有70%左右的房颤发生，包括瓣膜性心脏病（尤其二尖瓣病变）、高血压（尤其发生了左心室肥厚）、冠心病、肥厚型或扩张型心肌病，以及先天性心脏病。房颤也可见于限制型心肌病、心脏肿瘤、缩窄性心包炎、二尖瓣脱垂、慢性肺源性心脏病、二尖瓣环钙化、特发性右心房扩张以及充血性心力衰竭。如果这些原因消失或被治愈，房颤可能不再发作。房颤也是心脏外科手术或胸腔手术常见的并发症。持续性房颤则更多见于器质性心脏病患者，常见的病因同持续性心房扑动。部分患者则是心动过缓-心动过速综合征（病态窦房结综合征）的心动过速期表现。房颤可能与一些急性原因有关，例如急性心肌梗死、急性心包炎、急性心肌炎、肺动脉栓塞、急性肺疾病，以及甲状腺功能亢进等。心脏与肺部疾病患者发生急性心肌缺氧、高碳酸血症、代谢或血流动力学紊乱时亦可出现房颤。正常人在情绪激动、手术后、运动或过量饮酒时也可发生阵发性房颤。迄今为止，大约30%的房颤无任何可发现的病因，包括器质性心脏病、甲状腺功能亢进、慢性阻塞性肺疾病、显性窦房结功能异常、嗜铬细胞瘤和心室预激综合征等，称为孤立性房颤（lone AF）或特发性房颤（idiopathic AF）。

房颤发生于3种不同的临床情况：①无可识别的器质性心脏病者，房颤是原发性心律失常；②虽无可识别的器质性心脏病，但有促使房颤发生倾向的非心脏性疾病（例如甲状腺功能亢进），房颤是继发性心律失常；③器质性心脏病患者，房颤是继发性心律失常。目前尚不清楚在这3种情况下房颤发生以后维持房颤的有关病理生理因素是否一样，但房颤的起始或诱发因素很可能是不同的。

继发于心脏病的房颤与其他情况下的房颤其病理学改变明显不同。伴有器质性心脏病的房颤，常见心房扩张和不均匀分布的纤维化。纤维化的程度不等，自散在的灶性纤维化至弥漫性纤维化，包括窦房结结构的破坏。纤维化可能是对炎症或退行性变过程的反应。心房肌细胞肥大也是房颤患者主要的组织学改变，有时是惟一的组织学改变。此外还可以有坏死、脂肪变性、淀粉样变性和炎症性改变。与之相反，继发于全身性疾病，例如甲状腺功能亢进或电解质紊乱的房颤，通常不伴有病理学异常，或至多有非特异的散在纤维化。根据有限的资料看来，发生于健康人的阵发性房颤（孤立性房颤），心脏一般无病理改变，房颤的发生或是由于心房肌细胞离子通道的功能异常、心房肌的功能性异常或由于未识别的非病理性结构性异常。在某些病例，房颤是病态窦房结综合征的最早的表现，往往是一种全心房病变。有学者最近报道，孤立性房颤患者的活体组织检查发现，66%有心肌炎的组织学改变。

在有器质性心脏病的患者，当心脏病发展到临床显著程度时，开始发生房颤，起初往往是阵发性的。阵发性房颤随着时间进展为慢性的倾向，而不是保持阵发性不变。反之，全身性情况伴发的房颤，在全身性异常持续存在时，房颤也持续存在；但全身性异常得到有效治疗后，房颤自行转复为窦性心律，或在药物或电转复后，能够维持窦性心律。在无心脏病和非心脏性病变存在的情况下发生的孤立性房颤，通常是阵发性或反复发作的，仅偶尔是持续性的。

不伴有相关疾病的房颤，在年轻患者中，约30%的患者无器质性心脏病，也没有慢性阻塞性肺疾病、甲状腺功能亢进和嗜铬细胞瘤等，称为孤立性房颤或特发性房颤。

自主神经张力异常自主神经张力异常可以触发易感患者发生房颤。许多患者房颤发作与迷走神经和交感神经张力变化有关，Coumel 将其分为迷走神经性房颤和交感神经性房颤。

关于房颤的发生机制，几十年来许多学者进行了大量实验研究和临床观察，提出了种种假说来说明房颤是如何发生（或称起始、发动）的，房颤的发生必须具备的条件，房颤发生后又是怎样维持（或持续）的等。涉及的两个主要问题是：①发生房颤的基质（substrate）；②诱发房颤的因素，或称触发因素（trigger）。目前较广泛接受的学说多个子波折返激动假说（multiple wavelet hypothesis）和异位局灶自律性增强假设。但是，尽管近年来有些进展，房颤发生机制的许多问题尚未充分阐明。

产生折返激动的前提是存在缓慢传导、单向阻滞（结构性或功能性）和折返波阵面（reentrant wave front）前方的心肌组织已恢复其兴奋性三个基本条件。有关研究显示，房颤患者心房肌的不应期离散和传导速度离散增加，这些改变是与房颤的发生和持续有关的重要因素。传导延缓也与房颤的发生有关，尤其在病理性心脏。心房组织的结构性和/或功能性改变可能是房颤患者心房不应期离散和传导延缓的重要基础原因。心房肌的不应期离散导致心房的某些部位发生传导阻滞，传导延缓使激动波阵面前方的心房组织有足够时间恢复其兴奋性，这样，便满足了产生折返激动的前提条件。有器质性心脏病的患者，心房组织的结构性原因（如纤维化）和功能性原因（不应期离散和不均一的复极化），导致心房内有多条折返径路存在，在多条（5~6 条以上）大小不等、方向互异的心房内折返径路上产生折返激动，便可能形成房颤。这是可能发生房颤的心房电生理基质。与房颤的发生和维持有关的其他因素还有房性期前收缩、与自主神经系统的相互作用、心房牵张（atrial stretch）、各向异性传导（anisotropic conduction）和老化过程等。

房颤能够发生和持续，另一个重要的概念是，必须有足够大小的心房组织块，Cox 倡导的迷宫手术能够成功地治疗房颤，支持这一概念。迷宫手术通过多条线性切割（消融）损伤心房肌，隔离肺静脉与左心房肌，并使接连的心房组织块被减小，打断房颤维持所必需的多个子波折返，从而房颤不再持续和复发。

近几年来，随着采用导管射频消融异位局灶和/或其冲动引起的房性期前收缩来治疗阵发性房颤取得成功，便重新引起学者们对当年 Scherf 的异位局灶学说的极大关注，形成了局灶起源的房颤（focal AF）的概念。现已清楚，在许多阵发性房颤和一部分慢性房颤患者，可以发现 1 个或 2 个以上快速冲动发放的病灶组织，而绝大多数（90% 以上）病灶在肺静脉内，尤其左、右上肺静脉。心房的其他部位也被发现有这种可以诱发房颤的局灶存在，包括界嵴（crista terminalis）、上、下腔静脉、冠状静脉窦、房室交界区、房间隔、Marshall 韧带和心房游离壁。肺静脉、腔静脉和冠状静脉窦在胚胎发育过程中，有肌袖（muscular sleeve）伸展至其开口处及不同的长度，有的长达 20~40mm。Marshall 韧带在胚胎时期是 1 条静脉。对人的心脏的病理学检查发现，Marshall 韧带内含有交感神经纤维、小血管和多条肌束（muscular tract），并为纤维脂肪组织所包裹，一条或多条肌束伸展至左心房游离壁和冠状静脉窦。Marshall 韧带在局灶性房颤的发生上是否有重要作用，尚需更多的研究。

异位局灶快速冲动发放引起单个或成对、成串房性期前收缩，后者诱发房颤。看来，异位局灶性房性期前收缩是房颤最常见的一个触发因素，房性期前收缩引起心房内多个子波折返而发生房颤。假若没有形成多条折返径路的心房基质，即使有触发因素，也不能发生房颤；另一方面，有形成多个子波折返激动的异常基质存在，若没有触发因素，房颤较少发生或复发。迷宫手术或导管线性射频消融（仿迷宫术）能够治愈房颤，是由于治疗措施使异常基质发生了改变，而点状射频消融（discrete ablation）局灶性房性期前收缩或环状消融（circumferential ablation）肺静脉开口处周围，使局灶性冲动与左心房隔离，亦能达到治愈房颤的目的，这是由于消除了触发因素。除房性期前收缩外，房颤的其他触发因素还有房性心动过速、心房扑动、房室折返性心动过速、房室交界区折返性心动过速、交感神经或迷走神经能力的变化、急性心房扩张等。

房颤有自我保持的趋势。短于24小时的房颤，药物和电复律的成功率较高。持续较长时间的房颤，转复和维持窦性心律的能力受到损害。Wijfells等的山羊模型实验研究发现①人工电刺激引起的房颤可自行终止，但经反复诱发房颤，房颤发作的持续时间进行性延长（房颤导致房颤，atrial fibrillation beget atrial fibrillation）；②房颤的头24小时内心房不应性显著缩短，房颤发作持续长时间的倾向与有效不应期进行性缩短有关，这个现象称为电生理重构（electrophyseologic remodelling）；③房颤时，心房不应期的生理性频率适应性缺如，或反而于较慢的频率起搏时有效不应期缩短。这些发现与先前的临床观察吻合。在阵发性房颤患者心房有效不应期短并且心房有效不应期缺乏生理性频率适应，这至少部分地解释曾有持续性房颤的患者较难维持窦性心律。

波长（wave length）：传导速度与有效不应期的乘积是房颤维持的决定因素。使心房冲动的波长增大的影响有助于预防或终止房颤，反之，那些倾向于缩短波长的影响有利于发生和维持折返激动，从而促成房颤的起始和维持。抗心律失常药物使波长增大，而迷走神经张力增高、快速心房起搏或心房内传导障碍，使波长减短。

自主神经系统的作用对房颤的发生有重要作用。迷走神经张力增高可引起房颤（迷走性活动引起的房颤），发生在夜间或餐后，尤其在无器质性心脏病的男性患者。反之，有些患者由于运动、情绪激动和异丙肾上腺素静脉滴注而发生房颤（儿茶酚胺引起的房颤）。在某些患者，上述两个因素中的一个是主导的。同一患者在不同时间，其房颤发生的方式也可以不同。房性期前收缩在大多数患者的房颤发生上起重要的触发作用。

总之，较好地了解房颤发生机制对采用适当治疗措施是十分重要的。房颤时心房不应期短，这个发现促使采用延长心房不应期的抗心律失常药物。为了延长心房不应期，可选用钠通道阻滞剂和钾通道阻滞剂、延长动作电位时限的药物如胺碘酮或索他洛尔，是适当的抗心律失常药物。依布利特（ibutilide）防止外向慢钠电流，也可选用。

房颤发生后24小时内，心房的电生理发生改变，解剖学结构也有可能发生改变，导致电重构。为了防止或逆转这些改变，应对房颤进行尽早的复律，其结果是恢复窦性心律以及防止房颤复发的成功率较高。

546. 心房颤动的病理生理机制有哪些？

关于心房颤动的病理生理机制，中华医学会心电生理和起搏分会心房颤动治疗专家组在《心房颤动：目前的认识和治疗建议》中阐述如下：

（1）心房病理学　继发于器质性心脏病的慢性房颤，其心房结构改变是在原有异常基础上的进一步加重。心房肌纤维肥大是主要的、有时是唯一的组织学特征，常表现为心房扩张，不均匀分布的纤维化、坏死、脂肪变性、淀粉样变性和炎症性改变等。心房肌细胞退行性变，包括内质网局部聚集、线粒体堆积、闰盘非特化区增宽以及糖原颗粒替代肌原纤维。纤维化的程度不等，从散在的灶性纤维化至弥漫性纤维化，并可累及窦房结。心肌纤维化可导致电传导各向异性增加，有助于局部传导阻滞或折返激动的形成，并可影响心房肌细胞间联接及心房肌细胞间信号的传导。正常和异常心房肌纤维的毗邻排列是导致心房电生理不均一性的重要原因。心房结构改变是房颤发生和持续的重要基质。继发于全身性疾病，例如甲状腺功能亢进或电解质紊乱的房颤，通常不伴有病理学异常，或至多有非特异的散在心房组织纤维化。目前研究认为，发生于健康人的孤立性房颤，心肌一般无异常的病理学改变，房颤的发生可能由于心房肌细胞离子通道的功能异常所致，或是由于目前尚不能识别的病理性变化。

（2）房颤的发生机制　关于房颤发生机制主要涉及两个基本方面。其一是房颤的触发因素（trigger）。触发因素是多种多样的，包括交感和副交感神经刺激、心动过缓、房性期前收缩或心动过速、房室旁路和急性心房牵拉等。其二是房颤发生和维持的基质（substrate）。心房具有发生房颤的基质是房颤发作和维持的必要条件，以心房有效不应期的缩短和心房扩张为特征的电重构和解剖重构是房颤持续的基质，重构变化可能有利于形成多发折返子波（multiple-wavelet）。此外，还与心房某些电生理特性变化有关，包括有效不应期离散度增加、局部阻滞、传导减慢和心肌束的分隔等。近几年随着对局灶驱动机制、心肌袖、电重构的认识，以及非药物治疗方法的不断深入，目前认为房颤是多种机制共同作用的结果。

1）折返机制：①多发子波折返：在房颤的探索历史中，由 Moe 及其同事于 1955 年提出的多发子波折返学说（multiple-wavelet hypothesis）占据着统治地位。他们认为波阵面在心房内传布的过程中分裂成几部分，从而各自产生具有自我复制能力的“子波”。任一时刻出现的微波的数量取决于心房不同部分的不应期、质量以及传导速度。异位局灶快速冲动发放引起的单个或成对的房性期前收缩或心动过速是房颤最常见的一个触发因素。房性期前收缩可引起心房内多个子波折返而导致房颤，但是若心房内没有形成多条折返径路的基质，即使有触发因素，也不能发生房颤；反之，有形成多个子波折返激动的异常基质存在，若没有触发因素，房颤也很少发生或复发；②自旋波折返：20 世纪 80 年代末，Winfree 提出了颤动的自旋波折返假说，认为自旋波的产生与波裂现象有关。心脏通常被点兴奋源产生的环形波或线性兴奋源产生的平面波所控制。兴奋波的除极波阵面之后紧随着复极带，波阵面与其复极波尾之间的距离为波长。平面波和环形波的波阵面上所有点向前扩散的速度相对恒定，这样，波阵面不可能与复极波尾相遇。然而，如果心肌兴奋性恢复不一致，波阵面与复极波尾可能在某一特定点遭遇而发生波裂。波裂形成时，波阵面曲率达到最大限度，以致兴奋波被迫开始围绕某一小区域旋转。这一由未被兴奋的可兴奋心肌组织构成的区域即为自旋波核心或转子。自旋波折返的一个显著特征是：其核心为未被兴奋的可兴奋心肌。自旋波折返的主旨在于房颤的有序性，即貌似随机无序的电活动实质上是某一确定机制所决定的有序活动。

2）触发机制：早在 1953 年 Scherf 等就提出了异位局灶自律性增强是房颤发生机制的假说。Haissaguerre 等首先采用导管射频消融异位局灶和/或其冲动引起的房性期前收缩来治疗阵发性房颤取得了成功，并发现肺静脉的异位兴奋灶可通过触发和驱动机制发动和维持房颤，而绝大多数异位兴奋灶（90% 以上）在肺静脉内，尤其左、右上肺静脉。肺静脉内心肌袖（myocardial sleeve）是产生异位兴奋的解剖学基础。组织学上可看到肺静脉入口处的平滑肌细胞中有横纹肌成分，即心肌细胞呈袖套样延伸到肺静脉内，而且上肺静脉比下肺静脉的袖套样结构更宽更完善，形成心肌袖。腔静脉和冠状静脉窦在胚胎发育过程中亦可形成肌袖，并有这种可以诱发房颤的异位兴奋灶存在。异位兴奋灶也可以存在于心房的其他部位，包括界嵴（crista terminalis）、房室交界区、房间隔、Marshall 韧带和心房游离壁等。

3）自主神经机制：心房肌的电生理特性不同程度地受自主神经系统的调节。许多研究发现自主神经张力改变在房颤中起着重要作用。Coumel 等称其为神经源性房颤，并根据发生机制的不同将其分为迷走神经性房颤和交感神经性房颤两类。前者多发生在夜间或餐后，尤其多见于无器质性心脏病的男性患者；后者多见于白昼，多由运动、情绪激动和静脉滴注异丙肾上腺素等诱发。迷走神经性房颤与不应期缩短和不应期离散性增高有关；交感神经性房颤则主要是由于心房肌细胞兴奋性增高、触发激动和微折返环形成。而在器质性心脏病中，心脏生理性的迷走神经优势逐渐丧失，交感神经性房颤变得更为常见。

547• 心房颤动的临床表现有哪些？

房颤可有症状，也可无症状，即使对于同一患者亦是如此。房颤的症状取决于发作时的心室率、心功能、伴随的疾病、房颤持续时间以及患者感知症状的敏感性等多种因素。大多数患者有心悸、呼吸困难、胸痛、疲乏、头晕和黑蒙等症状，由于心房利钠肽的分泌增多还可引起多尿。部分房颤患者无任何症状，偶然或出现房颤的严重并发症如卒中、栓塞或心力衰竭时才被发现。有些患者有左心室功能不全的症状，可能继发于房颤时持续的快速心室率。晕厥并不常见，但却是一种严重的并发症，常提示存在窦房结障碍及房室传导功能异常、主动脉瓣狭窄、肥厚型心肌病、脑血管疾病或存在房室旁路等。

房颤时心电图表现为 P 波消失，代之以大小、形态及时限均不规则的颤动波。房颤时的心室率取决于房室结的电生理特性、迷走神经和交感神经的张力水平，以及药物的影响等。如果房室传导正常，则伴有不规则的快速心室反应；如果合并房室阻滞，由于房室传导系统发生不同程度的传导障碍，可以出现长 RR 间期。但是，房颤时由于房室传导组织生理不应期的干扰、连续的隐匿性传导、睡眠时迷走神经张力增高以及影响心脏自主神经张力的因素亦可造成室上性激动延迟或不能下传引起长 RR 间期。房颤患者发生长间歇较为常见，所以普通心电图上出现长 RR 间期，不能轻易地诊断为房颤合并高度房室传导阻滞。患者在清醒状态下频发 RR 间期≥ 3.0s，同时伴有与长 RR 间期相关症状者，作为房颤治疗时减药、停药或植入心脏起搏器的适应证可能更有价值。快慢综合征的患者可存在阵发性房颤反复发作，房颤终止时出现程度不同的窦性停搏，而窦性心律期间窦房结功能无明显异常，运动后心率可增加到 90 ~100 次/分以上，窦性停搏均出现在房颤发作终止后，时间不等，与房颤持续时间无关。对抗心律失常药物敏感，低剂量即出现严重的窦性心动过缓，使房颤发作后的窦性停搏加重。同一份心电图可既有心房扑动又有房颤。房颤时如果出现规则的 RR 间期，常提示房室传导阻滞、室性或交界性心律。如出现 RR 间期不规则的宽 QRS 波，常提示存在房室旁路前传或束支阻滞。

548 如何进行心房颤动的临床诊断与评价？

根据中华医学会心电生理和起搏分会房颤工作组新版《心房颤动：目前的认识和治疗建议》介绍：

（1）临床病史与体格检查　对可疑或已确诊为房颤患者的初次评价包括：明确房颤类型、确定房颤病因以及相关的心脏因素和其他因素。详细询问病史将有助于制订检查方案。体格检查时如果发现心音强弱不等、心律绝对不齐、脉搏短绌常提示存在房颤。

（2）辅助检查　诊断房颤必须有心电图依据。如果房颤发作比较频繁，可使用动态心电图检查；如果发作不频繁，事件记录仪（event recorder）可能更有用。植入型心电事件记录仪（loop recorder）更优于触发的事件记录仪和动态心电图。

超声心动图对于发现房颤可能伴随的器质性心脏病、评价卒中的危险因素、预测房颤复律后的复发危险、指导房颤的复律有意义。经食管超声心动图对于评价心脏结构、发现左心房血栓的敏感性高于经胸超声心动图。

（3）建议　房颤的诊断依赖于心电图。动态心电图可用于发作不很频繁房颤的诊断，明确阵发性房颤发作特点，评价抗心律失常药物和导管消融的疗效，以及与其他发作不频繁的心律失常的鉴别。电话心电图和事件记录仪对于发作不频繁房颤的诊断有帮助。

经胸超声心动图用于了解心脏结构及功能状态。经食管超声心动图主要用于发现心房血栓，考虑用于经食管超声心动图指导下复律的患者和拟行导管消融术的房颤患者（包括阵发性房颤）。

549 心房颤动流行趋势怎样？

根据流行病学研究的结果，发达国家房颤目前患病率估计为1%。在75岁以上的人群中房颤的患病率可高达10%以上。房颤的患病率目前正在上升。在美国，出院时诊断为房颤的患者从1984年的11万到1994年时的27万；苏格兰从1986年到1995年房颤患者数显著增高；

中华医学会心电生理和起搏分会心房颤动治疗专家组在《心房颤动：目前的认识和治疗建议》中指出，国内外关于房颤的流行病学资料均较少，国外主要参考Framingham研究的资料。1982年的资料表明，50～59岁人群中慢性房颤的发生率为0.5%，而80～89岁组上升为8.8%。随访22年，房颤的累积发生率男性为2.2%，女性为1.7%。1994年发表的一项横截面人群流行病学调查结果显示，24小时动态心电图发现的房颤发生率近5%。房颤患者的病死率是对照组的2倍，死亡的最主要原因是缺血性脑卒中，50～59岁组发生率为1.5%，而在80～89岁组为30%；孤立性房颤缺血性脑卒中的危险仅在60岁以上的患者有所增加。周自强等首次对中国房颤现状进行了大规模流行病学研究。对14个自然人群的29 079例进行了调查，其中房颤患者人数为224例，房颤发生率为0.77%，根据中国1990年标准人口构成标准化后患病率为0.61%，其中房颤患病率在50～59岁人群中为0.5%，而大于80岁组上升为7.5%。中国男性房颤总发生率约为0.9%，略高于女性的0.7%（*P*=

0.013）。中国房颤的总患病率，年龄分组、性别分组、病因分组后的患病率均和国外相关资料的趋势接近。在中国因房颤而住院的患者也有增加的趋势，按中国目前13亿人口计算，推测中国目前房颤患者数接近1000万。中华医学会心血管分会对1999年~2001年41家医院诊断房颤患者的住院病历进行回顾性分析，3年内房颤占同期心血管住院患者比例呈逐年上升趋势，平均7.9%。1999年、2000年和2001年分别为7.65%、7.90%和8.65%。房颤发生率按病因分类结果显示，在所有房颤患者中，瓣膜性、非瓣膜性和孤立性房颤所占比例分别为12.9%、65.2%和21.9%。非瓣膜性房颤发生率明显高于瓣膜性房颤和孤立性房颤（$P<0.01$），其中1/3为阵发性房颤，2/3为持续或永久性房颤。两组患者的脑卒中患病率相近（13.1%对14.7%），非房颤人群脑卒中的患病率仅为2.36%，提示房颤是严重危害中国人健康的疾病之一。在中国房颤也已经成为一种"心血管流行病"。在房颤的抗凝治疗中，仅2.7%患者服用华法林，37%服用阿司匹林。由中华医学会心血管病分会组织实施的中国部分地区房颤住院病例调查发现，在房颤相关因素中，老年为58.1%，高血压病40.3%、冠心病34.8%、心衰33.1%、风湿性瓣膜病23.9%。

550• 心房颤动的主要危害有哪些？

心房颤动的主要危害包括脑卒中、心力衰竭和死亡。

（1）脑卒中　房颤是脑卒中的独立危险因素，房颤患者发生脑卒中的危险是健康人群的4~5倍。阵发性房颤患者每年脑卒中的发生率为3.2%，而慢性或持续性房颤的每年脑卒中的发生率为3.3%，两者近似，都是脑卒中的重要危险因素。我国大规模回顾性研究中，住院房颤患者的脑卒中患病率分别高达24.81%和17.5%，80岁以上人群的患病率高达32.86%，与Framingham研究的结果相似。在自然人群中，房颤患者脑卒中发生率也明显高于非房颤人群脑卒中发生率（12.1%∶2.3%）。

（2）心力衰竭　房颤是将来心衰以及相关事件发生的独立危险因素。我国的资料显示，住院的房颤患者中有1/3存在心衰。心衰进展过程中，房颤的发生率可高达10%~35%，和心衰患者临床症状的严重程度直接相关。无论心衰患者有无症状，都是未来发生房颤重要独立危险因素。房颤严重影响左心室功能。心衰合并房颤患者的左心房直径明显>左心室功能正常的房颤患者，同时左心室收缩功能障碍可导致脑血流量减低，将会进一步促进左心房血栓形成和非栓塞性脑卒中的发生。

（3）死亡　房颤增加心力衰竭和脑卒中的患病率，同时增加心血管死亡率和总死亡率。即使在没有心血管疾病的低危患者中，房颤的死亡率仍然高于正常人群，Framingham研究早期入选的55~95岁组患者中入选时有房颤是未来死亡率增高的独立危险因素。

551• 心房颤动曾有哪些主要分类方法？

关于房颤的分类问题，以往曾有很多分类方法。陈柯萍和陈新教授曾在2003年8月第4期的《中华心律失常学杂志》上就"心房颤动的命名和分类"专题发表了综述。

（1）按病因分类　房颤大多数发生在有器质性心脏病的患者中，以往研究表明风湿性心脏病、冠状动脉粥样硬化性心脏病和高血压是最常见的原因。而无器质性心脏病的房颤称为孤立性房颤；按有无瓣膜性心脏病，又可分为瓣膜性房颤、非瓣膜性房颤或风湿性房颤和非风湿性房颤。非瓣膜性房颤可以由于心肌炎、心肌病、心肌缺血、高血压、外科手术后瘢痕等原因引起，也可以无明显器质性心脏病（孤立性房颤）。但按病因分类并不标准，而且各方法之间有重叠，且在诊断孤立性房颤时，有几种特殊的情况需要注意：①房颤可合并其他心动过速，如房室结折返性心动过速、房室折返性心动过速、房性心动过速，心房扑动可蜕变为房颤。此类患者检查通常正常，若消除这些合并的心动过速（如射频消融），房颤也就不再发作；②家族性房颤，某些房颤患者有家族性发作倾向，研究发现心肌钾通道有缺陷。临床上常无器质性心脏病证据，常被归为孤立性房颤；③局灶性房颤，阵发性和部分慢性房颤患者可以发现 1 个或多个快速发放冲动的局灶存在。这些房颤也往往无器质性心脏病，临床上常有特征性的心电图表现，可用射频消融治疗。

（2）按房颤持续时间长短进行分类　早期由于缺乏有效的治疗方法，房颤一旦发作，要么自行转复为窦性心律，要么成为永久性房颤即慢性房颤。因此将房颤分为阵发性（paroxysmal）房颤和慢性（chronic）房颤有其临床应用价值。随着药物和电转复的应用，阵发性房颤和慢性房颤的分类已不能满足临床需要。某些患者房颤反复发作，每次均通过直流电或药物转复，这种情况既不能归类于阵发性房颤，也不能归类于慢性房颤。因此 Gallagher 等对此分类进行了修改和补充，将房颤分为急性房颤（初发房颤）和慢性房颤，慢性房颤又分为阵发性（paroxysmal）房颤、持续性（persistent）房颤和永久性（permanent）房颤。阵发性房颤是指房颤能自行终止的；持续性房颤是指房颤不能自行转复但经干预可终止；永久性房颤是指通过任何尝试都不能恢复窦性心律，医生或患者决定不再尝试转复。尽管此分类法已被多数学者和临床医生所接受，但对于阵发性房颤、持续性房颤和永久性房颤的定义却不尽相同，比如慢性房颤有定义为房颤持续 >7 天，也有定义为持续 1 个月，因此在概念上仍比较混乱。

（3）按房颤时的心室率分类　房颤的症状很大程度上取决于心室率，心室率过慢或过快都会产生不良影响。因此以往临床上按心室率的快慢将房颤分为快速房颤（fast AF）、控制的房颤（controlled AF）和缓慢房颤（slow AF）。实际上，房颤时心房频率为 350～600 次/分，非常快。而且在缓慢房颤时的心房率比快速房颤时更快，因此后来使用的房颤伴快速心室率这一名称较快速房颤更确切，目前不再使用快速房颤这一名称。因为房颤时心室率的控制尚无满意的明确标准，因此很难定义“控制的房颤”。一般认为患者的症状不再是由于心室率过慢或过快引起，静息时心室率 60～80 次/分，运动时心室率 115 次/分，可大致认为心室率已得到较好控制。

（4）按心电图特点分类　在体表心电图上，按心房颤动波的振幅通常可分为细颤和粗颤，V_1 导联房颤波（f 波）振幅 >0.1mV 为粗颤，<0.1mV 为细颤。粗颤常见于二尖瓣狭窄引起的房颤，而在缺血性心脏病引起的房颤中较少见，有时容易被误诊为心房扑动。颤动波的振幅与左心耳功能不良呈弱相关，与左心房大小是否相关仍有争议。尽管颤动波振幅高的患者直流电转复后房颤复发的比例略高，但其差别不足以影响治疗。因此这种分类方法的临床意义也不大。

（5）按自主神经影响进行分类　在阵发性房颤患者中，有些与迷走神经兴奋有关，称为迷走神经介导性房颤，而另一些却在交感神经兴奋时好发。迷走神经介导性房颤好发于男性，大多在40~50岁时发病；在夜间、静息时、进食后或饮酒后发生；房颤发生前有心动过缓。大多数迷走神经介导性房颤为孤立性房颤，很少转为慢性房颤。β受体阻滞剂和洋地黄类药物可增加房颤发作。而与交感神经兴奋有关的房颤较少见，好发于老年人，常合并缺血性心脏病。房颤一般在白天发生，运动和情绪激动可诱发。β受体阻滞剂治疗有效。

552• ESC和NASPE的房颤临床分类法有何临床意义？

尽管有以往曾有多种房颤分类方法，但由于缺乏统一标准，使各研究之间无可比性，在很大程度上影响了房颤研究的交流和发展。因此需要制定相对统一的分类标准，以利于临床研究。有鉴于此，欧洲心血管病学会（ESC）和北美起搏和电生理学会（NASPE）的心律失常工作组联合组织了一个研究小组，以制定统一的房颤命名和分类方法。研究小组建议采用临床分类方法，这也是最新国际上比较统一的房颤分类法（见上述“房颤是如何定义和分类的?”项中附表）。即将房颤分为：初发房颤（initial event，首次发现的房颤，不论其有无症状和能否自行转复）、阵发性房颤（paroxysmal AF，持续时间<7天的房颤，一般<48小时，多为自限性）、持续性房颤（persistent AF，持续时间>7天的房颤，可以是心律失常的首发表现，也可以由阵发性房颤反复发作发展为持续性房颤；持续性房颤一般不能自行转复，药物转复的成功率较低，需电复律）、永久性房颤（permanent AF，为转复失败的或转复后24小时内又复发的房颤，可以是房颤的首发表现或有反复发作的房颤发展而来，对于持续时间较长、不适合转复或患者不愿意转复的房颤也归于此类）。

这一新的分类方法在临床上具有重要意义。因为对于临床医生来说，哪种分类方法有用取决于其能否反映临床特点和是否对治疗有指导意义。欧洲心血管病学会心律失常工作组（WGA-ESC）和NASPE联合制定的临床分类法有助于现阶段临床医生选择正确的治疗方法。

研究小组建议初发房颤如果没有症状，控制心室率即可。如果有症状并且房颤持续48小时以上，则需考虑抗凝治疗，或是否需转复为窦性心律。但是对于初发房颤不主张预防性抗心律失常药物治疗，除非房颤发作时合并严重的症状。阵发性和持续性房颤都容易复发，治疗上可以用钠离子通道阻滞剂（Ⅰ类抗心律失常药物）或钾离子通道阻滞剂（Ⅲ类抗心律失常药物）维持窦性心律，也可以用洋地黄、β受体阻滞剂或非二氢吡啶类钙离子通道阻滞剂控制心室率。对于有血栓栓塞风险的患者应长期口服抗凝治疗。有症状的持续性房颤患者，在必要的抗凝治疗下，可考虑转复为窦性心律。永久性房颤则建议控制心室率和抗凝治疗。

如果存在血栓栓塞的高危因素，不论其房颤的类型如何，都应长期抗凝治疗。高危因素包括年龄>65岁、既往栓塞史、瓣膜性心脏病、高血压、糖尿病、新近发生的心力衰竭、左心室功能不良或左心房扩大等。

553• 如何诊断心房颤动？

根据临床和体表心电图表现诊断房颤并不困难，但要注意房颤的病因判断。

首先，对房颤患者应详细询问病史，以了解有无症状和症状的性质、房颤在什么情况下发作、房颤的类型（例如阵发性、持续性、慢性或新近发作的）；有症状房颤的发作频度和持续时间、第 1 次发作的日期、当前发作或最后 1 次发作的持续时间；以往的药物治疗，包括剂量和应用的时间长短，药物的效果，以及症状复发的频度等。

第二，如果患者主诉心绞痛，则应仔细地辨别心绞痛是否仅在房颤发作时发生，或与此心律失常无关，后者强烈提示冠心病的存在。

第三，对新近发现的房颤，至少应描记 12 导联心电图，测定血清 T_3、T_4 和电解质水平。通过体格检查等，确定有无基础心脏病，并行超声心动图检查评定左心室功能、左心房大小以及有无心腔内血栓。

第四，对有些病例需要做 24 小时动态心电图或运动试验来确定有无房颤。这些试验也有助于评定房颤起始时自主神经系统的作用。

554• 在心房颤动患者中如何预防血栓栓塞并发症？

Framingham 研究表明房颤患者缺血性脑卒中的发生并无易发的时间阶段，波士顿地区抗凝试验（BAATAF）也显示阵发性房颤和持续性房颤患者缺血性脑卒中的发生率无差异、房颤持续时间 >1 年和小于 1 年的患者缺血性脑卒中发生率亦无差异。因此，一旦房颤诊断确定，并有发生缺血性脑卒中的危险因素，若无禁忌证存在，就应予华法林抗凝治疗，并且尽可能长期坚持。

房颤的预防栓塞性事件措施主要是抗凝治疗，目前被公认和常用的药物是华法林和阿司匹林已证明慢性房颤患者坚持使用华法林治疗，可明显降低血栓栓塞的并发症，如可显著降低缺血性脑卒中的发生率，但增加出血性事件的危险。因此，用药前应当对每例患者进行评估风险-效益比。有短暂性脑缺血（TIA）或栓塞性事件的患者有较高的复发危险，应当给予抗凝治疗。慢性房颤患者，若心律转复失败或不宜进行，尤其有脑卒中的促发因素存在，应该进行抗凝治疗。发现左心腔内有血栓或左心房内有自发的超声密度增加（“云雾”），是抗凝治疗的另一个适应证。阵发性房颤进行抗凝治疗的适应证，也应当基于有无基础心脏病及其类型以及有无其他促发因素存在，并应当用个体化考虑的原则。

安全有效使用华法林应监测国际标准化比值（international normalized ratio，INR）。现有关于房颤患者抗凝治疗的多个前瞻性随机对照试验都是在欧美国家进行的，绝大部分参加试验的患者是欧洲国家和美国人，属于高加索人种。提出对非风湿性房颤的靶点 INR 应是 2.0～3.0，对有脑梗死高危的患者，诸如有风湿性瓣膜病或人工瓣膜，可能需要较高的 INR（3～4），此结果是否适用于我国患者，尚待研究。我国尚缺少房颤患者抗凝治疗预防血栓栓塞性事件的大系列前瞻性随机对照试验。因此，中国房颤患者华法林抗凝治疗的目标 INR 尚无统一。中国和日本人属于蒙古人种。人种的不同很可能凝血机制也有所差异。目前，日本学者所做的试验结果 INR 维持在 1.5～2.1 的范围，似值得借鉴。但也有人指出，国人也应保持 INR 2.0～3.0，目标值为 2.5。“我国 2006 年房颤诊治建议”目标 INR 为 1.8～2.5。国内不少医院即使用华法林，剂量也过于保守，甚至外科机械瓣置换术后，将 INR 保持在 1.5～2.0，显然不能有效减少血栓栓塞并发症。换瓣术后未能系统监测 INR 可能是影响患者远期预后的一个重要因素。

关于阿司匹林的应用问题，我国广泛应用较小剂量阿司匹林作为房颤患者血栓栓塞并发症的预防用药，这远远不够。近年来欧美国家多个临床试验结果表明，在非瓣膜性器质性心脏病合并慢性房颤的患者，单用阿司匹林不能充分有效预防血栓栓塞并发症，而应使用华法林。我国的部分医师认为心脏瓣膜病的房颤不必用华法林，这一认识错误而危险。欧美国家近年的临床试验针对非瓣膜性心脏病，是因为心脏瓣膜病合并房颤需用华法林抗凝已成定论。用阿司匹林的试验结果与剂量明显有关，325mg/d 有明显的抗凝作用。因此，推荐阿司匹林可作为房颤抗凝的药物，可用于①对华法林有禁忌证患者；②脑卒中的危险性低的房颤患者，例如小于 60 岁又无器质性心脏病证据的房颤患者。而有器质性心脏病或脑卒中或一过性缺血发作病史、糖尿病的慢性房颤应使用华法林抗凝。有高血压的患者，应将血压控制在 $<140/90$mmHg 后开始使用华法林。

其他的抗凝药或抗血小板制剂尚未在大系列患者进行细致的评价。

另外，超声、外科手术和尸检结果均发现，非瓣膜病房颤患者中 90% ~100% 的血栓位于左心耳。堵闭左心耳可以预防房颤患者的血栓栓塞的并发症。经皮左心耳堵闭技术系统由一套植入装置（堵闭器）和释放导管构成，在食管超声指导下进行，术前通过食管超声排除房间隔畸形和左心耳血栓的患者，穿刺房间隔后，给予肝素抗凝，首先进行左心耳造影，估测左心耳的形状和尺寸，选择堵闭器的直径应大于左心耳口径 20% ~40%。堵闭器到位后撤回释放导管，堵闭器自膨胀堵闭左心耳。

555 · 转复心房颤动为窦性心律的方法有哪些？

房颤发生后 24 小时，心房的电生理即发生改变，解剖学结构也有可能发生改变，导致电重构。为了防止或逆转这些改变，应对房颤尽早进行心律转复，早期复律可使复律后防止房颤复发的成功率较高。

房颤心律转复有药物复律和电复律两种方法。电复律见效快、成功率高。电复律后需用药物维持窦律者在复律前要进行药物准备，用胺碘酮者最好能在用完负荷量后行电复律，也可使用奎尼丁准备。拟用胺碘酮转复者，用完负荷量而未复律时也可试用电复律。

（1）抗心律失常药物转复心律　依房颤发作病程时间长短不同，口服或静脉使用Ⅰc 类抗心律失常药物，其复律成功率达 60% ~80%。药物治疗仍然是持续性房颤的主要治疗措施，在过去的几年中，药物在恢复窦性心律和房颤电复律后维持窦性心律方面取得了很大进展。药物转复常用Ⅰa、Ⅰc 及Ⅲ类抗心律失常药，包括胺碘酮、普罗帕酮、莫雷西卡因胺、普鲁卡因胺、奎尼丁、丙吡胺、索他洛尔等，一般用分次口服的方法。静脉给普罗帕酮、依布利特（ibutilide）、多非利特（dofetilide）、胺碘酮终止房颤也有效。对新近发生的房颤采用药物转复心律，需要仔细考虑具体患者的临床情况，对拟用的抗心律失常药物的药理性质要有充分了解。无器质性心脏病的房颤患者可首选Ⅰ类药，静脉应用或口服普罗帕酮是有效和安全的，而对有缺血性心脏病、左心室射血分数降低、心功能不全的患者首选胺碘酮，心力衰竭伴严重传导障碍的患者，应该避免用Ⅰc 类药物来转复心律。胺碘酮、索他洛尔和新的Ⅲ类药物如依布利特和多非利特，转复房颤是有效的，但有少数患者（1% ~4%）可能并发尖端扭转性室性心动过速，因此在住院期间进行心律转复较为妥当。胺碘酮并发尖端扭转性室性心动过速的机会极小。对房颤持续时间>48小时或持续时间不明的患者，在复律之前和之后都应当按照常规用华法林作抗凝治疗。

近年有报道，用普罗帕酮450~600mg顿服终止房颤发作成功率较高，但首次应用最好在住院或有心电监护的条件下进行。

（2）直流电复律　体外直流电击技术对房颤转复为窦性心律十分有效和简便，只要操作适当也是安全的。进行导管介入性诊断或治疗过程中，都必须准备好随时可用。对伴有经房室旁路前传并有血流动力学恶化的房颤患者，体外直流电复律常作为一线治疗措施。低能量心内直流电击技术，不但对心脏介入性诊断或治疗过程中发生的房颤可立即成功地转复为窦性心律，也可为植入型心房除颤器（AID）治疗作预试验。持续时间>48小时或持续时间不明的患者，必须有抗凝治疗的准备，并于恢复窦性心律后继续抗凝治疗4周。

阵发性房颤发作时，往往心室率过快，还可能引起血压降低甚至晕厥（如合并预激综合征经旁路快速前传及梗阻性肥厚型心肌病），应该紧急处理。对于预激综合征经旁路前传的房颤或任何引起血压下降的房颤，立即施行电复律。无电复律条件者可静脉应用胺碘酮。无预激综合征的患者也可以静脉注射毛花苷丙，效果不佳者可以使用静脉地尔硫䓬。

对持续性（不能自行转复的）阵发性房颤和经选择的慢性房颤患者，转复为窦性心律是所希望的终点。如果没有暂时性禁忌证存在，诸如洋地黄毒性反应、低钾血症、急性感染性或炎性疾病，以及失代偿的心力衰竭等，体外电复律是首选的治疗措施。体外电复律对左心室功能严重损害的患者要十分谨慎，因为有发生肺水肿的可能。房颤持续时间>48小时或持续时间不明的患者，在复律之前3个星期和复律后至少4个星期应继续抗凝治疗。体外电转复需要全身麻醉，对全身麻醉有禁忌证的患者不宜进行。经食管超声心动图（transesophageal echocardiogram，TEE）检查心房（尤其左心房）有无血栓是有用的。若TEE未发现心房血栓，静脉注射肝素后进行复律，复律后继续用肝素和华法林抗凝，是另一种可行的方法。对血栓栓塞形成有特别高危的患者，例如有脑血管意外病史、左心室功能异常或瓣膜性心脏病者，也应作TEE检查。经体外电转复失败的房颤患者，TEE和肝素结合的方法，对采用心内电转复方法很有帮助。择期电转复心律之前，应作实验室检查包括甲状腺功能、血清肌酐和血清钾等。抗凝治疗时，要注意监测INR。

（3）维持房颤转复后的窦性心律　房颤经转复心律后，设法维持窦性心律、防止房颤复发，对保护心功能、减少并发症和改善生活质量有重要意义。此时可继续使用各有效药物的维持量。成功转复后维持治疗常用Ⅰ类抗心律失常药物，特别是奎尼丁，但应充分认识到这些药物的致心律失常作用。索他洛尔是一种Ⅲ类抗心律失常药物并兼有β受体阻滞剂的作用，与奎尼丁同样有效，而且耐受性好。

偶发的房颤不需维持用药。较频繁的阵发性房颤可以在发作时开始治疗，也可以在发作间歇期开始用药。判断疗效要看是否有效地预防了房颤的发作。如果患者有基础心脏病存在，心功能受损较明显，房颤发作时有血流动力学恶化的倾向，或虽在药物预防性治疗下房颤复发次数较多且每次发作持续时间较长，可以考虑采用非药物方法来防止房颤复发。另一途径是等待新药问世，尤其新的Ⅲ类抗心律失常药物。采用抗心律失常药物预防房颤复发过程中，要密切注意和妥善处理其致心律失常作用；对用胺碘酮治疗的患者，则需注意和尽可能防止其对脏器的毒性作用。

556• 心房颤动的非药物治疗有哪些进展？

有关房颤的治疗，除了药物及一般复律治疗外，近年来在其他非药物治疗方面也取得了很大进展。

（1）植入型心房除颤器（implantable artrial defibrillator，IAD） 对反复发作、药物治疗无效而症状明显的房颤患者，是一种有效和安全的治疗措施，初步的临床应用说明了这点。我国大陆尚不大提倡使用这种方法。主要原因是房颤并非一种直接危及生命的心律失常，房颤时快速的心室率可以通过上述药物和非药物方法加以适当控制，从而不至于发生严重血流动力学恶化，也不至于因房颤引起十分快速的心室率而转变为室性心动过速和（或）心室颤动。我国的医疗保险制度正在进行改革和不断完善，有限的医疗费用和IAD价格昂贵也是限制其临床使用的一个因素。

（2）外科手术治疗 外科手术治疗是预防房颤复发的有效治疗手段，其中以Cox迷宫术的疗效好，安全，围术期及随访期内的并发症和病死率较低，较长的随访期内仍保持窦性心律的百分率较高，以及术后左、右心房收缩功能恢复，左心室功能有较明显改善。发生房室传导障碍而需心脏起搏器植入者很少，尽管病例数目尚不够多，能开展这种手术的医院尚为数较少，Cox迷宫术预防房颤复发的效果是肯定的。通过外科手术切割使互相电活动连续的心房组织块减小，从而减少发生多个子波折返激动的可能性，理论上针对较广泛接受的多个子波学说，实践效果比较好。但是创伤较大是限制外科手术作为预防房颤复发的常规或首选治疗方法，而对药物治疗失败的房颤，尤其器质性心脏病患者进行心脏外科手术治疗的同时进行迷宫术是适宜的，特别是那些需要人工心脏瓣膜置换术的患者。

（3）心脏起搏预防房颤 右心房双部位起搏和双心房起搏预防房颤复发的效果是比较肯定的；而单心房起搏，不论左或右心房起搏，以及双腔（如DDD）起搏，预防房颤发作的效果不好，不论是在窦房结病变的患者、心脏直视手术后或冠状动脉搭桥术后的患者。有房间阻滞表现的（体表心动图上P波宽大和/或P波有切迹）和有较多房性期前收缩的患者是适宜双心房或右心房双部位起搏的患者，可以达到消除或减少房颤发作或复发的目的。在有条件的医院和财力可以承受心房起搏的患者，不妨多进行这方面的实践，或组织前瞻性多中心随机试验，以期明确这个问题，使患者获益。传统的双心腔起搏，预防房颤的作用小。

（4）导管消融治疗 房颤非药物治疗的目的：①改变可能产生房颤的心房肌异常的电生理基质；②消除触发因素；③既改变基质又消除触发因素。Cox迷宫术和根据迷宫术原则而设计的导管射频线性消融术针对的是前者；而局灶性消融术是针对触发因素。

局灶性消融术和线性消融术是很有希望的非药物治疗方法。国际上不少知名学者对此抱有信心。我国学者也是如此，已经和并正在努力进行临床实践和实验性研究。但是必须认识到，射频消融术的方法学、标测系统和消融器材进一步改进和完善，对房颤的电生理机制更深入准确的了解，对有效治疗是必需的。远期疗效更有待观察，有无其他更好的消融能源也需探索。消融术中和术后并发症尤其严重并发症必须减少，最适当的适应证有待制定和不断完善，等等，这些都是今后应努力的方面。因此当前对适应证选择需较严格，目前病例选择标准为：发作频繁、症状明显、药物无效的非心脏瓣膜病的阵发性房颤患者。从患者的利益和安全出发，对导管射频消融术应持慎重态度。

557. 心房颤动治疗的目标有哪些？对心房颤动治疗如何选择节律控制与室率控制？

房颤治疗有三个目标：①将房颤转复并维持窦性心律（窦律）；②不能恢复并维持窦律时控制心室率；③预防血栓栓塞。

房颤的节律控制与室率控制各有利弊，过去对房颤患者的治疗策略以争取尽可能复律及维持窦律，将房颤转复并保持窦律的好处有：①消除症状；②改善血流动力学；③减少血栓栓塞性事件；④消除或减轻心房电重构。

转复和维持窦律的治疗过程中也是有风险的，主要是药物的不良作用，尤其致心律失常作用（proarrhythmia）。阵发性房颤和新近（24 小时内）发生的房颤，近半数（48%）能够自行转复为窦律。房颤持续的时间长短是能否自行转复窦律的最重要因素，持续时间愈长，转复的几率愈小。不过对部分持续性房颤采用室率控制，也是房颤的有效治疗。采取室率控制时，患者心律不规则，快慢差异显著，血流动力学不如窦律者，且需终身抗凝，因此室率控制只是一种对不能复律者的有效治疗。

（1）在下列情况建议作心室率控制治疗 ①永久性房颤患者；②阵发性或持续性房颤伴，快速心室率，首先作室率控制，必要时需静脉用药；③阵发性房颤，抗心律失常药不能有效预防复发，例如试用≥3 种抗心律失常药物，1 年内有房颤复发≥3 次；④持续性房颤，病程＜6 个月，经试用 1～2 种抗心律失常药，不能有效维持窦律者；病程≥6 个月，心室率控制及节律控制均可作为一线治疗方案。

（2）对下列情况建议首先作室率控制治疗 ①房颤患者有器质性心脏病，病因关系明确且不能纠正者；②严重心力衰竭伴发的房颤；③房颤高龄患者；④急性房颤发作，除对原发疾病治疗外，对房颤的处理首先作室率控制，待病情（如急性心肌梗死、心力衰竭、感染、休克、缺氧、围术期）稳定后作进一步处理，对妊娠并发的急性房颤发作也首先用室率控制方法治疗；⑤肺部疾病急性房颤发作，除原发疾病治疗外，应作室率控制，可用地尔硫䓬、维拉帕米；毛花苷丙可用，但作用差；β 受体阻滞剂、普罗帕酮、索他洛尔不宜应用；茶碱类、β 受体激动剂可使心室率加快，不宜用；病因不解除，复律无价值。

558. 用洋地黄类药物控制心房颤动的首选适应证及注意事项是什么？

心房颤动心室率较快，特别是≥130 次/分，且有心功能不全者首选洋地黄类药，先静注毛花苷丙，随后再口服地高辛，使心室率在休息情况下保持 60～80 次/分，而在轻度活动时不超过 100 次/分。地高辛较长期用药要注意患者的肾功以及老年人和瘦小者，要少量或间断用药；缺氧、电解质紊乱者易致中毒，需慎用或不用。心室率不易控制者可加用 β 受体阻滞剂如美托洛尔 25～50mg，每日两次，或维拉帕米 40mg，每日 2～3 次。但此类药物易致心收缩力下降，要随时注意病情变化，严重心功能不全者不宜用。心室率不快者，要考虑由窦房结功能障碍后诱发，似无必要应用洋地黄。除此，用洋地黄控制房颤时还应熟知洋地黄治疗房颤时的心律变化和心电图改变，以判定何者为洋地黄过量，何者为不足。判定方法：①慢性房颤如突然心室律规则，即使心率不慢，仍应考虑洋地黄中毒所致的三度房室传导阻滞，因阻滞点高且伴有结性兴奋性增高，因而心室率不慢；②慢性房颤心电图上出现QRS波增宽，要仔细鉴别是室性期前收缩（室早）或差异传导，前者常有类代偿问题，后者常见于心室率过快且符合长短周期中Ashman现象，常表示洋地黄量不足；③慢性房颤心电图出现有规律的长短周期，长长相等、短短相等，应考虑为非阵发性结速伴3∶2或5∶4或4∶3外出阻滞，亦为洋地黄中毒之征；④有规律的长-短周期也可由室早二联律所致，房颤时一个室早常为下一个室早创造出现的条件，称为二联律定律，是洋地黄过量或低钾的常见现象；⑤RR间期达1.5秒或以上，尽管是房室传导障碍之征，但这也正是洋地黄发挥疗效之处，只要不连续发生，每分钟总的心率在60次以上，不必停药；⑥房颤在应用毛花苷丙之后心室率更快者，要想到房颤是否由预激综合征所致，尤其QRS波增宽时，洋地黄可减慢房室传导而相对使旁路传导加速，不但可诱发房颤，而且心室率过快可致室颤，不可不慎。

559. 应用药物和体外直流电转复心房颤动为窦性心律各需注意哪些问题？

对新近发生的房颤采用药物复律，需要仔细考虑具体患者的临床情况，对拟用的抗心律失常药物的药理性质要有充分了解。无器质性心脏病的房颤患者，静脉应用或口服普罗帕酮是有效和安全的，而对有缺血性心脏病、左心室射血分数降低、心力衰竭或严重传导障碍的患者，应该避免用Ⅰc类药物来复律。胺碘酮、索他洛尔和新的Ⅲ类药物如依布利特（ibutilide）和多非利特（dofetilide），转复房颤为窦性心律是有效的，但有少数患者（1%～4%）可能并发尖端扭转性室性心动过速，因此在住院期间进行心律转复较为妥当。胺碘酮并发尖端扭转性室性心动过速的几率极小。对房颤持续时间≥48小时或持续时间不明的患者，在心律转复之前和之后都应当按照常规用华法林作抗凝治疗。

体外直流电技术对房颤转复为窦性心律十分有效和简便和安全的。对伴有经房室旁路前传并有血流动力学恶化的房颤患者，体外直流电复律常作为一线治疗措施。

持续时间≥48小时或持续时间不明的患者，必须有抗凝治疗的准备，并于恢复窦性心律后继续抗凝治疗4周。如果没有暂时性禁忌证存在，诸如洋地黄毒性反应、低钾血症、急性感染性或炎性疾病，以及未代偿的心力衰竭等，体外电复律是首选的治疗措施。

体外电复律对左心室功能严重损害的患者要十分谨慎，因为有发生肺水肿的可能。房颤持续时间≥48小时或持续时间不明的患者，在转复心律之前3个星期和转复后至少4个星期应继续抗凝治疗。体外电转复需要全身麻醉，对全身麻醉有禁忌证的患者不宜进行。经食管超声心动图（TEE）检查心房（尤其左心房）有无血栓是有用的。若TEE未发现心房血栓，静脉注射肝素后进行心律转复，转复后继续用肝素和华法林抗凝，是另一种可行的方法。对血栓栓塞形成有特别高危的患者，例如有脑血管意外病史、左心室功能异常或瓣膜性心脏病者，也应作 TEE 检查。经体外电转复失败的房颤患者，TEE 和肝素结合的方法，对采用心内电转复方法很有帮助。

560. 心房颤动患者心律转复后如何选择维持窦性心律药物?

选择维持窦性心律药物用药法则的主要根据是①避免脏器的毒性反应（例如红斑狼疮、颗粒性白细胞减少、肺纤维化、肝炎)，普罗帕酮、氟卡尼、索他洛尔、多非利特、丙吡胺对脏器的毒性反应最低；②避免致室性心律失常的作用。在结构正常的心脏，Ⅰc 类和Ⅲ类抗心律失常药物一般不诱发室性心动过速和心室颤动。反之，在有器质性心脏病的患者，致心律失常作用的发生率增高，发生率和所致的心律失常的类型与所选的抗心律失常药物和器质性心脏病的性质有关。Ⅰ类药物一般应当避免在心肌缺血和细胞间连接减少的情况下使用(例如心肌梗死后、重度心室肥厚、心肌病)、而 Ⅲ类药尽可能避免用于重度心室肥厚（同心的或偏心的)。

大多数已发表的用药法则的共同特点如下：

(1) 若无器质性心脏病，Ⅰc 类药物最安全，索他洛尔、多非利特和丙吡胺可作为第二选择。

(2) 若患者有高血压（房颤最常伴随的情况)，药物的选择与（1）相同，只是若有左心室肥厚存在，可能引起尖端扭转性室性心动过速，胺碘酮可作为第二选择，但对有重度心室肥厚的患者不适宜。

(3) 若房颤患者有心肌缺血，避免使用Ⅰ类药物。第一选择是索他洛尔或多非利特和 β 受体阻滞剂合用，也可用阿奇利特。如果考虑脏器毒性反应是可以接受的，也可使用胺碘酮。

(4) 若患者伴有心力衰竭，胺碘酮（或多非利特加 1 个适当的 β 受体阻滞剂）是首选药物，因为患者对其他药物的不能耐受性和致心律失常作用很高。

561. 抗心律失常药物对心房颤动患者的用途有哪些？何时停用心房颤动患者的抗心律失常药物?

对房颤患者抗心律失常药物的用途有①转复心律；②通过降低除颤阈值使房颤较易被电转复成功（Ⅲ类抗心律失常药物)；③防止体外电转复成功后房颤早期复发；④长期药物治疗以保持窦性心律；⑤使房颤容易转复为心房扑动（房扑)，而房扑比较容易以抗心动过速起搏或消融技术来终止或预防。

对于何时停用抗心律失常药，很难有一个普遍认同的回答。不论在药物帮助下窦性心律维持了多长时间，如果房颤的发生机制是可逆的（例如发生在酗酒后或心脏手术后)，若这些诱发因素不再存在时，停药是合理的。如果患者的心功能好或仅有轻度损害，而药物治疗前的房颤是阵发性的且无明显的血流动力学恶化，停用抗心律失常药物观察一段时间是可以的。但是这些患者仍有房颤复发的可能，华法林（如果需要用的）不要停用。如果在房颤发作时有过血流动力学恶化或其每次房颤发作总是需要直流电复律，对这样的患者不要停用抗心律失常药物。

562. 如何对心房颤动血栓形成的危险因素进行分层？

为了权衡出血及栓塞的利弊，发挥药物的最好效果，根据临床试验将血栓栓塞的危险因素分为高、中和低危三层。

（1）高危 ①有血栓栓塞史或一过性脑缺血史；②高血压者收缩压>160mmHg；③左心室功能障碍，尤其有心力衰竭；④高龄，年龄在75岁以上，尤其是女性；⑤有瓣膜病或安置了人工瓣膜。

（2）中危 ①糖尿病；②冠心病，但心功能代偿；③患者年龄在65~75岁；④甲状腺功能亢进。

（3）低危 指无以上情况而年龄在65岁以下；对中高危者应予华法林抗凝。

563. 心房颤动患者如何选择合适的药物预防缺血性脑卒中？

华法林抗凝治疗能有效预防房颤患者发生缺血性脑卒中，阿司匹林也有预防缺血性脑卒中的作用，但效果不如华法林。阿司匹林抗凝作用主要针对动脉粥样硬化性脑血栓形成，而不是心源性脑栓塞，可用于预防短暂性脑缺血发作及轻度的缺血性脑卒中，而对于心源性栓子引起的严重脑梗死预防效果较差。因此，在预防房颤患者发生缺血性脑卒中的治疗中，如何选择合适的药物、确定抗凝治疗的裨益和风险是非常重要的。对抗凝药物的选择应个体化，对每例患者评估其发生缺血性脑卒中和出血的风险，并评估风险-效益比例。除非有禁忌证，对有缺血性脑卒中危险因素的患者，应长期口服华法林抗凝治疗。对于缺血性脑卒中低危患者以及抗凝治疗禁忌者，可选用325mg/d的阿司匹林治疗。

564. 现阶段心房颤动导管消融术适应证有哪些？

在目前的技术条件下，心房颤动导管消融主要适用于具有以下特点的患者：①阵发性房颤，心电图表现为典型的频发房性期前收缩（房早）、短阵房速、房扑、房颤且反复发作，症状明显，2种以上的抗心律失常药物治疗无效；②持续性房颤，持续小于1年或有成功转复史，房颤转复前后有阵发性房颤病史或有频发肌袖性房早等房性心律失常的心电图证据，或在持续性房颤前明确有阵发性房颤病史；③年龄小于75岁；④排除瓣膜性心脏病、扩张型心肌病、心衰、心肌梗死等器质性心脏病，排除其他原因引起的房颤，如甲状腺功能亢进、乙醇或药物中毒等；⑤高血压、高血压心脏病和冠心病心绞痛患者，如果有以上阵发性房颤的特点，在高血压和心绞痛得到控制后也是房颤肺静脉隔离的适应证；⑥部分预激综合征和快慢综合征患者合并以上房颤特点者也可行肺静脉电隔离治疗。随着导管射频消融技术的进步和成熟，肺静脉电隔离的适应证也在不断扩展。

565. 心房颤动导管消融治疗的前景如何？目前其主要策略有哪些？

可以预见将来导管消融治疗无疑是最有可能使房颤得以彻底攻克的治疗措施。根据目前的研究现状，实现这一目标至少需要在以下五个方面出现重大进展或突破：①相关的临床试验证实导管消融在房颤治疗中的一线地位或者重要地位；②研发出易于造成左心房永久性连续线性损伤的消融导管；③遥控导管操作系统（例如磁导航系统）进一步完善；④心房实时四维重建及与上述进展②和③的相结合；⑤体外能量聚焦至左心房后壁造成连续线性损伤。

房颤的导管消融治疗至少还需要经过两个阶段才能进入真正的成熟，第一阶段，现有消融和标测技术的彻底完善阶段，其表现是房颤的导管消融治疗与室上速的导管消融一样，仅一次治疗即可实现接近 100% 的成功率；第二阶段，心脏四维影像技术和导管遥控技术或体外聚焦技术的完美结合阶段。保守估计，这两个阶段的完成可能至少还需要多年的时间。

在某些经验丰富的电生理中心，房颤的导管消融治疗的成功率可达 90% 以上，对于持续性房颤其成功率亦在 70% 以上。根据中华医学会心电生理和起搏分会全国心房颤动（房颤）工作组自 2005 年起已连续组织的 5 次注册研究，在全国范围内对 1998 ~2008 年经导管消融治疗房颤情况的注册登记，我国经导管消融治疗房颤总的成功率为 77.9%，总复发率为 22.1%。2007 年和 2008 年成功率均超过 80%，分别为 80.3% 和 84%。房颤类型一直是决定成功率和复发率的重要因素。2008 年持续性房颤和长期持续性房颤成功率已超过于 75%（77.6%），阵发性房颤导管消融成功率为 86.9%。资料表明，采取正确的治疗策略，优化术式和标测方法对提高疗效和成功率也具有重要意义。

目前房颤导管消融策略尚未统一，有多种治疗策略。主要策略：法国 Haissaguerre 实验室所创用的标测指导下的肺静脉电隔离术和/或左心房线性消融；意大利 Pappone 实验室和美国 Morady 实验室的三维电解剖标测系统（Carto）指导下的左心房线性消融术；美国 Natale 实验室在心腔内超声（ICE）的指导下进行的肺静脉前庭隔离术；德国 Kuck 所采用的房颤导管消融策略是 Carto 系统指导下的环肺静脉左心房隔离术。实际上，目前国际上关于房颤导管消融治疗的主要争论已经不再是成功率问题，而是消融策略问题。

566. 心房颤动非药物治疗的新进展有哪些？

（1）射频消融术（radiofrequency current ablation，RFCA）　主要由电极导管释放射频电流，通过热效应造成局部心肌组织的凝固性坏死，破坏折返环路，从而终止心动过速。由于射频不刺激肌肉和神经，不会产生直流电击样的抽搐和跳动，患者无痛苦，毋需全麻，而且对组织的损伤小，并发症少。本术对顽固性房颤伴快速心室率治疗有效，是一种安全有效，较有前途的治疗快速心律失常的方法。但 RFCA 的最佳适应证不是房颤。

肺静脉消融术治疗房颤有三种方法。①肺静脉点状消融法：是指首先通过电生理检查，确定是局灶房颤，然后再对其实施消融的一种方法；②肺静脉环状消融法：目前主要有两种手段：一种是在 Carto 系统标测下使用传统的消融导管进行消融，另一种是用肺静脉超声球囊导管进行消融；③肺静脉短线消融法：这种方法无需特殊标测设备，即可有效地实施肺静脉隔离而且成功率高。

肺静脉短线消融法不易导致肺静脉狭窄。传统标测和 X 线曝光下进行多根肺静脉开口部的环状消融，几乎不可能保证环状消融径线的连续完整，故已被淘汰。

（2）左心房隔离术　它能纠正房颤的不规则心跳和损害的血流动力学效应，但不降低血栓形成的危险性及房颤复发。因此目前认为左心房隔离术并不是房颤及其全部后果的合适外科治疗。

（3）走廊术（corridor procedure）　Guiraudon 等介绍了治疗房颤的走廊术，即通过手术的方法，理论上允许窦房结通过房室结希氏束以驱动心室，从而重建规则的心室律，是一种心脏直视手术。

（4）迷宫术　由于房颤具有性质短暂且能发生在心房任何部位的多源性大折返环的特征，手术切除两侧心耳，肺静脉被隔离，合适定位的心房切口不仅阻断了最常见的折返环的传导途径，而且也控制窦性冲动从窦房结沿特殊的途径传至房室结。整个心房肌的电兴奋是通过窦房结和房室结间的主传导途径分叉出来的多途径提供，从而使术后保留了心房的运输功能，而且多普勒检查对评价术后是否存在心房运输功能是最正确的。至于术后早期发生液体滞留，可于术后服 6 周螺内酯，即可克服。术后还应服 3 个月华法林。此种手术能成功地治疗房颤，因此这项外科手术可缓解房颤所伴随的不规则心跳、血液动力损害及血栓形成。

（5）同步直流电复律　仍为目前较为安全、可靠、转复房颤成功率最高的一种方法。

567. 为什么说电重构和解剖重构是房颤持续存在的根本原因？

房颤维持的重要原因是心房组织内折返激动的持续存在，其根源来自于心房组织的电重构和解剖重构。

（1）电重构　主要是心房组织细胞离子通道性质的改变，导致心房组织有效不应期进行性缩短和电传导速度减慢，产生的折返激动波长缩短。

（2）解剖重构　房颤本身或如瓣膜病等血流动力学异常所产生，包括心房扩大、心肌细胞肥大、细胞肌质网损伤、糖原蓄积和心肌纤维排列方向紊乱等组织结构学改变，增加了容纳折返环数量的空间，加剧了组织的非均一性，与电重构相互因果（心房越大波长越短，则有利于多环折返），使得房颤成为一种自我延续性慢性心律失常。

568. 如何进行心房颤动的复律治疗？

心房颤动的复律治疗包括转复房颤为窦性心律和复律后维持窦性心律。

关于房颤的复律治疗，中华医学会心电生理和起搏分会房颤工作组在新版《心房颤动：目前的认识和治疗建议》中介绍如下：

首先，应转复房颤为窦性心律。房颤患者若能复律并长期维持窦性心律，是最理想的治疗结果。维持窦性心律的益处有消除症状、改善血流动力学、减少血栓栓塞性事件和消除或减轻心房电重构。阵发性房颤和新近（24 小时内）发生的房颤，多数能够自行转复为窦性心律。房颤持续时间的长短是能否自行转复窦性心律的最重要因素，持续时间愈长，复律的机会愈小。

药物或电击都可实现复律。初发 48 小时内的房颤多推荐应用药物复律，时间更长的则采用电复律。对于房颤伴较快心室率、症状重、血流动力学不稳定的患者，包括伴有经房室旁路前传的房颤患者，则应尽早或紧急电复律。伴有潜在病因的患者，如甲状腺功能亢进、感染、电解质紊乱等，在病因未纠正前，一般不予复律。

（1）药物复律　新近发生的房颤用药物转复为窦性心律的成功率可达 70% 以上，但持续时间较长的房颤复律成功率较低。静脉注射依布利特复律的速度最快，用 2mg 可使房颤在 30 分钟内或嗣后的 30 ~40 分钟内转复为窦性心律，比静脉注射普鲁卡因胺或索他洛尔的疗效更好。依布利特的主要不良作用是尖端扭转性室性心动过速，对患有心动过缓、低钾血症、低镁血症、心室肥厚、心力衰竭以及女性患者应慎用。

静脉应用普罗帕酮、普鲁卡因胺和胺碘酮也可复律。胺碘酮复律的速度较慢，剂量≥1g 静脉给药约需要 24 小时才能复律，虽然控制心室率的效果在静脉给予 300 ~400mg 时已达到。对持续时间较短的房颤，Ⅰc 类药物氟卡尼和普罗帕酮在 2.5 小时复律的效益优于胺碘酮。而氟卡尼和普罗帕酮的复律效益无差异。快速静脉应用艾司洛尔（esmolol）对复律房颤有效，而洋地黄制剂对复律无效。目前最常用的复律的静脉药物是普罗帕酮、胺碘酮和依布利特。静脉应用抗心律失常药物时应行心电监护。

如有心功能不良或器质性心脏病，首选胺碘酮；如心功能正常或无器质性心脏病，可首选普罗帕酮，也可用氟卡尼或索他洛尔。新近经美国 FDA 批准并已投放市场的Ⅲ类药多非利特（dofetilide），在 1999 年发表的 EMERALD 对照研究结果表，能有效地复律，但多非利特没有与Ⅰc 类药直接对比，其复律的疗效有待进一步确定。

对于症状不明显的房颤患者也可口服抗心律失常药物进行复律。如用Ⅰc 类药进行复律，顿服剂量〔普罗帕酮 450mg（体重 <70kg），普罗帕酮 600mg（体重 >70kg），或氟卡尼 300mg〕可使 70% ~80% 的房颤患者在平均 4 小时内转复为窦性心律。该剂量欧美国家常用，对我国患者是否适当尚不能定论。

（2）直流电复律

①体外直流电复律：体外（经胸）直流电复律可作为持续性（非自行转复的）房颤发作时伴有血流动力学恶化患者的一线治疗。起始能量以 150 ~200J 为宜，如复律失败，可用更高的能量。电复律必须与 R 波同步。

房颤患者经适当的准备和抗凝治疗，电复律并发症很少，但也可发生包括体循环栓塞、室性期前收缩、非持续性或持续性室性动过速、窦性心动过缓、低血压、肺水肿以及暂时性 ST 段抬高等。体外电复律对左心室功能严重损害的患者要十分谨慎，因为有发生肺水肿的可能。体外直流电复律的禁忌证包括：洋地黄毒性反应、低钾血症、急性感染性或炎性疾病、未代偿的心力衰竭以及未满意控制的甲状腺功能亢进等。恢复窦性心律后可进一步了解窦房结功能状况或房室传导情况。如果患者疑有房室阻滞或窦房结功能低下，电复律前应有预防性心室起搏的准备。

②心内直流电复律：自 1993 年以来，复律的低能量（<20J）心内电击技术已用于临床。该技术采用两个表面积大的导管电极，分别置于右心房（负极）和冠状静脉窦（正极）。其中一根电极导管也可置于左肺动脉作为正极，或者因冠状静脉窦插管失败作为替代（正极）。对房颤的各种亚组患者，包括体外直流电复律失败的房颤患者，复律的成功率可达 70% ~89%。该技术也可用于对电生理检查或导管消融技术过程中发生的房颤进行复律，但放电必须与 R 波准确同步。

（3）电复律与药物联合应用　对于反复发作的持续性房颤，约 25% 的患者电复律不能成功，或虽复律成功，但窦性心律仅能维持数个心动周期或数分钟后又转为房颤，另 25% 的患者复律成功后 2 周内复发。若电复律失败，可在应用抗心律失常药物后再次体外电复律，必要时考虑心内电复律。与电复律前给予安慰剂或频率控制药物比较，胺碘酮可提高电复律的成功率，复律后房颤复发的比例也降低。给予地尔硫革、氟卡尼、普鲁卡因胺、普罗帕酮和维拉帕米并不提高复律的成功率，对电复律成功后预防房颤复发的作用也不明确。有研究提示，在电复律前 28 天给予胺碘酮或索他洛尔，两者对房颤自发复律和电复律的成功率效益相同（$P=0.98$）。对房颤复律失败或早期复发的病例，推荐在择期复律前给予胺碘酮、索他洛尔。

（4）植入型心房除颤器　心内直电流电复律的研究已近 20 年，为了便于重复多次尽早复律，20 世纪 90 年代初已研制出一种类似植入型心律转复除颤器（implantable cardioverter defibrillator，ICD）的植入型心房除颤器（implantable atrial defibrillator，IAD）。IAD 发放低能量（<6 J）电击，设计目的是尽早有效地终止房颤，恢复窦性心律，尽可能减少患者的不适感觉。尽管动物试验和早期的临床经验表明，低能量心房内除颤对阵发性房颤、新近发生的房颤或慢性房颤患者都有较好的疗效（75% ~80%），能减少房颤负荷和住院次数，但由于该技术为创伤性的治疗方法、费用昂贵，且不能预防复发，故不推荐常规使用。

（5）建议　对阵发性、持续性房颤和经选择的慢性房颤患者，转复为窦性心律是所希望的治疗终点。体外直流电复律技术对房颤转复为窦性心律十分有效和简便，只要操作得当则相对安全，主要的适应证是药物复律失败的阵发性或持续性房颤，且有维持窦性心律适应证者，对于心室率快、症状重且有血流动力学恶化的房颤患者，体外直流电复律常作为一线治疗。

对新近发生的房颤采用药物复律，需要仔细分析患者的临床情况，对拟用抗心律失常药物的药理特性要有充分了解。无器质性心脏病的房颤患者，静脉应用或口服普罗帕酮是有效和安全的，而对有缺血性心脏病、左心室射血分数降低、心力衰竭或严重传导障碍的患者，应该避免用Ⅰc 类药物。胺碘酮、索他洛尔和新Ⅲ类药物如依布利特和多非利特，复律是有效的，但有少数患者（1% ~4%）可能并发尖端扭转性室性心动过速，因此在住院期间进行复律较为妥当。对房颤电复律失败或早期复发的病例，在择期行电复律前应用胺碘酮、索他洛尔等药物可提高房颤复律的成功率。对房颤持续时间≥48 小时或持续时间不明的患者，在复律前后均应常规应用华法林抗凝治疗。

其次复律后维持窦性心律也很重要。

无论是阵发性还是持续性房颤，大多数房颤在复律成功后都会复发，因而，通常需要应用抗心律失常药物预防房颤复发。维持窦性心律治疗的目标是消除症状、防止因房颤所致的血栓栓塞、改善心功能等。

（1）药物维持窦性心律　使用任何抗心律失常药物前，应检查有无心血管疾病和其他相关因素。首次发现的房颤、偶发房颤或可以耐受的阵发性房颤，很少需要预防性用药。β受体阻滞剂对仅在运动时发生房颤的患者比较有效。

近年不断增多的抗心律失常药物可用于房颤复律后（自行转复或经药物和/或电转复）长期窦性心律的维持。在选择抗心律失常药物时，首先要评估药物的有效性、安全性及耐受性。有研究提示，现有的抗心律失常药物在维持窦性心律中，虽可改善患者的症状，但有效性差，副作用较多，且不降低总死亡率。选择药物应在考虑其疗效的同时，需注意以下问题：① 脏器的毒性反应。普罗帕酮、氟卡尼、索他洛尔、多非利特、丙吡胺对脏器的毒性反应相对较低；②致心律失常作用。一般说来，在结构正常的心脏，Ⅰc类药物很少诱发室性心律失常。在有器质性心脏病的患者，致心律失常作用的发生率较高，其发生率及类型与所用药物和本身心脏病的类型有关。Ⅰ类药物一般应当避免在心肌缺血、心力衰竭和显著心室肥厚情况下使用。

按照上述以及几个大系列心肌梗死后包括Ⅰ类药、索他洛尔、多非利特和胺碘酮的研究资料提示，其用药原则的共同特点如下：①若无器质性心脏病，首选Ⅰc类药物；索他洛尔、多非利特、丙吡胺和azimilide可作为第二选择；②若伴高血压，药物的选择与①相同。若有左心室肥厚存在，有可能引起尖端扭转性室性心动过速，故胺碘酮可作为第二选择。但对有显著心室肥厚（室间隔厚度≥14mm）的患者，Ⅰ类抗心律失常药不适宜；③若伴心肌缺血，避免使用Ⅰ类药物。可选择胺碘酮、索他洛尔，也可选择多非利特与β受体阻滞剂合用；④若伴心力衰竭，应慎用抗心律失常药物，必要时可考虑应用胺碘酮，或多非利特加一个适当的β受体阻滞剂；⑤若合并预激综合征（WPW综合征），应首选对房室旁路行射频消融治疗；⑥对迷走神经性房颤，丙吡胺具有抗胆碱能活性，疗效肯定；不宜使用胺碘酮，因该药具有一定的β受体阻断作用，可加重该类房颤的发作。对交感神经性房颤，β受体阻滞剂可作为一线治疗药物，此外还可选用索他洛尔和胺碘酮；⑦对孤立性房颤可先试用β受体阻滞剂；普罗帕酮、索他洛尔和氟卡尼的疗效肯定；胺碘酮和多非利特仅作替代治疗。

（2）何时停用抗心律失常药物　在药物治疗过程中，如出现明显副作用或患者要求停药，则应该停药；如药物治疗无效或效果不肯定，应及时停药。

（3）建议　维持窦性心律防止房颤复发，对保护心功能、减少并发症和改善生活质量有重要意义。现有的抗心律失常药物预防房颤复发虽有一定效果，但副作用较多，且不降低总病死率。采用抗心律失常药物预防房颤复发过程中，要密切注意和妥善处理其致心律失常作用；对用胺碘酮治疗的患者则需注意和尽可能防止其对脏器的毒性作用。鉴于目前已有的抗心律失常药物的局限性，应加强新药研究。现有研究支持，在维持窦性心律方面经导管消融治疗优于药物治疗。

569• 如何控制心房颤动的心室率？

根据中华医学会心电生理和起搏分会房颤工作组新版《心房颤动：目前的认识和治疗建议》介绍：

房颤时最常见的症状，多由于快心室率和不规则心律所引起。控制心室率有助于减轻或消除症状。对于部分房颤患者而言，心室率控制后可显著减轻或消除症状，改善心功能，提高生活质量。

（1）控制心室率作为一线治疗　房颤增加患者病死率和病残率，因此，理论上对阵发性、持续性或永久性房颤，应尽可能通过药物和/或射频消融方法恢复窦性心律。有些房颤患者尽管控制了心室率但仍有症状（主要为心悸和疲乏），则治疗的重点就应当是复律和维持窦性心律。药物维持窦性心律和控制心室率的研究提示，没有发现控制心室率在死亡率和生活质量方面逊于维持窦性心律的治疗。主要原因可能是复律并维持窦性心律治疗过程中的风险，尤其是抗心律失常药物的副作用，抵消了维持窦性心律所带来的益处，故在降低房颤复发率的同时并没有改善患者的预后。因此，长期用药时应评价抗心律失常药物的益处和风险。控制心室率在以下情况可作为一线治疗：①无转复窦性心律适应证的持续性房颤；②有证据表明房颤已持续几年，在没有其他方法干预的情况下（如经导管消融治疗），即使转复为窦性心律后，也很难维持窦性心律；③抗心律失常药物复律和维持窦性心律的风险大于房颤本身的风险；④心脏器质性疾病，如左心房内径大于55 mm、二尖瓣狭窄等，如未纠正，很难长期保持窦性节律。

（2）控制心室率的优点和缺点　优点是：①大部分患者控制心室率能显著减轻症状；②与节律控制相比，心室率控制较易达到治疗目标；③相对减少了抗心律失常药物的副作用。控制心室率的缺点是：①由于心室率不规则，不少患者仍有症状；②达不到窦性心律的血流动力学效果；③控制心室率的药物有时可致严重心动过缓；④房颤持续存在，仍需抗凝治疗。

（3）心室率控制的标准　心室率控制的目标是减少和/或消除症状、预防心动过速性心肌病。控制标准是静息时心室率60～80次/分，而运动时90～115次/分。24小时动态心电图监测记录的频率趋势图是评定心室率控制的有用方法，也可采用运动试验来评价运动耐量。

（4）控制心室率的治疗措施　目前以药物治疗为主，对药物控制心室率不满意者可选用房室结阻断联合起搏器植入的治疗方法。

房颤时心室率与房室结的有效不应期有关，因此，一般采用抑制房室结内传导和延长其不应期的药物以减慢心室率、缓解症状和改善血流动力学。这些药物包括β受体阻滞剂、钙离子通道阻滞剂、洋地黄类和某些抗心律失常药物。

β受体阻滞剂是房颤时控制心室率的一线药物。普萘洛尔（propanolol）、阿替洛尔（atenolol）和美托洛尔（metoprolol）长期口服是安全的，可以降低交感神经张力。β受体阻滞剂对控制运动时快心室率的效果比地高辛好，而且β受体阻滞剂和地高辛合用控制心室率的效果优于单独使用。在心力衰竭未得到控制的患者，β受体阻滞剂要慎用。

钙离子通道阻滞剂如维拉帕米和地尔硫䓬是常用的一线药物，急症情况下静脉注射疗效迅速。该类药对运动引起的快心室率控制效果比地高辛好，且和地高辛合用控制心室率的效果优于单独使用。对有心力衰竭的房颤患者不主张应用钙离子通道阻滞剂。

洋地黄对控制静息时的心室率有效，但对控制运动时的心室率无效。由于洋地黄类药物减慢心室率的作用是通过增高迷走神经张力实现，可在伴有心力衰竭的房颤患者选用，对其他房颤患者不单独作为一线药物。

合并有预激综合征的房颤患者，禁用洋地黄、钙离子通道阻滞剂和β受体阻滞剂。因房颤时心房激动经房室结前传受到抑制后可使其经房室旁路前传加快，致心室率明显加快，产生严重血流动力学障碍，甚或诱发室性心动过速和/或心室颤动。对这类患者，应立即进行直流电复律。对血流动力学尚稳定者，可采用普罗帕酮、普鲁卡因胺或胺碘酮静脉注射。房室结阻断联合起搏器治疗对药物治疗不能有效控制心室率而有严重症状的房颤患者，房室结消融联合起搏治疗能有效地减轻症状，减少患者的住院率和心力衰竭的发生率，但术后持续性房颤的发生率增加，特别是75岁以上或合并其他心脏疾病的患者。阻断房室结后，极少数患者可能发生与消融相关的心脏性猝死，多发生于术后两天内，术后一段时间内提高心室的起搏频率有利于降低心脏猝死的发生率。

（5）建议　控制房颤时的心室率十分重要，可以减轻患者的症状和改善血流动力学，也可预防心动过速性心肌病。所有房颤患者都需要适当地控制心室率。为迅速地控制心室率，可经静脉应用β受体阻滞剂或维拉帕米、地尔硫䓬；β受体阻滞剂和钙离子通道阻滞剂有助于控制运动和休息时的心室率，洋地黄（例如地高辛）仅用于伴有慢性心力衰竭的房颤患者；有些患者可能需要地高辛、钙离子通道阻滞剂和β受体阻滞剂的联合应用才能满意控制心室率；对伴有房室旁路前传的房颤患者，禁用钙离子通道阻滞剂、洋地黄和β受体阻滞剂；对有房室旁路前传且血流动力学不稳定的患者，首选直流电复律；血流动力学异常不明显者，静脉注射普罗帕酮、胺碘酮或普鲁卡因胺。对药物治疗无效或不能耐受药物治疗且症状严重的房颤患者，消融阻断房室传导植入永久性心脏起搏器治疗。

570• 如何进行心房颤动的抗凝治疗？

根据中华医学会心电生理和起搏分会房颤工作组在新版《心房颤动：目前的认识和治疗建议》：

（1）血栓栓塞危险评估　房颤是卒中的独立危险因素，房颤患者卒中的危险是窦性心律者的5~6倍，而当卒中患者合并房颤时，其病死率、病残率以及住院天数等也显著高于窦性心律者。房颤患者发生卒中的危险与患者的年龄及伴随疾病等有关，年龄<65岁且无危险因素的患者卒中的年发生率小于1%，而既往有卒中、短暂性脑缺血（TIA）或血栓栓塞的患者年发生率可高达12%以上。因此，预防房颤引起的栓塞性事件，是房颤治疗策略中重要的一环，也是前瞻性随机多中心研究较多、结果比较肯定的治疗策略。在有血栓栓塞危险因素的房颤患者中，应用华法林进行抗凝治疗是目前唯一可明确改善患者预后的药物治疗手段。

1）危险因素：中风的独立危险因素有既往有缺血性卒中或TIA、年龄>65岁、高血压、心肌梗死史、糖尿病和心力衰竭。冠状动脉和周围动脉疾病，以及经食管超声心动图显示的主动脉多发斑块也系危险因素。性别作为卒中的危险因素尚有争议。

2）危险分层：高危：既往有缺血性卒中，TIA，或体循环血栓栓塞史；年龄≥75 岁且伴有高血压、糖尿病或血管病变；临床有心脏瓣膜病变、心力衰竭或左心室功能受损的证据。中危：年龄65~75 岁，不伴危险因素；年龄<65 岁伴有糖尿病，高血压或血管病变。低危：年龄<65 岁，不伴有中危或高危因素。

年龄与房颤患者脑血管意外的发生率密切相关。50~59 岁组占脑血管意外总数的6.7%，而80~89 岁组占36.2%。风湿性瓣膜病和人工瓣膜置换术后的患者有较高的危险。根据 Framingham 研究资料，非风湿性瓣膜病房颤引起的缺血性脑卒中发生率是对照组的5.6倍，风湿性瓣膜病合并房颤是对照组的17.6 倍。非风湿性瓣膜病房颤在缺血性脑血管意外（脑卒中）所占的比例为15%~20%，非风湿性房颤发生栓塞事件的危险为每年5%左右。

发现心腔内有血栓或有自发超声回声现象，也是抗凝治疗的适应证。

（2）房颤抗凝治疗

1）抗凝药物及时间：目前预防房颤血栓形成的药物有抗凝药物和抗血小板类药物，抗凝药物有华法林；抗血小板药物有阿司匹林和氯吡格雷。普通肝素或低分子肝素为静脉和皮下用药，一般用作华法林的短期替代治疗或华法林开始前的抗凝治疗。

关于抗凝药物的选用，临床上公认华法林疗效确切，但需要定期监测 INR（internationa normalization ratio，INR，国际标准化比率）。使用华法林时，严重出血并发症发生率为1.3%。ximelagatran 是新的口服直接凝血酶抑制剂，该药不需监测 INR，但因该药易引起严重的肝损害，目前已不再使用。有研究认为阿司匹林每日 300mg 以上有一定效果，但小于该剂量疗效不肯定。不建议阿司匹林与华法林联合应用，因其抗凝作用并不优于单独应用华法林，而出血的危险却明显增加。氯吡格雷也可用于预防血栓形成的治疗，临床多用 75mg 顿服，其优点是不需要监测 INR，出血危险性低，但预防中风的效益远不如华法林，即使氯吡格雷与阿司匹林合用，其预防脑卒中的作用也不如华法林。

2）抗凝强度及目标值：华法林抗凝治疗的效益和安全性取决于抗凝治疗的强度和稳定性。欧美国家的临床试验证实抗凝强度为 INR 2.0~3.0 时，可以有效预防脑卒中事件，使脑卒中年发生率从4.5% 降至1.5%，相对危险性降低 68%，但并不明显增加脑出血的风险。如 INR 低于 2.0，则出血并发症少，但预防血栓形成的作用显著减弱；INR 高于 4.0，血栓形成减少，但出血并发症显著增多。在血栓形成和出血危险性方面，日本的一项房颤患者脑卒中二级预防试验发现，保持 INR 1.5~2.1 的抗凝治疗较保持 INR 2.2~3.0 的抗凝治疗严重出血并发症显著减少，而缺血性卒中的发生率无明显差异。但该研究入选病例只有115 例非风湿性瓣膜病房颤患者，这一结果的临床意义还需要进一步评价。

国内有两项研究分别对 INR 维持1.5~2.5 和2.0~3.0 时，观察预防房颤患者血栓栓塞事件的疗效及安全性。提示保持 INR 2.0~2.5 可能较为适合中国人群。所需的华法林剂量因人而异，华法林的需要量须根据 INR 的监测值调整。

3）抗凝方法及规律：房颤的危险分层不同，所需的抗凝方法也不同。一般而言，如无禁忌证，高危患者需华法林治疗，低危患者采用阿司匹林 200~300mg/d 治疗，而中危患者建议选用华法林，也可以考虑阿司匹林治疗。阵发性房颤与持续性或永久性房颤具有同样的危险性，其抗凝治疗的方法均取决于危险分层。

对阵发性或持续性房颤，如行复律治疗，当房颤持续时间在48小时以内，复律前不需要抗凝。当房颤持续时间不明或≥48小时，临床可有两种抗凝方案。一种是先开始华法林抗凝治疗，使INR达到2.0~3.0三个星期后复律。一般而言，在3周有效抗凝治疗之前，不应开始抗心律失常药物治疗。有研究提示，复律前应用华法林抗凝，INR在1.5~2.4与大于2.5相比仍有较高的血栓栓塞事件（0.93%对0%，$P=0.012$），且转复房扑和房速有与转复房颤相近的血栓栓塞风险。另一种是行经食管超声心动图检查，且静脉注射肝素，如果没有发现心房血栓，可进行复律。复律后肝素和华法林合用，直到INR≥2.0停用肝素，继续应用华法林。在转复为窦性心律后几周，患者仍然有全身性血栓栓塞的可能，不论房颤是自行转复为窦性心律或是经药物或直流电复律，均需再行抗凝治疗至少4周，复律后在短时间内心房的收缩功能不能完全恢复。

（3）血栓栓塞患者的抗凝治疗　既往有脑卒中史的房颤患者是卒中的高危患者，需用华法林抗凝治疗。和安慰剂及阿司匹林比较，华法林能显著减少卒中复发的机会，但会增加出血事件。在该人群，阿司匹林和双嘧达莫（潘生丁）预防卒中的作用未被肯定。

急性脑卒中的房颤患者病死率和病残率均较高。在开始抗凝治疗前应行头颅CT或磁共振（MRI）除外脑出血的可能。如无出血征象，可在3~4周后开始抗血栓治疗。如有出血征象则不予抗凝治疗。如脑梗死面积较大，抗凝治疗开始的时间应进一步延迟。在TIA患者，头颅CT或MRI除外新发脑梗死和脑出血后，应尽早给予华法林抗凝治疗。

（4）长期抗凝治疗的风险/并发症及其处理　长期抗凝治疗是指抗凝治疗的时间超过4周，其风险主要是指应用华法林后出血事件的风险，与INR值过高有关，当INR>4.0时出血危险性增加。目前认为，华法林治疗出血的危险因素有：年龄（>75岁）、联合应用抗血小板药物、未得到控制的高血压、有出血史或颅内出血史、贫血及多种药物合并应用等。因此，对具有出血危险因素的患者应权衡抗凝治疗的效益和风险，如采用华法林治疗应将INR控制在适当的范围内。

当发生严重出血，可采取以下治疗措施：停用华法林、使用维生素K_1，输注新鲜血浆和凝血酶原复合物。停用华法林，INR可在数天内恢复正常。静脉、皮下注射或口服维生素K_1可在24小时内将INR降至正常，但应注意高剂量的维生素K_1可过度降低INR，并在1周内再使用华法林时其抗凝效果不佳。凝血酶原复合物可很快降低INR，紧急情况下可考虑应用。

在轻度出血的情况下，如皮下和牙龈出血等，毋需停用华法林，但应及时复查INR并调整华法林的用量。

（5）抗凝治疗的监测和随访　华法林始用剂量2.5~3mg/d，2~4天起效，5~7天达治疗高峰。因此，在开始治疗时应隔天监测INR，直到INR连续2次在目标范围内，然后每周监测2次，共1~2周。稳定后，每月复查2次。华法林剂量根据INR调整，如果INR低于1.5，则增加华法林的剂量，如高于3.0，则减少华法林的剂量。华法林剂量每次增减的幅度一般在0.625mg/d以内，剂量调整后需重新监测INR。由于华法林的药代动力学受多种食物、药物、乙醇等的影响，因此，华法林的治疗需长期监测和随访，控制INR在治疗范围内。家庭监测也是一种可行的方法。

（6）左心耳封堵术和闭合术 对于有血栓栓塞高危因素而又不能应用华法林进行长期抗凝治疗的患者，左心耳闭合或封堵术，可能是一项有效预防血栓栓塞事件的治疗方法。经食管超声心动图发现，约90% 的左心房血栓发生在左心耳内。在一项多中心研究中，Ostermayer 等对有 1 个以上血栓栓塞危险因素的房颤患者行经皮左心耳封堵术（percutaneous left atrial appendage transcatheter occlusion，PLAATO）的安全性和有效性进行了评价，所有入选患者均有应用华法林的禁忌证，111 例患者经过 113 次手术，有 108 例成功完成 PLAATO（97.3%），3 例患者因心脏压塞需要心包穿刺引流，另 1 名患者因心脏压塞行心脏外科手术，后因神经系统并发症死亡。其余患者在平均 9.8 个月的随访中，2 例发生卒中，在术后 1 和 6 个月的经食管超声心动图检查中未发现血栓。

（7）建议 持续性或永久性房颤患者，若复律失败或不宜进行，尤其有血栓栓塞高危因素存在时，应进行抗凝治疗。阵发性房颤进行抗凝治疗的适应证应基于有无基础心脏病及其类型，以及有无其他血栓栓塞促发因素存在。华法林抗凝治疗可显著降低缺血性脑卒中的发生率，但其出血性事件的危险应予注意，对每例患者应当评估风险/效益比。综合国内外资料，建议中国房颤患者华法林抗凝治疗的目标 INR 在 2.0 ~ 3.0。

阿司匹林的试验结果与剂量明显有关，300 ~ 325mg/d 有预防血栓栓塞事件的作用，但其效果远比华法林差。因此，仅在下列情况下应用：①对华法林有禁忌证；②脑卒中的低危患者。

其他的抗凝药或抗血小板制剂，以及左心耳封堵和闭合术尚无大系列研究进行客观评价。

571 如何对心房颤动进行起搏治疗？

根据中华医学会心电生理和起搏分会房颤工作组在新版《心房颤动：目前的认识和治疗建议》：

由于抗心律失常药物治疗房颤的疗效差，副作用大，非药物治疗就成为一种重要的治疗措施。近年来，采用心脏起搏来预防房颤发生或复发引起了广泛的关注。

在心动过缓而常规植入心脏起搏器的患者中，大系列临床试验发现，房颤的发生或复发与起搏方式有关。与心室单腔起搏（VVI）相比，以心房为基础的生理性起搏（AAI 或 DDD）可以减少房颤的发生或复发。试图通过改变起搏方式及参数或改变心房起搏部位来预防或治疗房颤，是近年来一系列临床试验研究的目的。至今，这种努力仍未被放弃。

（1）起搏预防和治疗房颤的可能机制 心动过缓时，不同部位心房肌复极的离散度加大，有助于房颤的发生。心房起搏可减少因心动过缓导致的心房肌复极离散度增加。房性期前收缩后的代偿间期可形成长-短周期。这种长-短周期有利于心房内电折返形成。起搏可纠正这种长-短周期。较快频率的心房起搏用来超速抑制心房内的异位兴奋灶。而这些异位兴奋灶发放的电兴奋可能触发房颤。

心房多部位起搏或在心房某些特殊部位起搏，如 Bachman 束、冠状窦远端或 Koch 三角，可能改变心房电激动的顺序，预防房性早搏诱发的房内折返。

（2）起搏预防和治疗房颤临床疗效的评价 在 ADOPT（atrial dynamic overdrive pacing

trial）试验，对病态窦房结综合征患者采用以超速起搏为主的起搏方式预防房颤。结果发现，与常规DDDR起搏方式相比，这种方式可降低房颤负担（AF burden）但PIP（pacing in prevention of atrial fibrillation）试验，却未能发现这种起搏方式的益处在ASPECT（atrial septal pacing efficacy clinical trial）试验，将起搏电极放在房间隔，房颤负担作为试验的主要终点。结果发现，以超速起搏为主的起搏方式未能减少房颤负担。

采用心房快速起搏可能终止某些类型的房性心律失常，如房性心动过速和心房扑动。临床试验显示，这种超速抑制的起搏方式，对终止房颤无效。在ATTEST（atrial therapy efficacy and safety trial）试验，对368例患者，试图采用超速抑制起搏的方式来终止房颤。结果发现，这种方式既不能减少房颤发生的频率也不能降低房颤负担。

（3）稳定心室率的起搏方式　在持续性和永久性房颤，心律的绝对不规整和长短RR间期之间的差异是引起症状和使血流动力学恶化的原因之一。一种特殊的心室起搏方式，称为稳定心率起搏（rate stabilization pacing）可以减少心律的不规整性。这种起搏方式按房颤时的平均心室率发放脉冲起搏心室，可以避免过长的RR间期。同时，起搏心室后，电兴奋逆传至房室结。这种隐匿性传导使房室结的前传不应期延长，可减慢房室传导，避免出现过短的PR间期，使心律变得相对规整。在RASTAF（rate stabilization in atrial fibrillation）试验，这种起搏方式使患者运动耐量改善。而在另一项研究中却并未发现这种起搏方式可以改善症状。这种起搏方式对房颤患者生活质量的影响尚需进一步研究。

（4）长期右心室心尖部起搏的危害　对房颤伴有心动过缓而需要植入永久性心脏起搏器的患者，长期右心室心尖部起搏可使心功能恶化。右心室心尖部起搏可产生类似左束支阻滞时的情况，使左右心室及左心室不同部位之间收缩的同步性丧失，影响左心室的充盈，左心室射血分数降低。临床试验发现，心室起搏累计数占心搏总数的比例与心衰住院次数相关。因此，应根据患者情况，调整起搏方式和参数，尽可能减少右心室心尖部的起搏。

（5）建议　为预防房颤的发生或复发，对病态窦房结综合征而需要植入起搏器的患者，应选择以起搏心房为基础的模式（DDD或AAI）。在选择起搏方式和调整起搏器参数时，应尽可能减少右心室心尖部起搏。

尚无确切证据显示起搏器的所谓“抗房颤”功能有效。对无心动过缓而不需要常规植入起搏器的患者来说，目前不应采用心脏起搏来预防或治疗房颤。

572• 什么是心房颤动的导管消融治疗？

根据中华医学会心电生理和起搏分会房颤工作组在新版《心房颤动：目前的认识和治疗建议》：

导管消融治疗房颤是近10年来临床心脏电生理学最受关注的热点之一。研究表明，导管消融可治愈房颤、改善患者的症状、生活质量和心功能，也能提高患者的生存率。随着消融方法的不断改进和对复发患者的再次消融，目前在有经验的电生理中心导管消融治疗房颤的成功率可达90%左右。

（1）经导管射频消融治疗房颤的方法　自20世纪90年代开始，导管消融治疗房颤先后经历了仿迷宫术线性消融、局灶消融、肺静脉节段性电隔离、环肺静脉线性消融等多种术式。

1）仿迷宫术线性消融：Haissaguerre 等最早开展右心房线性消融，1994 年报道 1 例消融成功病例；1996 年报道了 45 例阵发性房颤患者的射频线性消融，治疗房颤的有效性不联合应用抗心律失常药物为 13%，联合应用药物可达 53%。Swartz 等参照外科迷宫手术，设计了仿迷宫术的消融径线，对 34 例慢性房颤患者进行消融，成功率达到 80%（包括加用抗心律失常药物者）。但由于并发症高、手术时间长，该术式已不采用，但早期的探索证实了经导管消融治疗房颤的可行性。

2）局灶消融术：1998 年，Haissaguerre 等发现，肺静脉内异位兴奋灶发放的快速冲动可以导致房颤的发生，并由此提出了局灶性房颤（focal atrial fibrillation）的概念。此后，越来越多的研究表明，异位局灶性快速冲动发放引起的频发房性期前收缩或房性心动过速是房颤最常见的触发因素，而心房内多波折返则是房颤得以维持的基质或基础。基础研究也发现，肺静脉内存在肌袖，肌袖内有 P 样细胞存在；肌袖内快速、无序的电活动传入心房导致房颤的发生，这也是局灶消融及随后肺静脉隔离术的理论基础。

随后的研究发现，诱发房颤的异位兴奋灶有 70% ~90% 位于肺静脉内，其余分布于上、下腔静脉，界嵴，冠状静脉窦口，右心房游离壁和左心房后壁等。局灶消融术的即刻成功率较高，但远期成功率只有 60% 左右。局灶消融术房颤复发率较高，可能是由于多根肺静脉内存在一个以上的异位兴奋灶，消融过程中很难将其全部毁损，或是术中消融完全，术后潜在的病灶逐渐发展成新的病灶；另外，部分患者不能在术中诱发房颤，无法寻找异位兴奋点。点消融存在的另外一个难以克服的问题是肺静脉狭窄。

3）肺静脉节段性电隔离：2000 年，Haissaguerre 等通过环形电极标测发现，肺静脉与心房之间的电连接存在突破点（breakthrough），消融这些突破点即可形成肺静脉电隔离。该中心用节段性肺静脉电隔离术（mapping-guided segmental pulmonary vein isolation）治疗 70 例阵发性房颤的患者，靶肺静脉隔离成功率为 95%，随访（4 ±5）个月，单次消融成功率为 56%，对复发患者行重复消融，总治愈率达 73%；而且注意到消融部位越接近肺静脉口部，消融成功率越高。随后，该术式成为经导管消融治疗房颤的主要术式之一，其目标是造成完全的肺静脉与心房之间电活动分离。在肺静脉电隔离过程中，常碰到较明显的静脉电位被成功消融后，残留的较小电位经反复放电仍不消失。低振幅电位除可能来自残存心房与肺静脉之间的电连接，即局部残存肺静脉电位外，最常见的原因为远场电活动，确定消融后静脉内低振幅电位的产生原因意义重大。

呈管形的肺静脉在引入心房前一般都有管腔直径的增大，这一扩大的肺静脉部分为肺静脉前庭（pulmonary vein antrum），肺静脉电隔离的消融平面应该在肺静脉前庭与心房交界处，而不是在管形肺静脉与肺静脉前庭之间。过深的消融平面不但会增加静脉狭窄的发生率，如果静脉异位激动点位于消融线心房侧的移行区，也会增加术后房颤复发的机会。在肺静脉前庭与心房交界处消融隔离肺静脉治疗房颤的概念，是克里夫兰心脏中心最早提出来的现有的临床资料显示，肺静脉节段性电隔离对阵发性房颤的效果较好，单次消融的成功率为 50% ~70%，对复发患者行 2 ~3 次消融后治愈率为 70% ~80%。相对于局灶消融术，节段性肺静脉电隔离术进一步提高了成功率，尤其是远期治愈率，其并发症和局灶消融相同，严重肺静脉狭窄发生率低。另外，手术时间和 X 线曝光时间也大为缩短，在有经验的心脏电生理中心，平均隔离一根肺静脉的时间为10~20分钟，平均操作时间为2~4小时，平均X线曝光时间仅30~60分钟。该术式目前在技术上已经十分成熟，但仍然面临下列问题：由于肺静脉在解剖上存在很大变异，要保证消融导管始终位于肺静脉开口处有一定难度；形成连续、透壁的损伤仍有难度；术后房颤复发率相对较高。

4）三维标测系统指导下的环肺静脉线性消融：三维标测系统指导下的环肺静脉消融（circumferential radiofrequency ablation of pulmonary vein ostia），又称解剖指导下的左心房线性消融或左心房基质改良术，最初由Pappone医师于2000年报道。其方法是在三维标测系统指导下重建肺静脉和心房的模拟三维图像，然后在每个肺静脉口周围，距肺静脉口5 mm处做环形线性消融，由三维标测系统监测消融径线是否连续。

Pappone等所用的环肺静脉线性消融方法的即刻成功指标不要求肺静脉电位消失或心房与肺静脉之间电活动分离，而是消融部位双极心内膜电图幅度的明显下降（电位幅度下降80%或电位幅度<0.1 mV）。与节段性消融肺静脉电隔离相比，该方法更像是"解剖消融"（anatomical-guided left atrial ablation），而肺静脉电隔离则是"电生理消融"（electrophysiological mapping-guided）。目前多数中心应用的三维标测系统辅助或指导下的房颤导管消融与上述方法有一些不同，欧阳等人应用双环状标测电极导管与三维标测技术结合进行环肺静脉线性消融治疗房颤，其消融终点是肺静脉电隔离。但考虑到使用双环状标测电极导管使手术费用增加很多，目前很多中心应用三维标测系统和单环状标测电极指导下的环肺静脉线性消融电隔离治疗房颤。

Pappone等2003年报道应用该术式对589例房颤患者（其中持续性房颤和永久性房颤患者183例）进行消融，1年、2年、3年随访治愈率分别为84%、79%和78%，其中持续性和永久性房颤的3年随访治愈率达到68%。为了防止肺静脉狭窄、进一步提高成功率，该术式经多位学者加以改进，目前的消融径线主要是环绕左侧和右侧肺静脉各形成一条环形径线。

5）碎裂电位指导下消融：房颤时在心内膜可记录到复杂碎裂心房电活动（complex fractionated atrial electrograms）的部位常常是心房内的缓慢传导区，是形成房颤多波折返的重要支点部位（pivot）。Nademanee等的研究提示在这些部位消融可以终止和预防房颤发生，该消融方法也是通过改变房颤的折返基础和/或改变心脏自主神经的张力而达到预防房颤发生的目的。

6）去迷走神经消融：近年的研究表明，心脏自主神经系统在房颤的发生和维持中起着重要作用，通过改变心脏自主神经的张力可以改变房颤的诱发条件，预防房颤发生。心房的自主神经节主要分布于心外膜，在心房和肺静脉交界处分布最为密集（ganglionated pad）在该部位进行导管射频消融可以有效预防房颤的发生。Pappone等发现，去迷走神经治疗对左心房基质改良术的结果有显著影响。接受左心房基质改良术的患者，如果同时接受去迷走神经治疗，术后复发率仅为1%，否则高达15%。因此，去迷走神经治疗作为其他术式治疗房颤的一种辅助疗法可降低复发率，提高治愈率。

（2）房颤导管消融治疗的适应证　随着导管消融治疗房颤技术的不断成熟和发展，手术适应证也在不断扩大。早期经典导管射频消融治疗的适应证是没有明确器质性心脏病的阵发性房颤患者，即特发性房颤患者，而目前在一些有经验的中心已开始对左心房明显增大、有器质性心脏病或心力衰竭的房颤患者进行导管消融的临床研究，房颤的类型也由阵发性扩展到持续性和永久性房颤。左心房大小、持续性或永久性房颤的持续时间、有无二尖瓣反流及程度、年龄等可能是影响消融术疗效的重要因素，对于左心房内径 > 55mm、房颤持续时间 > 10 年和伴有明确的器质性心脏病而没有或不能完全纠正的患者，在接受导管消融术后有较高的房颤复发率。也有研究提示，心房肌有瘢痕的患者术后房颤复发和左心房扑动的发生率高。有研究提示，导管消融治疗房颤在有器质性心脏病患者可以取得与特发性房颤患者相近的疗效，伴有心力衰竭的房颤患者在成功导管射频消融治疗后，心功能、左心室射血分数、运动耐量和生活质量均会有不同程度的改善。

两个随机对照研究对药物和导管消融治疗阵发性和持续性房颤的作用进行了评价。为了评价导管消融治疗是否可以作为有症状的阵发性房颤患者的一线治疗，Wazni 等把 70 例病史时间大于 3 个月的有症状的阵发性房颤患者随机分为药物治疗组和导管消融治疗组，所有患者在入选前均未接受过药物治疗，随访 1 年，在房颤的复发率、再住院次数和生活质量等方面导管消融治疗均优于药物治疗。Oral 等对 146 例持续时间大于 6 个月的房颤患者随机分为药物治疗组和导管消融治疗组，药物治疗组应用胺碘酮和电复律治疗，随访 1 年发现在降低房颤的复发率、改善患者的症状等方面导管消融优于药物治疗。Pappone 等完成的前瞻性非随机对照研究也提示，与药物治疗相比导管消融在有效降低房颤复发率和改善患者生活质量的同时，降低了房颤患者心力衰竭和血栓栓塞等并发症的发生率，降低了房颤患者的总病死率。

(3) 房颤导管消融的终点　导管消融的不同手术终点是影响其治疗房颤有效性的重要因素。肺静脉电隔离是环状标测电极导管指导下房颤导管消融的传统终点，经验性消融和隔离所有的肺静脉治疗房颤的有效性优于单纯靶静脉电隔离，并应对术中发作频繁的肺静脉外异位激动灶进行标测、消融或隔离。在应用三维标测系统辅助的环肺静脉线性消融治疗房颤时，虽然还没有足够的循证医学证据表明以肺静脉电隔离为终点的有效性优于消融部位和/或消融线内双极心内膜电图幅度的明显下降，但根据环状标测电极导管指导下肺静脉电隔离治疗房颤的有效性和一些临床研究的结果提示，该治疗方法的消融终点亦是肺静脉电隔离。

研究发现，在环肺静脉线性消融或肺静脉电隔离的基础上增加适当的消融线，有利于降低术后房颤及大折返性房性心动过速的发生率，但增加消融线的最佳部位和时机目前还没有共识。研究提示，左心房顶部连接两侧肺静脉的线性消融，相对于左下肺静脉与二尖瓣环之间的线性消融，不但较容易获得成功并且预防房颤复发的有效性也优于后者，但二尖瓣峡部的成功线性消融可以有效预防围绕二尖瓣环折返的大折返性房性心动过速或非典型心房扑动。因此，在成功肺静脉电隔离后，持续性房颤患者如果房颤未能终止，阵发性房颤患者如果房颤仍可被诱发，应同时行左心房顶部和二尖瓣峡部的线性消融，有可能降低术后房颤的复发率。对于伴有典型房扑的房颤患者，单纯肺静脉电隔离即可有效预防两种心律失常的发生；如同时行三尖瓣环与下腔静脉之间的线性消融，可降低术后早期典型房扑的发生率。

近来，也有些中心对所有持续性和永久性房颤患者，以及仍可被诱发的阵发性房颤患者，在成功肺静脉电隔离后均尝试按照 Nademanee 等报道的方法标测和消融左右心房复杂碎裂电活动部位，并且发现左心耳基底部的上部和前方，以及沿冠状静脉窦走行的左心房底部常常是复杂碎裂电活动的好发部位。在有些患者冠状静脉窦电隔离可能是终止房颤所必需的，而成功隔离冠状静脉窦则需要在左心房底部沿冠状静脉窦走行部位、冠状静脉窦口，甚至冠状静脉窦内进行消融。通过上述复合消融，多数持续性或永久性房颤可被终止（87%）。在转为窦性心律前，部分病例可首先由房颤转为房性心动过速或心房扑动，在对这些心律失常进行消融后才恢复窦性心律。而对通过上述复合消融，仍未成功复律的房颤则需要药物或同步直流电复律。对持续性或永久性房颤进行复合方法消融时，应综合评价手术的有效性、手术时间、发生并发症的风险和患者对手术的耐受性等因素。

（4）射频消融导管的选择和能量的设定 为了达到稳定的消融效果，同时又尽量减少和避免肺静脉狭窄并发症的发生，在房颤导管消融时一般主张使用温控射频消融。应用温控电极导管消融时，温度的设置一般不高于50℃，功率不高于30W或40W。应用8mm双感知温控射频消融导管时，温度和功率的设置分别为50～55℃和50W。8 mm的温消融导管与常规4 mm消融导管相比，可以形成更有效的损伤，有利于减少放电次数、缩短手术时间、降低术后房颤的复发率。

冷盐水灌注消融电极导管的远端有数个微孔，消融时在高压流量泵的作用下生理盐水通过这些微孔到达导管远端，一定流速的室温生理盐水可以使电极导管远端的温度在放电过程中始终维持在较低水平，从而使消融能量所产生的热能到达较深的心肌组织，有利于降低房颤的复发率。在应用冷盐水灌注电极导管治疗房颤时，功率的输出应不高于30W，消融静脉前壁时可以使用相对较高的功率输出（35W），而温度的设置一般为43～45℃。放电时通过高压泵快速给予肝素盐水（17ml/min）标测时则应用较慢速度持续点滴（2 ml/min）保持盐水灌注通路的畅通。使用生理盐水的肝素浓度为1 U/ml，以减少血栓形成的机会。

（5）其他标测技术或消融能量在房颤治疗中的应用

1）射频之外的消融能量：2000年，Natale等首先报道了超声球囊在肺静脉消融中的应用。已研制出的超声球囊呈圆柱形，目的是适合肺静脉口，易造成连续的环形损伤，从而达到肺静脉电隔离。现有的资料显示，超声球囊消融肺静脉治疗房颤的即刻成功率约为60%，长期随访成功率约为40%超声球囊消融的成功率不高，主要是由于：导管难以进入右下肺静脉；超声球囊直径固定，不能很好适合肺静脉的大小；肺静脉解剖结构复杂、走行多变，超声球囊长轴难以和肺静脉长轴共轴。因此，超声球囊的工艺尚有待进一步改进以更加适合临床需要。

冷冻消融的应用虽由来已久，但由于设备的局限性，早期仅限于外科开胸时消融，Cox迷宫术常规冷冻消融冠状静脉窦口。2000年后，随着生物医学工程材料学的发展，研发出了带有电极的冷冻消融大头导管，可以实现冷冻标测（ice mapping），使经导管冷冻消融成为可能，是冷冻消融的一个飞跃。冷冻导管消融治疗房颤的临床研究已经起步。经导管冷冻消融的优点是消融导管与靶点心肌贴靠牢固、操作方便、定位稳定，患者感到的疼痛较轻，肺静脉狭窄及血栓形成等并发症的发生危险降低，但安全性及疗效有待进一步的临床研究加以证实。

2）心腔内超声在房颤导管消融治疗中的作用：术中怎样确定电极导管与心内各解剖结构的关系，即评价电极导管的确切位置，以及确定心房与肺静脉的界面等，X线透视有很大的局限性。心腔内超声检查（intracardiac echocardiography，ICE）通过对消融电极导管远端位置及其与左心房、肺静脉等解剖结构间的相对位置关系和肺静脉口径、形态等的评价，有利于确定合适的消融平面，使消融平面在真正的肺静脉前庭与左心房交界处。心腔内超声检查通过监测放电过程中消融电极导管远端与组织之间微泡的形成，合理调整射频消融能量的输出，从而降低肺静脉狭窄和心肌穿孔并发症的发生率，也可使消融损伤更均匀透壁，而降低术后心房与肺静脉之间电传导恢复的可能性和房颤的复发率。另外，术中心腔内超声检查可及时发现左心房血栓，降低血栓栓塞并发症的发生。心腔内超声检查对导管消融指导作用的临床应用价值还有待于进一步评价。

（6）房颤导管消融治疗前后及术中的抗凝治疗　房颤的并发症血栓栓塞，尤其是脑栓塞是房颤致死及致残的最主要原因之一。房颤导管消融治疗前后的抗凝治疗是整个房颤抗凝治疗中的一部分。对有下列危险因素的阵发性房颤及所有的持续性房颤患者，在术前应用华法林进行1个月的有效抗凝治疗：高血压、糖尿病、TIA或脑卒中病史、冠心病心肌梗死、高龄（>65岁）、慢性心力衰竭和左心室射血分数低下（<35%）等，抗凝治疗的强度为维持INR在2.0~3.0，实际上这些患者即使不行导管消融治疗也需要常规抗凝治疗。术前的抗凝治疗应一直持续到手术前3~5天，术前数天行经食管超声心动图检查，排除心房血栓。对于在术前停用华法林期间是否需要给予低分子肝素或普通肝素进行抗凝治疗，目前尚无统一看法。一般认为除非患者停药时间长于1周或患者血栓栓塞的风险较大，否则一般不需要在停用华法林期间应用肝素。对于术前没有应用华法林进行抗凝治疗的不伴有血栓栓塞危险因素的阵发性房颤患者，在术前可应用低分子肝素进行数天的抗凝治疗。应用低分子肝素进行抗凝治疗的患者，在术前8~10小时停药；应用普通肝素进行抗凝治疗的患者，则应在术前3~4小时停药。

术后当天晚上开始服用华法林，一般认为术后应至少进行3个月的有效抗凝治疗。同时，在术后前3天华法林的抗凝治疗作用未起效时给予低分子肝素5000U每日两次皮下注射，或每次100U/kg。术后抗凝治疗的持续时间决定于患者房颤的发生情况，如果仍有房颤发生，并计划进行再次手术治疗，抗凝治疗应一直持续到下次手术前。对于房颤仍继续发作而不计划再次行导管消融术的患者，抗凝治疗的原则与其他房颤患者的抗凝治疗一样。国外多数中心对所有拟行导管射频消融治疗的房颤的患者，术前均进行1个月的华法林抗凝治疗，抗凝治疗的强度为INR维持在2.0~3.0。文献中报道的与导管消融治疗房颤手术相关的脑血管血栓栓塞事件最高到5%，发生血栓栓塞并发症的患者基本上都有一个以上的血栓栓塞高危因素，这些患者多未接受系统的抗凝治疗。在近期大样本的临床研究中，与导管消融术相关的血栓栓塞事件的发生率一般小于1%。有器质性心脏病、年龄较大的持续性房颤患者，与手术相关血栓栓塞的发生率明显高于没有器质性心脏病的房颤患者。只在消融术前数天应用低分子肝素和经食管超声心动图检查，未发现心房血栓即行消融术的简化抗凝治疗方法，其有效性还有待于进一步的临床研究。

为了减少血栓栓塞的并发症，抗凝治疗应该贯穿于术前、术中和术后。术中首先静脉给予负荷量肝素100U/kg，以后每小时追加1000U或12U/kg。有条件的地方也可以根据活化凝血时间（activated clotting time，ACT）决定术中肝素的应用。近来有研究表明，术中强化肝素抗凝治疗（ACT >300）可进一步降低房颤导管消融术相关的血栓栓塞事件。术前已应用华法林进行抗凝治疗的患者，手术前3~5天停药，可在手术当天复查INR，根据情况可适当减少术中肝素的用量。如INR小于1.6，术中可按常规应用肝素。术中预防血栓栓塞除静脉应用肝素外，还应该注意用肝素盐水冲洗鞘管和电极导管。

（7）随访和复发病例处理　随访期间，原则上应停用除β受体阻滞剂以外的抗心律失常药物，但对于房颤病史长、每次发作持续时间长、左心房大的房颤患者，尤其是持续性和永久性房颤患者，术后可服用普罗帕酮、索他洛尔或胺碘酮数月，如没有房颤发作可逐渐停药。术后短时间内仍有房颤发作者，应观察至少3个月再决定是否需要再行消融治疗，因术后短时间内复发的房颤，部分在6~8周可逐渐消失，但相对而言，这部分早期复发房颤患者还是有相对较高的房颤复发率。术后短时间内出现的典型和非典型心房扑动、房性心动过速及频发房性期前收缩等心律失常，部分也会在2个月内消失。术后房颤的复发时间多数在术后3~6个月内，而6个月以后房颤的复发率则非常低。少部分复发病例可通过口服抗心律失常药物使房颤发作得以有效控制。

静脉电隔离后房颤复发的主要原因是心房与静脉之间的电传导恢复，再次手术时应标测和消融隔离第一次未进行隔离的，以及心房与静脉之间电传导已恢复的所有大静脉。另外，再次手术时也可考虑改变房颤的消融方法，例如增加适当的消融线，同时对房颤时的心房复杂碎裂电位进行消融。房颤消融术后复发的心律失常在以心房扑动或房性心动过速等为主时，其产生机制可能是由起源于肺静脉内的异位快速电活动通过已恢复的心房与肺静脉之间的电连接驱动心房所致，也可以由静脉外兴奋灶引起，但也可能是大折返。房颤导管线性消融术后出现的大折返性房性心动过速的折返环变化较多，在一些患者也可能同时存在由多种机制（异位兴奋性增高和折返）或多个折返环引起的快速房性心律失常，应用三维电解剖系统进行标测和消融，并与起搏拖带技术结合可提高大折返性心动过速治疗的有效性。

（8）导管消融治疗心房颤动的相关并发症　房颤患者行导管消融治疗发生并发症的风险相对较高，但近来的临床研究表明，其手术相关并发症的发生率已明显下降，这可能和已开展房颤导管消融治疗的中心均有较多的导管消融经验有关。脑栓塞、肺静脉狭窄、心脏压塞和左心房食管瘘是房颤导管消融治疗中严重的并发症。

肺静脉狭窄的发生率与房颤导管射频消融治疗的方法有关，早期采用肺静脉内局灶消融时，肺静脉狭窄的发生率高达4%~28%。而采用肺静脉口部节段性消融后，该并发症的发生率已明显降低，在初期肺静脉狭窄的发生率为4%~6%，近期已明显降低。肺静脉狭窄并发症的明显降低，主要与消融线更靠近心房侧有关。三维标测系统在房颤导管射频消融治疗中的应用可保证消融部位更靠近心房侧，使肺静脉狭窄这一并发症的发生率进一步降低。肺静脉狭窄的发生也与消融能量的设定有关，射频消融的输出功率高与肺静脉狭窄具有明显的相关性。

肺静脉狭窄有无临床症状及其严重程度与狭窄血管的支数及狭窄程度有关，单支肺静脉完全闭塞或多支肺静脉同时狭窄时患者多有症状。肺静脉狭窄最常见的症状为呼吸困难、咳嗽，轻者仅在劳力时出现，重者在静息时亦可出现，大多呈进行性加重；其他症状包括胸痛、咯血、低热，反复发作且抗生素治疗无效的肺部感染以及胸腔积液等。症状出现的时间相差较大，早者在消融过程中即可出现，多数发生于术后2~3个月，有些患者的症状也可以晚到术后半年才出现。磁共振、多层螺旋CT血管增强扫描检查及有创性肺静脉造影基本可以确定诊断。对于无症状的肺静脉狭窄患者，除持续抗凝、预防血栓的形成外无需针对性治疗；有症状且药物对症治疗效果不满意的患者则通常需要行介入治疗。对于介入治疗无效的严重肺静脉狭窄患者，也可考虑行外科治疗。

房颤导管射频消融时左心房后壁的透壁性损伤有可能伤及食管，严重时可引起左心房食管瘘。左心房食管瘘罕见，但如果不能及时发现和治疗则是致命性的。在左心房食管瘘诊断明确后，最有效的治疗方法是及时行心脏及食管修补术。

(9) 建议　房颤的导管消融治疗是近年来心血管疾病领域的最重要进展之一。肺静脉电隔离和/或环肺静脉消融是导管消融治疗房颤的基础，这些治疗通过去除诱发房颤的异位兴奋灶，改良房颤的维持机制/基质而有效预防房颤的发生，并有效改善房颤患者的生活质量。导管消融治疗房颤仍需进一步探索，目前应用最广的导管消融能量是射频，三维标测系统的应用在房颤导管消融治疗中有重要作用。已有的临床研究表明，对于年龄<75 岁、无或轻度器质性心脏疾患、左心房内径<50mm 的反复发作的阵发性房颤患者，在有经验的电生理中心，可以考虑作为一线治疗手段；对药物治疗无效的伴或不伴器质性心脏病的持续性或永久性房颤患者，也应积极开展导管消融治疗的临床研究，以进一步探讨其方法学和疗效。

573 • 心房颤动的外科治疗包括哪些？

根据中华医学会心电生理和起搏分会房颤工作组在新版《心房颤动：目前的认识和治疗建议》中的介绍：

(1) 迷宫术　Moe 等提出的多个子波折返激动假设已被较广泛接受，而发生折返激动必须有可形成解剖学或功能性折返径路（尤其后者）的异常基质存在，并且要有足够大小的心房组织维持一定数目的多子波折返。由 Cox 等最早开始应用的迷宫术治疗房颤就是基于这一理论，迷宫术是一种心脏直视手术，通过“切和缝”分割心房组织，达到消除房颤、保持窦房结和房室传导功能、恢复心房收缩功能的目标。自 1993 年起应用迷宫术Ⅲ型至 2000 年，共为 346 例患者进行了迷宫术，手术病死率保持在 2% ~3%，其中包括部分患者同时行心脏手术，房颤的治愈率为 99%。迷宫术本身没有造成窦房结永久性损害，93% 的患者于迷宫术后左心房功能恢复，99% 右心房功能恢复。

迷宫术Ⅲ型术式治疗房颤的有效性已在多个中心得到证实，随机对照研究表明，二尖瓣手术患者同时行迷宫术Ⅲ型术式治疗房颤与单纯行二尖瓣手术相比，术后 1 年窦性心律的维持率分别为 92% 和 20%。Schaff 等回顾了 221 例迷宫术治疗房颤的效果，其中 75% 的患者同时进行了伴随心脏病的外科手术，90% 患者的房颤被纠正，手术后早期病死率为 1.4%，需要植入心脏起搏器 3.2%。McCarthy 等报道 100 例患者进行 迷宫术的治疗情况，其中平均持续 8.9 年的慢性房颤占 78%，围术期病死率 1%，而晚期病死率 5%；6 例患者需要早期植入起搏器；平均随访 3 年，90.4% 的患者维持窦性心律（或心房起搏心律）；24% 的患者迷宫术前有晕厥发作，术后均无发作。14% 的患者在迷宫术前有脑动脉栓塞或体动脉栓塞，而术后无 1 例发生围术期或晚期栓塞性事件。Izumoto 等报道 104 例伴有其他心脏病的慢性房颤患者同时进行相关心脏病手术和迷宫术Ⅲ型术式的中期观察结果，其中长期生存的患者 100 例，平均随访 44.6 个月。在迷宫术后即刻，73 例患者恢复了窦性心律（窦性心律组），21 例仍然为房颤（房颤组），另 6 例植入了起搏器（由于病态窦房结综合征）。1 年和 5 年生存率为95.1%和87.8%，术前心功能（NYHA分级）平均为（2.5±0.7）级，中期（5年）平均为（1.5±0.5）级（$P<0.001$）。随访期间窦性心律组中72%仍维持窦性心律，22%转为房颤，另有6例患者新发生病态窦房结综合征。

（2）直视下心内膜或心外膜消融　房颤治疗方法的演变和改进过程是内外科互相学习和推动的典型。近年来，外科治疗房颤的进展主要表现为借鉴和模仿房颤经导管消融治疗的经验和方法，首先表现为对经典迷宫术Ⅲ型术式进行改进，或应用肺静脉电隔离取代迷宫术Ⅲ型术式；其次是多种消融能量的应用替代经典外科的“切和缝”，包括冷冻、微波、超声和射频消融能量等，其中应用最广的为射频消融。伴随这些外科治疗房颤方法学进步的最大益处是，在保证治疗房颤有效性的同时使手术时间和体外循环时间明显缩短，与外科房颤治疗手术相关的死亡率和严重并发症的发生率均明显降低或消失，且无肺静脉狭窄并发症。Raman等报道132例患者在心脏外科手术时同时行射频消融治疗房颤，二尖瓣手术患者行心内膜消融，主动脉瓣和冠状动脉搭桥患者则行心外膜消融，尚有患者同时行右心房心外膜射频消融，但却无与经导管消融相关的并发症发生，术后随访3、6个月和1年时，维持窦性心律的患者分别为84%、90%和100%。

有研究发现，在心脏外科手术时应用各种消融方法治疗房颤，在有效预防房颤的同时也能改善心房的收缩功能、提高患者的运动耐量。Kim等注意到，应用冷冻消融替代经典的外科“切和缝”技术，并对迷宫术Ⅲ型术式进行改良后，具有相近的预防房颤的有效性，但患者的左心房功能与迷宫术Ⅲ型术式后效果比可明显改善。

（3）建议　外科手术治疗是预防房颤复发的有效治疗手段，其中以Cox迷宫术的疗效好，较长的随访期内仍维持窦性心律的百分率较高，发生心动过缓而需心脏起搏器植入者很少。迷宫术预防房颤复发的效果是肯定的，但由于经典外科迷宫术式的技术难度较大，手术时间和体外循环时间长，创伤大，并且有一定的围术期死亡率，因此这一技术的广泛开展有一定困难。而在心脏外科手术时应用各种消融能量治疗房颤，在保证房颤治疗有效性的同时可缩短手术时间、不增加手术相关并发症的发生率；此外，对于Cox迷宫术式的改进，尤其是肺静脉电隔离治疗房颤的有效性在外科手术时得到证实，可以进一步简化或替代迷宫术式治疗房颤，因此，目前对于合并房颤的心脏外科手术患者，尤其是行二尖瓣手术的患者，同时行心内膜或心外膜消融治疗房颤已经被广泛接受和应用。应用各种消融能量替代传统的外科“切和缝”技术，可在预防房颤的同时改善术后左、右心房收缩功能和运动耐量。

574. 如何治疗急性心房颤动?

根据中华医学会心电生理和起搏分会房颤工作组在新版《心房颤动：目前的认识和治疗建议》中的介绍：

急性房颤包括两种情况，即初发房颤和阵发性房颤的发作期或持续性房颤的加重期。对初发房颤，根据血流动力学受影响的程度、患者症状的明显程度、是否为高危栓塞患者以及是否考虑早期转复窦律而决定是否住院治疗和治疗策略。阵发性房颤发作期应结合患者既往发作持续的时间、发作的频率、心室率的快慢及心脏本身情况考虑处理方法和是否住院。

（1）急性房颤的处理　急性房颤的处理宜个体化。主要依据伴发的症状、生命体征稳定与否、此次房颤持续的时间、此次发作的严重程度及伴发的基础疾病不同而不同。临床实用的分类是将患者分为血流动力学稳定的房颤和血流动力学不稳定的房颤。血流动力学稳定的房颤又可分为发作持续时间<48小时者和≥48小时者。其处理流程见图10-1。

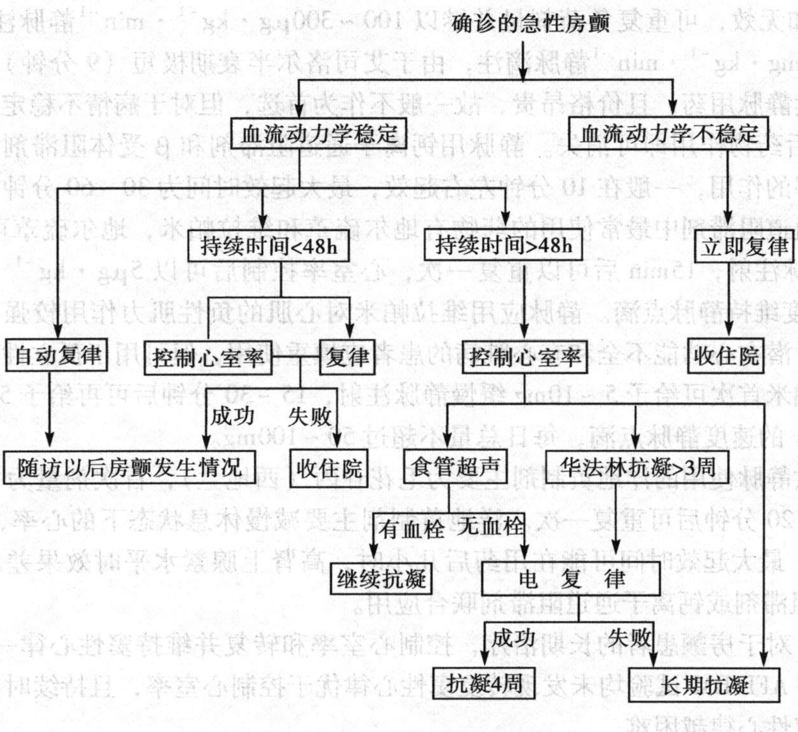

图10-1 急性房颤抗凝治疗流程图

（2）血流动力学稳定的急性房颤

①控制心室率：一般房颤急性发作时心室率多在110～130次/分以上，如静息状态下心室率>150次/分，提示存在高肾上腺素水平。对于血流动力学稳定的急性房颤，不论持续时间长短，均宜控制心室率，即将较快的心室率减慢至100次/分以下，最好在70～90次/分。这样可以缓解症状，保护心功能。

控制心室率的药物包括β受体阻滞剂、钙离子通道阻滞剂和洋地黄制剂。

β受体阻滞剂和钙拮抗剂禁用于收缩功能不良的急性心力衰竭患者，心力衰竭患者可使用洋地黄制剂。但如果合并二尖瓣狭窄，在使用洋地黄制剂控制心室率不满意时，慎用β受体阻滞剂和钙离子通道阻滞剂，因为在这类患者，减慢心室率，延长舒张期，增加舒张期心室充盈，对改善肺循环淤血有重要意义。

β受体阻滞剂禁用于合并严重慢性阻塞性肺疾病和哮喘的房颤患者，对于这类患者可使用钙离子通道阻滞剂。房颤合并预激综合征时，心室率往往偏快（>200次/分）。对这类患者不能使用上述药物，否则这些药物阻断房室结的传导后，心房激动经房室旁路快速传导，心室率反而增快，甚至发生室颤。药物治疗可选用胺碘酮（有或无器质性心脏病、心功能不全）、普罗帕酮（无器质性心脏病或无心功能不全），既有减慢心室率的作用，也可能转复窦性心律。

常用的β受体阻滞剂有美托洛尔和艾司洛尔，美托洛尔一般用量为4mg（国产制剂4mg/支）或5mg（进口制剂为5mg/支）静脉注射，间隔5分钟后重复，总量可达到12～15mg。艾司洛尔的负荷剂量0.5mg/kg，静脉注射1分钟，继以50μg·kg^{-1}·min^{-1}静脉注射4～5分钟；如无效，可重复负荷剂量并继以100～300μg·kg^{-1}·min^{-1}静脉注射4～5分钟或0.05～0.2mg·kg^{-1}·min^{-1}静脉滴注，由于艾司洛尔半衰期极短（9分钟），用于控制心室率时需持续静脉用药，且价格昂贵，故一般不作为首选，但对于病情不稳定的患者仍可应用，30分钟后药物作用即可消失。静脉用钙离子通道阻滞剂和β受体阻滞剂可较迅速地产生控制心室率的作用，一般在10分钟左右起效，最大起效时间为30～60分钟。

钙离子通道阻滞剂中最常使用的药物有地尔硫䓬和维拉帕米，地尔硫䓬可以给予10～20mg缓慢静脉注射，15min后可以重复一次，心室率控制后可以5μg·kg^{-1}·min^{-1}或5～15mg/h的速度维持静脉点滴。静脉应用维拉帕米对心肌的负性肌力作用较强，可引起低血压，临床上对潜在心功能不全和有心脏病的患者应慎重使用，但可用于孤立性和特发性房颤患者，维拉帕米首次可给予5～10mg缓慢静脉注射，15～30分钟后可再给予5mg静脉注射，也可以5mg/h的速度静脉点滴，每日总量不超过50～100mg。

目前可供静脉使用的洋地黄制剂主要为毛花苷丙（西地兰），首次剂量为0.4mg缓慢静脉注射，10～20分钟后可重复一次。洋地黄制剂主要减慢休息状态下的心率，用药后40～50分钟起效，最大起效时间可能在用药后几小时，高肾上腺素水平时效果差。毛花苷丙可以和β受体阻滞剂或钙离子通道阻滞剂联合应用。

②复律：对于房颤患者的长期治疗，控制心室率和转复并维持窦性心律一直存在争议，RACE试验和AFFIRM试验均未发现转复窦性心律优于控制心室率，且持续时间越长的房颤患者，维持窦性心律越困难。

但对于初发或阵发性房颤发作期以及持续性房颤，其中一些患者可以尝试复律并维持窦性心律，尤其是孤立性房颤、发作时症状严重、伴有明显心力衰竭、存在抗凝禁忌证和控制心室率失败的患者。但目前尚没有对比初发房颤节律控制和频率控制优越性的研究。对于血流动力学稳定的急性房颤患者，如果症状不严重，则应根据房颤发作的时间、患者的年龄、以前复律的情况决定，如果此次房颤持续时间肯定<48小时，并且没有禁忌证，则应积极复律。对于持续时间<24小时的患者到达急诊室后，可以先控制心室率观察一段时间，部分房颤可以自动复律；对于≥24小时的患者复律应更积极些，因为房颤自动复律的可能性明显减少，另外一旦房颤持续时间≥48小时，可经食管心脏超声心动图检查排除心房血栓后进行复律或进行常规抗凝3周后转复。持续时间>1周的房颤几乎不能自动复律，需要在常规抗凝3周，并行经胸超声心动图检查排除心脏内血栓才能进行复律治疗。对于急性房颤患者积极复律将会缩短患者住院时间。

复律的方法包括药物复律和直流电同步电复律，两种方法各有优缺点，药物复律不需要麻醉和镇静，但会使患者恢复窦性心律有一定延迟，并且有致心律失常风险（3%～5%），复律后需要心电监护至12小时以上，尤其是使用新的Ⅲ类抗心律失常药物，以期发现严重的心律失常。药物复律成功率50%～80%，而电复律成功率约90%；电复律成功率高，但需要镇静或麻醉。

药物复律可选用的药物包括普罗帕酮和胺碘酮等。普罗帕酮常用于没有器质性心脏病的急性房颤患者，首次给予70mg缓慢静脉注射，必要时可以在15～30分钟重复一次；对于存在器质性心脏病的患者首选胺碘酮，首先给予150～300mg缓慢静脉注射，然后以1mg/min的速度静脉滴注，若转复为窦性心律或用药持续达6小时，可减慢滴注速度为0.5mg/min，24小时总量在1200～1800mg为宜。胺碘酮复律的效果不优于普罗帕酮，对于合并器质性心脏病的患者比普罗帕酮安全。另外，一次顿服普罗帕酮450～600mg或氟卡尼300mg也有较好的复律效果。最近国外研究认为伊布利特和多非利特等复律效果优于上述药物，但存在致心律失常作用（尖端扭转性室速3%～5%）。洋地黄类药物没有复律作用。

药物复律不成功的患者可应用电复律，如果复律后即刻房颤复发，则不再增加能量电复律，需要在应用药物的基础上再进行电复律。

（3）血流动力学不稳定的急性房颤　血流动力学不稳定的急性房颤患者，如没有禁忌证，即刻予以同步直流电复律；对于永久性房颤或电复律未成功者，应立即控制心室率。如果患者心室率不快，或已控制了心室率仍有循环衰竭的表现，应意识到房颤可能不是主要的原因，应进行全面的临床评价，并针对病因进行相应治疗。房颤合并预激综合征时，如心室率过快（>200次/分）时，应考虑同步直流电复律；当心室率达250次/min，应立即同步直流电复律。

（4）急性房颤的抗凝治疗　因为房颤持续时间超过48小时，有可能形成血栓，建议开始抗凝治疗。当转复为窦性心律后，还应抗凝治疗至少4周。对于血流动力学不稳定的患者即刻给予肝素，同时给予复律治疗。

（5）建议　对于血流动力学稳定的急性房颤患者，均宜首先控制心室率，将心室率控制在100次/分以下，最好在70～90次/分。可选用β受体阻滞剂（美托洛尔、艾司洛尔等）、钙离子通道阻滞剂（维拉帕米、地尔硫䓬等）或洋地黄制剂（毛花苷丙等）；对于预激综合征合并房颤患者不宜使用上述药物，宜首选复律。

对于血流动力学稳定的急性房颤患者，选择复律的适应证尚无充分的循证医学证据。对于持续时间≥48小时的患者，可选择抗凝治疗或食管超声心动图检查后复律；对于持续时间<48小时的患者，可以积极复律；对于持续时间<24h的患者可以先控制心室率。药物复律和电复律各有利弊。对于血流动力学不稳定的急性房颤，如果没有禁忌证，即刻给予同步直流电复律；对于永久性房颤或复律不成功者立即控制心室率。

575• 应如何处理围术期房颤？

根据中华医学会心电生理和起搏分会房颤工作组在新版《心房颤动：目前的认识和治疗建议》介绍：

围术期大多数房颤为短暂性发作，往往有一定的可逆性原因。致房颤的原因主要有①自主神经过度兴奋；②某些病理生理状态如低氧、代谢和电解质紊乱以及体温异常；③药物相互作用、毒性作用或过量；④手术创伤、炎症、心房压力增高及心肌的缺血损伤等。明显影响血流动力学的房颤必须给予处理。

（1）心脏手术前房颤患者的预防和处理　风湿性瓣膜病术前的房颤发生率高达

65.24%，其中二尖瓣病变的发生率为75.26%，主动脉瓣病变的房颤发生率为58.88%。二尖瓣手术后持续房颤的患者占93.89%，自然转复为窦性心律占6.1%，术前窦性心律而术后变为房颤者占15.71%。冠状动脉搭桥术（CABG）后房颤的发生率为10%~40%。为避免手术患者房颤伴快速心室率对术后血流动力学的影响和减少房颤的发生率，术前应重视对房颤的预防和治疗。

1）预防用药：心脏手术后有15%~50%的患者会发生房颤、房扑和其他快速房性心律失常，可导致低血压和慢性心力衰竭，增加发生卒中的风险。根据相关资料其预防用药建议如下：若有预防心脏术后房颤的适应证，包括术前长期使用β受体阻滞剂且术后需要继续服药者，建议使用β受体阻滞剂；索他洛尔可考虑用于术后房颤的预防，但副作用较大；有β受体阻滞剂禁忌证的患者，应考虑使用胺碘酮；不建议使用维拉帕米和地尔硫䓬；不建议常规使用镁制剂预防心脏手术后的房颤/房扑；不建议单独使用洋地黄制剂预防房颤。

2）心室率控制：术前房颤伴心功能不全的患者多为慢性房颤，心房内会有多发的附壁血栓，因此不宜术前复律，而应采取心室率控制。房颤心室率较快，特别是达130次/分以上，且有心功能不全者首选洋地黄类药，使心率在休息情况下保持60~80次/分，而在轻度活动时不超过100次/分，对肾功能不全及年老体弱患者用药时要酌情减量；缺氧、电解质紊乱者易致中毒，需慎用或不用。地高辛控制心室率平均9.5小时才达到效果，不适合用于阵发性房颤的心室率控制，但对于伴有左心功能不全的患者，地高辛仍可选用。维拉帕米、地尔硫䓬和β受体阻滞剂有负性肌力作用，应慎用于有中、重度心力衰竭的患者。抗凝治疗如何处理手术前抗凝问题主要依据患者发生血栓栓塞的危险性。慢性房颤患者血栓栓塞的风险较低，术前停用一段时间的华法林可以接受；如果是机械瓣换瓣的患者合并房颤，则不允许出现抗凝的空白，必须辅以肝素治疗。

长期口服抗凝药的患者术前有4种方法可供选择：术前停用华法林4~5天，术后恢复，并加用低剂量肝素（5000U皮下注射）；术前停用华法林4~5天，代之以术前使用低剂量肝素（5000U皮下注射）或预防剂量的低分子肝素，术后使用低剂量肝素和华法林；术前停用华法林4~5天，代之以全剂量肝素或低分子肝素，如为静脉肝素，则于术前5小时停用；术前4~5天开始降低华法林剂量至INR1.3~1.5，术后恢复使用华法林，并可辅以低剂量肝素。

（2）心脏手术后房颤患者的预防和处理

1）药物复律：建议如下：对于心力衰竭患者，维持窦性心律相当重要，建议应用胺碘酮。对于无心力衰竭的患者，建议应用胺碘酮、索他洛尔或伊布利特，或选用Ⅰa类药物。复律后常需行4~6周的抗心律失常巩固治疗。对于心脏术后房颤患者，不建议Ⅰc类药物及多非利特复律。

2）控制心室率：对于不需要紧急复律的术后房颤或房扑患者，建议将β受体阻滞剂作为一线药物。对于术后房颤或房扑患者，建议将钙离子通道阻滞剂地尔硫䓬和维拉帕米作为二线药物。在术后发生房颤或房扑时，不考虑将胺碘酮作为一线或首选药物。在术后发生房颤或房扑时，不考虑将地高辛作为一线或首选药物。

3）抗凝治疗：在心脏手术，特别是在进行心肺分流术时，凝血状态变得复杂：凝血因子减少、血小板功能改变且纤溶产物增加。此时，必须权衡对心脏手术后房颤患者抗凝治疗的利与弊，以减少患者发生血栓栓塞和脑卒中危险。

具体建议如下：对涉及心脏手术后不久发生的房颤且持续 >48 小时的患者，如果出血风险不大，建议使用华法林，目标 INR 为 2.0～3.0。由于存在心房肌顿抑，心房功能在复律 3 周后方可完全恢复正常，故复律后要继续抗凝至少 4 周。对于置入生物瓣合并房颤的患者，建议长期口服华法林治疗，目标 INR 为 2.0～3.0。对于房颤合并机械瓣置换术后的患者，适当调高抗凝强度。在高抗凝强度的同时如出现全身栓塞，须加用阿司匹林。对于非瓣膜性房颤的患者，一般只用阿司匹林或华法林，两药不宜联用，以免增加出血风险。

576• 急性心肌梗死伴快速室上性心律失常应如何处理？

急性心肌梗死时除了由于缺血或自主神经反射可引起缓慢性心律失常（如窦性心动过缓）、房室或室内传导阻滞；由于缺血性心电不稳定可出现室性期前收缩、室性心动过速、室颤或出现快速性室性自主心律外，由于泵衰竭或过度交感兴奋可引起窦性心动过速、房性期前收缩、房颤、房扑或室上速。

急性心肌梗死伴室上性快速心律失常的治疗：①房性期前收缩与交感神经兴奋或心功能不全有关，无特殊治疗；②阵发性室上速的快速心室率增加心肌耗氧量，必须积极处理。可静脉用维拉帕米、地尔硫䓬或美托洛尔。合并心衰、低血压者可用电转复或心房起搏治疗。洋地黄制剂有效，但起效时间较慢；③急性心肌梗死合并房扑少见且多为暂时性；④合并房颤常见且与预后有关。如血流动力学不稳定，需迅速电转复治疗。血流动力学稳定的患者，以减慢心室率为首要。无心功能不全者，可用美托洛尔、维拉帕米、地尔硫䓬静注，然后口服治疗；心功能不全者，首选洋地黄制剂。胺碘酮对终止房颤、减慢心室率及复律后维持窦律均有价值，可静脉用药并随后口服治疗；⑤通常情况下，不建议使用Ⅰc 类药物治疗。

577• 旁路的概念是什么？

旁路是房室结外连接心房和心室肌的通道。旁路的分类是基于沿着二尖瓣和三尖瓣的部位不同而定，旁路通常显示为快的、非递减传导，类似存在于正常希氏普肯耶系统组织和心房或心室肌的传导，大约 8% 的旁路显示递减的前向或逆向传导。另外旁路也具有前向或逆向传导性能或兼而有之。旁路如只具有逆向传导功能，则称为隐匿性；而具有前向传导功能的旁路，则称为显性，显性旁路在心电图上表现为有预激图形。预激程度取决于经由房室结、希氏束和旁路传导的程度。有些患者的旁路前向传导只有在靠近心房插入处起搏时才明显，如位于左侧的旁路。显性旁路通常同时具有前向和逆向传导功能，只有前向传导功能的旁路较少见。

旁路易致快速心律失常，房室折返性心动过速（AVRT）是常见的心律失常，95% 的患者可发生这一类型的折返性心动过速。AVRT 以房室结的传导方向分为前向和逆向 AVRT。在前向 AVRT，折返激动的传导是经房室结前传心室，经旁路逆传心房。在逆向 AVRT，折返激动传导的方向与上相反，前传经旁路到心室，逆向是经房室结或第二条旁路到心房。逆向 AVRT 发生于 5%～10% 的预激综合征患者。

预激综合征伴房颤是一种潜在危及患者生命的心律失常。如果旁路的前向不应期短，心室率可以极快，从而导致室颤。已经明确，约 1/3 的预激综合征患者合并房颤，患者多数年纪较轻和无器质性心脏病。

578 • 预激综合征患者的治疗原则是什么？

预激综合征（预激）患者依其是否并发严重心律失常预后相差很大。因此在治疗前应对其患者进行猝死和危险分层。预激患者的心脏性猝死发生率为 0.15% ~0.39%，心脏骤停作为预激的首发症状不多见；然而，在预激中约一半猝死为首发表现，预激伴房颤的患者发生心脏性猝死是由于过快的心室率，虽然预激患者猝死的年发生率不高，但应积极建议及早干预。外科或射频消融旁路为消除旁路的根治方法。

对有猝死的预激患者的回顾性研究已证实，有相当一部分患者属于高危状态，包括①在自发或诱发的房颤中心室率过快，RR 间期 <250ms；②有心动过速病史；③存在多条旁路；④合并 Ebstein 畸形。有报告指出，家族性预激有高的猝死发生率，但家族性预激极为罕见。几种无创的试验指出，对有猝死危险的患者加以分层是有益的。间歇性预激的特点是 delta 波突然消失，QRS 波正常化，说明旁路具较长的不应期，不易发生室颤。在应用普鲁卡因胺后预激消失，也可能属低危险患者。

（1）急性期治疗　急性终止心动过速的发作不同于心动过速的远期预防。

（2）对宽 QRS 波心动过速（预激）患者的特殊处理　对逆向心动过速患者，药物治疗是针对旁路或房室结，因为这两条途径都是心动过速折返的组成部分。假如心动过速是在 2 条旁路间折返，房室结仅是心动过速的“旁观者”，则抑制房室结传导的药物也就无效。腺苷的应用也需慎重，因为它能诱发房颤伴快速心室率。依布利特、普鲁卡因胺或氟卡尼、普罗帕酮和能够减慢旁路传导，常被选用。

（3）预激患者发生房速或房扑，可 1∶1 经旁路传导，更不能使用房室结抑制性药物，因此应该用具有抑制旁路传导作用的药物，即使这些药物不能转复房性心律失常，也能减慢心室率。预激伴房颤宜静脉注射依布利特、氟卡尼、普罗帕酮和或普鲁卡因胺。

（4）旁路导管消融　旁路的射频消融为消除旁路的根治方法，旁路的导管消融和电生理检查可同时完成。电生理检查的目的是为了证实旁路的存在和确定其传导特点以及在心律失常中的作用。旁路被标测定位后，采用可操纵的消融导管进行消融。导管消融旁路的早期效果大多数都在 95% 左右。导管消融左游离壁的成功率略高于其他位置的旁路。复发率约为 5%，旁路复发通常能成功地通过第 2 次消融解决。

导管消融旁路的并发症主要与血管穿刺（如血肿、深静脉血栓形成、动脉穿孔、动-静脉瘘、气胸）、导管操作（如瓣膜损伤、微栓塞、冠状窦或心肌壁穿孔、冠状动脉撕裂、血栓形成）或射频损伤（如房室阻滞、心肌穿孔、冠状动脉痉挛或堵塞、一过性缺血发作或脑血管意外）等原因有关。旁路导管消融中与操作程序有关的死亡率在 0 ~0.2%。术中难以避免的三度房室阻滞发生率为 0.2% ~1.0%，多数发生于靠近房室连接的间隔旁路消融。心脏压塞的发生率是 0.1% ~1.1%。因此消融治疗需要有相应的设备和技术条件才能进行。

预激患者特别是在心律失常发作时血流动力学不稳定者，应该把导管消融作为一线治疗。隐匿性旁路按 AVNRT 治疗。患者的选择是决定治疗的重要参考因素。导管消融用于有症状的患者，既有效，危险又低；无论首选还是药物治疗有副作用的病例，或是在药物治疗后心律失常复发者，都宜接受消融治疗。

(5) 对无症状但心电图有预激图形的患者，电生理检查的意义和导管消融存在争议。1/3 无症状者年龄小于 40 周岁，而在 40 岁后出现症状。大多数无症状的预激患者预后良好，罕见心脏骤停为首发表现。有创电生理检查对无症状患者阳性预测值很低。对于高风险职业的患者则必须予以消融治疗，如学校班车司机、飞行员、水下作业人员，这项推荐不应受电生理检查结果而改变。电生理检查对无症状的预激患者预测阳性事件的指标为：①诱发 AVRT 或房颤；②检出多条旁路。电生理检查的潜在价值是证实高危险并从导管消融中受益的患者，与因导管消融约 2% 的并发症的风险相比，仍利 > 弊。

579. 根据心电图特征，预激综合征可分为几种类型？合并心房颤动或心房扑动时的临床和心电图特征有哪些？

根据心电图图特征，预激综合征可分为经典型和变异型两种类型：

(1) 经典型 ①PR 间期缩短 < 0.12 秒，多数为 0.10 秒，P 波为窦性；②QRS 时限 > 0.11 秒，但 PT 间期正常；③QRS 起始部有 δ 波代表心室早期除极；④有继发性 ST-T 改变，通常 T 波与预激波方向相反。此型多数为 Kent 束亦可由 James 通路和 Mahaim 纤维同时预激，预激波的方向和 Kent 束位置有关。分 A 型和 B 型：A 型，Kent 束终止于左或右心室的后底部，$V_1 \sim V_6$ 主波向上；B 型，Kent 束终止于右心室前或侧壁预激波和 QRS 主波右胸导联向下，左胸导联向上。

(2) 变异型 ①L-G-L 综合征即短 PR，PR 在 0.12 秒以内，QRS 波正常，无 δ 波，患者易发室上速；②Mahaim 型，PR 正常或延长，QRS 增宽并有 δ 波。

预激综合征合并房颤或房扑的临床和心电图特征包括：

(1) 多数无器质性心脏病，故房颤（AF）或房扑（Af）的发作多为阵发性，持续性少见。

(2) 心室率较一般 Af 或 AF 快，常超过 180 次/分，临床症状较重。

(3) QRS 波形态宽窄不均易变性很大，室率快时，f 或 F 波完全经旁路下传，QRS 波宽大呈完全性预激，酷似室性心动过速；室率慢时 QRS 波正常或 QRS 波形态介于两者之间，呈不完全预激的融合波。

(4) 对洋地黄的治疗反应不同于一般的 Af 或 AF，心室率不减慢，有时反而加速。

580. 预激综合征并发心房颤动的发生机制是什么？预激综合征并发心房颤动或心房扑动时，为何洋地黄会使心室率加快？

预激综合征并发房颤可能是一种折返机制，当激动通过折返回到心房适逢心房处于易损期时而诱发房颤，依照心房激动下传的方式可分为附加束下传型和房室结下传型两种类型，亦可交替或同时沿房室结与附加束下传。沿附加束下传型房颤的 QRS 波呈完全性预激波型，容易误认为阵发性室速或房颤并发束支阻滞。与室速的区别在于心室律极不规则，RR 相差≥1.0 秒，而室速律基本规则，RR 相差≤0.03 秒；与房颤并发束支阻滞的区别，QRS 波正常或接近正常，有时在 QRS 波前见到预激波，心室率≥180 次/分。房室结下传型房颤的 QRS 波正常，心室率≤180 次/分，心房激动交替下传，可出现 QRS 多变，有时宽大畸形，有时 QRS 波正常，有时见到时间不一的"室性融合波"。

预激综合征并发房颤或房扑时，正常房室结的传导受到抑制，房室结的不应期延长，因此房颤或房扑的快速激动可以更多地从传导速度较快的 Kent 束下传心室，因此心室率可以在用洋地黄后更快，因为洋地黄只能延长房室结的不应期，而对 Kent 束无影响。此点不同于奎尼丁。也与预激综合征并发室上速不同，阵发性室上速患者不管是否由预激引起，只要是室上性心动过速，洋地黄就是适应证，应用洋地黄治疗，既能延长房室结的不应期，又能减慢窦房结的速率，所以即使有预激综合征存在也往往是安全的，预激并发房颤者则不同，洋地黄应慎用。尤其是不要把 2:1 的房扑误诊为室上性心动过速。

584. 莫氏Ⅰ型与Ⅱ型房室传导阻滞的关系怎样？何谓高度房室传导阻滞？

心脏炎症、心肌梗死等都可产生莫氏Ⅰ或Ⅱ型房室传导阻滞（AVB）。一向认为，这两种类型的 AVB 有不同的解剖部位、电生理特性及临床特点。莫氏Ⅱ型 AVB 通常见于前壁心肌梗死，与束支坏死有关，预后不良；相反，莫氏Ⅰ型 AVB 通常见于下壁心肌梗死，多出现于梗死早期，与房室结的可逆性有关。

然而，最近有学者研究认为，急性心肌梗死所致的传导阻滞即使部位相同，亦可以分别出现莫氏Ⅰ或Ⅱ型 AVB。其原因是在病理情况下，希氏普肯耶纤维系统可能渐渐失去快反应细胞的特性，显示慢反应细胞的特性。因而病程开始时可表现为Ⅱ型 AVB，后期则出现文氏现象。

高度房室传导阻滞（AVB）是指房室传导比例在 3:1 或更高的一组传导系统异常的疾病（亦有将 2:1 传导者亦归于高度 AVB 者）。阻滞部位可在房室结内、希氏束以及希氏束-普肯耶系统。体表心电图及临床表现对定位有一定帮助，而希氏束心电图可明确阻滞的部位。

阻滞位于房室结的特征：①能下传心室的 QRS 形态正常；②出现高度 AVB 前以有文氏现象；③常由于下壁心肌梗死、洋地黄中毒、β 受体阻滞剂及钙离子通道阻滞剂所致；④阿托品常可将高度阻滞逆传为 1:1。

阻滞位于希氏束普肯耶系统的特征：①可下传的 QRS 波常呈束支或分支阻滞型；②无洋地黄类药物、β 受体阻滞剂及钙离子通道阻滞剂用药史；③阿托品加快心率后 AVB 加重或不变。

高度 AVB 往往是完全性 AVB 的先兆，其严重性和临床意义近似。

582• 什么是干扰和脱节？什么叫夺获？

从不同方向传来的两个冲动，在心脏某处相遇，该处心肌组织应激后尚处于不应期，以致两个冲动的继续传导均被终止，称为干扰（interference）。心房与心室分别由两个起搏点控制则称为房室脱节。干扰性房室脱节或房室分离较多见，属生理性传导阻滞现象。完全性房室传导阻滞引起的房室脱节为非干扰性。干扰可发生在心房或心室内，两个起搏点分别激动部分心房或心室形成一次心房或心室融合波。

干扰大多发生在窦性或房性异位心律减慢或低于逸脱心律，或房室交接处与心室异位心律增快超过窦性或房性异位心律时（如期前收缩或非阵发性心动过速）。

夺获是指心脏起搏点重新获得控制心脏激动的现象。例如窦房结在房室脱节中获得激动心室的现象称为心室夺获；同样，房室交接处或心室异位起搏点在房室脱节中获得激动心房的现象，称为心房夺获。一个起搏点仅激动心房或心室的一部分，而另一起搏点激动其余部分的夺获称不完全性夺获，所形成的心房或心室波为融合波。

夺获大多发生在干扰性房室脱节、并行心律或高度房室传导阻滞时。伴有少数心室夺获的完全性房室传导阻滞被称为近乎完全性房室传导阻滞。

诊断夺获依靠心电图，其特征是在房室脱节中有提早发生的 QRS 波或 P′波，PR 或 RP′有固定关系。心室夺获的 QRS 波群形态与房室交接处相同，也可因室内差异传导而呈畸形。PR 间期可延长。心房夺获的 P′波具有逆行的特点，RP′间期也可延长。不全性夺获提早的程度不如完全性夺获，其波形呈融合波样。

夺获除反映不完全房室脱节外，根据心室夺获的 QRS 波形态尚可作为鉴别室上性与室性心动过速的参考。夺获本身无重要临床意义，也不需进行治疗。

583• 室性期前收缩的临床意义怎样？

室性期前收缩（室早）是最常见的心律失常，既可发生在正常心脏而预后良好，又可能是猝死的前驱心律。对于后一种情况需要识别并进行积极防治。器质性心脏病患者心功能障碍时出现室早属于高危状态。器质性心脏病中室早以冠心病发病率最高。室早可粗略分为单纯及复合室早。前者包括二或三联律。成对发生或连续 3 个以上，及多源性的为复合室早。一般①单纯室早在健康人中相当常见。复合和频繁室早在年轻人中不多见，若出现应视为不正常现象；②随着年龄的增长室早频率增加，复合室早也增多。后种情况可能部分与年长人群中亚临床型心脏病患者的增多有关。

国内外资料报道，随诊 10～20 年以上，无明显心脏疾病的单纯室早似不增加猝死的危险性。但有急性心肌缺血或心肌梗死后的冠心病患者则不然。①Bigger 等研究 616 例心肌梗死后患者，其中室早 <1 次/小时者，1 年死亡率为 5%～8%，而 >10 次/小时者，死亡率达 28%；②同样在 Bigger 资料中，有短阵室速者，1 年死亡率为 28%，比其他类型的复合室早要高；③1976 年 Kennedy 等报道 25 例“健康人”，全部有二或三联律，90% 的室早平均达 200 次/小时。这组病例在检查前已有 1～30（6）年的病史。

临床及电生理检查结果示，心功能障碍与室早系两个独立的预后因素。1987 年 Surawicz 综合文献中心肌梗死后 533 例患者，将室早分为 > 或 <10 次/小时，左心室射血分数在 40% 上下。结果表明，心肌梗死恢复期猝死的最大危险因素是室早次数多及左心室功能障碍，但两者各为独立因素。

584• 并行性室性期前收缩的心电图特点及临床意义是什么？

并行性室性期前收缩（室早）有如下心电图特点：①室早的联律间期明显不等：并行性室早的联律间期相差可以很大，联律间期相差越大，并行性室早的可能性也越大。一般认为，不同室早的联律间期超过 0.08 秒时，则应考虑并行性室早的诊断；②室早的 RR 间期存在最大公约数：并行性室早时，通过测量和计算可发现在长短不等的显性室早间期之间存在最大公约数，“公约数间期”实际是并行心室节律点冲动的周期；③室性融合波：室性融合波是并行心律的又一种重要表现。因此当心电图中发现室性融合波而又未见其他心律失常时，应想到并行性室早的可能性，但其中也有例外，因室性融合波并非室性并行心律所特有。

并行性室早的临床意义：并行性室早常见于有器质性心脏病的患者，如冠心病、高血压心脏病、风湿性心脏病、心肌炎等，亦可见于无明显器质性心脏病者。并行性室早本身多不需要使用抗心律失常药物治疗，因为本身无明显的血流动力学影响，治疗效果差，停药后室早易复发。但若室早较多且有明显的心悸等不适时，可应用奎尼丁、普鲁卡因胺、普罗帕酮等Ⅰ类抗心律失常药物治疗，也可应用Ⅲ类抗心律失常药物（例如胺碘酮）治疗，但疗效多不理想。对于早搏数量多、症状重、抗心律失常药物疗效不佳、副作用明显或不愿长期坚持服药者可试行导管射频消融术治疗。

585• 怎样进行室性心律失常的危险分级？其相应的治疗对策是什么？

我国广大临床医生最熟悉的室性心律失常危险性分级方法为 Lown 分级系统。无室性期前收缩（早搏）者为 0 级；室性期前收缩 <30 个/小时为Ⅰ级；室性期前收缩 ≥30 个/小时为Ⅱ级；多形性室性期前收缩为Ⅲ级；成对连发的室性期前收缩为Ⅳa 级；≥3 个连发的室性期前收缩为Ⅳb 级；R on T 室性期前收缩为Ⅴ级。

这种分类方式是于 20 世纪 70 年代初期，Lown 根据当时冠心病监护病房中急性心肌梗死早期中的室性期前收缩（早搏）的不同情况与预后的可能关系提出的，以后他又作过一些修改，如把Ⅱ级改为有频发室性期前收缩者；Ⅲ～Ⅴ级为有复杂室性期前收缩者等。其他不少学者也提出了不同的看法和补充意见。如 1984 年 Myerburg 对室性心律失常的分类方法就是在 Lown 分类方法基础上的完善。Myerburg 室性心律失常的分类为：先依室性期前收缩次数分为 0～Ⅳ级：无室性期前收缩者为 0 级；室性期前收缩 <1 次/小时为Ⅰ级；1～9 次室性期前收缩/小时为Ⅱ级；10～29 次室性期前收缩/小时为Ⅲ级；≥30 次室性期前收缩/小时为Ⅳ级。再依室性期前收缩形态分为 A～E 级：单形性为 A；多形性为 B；成对出现为 C；

室速的异位搏动连续≤6 次者为 D；异位搏动≥30 次的室速为 E。如ⅡB 则表示 10～29 次室性期前收缩/小时，室性期前收缩为多形性。

上述这一分类体系的最大局限性和不足在于它只列举了室性期前收缩的频发复杂程度，而忽略了患者的心脏和全身的整体临床情况，如患者有无器质性心脏病？如有器质性心脏病是什么病因导致的？心脏功能如何？有无洋地黄中毒、电解质紊乱（尤其低血钾和低血镁）、心肌缺血、风湿热活动等可以纠正的诱因或病因？是否有抗心律失常药物的致（促）心律失常的可能性？况且把在急性心肌梗死患者中观察到的资料推广用于其他类型的心脏病，甚至无心脏病的室性期前收缩患者显然是不合适的。即使在发生室颤的急性心肌梗死患者中，相当数量的室颤发作前并无 Lown 提到的频发和/或复杂室性期前收缩的“警报”信号。

因此，对室性心律失常的分类应结合患者的全面临床背景进行综合分析，一要注意心律失常的预后意义；二是注意有无导致明显相关症状与血流动力学障碍，从而为制定治疗对策提供依据。

我们可将室性心律失常分为三大类。

（1）良性室性心律失常　临床上经病史、体格检查、X 线胸片、超声心动图、运动试验等找不到器质性心脏病证据。室性心律失常可有室性期前收缩（偶发或频发，简单或复杂）或短阵非持续性室性心动过速（室速）。患者常无明显的与心律失常直接相关的临床症状，而是因常规体格检查或因其他疾病就诊时作心电图发现。从动态心电图结果分析，不同患者有无症状或症状的轻重在很大程度上与室性期前收缩的频发复杂程度相关不好；同一患者的 24 小时动态心电图记录与记录自觉症状的日记也大多不相一致。大多数患者在不同程度上甚至可全部归因于心理上的紧张与恐惧，对期前收缩预后意义的不了解，并且大多来自医源性，如医生的不正确解释或未认真解释说明其良性预后或写在心电图报告上的一些专业术语，如“室性期前收缩，心电图不正常”等导致患者误解。

对室性期前收缩有无与之相关的症状应认真询问病史，加以分析判断。甚至临床上看到有过晕厥发作的室性期前收缩患者，晕厥也并不一定是严重室性心律失常导致的。在年轻心脏正常的室性期前收缩患者合并血管迷走晕厥者并非罕见，倾斜试验有助于明确诊断。根据心律失常加年龄武断地把老年人的室性期前收缩归因于冠心病，把年轻人的室性期前收缩归因于“心肌炎或心肌炎后遗症”不但缺乏科学依据，也是导致医源性症状的主要原因之一。

良性期前收缩患者确可有与之相当的临床症状。如有的患者感到心脏偶有有力跳动，实际上患者感知的是长代偿间歇后，回心血量增多的那次正常窦性搏动，有的患者感心悸或如电梯快速升降感觉。不少患者自述摸到脉搏有“漏跳”，这并非主观症状。

良性期前收缩患者的预后良好。治疗的目标在于缓解症状。无症状的良性期前收缩毋需治疗，包括不需要用抗心律失常药物。对于有症状的良性期前收缩患者，要对症状作具体分析，如有心理紧张或医源性因素，应耐心认真为患者解释病情，解除患者的紧张与顾虑。对于确实存在的与室性期前收缩直接相关症状的患者，可用药物包括抗心律失常药物治疗。鉴于良性期前收缩预后良好，应使用不良反应小的药物，如 β 受体阻滞剂、美西律、莫雷西嗪、普罗帕酮等。不应使用胺碘酮等毒性作用大的药物或奎尼丁等致（促）心律失常风险大的药物。治疗效果的评价应以症状减轻或消失为判断标准，不宜反复给患者作动态心电图或让患者或家属经常自己触摸脉搏。近 1 年来在用射频消融治疗良性期前收缩的问题上，国内有些值得警示的混乱情况。在此问题上必须严格掌握适应证和考虑其远期后果不明。

特发性室速大多预后良好，但发作时有明显状，且药物治疗无效者可用射频消融治疗。

良性室性心律失常不能排除作为一些心脏病的早期表现，对这些患者的长期随访是必不可少的。这样可以避免某些早期以心律失常为惟一临床表现的器质性心脏疾病的漏诊。

（2）有预后意义的室性心律失常　这类心律失常发生于有明确器质性心脏病的基础上，最常见的包括心肌梗死后患者与心肌病患者。心律失常可为室性期前收缩或短阵非持续性室速。这些心律失常可能有独立的预后意义。例如梗死后频发复杂的室性期前收缩和/或非持续性室速就是患者预后不良的预测指标之一。这些患者的室性心律失常可有临床症状，也可无与之直接相关的症状。患者的症状可能是其基础心脏病的症状或心功能不全的症状。

这类患者治疗目标主要针对预后的改善。例如在心肌梗死后有频发复杂室性期前收缩而无症状的患者，应首选 β 受体阻滞剂，而不宜使用减少期前收缩更有效的 Ⅰ 类抗心律失常药。因为前者可改善预后，后者可使预后恶化。对这类室性心律失常患者尤其应注意病因或诱因的寻找与纠正。例如心力衰竭患者就诊时心电图上发现有室性期前收缩或非持续性室速，在决定治疗措施时，不应立即使用抗心律失常药物，而应首先查明患者有无洋地黄中毒，有无低血钾或低血镁；并应尽快控制心力衰竭。近年来一些有关血管紧张素转换酶抑制剂治疗心力衰竭的大规模临床试验，如 SOLVD 的回性分析发现，使用药物组的患者与安慰剂相比较，室性期前收缩和非持续性室速明显减少。其机制尚不清楚，但对心力衰竭的控制，尤其这类药物对肾素-血管紧张素系统的作用，改善了神经-体液因素，可能有利于室性心律失常的控制。

对于充血性心力衰竭的患者使用包括胺碘酮在内的许多抗心律失常药，并未改善患者的预后。而 β 受体阻滞剂有可能改善这些患者的预后。在我国，治疗心力衰竭患者的室性心律失常时，尤其在静脉用药时，应注意普罗帕酮的负性肌性作用。

（3）恶性室性心律失常　这一类常见的有①无心肌梗死证据的院外猝死复苏存活者，大多为冠心病患者，猝死多由心室颤动所致；②心肌梗死或扩张型心肌病合并的单形性持续性室速；③特发性心室颤动。这类患者如有条件应植入埋藏式心律转复除颤器。药物治疗主要应用胺碘酮，这类患者胺碘酮的维持量高于预防阵发性心房颤动的剂量。如阵发性心房颤动患者胺碘酮的维持量可每周服药 5 天，每天 200mg；而恶性室性心律失常患者的维持量需用至 300 ~ 400mg/d，如维持量减至 200mg/d，常有室性心律失常的复发。但复发的室速频率比用药前慢。这些患者即使长期服用胺碘酮，仍可有恶性室性心律失常的复发或猝死的发生。因此，有条件者仍应植入心律转复除颤器，可同时用小量胺碘酮，以减少恶性室性心律失常发生次数和自动转复除颤装置的放电次数，延长电池的使用寿命。

586. 目前认为，应如何掌握室性期前收缩处理的用药适应证？

1988 年美国 CAST 研究课题，目的是观察抗心律失常药物对心肌梗死后猝死的预防作用，结果2年内用药组死亡率3～4倍于未用药组。究其原因，抗心律失常药物直接影响心脏电生理效应，尤其是当心功能障碍时，药物抑制心肌的负性作用及对心肌的电生理影响作用可能加强，而使心功能障碍进一步恶化，临床出现明显的心力衰竭，并诱发促心律失常现象。严峻的事实说明，不正确选择处理对象有害无益，此点为临床上普遍对室性期前收缩（室早）给予药物治疗的现象敲响警钟。

目前认为，有明确心脏病变、急性心肌缺血状态、心肌梗死急性期或恢复期合并的频发室早，具有潜在恶性心律失常可能，应给予抗心律失常药治疗，但对无器质性心脏病的室早是否需要治疗认识不一。浦寿月教授在1995年4月在贵阳召开的“全国心律失常专题学术研讨会”上介绍111例无器质性心脏病的室早，随访2～8年无一例发生室速及猝死。还有报道无器质性室早患者通过更换工种和心理治疗期前收缩消失。因此，对这类室早，多数认为毋需用抗心律失常药物，必要时可短期给药，尤其不宜长期大剂量给药。但对症处理、心理治疗及同时给以改善心肌供血和心脏功能的药物也是很必要的。

587. 我国抗心律失常药物治疗专题组建议提出应怎样对待与处理室性期前收缩？

中华医学会心血管病学分会中华心血管病杂志编委会抗心律失常药物治疗专题组抗心律失常药物治疗建议中指出：

室性期前收缩预后意义因不同情况有很大差异，应进行危险分层而施治。经详细检查和随访明确不伴有器质性心脏病的室性期前收缩，即使在24小时动态心电图监测中属于频发室性期前收缩或少数多形、成对、成串室性期前收缩，预后一般良好，从危险-效益比的角度不支持常规抗心律失常药物治疗。应去除患者诱发因素，对有精神紧张和焦虑者可使用镇静剂或小剂量β受体阻滞剂，其治疗终点是缓解症状，而非室性期前收缩数目的明显减少。对某些室性期前收缩多、心理压力大且暂时无法解决者，可考虑短时间使用Ⅰb或Ⅰc类抗心律失常药（如美西律或普罗帕酮）。

伴有器质性心脏病患者的室性期前收缩，特别是复杂（多形、成对、成串）室性期前收缩伴有心功能不全者预后较差，应该根据病史、室性期前收缩的复杂程度、左心室射血分数，并参考信号平均心电图和心率变异性分析进行危险分层。越是高危的患者越要加强治疗。首先应治疗原发疾病，控制促发因素。在此基础上用β受体阻滞剂作为起始治疗，一般考虑使用具有心脏选择性但无内源性拟交感作用的品种。CAST临床试验的结果证实，在心肌梗死后有室性期前收缩的患者，用抗心律失常药抑制室性期前收缩并不一定能改善预后，特别是不应使用Ⅰ类抗心律失常药。我国学者证实，在非心肌梗死的器质性心脏病患者中，普罗帕酮、美西律和莫雷西嗪是有效且比较安全的。Ⅲ类抗心律失常药（胺碘酮或索他洛尔）可用于复杂室性期前收缩的患者。荟萃分析显示，胺碘酮可使总死亡率明显下降，特别适用于心功能不全的患者。索他洛尔的长期疗效还有待证实。治疗的终点现在还有争论，至少目前已不强调以24小时动态心电图室性期前收缩总数的减少为治疗目标。但对于高危患者，减少复杂室性期前收缩数目仍是可接受的指标。应用抗心律失常药物时，要特别注意促心律失常作用。

下列情况下的室性期前收缩应给予急性治疗：急性心肌梗死、急性心肌缺血、再灌注性心律失常、严重心衰、心肺复苏后存在的室性期前收缩、正处于持续室速频繁发作时期的室性期前收缩、各种原因造成的QT间期延长产生的室性期前收缩、其他急性情况（如严重呼吸衰竭伴低氧血症、严重酸碱平衡紊乱等）。

588• 对需要治疗的室性期前收缩可采取哪些治疗措施？

室性期前收缩（室早）的治疗选用药物要结合患者的心脏病情况及药物药理特性。Kessler在治疗多源性室早患者中，发现使用一种抗心律失常药物对不同形态的室早其抑制程度不同，说明不同形态的室早对某一药物的疗效反应有差异。

一般急性心肌缺血时，静脉给予利多卡因效果较好，可先用50～100mg负荷，继用2mg/min静脉滴注维持；需要长期用药者，可选择口服美西律300～600mg/d或普罗帕酮300～450mg/d。双异丙吡胺、安搏律定、氟卡胺等均对室早有较好效果，只是用药前需慎重估测左心室功能，因这些药均有负性肌力作用。胺碘酮是在有明确心功能障碍时可以选用，且为效果较好的药物，但起效时间过长。为了快速起效，需给2g左右的负荷剂量；β受体阻滞剂如阿替洛尔（氨酰心胺）、美托洛尔（美多心安）等，有时亦可率先试用。

另外，国外有人应用射频消融术毁损室早起源灶，其适应证、远期效果及后期并发症等均属未知。至少目前并非是一项急迫开展的工作。

589• 近年来，有关预测恶性心律失常事件及心脏性猝死方面有哪些研究进展？

（1）心率变异性（HRV）分析　HRV是反映窦性心律变化程度的指标，是一种无创性评估心脏自主神经功能的方法。诸多研究表明，HRV对预测恶性心律失常及心脏性猝死具有重要价值，且优于其他指标。

（2）QT间期离散度（QTd）　QTd反映了心室复极时间延长的不均一性，近年来被认为是预测恶性心律失常及猝死的又一可靠指标。Hii对38例给予Ⅰa类抗心律失常药物和胺碘酮的患者进行研究，发现QTd增加与尖端扭转性室速有明显关系。向红等对62例无电解质紊乱急性心肌梗死（AMI）者的QTd进行研究，结果16例发生室颤的QTd为（107.50±35.80）ms，明显长于无室颤组的（48.90±17.9）ms（$P<0.01$）。并且发现QTd越长，其室颤的发生率越高，38例QTd＜60ms者均无室颤。还有研究表明，AMI时梗死部位与正常心肌之间存在缺血区域，而心肌缺血时，由于Ca^{2+}及细胞内K^+浓度改变及自主神经支配不平衡，可使室颤阈值降低，普肯耶纤维自律性增高，传导减慢，易发生室颤。急性心肌缺血时，可使心肌细胞3相复极迟缓，故心电图显示缺血性改变的导联QT间期＞无缺血性改变的导联。QTd越大越易形成折返等，从而引起恶性心律失常。

（3）校正后的JT间期（JTc）　目前认为，JTc间期较QTc间期能更好地反映心室复极状态，较为准确地反映了心室复极过程。JTc 间期延长，表明心室复极延迟，致心室易损期延长，而易于引起室速、室颤及猝死。

（4）心室晚电位（VLP） VLP 为局部心肌延迟除极产生的破裂电位，是异常电活动，正常心脏极少见到。MI 患者由于心肌电活动异常，特别是梗死周围出现电活动缓慢，而引起折返激动，发生恶性心律失常。研究证明，VLP 阳性者，发生恶性心律失常的危险性比 VLP 阴性者高 5 ~ 10 倍；而 AMI 后 VLP 持续阳性者，1 年内猝死的发生率为 16.7% ~ 28.9%。表明 VLP 是一项与射血分数（EF）、室性期前收缩（室早）级别等不相关的独立危险因子。

（5）积分法 此为日本学者试用的方法。将 VLP、24 小时动态心电图（DCG）记录的室早、EF 值三者各自分成不同的分值相加而得。DCG：室早连续 5 次以上为 4 分，成对室早为 2 分，二联律为 1 分；EF 值：<0.4 为 2 分，>0.4 为 0 分；VLP：LP_{30}阳性为 4 分，LP_{20}阳性为 2 分，LP 阳性为 0 分。结果显示，9 例 6 分以上者有 5 例猝死；4 ~ 5 分者共 18 例，有 1 例猝死；3 分以下者 46 例中仅 1 例猝死。6 分以上其预测猝死的敏感性为 71.4%，特异性 93.3%，准确度为 97.0%。

（6）其他 有学者研究提出，JT 间期离散度（JTd）和长时间的 QTc 变异也可作为预测恶性心律失常及猝死的一个指标。

590 • 什么是室性心动过速？怎样诊断？

室性心动过速（ventricular tachycardia，VT）是连续 3 次或以上室性期前收缩组成的、心率在 120 次/分以上、节律规则或略不规则的快速心律。大多由心室肌或普肯耶纤维网内功能性微折返所致，也可由束支内大折返、自发或触发的异位自律性增高引起，少数机制不明。

诊断：VT 的临床表现颇不一致。一般认为 VT 发作时多有较严重的血流动力功能障碍，如低血压、头晕、黑蒙，甚至晕厥、抽搐发作或猝死；兴奋迷走神经的手法或药物（如升压药）治疗大多不能终止发作。然而，发作短暂且心室率较慢（160 次/分以下）的无器质性心脏病患者可仅有突发心悸或无明显不适。少数发作还能被迷走神经兴奋中止。体格检查听诊可发现 VT 发作时心尖区第一心音强度略不等，颈静脉搏动与心搏可不一致，偶可见“大炮波”。但这种表现不常见于 VT 患者，因而不能作为确诊 VT 的依据。

VT 的确诊主要依靠发作时的典型心电图表现，不论常规心电图、动态心电图、食管导联或右心房电极电图与常规心电图对照等。当上述心电图记录尚不能明确诊断时，希氏束电图可作为鉴别诊断 VT 与室上性心动过速伴宽 QRS 的可靠依据。

（1）心电图 VT 的典型表现为宽大畸形的 QRS 综合波（时限超过 0.14 秒）连续 3 次或以上，其频率超过 120 次/分，节律基本规则或略不规则，偶有 RR 间距相差达 0.33 秒。窦性心律（窦律）继续独立存在时，可见房室分离、心室夺获和心室融合波。窦性 P 波偶有可能下传心室，形成一次提早的 QRS 波（心室夺获），其形态与窦律时相同，或略有差别（合并频率依赖性室内差传）。有时 P 波部分夺获心室，与心室异位搏动共同形成心室融合波，其形态介于窦律与VT的QRS波之间。窦性P波在体表心电图上有时难以辨认，但食管导联或右心房内电图常可显示较心室率缓慢的窦性P波。

异位起搏点激动心室后逆传至心房时，可见QRS波后有逆传P波，偶见不同程度逆传阻滞（QRS后逆传P波不同程度脱漏）。

VT发作可呈持续性或非持续性，前者人为地定为发作时间持续30秒或以上不能自动终止的VT（包括因血流动力功能障碍必须于30秒内人为中止的VT），后者则指发作不到30秒而自动终止的VT。不同类型VT的心室率有显著差别，每分钟120～250次。VT发作时QRS波的形态可始终一致或无规律地多变，分别称为单一型与多形型VT；也可有规律地变化，如主波方向一次向上、一次向下交错的双向性VT，主波方向重复地时而向上、时而向下的尖端扭转型VT，以及较稳定地QRS形态改变（如由右束支传导阻滞型转变为左束支传导阻滞型）。除少数例外，自发VT多由舒张晚期室性期前收缩开始，而诱发VT则多需明显提早的额外电刺激。

起源于室间隔VT的心电图表现可不典型。其QRS时限可在正常范围或略延长（0.12～0.14秒）。伴房室分离、心室夺获或心室融合波时，可以诊断为VT，否则难与室上性心动过速鉴别。

（2）希氏束电图　心动过速发作时希氏束电图中HV关系的正常与否，是诊断VT的可靠依据。HV关系正常（H在V前且HV时限长于35毫秒），可以排除VT可能，而HV关系异常（H不见，H在V中或后、H与V分离或在V前而HV时限明显短于正常），且于心动过速中止后恢复正常的，可以确诊为VT。

（3）其他诊断方法　包括动态心电图、有创性电生理检查（额外电刺激诱发VT）与心室晚电位。发作频繁的VT较多能用24小时动态心电图记录到，但持续性VT患者35%～50%。在24小时动态心电图记录中无VT表现。程序额外电刺激诱发VT多用于发作少、但后果严重的VT患者，尤其是冠心病所致的VT。成功地诱发持续性VT（应用3个或以下额外电刺激），或检出心室碎裂电位，有助于诊断和定位VT起源部位，并筛选抗心律失常药物治疗。缺点是非冠心病所致VT的临床研究资料较少，其应用价值难定。应用信号平均心电图于窦性心律时在体表记录到的心室晚电位，支持VT的诊断。然而，无VT史的心肌梗死患者亦有心室晚电位（VLP）阳性、非持续性与病因不明（特发性）VT患者的VLP阳性率不如持续性VT高。因而心室晚电位阳性不能确定，阴性又不能排除VT的诊断。

（4）在诊断VT时应注意与室上性心动过速（SVT）鉴别　VT虽然是宽QRS心动过速的最常见原因，但后者亦见于室上性心动过速（SVT）伴差异传导，或在原有束支传导阻滞基础上发生的SVT，或经旁路前向传导的房室折返型心动过速。宽QRS心动过速伴房室分离、心室夺获或心室融合波则高度支持VT的诊断，虽然房室分离偶亦见于SVT。以下临床与心电图表现有助于鉴别VT与SVT，但大多可能有例外，除结合临床考虑外，有时需要希氏束电图确诊。

有利于SVT的表现包括①心动过速反复发作而无器质性心脏病基础；②兴奋迷走神经的方法或药物使心动过速中止；③发作开始均可见提前的P波（室上性期前收缩）；④发作的心电图示P与QRS间有固定关系，且心室活动依赖心房活动下传（如伴二度Ⅰ型房室传导阻滞）；⑤发作时 QRS 形态在 V_1 为 rsR′型（三相）而 V_6 为 qRS 或 Rs 型，QRS 起始向量与窦律时一致。支持 VT 诊断的包括①心动过速发作时伴血流动力功能严重障碍；②发作开始可见与发作中波形相同的室性期前收缩；③发作时 QRS 形态与原有束支传导阻滞的 QRS 形态不一致；④QRS 在 V_1 为 qR 或 QS（双相或单相），而在 V_6 为 QS 或 R 型；⑤合并室房传导阻滞。

591 • 室性心动过速如何分类？

室性心动过速（ventricular tachycardia，VT）目前国内外尚缺乏统一分类方法。如根据 VT 的持续时间和血流动力学的变化分为持续性 VT 和非持续性 VT，前者指每次发作时间 > 30 秒或虽然未达 30 秒，但患者已发生意识丧失而需立即复律者；后者指每次发作时间在 30 秒内自行终止者。根据 QRS 波特征将 VT 分为单形性 VT 和多形性 VT，前者指 QRS 图形一致的 VT，后者为 QRS 呈多种不同形态的 VT。在临床实践中，常把上述两类型结合起来分为单形性持续性与非持续性 VT；多形性持续性和非持续 VT。

我国有人把 VT 分为两大类：

（1）典型 VT　包括三种常见的心律：①阵发性 VT，也就是期外收缩型 VT；②快速性室性自主心律（accelerated idio-ventricular rhythm）；③并行心律型 VT（paras-ystolic VT）。

（2）非典型 VT（atypical VT）　也称不规律性 VT。

近十几年来，随着心脏电生理学技术的发展，对 VT 的发生机制及其治疗已有进一步的认识。许多学者又根据 VT 时心电图特征性改变和心脏电生理的特点以及临床治疗上有其特殊性结合起来，加以区别，给予特殊命名分类，如扭转性 VT、双向性 VT、分支性 VT、右心室型 VT 等等分类，这种分类命名似乎更切实反映 VT 的本质，也符合临床要求。

总之，关于 VT 的分类甚多，各有其优、缺点。

592 • 快速性室性心律失常的病因与发生机制有哪些？

快速性室性心律失常包括室性期前收缩、室性心动过速、心室扑动和颤动。后 3 者足以致命被称为恶性心律失常，前者有部分（Lown 分级 > Ⅲ级者）易转为后者，也属恶性。此类心律失常既见于各种器质性心脏病，尤其常见于冠心病（急性心肌梗死、不稳定型心绞痛、室壁瘤、缺血性心肌病）、二尖瓣脱垂综合征、心肌炎和心肌病、心脏肿瘤、结缔组织疾病的心脏受累、长 QT 综合征等，也见于药物作用、电解质紊乱、一氧化碳中毒、对儿茶酚胺敏感、电击等。因此，发作快速性室性心律失常者未必都有器质性心脏病，尤其是室性期前收缩常见于无器质性心脏病者。其发病机制，目前认为有心室内异位兴奋点的自律性增高、早期或晚期的后除极电位、折返激动等。

593 • 宽 QRS 心动过速如何处理？

宽 QRS 心动过速指发作时 QRS 间期≥0.12 秒的心动过速。以室性心动过速（室速）最为常见，也可见于下列室上性心律失常：伴有室内差异性传导或窦性心律时存在束支或室内传导阻滞的快速室上性心律失常，部分或全部经房室旁路前传（房-室传导）的快速室上性心律失常（如预激综合征伴有心房颤动/心房扑动，逆向折返性心动过速）。

关于宽 QRS 心动过速的处理问题，根据患者的具体情况选择不同的治疗方案。主要包括①直流电复律；②抗心律失常药物。血流动力学不稳定的宽 QRS 心动过速，即使不能立即明确心动过速的类型，也应尽早行电复律。血流动力学稳定者首先应进行鉴别诊断，可根据病史、既往心电图、发作心电图特点和食管心电图区别室上性快速心律失常或室速。有冠心病或其他器质性心脏病往往提示室速。既往心电图有差异性传导、束支传导阻滞（频率依赖性束支阻滞）、房室旁路，发作时心电图 QRS 图形与以往相符者提示室上性起源。在能够明确诊断的情况下可按照各自的治疗对策处理。如经过上述方法仍不能明确心动过速的类型，可考虑电复律，或静脉应用普鲁卡因胺或胺碘酮。有器质性心脏病或心功能不全的患者，不宜使用利多卡因，也不应使用索他洛尔、普罗帕酮、维拉帕米或地尔硫䓬。对左室功能损害或有心力衰竭征象者，胺碘酮较为安全。

另外，值得提出：经旁道前传的宽 QRS 波心动过速可按室上速处理，但不能使用影响房室结传导的药物。洋地黄过量的室速主要针对洋地黄过量处理。

594 • 何谓恶性室性心律失常的一级预防和二级预防？

恶性室性心律失常是指伴有血流动力学不稳定，可危及生命的室性心律失常，包括频率超过 230 次/分的单形性室性心动过速（室速）、频率逐渐加快并有发展成为心室扑动（室扑）或心室颤动（室颤）趋势的室速、多形性和扭转性室速、室扑和室颤。

恶性室性心律失常的一级预防的目的是在第一次发生室速或室颤时防止心脏性猝死的发生。恶性室性心律失常一级预防的大型试验表明，在心肌梗死后或慢性心力衰竭伴严重左心功能不全和/或频发复杂室性期前收缩或非持续性室速但无持续性室速或室颤的患者中，虽然胺碘酮可降低心脏性猝死发生率和总死亡率，但在降低缺血性心脏病患者的总死亡率方面，预防性植入埋藏式心律转复除颤器（ICD）比传统药物治疗方法更具有优越性。心脏骤停幸存者，有症状的持续性室速者，有症状的持续性室速伴左心室射血分数≤40%者将会从植入 ICD 的一级预防中获益。

恶性室性心律失常的二级预防目的在于防止室速或室颤所致的心脏骤停复发。急性心肌梗死早期或有明确可纠正诱因的恶性室性心律失常不在此列。近年来关于恶性室性心律失常二级预防大型试验显示，伴有非持续性室速或在电生理检查中可诱发室速的冠心病患者；伴有非持续性室速，或左心室射血分数≤35%且可诱发室速，或 3 个月内没有 CABG 适应证的心肌梗死患者将会从植入 ICD 的二级预防中获益。

595 • 如何治疗有器质性心脏病的恶性心律失常？

对有器质性心脏病的恶性心律失常应积极进行治疗。

（1）对有器质性心脏病的患者，应避免使用可增加猝死和总死亡率的Ⅰ类抗心律失常药物；β受体阻滞剂在减少这类患者复杂、频发的室性期前收缩方面虽然可能不及Ⅰ类药物，它可明显降低这类患者的再梗死、猝死发生率和总死亡率。

（2）胺碘酮能高度降低恶性心律失常所致的死亡危险。它虽然引起QT间期延长，但并不增加QT离散度，因此促心律失常作用不明显。在对恶性心律失常患者的生命的挽救方面，胺碘酮与β受体阻滞剂联合应用效果更好。对有心力衰竭明显并且恶性心律失常症状明显者，特别是老年患者，建议用胺碘酮。另外，索他洛尔在预防恶性心律失常方面也可能有益，可应用于心功能相对较好的患者。

（3）对有器质性心脏病和Brugada综合征的恶性心律失常，ICD的植入在降低患者恶性心律失常方面是优于胺碘酮等的治疗措施。对恶性快速性心律失常的患者。如有条件应首选植入ICD。

596 · 急性心肌梗死伴快速室性心律失常如何治疗？

急性心肌梗死中出现的所谓“警告性心律失常”（如频发、多形、成对RonT室性期前收缩），多项研究的报道均未能证明其在预示严重室性心律失常中的价值。

关于急性心肌梗死14项共9603例利多卡因应用的随机对照试验证明，利多卡因可降低室颤的发生率，但总死亡率并不降低，相反较对照组高。鉴于急性心肌梗死住院治疗室颤发生率已显著降低，且无证据说明利多卡因预防应用可降低其死亡率。因此不主张常规应用预防性利多卡因。

急性心肌梗死伴快速室性心律失常治疗原则如下：

（1）室颤、血流动力学不稳定的持续性多形室速应迅速非同步电转复。

（2）持续性单形室速，伴心绞痛、肺水肿、低血压（<90mmHg）应尽早同步电转复。

（3）持续性单形室速不伴上述情况可选用静脉利多卡因、胺碘酮、普鲁卡因胺和索他洛尔治疗。

（4）频发室性期前收缩、室性期前收缩成对、非持续性室速可严密观察或利多卡因治疗（<24小时）。

（5）快速性室性自主心律、偶发室性期前收缩可予观察。

（6）溶栓、β受体阻滞剂、主动脉内气囊反搏、急诊经皮冠状动脉腔内成形术或旁路移植术、纠正电解质紊乱均能预防或减少心律失常发生。

597 · 心肌梗死后室性心律失常的发生及相关因素有哪些？梗死后室性心律失常应如何治疗？

心肌梗死（心梗）后室性心律失常（VA）的相关因素有①左心室扩大、左心室容积增加心梗后由于心肌缺血、坏死及瘢痕形成、心室扩大等，导致心肌结构重构。心肌负荷的增加，心肌细胞的过度伸展，易诱发细胞除极，触发异位兴奋点兴奋，导致VA发生；②QT

离散度及 QTc 间期增加：心梗后心肌瘢痕的形成，导致了心室肌复极的不一致性，易致心肌多部位折返激动，产生 VA；③左心室功能降低、体液因素改变：心梗后伴左心室功能降低时，由于神经体液活性改变，如儿茶酚胺的释放、交感肾上腺素能活性的增高、肾素-血管紧张素系统激活及副交感神经张力降低等，可诱发或加重 VA。多项研究表明心梗后 VA 的发生与左心室功能降低有关。

梗死后室性心律失常治疗：几项大型临床试验说明，Ⅰ类抗心律失常药物（钠通道阻滞剂）具有很好的心律失常抑制作用，但最终死亡率却较安慰剂组明显增高，显示了心律失常抑制与生存率的矛盾现象。其原因可能是由于这些药物的负性肌力及促心律失常等不利作用抵消并超过了心律失常抑制的有利作用本身，因此不宜把心律失常的抑制作为治疗的最终目标。在整体治疗的基础上，可适当选用抗心律失常药。Ⅲ类药物中胺碘酮可降低心律失常死亡，促心律失常作用低，可低剂量维持，以减少不良反应的发生。Ⅱ类药物降低死亡率，其有利作用并不主要与心律失常抑制有关。

598. 心力衰竭室性心律失常如何治疗?

心力衰竭（心衰）室性心律失常的治疗：

（1）对于无症状非持续性室性心动过速（室速），不主张积极抗心律失常药物治疗。

（2）室颤、血流动力学不稳定的持续性室速应立即电转复；血流动力学稳定的持续性室速，首选胺碘酮，其次利多卡因，无效者电复律。

（3）心衰中室速的治疗应注意选择药物。Ⅲ类钾通道阻滞剂，以胺碘酮为主，可降低心脏性猝死发生率，对总死亡率降低可能有益；Ⅱ类交感抑制剂，使心脏性猝死率降低，总死亡率降低；Ⅰ类钠通道阻滞剂可能增加心衰猝死危险，不宜用。

（4）射血分数 20%～34%者，ICD 植入防治心衰猝死。

599. 何谓多形性室性心动过速？何谓尖端扭转型室性心动过速

多形性室性心动过速（PVT）系一组特殊类型的室性心律失常，可能包括了不同性质病因、电生理基础的疾病，临床上处理原则也不同。它们除了在心电图上表现为渐变性 QRS 多形态外，临床上往往有短暂或反复发作、病情险恶、迅速进展为心室颤动等特点，有很高的猝死发生率。PVT 尚无统一的定义，以北美起搏与电生理学会 1985 年建议标准为基础，可作如下限定：在任何心电图记录导联显示室速伴连续变化的 QRS 形态，节律不规则，频率 >200 次/分并持续 10 个心动以上者。

PVT 包括多种电生理机制，按室速发作前基础 QT 间期长度分为两类，即 PVT 伴发表现为 QT 间期延长和 PVT 伴正常 QT 间期。前者包括获得性（长间歇依赖型）和先天性（儿茶酚胺依赖型）；后者包括冠心病 PVT 发作时无急性心肌缺血和发作时有急性心肌缺血、PVT 伴发于极短联律间期及其他。

尖端扭转型室速（TdP）是PVT的一个特殊类型，它是介于室速与室颤之间的恶性心律失常，TdP主要根据其心电图特征而命名。心电图表现为反复发作的快速QRS波，起始于前一个QRS后的U波上，形态、振幅大小和节律不整似室扑，主波方向常变，160～280次/分，持续数秒或数十秒，发作间隙时基本心律大多为窦性心动过缓、窦房阻滞、U波明显、QU或QT间期明显延长。TdP多发生于心肌广泛受损和代谢紊乱的患者。常见于以下病因：①房室传导阻滞或窦房传导阻滞伴心室自主心律异常缓慢；②低钾、低镁血症；③引起QT间期延长的药物如锑剂、奎尼丁、普鲁卡因胺等Ⅰ类抗心律失常药物；④变异型心绞痛；⑤长QT综合征。

根据心电图可将TdP分为3型：Ⅰ型（QT间期延长型）、Ⅱ型（QT间期正常型）、Ⅲ型（联律间期极短型）。

（1）Ⅰ型（QT间期延长型）　特征是患者的基础心律显示QT间期延长，该型可根据病因分为两类：①先天性QT间期延长：也称为特发性QT间期延长，属于遗传性家族基因缺陷疾病。女性、儿童、青年多见，常常因发作性晕厥而误诊为癫痫。患者静息时心率较慢，QT间期明显延长，交感神经兴奋（运动、情绪激动或静滴异丙肾上腺素）或迷走神经抑制时可以诱发室性期前收缩和室速，这种情况称为儿茶酚胺依赖。治疗首选β受体阻滞剂，也可应用利多卡因、腺苷和镁盐；②获得性QT间期延长：也称为继发性QT间期延长，绝大多数（80%以上）的扭转型室速都属于该型。较常见的病因有缓慢心律失常，如严重的窦性心动过缓、窦房传导阻滞、高度房室传导阻滞等；药物的毒性作用，从理论上讲凡可引起QT间期延长的药物都可引起长QT综合征，增加扭转型室速的可能。治疗原则是病因治疗和缩短QT间期，首选异丙肾上腺素，其他药物可选择镁盐、胺碘酮及奎尼丁。

（2）Ⅱ型（QT间期正常型）　特征是患者的基础心律显示QT间期正常，诱发室速的室性期前收缩的联律间期亦不延长，其主要机制为局部心肌传导延迟而复极过程通常正常。交感神经兴奋可以使其恶化，治疗可以用Ⅰ类及Ⅲ类抗心律失常药物，禁用异丙肾上腺素等交感神经兴奋剂。

（3）Ⅲ型（联律间期极短型）　亦属于遗传性家族基因缺陷疾病，30%的患者有家族成员猝死史。特征是室速由联律间期极短的室性期前收缩所诱发，患者常因发作性晕厥就医，虽然室速反复发作，但无器质性心脏病的证据。患者的主导心律中T、U波形态及QT间期均正常，以联律间期短〔（245±28）毫秒〕和T波高尖为特点，单一或诱发室速的室性期前收缩均显示有极短联律间期，通常<300毫秒；临床表现为心悸、晕厥或伴抽搐，发作时患者心率极快，一般在250次/分，常反复发作，有较高的猝死发生率；Ⅰ、Ⅱ、Ⅲ类抗心律失常药对此类室速通常无效，交感神经兴奋药（如异丙肾上腺素）无效且可能加重发作甚至使病情恶化。治疗首选维拉帕米静注，然后口服预防发作，其他抗心律失常药物通常无效。植入埋藏式心律转复除颤器（ICD）是该病的最佳治疗方法。

600• 如何诊断与治疗长QT综合征？

目前的诊断长QT综合征（LQTS）主要依靠家族史，不明原因的晕厥和心电图上QTc

延长。关于 LQTS 诊断，更重要的是心电图特点和家系调查。对于 QTc 处于临界值的患者（0.44～0.47 秒），需进一步做运动试验及动态心电图检查以掌握尽可能多的患者信息。1993 年，国际 LQTS 协作组颁布了修改的积分式临床诊断标准（表 10-6）。

LQTS 的标准治疗是抗肾上腺素治疗（β 受体阻滞剂，左侧心脏交感神经去神经支配术），对少数病例，需要辅以起搏器或埋藏式心律转复除颤器（ICD）治疗。补钾、美西律等仅是探索性治疗措施，必须在正规的抗肾上腺素治疗的前提下应用。

LCSD 是左侧心脏交感神经去神经支配术的简称。1976 年，Schwartz 等证实了单侧颈胸（星状）神经节切除对心室颤动（室颤）阈值相对效果。左侧颈胸神经节切除后室颤阈值显著增加，提示左侧交感神经去除后的心脏诱发室颤更为困难。这个发现为 LCSD 的应用提供了坚固和令人信服的基础。长期的临床实践表明，对充分应用 β 受体阻滞剂后仍有晕厥或心脏骤停事件发作的 LQTS 患者，LCSD 是一种很有效的治疗方法。LCSD 有时又被称为“左侧颈胸（星状）神经节切除术”。事实上，为了避免 Horner 综合征，在行 LCSD 时常尽量保留左侧颈胸神经节的头侧部分。因此，LCSD 的严格定义是“左侧心脏交感神经去神经支配术”，而非“左侧星状神经节切除术”。

表 10-6　1993 年新的长 QT 综合征诊断标准

诊断依据	记分
心电图表现	
QTc >480ms	3
460～470ms	2
>450ms（男）	1
TdP	2
T 波交替	1
T 波切迹（3 个导联以上）	1
静息心率低于正常 2 个百分位数	0.5
临床表现	
晕厥：紧张引起	2
非紧张引起	1
先天性耳聋	0.5
家族史	
家庭成员中有肯定的 LQTS	1
直系亲属中有 <30 岁的心脏性猝死	0.5

注：除外继发性 TdP；得分 >4 分为肯定的 LQTS，2～3 分为可能的 LQTS。

601. 获得性 QT 延长并发多形性室性心动过速主要原因有哪些？怎样诊断？

获得性（长间歇依赖型）QT 间期延长基础上发生的多形性室性心动过速（PVT），即尖端扭转型室速临床上较为常见。其主要病因包括①电解质紊乱（低钾、少数低镁）；②药物（如抑制心室复极的抗心律失常药，三环类抗抑郁剂、灭虫宁、锑剂）及有机磷中毒等；③心动过缓（如房室传导阻滞、窦房结病变等）；④液体蛋白饮食；⑤自主神经不平衡；⑥中枢神经系统病变（颅内损伤、蛛网膜下隙出血）等。

奎尼丁引起的 PVT50% 于用药后 4 天内发生，故开始治疗需在住院观察下进行。PVT 发作通常与奎尼丁浓度无关，QT 间期延长不是预测发作的敏感指标。低钾、低镁及心动过缓可促使发作。

诊断须依据心电图，其特征如下：①室速呈阵发性，常由 500～700 毫秒的长联律间期室性期前收缩诱发，室速不规则，室率 200～250 次/分；②QRS 波极性及振幅呈进行性改变，使 QRS 波呈围绕等电位线扭转形态；③基础心律时 QT 间期延长，T 波或 U 波增宽、增大；④可自发中止，也可进展为心室颤动；⑤偶可演变为持续性单形 VT。以上心电图表现需在多导联记录中观察。

临床上以反复发作性晕厥为特征，可进展为阿斯综合征死亡。

近年注意到本类室速还有以下心电图表现，符合长间歇依赖型表现：①PVT 由一长-短间歇诱发，即长间歇后的提早心动引起发作；②长间歇后心动图显示 QT 延长，T 或 U 波增宽、增大，随后室速发作。

602. 如何治疗获得性 QT 延长并发的多形性室性心动过速？

此类扭转型室性心动过速（室速）与复极过程的异常有关，主要与复极差异增大有关。因此，凡有利于减少复极差异的治疗方法均有效，主要包括：

（1）纠正或解除病因。

（2）心脏起搏或异丙基肾上腺素、阿托品注射。心率减慢可使心肌复极时间延长，复极差异也随之增大，因此，凡使基础心率提高的方法均有利于心室复极差异缩小。可用心房或心室起搏（频率 >110 次/分）或用异丙基肾上腺素静脉滴注或阿托品注射使心率 >110 次/分。

在房室传导正常的患者，以心房起搏最好，可最大程度地减少心室复极差异，并可避免由于心室激惹刺激心室。起搏治疗尤其适用于心肌缺血、高血压患者。此时，异丙基肾上腺素常为相对禁忌。有时心房起搏导管位置不易固定，可用冠状窦方式起搏或心房起搏。目前通常仍以心室起搏最为快速、方便。食管心脏起搏也可奏效，但只能适用于短期治疗。

（3）静脉补钾及补镁。钾离子与复极过程密切相关。镁可辅助细胞内外钾的转移，使复极趋于一致。对于不宜用异丙肾上腺（例如高血压、冠心病、心室激惹）又不便起搏者尤为适用。参考剂量：硫酸镁 2.0g 稀释 40ml 后静脉推注，继以 8mg/min 静滴。

（4）禁用Ⅰa、Ⅰc 及Ⅲ类抗心律失常药，可试用Ⅰb 类。

（5）持续发作者可用电击中止。

603 先天性长 QT 综合征引起的多形性室性心动过速应如何治疗？

该症与基因遗传有关，包括三种类型，①Jervell and Lange Nielsen 综合征，系常染色体隐性遗传，伴先天性神经性耳聋；②Romeno-Ward 综合征，系常染色体显性遗传，听力正常；③散发型，无家族史，听力正常。

先天性 QT 延长综合征引起的 PVT 与获得性 QT 延长并发的 PVT 的发生机制不尽相同。其心电图虽与获得者相同，但 PVT 发作并非由长间歇及长联律间期室性期前收缩诱发，而与儿茶酚胺水平升高，例如情绪激动、体力运动、应激反应或交感兴奋药物应用有关，呈儿茶酚胺依赖型表现。因此，治疗上也有其特殊性：①β 受体阻滞剂是最主要的治疗方法，据测可使死亡率从 78% 降至 6%；②阿托品：心房或心室起搏，随心率增快，QT 间期可缩短，预防 PVT 发作；③可试用 β 受体阻滞剂与维拉帕米联合治疗；④禁用儿茶酚胺类药物，此类药物可使 QT 延长，T/u 增大，促发 PVT；⑤禁用延长心室复极的有关药物；⑥持续发作需电击中止；⑦药物无效，可作左侧交感神经节切除；⑧反复发作，药物治疗无效，可植入心律转复除颤器（ICD）。

604 什么是短 QT 综合征？

短 QT 指 QT 间期短于正常范围。按有无明确原因，可分为继发性短 QT 和特发性短 QT。对于特发性短 QT 伴有心律失常者，称为短 QT 综合征。短 QT 综合征临床表现主要取决于并发心律失常的类型与伴发的其他系统的异常。轻者无任何症状，或仅有心悸、头晕，重者晕厥和猝死。文献报道的心律失常从缓慢性心律失常到快速性心律失常均有发生，提示其病变可能累及多种心肌组织。缓慢性心律失常包括窦性心动过缓、窦性停搏、窦房阻滞、房室阻滞、交界区逸搏心律等。快速性心律失常包括房性期前收缩、房性心动过速、心房扑动和颤动、室性期前收缩、室性心动过速、心室扑动和颤动。患者可以某种心律失常为主，但常为多种心律失常并存。

605 治疗室性心动过速的对策是什么？

室性心动过速（VT）治疗的目的在于改善远期预后和提高生活质量。根据 VT 类型、病因以及发作引起的循环功能障碍与症状较重和潜在危险性的不同，其治疗有很大差别。冠心病尤其是急性心肌梗死后 VT，容易发生突变（如演变为室颤），发作时循环功能障碍严重或有心电不稳定状态持续（如心室晚电位阳性，额外电刺激成功地反复诱发持续性 VT）

者，猝死危险性高。扩张型心肌病尤其是伴心功能不全的VT患者，心力衰竭（心衰）致死的危险性高。致心律失常性右心室心肌发育不全的VT患者，长QT综合征所致非持续性尖端扭转型VT以及多形性非持续（polymorphic non sustained）VT患者的危险性亦高。相反，轻型心肌炎伴发的、特发性无症状或症状轻的单形、非持续或持续VT患者，预后大多良好。其他影响预后的因素尚有心功能状态、心肌供血状况、心电持续不稳定等。治疗时应结合病情和预后，考虑纠正心脏病理改变、调整异常病理生理功能（如冠状动脉狭窄、泵功能不全、自主神经张力改变等），以及去除导致心律失常发作的其他诱因（如电解质紊乱、药物不良反应等）。

VT本身的治疗包括药物与非药物治疗两方面，抗心律失常药物治疗虽然具有中止和预防VT发作的效果，且简便易得、价格低廉，毋需特殊设备；然而不破坏有利于VT发生的病理组织，仅使病变区心肌细胞电生理性能如传导速度和/或不应期长短有所改变。长期服用均有不同程度的不良反应，严重者可致命。因而临床应用时宜严格掌握适应证，并熟悉几种常用于治疗VT药物的作用，包括半衰期、吸收、分解、排泄、活性代谢产物、剂量和副作用，以及影响上述药代动力学的病理因素（如充血性心衰、肝或肾疾病、心肌梗死后等）和药物相互作用。对影响血流动力学不严重的VT，大多选用静注利多卡因、普罗帕酮或普鲁卡因胺中止发作，亦可用普罗帕酮、美西律或胺碘酮单独或联合口服预防复发，但至今未见到应用上述药物预防复发而降低远期死亡率有对照的临床资料。因而对预后良好的无症状VT患者，一般不主张进行长期抗心律失常药物治疗。急性心肌梗死后VT患者长期服用β受体阻滞剂预防心律失常事件的效果及氟卡胺、英卡胺、莫雷西嗪控制非持续VT但增高死亡率的不良反应均已经大系列有对照的临床试验结果证实，β受体阻滞剂亦已被列入心肌梗死后常规二级预防措施。长期抗心律失常药物预防VT发作限于病因未解除而发作时症状严重、又有猝死高危和反复发作倾向的患者。经心室程序额外电刺激诱发持续VT测试，选用有效药物的疗效优于盲目试验性用药。有资料表明小剂量胺碘酮长期应用对预防VT复发、改善预后的疗效较好，且致命性副作用较大剂量时明显减少。

非药物治疗包括同步直流电复律终止持续性VT发作，经导管电、冷冻、激光或化学毁损VT折返径路所在区心肌，手术切断VT折返途径以及体内自动除颤和复律起搏器治疗。同步直流电复律可迅速、可靠而安全地终止持续性VT发作，是终止伴严重血流动力学障碍或药物治疗无效的持续性VT的主要手段。电复律不能预防发作，不适用于能自动终止但反复发作的非持续型VT。初次复律的电能量可用50 J，转复不成再加大能量至100～200 J重复，或先静注利多卡因或溴苄胺后再加大能量重复。转复成功后尚需静脉滴注抗心律失常药物预防复发，洋地黄引起的VT宜先试苯妥英钠或利多卡因静注，无效时再低能量直流电复律。毁损（ablation）VT起源或折返径路所在区心肌组织的治疗，其近期效果业已肯定，而远期疗效有待积累资料证实。电毁损、射频、激光或冷冻毁损各具优缺点，由于病例数不足，尚难确切评价。选择性乙醇注入致心律失常心肌的冠状动脉血供分支，进行化学毁损治疗的方法尚在试验阶段，手术去除或切断VT折返径路所在区心肌可根治VT。毁损与手术治疗均需要先行心室的标测，确定VT时心室内最早激动的部位，治疗过程中与治疗后还需反复测试，要求熟练的技巧与价格昂贵的设备，本身还具有一定危险性，因而难以普遍开展。1980 年以来，埋藏式自动除颤器（automatic implanced defibrillator，AID）、埋藏式自动复律除颤器（AICD）以及埋藏式自动复律除颤起搏器（PCD）应用于临床，自动感知 VF 和 VT，分别自动除颤与复律，直至心律转复。除颤或复律后心脏自身节律缓慢时，还能按需起搏支持。对心脏骤停后复苏存活的猝死高危患者及药物治疗无效的、有严重症状的 VT 反复发作患者，有降低远期猝死发生率的作用。然而这类除颤起搏器的价格昂贵，其能源仅能维持 2 ~3 年，安装时需要特殊训练的人员和先进设备。由显著心动过缓诱发的反复 VT，可试用起搏器治疗。

正确选择 VT 的各种治疗措施有赖于：①区别对待 VT 发作时的症状严重与无症状的患者；②区别对待预后良好与预后差或猝死高危的患者；③熟悉各种治疗措施的疗效、风险及价格。必须结合不同类型 VT 给个体患者带来的风险，对比不同治疗措施的疗效、风险和价格，然后做出恰当的选择。心肌梗死后或心肌病伴症状严重的持续性 VT 反复发作，猝死危险性高而抗心律失常药物难以控制的宜及早考虑毁损或埋藏式自动复律除颤起搏器治疗。特发性 VT 发作时症状严重者，大多先试用抗心律失常药治疗；而症状轻或无症状者，则无需长期药物治疗。至于症状轻而预后较差的心肌梗死后或心肌病伴非持续 VT 发作患者的治疗，至今尚无一致意见。

606. 我国抗心律失常药物治疗专题组建议有器质性心脏病基础的室性心动过速的治疗原则是什么？

中华医学会心血管病学分会中华心血管病杂志编委会抗心律失常药物治疗专题组在抗心律失常药物治疗建议中提出的有器质性心脏病基础的室速的治疗原则是：

（1）非持续性室速　发生于器质性心脏病患者的非持续室速很可能是恶性室性心律失常的先兆，应该认真评价预后并积极寻找可能存在的诱因。心脏内电生理检查是评价预后的方法之一。如果电生理检查不能诱发持续性室速，治疗主要针对病因和诱因，即治疗器质性心脏病和纠正如心衰、电解质紊乱、洋地黄中毒等诱因，在此基础上，应用 β 受体阻滞剂有助于改善症状和预后。对于上述治疗措施效果不佳且室速发作频繁、症状明显者可以按持续性室速用抗心律失常药预防或减少发作。对于电生理检查能诱发持续性室速者，应按持续性室速处理。如果患者左心功能不全或诱发出有血流动力学障碍的持续性室速或室颤，应该首选埋藏式心律转复除颤器（ICD）。无条件置入 ICD 者按持续性室速进行药物治疗。

（2）持续性室速　发生于器质性心脏病患者的持续性室速多预后不良，容易引起心脏性猝死。除了治疗基础心脏病、认真寻找可能存在的诱因外，必须及时治疗室速本身。常见的诱发因素包括心功能不全、电解质紊乱、洋地黄中毒等。对室速的治疗包括终止发作和预防复发。①终止室速：有血流动力学障碍者立即同步电复律，情况紧急（如发生晕厥、多形性室速或恶化为室颤）也可非同步转复。药物复律需静脉给药。利多卡因常用，但效果欠佳，剂量大时易出现消化道和神经系统不良反应，也会加重心功能不全；其优点是半衰期短，数分钟药物作用即可消失，便于继续使用其他药物。胺碘酮静脉用药安全有效。心功能正常者也可以使用普鲁卡因胺或普罗帕酮。多形室速而 QT 正常者，先静脉给予 β 受体阻滞剂，常用美托洛尔 5～10mg 稀释后在心电监护下缓慢静注，室速终止立即停药。β 受体阻滞剂无效者，再使用利多卡因或胺碘酮。药物治疗无效应予电复律。心率 <200 次/分血流动力学稳定的单形室速可以置右心室临时起搏电极，抗心动过速起搏终止；②预防复发：可以排除急性心肌梗死、电解质紊乱或药物等可逆性或一过性因素所致的持续性室速是 ICD 的明确适应证。CASH 和 AVID 试验结果表明，ICD 可显著降低这类患者总死亡率和心律失常猝死发生率，效果明显优于包括胺碘酮在内的抗心律失常药。无条件植入 ICD 的患者可给予胺碘酮治疗，单用胺碘酮无效或疗效不满意者可以合用 β 受体阻滞剂，β 受体阻滞剂从小剂量开始，注意避免心动过缓。心功能正常的患者也可选用索他洛尔或普罗帕酮。注意索他洛尔有引起扭转型室速的可能，应在住院条件下开始用药，如用药前使用过胺碘酮，需待 QT 间期恢复正常后再使用。索他洛尔的 β 受体阻滞作用明显，需时刻警惕其减慢心率和负性肌力作用。普罗帕酮也可引起心功能不全，用药过程中要注意。

607. 我国抗心律失常药物治疗专题组建议无器质性心脏病基础室性心动过速的治疗原则是什么？

中华医学会心血管病学分会中华心血管病杂志编委会抗心律失常药物治疗专题组在抗心律失常药物治疗建议中提出的无器质性心脏病基础的室速的治疗原则是：

此类室速亦称特发性室速，一般不合并器质性心脏病，发作时有特征性心电图图形，据此可分为起源于右心室流出道（偶可起源于左心室流出道）的特发性室速和左心室特发性室速。发作终止后，窦性心律时可出现电张调整性 T 波改变。持续发作时间过长且有血流动力学改变者宜电转复。药物治疗可分为：①发作时的治疗：对起源于右室流出道的特发性室速可选用维拉帕米、普罗帕酮、β 受体阻滞剂、腺苷或利多卡因；对左室特发性室速，首选维拉帕米静注；②预防复发的治疗：对右心室流出道室速 β 受体阻滞剂的有效率为 25%～50%，维拉帕米和地尔硫䓬的有效率为 20%～30%，β 受体阻滞剂和钙离子通道阻滞剂合用可增强疗效。如果无效，可换用 Ⅰc 类（如普罗帕酮、氟卡尼）或 Ⅰa 类（如普鲁卡因胺、奎尼丁）药物，其有效率为 25%～59%，胺碘酮和索他洛尔的有效率为 50% 左右。对左心室特发性室速，可选用维拉帕米。特发性室速可用射频消融根治，成功率很高。

608. 如何评价快速性室性心律失常的药物治疗方法？

治疗快速性室性心律失常传统使用抗心律失常药物。20 世纪 50 年代以来相继应用电除颤、电复律、抗心律失常的人工心脏起搏、外科手术切除病灶或切断折返径路、经心导管消融（用直流电、射频、激光、冷冻等物理因子或化学因子）病灶和埋藏自动复律除颤器等方法来治疗持续性室性心动过速、心室扑动和颤动。即使如此，在临床上首选的方法还是药物，对于室性期前收缩更是仍以药物为主。然而，开始于 1987 年 6 月的多中心心律失常抑制试验（cardiac arrhythmia suppression trial，CAST）用 Vaughan Williams 分类的 Ⅰc 类抗快速心律失常药物，如恩卡尼、氟卡尼和莫雷西嗪治疗心肌梗死后 6 日至 2 年内的伴室性心律失常的患者，中期结果显示恩卡尼和氟卡尼虽可抑制可能致命的室性心律失常，但与安慰剂相比，其结果与预期的相反，恩卡尼和氟卡尼治疗组的病死率增高，以致不得不提前结束试验。继续应用莫雷西嗪的结果与恩卡尼和氟卡尼相仿，故莫雷西嗪的试验亦未如期完成而终止。在CAST中药物治疗组病死率反而更高的原因主要是药物的致心律失常作用，引起致死性心律失常。其机制可能是这些药物使患者心肌缺血加重、交感神经张力增高、左心室功能抑制或传导减慢。

所有抗快速心律失常药物都有致心律失常的作用，由于检测方法的不同，各家观察到不同药物的致心律失常发生率颇有出入。根据Podrid等、Stanton等、Torres等、Poser等和Rae等的报道奎尼丁为0.6%～2.0%、普鲁卡因胺0～21%、丙谷胺1%～6%、利多卡因16%、美西律1.3%～20%、妥卡尼0～8%、安搏律定2.3%～19%、莫雷西嗪（乙吗塞嗪）11%～28%、恩卡尼11.8%～37%、氟卡尼4%～33%、劳卡尼3%～9%、普罗帕酮4.9%～8%、莫地卡尼19%、β受体阻滞剂6%、胺碘酮3.9%～30%、溴苄胺22%、维拉帕米18%。

609. 对快速性室性心律失常患者确定药物治疗的依据是什么？

CAST的结果和抗快速心律失常药物都有致心律失常作用这一事实，提出了这样的问题，快速性室速心律失常是否适用于抗快速心律失常药物来治疗和预防？多数作者认为要根据室性心律失常的性质属良性抑或恶性、基础心脏病的有无以及心功能情况分别对待。不是所有快速性室性心律失常都需要药物干预，对室性期前收缩用药物治疗后即使有抑制作用，也未必都是有益的，实际上在CAST研究对象中猝死和心脏性病死率反而增加。因此，人们不得不重新认识室性心律失常及其治疗对策。

Morganroth等提出：①经动态心电图监测良性者（无器质性心脏病基础、无血流动力学障碍引起的症状、心脏性猝死可能性极低的室性期前收缩），如无症状，毋需治疗；有症状者可向患者说明情况并用镇静药，如无效可试用β受体阻滞剂，如仍无效且症状明显可考虑用Ⅰc类药物治疗；②经动态心电图监测属可能恶性者（包括有中度器质性心脏病、无血流动力学障碍的症状、左心室射血分数≥30%、有中度心脏性猝死危险的室性期前收缩和非持续性室性心动过速，以及有中至重度器质性心脏病、无血流动力学障碍的症状、左心室射血分数<30%、有高度心脏性猝死危险的室性期前收缩和非持续性室性心动过速），如无症状，慎重考虑用药；有症状者用β受体阻滞剂治疗；③经心脏电生理检查属恶性者（有重度器质性心脏病、有血流动力学障碍的症状、有极高心脏性猝死危险的持续性室性心动过速和心室颤动），可用Ⅰa类药物，如无效则联合用Ⅰa和Ⅰb类药，仍无效则用Ⅰc类药，还可试用胺碘酮。

李庚山提出：①患者若有器质性心脏病，特别是有猝死危险者，应积极治疗；②对无器质性心脏病证据、心功能正常、不引起血流动力学障碍的良性室性心律失常，患者又无自觉症状，毋需治疗。对有症状者可作对症处理，不一定非用抗心律失常药物。此种患者的疗效标准应以改善症状为度，不以降低心律失常频度或复杂程度为其治疗终点；③与心脏病并存的室性期前收缩（室早），配对间期短且有可能演变为室性心动过速的室早，与短阵室速交替出现的室早、频繁出现的联律性室性期前收缩，以及多源性室早和室速均需抗心律失常药物治疗；④防止室速复发和猝死可选用药物、消融、植入ICD或外科手术。对经抗心律失常药物终止发作的室速，仍应进行动态心电图监测，观察有无室早出现及其频度与复杂程度。虽然室早不能准确地预报室速和心室颤动，室早也不是长期服用抗心律失常药物的绝对适应证，但是对持续存在的复杂型室早，患者心功能差、左心室射血分数<40%、晚电位阳性、心室程控刺激可诱发出持续性室速者，则应长期服用抗心律失常药物预防室速复发。

610· 如何看待抗心律失常药物的风险与效益？

抗心律失常药物的应用目的，是为控制心悸、头晕等症状，或者更重要的是纠正血流动力学紊乱及防止昏厥与猝死。在对某一病例的药物应用作出决定时，必须考虑到这种可能得到的效益和药物可能引起的副作用的风险的程度比，权衡其利弊。药物的副作用有不同程度，轻的非心脏性副作用如口干、胃肠不适等可无严重性，但有时也不耐受。严重的副作用有两类：①对器官的毒性，如粒细胞缺乏症、胺碘酮可能引起的肺泡炎或肺纤维化；②心脏方面副作用，包括致心律失常作用（加重或引起新的心律失常）及加重或引起心力衰竭。几乎所有Ⅰ类药物及胺碘酮都有不同程度的致心律失常作用。

对于室性心律失常，药物治疗的主要目的是企图防止心脏性猝死，特别是心室颤动。心律失常抑制试验（CAST）是由美国心肺血管研究所经过预试验选择了英卡胺、氯卡胺、莫雷西嗪（乙吗噻嗪）等3个药物试用于急性心肌梗死后患者。究竟室性期前收缩的抑制能否减少猝死？至1989年4月，经1498例患者的随机对照试验，发现英卡胺、氯卡胺虽然能减少室性期前收缩，却反而使死亡比安慰剂组增多，于是，中断了这两个药的试用。莫雷西嗪则显示了可能有益。在继续试验中，CAST的这一阶段性研究结果说明，对室性期前收缩用药后即使能有抑制作用，也未必有益，实际上在这类研究对象中反而增加了猝死和其他心脏原因的死亡率。这一结果是否适用于其他情况下的抗心律失常治疗，尚难明确，但至少对心脏原因死亡率的影响是明确的。这一结果是适用于类似药物的应用，尤其是在正特别需要治疗的器质性心脏病患者，用药应当谨慎。这一结果提示人们，对整个抗心律失常药物有必要给予重新估价，值得进一步研究，并严格掌握适应证，防止滥用。用Ⅰc类药治疗心肌病变较轻的房颤、房扑或室上速，则认为发生严重副作用的风险较小。

611· 何谓致心律失常？何谓促心律失常？药物的室性促心律失常的诊断标准是什么？

致心律失常（arrythmogenesis）系指任何原因导致心律失常产生。促心律失常则专指药物，主要指抗心律失常药物引起的心律失常。包括药物产生的新的心律失常（provocation of arrythmia）和药物所致的原有心律失常的恶化（aggravation of arrythmia）。所用药物的剂量或血浆药物浓度低于中毒水平，从而区别于药物中毒或过量导致的各种心律失常。确定促心律失常作用前需除外自身心律失常的恶化，以便确定停药或是加药。当然，应用抗心律失常药物剂量较大，超出正常范围，或因心肌严重缺氧，严重损伤，严重电解质紊乱情况下，心肌传导性、不应期及兴奋性等电生理特性发生改变等亦常为抗心律失常药物的致心律失常的诱因。ACC1987 年会建议采用促心律失常（proarrythmia）这一名词。药物的室性促心律失常的诊断标准按是否确由药物引起的可靠性可分为：

（1）肯定的促心律失常　新出现的以下类型的室速：①尖端扭转型室速伴 QJ 延长；②持续性单形性室速（从非持续性室速转为持续性室速）；③多形性持续性室速伴正常 QJ 周期；④双向性室速（洋地黄）。

（2）可能的促心律失常　室性期前收缩（室早）或非持续性室速的频率增加，动态心电图标准（Morgranoth）为：①基础室早≥100 次/小时，用药后 >3 倍；②基础室早 <100 次/小时，用药后 >10 倍；③非持续性室速，用药后 >10 倍。

（3）不肯定的促心律失常　①原有的自发单形性室速频度增加难以与药物无效或自发变异区别。可反复停药、用药证实；②原有室速的频率增快（RR 周期至少缩短 10%）。

另外，亦有根据临床上用药后新出现心律失常的情况或原有心律失常的加重情况提出的诊断参考标准：①48 小时动态心电图中比治疗前室早数增加 4 倍或以上；②成对室早数在治疗后增加 10 倍以上；③在治疗后成对室早或短暂室速数增加 10 倍以上；④治疗后首次出现持续性室速或室颤；⑤抗心律失常药物治疗阵发性室速，反而使室速加重；⑥室性异位节律治疗后又出现其他异位节律或传导阻滞；⑦用药后出现新的心律失常无其他原因可解释者。

612• 了解抗心律失常药物促心律失常作用的临床意义何在？

（1）任何抗心律失常药物均有促心律失常作用，临床医师应提高警惕。

（2）严格选择室性心律失常的适应证。良性室性心律失常（占 30%），指无器质性心脏病、简单室性期前收缩（室早）、室性心律失常不伴血流动力学症状者。此类患者猝死危险性最小，一般毋需治疗。

（3）有治疗适应证的室性心律失常应根据各种抗心律失常药物的危险利益比（benefit risk ratio）选择用药。综合考虑药物疗效、心脏外不良反应、脏器毒性、诱发心力衰竭和促心律失常的危险性。Morganroth 建议对于可能恶性室性心律失常（即有中至重度器质性心脏病、有室早和非持续性室速、室性心律失常不伴血流动力学症状者，占 65%）患者，应用 β 受体阻滞剂治疗。虽然 β 受体阻滞剂对室性心律失常仅有中度抑制作用，但对脏器毒性很小，心脏外不良反应和促心律失常等反应也很少见，且已证实能降低心肌梗死后病死率和猝死的危险性，因而可作为首选药物。恶性室性心律失常（有重度器质性心脏病、持续性室速、室扑、室颤、室性心律失常伴血流动力学症状者，占 5%）患者，其猝死危险性最大，有明确的治疗适应证。Morganroth 建议选用Ⅰa 类药；无效时联合应用Ⅰa 和Ⅰb 类；仍无效，使用Ⅰc 类；再无效应用胺碘酮。欧洲学者则常用胺碘酮作为次选药物。

（4）注意去除心律失常的各种危险因素。①纠正低钾、低镁血症。例如Ⅰa 类奎尼丁所致尖端扭转型室速，同时并存的低钾血症至关重要；②治疗心肌缺血，必要时可考虑血运重建。因心肌缺血可使抗心律失常转成促心律失常，特别是Ⅰc类药；③防止心肌梗死后的左心室扩大和重构，可能是抗心律失常的最佳方法。此展示了ACEI卡托普利的应用前景；④原有室内传导阻滞者，不宜用Ⅰc类；⑤原有QT延长者，不宜用Ⅰa、Ⅲ类药；⑥有心功能不全时，宜选用负性肌力作用最弱的药物。

（5）注意药物的相互作用。联合用药时注意Ⅰa类不宜和Ⅰc类或Ⅲ类合用；β受体阻滞剂不宜和维拉帕米合用；奎尼丁或胺碘酮与地高辛合用时，可增加后者血药浓度。联合应用时，Ⅰb与Ⅰa类、Ⅰb与Ⅰc类或Ⅰb与β受体阻滞剂是较好的联合。

（6）注意掌握剂量和给药间隔，采用稳态药物治疗的原则（steady-state pharmacological principle），有条件时可作血药浓度监测。

（7）一旦出现促心律失常，应及时停药。

613 • 何谓直流电复律？适应证与禁忌证有哪些？

直流电复律（direct current cardioversion）是将高能量与短时限的直流电脉冲经胸壁或直接通过心脏，使75%以上或全部心肌纤维瞬间除极，从而迅速中止异位心律，恢复窦性心律的过程。电复律（除颤）操作简便、疗效显著、安全可靠，是救治心室颤动（室颤）和其他一些快速心律失常患者的首选措施。

适应证

（1）室颤及心室扑动（室扑） 室颤与室扑均为心脏电复律的绝对适应证。强调争分夺秒，室颤发生至第一次电击时间至关重要，它直接影响除颤成功率及患者存活率。室颤的早期（1分钟内）通常为粗颤，除颤成功率极高，几乎达100%；若超过2分钟，心肌因缺氧及酸中毒可由粗颤转为细颤，除颤成功率仅为1/3。

（2）室性心动过速（室速） 室速电复律成功率达98%～100%。①如心室率>150次/分即可引起明显的血流动力学改变，如同时伴有急性心肌梗死、心力衰竭、休克、阿斯综合征等应及早进行直流电复律；②伴意识障碍、严重低血压、急性肺水肿等；③药物不能很快终止室速或血流动力学受到严重影响时；④频率很快，QRS波宽大畸形，甚至T波与QRS波难以区分，呈现室扑型室速时，放电难以同步，可采用低能量（100J）非同步电除颤。

（3）心房颤动（房颤） 房颤是电复律最常见的适应证，成功率约为90%。下列情况的房颤可进行直流电复律：①房颤发生时间在半年至一年内，无风湿活动及感染；②甲状腺功能亢进引起的房颤，甲状腺功能亢进症已控制，而房颤仍存在者；③风湿性心脏病二尖瓣狭窄术后仍有房颤者（指术后2周以上）；④预激综合征合并房颤伴快速心室率；⑤X线胸片示心胸比例≤55%；⑥超声心动图示左心房内径≤45mm；⑦原因不明的房颤（非特异性或单纯性房颤）。

（4）心房扑动（房扑） 扑动波250次/分左右而呈1∶1房室传导者及药物治疗无效者。慢性房扑药物疗效较差，而用电复律平均只需50J，转复率可达90%～95%，是首选治疗方法。

(5) 阵发性室上性心动过速（室上速） 室上速转复率达 75% ~85%，室上速伴有血流动力学障碍或伴有预激综合征药物治疗有困难者，可考虑电复律治疗。

禁忌证

(1) 房颤持续 2 ~3 年以上，其复律成功率低，如转复则所需电功率高，并发症亦多，且不易维持窦性心律（窦律）。

(2) 房颤伴高度或完全性房室传导阻滞，而无人工心脏起搏“保驾”者。

(3) 近 3 个月内有栓塞史。

(4) 洋地黄中毒和/或低血钾引起的心律失常（室颤者除外）。

(5) 病态窦房结综合征而无人工心脏起搏“保驾”者。

(6) 严重二尖瓣狭窄伴巨大左心房者，主要因复律后不易维持窦律，故为相对禁忌证。

(7) 孤立性房颤伴缓慢心室率。

(8) 心力衰竭未纠正或有风湿活动。

(9) 年龄 >60 岁而心室率不快的房颤。

614 • 何谓射频消融术？如何选择其适应证？

射频消融术（RFCA）是利用导管电极释放的射频电流（常用频率范围 300 ~750kHz），产生能量可控的热效应（50 ~80℃）造成局限性凝固坏死，从而阻断导致心律失常的折返路径，达到根治快速性心律失常目的的一种介入性治疗技术，是近代电生理学和介入心脏病学的重大进展。其机制为热效应。射频电流使局部组织发热、温度升高，细胞内、外液蒸发，使湿润的心肌组织出现凝固性坏死，继而发生纤维化，从而达到治疗的目的。热效应的深度和强度均匀恒定，可以通过能量输出系统的功率或温度等参数调节和电极的选择控制损伤范围。正由于射频电流属高频电流，其产生的热能效应可控制，只造成局限性凝固坏死而不破坏周围组织，因而并发症较少，明显优于直流电消融。

关于射频导管消融治疗的适应证，我国最新修订的 RFCA 治疗快速心律失常指南（中国心脏起搏与心电生理杂志 2002 年第 16 卷第 2 期）仍将适应证分为明确适应证、相对适应证和非适应证三种。其中明确适应证不等同于绝对适应证，只是表明目前多数医疗中心或多数专家认为这类患者应接受 RFCA 治疗；相对适应证指有争议的适应证，临床判断中应考虑实施 RFCA 对患者的综合影响或利弊；非适应证不完全等同于禁忌证，只是表明大多数医疗中心或专家认为这类患者目前的病情不宜接受 RFCA 治疗。

(1) 明确适应证 ①预激综合征合并阵发性心房颤动（房颤）伴快速心室率引起血流动力学障碍者或已有充血性心力衰竭（CHF）者；②房室折返性心动过速（AVRT）、房室交界区折返性心动过速（AVJRT）、房性心动过速（房速）、典型心房扑动（房扑）和特发性室性心动过速（室速，包括反复单形性室速）反复发作者，或合并 CHF 者，或有血流动力学障碍者；③非典型房扑，发作频繁、心室率不易控制者（仅限有经验和必要设备的医疗中心）；④不适当的窦性心动过速（窦速）合并心动过速心肌病；⑤慢性房颤伴快速心室率且药物控制效果不好、合并心动过速心肌病者进行房室交界区消融；⑥手术切口折返性房速反复发作者（仅限有经验和必要设备的医疗中心）。

（2）相对适应证 ①预激综合征（预激）合并阵发性房颤心室率不快者；②显性预激无心动过速但是有明显胸闷症状，排除了其他原因者；③从事特殊职业（如司机、高空作业等），或有升学、就业等需求的显性预激患者；④AVRT、AVJRT、房速、典型房扑和特发性室速（包括反复单形性室速）发作次数少、症状轻者；⑤阵发性房颤反复发作、症状严重、药物预防发作效果不好、愿意根治者；⑥房扑发作次数少、症状重者；⑦不适当窦速反复发作、药物治疗效果不好；⑧心肌梗死后室速发作次数多，药物治疗效果不好或不能耐受者（仅限有经验和必要设备的医疗中心）；⑨频发室性期前收缩（室早），症状严重，影响生活、工作或学习，药物治疗无效者。

（3）非适应证 ①显性预激无心动过速、无症状者；②不适当窦速药物治疗效果好者；③阵发性房颤药物治疗效果好或发作症状轻者；④频发室早，症状不严重，不影响生活、工作或学习者；⑤心肌梗死后室速，发作时心率不快并且药物可预防发作者。

615 • 如何掌握儿童患者射频消融治疗的适应证？

儿童射频消融适应证与成人有所不同，选择患者时要考虑到不同类型心律失常的自然病程、消融的危险因素、是否合并先天性心脏病，以及年龄对以上各因素的影响。决定是否应对患儿进行射频消融手术时，不仅应考虑具体患者不同的临床特点，还有赖于医生的个人经验及不同电生理室进行射频消融的成功率与并发症的发生率。

随不同年龄掌握不同的明确适应证：

（1）年龄小于4岁者 ①AVRT、典型房扑，心动过速呈持续性或反复性发作，有血流动力学障碍，所有抗心律失常药物治疗无效者；②显性预激综合征右侧游离壁旁路，心动过速呈持续性发作，有血流动力学障碍者。

（2）年龄大于4岁者 ①房速，心动过速呈持续性或反复性发作，有血流动力学障碍，所有抗心律失常药物治疗无效者；②AVRT、特发性室速，心动过速呈持续性或反复性发作，有血流动力学障碍者；③预激综合征伴晕厥；④预激综合征合并房颤伴快速心室率。

（3）AVJRT ①年龄小于7岁，心动过速呈持续性或反复性发作，有血流动力学障碍，所有抗心律失常药物治疗无效者；②年龄大于7岁，心动过速呈持续性或反复性发作，有血流动力学障碍者。

随不同年龄掌握不同相对适应证：

（1）年龄小于4岁者 ①AVRT、典型房扑，心动过速呈持续性或反复性发作，有血流动力学障碍者；②显性预激综合征右侧游离壁旁路，心动过速呈持续性或反复性发作者。

（2）年龄大于4岁者 ①房速，心动过速呈持续性或反复性发作，有血流动力学障碍，除胺碘酮以外的抗心律失常药物治疗无效者；②AVRT、特发性室速，心动过速呈持续性或反复性发作者；③预激综合征合并房颤心室率不快者。

（3）AVJRT ①年龄小于7岁，心动过速呈持续性或反复性发作，有血流动力学障碍，除胺碘酮以外的抗心律失常药物治疗无效者；②年龄大于 7 岁，心动过速呈持续性或反复性发作者。

（4）先天性心脏病手术前发生的 AVRT 和 AVJRT，术前进行射频消融治疗，可缩短手术时间和降低手术危险性。

（5）先天性心脏病手术获得性持续性房扑，除外因心脏手术残余畸形血流动力学改变所致，真正意义的切口折返性房速。

随不同年龄掌握非适应证：

（1）年龄小于 4 岁者　①AVRT、AVJRT、典型房扑，心动过速呈持续性或反复性发作，无血流动力学障碍者；②显性预激综合征右侧游离壁旁路，心动过速发作次数少、症状轻。

（2）年龄大于 4 岁者　①房速，心动过速呈持续性或反复性发作，有血流动力学障碍，除胺碘酮以外的抗心律失常药物治疗有效者；②AVRT、AVJRT 和特发性室速，心动过速发作次数少、症状轻。

（3）先天性心脏病手术后切口折返性房速，因心脏手术残余畸形血流动力学改变所致的房速。

616．射频导管消融治疗快速性心律失常如何进行术前准备？术后如何处理？

在进行射频导管消融术（RFCA）的术前应做好如下准备工作。

（1）完善术前检查　RFCA 术前应对患者进行详细的体格检查，获取重要脏器的功能资料，从而对患者的病情进行全面评价。肝、肾功能和出、凝血异常者应慎重评价其对 RFCA 的影响，患者是否可耐受 RFCA。合并肺部疾患，如肺气肿或肺大泡者，应考虑锁骨下静脉或颈内静脉穿刺不慎导致气胸时可能对患者的肺功能产生严重影响。对于合并器质性心脏病的患者应对其心脏结构和功能进行全面评价，了解心脏结构异常（如主动脉瓣狭窄）可预测术中导管操作的难易程度，选择合适的治疗方案以减少并发症发生的几率；控制心绞痛、纠正或改善心功能不全有助于提高患者对手术的耐受性。高血压患者术前应尽可能将血压控制在理想水平。对于老年患者应考虑到年龄和动脉硬化造成的血管迂曲或走行异常可能会增加血管穿刺和导管操作的难度。

（2）分析心电生理资料　全面复习患者的心电图（包括窦性心律和快速心律失常发作时）及其他心电生理资料，如食管电生理检查或既往有创电生理检查的资料。

（3）术前药物治疗　绝大多数患者术前应停用所有抗心律失常药物至少 5 个半衰期；少数术前心动过速频发的患者，尽可能使用半衰期短的抗心律失常药物或通过非药物手段（如食管心房起搏终止室上速）终止心动过速发作。部分显性房室旁路并发心房颤动且伴快速心室率的患者，术前口服小剂量胺碘酮可明显减少或避免术中因导管机械性刺激所诱发的房颤，便于手术顺利进行。

（4）术前谈话　术前 24 小时内应对患者及其家属说明手术过程，指导患者进行配合，并获得签字同意；需全身麻醉者应通知麻醉科。

（5）术前禁食4小时。

射频导管消融术术后应进行如下处理。

射频导管消融术术中顺利无并发症的患者可在一般心内科病房观察，穿刺动脉的患者应卧床12～24小时，沙袋压迫穿刺部位6小时。仅穿刺静脉的患者应卧床6～8小时，沙袋压迫穿刺部位2小时。注意观察血压、心率和心电图的变化以及心脏压塞、气胸、血管并发症的发生。有并发症的患者经及时处理后，应在监护病房内监护。出院前常规复查超声心电图和X线胸片，术后建立随访制度，尤其应注意消融后3～6个月内的复发。术后口服阿司匹林（50～150mg/d）1～3个月。

617• 导管射频消融治疗快速性心律失常的临床意义是什么？有哪些常见并发症？

导管射频消融治疗快速性心律失常是20世纪80年代末，心脏电生理学令人瞩目的历史性突破，射频电流与直流电相比有明显优越性。它不需全身麻醉，对心脏组织损伤轻，并发症少，治疗范围对预激房室旁路治疗成功率达100%，房室双径路的射频消融改良，尤其对慢径路改良，可以根治房室结折返性心动过速，不需要植入永久性心脏起搏器，而成为十分吸引人的新领域；对药物治疗无效，心室难以控制的房速，主要为房扑和房颤，消融房室结的成功率可达90%以上；在束支折返性心动过速，左心室间隔部位起源的特发性室速的治疗，射频消融取得了成功。射频消融治疗快速性心律失常的进展令人振奋，但对导管的设计和标测技术有待改进；操作在X线曝光时间过长，心脏电生理基础和操作技术有待进一步提高等。

另外，射频消融也可发生一些并发症。其常见并发症有①心脏穿孔和心脏压塞；②感染，特别是感染性心内膜炎；③各种心律失常，特别是有可能造成完全性房室传导阻滞，患者可能须安装永久起搏器，其他有室速、房颤、室颤等；④与血管穿刺及血管内操作有关的并发症，如出血和/或血肿、动-静脉瘘、血栓形成或栓塞、气胸或血气胸、假性动脉瘤、动脉夹层、损伤左冠状动脉主干、误穿误扩锁骨下动脉、血管高度痉挛等；⑤导管打结及心室内缠绕腱索；⑥主动脉瓣关闭不全；⑦迷走反射。可发生于术中和术后，表现为意识模糊、血压低、心率慢，甚至会有心影搏动消失，严重者会有呼吸心跳骤停；⑧严重变态反应。严重变态反应可导致喉痉挛、过敏性休克或以心脏骤停为表现。以上并发症处理不当可造成死亡。但在有经验的医院，以上并发症少见，严重并发症罕见。

618• 房室交界区导管消融术时终止的适应证有哪些？

导管消融房室交界区的临床应用已在减少，以前该技术适用于药物治疗无效的室上性心动过速，目前亦用于药物治疗无效的房颤。房室交界区导管消融时终止的适应证是：

（1）PR间期延长>50%或出现二度房室传导阻滞>30分钟持续存在。

（2）出现两次短的完全房室传导阻滞，持续时间少于1分钟。

（3）消融术后出现完全性房室传导阻滞持续2分钟以上。

（4）用异丙肾上腺素或电生理程序刺激，不能诱发房室结折返性心动过速。总之，达到消除房室结双径路及阻滞室房逆传的目的。

619. 冷冻消融术有哪些优点及局限性？应用前景如何？

冷冻消融术具有多方面的优点：

（1）诊断作用　通过控制温度，在低温时组织损伤呈可逆性改变，借此可用于标测识别心律失常病灶，而在深低温时则去除之，因而可验证冷冻效果。

（2）选择性　冷冻可在短时间内进行有选择性的精确的消融而达到足够范围及深度的损伤区。

（3）安全性　冷冻损伤区域不会有组织的进一步损坏，局部冷冻坏死转为瘢痕组织，不致心肌破裂，室壁瘤形成；而血管成分、胶原及成纤维细胞均可耐受低温损伤，这样可在不过多损伤心肌组织及不改变心脏结构的基础上保证术后心功能的恢复，降低心衰发生率，提高远期疗效。

（4）在搏动的心脏上可以进行心内或心外膜的冷冻消融并达到理想的效果。

（5）由于冷冻损伤引起的愈合瘢痕是均匀、坚硬的，而且与周围正常心肌境界分明，因而愈合的冷冻损伤没有致心律失常的作用。

（6）对于不适于心内膜下切除术的部位如乳头肌、瓣膜及范围广泛的心肌瘢痕，理想的手术方法是冷冻消融术。另外，起源于这些部位的心动过速，通过冷冻消融可避免乳头肌切除和二尖瓣置换。

（7）冷冻消融通过避免切除瘢痕组织，可以保持心室室壁瘤边缘的强度，因而减少了心室切口修复的难度。

另一方面，冷冻消融亦有不少局限性：

（1）它可能增加手术时间，特别是当大片心肌需要冷冻时。

（2）虽然冷冻的深度依赖于冷冻的时间和冷冻的温度，但利用目前的技术，冷冻深度仍很难估计。

（3）手术当时未诱发室速不能确切地肯定已成功地消融病灶。

（4）靠近冠状动脉进行心外膜冷冻可能导致血栓形成和进行性冠状动脉狭窄。

（5）术后1周内可能并发室颤、室速和完全性房室传导阻滞。

近年来，人们的注意力已逐渐集中到运用射频、激光来消融室性心律失常的病灶。随着激光、射频技术的进一步发展，可能会限制冷冻在治疗室速中的应用。最近，Fujino等已采用冷冻导管消融房室结，预示对冷冻导管和操作技术进一步加以改进，将会使导管冷冻在心律失常的介入性治疗方面起着重要的作用。

620. 如何治疗慢性呼吸衰竭心律失常？

慢性呼吸衰竭一旦出现心律失常，特别是室性心律失常，死亡率明显提高，因此掌握此点，采取正确防治措施是降低死亡率的重要途径。

（1）治疗慢性呼吸衰竭心律失常以消除诱因最为重要。慢性呼吸衰竭急性发作必有诱因，绝大多数是肺部感染，这是慢性呼吸衰竭心律失常的“启动因素”，因此，以积极控制感染，改善通气功能，纠正低氧血症、电解质紊乱、酸碱失衡，稳定内环境为治疗的主线。

（2）关于洋地黄应用问题。除了阵发性室上性心动过速和心房颤动伴快速心室率可以慎用洋地黄外，其他心律失常一律不用洋地黄。呼吸衰竭患者发生窦性心动过速是一种代偿性反应，用洋地黄有害无益。必须用洋地黄时，只能用常量的1/3～1/2，用快速制剂，稀释后缓慢、匀速静注（不少于8分钟），同时施行心电监护，一旦出现室性期前收缩（室早）或传导阻滞立即停药，按洋地黄过量处理。

（3）正确使用抗心律失常药。对室上性心律失常，心室率不快者，治疗病因和诱因，不用抗心律失常药物。心室率过快者（120次/分以上），可应用维拉帕米静脉给药，严密监护。对室性心律失常，如为偶发室早，治疗诱因及并发症，严密观察。频发、联律性、成对、连发（三个以上）室早，静注利多卡因，亦可静点硫酸镁1～2g/d，血镁不低者亦有益。持续室速，应直流电复律或静脉用利多卡因。

总之，抗心律失常药不是治疗慢性呼吸衰竭心律失常的主要手段，综合治疗才能获理想效果。

十一、人工心脏起搏

621. 临时人工心脏起搏的适应证有哪些?

人工心脏起搏是用脉冲电流刺激心脏以带动心脏搏动的一种治疗方法，主要用于治疗缓慢性心律失常，亦可用于快速性心律失常的诊断和治疗，以及临床电生理的检查。人工心脏起搏包括临时人工心脏起搏和埋藏式永久性人工心脏起搏。两者适应证不同。临时人工心脏起搏的适应证为:

(1) 急性心肌梗死出现下列情况　①二度Ⅱ型房室传导阻滞；②三度房室传导阻滞；③完全性左或右束支阻滞伴有PR延长；④完全性右束支阻滞伴左前半或左后半阻滞；⑤交替性左或右束支阻滞；⑥心动过缓而伴有胸痛、气促、头晕、乏力等症状者；⑦心室率<45次/分；⑧不稳定的逸搏心律；⑨心动过缓所致的心律失常，如窦性心动过缓伴发室性期前收缩等；⑩完全性左束支阻滞拟作Swan-Ganz导管检查。

(2) 急性心肌炎（病毒性、风湿性、白喉或伤寒等）引起二度Ⅱ型以上的传导阻滞者，或病态窦房结综合征（SSS）伴有晕厥先兆，如明显头晕、一过性黑蒙或一过性意识丧失者。

(3) 药物中毒或电解质紊乱（如洋地黄中毒、抗心动过速药物过量、高血钾等）引起二度Ⅱ型以上的房室传导阻滞或SSS伴有晕厥先兆症状者。

(4) 心脏外科手术后的二度Ⅱ型以上房室传导阻滞或SSS，或术后预计有低排血量、低血压或休克、充血性心衰者，可预防性地房室顺序的临时起搏。

(5) 心脏外伤性二度Ⅱ型以上的房室传导阻滞。

(6) 顽固性快速性心律失常的超速抑制治疗　①药物难治的反复发作性心动过速可用起搏器作超速抑制；②不宜作电复律的心动过速（如洋地黄中毒或低血钾引起者)；③药物治疗有副作用，或对药物过敏而发作频繁的心动过速；④因心动过缓而诱发的快速性心律失常（这一类主要是用起搏器提高基础心律以防止心动过速发作)；⑤预激综合征频发顽固性室上性心动过速。

(7) 在用永久性起搏器前，或在更换永久性起搏器时作紧急过渡起搏。

(8) 心室静止或心肌电-机械分离时的床边紧急抢救。

(9) 用于诊断或治疗时　①快速性心房起搏以诊断缺血性心脏病；②快速性心房起搏诊断隐匿性房室传导阻滞；③窦房结恢复时间及传导时间测定诊断病态窦房结综合征；④复

制快速性心律失常以作进一步处理或观察药物效果；⑤心室起搏以激发隐匿性预激综合征。

（10）预防性应用 ①无症状的心动过缓性心律失常（SSS或二至三度房室传导阻滞），需作冠脉造影；②无症状的缓慢性心律失常需作外科手术者。

总之，临时起搏，特别是经静脉心内膜起搏，由于其并发症少，患者能耐受，疗效好，且在起搏技术上改进后，目前使用的适应证较过去相对宽。

622• 床旁心脏临时起搏技术有哪些？

床旁心脏临时起搏的主要适应证包括：

（1）严重病态窦房结综合征、房室阻滞伴明显血流动力学障碍及严重脑缺血临床症状。

（2）有永久起搏器植入适应证而需行临时心脏起搏过渡者。

（3）心肌梗死合并窦性停搏、房室阻滞而又避免应用增加心肌耗氧量药物者。

（4）慢快综合征应用抗心律失常药困难者（如窦性停搏和心房颤动反复交替出现）。

（5）长QT间期合并多形室性心动过速（室速）者。

（6）顽固性室速应用多种或较大剂量药物治疗无效者。

（7）缓慢性心律失常的外科手术保护。

床旁心脏临时起搏技术包括：

（1）胸外经起搏电极板心脏起搏 这种无创性方法起搏时，躯体（胸部）肌肉同时被刺激和起搏，心电图干扰大，心脏有效起搏的时间有限。

（2）胸部经皮穿刺心脏起搏 应用套管技术将电极导管送到右心室起搏，操作省时、简易，但需较多的经验和特殊的经胸穿刺器械及起搏导管。

（3）经静脉普通电极导管心脏起搏 如当时床边缺乏X线的指导，电极导管的送入需凭借经验，心脏起搏的成功率较低，有一定的盲目性。

（4）经静脉漂浮电极导管心脏起搏 这种床旁起搏成功率高，不需更多特殊器械，方法简单易行。

（5）经食管左心房起搏 这种无创性心脏起搏技术需要患者神志清醒，有吞咽动作，无房室阻滞。

（6）经胃左心室心脏起搏 应用较少，需球囊加压的特殊起搏电极导管，起搏时电压高，成功率低。

上述多种床旁心脏临时起搏技术中，经静脉漂浮电极导管心脏临时起搏术方法简单，成功率高，应用前景广阔。

623• 目前起搏器有哪些类型？各有何特性？

随着起搏技术的发展，目前已有多种类型的起搏器：

（1）固定频率起搏器（AOO或VOO） 它仅能发出起搏冲动，而无感知功能，不能与自身心律同步，而可能产生竞争心律。尤其是VOO起搏时，如起搏脉冲发放在心室自身心动的易损期，有可能引起快速性心律失常而危及生命。因而应用范围较窄，仅适用于完全性房室传导阻滞和永久性窦性过缓。目前则主要用于临时起搏作心脏电生理检查。

（2）P 波抑制型心房起搏器（AAI）　又称心房按需起搏器。它能按照预定的频率发出脉冲，并能接受 P 波的控制。当自身心率快于起搏脉冲时，它被抑制而停止发放脉冲；而当自身心率低于起搏频率时，起搏器自动发放脉冲起搏心房。由于 AAI 是通过自然的房室传导途径使心室激动，保持了良好的血流动力学特点，故亦属于生理性起搏。此型主要用于病态窦房结综合征（病窦综合征）而房室传导功能良好者，但在患者出现心房颤动或扑动时 AAI 即失效。

（3）R 波抑制型心室起搏器（VVI）　能按照预定的周期发生起搏脉冲起搏心室，并能接受 R 波的抑制。当自身心率快于或先于起搏脉冲时，它被抑制而停止发放脉冲，从而可避免发生竞争心律；而当自身心率低于起搏频率时，起搏器将发放脉冲，所以它又叫心室按需起搏器。因为按需起搏器能排除竞争心律的危险，与 R 波触发型相比又节省能耗，所以在临床应用中最多，它的适应证广泛，不但高度房室传导阻滞的患者采用，而且病窦综合征等心律失常亦可使用。其最大缺点是房室不同步，可产生起搏器综合征。

（4）R 波触发型起搏器（VVT）　或称备用型，它能发出预定节律的起搏脉冲，但当自身心律出现时，起搏器能立即被触发而发放一个脉冲，它将落在心动周期的绝对不应期内，而对心脏是无效的，下一个脉冲将以 R 波出现的时刻为起点重新安排，因此能达到起搏脉冲与 R 波同步的目的。其优点是只要起搏器工作正常，起搏脉冲总是存在的，因而便于监测。但它与 R 波抑制型相比，多了一个无效脉冲，因此能耗较大，临床应用较少。

（5）P 波同步心室起搏器（VAT）　其特点是心房心室各安置一个电极，起搏电极置于心室，感知电极置于心房，经过适当的 AV 延迟而建立人工房室传导。因为 P 波触发心室起搏，故心室率随心房率而改变，从而恢复了心房的调节功能，并可避免房室逆传导。此型仅适用于房室传导阻滞而窦房结功能正常的患者。当患者心房率低于 60 次/分时，VAT 将会转成 VOO 起搏，以维持每分钟 60 次的“逸搏频率”。其主要缺点是心室无感知功能，可出现竞争心律，故目前较少应用。

（6）P 波触发、R 波抑制心室起搏器（VDD）　此型仍可具有 VAT 的房室同步及随心房调节而自动加快心率的优点。但由于有 R 波抑制作用，故可避免心室竞争心律。其缺点是不能起搏心房，不能用于窦房结功能病变者，且可引起起搏器介导的心动过速。

（7）R 波抑制型房室顺序起搏器（DVI）　其特点是心房心室顺序起搏，而感知电极置于心室，具有良好的生理性能。当心脏无活动时，心房先起搏，经过一段时间延迟之后，心室再起搏。如有自身心室活动，则 QRS 波将抑制后一脉冲的发放。其优点是房室顺序收缩，且不会产生起搏器介导的心动过速。适用于 SSS 或伴房室阻滞的患者，其缺点是对房性期前收缩或房性心动过速（房速）不能感知，且心房、心室都要安置电极而不方便。

DVI 起搏器的三种主要工作形式：①窦性节律 < 程控下限频率，PR > AV，房室顺序起搏；②窦性节律 < 程控下限频率，PR < AV，心房起搏；③窦性节律 > 程控下限频率，PR < AV，房室皆抑制。

（8）全自动型起搏器（DDD）　这种起搏器是在房室顺序按需型的基础上发展起来的，

它具有房室顺序起搏及双腔感知功能，也具有抑制和触发两种同步方式。借助于体外程控器，它可在 DDD、DVI、VVI、DOO 等四种类型之间选择起搏。全自动型起搏器的功能已与人体心脏的活动相接近，比 DVI 具有更好的生理功能，但其主要缺点是可以引起起搏器介导的心动过速。

DDD 起搏器可根据自身窦房结及房室传导功能的状态，自动转换以下四种起搏方式：①自身心房率快于起搏器的下限频率，自身 PR 间期短于程控的 AV 间期时以心房、心室双抑制方式；②当自身心房率快于起搏下限频率，自身 PR > AV 间期时则以心房起搏、心室触发方式工作（即心房同步心室起搏）；③在自身心房率慢于起搏器下限频率，自身 PR < AV 间期时，则以心房起搏、心室抑制方式工作；④自身心房率慢于起搏器下限频率，自身 PR > AV 间期，此时房室均起搏。

（9）频率应答式起搏器（rate-responsive pacemaker，rateadaptive pacemaker）是指利用正常窦房结功能以外的生理、生化指标，为满足机体代谢需求而自动调整起搏频率的起搏器。

常用的几种频率应答式起搏器为①体动感知频率应答式起搏器；②起搏 QT 间期（脉冲-T 间期）感知的频率应答式起搏器；③每分通气量感知的频率应答式起搏器；④中心静脉血温度感知的频率应答式起搏器；⑤中心静脉 pH 感知的频率应答式起搏器；⑥右心室 dp/dt 感知的频率应答式起搏器；⑦双腔频率应答式起搏器。

（10）抗心动过速起搏器　目前使用的主要是抗室上性心动过速的起搏器，其主要原理是在感知 P 波后给予适当的扫描刺激，或超速抑制而打断心动过速的折返环，以终止心动过速。

624 · 如何选择心脏起搏器应用的类型？

根据起搏器的不同功能特点和患者心律失常情况选择不同的起搏器类型：

（1）心率很慢伴房颤、房扑或室房逆传时间超过 DDD（VDD）起搏器的心房不应期者，宜选用 VVI 起搏器。

（2）患者需休息，如急性心肌梗死及心脏大手术后需起搏时选用 DVI 起搏起搏器可有效益。

（3）需有体力活动的患者若无房颤或房扑且窦房结功能良好者可选用 DDD（或 VDD）起搏器；如患者房室传导功能正常的窦性心动过缓，则可能用心房电极埋藏式频率应答式起搏器（rate-responsive pacemaker，AAIR）起搏器，如有房颤或房扑的病态窦房结综合征或房室传导阻滞者则应配用心室电极埋藏式 VVIR 起搏器。

（4）不论何种心律失常，应用双腔频率应变型起搏器将给患者带来较多的适应性和较理想的血流动力学效应，DDDR 起搏可适用于 SSS 患者出现房室传导阻滞或房室传导阻滞患者出现窦房结频率变速不全者。

625• 何谓起搏器介导的心动过速？如何预防及终止？

起搏器介导的心动过速（pacemaker mediated tachycardia，PMT）是指由起搏器引起又由起搏器维持的心动过速，是室房同步双腔起搏器（DDD、VDD、VAT）应用中常见的并发症。PMT 的速率等于或少于起搏器的上限频率，起搏器在心动过速的产生和维持中起到必不可少的作用。其产生的条件是心脏有完好的室房（VA）逆传，而诱发条件是有房室分离存在，最常见的是室性期前收缩。

其产生机制：当植入双腔起搏器的患者发生一个室性期前收缩后，激动经房室传导系统逆传至心房，起搏器的心房通路感知到这个逆传的心房活动，启动一个房室（AV）间期产生一个起搏的心室激动。该心室激动经房室传导系统逆传至心房再次启动一个 AV 间期，如此反复形成心动过速。PMT 可自行终止，终止机制是 VA 传导的衰减或室性期前收缩。

如植入双腔起搏器的患者出现以上限频率起搏的心房跟踪性心动过速应考虑 PMT 的可能。PMT 的心电图特征是①宽 QRS 心动过速，无房室分离；②如果 P 波能被识别则如同 VAT 工作方式，如果不能看到 P 波，则如同起搏器频率奔放的心电图；③心动过速频率一般是起搏器的上限频率，也可低于上限频率，取决于室房逆传的速度和不应期。假如逆传 AV 时间≤上限频率（不短于 PVARP），则心动过速频率等于程控的上限频率，假如逆传 AV 时间比上限频率周期长则心动过速频率低于程控的上限频率，但 PMT 的频率不会超过上限频率。

PMT 大致可分为四种类型：

第一类 PMT，也称起搏器介导（媒介）的折返性心动过速、环行运动性心动过速、无休止的环行性心动过速（endless loop tachycardia），是最常见的一种。产生的必要条件是患者具有室房逆传功能（通过希氏束-房室结或旁路），且室房逆传时间长于心室后心房反拗期（post ventricular atrialrefractory period，PVARP），同时起搏器伴有心房感知和心室起搏的功能。当 PMT 发生时，希氏束-房室结（或旁路）、心房、心房电极成为逆行通道，而起搏器的脉冲发生器和心室电极成为前向传导通道，这样就形成一个完整的折返环。由室性期前收缩引起，也可由房性期前收缩、肌电和电磁干扰或周期性心房夺获等诱发。室性期前收缩发生后，经室房逆传入心房，被心房电极感知，触发心室起搏，心室起搏后又经室房逆传入心房，再次被心房电极感知而触发心室起搏如此循环不已，形成 PMT。其特征是：PR 间期等于所程控的房室延迟间期，每个 QRS 波前均有起搏信号；心动过速的频率决定于房室前传和逆传时间之和，如前传为 150ms，逆传为 250ms，折返周长为 400ms，则频率为 150 次/分。且这种频率≤起搏上限频率，不可能超过它。在脉冲发生器放置磁铁后，心动过速即终止，出现磁铁频率。QRS 波后有时可见到逆行 P 波。

第二类 PMT，这类患者原有快速性心律失常，如室上速、心房扑动或心房颤动，但由于患者有完全性房室传导阻滞而不能下传，恰可由起搏器为介导而下传，此时起搏器的作用相当于前传的房室旁路。其特征是 PR 间期等于所程控的房室延迟间期，每个 QRS 波前均有起搏信号，心动过速的心室率≤起搏器上限频率；磁铁试验时，心动过速的心室率降至磁铁频率，而心房则显示出自身原有的快速性房性心律失常，其频率不变，但不能下传，形成房室分离，移去磁铁时，心动过速即可复发，依据此点可与第一类鉴别。

第三类PMT，即所谓起搏器自动性心动过速（APT），又称假性无休止的环行性心动过速（pseudo-endless loop tachycardia）。

第四类PMT，偶见于装单腔频率应答感知起搏器的病例。由于感受器缺乏分辨内外环境的各种干扰，如温度、体动、呼吸和阻抗感知等起搏器，可因其感知干扰而发生心动过速。其特征是心动过速频率≤起搏器的上限频率，一旦去除干扰因素，心动过速即终止。磁铁试验时，心动过速亦终止。由于这类起搏器较少应用，故此类PMT亦很少见。

预防PMT的主要方法是合理程控PVARP，使起搏器心房通路不能感知逆传的P波。在植入起搏器时或随访过程中如果发现有室房逆传则应仔细测量室房逆传时间，并依此程控PVARP，使其超过室房逆传时间。

终止主要是通过程控起搏器：程控起搏器到非心房跟踪方式如DVI、VVI。或者通过影响室房逆传的方法终止，如使用腺苷和维拉帕米等药物。简单的放置一块磁铁或行胸壁刺激也可以终止PMT。

626 • 安装起搏器后心脏听诊会发现哪些变化？

安装起搏器后心脏听诊会发现心音的某些变化，常属正常现象，不应误诊为起搏故障。

（1）第一心音变化　①如为三度房室传导阻滞，固定频率心室起搏，第一心音强弱不等；②房室传导功能正常，心室按需起搏时，如自身心率超过起搏心率，则第一心音强度不变，此时如按压颈动脉窦使自身心率减慢，则第一心音强弱不等；如为持续性起搏心律，则第一心音强弱不等，此时若通过用药或活动使自身心率增快超过起搏心率，则第一心音由强弱不等变为固定不变。

以上两种情况均说明起搏器按需功能良好。如在心房颤动、窦房阻滞和窦性停搏时，心房机械收缩消失，或心室起搏出现室房传导，R-P固定时则第一心音强度不变。

（2）第二心音变化　①第二心音分裂：起搏点位于左心室，则心电图呈右束支传导阻滞（RBBB）图形，听诊可发现第二心音分裂；②如起搏点位于右心室，则心电图呈左束支传导阻滞（LBBB）图形，听诊可发现第二心音逆分裂。

（3）心房音　完全性房室传导阻滞者，由于房室关闭不固定，心房音可在心动周期的任何位置出现，安置心室起搏器后，心室率虽加快，但房室间关闭仍处于分离状态，故仍可听到心房音。

（4）起搏音　安置起搏器的患者，往往于心尖部内侧和胸骨左缘第4、5肋间听到高音调，带有爆裂样性质的收缩期前附加音，位于第一心音前0.08～0.12秒，心电图起搏脉冲后约6ms。该音产生机制有人认为是由于起搏电极下局部胸肌的收缩所致，系因起搏脉冲经线传导中，电流渗透到附近的肋间神经组织，引起局部胸壁肌肉搏动。该音的出现并不说明起搏器故障。

（5）收缩期杂音　心率缓慢的患者，由于每搏量增加，可产生收缩期杂音。安装起搏器后因心率增快，收缩期杂音可以减轻或消失。某些患者安装心内膜起搏器后，于胸骨左缘第4~5肋间和心尖部会出现收缩期杂音，系导管经过三尖瓣引起关闭不全引起，可能与导管质量有关。

（6）心包摩擦音　安装心内膜起搏器的患者，于术后早期出现心包摩擦音，应考虑心肌穿孔的可能，此时尚伴有起搏失效，起搏心电图图形的改变（由LBBB变为RBBB），心前区剧痛和膈肌收缩。少数患者术后单纯出现心包摩擦音不一定系心肌穿孔。

627· 什么叫起搏器综合征？如何诊断与防治？

起搏器综合征主要发生在心室起搏的患者，通常是指置入心室起搏器后，起搏器功能正常，而患者无任何原因而对心室起搏不能耐受，出现心悸、气短、胸闷、眩晕、头胀、面红、冷汗等症状，血流动力学表现为低心排出量及静脉系统淤血。有人把本综合征的症状大致归纳为由于低血压（忧虑、出汗、休克、直立性低血压）、低心排出量（淡漠、易疲乏、倦怠无力、头晕等）、充血性心力衰竭（心悸、呼吸困难或端坐呼吸、水肿等）、神经精神症状（晕厥、眩晕、精神恍惚等）、血流动力学的症状（头胀、胸闷、心前区痛、咳嗽、右上腹痛、颈部或腹部异常搏动感等）及心律失常（心悸）等相应的症状。起搏器综合征的体征可有低血压、呼吸急促、血压和脉压波动、颈静脉大泡波、颈静脉曲张、肺湿啰音、水肿、伴随起搏的回流性杂音、心音或杂音的易变性、脉搏不整、心动过速、肝肿大搏动等。本综合征由Mitsui于1969年首次描述并命名。

起搏器综合征可在置入永久性心室起搏器后立即发生，但多数病例发生于心室起搏后数周甚至数年。关于其发生的病理生理机制比较复杂，目前尚未完全清楚。可能有许多因素促成起搏器综合征的发生，其中有些是由于心室起搏引起的不利的血流动力学作用所致，或是心室起搏的电生理变化的结果。目前认为其主要原因为：①单纯心室起搏时，心排出量比正常房室顺序收缩时降低10%~35%；②房室收缩不同步。心房收缩对心室的适量充盈和每搏量所起的作用曾有大量研究。心室充盈的35%~50%是由于心房收缩促成。心房收缩使心室排出量增加的幅度约超过静脉压所维持的50%。心室收缩之前若没有时间上配合适当的心房收缩，每搏量可减少19%。当心房和心室收缩按适当的时间顺序进行时，心房内压降低，静脉回流增加，心室的充盈亦增加。心室起搏时，若窦性心律仍存在，则出现房室分离，心房与心室的收缩不能按适当的时间顺序进行，心房对心室充盈的辅助作用丧失，以致心房内压增加，而心室的舒张末压下降，伴有心排出量下降。因此，心室起搏时，房室激动和机械性收缩丧失了正常生理顺序可能是起搏器综合征发生的最主要原因；③不适当的循环反射：室房传导能刺激心房和肺静脉壁上牵张感受器，经迷走神经传导这些冲动到中枢，反射性引起周围血管扩张。

另外，房室瓣关闭不全、心室收缩的不同步亦是心室起搏时心功能不全的原因。

近年来有报道，AAI起搏也能引起起搏器综合征。心房单腔感知触发频率应答起搏（AAIR）是起搏电极放在右心房或右心耳，进行心房起搏、心房感知而完成心脏起搏的。植入AAIR起搏器后，既能按需起搏提高心率，又保持了房室同步和心室顺序收缩，应属于生理性起搏的一种。但置入AAI起搏器的患者其房室传导功能必须基本正常。如果存在房室功能传导障碍，当起搏器按需进行有效的心房起搏后，房室传导不正常，起搏冲动不能如数下传心室，患者仍然会产生心室率过慢而引起的一系列临床后果。瑞典医师在1990年10月举行的第二届频率应答式起搏国际学术会议上首次提出了AAI起搏器综合征这一概念。他们报道了15例AAIR起搏器患者，置入起搏器时房室传导功能正常，但几年后出现了潜在的房室传导功能下降。因此在运动后，当心房起搏在70～130次/分时，出现了房室传导的文氏现象，心室率不能达到预期的结果，出现了运动时的心脏低排出量综合征，并把这种现象称为"AAIR起搏器综合征"。

右心室永久起搏的患者起搏器工作正常，起搏后出现下列1～6中一种以上症状，在程控为暂停起搏、恢复自身心律后症状即不复存在，可诊断为起搏器综合征：①低血压：血压下降（收缩压下降>2.66kPa）、出冷汗，包括休克或直立性低血压；②低心排出量表现：淡漠、易疲乏、倦怠无力、头晕；③充血性心力衰竭表现：呼吸困难、端坐呼吸、水肿；④神经精神症状：晕厥、精神恍惚、焦虑；⑤血流动力学改变的表现：头胀、胸闷、心前区痛、咳嗽、痰中带血、腹痛；⑥室房传导（VAC）致反复心悸。

为防止起搏器综合征的发生，就应注意选择适宜起搏器的类型并予以合理程控，任何情况下均要考虑到心房感知和起搏功能，除非在心房颤动的情况下，否则尽可能不选用VVI方式。一旦诊断为起搏器综合征，则改用双腔起搏器。在没有条件改双腔起搏器时试用其他方法：①程控起搏器，减慢VVI起搏频率，加用频率滞后功能，鼓励更多的窦性心律；②使用提高窦性心律药物；③用药物阻断室房传导；④少数患者若不是一定需要起搏器，可先将起搏器取出。

628• 安装起搏器的患者能否电除颤？

安装起搏器的患者，如发生室性心动过速，室颤均应及时行电复律，而且更为安全。因为埋藏式起搏器有保护装置，电击时不会对其有大的影响。但有人发现，电击可使起搏阈值升高、感知灵敏度降低，且与电击能量有关，虽其影响是短暂的，仍提醒人们注意：①电复律的能量尽可能用较小，以降低起搏器传出阻滞的发生率；②电击时阴阳两极板最好取一前一后位，可减少进入起搏器系统的电能量；同时，应将胸前电板放置距起搏器较远处，以免损坏起搏器；③电击后应密切观察，及时发现起搏器传出阻滞和感知不良；④对于需要反复电击的患者，可试用泼尼松龙，以防止起搏阈值升高和感知灵敏度降低，如为体外临时起搏器，电击时宜暂时解除接触，将心内导管插头从起搏器取下，电击后再接上。

629• 如何选择安装起搏器的适应证？

根据美国心脏学会（AHA）和美国心脏病学会（ACC）起搏器埋藏专题委员会指南的建议和对起搏治疗实际需要的程度，将起搏治疗适应证分为三类。

Ⅰ类：针对患者的症状，一致认为起搏治疗对患者有益和有效。

Ⅱ类：针对患者的症状，对起搏治疗可否给患者带来益处和效果存在分歧意见，进一步根据证据观点的倾向性分为Ⅱa（倾向于支持）和Ⅱb（倾向于不支持）两个亚类。

Ⅲ类：针对患者的症状，一致认为起搏治疗无效，特殊情况下甚至对患者有害。

基于上述情况，永久性起搏器主要用于慢性或间歇性发作的缓慢性心律失常，选择适应证应密切结合临床具体情况，既要考虑缓慢性心律失常的性质与程度，又要考虑患者的症状。心室率缓慢致脑供血不足，可产生头昏、眩晕、黑蒙、近似晕厥等；周身供血不足可产生疲乏、体力活动耐量降低、充血性心力衰竭等表现。对患者的症状要作具体分析，肯定其与心动过缓直接相关，才能定为“有症状的心率过缓”。以下为安装起搏器的适应证。

（1）伴有明确临床症状的任何水平的完全或高度房室传导阻滞。

（2）束支-分支水平阻滞而间歇发生二度Ⅱ型房室传导阻滞，且有症状者。观察过程中阻滞程度在进展，HV间期>100ms，即使无症状者。

（3）窦房结功能障碍，心率经常<50次/分，有明确的临床症状。

（4）不论是病态窦房结综合征（SSS）或房室传导阻滞，间歇性发生心室率<40次/分或有长达3秒的RR间期，即使无症状者。

（5）由于颈动脉窦过敏引起的心率缓慢反应，心室率或RR间期达到上述标准，伴有明确症状者。若为血管反应（血压降低）所致的症状，起搏器不能防止。

（6）有窦房结功能障碍和/或房室传导阻滞的患者，当必须采用抑制心搏节律药物治疗时，为了保证合理的心室率，应安装起搏器。

虽有窦房结功能障碍和/或房室传导障碍，但不必安装起搏器的情况有：①一度房室传导阻滞；②无症状的二度Ⅰ型房室传导阻滞；③束支-分支阻滞不伴房室传导阻滞，或只伴一度房室传导阻滞；④体质因素（例如运动员）或迷走神经张力过高而出现心率过缓，RR间期延长达上述标准，但经较长时间观察，确无临床症状者；⑤刺激颈动脉窦，产生不伴有症状的心率抑制反应。

虽有适应证但在下列情况下暂不宜施行起搏器置入手术：①全身感染性疾病；②局部化脓；③出血性疾病及出血倾向者；④严重肝肾功能障碍；⑤严重心功能障碍；⑥严重电解质紊乱、酸碱平衡失调；⑦急性疾病的极重期；⑧慢性疾病的临终期。

630• 房室阻滞分度在指导起搏治疗的临床意义是什么？

临床上将房室阻滞（AVB）分为一度、二度、三度（完全性阻滞）。高度AVB是指连续两个或两个以上的P波被阻滞的严重二度阻滞。AVB是否需要心脏起搏器治疗在很大程度上取决于患者是否存在与心动过缓相关的症状及其对远期预后的影响。

一度AVB仅显示PR间期延长。虽然尚没有足够的证据表明心脏起搏治疗能提高单纯一度AVB患者的生存率，但现已认识到显著的一度AVB能引起明显的症状。如心房收缩重叠于上一次心室收缩（长PR间期导致较短的RP间期）便可产生与室房传导相似的血流动力学改变，即肺毛细血管楔压升高、心排出量减少，其症状类似起搏综合征。已有资料证实PR间期>0.30s的患者，可通过心脏起搏缩短房室传导时间来改善其心功能和减轻症状。

二度 AVB 即房室传导被部分阻滞，其中二度Ⅰ型多为房室结的传导延迟，此型发展成高度或三度 AVB 的可能性小，通常不是心脏起搏的适应证。二度Ⅱ型 AVB 的阻滞部位多发生于希氏束内或以下，易发展为高度或三度 AVB，患者多有症状且预后也受到影响，宜接受起搏治疗。

三度 AVB 实为房室传导缺失，非随机研究结果强烈提示心脏起搏治疗确能提高这类患者的生存率。

631. 成人获得性房室阻滞植入性起搏器治疗适应证有哪些？

2002 年 ACC/AHA/NASPE 修改后成人获得性房室阻滞植入性起搏器治疗的适应证如下。

Ⅰ类适应证

（1）任何阻滞部位的三度和高度房室阻滞伴下列情况之一者 ①有房室阻滞所致的症状性心动过缓（包括心力衰竭）；②需要药物治疗其他心律失常或其他疾病，而所用药物可导致症状性心动过缓；③虽无临床症状，但业已证实心室停搏≥3s 或清醒状态时逸搏心率≤40 次/分；④射频消融房室交界区导致的三度房室阻滞；⑤心脏外科手术后发生的不可逆性房室阻滞；⑥神经肌源性疾病（肌发育不良等）伴发的房室阻滞、无论是否有症状均列为Ⅰ类适应证，因为传导阻滞随时会加重。

（2）任何阻滞部位和类型的二度房室阻滞产生的症状性心动过缓。

Ⅱ类适应证

Ⅱa 类

（1）任何部位无症状的三度房室阻滞，清醒时平均心室率≥40 次/分，尤其是合并心肌病和左心室功能不全。

（2）无症状的二度Ⅱ型房室阻滞，心电图表现为窄 QRS 波。若为宽 QRS 波则应列为Ⅰ类适应证。

（3）无症状性二度Ⅰ型房室阻滞，因其他情况行电生理检查发现阻滞部位在希氏束内或以下水平。

（4）一度或二度房室阻滞伴有类似起搏器综合征的临床表现。

Ⅱb 类

（1）合并左心室功能不全或充血性心力衰竭症状的显著一度房室阻滞（PR 间期 > 300ms），缩短 AV 间期可能降低左心房充盈压而改善心力衰竭症状者。

（2）神经肌源性疾病（肌发育不良等）伴发的任何程度的房室阻滞，无论是否有症状，因为传导阻滞随时会加重。

632. 慢性双分支和三分支阻滞植入性起搏器治疗适应证有哪些？

ACC/AHA/NASPE 2002 年修改后的慢性双分支和三分支阻滞植入性起搏器治疗适应

证为：

Ⅰ类适应证 ①双分支或三分支阻滞伴间歇性三度房室阻滞；②双分支或三分支阻滞伴二度Ⅱ型房室阻滞；③交替性双侧支阻滞。

Ⅱ类适应证

Ⅱa 类：①虽未证实晕厥由房室阻滞引起，但可排除由于其他原因（尤其是室性心动过速）引起的晕厥；②虽无临床症状，但电生理检查发现 HV 间期≥100ms。电生理检查时，由心房起搏诱发的希氏束以下非生理性阻滞。

Ⅱb 类：神经肌源性疾病（肌发育不良等）伴发的任何程度的分支阻滞，无论是否有症状，因为传导阻滞随时会加重。

633. 肥厚型心肌病起搏治疗适应证有哪些？如何选择起搏器？

对于肥厚型心肌病（HCM）症状明显，梗阻严重，血流动力学改变显著，经内科 β 受体阻滞剂、钙离子通道阻滞剂等药物保守治疗效果不佳或出现药物治疗的副作用，不能或不愿应用外科手术治疗者，均可考虑应用起搏器治疗。特别是梗阻性肥厚型心肌病（HOCM）合并窦性心动过缓、房室阻滞、交界性心律或伴有心力衰竭者行起搏器治疗更为有利。最理想的起搏器选择应该是双心房及右心室起搏，亦称双房同步起搏，它既可改变左、右心室的激动和收缩顺序，减轻左心室流出道梗阻和二尖瓣前叶前向运动（SAM），又可以使 AV 延迟适当缩短，改善左心房和左心室排血功能。其次是双腔起搏，与三腔比较 AV 延迟相对短对左心室排血有一定影响。单腔右心室起搏虽然与双腔和三腔比较对心功能和血流动力学方面不如前两者，但是它可以改变心室激动和收缩顺序，减轻梗阻，如患者在经费方面有困难也是可以采取的治疗方法。总之，根据病情和患者经济承受能力选用不同类型起搏器治疗 HCM 特别是 HOCM，是一种较为理想的方法。

634. 急性心肌梗死相关的房室阻滞和颈动脉窦过敏综合征及神经介导性晕厥植入性起搏器治疗适应证有哪些？

2002 年 ACC/AHA/NASPE 修改后针对急性心肌梗死相关的房室阻滞的适应证：

Ⅰ类适应证：①急性心肌梗死后持续存在的希氏束以下的二度或三度房室阻滞；②房室结以下的短暂性二度或三度房室阻滞伴束支阻滞者；如果阻滞部位不清楚则应进行电生理检查；③持续和有症状二度或三度房室阻滞。

Ⅱ类适应证：Ⅱb 类房室结水平的持续性二度或三度房室阻滞。

针对颈动脉窦过敏综合征及神经介导性晕厥起搏治疗适应证：

Ⅰ类适应证：反复发作的颈动脉窦刺激导致的晕厥，或在未用任何可能抑制窦房结或房室传导药物的前提下轻微按压颈动脉窦即可导致超过 3s 的心室停搏者。

Ⅱ类适应证：Ⅱa 类①反复发作晕厥，虽诱因不明，但证实有颈动脉窦高敏性心脏抑制反射；②有明显症状的神经心源性晕厥，合并自发或倾斜试验诱发的心动过缓。

635. 埋藏式心律转复除颤器简要的工作原理是什么？

埋藏式心律转复除颤器（ICD）主要用于自动电转复恶性室性心动过速（VT）和终止心室颤动（VF），通过以下功能实现目的。

（1）感知 VT 与 VF 功能　一对电极感知心室率，常用为 155 次/分，如心室率超过预定值，其反应首先发放短阵刺激脉冲以终止 VT，无效时继之同步电击。另一对电极为感知心电图形态电极，能感知心电振幅几率密度函数，测定等电位线上的密度。若 VT、多形性 VT，密度低于正常心律或室上性心动过速（室上速），由此可识别 VT、VF，此电极又为放电电击的电极。

（2）发放电能除颤　即一旦感知到 VT 或 VF，经适当延迟后发放电能电击。若在此延迟期内 VT、VF 自动终止就不放电。若无效经自动检测，可依次发放 2～5 次电击，若再无效 ICD 自动调整后，作第二轮电击。

636. 安装埋藏式心律转复除颤器（ICD）的适应证有哪些？何谓 ICD 埋藏后心律失常“风暴”？

多中心研究表明埋藏式心脏复律除颤器（implantable cardioverter defibrillator，ICD）在防止室性心动过速和/或心室颤动（VT/VF）所致的猝死中有明显效果。目前国内的临床应用也日渐增多。但 ICD 价格昂贵，埋藏技术相对较复杂，必须严格掌握适应证。

Ⅰ类适应证：

（1）持续性室性心动过速（VT）或心室颤动（VF）所致的心脏骤停幸存者。

（2）自发性持续性 VT 患者。

（3）晕厥原因不明，但心脏电生理检查可诱发出血流动力学障碍的持续性 VT/VF，经药物治疗无效或不能耐受药物治疗者。

（4）陈旧性心肌梗死伴左心衰（左主室射血分数 <0.35）所致的非持续性 VT，心脏电生理检查可诱发出不能被普鲁卡因胺终止的持续性 VT/VF。

Ⅱ类适应证：

（1）先天性长 QT 综合征或其他家族性遗传性疾病，如致心律失常性右心室发育不良、Brugada 综合征等引起的药物不能有效控制的恶性室性心律失常。

（2）陈旧性心肌梗死或心肌病合并左心衰竭所致的非持续性 VT，心脏电生理检查可诱发出持续性 VT/VF。

埋藏式心律转复除颤器（ICD）植入后心律失常“风暴”（postimplantation arrhythmic storm）是指有些患者 ICD 术后数月内室性心律失常发作次数较术前明显增加的现象。此现象的原因不明，可能与术后疼痛、焦虑、心力衰竭以及停用抗心律失常药等因素有关，常需加用或调整原来使用的抗心律失常药才能控制。

637. 如何进行埋藏式心律转复除颤器的随访？

对埋藏式心律转复除颤器（ICD）的患者必须进行认真随访：

（1）随时掌握 ICD 的性能及工作状况　①通过程控仪了解患者发生 VT 与 VF 的次数、周长、时间以及 ICD 的终止方式、工作参数和效果；②了解电池状况和电容器充电时间；③测试感知及起搏阈值。通常，在患者出院之前应检查一次。如果术后发生过 VT、VF，视 ICD 对其识别及终止的满意程度来决定是否需要调整工作参数；若未发生过心律失常则应诱发 VT，必要时诱发 VF（床旁备用除颤仪、急救药物和其他抢救物品），以确认 ICD 识别及终止程序是否有效。此后可每三个月随访一次，如果患者有不适感，则应随时进行检查。

（2）注意有无与 ICD 手术有关的并发症　如有伤口不愈合、感染、导管断裂或绝缘层破损、电极脱位等。

（3）患者自身的反应　对 ICD 治疗有心理反应或者影响生活质量时，应有针对性地给患者及家属作解释。

（4）注册登记　按照规定的统一格式对 ICD 的埋藏和随访进行注册登记，便于患者的随访和全国资料的汇总。

638. 如何选择起搏方式？

（1）VVI 方式　是最基本的心脏起搏形式，优点是简单、方便、可靠、经济。适用于①一般性的心室率缓慢，特别是有房室传导阻滞及/或心房颤动、扑动者；②间歇发生的心率缓慢及长 RR 间期。不适宜应用于①VVI 起搏时血压下降 2.66kPa（20mmHg）以上；②心功能代偿不良；③有起搏综合征。

（2）AAI 方式　简单、方便、可靠、经济等优点可与上述 VVI 相比，适合我国实情。适用于房室传导功能及心房应激功能正常的病态窦房结综合征患者。所谓房室传导功能正常，是指心房起搏频率 130 次/分时能保持 1∶1 房室传导，HV 间期 <55ms。不适宜应用于①有房室传导障碍，包括有潜在发生可能者（用心房起搏检验提示）；②慢性心房颤动；③心房应激性低下（阈值 >1.5V）；④心房内电信号（A 波）幅度过低（<2.5mV）。

（3）DDD 方式　是双腔起搏器中心房和心室的起搏与感知功能最完整者，故称为全能起搏，但不如单腔起搏器那么方便、经济，适用于房室传导阻滞伴或不伴窦房结功能障碍者。不适宜选用者：慢性心房颤动、扑动。

（4）频率应答方式（RR）　起搏频率根据机体对心排出量的需求而自动适应，提高机体运动耐量的效益优于非频率应答方式的起搏器。适用于①心脏变时能力不良；②患者需要从事中至重度体力活动。有心脏变时能力不良而需要用 VVI、AAI、DDD 起搏器者可分别选用 VVIR、AAIR、DDDR 方式。但心率加快后心悸等症状加重或诱发心力衰竭、心绞痛者不宜应用频率应答型起搏器。

抗心动过速起搏器适用于阵发性环行运动性室上性心动过速，但不作为首选对策。

639. 何谓起搏器的程控功能？有何临床意义？

起搏器的程控是指在体外用程控器对埋置于体内的起搏器发放指令，以无创性地改变起搏器的工作方式、工作参数等。经程控器指令调变了的参数是持久的、稳定的，一直到再次调变它。故起搏器的程控功能具有“无创、稳定、可逆”的特点。

程控功能是新型起搏器所必须具备的。程控功能的目的有：

（1）使起搏器的工作方式、工作参数尽量适合患者病理生理要求。起搏器厂家的一套参数（nominal settings）不一定适合具体每一位的患者，埋置后要根据具体情况进行调整。当病情有变化时，也要随之而调整，以提高治疗质量与生活质量。

（2）在保证病情需要的基础上，规定最合理的起搏方式、频率、输出幅度、脉宽等，以节省能量，延长起搏器使用年限。

（3）对某些由于机体条件或起搏器条件不合适而造成的故障与并发症，可通过调变工作方式、工作参数，无创性地排除，免于施行手术、更换起搏器的方式处理。

（4）利用程控功能检测起搏器功能状况或分析故障原因，检查患者自身的心肌、心律状态，甚至可作心内电生理检查，起到诊断作用。

20世纪80年代以后，利用微机技术，程控内容有了新的扩展，如遥测功能（telemetry），它是指受程控器指令规定的参数，经“询问”指令，回报给程控器。即使某些不能被调变的数据，也报告给程控器，例如起搏器的型号、编号、电池状态、导线状况等，测量起搏阈值、心内电图，回忆起搏器感知事件、起搏事件，作心律监测，统计心律的趋势图、直方图，作电生理程控刺激等；还可贮存输入的有关患者的病历资料。这样把起搏器和程控器组成为一套资料贮存、诊断、治疗、监测的系统，使起搏器技术发展到了一个新的阶段。

起搏器程控功能主要有下列临床意义：

（1）针对具体患者选择最佳的起搏方式及参数　由于锂电池的应用，起搏器的寿命大大延长（8~10年），而在手术时测定的心脏起搏器的输出参数不可能这么长时间一成不变，而需要根据患者情况进行改变，只有通过程控才能完成这种改变。

（2）节省起搏器的电源，延长其使用寿命　起搏器的额定输出电压及脉宽（5.0V、0.5ms）远远高于患者起搏阈值的安全界限，特别是应用激素药囊及Fractal电极时，其急、慢性阈值都甚低而且稳定。利用输出能量的程控可大大减少功耗而延长起搏器的使用寿命。能量输出的程控必须包括电压及脉宽。根据强度-时间曲线的原理调整最佳的电压及脉宽组合，达到既安全又节能的起搏效果。

（3）诊断、处理起搏故障及并发症　多程控功能可处理绝大部分起搏障碍及并发症而避免二次手术。如发生输出阻滞时，经改变输出能量可恢复正常起搏，此时程控功能既可诊断输出阻滞又可处理输出阻滞。感知度的程控可有效地处理过感知及低感知现象。反拗期的程控可防止AAI方式起搏时QRS波的误感知以及T波、后电位的感知。在高噪声环境、隐匿的外源性感知、肌电干扰等情况下，将VVI程控为VVT既可诊断干扰信号发生的时间又可预防误感知所引起的起搏抑制。为降低能量输出尚不能很好解决阳极刺激现象（膈肌及胸壁刺激）时，置入的起搏器若为极性可调者，只需将单极起搏程控为双极起搏（电极必须是双极），阳极刺激现象即随之消失。又如 DDD 方式起搏发生起搏器介导性心动过速（PMT）时，将 DDD 程控为 DDI 或 DVI 或 VVI 起搏，心动过速即可终止。

（4）诊断及处理心脏并发症，改善心功能及进行无创性电生理检查　随诊过程中利用起搏频率的程控（减慢起搏频率）可观察起搏后自身心律的变化。特别当合并急性心肌梗死时，起搏脉冲使心肌梗死的心电图变得不典型而难以辨认，而减慢起搏频率即可作出心肌梗死心电图的诊断。病态窦房结综合征（病窦综合征）或有间断性房室传导阻滞的患者，可将起搏频率减慢（50 ~60 次/分），以利于自身心律的恢复及保持房室顺序功能。当发生起搏并行心律（二联律）或频发室性期前收缩时，加快起搏频率，室性期前收缩即可控制。又如长滞后的程控有利于自身心律的恢复，而短滞后则可防止室性心律失常。

近年来利用 DDD 起搏治疗主动脉瓣下梗阻性肥厚型心肌病（合并或不合并传导障碍）获得非常满意的疗效，尤其是短的房室延迟更有利于左心室流出道的开放。多功能程控起搏器可完成某些电生理检查。如将病窦综合征患者应用的 DDD 或 AAI 起搏程控为 AAT，再结合胸壁快速刺激便可起到心房起搏的作用。此种程控利于长期随访过程中追踪自身窦房结功能的变化。

总之，程控的重要价值在于使起搏参数个体化，延长起搏器的使用寿命，预防或处理起搏故障及并发症，避免二次手术探查，从而提高起搏器的安全性及可靠性，以达到提高患者生活质量的目的。

640. 目前体外无创性起搏的临床应用状况怎样？其局限性怎样？

体外无创性起搏术由 Zoll 等于 1952 年创始并应用于临床，曾一度是治疗心动过缓和心脏骤停的惟一电生理手段。由于当时工程技术的限制，体外起搏仪的电脉冲脉宽只有数毫秒，体表面积只有十数平方厘米，故单位面积上所需的起搏电能量较高，易产生胸壁局部皮肤和软组织损伤，甚至灼伤；易产生胸壁肌肉阵挛及皮神经剧烈刺痛等副作用，使临床患者难以接受。1959 年后随经静脉心内膜起搏技术的开创和发展，体外起搏术在临床逐渐被人遗忘。近 10 年来，由于工程技术的发展，体外无创性起搏仪的电脉冲脉宽由数毫秒增至 40 毫秒，体表电极面积由十数平方厘米增加到一百平方厘米左右，从而大大降低了单位面积的起搏电能量，减轻了体外起搏的不良反应。改进后的体外起搏仪在临床应用中，使清醒的患者仅产生胸部冲击感及可以忍受的皮肤轻微疼痛，偶有局部皮肤充血，而无皮肤及软组织的损伤。虽经静脉心内膜起搏术成功率较高，但其操作技术复杂，费时较多，并需要专业人员和 X 线透视设备等才能实施。另外，严重凝血功能障碍、急性心内膜炎和三尖瓣修补术后的患者都不能行经静脉起搏。与之相比，体外无创性起搏具有操作简便、起搏快速有效等特性，且无上述禁忌证，故更适宜于紧急抢救之用。所以，近十年来体外无创性起搏术再次被用于各类急诊心律失常的治疗。

体外无创性起搏术在缓慢心律失常和心脏骤停治疗时，可用 VVI 或 VOO 起搏方式，在临床已进行过深入的研究，并获得广泛的应用。在行体外无创性起搏术时，其起搏电极位置为前后位，胸前电极安贴于常规体表心电图的 V_3 导联处，后背电极安放于左肩胛与脊柱间，与胸前电极相对应。起搏时，起搏电流以超过阈电流 5～10 毫安为妥。在研究中发现，起搏阈电流不仅与电脉冲脉宽、电极面积有关，而且与胸壁的厚度及电极的位置有关。故当起搏阈电流偏大时，也可通过调整起搏电极的相对位置来获得最小的阈电流。体外无创性起搏术可提高急诊缓慢心律失常患者的存活率及为安装永久起搏器赢得时间，其疗效与右室心内膜临时起搏相似，且可以应用于心内膜起搏禁忌的患者，如有心内膜炎或凝血功能障碍者等；并可使那些不需要安装永久起搏器的患者避免采用经静脉临时起搏可能产生的不良反应。体外无创性起搏术对于心脏骤停患者的治疗，有些学者认为，在冠心病监护病房及急救中心，对心脏骤停患者实行紧急体外起搏，可提高其存活率。其成功与否主要依赖于实施起搏时间的早晚。如果拖延过迟，可能由于严重心肌缺氧、酸中毒、电解质紊乱及心肌贮备能量耗竭而导致起搏失败。但另有报道，在急救中心给心脏骤停患者行体外紧急起搏术，即使急救人员以最快的速度到达现场，并行体外起搏，对于心脏骤停患者的存活率的提高方面的差异并无统计学意义。进入 20 世纪 90 年代以后，体外无创性起搏术逐渐在手术室中被广泛地应用，以防治心脏病患者在麻醉和/或手术中可能出现的各种缓慢心律失常。

在对缓慢心律失常患者实行连续有效的体外无创性起搏时，曾有作者进行过心肌酶谱的监测。即使连续有效地起搏 35 分钟，心肌酶谱也无异常变化。而且体外无创性起搏术在起搏电流强度下，也不会诱发各种恶性心律失常，如室性心动过速、心室颤动等。这是由于体外起搏的致颤电流与最小起搏电流之比平均为 12.6∶1。

体外无创性起搏可使心脏四个腔同时除极，较单一的心房或心室起搏更易消除折返激动，终止折返性心动过速。故体外无创性起搏术还可应用于快速心律失常的治疗。在研究中发现体外无创性起搏的程控期前刺激法（单脉和双脉冲法）、超速抑制法、程控递减刺激法均可终止折返性快速心律失常。影响体外无创性起搏术对快速心律失常疗效的主要因素为其刺激电流强度，一般都超过起搏阈值。较高的输出电流可使较大块的心肌激动而除极，更易进入折返终止带而消除折返。所以，如果较小的起搏电流失败后，增加其体外起搏电流仍可终止心动过速。其他影响体外无创性起搏治疗快速心律失常的因素有起搏频率和刺激方式等。这些都与右室心内膜起搏术相似，即适当增加超速抑制的起搏频率，可增加其成功率，程控递减刺激法优于超速抑制及期前刺激法。对于各种类型的快速心律失常而言，体外无创性起搏术终止室上性心动过速（室上速）的疗效优于对室性心动过速的疗效。这是由于室上速大都是由于折返机制而成，易于用电生理方法治疗。在对各型室上速的治疗中，体外无创性起搏术对于房室折返型室上速的疗效比房室结折返型室上速为好。因房室折返型室上速其折返环较大，心房及心室都是折返环的组成部分，较易被体外起搏刺激除极，并侵入折返环而终止心动过速。而房室结折返型室上速由于其折返环较小，心房及心室不是折返环的必需组成部分，故体外起搏术对房室结折返型室上速疗效较差。

体外无创性起搏术不适用于房颤、房扑及房性心动过速的治疗。体外无创性起搏术在治疗室速时，能导致超速加速反应，其几率与心内膜起搏术相似。所以，在用体外无创性起搏治疗快速心律失常时，必需备有床边除颤器。

体外无创性起搏也有一定局限性。虽然现用的体外无创性程控起搏器的电脉冲脉宽和体表电极面积有所增大，单位面积上的起搏能量有所减少，不致于引起皮肤及软组织损伤。心室起搏阈电流在40～80（64±14）毫安，能在清醒状态下很好地用于痛阈较高的患者的各类急诊心律失常的治疗。但对痛阈较低的那部分患者，当起搏电流超过60毫安时，仍会有皮肤刺痛感。故在治疗中，特别是在快速心律失常治疗时，为了获得较满意的疗效，需用小剂量镇静剂（如2～10mg地西泮静注），以减轻患者皮肤刺痛感。体外无创性起搏不能用于窦房结及心房电生理研究，也是因心房起搏电流较大（2倍于心室起搏阈电流以上），患者难以忍受所致。另外，由于体外无创性起搏仪电脉冲脉宽较宽、能量较高，而影响了心电监护记录仪对QRS波的记录。特别是在起搏频率较快时，QRS波往往难以辨认。为了使体外无创性起搏术在临床获得更常规和广泛的应用，这些都是日后必须解决的问题。

641 • 怎样理解生物“起搏器”治疗心脏疾病的概念？

国内张庆刚、郑良荣两位学者晚近曾就生物“起搏器”治疗心脏疾病的研究进展〔中华心血管病杂志33（7）〕进行了专题综述。现根据相关内容，对如何理解生物“起搏器”治疗心脏疾病的概念予以简述如下：

窦房结是心脏中原始的生物“起搏器”，因某种原因生物“起搏器”会失去原有的功能而导致心动过缓、传导阻滞等。目前电子起搏器的植入仍然是治疗心脏传导阻滞和其他电生理异常性疾病的主要方法，但是有限的电池寿命和缺乏对神经激素自动反应性等缺点使得人们迫切需要一种更理想的治疗方法。随着基因治疗和细胞治疗突飞猛进的发展，一些科学家利用这些方法对改善生物“起搏器”的功能进行了探索，希望用生物“起搏器”治疗心脏疾病。这主要包括两个方面的研究：

一是基因治疗。根据报道，利用基因治疗可以通过下面的3种方式产生生物起搏活动：①过度表达神经激素（特别是β_2肾上腺素）受体可以增加心房电活动；②通过替换kir 2.1（编码运载内向整流电流I_{K1}通道的一个α亚单位基因）离子通道成孔部位的3个氨基酸残基构建一个显性失活的突变体，从而减少超极化电流，可以增加心室细胞的起搏活动；③通过过度表达超极化激活的环核苷酸门控（HCN2），增加心脏舒张期内向电流，从而在窦房结被抑制时提供起搏作用。

二是细胞治疗。细胞治疗主要是指利用干细胞的治疗，它可以有效地避免基因治疗中的病毒载体所带来的问题。干细胞是指具有自我更新、高度增殖和多向分化潜能的细胞群，它包括胚胎干细胞和成体干细胞（造血干细胞和骨髓间充质干细胞）。

目前细胞治疗主要是采用胚胎干细胞和成人间充质干细胞治疗。胚胎干细胞经体外可以分化成心肌细胞。大量的临床前研究证实了成人间充质干细胞和胚胎干细胞一样可以分化成许多细胞系包括肌肉骨骼组织和结缔组织，因此成人间充质干细胞在理论上可以在合适的条件下分化成具有起搏功能的窦房结细胞，相关的动物实验和临床实验有待进一步研究。但是利用成人间充质干细胞分化，同样也会面临胚胎干细胞所面临的诸如定向分化和肿瘤生成等问题，因此有些科学家发现利用成人间充质干细胞作为载体运送起搏基因到心脏从而产生起搏电流可能解决这些问题。

总之，尽管生物“起搏器”的基因和细胞治疗还处在发展的初期阶段，但它标志着一个崭新的研究方向的开始。将它应用于临床实践中还有很多问题需要研究和解决：①如何使生物“起搏器”的频率应答能够更符合人的生理需要；②这种“起搏器”的寿命有多久；③在有效性和耐久性上是否和电子起搏器具有相同的甚至更好的效果；④如何处理使用病毒载体可以增加致癌性和传染性的问题；⑤被转移的组织和分子能否种植在目标位置而不转移到其他部位。当然，还存在成体干细胞的可塑性，最佳移植途径及骨髓干细胞动员，感染、致畸等干细胞所特有的问题。其中尤为重要的是组织排异性，目前虽然发现成人间充质干细胞具有低抗原性，但是长期全面的研究还未报道。韩国科学家 Hwang 等的研究成功解决了组织排异问题，为基因和细胞治疗开辟了新的天地。随着研究的深入和技术的不断改进，相信基因治疗和细胞治疗将是改善生物“起搏器”功能最理想的方法。

642• 起搏为何能预防心房颤动?

心脏节律是维持正常人体功能活动的最重要条件。起搏治疗的主要目的是通过不同的起搏方式纠正心率和心律的异常，提高患者的生存质量，减少病死率。起搏也是预防心房颤动的一个手段。

（1）抑制房性期前收缩（房早） 适时的房早可以引发房颤。应用较高频率的心房起搏对房早有超速抑制作用，常选用 80～95 次/分的起搏频率。

（2）消除短长或长短周期现象 频率较快的心房起搏还能消除停搏，消除短长或长短周期现象，这些都是房颤的重要启动机制。

（3）缩短房早引起的房内缓慢传导时间 房早诱发房颤的原因之一是房早引起明显的房内传导时间延长，加剧左、右心房电活动的离散。针对这一环节，目前应用的双心房或多部位心房起搏，就是将 1 根电极导线放置在常出现缓慢传导的房间隔、左心房后壁（邻近肺静脉处）等部位，当房早发生后，心房触发性起搏（AAT）可大大缩短房早后可能在这些部位的缓慢传导。

（4）缩短房内传导时间 房内缓慢传导是房颤发生的电生理基质之一。因此，频率较快的心房起搏可以缩短房内传导时间，减少房颤的发生。逆转异常的心房不应期：心房不应期的异常也呈缓慢心率依赖性，通过较高频率的心房起搏可以使之部分逆转。

（5）降低心房节律周期的变异性 阵发性房颤患者房颤发生前心房节律周期的变异性有增大的趋向，应用较快频率的心房起搏能够减少心房节律周期的变异性，能够减少心房复极的离散度，减少房颤的复发。

（6）血流动力学作用 双心房或右心房多部位起搏，能够改变心房收缩力，提高收缩质量，增加心房的排空，改变血流动力学状态，较快频率的心房起搏也能够加强这种良性血流动力学作用。血流动力学改善的直接作用可使心房内压力下降，心房容积缩小，必然减少了折返子波存在的空间，这是减少房颤复发的重要机制。

643 • 如何看待人工心脏起搏防治心房颤动的疗效？

回顾性与前瞻性临床资料都证实，心房起搏能够治疗和预防房颤，右心房多部位起搏或双心房同步起搏都具有这种治疗作用。但长期效果尚需要多中心的临床试验。2002年ACC/AHA/NASPE针对起搏预防阵发房颤定为Ⅱb类适应证。对合并窦房结功能不全的阵发性房颤患者，症状明显，房内传导阻滞（P波时限>120毫秒），房内传导时间>100毫秒，合并慢快综合征（BTS），药物治疗困难可考虑起搏治疗。治疗和预防房颤的心房起搏方法可分为两种：①单部位心房起搏；②多部位心房起搏：多部位心房起搏分成双心房同步或右心房多部位起搏两种。

高位右心房起搏可明显减少房颤的复发率。双腔起搏器（DDD）起搏的患者中，5年中房颤复发率16%，而对照的心室按需起搏器（VVI）起搏患者的房颤复发率32%。心房按需起搏器（AAI）起搏患者的房颤复发率9%，VVI起搏患者69%。DDD起搏的房颤复发率7%。双心房同步或右心房多部位起搏技术与高位右心房单部位起搏相比，治疗房颤的作用明显提高。右心房起搏时，80%的患者维持窦性心律。双房起搏治疗房颤、房扑的有效率达81%。双房同步起搏治疗有房间阻滞的房颤的有效率几乎为100%。

坚持超速抑制频率效果更佳。心房起搏超速抑制房性期前收缩是治疗和预防房颤的最重要机制。为取得临床较好的疗效起搏频率需达到80~90次/分，持续高频率起搏疗效才会更明显。但房颤的起搏治疗不能替代药物，心房起搏治疗和预防房颤常是药物无效或不能耐受情况下应用，对大多数房颤患者，心房起搏的治疗是补偿性治疗，不能在起搏治疗的同时偏废药物治疗。

644 • 心脏再同步治疗的原理是什么？

心脏再同步治疗（CRT）是指借助起搏技术使严重的房室传导阻滞或心室内传导障碍患者恢复固有的心脏循环同步状态的方法。包括心房再同步治疗及心室再同步治疗。目前认为其原理包括：

（1）心肌整体活动的重新同步化　慢性心力衰竭（CHF）患者都有不同程度的心脏收缩不同步，心电图表现为PR间期延长、房室传导阻滞、束支（特别是左束支）阻滞，有部分为QRS波的增宽，这种不同步致心排出量降低，并造成舒张期二尖瓣反流，促使CHF恶化。束支传导阻滞（QRS间期增宽）使心室内传导时间延长，心室充盈时间减少，心排出量减少。应用CRT技术，建立房室间、心室间异常运动的重新同步化，可缩短心电图QRS波，协调双心室收缩和舒张，恢复左心室间隔的同步机械运动，从而提高了左心室功能，增加了左心室射血分数及心肌血流的储备，减少了二尖瓣反流。

（2）抗心律失常作用　心律失常是CHF患者症状加重引起死亡的主要原因。合适的起搏器不仅有起搏功能，还具有抗心律失常和调整心肌变时功能。CRT可使各种心律失常明显减少，特别是植入性心室除颤功能起搏器的应用，可以避免恶性、致死性心律失常的发生，从而减少 CHF 患者的致残率和死亡率。

（3）心室的逆向重构作用　CHF 发生、发展促使心脏形态发生重构，一个重要原因是神经、内分泌的激活，交感神经兴奋引起一系列因子的释放，加重心肌凋亡和心室重构的进展。实验证明 CHF 患者的死亡率与血浆去甲肾上腺素浓度有关。有研究观察 CHF 患者植入双室起搏器 12 周后，血浆去甲肾上腺素浓度降低。CRT 通过降低交感神经兴奋性，调整内分泌平衡紊乱，同时减轻室壁张力，产生逆向重构，改善心功能。

（4）减少能量消耗　在治疗 CHF 的大量药物中，β 受体阻滞剂能够改善心肌收缩功能，同时减少心肌氧耗，其作用机制之一是减慢心率，但对多数心力衰竭患者而言 β 受体阻滞剂的应用需要逐渐适应。CRT 不但能减少心肌氧耗，而且能使那些对 β 受体阻滞剂耐受不良的患者能更好地接受这一治疗。

645 • 心脏再同步治疗适应证有哪些？临床如何评价？

根据 2002 年 ACC/AHA/NASPE 及大规模临床试验得出的结论，心脏再同步治疗（CRT）治疗的适应证主要包括原发性或缺血性心肌病；药物难治性心力衰竭；左心室射血分数（LVEF）≤35%；左心室舒张末内径（LVEDD）≥55mm；心功能（NYHA 分级）Ⅲ~Ⅳ级；6 分钟步行距离 <450m；合理最大用药包括 ACEI、β 受体阻滞剂、利尿剂、醛固酮受体阻滞剂；室壁活动不协调，QRS >130 毫秒。但 CRT 是治疗 CHF 的新方法，越来越多的大规模多中心临床实验证明 CRT 的安全性、有效性，但是远期疗效如何、能否降低患者的死亡率、延长患者的寿命、对Ⅱ级心功能不全是否需预防性 CRT 治疗、伴慢性心房颤动的电-机械不同步的慢性心力衰竭、CRT 治疗后 QRS 不窄对疗效的影响、左心室起搏导线置入进一步改进等问题尚需进一步长期观察与研究。

646 • 如何掌握梗阻性肥厚型心肌病心脏起搏治疗的适应证？

早期研究表明右心室心尖部起搏可降低左心室流出道的压差，减轻或缓解流出道梗阻的症状，其作用机制尚未完全明了。由于心室起搏改变了左心室的激动顺序导致收缩顺序异常，使室间隔激动和收缩延迟，在收缩期左心室内径可以增大，二尖瓣前向运动减少，左心室流出道梗阻得以减轻。选择理想的房室延迟（AV 间期）以增加左心房对左心室的充盈作用，旨在达到最佳的血流动力学效果。虽然最近有一些研究证实 DDD 起搏能降低左心室流出道的压差，提高心功能，但也有资料表明起搏治疗并不能改善主观症状和提高运动耐量。目前尚缺乏支持心脏起搏可以改变疾病的进程或提高生存率的资料。因此，对有症状的梗阻性肥厚型心肌病患者，不提倡常规埋藏双腔起搏器。

Ⅰ类：与窦房结功能低下及房室传导阻滞的Ⅰ类适应证相同。

Ⅱa 类：无。

Ⅱb 类：难治的伴有症状的肥厚型心肌病静息或运动时出现左心室流出道梗阻者。

Ⅲ类：

（1）无症状或经非起搏治疗可以控制症状者。

（2）虽有症状但无左心室流出道梗阻的证据者。

647• 如何掌握特发性扩张型心肌病起搏治疗的适应证？

对于难治的扩张型心肌病患者，采用短AV间期双腔起搏虽有利于机械性房室同步和心室充盈但改善症状有限。在PR间期>200毫秒的患者中，短AV间期的双腔起搏可延长心室舒张期充盈时间。一项研究表明，平均PR间期为283毫秒的患者，缩短AV间期起搏心排出量增加可达38%。此外，设定心房先于心室收缩的时间，尚可减轻二尖瓣反流，由此可增加每搏量和增加动脉压。然而，目前仍没有一种方法能根本改善扩张型心肌病的自然病程，尚缺乏资料证实长期起搏可改善患者的血流动力学和缓解症状。

Ⅰ类：与窦房结功能低下及AVB的Ⅰ类适应证相同。

Ⅱa类：无。

Ⅱb类：难治的伴长PR间期和有症状的扩张型心肌病患者，急性血流动力学研究证实起搏对其有益。

Ⅲ类：

（1）无症状的扩张型心肌病。

（2）有症状的扩张型心肌病，药物治疗可以缓解症状者。

（3）有症状的缺血性心肌病。

648• 如何掌握儿童和青少年患者的永久性心脏起搏适应证？

儿童和青少年患者的永久性心脏起搏主要适应证基本类同于成年人，但也有一些特殊情况需要认真考虑。儿童的心动过缓和相关症状常短暂而难以捕捉。虽然窦房结功能低下（病态窦房结综合征）越来越常见于小儿，埋藏起搏器的主要依据仍然是要证实晕厥与心动过缓（心率<40次/分或窦性停搏>3秒）有关。心动过缓-心动过速综合征（窦性心动过缓伴心房扑动或房性心动过速）在先天性心脏病手术后较常见。已证实青少年患者反复发作或持续存在心房扑动伴窦性节律丧失是日后发生持续性心房颤动的独立危险因素，并可增加死亡率。有报道长期使用生理性频率起搏心房治疗窦性心动过缓，以抗心律失常器预防和终止心动过速的远期疗效尚存争议。长期使用药物（普萘洛尔或可达隆）控制心房扑动可能会诱发有症状的心动过缓，此时永久性心脏起搏可作为一种辅助性治疗手段。先天性房室传导阻滞（AVB）的青少年患者，永久性心脏起搏的适应证较以前有很大程度的放宽。最近研究表明，起搏治疗可以提高无症状性AVB患者的长期生存率，并可以防止晕厥发作。对先天性长QT综合征患者联合应用心脏起搏和β受体阻滞剂治疗的疗效已被多项研究结果所肯定，尤其是间歇依赖性室性心动过速伴先天性长QT综合征和窦性心动过缓或高度AVB的患者。手术后持续存在AVB未接受永久起搏治疗以支持心率者预后不良已被确认。因此，心脏手术后发生高度或三度AVB且持续7~14日者应考虑永久性心脏起搏治疗。

Ⅰ类：

（1）有与高度或Ⅲ度 AVB 相关的心衰或低心输出量等临床表现的患者。

（2）窦房结功能低下，表现出与年龄不相称且有症状的心动过缓（心动过缓的界定因患者的年龄和预期心率不同而异）。

（3）心脏手术后发生的高度或三度 AVB 无好转迹象或持续时间超过 7 日以上者。

（4）先天性三度 AVB 伴宽 QRS 波逸搏心律或心室功能低下者。

（5）先天性三度 AVB 的婴幼儿，心室率＜55 次/分；先天性心脏病伴三度 AVB，心室率＜70 次/分。

（6）持续的长间歇依赖性室性心动过速，伴或不伴 QT 间期延长，行起搏治疗其作用十分肯定者。

Ⅱa 类：

（1）慢快综合征长期需抗心律失常药物治疗者。

（2）出生一年以后发生的三度 AVB，平均心室率＜50 次/分，或突发心室停搏引起 2 倍或 3 倍于基础心动周长的心室停搏。

（3）长 QT 综合征伴有二或三度 AVB 者。

（4）复杂先天性心脏病伴发无症状的窦性心动过缓的儿童，静息心率＜35 次/分，或心室停搏＞3 秒者。

Ⅱb 类：

（1）手术后出现短暂三度 AVB，窦性心律恢复后遗留双分支阻滞者。

（2）先天性三度 AVB 的新生儿、儿童或青少年，心率较快且心电图呈窄 QRS 波图形，心室功能正常者。

（3）先天性心脏病的青少年，伴无症状的心动过缓，静息心率＜35 次/分或心室停搏＞3 秒者。

Ⅲ类：

（1）手术后发生的 AVB，7 日内房室传导恢复者。

（2）手术后发生的无症状双分支阻滞伴或不伴一度 AVB 者。

（3）无症状的二度Ⅰ型 AVB 者。

（4）临床表现为无症状的窦性心动过缓伴最长 RR 间期＜3 秒和最慢心率＞40 次/分的青少年。

649. 如何掌握安装抗心律失常器适应证？

在某些情况下，埋藏永久心脏起搏器可用于治疗阵发性室性或室上性心动过速。用一系列起搏方式包括程控刺激和短阵快速刺激可终止折返性心动过速。这类抗心动过速装置可以监测心动过速，并自动予以起搏或由体外装置（如磁铁）激发。已证实在某些情况下起搏能预防心动过速的发作，如长 QT 综合征。心房同步心室起搏可以预防阵发性室上性心动过速的发作，由于导管消融技术的成熟，目前已极少应用。一些伴发于心动过缓的心房颤动，心房起搏有助于减少其复发。伴有房内阻滞的病态窦房结综合征患者，双心房起搏可以降低心房颤动的复发率。安置抗心律失常器的适应证如下：

Ⅰ类：

（1）有症状的室上性心动过速，药物及导管消融治疗不能控制其发作或由此产生严重和不能耐受的不良反应者。

（2）对反复发作性持续性室性心动过速患者，作为自动除颤系统治疗内容的一部分。

Ⅱa 类：无。

Ⅱb 类：对于起搏刺激可重复终止的阵发性室上性心动过速或心房扑动，起搏治疗可作为药物或导管消融的替代方法。

Ⅲ类：

（1）起搏可导致心动过速的加速或转为颤动者。

（2）存在具有前传功能的房室旁路，无论房室旁路是否参与心动过速。

十二、心脏复苏

650• 心脏性猝死的概念是什么？

心脏性猝死（sudden cardiac death，SCD）是心血管病防治中的重要问题，自1966年Kuller等确定SCD概念以来，40余年过去了。40余年来在心血管病防治上有了很大的发展，尤其对高血压和冠心病的防治取得了较大进展，冠心病的发病率已有下降，治疗上也有很大的发展。高血压的治疗、靶器官的保护也很有成效，但SCD发生率下降不多、防治收效不大，也无统一的防治规范。2001年欧洲心脏杂志（European Heart Journal）发表了一篇欧洲心脏病学会的SCD对策，内容全面新颖，实得我国借鉴，为此中国心脏起搏与心电生理杂志编辑部与中国生物医学工程学会心脏起搏与电生理分会组织力量，结合我国现状，编写了我国SCD防治建议。该建议对其定义的界定进行了如下复习、解释：

SCD一词已应用数个世纪，但如何适当地去界定，不同的作者有过争论。1997年Braunwalde编著的心脏病学中把SCD界定为：心脏原因的自然死亡，在症状出现后1小时内突然意识丧失，以前已知有心脏病史，但死亡的时间和方式是未预料的。定义的关键是“自然”、“突然”和“未预料”，争论的焦点也就在于“突然”和“如何”起自心脏，曾提及过与SCD相关联的一些标准。

SCD临床描述常包含了特殊机制，机制清楚就有较好的防治措施，如心肌梗死后瞬间死亡的病例，快速心律失常就是潜在原因，其他机制也可导致猝死，如主动脉破裂、蛛网膜下隙动脉瘤破裂、心脏破裂压塞、大面积肺栓塞和其他等。此外实际上死亡可能还是心律失常，但并不是突然发生，如患者血流动力学上虚脱和随后并发症住院后，死于持续性室性心动过速发作。

猝死定义核心问题是事件的非外伤性质和突然死亡是未预料和瞬间发生的。为了限定突然死于心脏病，冠以“心脏”一词而成心脏性猝死（SCD），进一步亚组分类提出区分冠心与非冠心SCD。至于时间界定，早期为24小时，为了说明最可能的机制为心律失常，后来改为1小时，甚至瞬间。按理在不同的临床试验中SCD定义有很大的差别，界定死亡方式为很多作者所关心，一个十分困难的问题是死亡的区分，未料及的死亡，发现时已死于床上，很多作者都会把这样的事件误认为SCD，对此是不可能去界定患者什么时候还活着或死前患者多长时间有症状。

此外最近的一些临床试验已不再分析介入和介入装置对SCD的影响，而替代使用“心律失常死亡（arrhythmic death)”，但 SCD 与心律失常死亡两个词是不一致的，如患者可死于心律失常，即使它不是突然死亡（不是瞬间或未预料的)，相反地不是所有突然死亡都是心律失常，特别室性快速心律失常。

651. 引起心脏骤停的病理生理因素和原因有哪些？

引起心脏骤停的病理生理因素包括：

（1）缺氧　心肌细胞在缺氧或乏氧情况下的无氧代谢，使心肌细胞 pH 下降，心收缩力抑制，缺氧刺激儿茶酚胺释放，心肌细胞内外电解质转移，心肌自律性增高，室颤阈降低。心传导系统缺氧损伤亦可诱发室性心律失常。

（2）神经系统功能不全　某些部位病变和手术操作反射等引起迷走神经张力增高，发生窦性心动过缓、房室传导阻滞，甚至心脏停搏。

（3）代谢和化学异常　主要是代谢性酸中毒和/或电解质紊乱，抑制心肌收缩力，影响心肌电生理，降低室颤阈，导致心律失常甚至心脏停顿。

在上述病理生理因素存在的情况下都可引起心脏骤停。因此，引起心脏骤停的原因有：

（1）器质性心脏病　①先天性心脏病如主动脉瓣狭窄等；②后天性心脏的联合瓣膜病及主动脉瓣狭窄等；③冠心病、心肌梗死。

（2）意外事件　①各种严重创伤、大出血、休克；②电击伤、雷击伤、溺水、窒息、自缢。

（3）药物中毒及过敏　①洋地黄类、奎尼丁、锑剂、依米丁、普鲁卡因胺、维拉帕米、巴比妥中毒；一氧化碳中毒、有机磷中毒；②青霉素、普鲁卡因、破伤风抗毒素等过敏。

（4）医源性　①心胸外科手术，尤以低温及体外循环直视手术中及手术后；②麻醉，用药量过大，推注药物过快及低温麻醉和手术；③心血管检查，如心导管、心血管造影、心脏瓣膜球囊扩张、冠状动脉造影、PTCA；④有关诊断治疗操作，如心包穿刺、胸腔穿刺、气管切开、气管插管、胸腔镜手术等；⑤诊疗引起的各种恶性心律失常。

（5）电解质紊乱与酸碱失衡　如高血钾症或低钾血症、严重酸中毒等。

（6）迷走神经反射　如低血压、二氧化碳积累、刺激喉、牵拉内脏等。

652. 《2005 年美国心脏学会心肺复苏和心血管急救指南》较早先的版本有哪些最重要的变化？

《2005 年美国心脏学会心肺复苏和心血管急救指南》不但增加了心脏骤停和危重急性心肺疾病生存率的建议部分，而且本指南很多方面不同于早先的版本。根据姚尚龙的《2005 年国际心肺复苏指南的主要变化》一文，指南中最重要的变化在于简化了心肺复苏程序，并且在心肺复苏期间增加了每分钟胸外按压的次数和减少胸外按压的间歇。下面是本指南的一些最重要的新建议：

（1）删除了非专业急救者开始胸外按压之前的生命体征评估　对非专业急救者的培训

改为遇到呼吸停止的无意识患者时，先进行2次人工呼吸后立即开始胸外按压。CPR（心肺复苏术）期间，通气的目的是保持氧合，但理想的通气频率、潮气量和吸入氧浓度尚不明确。可根据下面的一般要求进行：

A. 在突发心脏骤停的起初几分钟内，人工呼吸的重要性不及胸外按压，因为在心跳刚停止的几分钟内血氧水平乃较高。在心脏停止的早期，心肌和脑供氧有赖于已降低的血流而不是缺乏的那部分氧。在CPR时，血流可因胸外按压产生。施救者应确保有效的胸外按压，并尽量减少中断按压。

B. 在较长时间的心室颤动（VF）的突发心脏骤停者，胸外按压和人工通气同样重要，因为血中的氧气已耗尽。通气和按压在窒息者如儿童和淹溺者也一样重要，因为此类患者的心脏停止是由于低氧所致。

C. 在CPR期间，到达肺部的血流明显减少，因此低潮气量和呼吸频率能够保证恰当的通气-血流比值。施救者不应给予过度通气（呼吸过快，或潮气量过大）。过度的通气没有必要而且是有害的，因为它会增加胸膜腔内压，减少静脉血回流到心脏，减少心输出量，并降低存活率。

D. 避免通气过大或太用力，没必要这种通气，并可能引起胃扩张及由此导致的并发症。

E. 增加强调新生儿复苏时通气的重要性，不再强调应用高浓度氧气的重要性。

（2）简化了人工呼吸的程序　所有人工呼吸（无论是口对口、口对面罩、球囊-面罩或球囊对高级气道）均应持续吹气1秒以上，保证有足够量的气体进入，并使胸廓有明显抬高。

心血管急救（ECC）2000指南中要求有各种潮气量、呼吸频率和呼吸间期。但要求施救者区别半秒的呼吸差异，或判断口对口通气或气囊通气的潮气量是不现实的。因此本指南只对施救者在心脏骤停人工呼吸时做以下简单的要求：人工呼吸超过1秒；给予足够的潮气量（口对口/面罩或面袋，无论有无氧气）以产生可见胸廓抬起；避免过快或过大压力通气；在两人抢救的有高级呼吸道CPR时，通气频率8~10次/分，不需要在胸外按压时同步进行。通气时不需要停止胸外按压。

如果在CPR时，患者已有人工气道，两个救助者可以进行CPR（如不会因为人工呼吸而打断按压）。相反，实施按压者可以进行连续的频率为100次/分的胸外按压，而且不会因为通气而暂停。实施通气者可以进行8~10次/分的通气。二者每2分钟交换操作，以防止实施按压者疲劳，导致胸外按压的质量和频率降低。如果有多人实施救助，应该每2分钟更换胸外按压者。救助者应该避免过度通气，限制潮气量，但应保证胸廓起伏（Ⅱa级）。一项解释性研究表明，CPR中如果通气频率为12次/分，会导致胸膜腔内压升高，在按压期间减少回心血量。按压中静脉回流减少可以降低心搏出量，从而降低冠状动脉和脑灌注。在CPR中维持通气频率8~10次/分和避免过度通气十分重要。

（3）建议对所有年龄（新生儿除外）的患者实施单人急救时，单次（一般的）按压/通气比例为30:2。该建议目的在于简化教学和提供更长时间不间断胸外按压。

多数关于胸外按压的生理学、不同按压频率的影响、按压-通气比值、按压周期（压下时间占胸廓弹回时间的百分比）等资料都来自动物实验。不管怎样，研究人员在 2005 年共识会议上就胸外按压达成几项结论：

A. CPR 中“有效”的胸外按压对推动血流形成是必需的（Ⅰ级）。

B. 为了使按压“有效”，按压时应“有力而快速”。对成人的复苏按压为 100 次/分，按压的幅度为 1.5 ~2 英寸（4 ~5cm）。每次压下后胸廓完全弹回，保证松开的时间与压下基本相等（Ⅱa 级）。

C. 救助者按压时应在胸部正中、胸骨的下半部、双乳头之间。应该把手掌放在胸部正中双乳头之间的胸骨上，另一只手平行重叠压在其手背上（Ⅱa 级）。

D. 按压中尽量减少中断（Ⅱa 级）。

E. 按压与人工呼吸最好的协调方法和最佳的按压-通气比值对生存率和神经系统转归仍需进一步研究。

（4）心室颤动/无脉性室性心动过速治疗时，推荐电击 1 次后而非电击 3 次后立即进行心肺复苏（开始胸外按压） 这是因为新式除颤器首次电击具有很高的成功率，并且已知道如果首次的电击失败，给予胸外按压可以改善氧供和养分运送到至心肌，使得随后进行的电击更可能除颤成功。

（5）由医疗保健人士实施的儿科基本生命支持指南，将“儿科患者”定义修改为青春期前患者，但是由非专业急救人员应用的儿童心肺复苏指南（1 ~8 岁）没有变化。

653. 为什么称美国颁布的“心肺复苏（CPR）与心血管急救（ECC）指南 2000”是第一个国际性 CPR 和 ECC 指南？

现代 CPR 和 ECC 方法在 20 世纪 50 年代和 60 年代期间逐步形成，它的出现已挽救了众多呼吸、心脏停搏人们的生命。1956 年首次记载除颤器的应用，电除颤重新转复心脏的正常节律无疑是掀开了医学史上崭新的一章。1958 年，研究者纵观千年历史，从公元前 800 年左右对先知 Elijaah 口对口人工呼吸的最早记载，至助产士一直都在利用这项技术，有效地挽救新生儿的生命。1960 年，Kouwenhoven 和同事们公布胸外按压对恢复心脏骤停者的循环是有效的方法。医学专业人员学习 CPR 和实践已有 30 多年的历史，急救人员的参与也有 25 年历史。美国心脏协会 1974 年开始制定 CPR 指南，并在医学发展的进程中逐步完善 CPR 和 ECC 的内容，于 1980、1986 和 1992 年多次修订再版，且将应用于 CPR 主要机构和高等急救培训教程。为救助者和急救人员提供了有效、科学的救治建议，指导挽救更多的心血管急症患者。作为第一个国际性 CPR 和 ECC 指南，由各国专家组成的国际小组经过科学、客观地评估，认真的讨论最后成稿，集中了全体专家智慧及与实践所产生的成果，旨在指导救助者与急救人员以最有效的方法救治心血管急症，如心脏骤停、急性心肌梗死和卒中（中风），从而制定出一个全球性的标准。这个可谓是真正的国际性 CPR 指南，是数百名世界范围内著名复苏方面的专家学者经过两年的时间，认真讨论和详尽评估，才得以著成。除美国心脏协会 AHA 的专家，来自澳大利亚、欧洲、加拿大、日本、新西兰、拉丁美洲、沙特阿拉伯、南非和泰国的专家对新的心肺复苏指南作出了很大贡献。例如1999循证评估会议和复苏指南2000会议除AHA的成员参加外，还广泛邀请了世界其他医疗组织的许多专家，会议组织不受各医疗组织的地点、财力、成员来源等因素限制，采取了真正体现出复苏指南的国际性精神。每个对最终结论有决定性作用的重要席位均有AHA与非AHA的专家、顾问参加，这些席位包括小组主席、专家提议人、专家评议人、草案第一作者、讨论组组长、相互评论、编辑委员会成员。参会者们采取热烈讨论、复查证据、仔细评估，抛弃了地区和国界的差异。为给复苏指南2000会议做良好的铺垫，曾专门召开了三次前期会议：1999年3月的小型证据评估会议，1999年9月的证据评估会议，2000年2月的复苏指南2000会议。

新指南于2000年2月由AHA召开的国际指南2000会议及其后的会议制定了世界性应用范围，在方法学上确定其安全和有效性，同时认同指南2000提供了有效、简便易学及最领先的复苏理论、研究方法和实际经验。取得国际科学界的认同，标志着复苏指南2000会议的最重要变化，使之最终达成国际间科学合作，而完成了制定全球性复苏指南的伟大使命。正由于这种科学的共识，人们应该责无旁贷地遵从以循证为基础的CPR指南中所制定的原则。早在复苏指南1992会议上，有一个国际复苏专家小组提出要在2000年制定出国际性CPR指南的目标。小组推断，如果所有医学界的专家学者都来参与这一科学工作，都能应用同一个标准对CPR进行评估，那么，所作出有关如何进行CPR的结论是同样的和建议性的。经过几年酝酿，一个具有循证、科学的国际性心肺CPR公众于世，也标志着这一睿见已成为现实。

654 • 基本生命支持的适应证和基本程序是什么？

基本生命支持（BLS）的主要适应证包括呼吸骤停和心脏骤停：

（1）呼吸骤停　很多原因可造成呼吸骤停，包括溺水、卒中、呼吸道异物阻塞、吸入烟雾、会厌炎、药物过量、电击伤、窒息、创伤、心肌梗死、电击伤以及各种原因引起的昏迷。原发性呼吸停止后，心脏仍可在数分钟内得到已氧合的血液供应，大脑及其他脏器也同样可得到数分钟的血供，此时，尚未出现循环停止的征象。当呼吸骤停或自主呼吸不足时，保证呼吸道通畅，进行急救人工通气非常重要，可防止心脏停搏。

（2）心脏骤停　心脏骤停时的心律失常主要是心室颤动（VT）和室性心动过速（VF），心脏骤停时血液循环停止，各重要脏器失去氧供。心脏骤停早期，可出现无效的“叹息样”呼吸动作，但不能与有效的呼吸动作相混淆。

基本生命支持的基本程序包括判断、启动急救医疗服务（EMS）和心肺复苏（CPR）几个阶段。

基本生命支持（BLS）是一系列的操作技术，包括判断技能和支持/干预技术。BLS的判断阶段极其关键，患者只有经准确的判断后，才能接受更进一步的CPR（纠正体位、开放呼吸道、人工通气或胸外按压）。判断患者心脏呼吸骤停要涉及急救人员的反应能力，无论是判断过程，还是相继采取的急救，时间要求非常短暂、迅速。

开始CPR中A、B、C每一步，即呼吸道、通气和循环之前，首先需要判断患者有无反应及呼吸和循环体征。如果发现无任何反应，应首先求救EMS系统，即尽快启动EMS系统。如果有2名急救者，一名立即实施CPR，另一名快速求救。

（1）判断患者反应　在判定事发地点易于就地抢救后，急救人员在患者身旁快速判断有无损伤，是否有反应。可采取轻拍或摇动患者，并大声呼叫："您怎么了"。如果患者有头颈部创伤或怀疑有颈部损伤，只有在绝对必要时才能移动患者，对有脊髓损伤的患者不适当地搬动可能造成截瘫。

（2）启动EMS系统　通过拨打当地的急救电话启动EMS系统，打电话的人要保持平静，不要慌张，准备回答下列问题：①急救患者所处位置（街道或路名、办公室名称、房室号）；②急救患者所在地电话号码；③发生什么事件，心脏病发作或交通事故等；④所需急救的人数；⑤患者的一般情况；⑥已经给予患者何种急救措施（正在行"CPR"，正使用"AED"）；⑦其他任何被询问的信息，确保EMS急救人员无任何疑问。最好在急诊医生对现场救治提出指导后，拨打电话者再挂断电话。

在急救中，如何启动EMS系统，应根据当地的实际情况，事发地点距医院的距离，决定具体实施急救。在美国，发现患者无反应，立即启动EMS系统，在欧洲很多国家，急救人员是在打开呼吸道，确定无呼吸时才启动EMS系统，在澳大利亚，急救人员开始给通气后才启动EMS。

（3）患者无反应，急救人员应判断患者有无呼吸或通气是否充分时，应使患者取仰卧位，并打开呼吸道。

（4）患者的体位　为实施CPR，判断复苏效果，须使患者仰卧在坚固的平（地）面上，如果患者面朝下时，应把患者整体翻转，即头、肩、躯干同时转动，避免躯干扭曲，头颈部应与躯干始终保持在同一个轴面上。将双上肢放置身体两侧，这种体位更适于CPR。

（5）急救者的位置　经过训练的急救者应位于患者一侧，或两人分立两侧，适于急救时人工通气和胸外按压，急救人员应携带自动体外除颤器（automated external defibrillators，AED）到场，或准备一有AED即行电除颤。

（6）开放呼吸道　患者无反应/无意识时，肌张力下降，舌和会厌可能把咽喉部阻塞，舌又是造成呼吸道阻塞最常见的原因，因为舌附在下颌上，因此把下颏向上抬，舌离开咽喉部，使呼吸道打开。有自主呼吸，吸气时呼吸道内呈负压，也可将舌、会厌或两者同时吸附到咽后壁，产生呼吸道阻塞。如无颈部创伤，就可以采用仰头抬颏法开放呼吸道，并清除患者口中的异物和呕吐物，用指套或指缠纱布清除口腔中的液体分泌物；清除固体异物时，一只手按压开下颌，另一只手食指抠出异物。

1）仰头抬颏法：为完成仰头动作，应把一只手放在患者前额，用手掌把额头用力向后推，使头部向后仰，另一只手的手指放在下颏骨处，向上抬颏，使牙关紧闭，下颏向上抬动，勿用力迫压下颌部软组织，否则可能造成呼吸道梗阻，避免用拇指抬下颌。开放呼吸道后有助于患者自主呼吸，也便于CPR时口对口呼吸。

如果患者义齿松动，应取下，以防脱落阻塞呼吸道。

2）托颌法：把手放置患者头部两侧，肘部支撑在患者躺的平面上，握紧下颌角，用力向上托下颌，如患者紧闭双唇，可用拇指把口唇分开。如果需要行口对口呼吸，则将下颌持续上托，用面颊贴紧患者的鼻孔。此法效果肯定，但费力，有一定技术难度。对于怀疑有头、颈部创伤患者，此法更安全，不会因颈部动作而加重颈部损伤。

655. “心肺复苏（CPR）与心血管急救（ECC）指南2000”有何特点？

2000年8月15日，AHA在《循环》杂志上颁布了新的心肺复苏（CPR）与心血管急救（ECC）指南2000。新的指南包括CPR、自动体外除颤器（automated external defibrillators，AED）和对急救人员的指导等多项内容。与原指南有很大不同：

（1）与原指南最大不同的标志是新指南提出复苏前检查脉搏并不可靠，从而删除了这一原本认为非常重要的步骤，也就是说，在胸外按压之前无需检查有无脉搏存在。用AHA主席Vanderbilt大学医学中心教授Robertson的话说，新指南的目的是提供一个最科学的救生方法。为什么将行胸外按压前无需检查动脉搏动作为指南具有标志性改变？对于参加救助外行来讲，在心血管急症患者发病的最初几秒内，确定其是否有脉搏确很困难，即使在专业急救人员中至少有35%的人会出现判断错误，这样便会大大地延搁复苏的宝贵时间。因此，新指南推荐胸外按压之前，只需察看呼吸、对刺激的反应和其他生命体征，但要在10秒内完成。英国和欧洲复苏理事会已在CPR过程中，成功地实施了不检查脉搏，但指南仍要求医疗专业人员在脉搏检查后再行心脏按压，指南的修订也意味着从前受过CPR训练者需要再经培训。

（2）新指南强调了早期除颤，以及AED在心脏骤停中的实际应用。AED通过两个置于胸部的电极片，自动感知心脏节律，判断是否需要进行电除颤，并提示救助者何时按电击钮行电除颤。一些研究显示，及时CPR和早期除颤的配合，复苏的生存率超过了50%。新指南充分肯定AED的实用性，可广泛用于消防车、救护车、巡警车、公众建筑、运动场、剧院和飞机场。在芝加哥的O'Hare飞机场，只要有人发生心脏骤停，无需一分钟AED即可随时随地投入救生，这足以说明公众已认同，任何人发生心脏骤停时AED的使用是方便而有效的。CPR指南修订的目的是尽可能简化操作步骤，以最有效的方式进行复苏，确保公众得到最先进的科学指导。

（3）指南突出了循证医学的准则，新指南一个突出特征是遵循循证的准则，对所需更改的指南内容都认真确定、评估参考文献，所获文献取自AHA网站：www.americanheart.org/ECC/index.html，从而增加文献来源的合法权威性。这种循证不仅保证指南更改的内容和新疗法的科学准确性，也兼顾到对将来可能的影响作用，如其安全性、价格、有效性和可教授性。在指南2000会议上遵循的循证原则，包括①查寻系列研究和发表结果作为依据；②确定每篇研究报告的等级；③认真评价每篇文献的质量；④综合所有获得文献依据确认最终指南建议的等级。

（4）指南对心血管急救（ECC）作用的评估，认为ECC是对突发或常见心脑血管及肺致命性事件的紧急救治，特别包括①识别心肌梗死和脑卒中的早期危险征兆，最大限度预防并发症，使患者脱险，更好地使用监护仪；②在所需现场立即进行基本生命支持（BLS）；

③所需时尽可能快地行高级生命支持（ACLS）和电除颤，在转运前使患者尽可能平稳；④将病情相对平稳的患者转运到有心血管急救条件的医院。

（5）指南指出，ECC系统社区最为重要的环节是救助者，成功的ECC依赖救助者知晓早期应用EMS系统的重要意义，并愿意和能够开展有效的CPR，或曾被培训使用AED，提倡将救命的BLS作为公民和社区人员的责任。ACLS应包含应用器械支持通气，建立静脉通道，药物使用，心脏监护，电除颤和控制心律失常，以及复苏后的监护。

（6）2000年国际指南强化了1992年AHA提出"生存链"的概念。成人的生存链是由四"早"组成，即早进入急救系统、早初级心肺复苏、早除颤、早高级心肺复苏。上述任何一个环节出问题，生存的机会都会减少。其成败的关键是速度，心脏骤停获得最高的存活得益于发病后尽快进行如下步骤：①识别早期的危险征兆；②启动EMS系统；③基本CPR；④除颤；⑤呼吸道管理和人工通气；⑥静脉给药通道建立，这是ECC成功之本。成人生存链体现四个早期：①早期识别、求救；②早期CPR；③早期电除颤；④早期ACLS。这四个环节环环相扣，任何一环的削弱或缺失都会带来生存机会的丧失。

656. 《2005年美国心脏学会心肺复苏和心血管急救指南》有何新特点？

心肺复苏指南是全球医生关注的焦点，而每一次更新必定是医学界的最新进展，循证医学则更加深入人心，我们的心血管重症疾病观点借此契机得以更新。与1974年以来发表的各版心血管急救指南相比，《2005年美国心脏学会心肺复苏和心血管急救指南》不但增加了心脏骤停和危重急性心肺疾病生存率的建议，而且本指南很多方面不同于早先的版本，有以下突出特点：首先，本指南是在最大程度复习已发表的心肺复苏证据的基础上制定的；其次，本指南在一个新建的、透明的工作程序下对现有潜在利益冲突进行了公开和管理；再次，本指南对一些基础技能程序要求等进行了改进，一方面更加减少了急救者需要学习和记忆的知识量，另一方面更明确了急救者需要实施的最重要技能。

657. 为什么提出心血管病急救范围应扩展？

20世纪90年代，复苏专家们意识到心血管病急救（ECC）和CPR指南的范围需要不断扩展，如同AHA、国际复苏联合会（ILCOR）也承认对不能触及脉搏的心脏骤停患者，由于救治条件限制过多而不利于及时挽救生命。公共场所的救护人员和临床医生面临即将发生心脏骤停的患者，迅速采取正确处理对策，使之可以稳定病情，甚至避免心脏骤停发生。

在美国，AHA的ECC程序中增加了高级生命支持（ACLS），即在基本复苏的同时尽快行有效的药物治疗。如在心脏骤停前进行有效的治疗，病情便不至于发展到必须行CPR；对于已得到救治的患者，如果病情继续恶化，心脏骤停前的情况也会影响到治疗效果。比如威胁生命的高钾血症和应用致死剂量的三环类抗抑郁药，显而易见，这两种情况均影响心脏骤停的药物治疗。训练有素的救护人员不仅仅限于观察监视仪所显示的心律失常及其衍变。经扩展的心脏骤停病因，比如哮喘、变态反应、电解质紊乱、毒素引起的心律和血压变化。尽管多数专家意见一致，某些特殊情况仍不能完全、充分、直观地进行讨论，为此，将尽早召开专门国际会议，对这些特殊情况下的复苏进行完全彻底的评估。

658. 简化成人基本生命支持按压频度和按压/通气比并删除复苏前先检查脉搏步骤的理由是什么？

国际心肺复苏和心脏抢救指南的一个重要内容就是建议简化成人基本生命支持（BLS）按压频度和按压/通气比并删除复苏前先检查脉搏这一步骤。新指南建议成人（≥8 岁）胸外按压频率由原来的 80～100 次/分，改为约 100 次/分，使推荐按压的效率提高 25%；不管急救人员是单人还是双人，成人胸外按压/人工通气比均为 30∶2（原 CPR 指南双人复苏的按压/通气比为 5∶1）。每次复苏者中断胸外按压进行人工呼吸后，都需要多次按压才能恢复先前按压所维持的血流，而且许多复苏者按压频率过低。所以，新指南减少每次按压之间的时间间隔，而增加了每分钟的按压频率。

1992 年以来，许多文献表明救助人员（包括医疗专业人员）正确判断颈动脉搏动是有困难的。救助者检查患者有无脉搏需要一定时间，而且判断经常有误，模拟训练所显示的错误率之高足以令人担忧。对于所目击的心脏骤停患者，如果救助人员误认为仍有脉搏存在，就可能不行胸外心脏按压和电除颤，这种过失被称为假阴性（Ⅱ类错误），使患者很容易失去 CPR 的宝贵时机。从现有数据资料推断，所目击的心脏骤停时出现假阴性错误发生率约占 10%。为提高接受 CPR 患者数量和复苏成功率，新指南建议删除复苏前先检查脉搏这一步骤，而用如下简便方法替代：评价生命体征（呼吸、咳嗽反射或对人工呼吸的反应）。20 世纪 90 年代，许多研究者都在证明检查脉搏实际是一个诊断性试验。检查颈动脉搏动是为诊断心脏骤停，如果确实如此急救者也就正确诊断了“无脉”，那么，即可开始 CPR，并应用 AED 进行电除颤。如果急救者错误地将已无脉者认作“有脉”（假阴性的Ⅱ类错误），则放弃 CPR，而忽略检查是否发生室颤，使用 AED 除颤，如此后果是显而易见的，患者的宝贵获救机会将丧失。

关于检查脉搏的一项最重要研究是在 1994 年欧洲复苏理事会的科学研讨会上报告，这份报告提醒复苏专家注意假阳性错误的危险性，报告记录，急救人员考虑无脉的正确率是 60%，也就是说，对于另外 40% 的患者，进行了不必要的 CPR。Eberle 等研究说明，检查脉搏的敏感性为 90%，诊为有脉的患者中，有 10% 无脉搏。关于Ⅱ类错误发生的后果：假如某人突然发生心脏骤停，恰有受过 CPR 训练的亲友或其他人在场，亲友初步判断患者无反应后，紧急呼叫急救体系，在急救专业人员到达之前，应主动进行初步复苏的 A、B、C 步骤，但他还需要检查脉搏，不幸的是，他却感觉患者有脉搏，未去做心脏按压，未能应用 AED。于是，我们会有 1/10 的心脏骤停患者失去最佳抢救的机会，失去宝贵的生命。目击下的心脏骤停中心室颤动的发生率为 70%～80%，早期除颤患者的存活率为 50%～70%，如此计算，应有 35%～56% 的患者是能够救活，但由于存在 10% 的假阴性率，100 例患者中就有 4～6 例会错过生存的机会。新 CPR 指南删除检查脉搏的内容，仅依据患者有无反应和基本生命体征，就可决定是否行 CPR，也可避免 10% 患者因假阴性错误而失去的 CPR 机会。检查脉搏其实是 CPR 程序中最难掌握的步骤，经简化的 CPR 训练简便易学，也会使操作者正确运用率得以提高。

也许有人要问，那部分有脉搏的假阴性患者，岂不遭受不必要的人工通气和胸外按压？可大家不要忘记，指南仍建议检查生命体征，就是为避免这一问题。退一步说，就算进行了 CPR，可能最多也就做 1 ~ 2 个循环。

今后的 10 年，普及公众除颤工作（public access defibrillation，PAD）将继续发展，指南 2000 会议表现出对此的关心和兴趣。对脉搏检查的变更是否与当前公认 AED 的使用发生矛盾？据 AED 制造者提供的说明，AED 仅仅为心脏骤停患者提供了评估和治疗模式，脉搏检查对于判断心脏骤停仍是必要的一步。删除检查脉搏是否意味着救助者不能利用 PAD 程序？因为急救者不接受 AED 所要求的基本步骤，就不能使用 AED。这听起来似乎是语义学的难题。删除检查脉搏不会妨碍 PAD 发展，FDA 与 AED 制造商已就这一问题开始进行合理对话，相信短期内将得以解决。

总之，为避免Ⅱ类错误发生，国际指南 2000 建议删除检查脉搏。当某种事情的准确性和有效性出现问题时，我们必须在两个方面调整视点，首当其冲的是，正确评估脉搏是否存在万分紧急，然而检查脉搏的缺点显而易见。最大的错误在于对检查脉搏时所犯的Ⅱ类错误难以弥补，这将导致心脏骤停诊断错误，而不行 CPR，将悔恨 10% 因室颤引起的心脏骤停患者获救的机会失之交臂。一个对心脏骤停患者生死攸关的诊断性检查，其准确率仅仅 75%（敏感性 90%，特异性 60%），这是不能为人所接受的，必须立即终止。新指南应废除准确性差的检查方式，提高心脏骤停患者接受心脏按压和早期除颤的机会。

最后，我们必须强调简化 CPR 给教学带来的益处，删除检查脉搏会减少了受训人员学习、记忆、操作 CPR 的步骤和技巧难度，这将大大提高掌握、操作 CPR 的可能性，从而使更多的生命得到拯救。

659 • 初级心肺复苏的“ABCD”四个步骤是什么？

初级心肺复苏适应证为呼吸停止和心脏骤停，包括室颤/室速。欲行初级心肺复苏时，应立即评估意识状态，一旦判断为神志丧失，应进行心肺复苏。初级心肺复苏的“ABCD”四个步骤分别指：开放呼吸道（A：airway）、救生呼吸（B：breathing）、循环（C：circulation）、电复律（除颤，D：defibrillation）。

A（airway）开放呼吸道：放好体位，使患者仰卧于坚实平面，头勿高于胸部。通常使用两种手法开放呼吸道：仰头抬颏法（适用于单人心肺复苏），托颌法（用于双人以上心肺复苏）。

B（breathing）救生呼吸：在保持呼吸道开通的情况下，判断有无呼吸。若无呼吸或呼吸严重不足，应进行救生呼吸。救生呼吸包括口对口或口对鼻呼吸，如有救生呼吸所用的屏护装置（隔板装置、面罩）可采用口对屏护装置呼吸。有条件者可用面罩或简易呼吸器进行救生呼吸。

C（circulation）循环：首先评估有否循环征象，如呼吸、咳嗽、身体移动、对救生呼吸的反应等。对于没有意识、没有呼吸的患者先予两次救生呼吸，再判断循环征象，如没有这些征象应立即胸外按压。现场救生员不再要求脉搏检查。卫生保健人员仍要求检查脉搏及循环征象，判断时间不超过10秒。胸部按压时手的正确位置和姿势：患者应水平仰卧位，抢救者应位于患者的一侧，一只手的掌根部置于胸骨下半部，另一只手叠放其上以使双手平行，抢救者手掌根部的长轴应放在胸骨的长轴上，手指离开胸部。

D（defibrillation）除颤：初级心肺复苏不能将室颤转为窦性心律。从晕倒到电复律的时间是决定生存的单一的决定因素。电复律每延迟1分钟生存率就下降7%～10%。若未能在8～10分钟内电复律并恢复自主循环，必将造成永久性大脑损害。新的指南中要求在初级心肺复苏中行电复律治疗。早除颤是指在社区中启动急救医疗系统5分钟内的电复律。公众使用自动体外除颤器（AED）可使电复律的时间缩短3～5分钟，使复苏成功率达49%。应掌握初级心肺复苏及AED的人员为警察、消防员、保安人员、运动员教练、滑雪巡逻员、渡船工作人员、飞机服务员、高危患者家庭成员及朋友。AED应设在机场、飞机、公共建筑、综合企业、娱乐机构、商场、运动场等公共场所。AED必须在没有意识、没有呼吸、没有循环征象时应用。双相波除颤（能量≤200J）是安全的，终止室颤的有效性与高能量的单相波相比等效或更有效。除颤时重复用低能量双相波（≤200J）与逐渐递增的单向波200J，300J，360J相比具有相同的或更好的除颤成功率。电复律的指征是室颤、有血流动力学障碍的室速和药物治疗无效的室速。传统单向波除颤时室颤从200J开始，给予非同步放电。如一次无效，要在短期内（3分钟内）以同样能量或增大的能量（200～300J）再次除颤，2次无效后，第3次采用360J。连续三次未能除颤，心肺复苏应继续。并迅速建立静脉通道，予肾上腺素，建立通气或继续通气，并配合胺碘酮、利多卡因等抗心律失常药，然后再除颤。室颤复发，可采取前次除颤成功的相同能量。室速可试用同步放电，但若是触不到脉搏，有神志不清、低血压、肺水肿或QRS波高度畸形而无法同步时，应予非同步电除颤，避免为尝试同步化而延误时间。能量取决于形态学特征及其速率。单形室速，不论有无脉搏，予100J能量；多形室速同室颤一样，开始电击需用200J。

660 • 如何进行人工呼吸？

（1）评价　首先应检查呼吸情况，开放呼吸道后，先将耳朵贴近患者的口鼻附近，感觉有无气息，再观察胸部有无起伏动作，最后仔细听有无气流呼出的声音。若无上述体征可确定无呼吸，判断及评价时间不得超过10秒钟。

大多数呼吸或心脏骤停患者均无呼吸，偶有患者出现异常或不规则呼吸，或有明显呼吸道阻塞征的呼吸困难，这类患者开放呼吸道后即可恢复有效呼吸。开放呼吸道后发现无呼吸或呼吸异常时，应立即实施人工通气，如果不能确定通气是否异常，也应立即进行人工通气。

如果在复苏中或之后患者恢复呼吸和循环体征（脉搏、正常呼吸、咳嗽或活动），应继续维持呼吸道通畅，此时，患者应处于恢复体位。

（2）人工呼吸　急救人工呼吸时，每次吹气必须使患者的肺膨胀充分。

1）口对口呼吸：口对口呼吸是一种快捷有效的通气方法，呼出气体中的氧气足以满足患者需求。人工呼吸时，要确保呼吸道通畅，捏住患者的鼻孔，防止漏气，急救者用口唇把患者的口全罩住，呈密封状，缓慢吹气，每次吹气应持续 2 秒钟以上，确保呼吸时胸廓起伏，如急救者只人工呼吸，那么，通气频率应为 10 ~ 12 次/分。开始人工通气次数拟为 2 ~ 5 次。

口对口呼吸常导致胃胀气，并可能伴发严重并发症，如胃内容物反流，致误吸或吸入性肺炎，胃内压升高后，膈肌上抬，限制肺的运动，因而更易发生胃胀气。缓慢吹气，减少吹气量及呼吸道压峰值水平，有助于减低食管内压，减少胃胀气的发生。对大多数成人，规定在 2 秒钟以上给予 10ml/kg（700 ~ 1000ml）潮气量，较前即可降低胃胀气危险又可提供足够的氧合。

2）口对鼻呼吸：在对患者不能经口呼吸时应推荐采用口对鼻呼吸，如牙关紧闭不能开口、口唇创伤、口对口呼吸难以实施。救治溺水者最好应用口对鼻呼吸方法，只要患者头一露出水面即可行口对鼻呼吸。口对鼻呼吸时，将一只手置于患者前额后推，另一只手抬下颏，使口唇紧闭。用嘴封罩住患者鼻子，深吹气后口离开鼻子，让呼气自动排出。必要时，间断使患者口开放，或用拇指分开口唇，这对有部分鼻腔阻塞的患者呼气非常重要。

3）口对气管套管呼吸：气管切开的患者需人工通气时可采用口对套管呼吸，对套管主动吹气，被动呼气，易于操作。如果气管套梗阻，解除梗阻有困难时，要更换新套管，如在放置套管出现困难，应立即从皮肤孔道处人工通气，气管套管的套囊可防止通气时漏气。如果发生漏气，用手或面罩把口鼻紧紧封严即可。

4）口对通气防护装置呼吸：在工作场所，推荐使用有防护装置的通气，以防疾病相互传播。目前有两类装置，口对面罩和面部防护板，口对面罩是单向阀门，因此，患者呼出气进不到急救者的口中；面部防护板没有呼吸阀门，患者呼出气位于患者面部的防护板之间，通气装置气流阻力要低，以免影响患者呼气。

5）口对面罩呼吸：用透明有单向阀门的面罩，可将急救者呼气吹入患者肺内，有的面罩有氧气接口，以便口对面罩呼吸时同时供给氧气。用面罩通气时双手把面罩紧贴患者面部，闭合性好，通气效果非常好。口对面罩通气时有两种疗法，一种是头部法，急救人员位于患者头顶部，此法可用于呼吸骤停而非心脏骤停患者，可以看到胸廓起伏，或两名急救人员在行 CPR 时的通气位置，托下颌时多用此法；另一方法是急救人员位于患者头侧，仰头抬颏法时多用此法，在一人 CPR 时比较理想，即可通气，又可行胸外按压。

6）球囊面罩通气：使用球囊面罩可提供正压通气，一般球囊充气容量约为 1000ml，足以使肺充分膨胀，但急救中挤压气囊难保不漏气。因此，单人复苏时易出现通气不足，双人复苏时效果较好。双人操作时，一人压紧面罩，一人挤压皮囊通气。

成人球囊面罩通气应具以下特点：具有入口阀门，允许最大氧气流量 30L/min；如果有减压阀门，但必须处于关闭状态；标准的 15mm/22mm 装置；有氧气存贮器，能保证提供高浓度氧气；具有非再呼吸出中阀门，而且不能被梗阻；正常环境及高温情况下易于操作，功能良好。

如果仅单人提供呼吸支持，急救者位于患者头顶。如果没有颈部损伤，可使患者头后仰或下填毛巾或枕头，使之处于嗅闻位，便于打开呼吸道，一手压住面罩，一手挤压球囊，并观察通气是否充分，双人球囊-面罩通气效果更好，如还有第三人，可通气时压住环状软骨，防止气体充入胃内。

7）环状软骨压迫法：用力压迫患者的环状软骨，向环状韧带压迫，使气管后坠向后压住食管开口，以减轻胃胀气、胃内容物反流和误吸的危险，只有在患者意识丧失时才应用此法。而且，只有双人或三人CPR时才能用此法，即一人通气，一人胸外按压，一人按压环状软骨，其技术操作如下：食指寻找并固定甲状腺韧带（喉结）；食指沿甲状腺韧带茎部下滑并触及环状软骨下缘；用拇指和食指用中等力量把环状韧带向后压，无胸外按压的人工通气，每分钟10～12次。

（3）正确采取恢复体位　对无反应但已有呼吸和循环体征的患者，应采取恢复体位。因为，如患者继续取仰卧位，患者的舌体、黏液、呕吐物有可能梗阻呼吸道，采取侧卧位后可预防此类情况，没有哪一种体位能适用于所有患者，决定采取何种体位，可按以下6条原则：①患者尽量取正侧位，头部侧位便于引流；②体位应该稳定；③避免胸部受压，以免影响呼吸；④尽可能侧向易使患者恢复到仰卧位，并可能估计到颈部脊髓损伤；⑤应易于观察通气情况，便于呼吸道管理；⑥体位本身不应造成患者进一步损伤。

特别强调，因不当地转动体位可进一步加重患者的损伤，如有创伤或怀疑创伤，只有在呼吸道难以维持通畅时，才转动患者体位开放呼吸道。对肢端血流受损的患者，要密切监护，若患者恢复体位超过30分钟，要把患者转动到另一侧，以免造成肢体压伤。

661. 如何做到尽可能缩小急性冠状动脉综合征和急性缺血性卒中治疗时间窗？

美国心脏协会在《循环》杂志上颁布了新的“心肺复苏（CPR）与心血管急救（ECC）指南2000”指出，做到尽可能缩小急性冠脉综合征和急性缺血性卒中治疗时间窗，就必须尽可能迅速识别和转运、院前处理、通知医院急诊。随着对急性冠脉综合征和急性缺血性卒中的溶栓治疗的获益和成功，也必须强调早期溶栓治疗存在的主要问题：患者就医的延误。希望能接受早期溶栓治疗的患者必须送至医疗中心，并在治疗时间窗内判断患者是否适宜溶栓治疗。不论患者是否在其他环节上延搁，院前急救人员和急诊医生都应做好各种准备，尽可能缩小治疗时间窗。为此，院前急救人员必须做到：①筛选高度怀疑急性冠脉综合征或潜在卒中患者，立即送至适当的医疗中心；②通知医院急诊有溶栓适应证的患者正在转运途中（院前通知）；③开始诊断（如12导联心电图或卒中筛选检查），尽快采取治疗对策；④为了争取患者在治疗时间窗内得到溶栓治疗，医院急诊专科医生必须做到：利用指南推荐的方法进行评估，包括从患者来诊到处理的多个步骤，如看到患者时的初步评价，进行CT检查及其结果判定，决定是否需溶栓治疗；⑤利用指南推荐的急性冠脉综合征评估目标，评价患者是否需溶栓治疗或经皮冠状动脉介入治疗。

662. 气囊-面罩给氧不如气管插管疗效好吗？

最近公布的一项预期的随机试验，将小儿急诊在院外进行的气管插管与气囊-面罩给氧两种通气方式做了对照。结果证实，两种通气方式治疗效果相同，也就是说，否定了经由气管插管的通气方式是复苏的“金标准”这一传统观念。选择插管通气方法应依据患者的临床情况，转运到医院急诊所需的时间和急救人员的实际经验、专业技能而定，但气囊-面罩给氧是必须熟练掌握的操作技能。什么情况下院前急救首选气管插管，需监测文献关于插管的成功率、并发症的发生率和严重性，在任何搬运、转运患者过程中，插管后应立即进行系列连续步骤。

663. “国际心肺复苏指南2000”和“2005美国心肺复苏和心血管急救指南”为何都强调作现场心肺复苏和除颤？

“国际心肺复苏指南2000”和“2005美国心肺复苏和心血管急救指南”都强调了作现场CPR和除颤。因为，心脏骤停存活的最重要决定因素是现场有受过训练的急救者，并且这些急救者应已经作好准备、乐意、有能力和装备充分去行动。尽管最近证实低温可以改善某些心室颤动心脏骤停患者的院外生存率，但是大多数高级生命支持技术都不能改善心脏骤停患者的预后或者证实仅可改善短期（如住院期间）生存率。实际上，高级生命支持治疗对于生存率的任何改善均小于在社区内现场成功推广非专业急救者心肺复苏和自动体外除颤项目所取得的成果。

在美国及其他多数国家关于心肺复苏的研究中，都将工作现场发生的意外情况列为死亡、致残的首要原因之一。其中，致命伤占1/3，室颤或致命性心血管急症占2/3。美国有一项联邦条例即要求受过急救培训的人员处理所有急诊事件，因此工作场所就地救生迫切需要一个以循证医学为基础的指南作为依据。对于发生在工作现场的2/3以上致命性急诊事件，现有ECC和CPR指南已提供建议，因此，就地救生指南列入循证医学也是必须的。然而，现已公布的大部分以就地CPR为主题的研究，并非适用于所有情况。

664. 成人与小儿心脏骤停的药物治疗有何异同？

对致命性心律失常或伴随循环灌注差者，用于成人的心律失常药物治疗指南同样适用于小儿。但经证实对成人有效的方法未必对小儿恰到好处，如成人使用胺碘酮治疗室颤或无脉性室速可取得良好效果，而其他经典抗心律失常药利多卡因、溴苄胺、普鲁卡因胺的确切效果，却未经前瞻、随机临床试验得以证实。同样，小儿使用Ⅱb类抗心律失常药都尚缺乏有力的证实，起码多数小儿高级生命支持（PALS）的治疗建议证据不足。这样为儿科心肺复苏提出一个目标，在下一版中更有明确依据地回答临床提出的问题。

665. 胸外心脏按压的作用机制是什么？如何正确进行胸外心脏按压？

目前有“心泵”和“胸泵”两种学说。“心泵”学说：当按压胸骨时，对位于胸骨和脊柱之间心脏产生按压力，引起心内压力的增加和瓣膜的关闭，就是这种压力使血液流向主动脉和肺动脉。“胸泵”学说：胸外心脏按压时，胸廓下陷，容量缩小，使胸膜腔内压增高并平均地传至胸腔内所有大血管，由于动脉不萎陷，动脉压的升高，全部用以促使动脉血从胸腔内向周围流动，静脉血管由于静脉萎缩及静脉瓣的阻挡，压力不能传向胸腔外静脉；当放松时，胸骨由于两侧肋骨和肋软骨的支持，回复原来位置，胸廓容量增大，胸膜腔内压减小，当胸膜腔内压低于静脉压时，静脉血回流至心脏，心室得到充盈，如此反复可建立有效的人工循环。CPR 时胸外按压是在胸骨下 1/2 提供一系列压力，这种压力通过增加胸内压或直接挤压心脏产生血液流动，通过胸外按压使血液流向肺脏，并辅以适当的呼吸，就可为脑和其他重要器官提供充足的氧气以便行电除颤。动物和人体研究表明，CPR 时，按压频率 >80 次/分时血流最理想，因此，2000 年指南规定按压频率为 100 次/分时。单人复苏时，由于按压间隙要行人工通气，因此，按压的实际次数要略小于 100 次/分。BLS 指南曾规定，单人 CPR 按压/通气比为 15∶2；双人 CPR 时，按压/通气比为 5∶1。15∶2 的按压/通气比率略 >5∶1（64∶50）。心脏骤停期间，冠状动脉压随按压时间延长而逐渐增高，15 次不间断按压比 5 次不间断按压所产生的冠状动脉压要高，在每次通气停顿以后，要连续几次按压后脑及冠状动脉灌注压才能达到呼吸停顿前的水平。基于这些原因，200 年 0 指南规定，在呼吸道建立之前，无论是单人 CPR，还是双人 CPR，按压/通气比率都要求为 15∶2，气管插管以后，按压与通气可能不同步，此时可用 5∶1 的比率。实际 CPR 中，按压频率可能达不到 100 次/分，这要求平时采取措施加强训练，尽量达到 100 次/分的按压要求。

（1）胸外按压技术　①固定恰当的按压位置，用手指按压在靠近一侧患者的胸廓下缘；②手指向中线滑动，找到肋骨与胸骨连接处；③将手掌贴在患者胸骨的下半部，另一手掌重叠放在这只手背上，手掌根部长轴与胸骨长轴确保一致，保证手掌全力压在胸骨上，可避免发生肋骨骨折，不要按压剑突；④无论手指是伸直，还是交叉在一起，都不应离开胸壁。

（2）有效按压的标准　①肘关节伸直，上肢呈一直线，双肩正对双手，以保证每次按压的方向与胸骨垂直。如果按压时用力方向不垂直，有可能造成身体滚动，影响按压效果；②对正常形体的患者，按压幅度为 4～5cm，为达到有效的按压，可根据体形大小增加或减少按压幅度，最理想的按压效果是可触及颈或股动脉搏动。但按压力量以按压幅度为准，而不仅仅依靠触及脉搏；③每次按压后，放松使胸骨恢复到按压前的位置，血液在此期间可回流到胸腔，放松时双手不要离开胸壁，一方面使双手位置保持固定，另一方面，减少直接对胸骨本身的冲击力，以免发生骨折，按压频率为 100 次/分；④按压与放松间隔比为 50% 时，可产生有效的脑和冠状动脉灌注压；⑤在 15 次按压周期内，保持双手位置固定，不要改变手的位置，也不要将手从胸壁上移开，每次按压后，使胸廓重新恢复到原来的位置。

研究表明，胸外按压时，血流产生的机制基于胸泵机制和心泵机制（直接对心脏的按压）。在 CPR 期间，CPR 的时间长短可影响血流产生的机制，短时间的 CPR，血流更多地是由直接按压心脏产生。心脏停搏时间较长或胸外按压时间较长时，心脏顺应性减低，胸泵机制则占优势。此时，胸外按压产生的心排出量明显减低。

心脏骤停期间，标准而有效的胸外按压可产生峰值达 60～80mmHg 的动脉压力，但舒张压较低，颈动脉平均压可超过 40mmHg，胸外按压时的心排出量仅为正常心排出量的 1/3 或

1/4，而且，随着 CPR 时间延长进一步减低，只有按照标准进行按压，才能达到最理想的按压效果。心脏胸外按压常见错误操作包括：①定位不当：正确位置应按压在胸骨正中线剑突上二横指，若按压部位偏下，易使剑突折断而致肝破裂；②按压用力不垂直：尤其是摇摆式按压不仅无效，更易出现肋软骨骨折等严重并发症；③按压时术者双臂屈曲用力不当，致使按压深度不够；④放松时术者手掌根部离开胸骨定位点，或是未能充分放松，致使胸部仍承受足够的压力，使血液难以回到心脏。

（3）仅胸外按压的 CPR　由于害怕传染疾病，有人行 CPR 时，不愿对患者行口对口呼吸，因此，2000 指南规定，如给成人患者复苏时不愿或不能行口对口呼吸，则应开始即行胸外按压，而不能什么都不做。

研究表明，仅单独行胸外按压，而未做口对口呼吸，也比不采取任何 CPR 效果要好。另有研究表明，成人 CPR 最初 6～12 分钟，并非一定需要正压通气。比利时脑复苏研究小组研究表明，CPR 期间，接受口对口通气和单行胸外按压的复苏效果无任何区别。也有研究认为，在 CPR 期间，随胸廓按压起伏时的自动通气，可维持接近正常时分钟通气量、$PaCO_2$ 和 PO_2，而毋需正压通气，因为胸外按压时的心排出量只有正常的 25%，因而，也减低了维持通气灌流比例所需的通气量。

1）评价：确定患者是否无反应（拍或轻摇晃患者并大声呼唤）。

2）根据当地实际情况，及时启动急救医疗服务（EMS）系统。

3）呼吸道：将患者安放在适当的位置，采用仰头抬颏法或托颌法开放呼吸道。

4）呼吸：评价呼吸以确定是否无呼吸，还是通气不足。

如患者无反应，但有呼吸，又无脊椎损伤时，将患者置于恢复体位，保持呼吸道通畅。如患者无反应，也无呼吸，立即开始人工呼吸，如人工呼吸无效，则应重新尝试。非专业人员应开始做胸外按压，以 15∶2 的按压/通气比率。开放呼吸道通气时，应寻查找咽部是否有异物，如有异物立即取除。每次通气时确保见到患者胸廓起伏，一经实施有效通气后，即判断循环状况。

5）循环：检查循环体征，开始通气后，观察对最初通气的反应，检查患者的呼吸、咳嗽或运动，专业人员还应检查颈动脉搏动（不超过 10 秒钟），如无循环征象，立即开始胸外按压。

固定适当的按压位置，以 100 次/分的频率连续按压 15 次，按压幅度为 4～5cm，每次按压后，手不离开原来位置，使胸廓恢复至按压前的状态；开放呼吸道后，缓慢吹气 2 次，每次通气时间为 2 秒钟，再行胸外按压 15 次，完成 4 个 15∶2 的按压/通气周期。

6）重新评价：行 4 个按压/通气周期后，再检查循环体征，如仍无循环体征，重新行 CPR。已有循环体征，检查有无呼吸：如有呼吸，将患者置于恢复体位，监护呼吸和循环状态；仍无呼吸，但有循环体征，则继续以 10～12 次/分频率行人工呼吸，每隔几分钟检测一次循环；如无循环体征，继续行 CPR 按 15∶2 的按压/通气比率，无特殊情况，不得中断 CPR。

如果恢复充分的自主呼吸，循环体征也存在，则将患者置于恢复体位。

7）复苏人员的替换：现场有另一名急救人员时，可先启动 EMS 系统，而在第一名急救人员疲劳时，可替换第一人继续行 CPR，但尽可能缩短 CPR 的中断时间，当第二名急救人员到达时，第一名应检查患者的反应、呼吸和循环体征，再决定是否继续 CPR。

双人 CPR：所有专业急救人员，不但要培训单人 CPR，还要培训双人 CPR，如条件许可，还应学习辅助通气方法。双人 CPR 时，一人位于患者身旁，按压胸部，另一人仍位于患者头旁侧，保持呼吸道通畅，监测颈动脉搏动，评价按压效果，并进行人工通气，按压频率为 100 次/分，按压/通气比率为 30∶2。气管插管前，每次通气时间为 2 秒钟，当按压胸部者疲劳时，两人可相互对换。

急救人员必须监护患者的情况，以评价急救效果，进行通气的急救人员负责监护呼吸和循环体征。为评价胸外按压的效果，第一名做胸外按压期间，另一名负责检查脉搏，为确定患者是否恢复自主呼吸和循环。先行一分钟按压/通气后，停止按压进行检查，时间不超过 10 秒钟，以后，每几分钟停 10 秒用于检查。

666 • 如何识别和处理呼吸道异物梗阻？

呼吸道完全梗阻是一种急症，如不及时治疗，数分钟内就可导致死亡。上呼吸道梗阻最常见的原因是意识丧失和心脏骤停时发生的舌后坠。无反应的患者可因内在因素（舌，会厌）或外在因素（异物）导致呼吸道梗阻，舌向后坠，堵塞呼吸道开口，会厌也可阻塞呼吸道开口，都会造成呼吸道梗阻。头面损伤的患者，呕吐物反流，特别是意识丧失患者，血流和呕吐物都可堵塞呼吸道，发生呼吸道梗阻。

呼吸道异物梗阻（FBAO）造成的心脏骤停并不常见，是可预防的，与其他原因造成的死亡相比，FBAO 造成的死亡相对更少，每 10 万人中有 1.2 人因窒息死亡，1.7 人因溺水而亡，16.5 人因交通事故，198 人因冠心病死亡。

任何患者突然呼吸骤停都应考虑到 FBAO，尤其是年轻患者，呼吸突然停止，出现发绀，无任何原因的意识丧失。成人通常在进食时发生 FBAO，肉类是造成梗阻最常见的原因，还有很多食物都可使成人或儿童发生咽噎，发生咽噎的诱因有试图吞咽大块难以咀嚼的食物。饮酒后，血中乙醇浓度升高，有义齿和吞咽困难的老年患者，也易发生 FBAO。下列注意事项有助于消除危险因素并预防 FBAO：①将食物切碎，细嚼慢咽，尤其是戴义齿的患者；②在咀嚼和吞咽时，避免大笑或交谈；③避免酗酒；④儿童口含食物时，不要行走、跑或玩耍；⑤将异物（如大理石、珠子、大头针）放在婴儿、儿童拿不到的地方；⑥对较小的孩子，不要给需要仔细咀嚼的食物（花生、花生黄油、爆米花、热狗等）。

（1）FBAO 的识别　识别呼吸道梗阻是抢救成功的关键，因此，鉴别以下急症非常重要。这些急症有虚脱、脑卒中、心脏病发作、惊厥或抽搐、药物过量以及其他可能引起呼吸衰竭，但治疗原则不同。

异物可造成呼吸道部分或完全梗阻，部分梗阻时，患者尚能有气体交换，如果气体交换良好，患者就能用力咳嗽，但在咳嗽停止时，出现喘息声。只要气体交换良好，就应鼓励患者继续咳嗽并自主呼吸。急救人员不宜干扰患者自行排除异物的努力，但应守护在患者身旁，并监护患者的情况，如果呼吸道部分梗阻仍不能解除，就应启动 EMS 系统。

FBAO 患者可能一开始就表现为气体交换不良，也可开始气体交换好，但逐渐发生恶化，气体交换不良的体征包括：乏力、无效咳嗽，吸气时出现高调噪音，呼吸困难加重，还可出现紫绀，要象对待完全呼吸道梗阻一样，治疗部分呼吸道梗阻而伴气体交换不良患者，且必须马上治疗。

呼吸道完全梗阻的患者，不能讲话，不能呼吸或咳嗽，可能用双手指抓住颈部，气体交换消失，公众必须对此能明确识别。如患者出现呼吸道完全梗阻的征象，急救者要马上询问患者是否被异物噎住，如果患者点头，就询问其是否能说话，如果患者不能说话，说明存在呼吸道完全梗阻，必须立即救治。呼吸道完全梗阻时，由于气体不能进入肺内，血氧饱和度很快下降，如果不能很快解除梗阻，患者将丧失意识，甚至很快发生死亡。

（2）FBAO 的解除

1）腹部冲击法（Heimlish 法）：腹部冲击法可使膈肌抬高，呼吸道压力骤然升高，促使气体从肺内排出，这种压力足以产生人为咳嗽，把异物从气管内冲击出来。虽腹部冲击法卓有成效，但也可产生并发症，如腹部或胸腔内脏的破裂或撕裂，故除非必要时，一般不随便采用此法。对已行腹部冲击法治疗的患者应仔细检查有无危及生命的并发症。为减少并发症，不应将手掌放在剑突上或肋骨下缘，手掌位置应位于腹中线，低于剑突和肋下缘而高于脐部。即使手法正确，仍有可能发生某些并发症，如胃内容物反流后造成误吸。

腹部冲击法用于立位或坐位有意识的患者时，急救者站在患者身后，双臂环绕着患者腰部，一手握拳，握拳手的拇指侧紧抵患者腹部，位置处于剑突下脐上腹中线部位，用另一手握紧拳头，用力快速向内、向上冲击，用力将拳头压向腹部，反复冲击腹部，直到把异物从呼吸道内排出来。如患者出现意识丧失，也不能停下来，每次冲击要干脆、明确，争取把异物排出来。当患者失去意识，应立即启动 EMS 系统，非专业急救人员应开始 CPR，专业救护人员要继续解除 FBAO。实施腹部冲击法时，急救护人员必须骑跨在患者的膝部，把一只手掌根部顶在患者腹部，位置在剑下与脐上之间，腹中线的位置，另一只手压在前只手背上，双手快速用力向内、向上冲击。如果位置正确，身体正好处于腹中部正上方，那么，冲击的部位也不会发生偏差，操作时，可借助身体重量实施冲击。

2）自行腹部冲击法：自身发生完全性 FBAO 时，患者可一手握拳，用拳头拇指则抵住腹部剑突下脐上腹中线部位，另一只手握紧拳头，用力快速将拳头向上、向内冲击膈肌。如果不成功，患者应快速将上腹部抵压在一块坚硬的平面上，如椅背、桌缘、走廊栏杆，然后用力冲击腹部，直到把呼吸道异物清除为止。

3）对有意识孕妇或肥胖者的胸部冲击法：当患者是妊娠终末期或过度肥胖者时，可采用胸部冲击法代替腹部冲击法。其方法是：站在患者身后，把上肢放在患者腋下，将胸部环绕起来。一只拳头的拇指侧放在胸骨中线，应注意避开剑突和肋骨下缘，另一只手握住拳头，向后冲击，把异物冲击出来，或冲击至患者已失去意识。

4）对无意识 FBAO 患者的解除方法：对有意识的 FBAO 患者，第一名急救者何时开始急救，才不会出现致命性结果，而对无意识的患者，何时开始急救才不会出现致命性结果，目前尚无统计数据可资区别。一致认为，不再要求非专业人员掌握无反应/无意识患者 FBAO 的解除方法（Ⅱb 类）。如果成人噎住呼吸道，在解除 FBAO 期间发生意识丧失，单人非专业急救人员应启动 EMS 系统（或让某人去启动 EMS），并开始 CPR。事实上，胸部按压有助于无反应患者解除 FBAO。最近，人尸体研究表明，胸外按压时呼吸道峰压与腹部冲击产生的呼吸道峰压相等，甚至超过胸部冲击法，非专业急救人员在 CPR 期间，经过反复通气后，患者仍处于无反应状态，又考虑为 FBAO，急救人员仍应继续进行 CPR，并严格按照按压/通气比率行 CPR。

在人工通气和胸外按压同时，仍然要排除患者的 FBAO，使用手指清除及舌-上颌上提法。若发生 FBAO 出现意识丧失时，只有专业急救人员才能用手指法清除异物，如果患者仍有反应或正处于抽搐时，则不应用手指清除异物。在患者面部朝上时，用托颌法可将舌从咽后壁及异物存留处拉开，单应用此法足以解除梗阻。也可沿患者颊内，一手食指在另只手下面探入患者咽部，直达舌根，用食指把噎住的异物钩出来。有时无法直接将异物取出来，只能先用食指把异物顶在咽侧壁，然后再将异物挪动并取出来，取异物时避免用力过猛，以免将异物直接推入呼吸道。

5）专业人员对无意识 FBAO 患者的解除　FBAO 患者开始还能对外界有反应，随时间延长，而失去反应。急救人员应明白是因 FBAO 所造成的，也有 FBAO 患者开始时已无反应，此时，急救人员可能不知道患者发生了 FBAO，只有在反复通气几次之后，患者仍无反应，才可能想到发生了 FBAO。

先有反应后发展为无反应的 FBAO 患者解除方法：如果你发现患者倒地，又识别是因 FBAO 引起的，建议采取下列方法：

a. 在 CPR 过程中，如有第二名急救人员在场，让其启动 EMS 系统，始终监护患者，确保患者平卧。

b. 用舌-上颌上提法开放呼吸道，并用手指清除口咽部异物。

c. 开放呼吸道，尝试通气，如通气时患者胸部无起伏，重新安置头部位置，再尝试通气。

d. 如果反复尝试后仍不能进行有效通气，则应考虑 FBAO。此时，骑跨在患者膝部，实施腹部冲击法（可连续冲击 5 次）。

e. 在异物清除前，如果通气仍不能使胸廓起伏，或还未进一步行抢救措施（如 Kelly 钳，Magilla 镊，环甲膜切开术）建立通畅的呼吸道。

f. 如 FBAO 已取除，呼吸道已清理干净，则应检查呼吸，如果患者仍无呼吸，就行缓慢的通气。然后，检查循环体征（检查脉搏及自主呼吸、咳嗽和运动），如果没有循环体征，立即开始胸外按压。

Kelly 钳，Magill 镊可用来取除异物，只有在直视下才能用钳子取异物，咽喉镜或电筒都可用作照明工具，而环甲膜切开术只有专业医生才能完成。

6）解除无反应 FBAO 患者后，如果发现患者仍处于无反应状态，原因还不清楚，建议采取如下措施：

a. 启动 EMS 系统，适时行 CPR，如有两名急救人员，一名启动 EMS 系统，一名留在患者身边，监护患者。

b. 开放呼吸道，尝试人工呼吸，如果通气时胸廓无起伏，重新开放呼吸道，再次尝试通气。

c. 重新开放呼吸道后，仍不能成功地实施通气，此时，应骑跨在患者膝部，实施腹部冲击法。

d. 行 5 次腹部冲击后，用舌-上颌上提法开放呼吸道，用手指清除口咽部异物。

e. 反复尝试通气，腹部冲击法、舌-上颌上提及手指清除异物法，直到把异物清除或使用更高级的方法（钳夹术或环甲膜切开术），建立通畅的呼吸道。

f. 如 FBAO 已解除，呼吸道清理干净，便检查呼吸。患者仍无呼吸，即提供 2 次缓慢通气，然后检查循环体征（脉搏及呼吸、咳嗽或运动的征象），如果没有循环体征，开始胸部按压。

667• 心肺复苏时应怎样进行自动体外除颤？

国际心肺复苏指南 2000 有关基本生命支持（BLS），对使用自动体外除颤（AED）作了重要的更改，其措施和要求：

（1）院前早期除颤（求助 EMS 后 5 分钟内完成电除颤）。

（2）参加急救人员应有计划接受急救培训，并有责任实施 CPR，在有除颤器情况下，有权行电除颤治疗。

（3）院内除颤 ①早期除颤的能力被认为，在医院各科室及门诊都装备除颤器，所有医务人员都受过急救技术培训；②现场急救人员行早期电除颤的目标是，在医院任何地方或救护车内发生的心脏骤停，从发病至电除颤的时间限在 3 分钟内；③院内复苏反应时间必须经纠正后记录的除颤时间才被认为是可靠的。

（4）普及公众除颤（PAD）的依据 ①心脏骤停发生频率是以 5 年内可使用 1 次 AED 为合理依据（预计心脏骤停发生率为 1 人次/1000 人/年）；②EMS 急救人员在接到求救后 5 分钟内到达现场并行电除颤很难保证，如果在社区培训非专业人员，并配备一定的设备，则可能实现这一目标。经培训的人员可具备以下能力：担任社区的现场救助人员；能够判断是否发生心脏骤停；尽快求助 EMS 系统（如急救电话）；实施心肺复苏（CPR）；安全地连接和实施 AED；③有责任开展 BLS 救助人员有警察、消防队员、保安人员、运动员领队、船员以及客机乘务人员（第一级救助人员），他们应该接受 CPR 和使用 AED 的培训；第二级救助人员是在工作现场或公共场所的公众，应学习掌握这两项技术；第三级救助人员（高危人群的家人或朋友）也应学习掌握这两项技术。后两级救助人员掌握救生技术不作为责任要求。

（5）8 岁或 8 岁以上儿童（体重超过 25 千克），可使用 AED，8 岁以下儿童或婴幼儿不建议行 AED。

心脏骤停时最常见的心律失常是心室颤动（室颤），而终止室颤最有效的方法就是电除颤，成功除颤的机会转瞬即逝，不进行除颤数分钟后就可能转为心脏停搏。如果能在发生心脏骤停后 6 ~ 10 分钟内行电除颤，许多成人患者可无神经系统损害，若同时进行 CPR，复苏成功率更高。及时的 CPR 虽可以维持脑和心脏功能，可延长室颤持续时间，但 CPR 却不能将室颤转为正常心律。所以除颤的时机是治疗室颤的关键，每延迟除颤1分钟，复苏成功率下降7%～10%。

（6）成功电除颤取决从室颤发生到行首次电除颤治疗的时间。除时间因素，仍需选择适当的能量。传统推荐首次单相波除颤能量为200J，第二次和第三次除颤能量可仍是200J或者提高到360J，经过3次连续除颤后即可达到99%的除颤成功率。经胸行心房颤动电转复时，应用低能量（120J）、直线形、首次脉冲双相波效果优于200J单相波。

668• 近年来，心脏停搏的药物治疗方面有何新认识？

美国心脏学会（AHA）1992年版心脏复苏指南建议，减少氯化钙、碳酸氢钠、去甲肾上腺素和异丙肾上腺素的应用。心脏复苏指南2000仍延续这一观点。新近研究表明，上述药物极少有效，因为它们既能应用心脏停搏时，也能用于心脏停搏前心律失常。因此，心脏停搏时，应考虑用药基于其他方法之后，如急救人员应首先开展基本生命支持（BLS）、电除颤、适当的呼吸道管理，而非先应用药物。开始BLS后，才尽快建立静脉通道，同时考虑应用药物抢救。

（1）中心与周围静脉用药　心脏停搏前，如无静脉通道，应首选建立周围静脉（肘前或颈外静脉）通道，建立颈内或锁骨下静脉等中心静脉通道，往往会受胸外按压术的干扰。但外周静脉用药较中心静脉给药，其药物峰值浓度要低、起效循环时间较长。外周静脉给药到达中央循环时间需1～2分钟，而通过中心静脉给药时间则较短。但外周静脉穿刺易操作，并发症少，且不受心肺复苏术的干扰。在复苏时，行周围静脉快速给药能立即开始，而且在10～20秒钟内快速推注20ml液体，可使末梢血管迅速充盈。

如果在电除颤、周围静脉给药均未能使自主循环恢复，在急救人员有足够经验的前提下，尽管有中心静脉穿刺禁忌证，可能出现并发症，但权衡利弊，仍要考虑放置中心静脉导管。对接受溶栓治疗的患者行中心静脉穿刺更可能发生并发症，行中心静脉穿刺，这类血管无法压迫，无论是否穿刺到血管，均视为相对禁忌证，如果无明显出血和血肿就作为绝对禁忌证。对要行药物再灌注治疗的患者应尽量避免做中心静脉穿刺。

（2）气管内给药　如在静脉建立之前已完成气管插管，肾上腺素、利多卡因和阿托品都可通过气管给药，其用药量应是静脉给药的2～2.5倍，并用10ml生理盐水或蒸馏水稀释。蒸馏水比生理盐水在气管内的吸收更好，但对氧分压（PO_2）的副作用影响大。在气管末端插入导管，停止胸外按压，迅速向气管喷药，经过几次快速喷药形成可吸收的药雾后，再重新行胸外按压。

669• 国际心肺复苏指南2000中对心律失常药物治疗方面的意见是什么？

国际心肺复苏指南2000中，心脏病学专家研究关于几个新指南对常见快速心律失常推荐治疗方案，特别注重临床疗效的结论。也强调心律失常时血流动力学不稳定性和不同程度心室功能的损害。由于此指南遵从循证医学原则，因而专家们把准则扩展到所有临床研究药物，而并非仅在某个国家批准应用的药物。其主要意见为：

（1）血流动力学稳定的宽 QRS 快速心律失常　宽 QRS 心动过速的诊断较难，医生必须明确其诊断，以便能准确判定宽 QRS 心动过速是否稳定并需加以处理，其标准如下：①静息状态下，常规心动过速心室率 > 窦性心动过速心率 120 次/分的上限；②QRS 形态均一，宽度 > 120ms；③无意识障碍或组织低灌注的症状。

值得提出的是，患者血流动力学须维持稳定，以便有时间明确心律失常的诊断或前往医院确诊。抗快速心律失常的药物同时也有降血压作用，故此类患者应维持足够的血压水平以便使用抗心律失常药物治疗，如药物引起低血压需立即行电转复终止异常心律。表 12-1 为常见的宽 QRS 心动过速的分类

表 12-1　宽 QRS 波心动过速的分类

- 室性心动过速
- 伴随室内传导阻滞的室上性心动过速，包括以下类型：
  - 窦性心动过速
  - 异位或折返性房性心动过速
  - 伴房室传导阻滞的心房扑动
  - 房室结折返性心动过速
  - 交界性心动过速
- 与旁路有关的过早激动性心动过速，包括以下类型：
  - 房性心动过速
  - 心房扑动
  - 房室折返性心动过速

（2）宽 QRS 快速心律失常的治疗　以往对成人宽 QRS 心动过速的治疗，无论是否是室上性均应用利多卡因，但国际心肺复苏指南 2000 强调对血流动力学稳定的患者，应该明确诊断心律失常的性质。治疗原则的改变基于对宽 QRS 心律失常治疗的两条原则：①如是室性心律失常，利多卡因治疗使其逆转为窦性心律；②如是室上性心律失常，则用腺苷转复。指南中，专家们认为腺苷在宽 QRS 心律失常治疗中已应用过度，特别对利多卡因疗效欠佳的室性心律失常，腺苷的过度应用常会延误其他更有效的治疗。

情况允许时，应尽可能区分血流动力学稳定的室性心动过速（室速）与变异的室上性心动过速（室上速）。有冠心病或其他心脏病史的患者多发生室速，而以往有心脏节律异常、旁路传导、提前激动的束支传导阻滞或频率依赖的束支传导阻滞的患者，如出现宽 QRS 心律失常多提示为室上速。

（3）在药物复苏前、复苏过程中和药物复转为正常心律后，均应作 12 导联心电图。心电图的 QRS 形态有助于区分室上速与室速，但确诊需要经验。如果 12 导联心电图诊断价值不大，在设备及人员允许的情况下，经食管心电检测对诊断会有帮助。仔细分析 12 导联心电图、心电监测及经食管心电监测有助于识别房室分离现象、心房电活动（P 波）与心室电活动（QRS 波）。对宽 QRS 心动过速判断是室性或室上性非常关键，常见的错误是将室速误诊为变异性室上速，而采用治疗变异性室上速药物治疗室速。

（4）利多卡因　利多卡因是治疗室性心律失常的药物，对急性心肌梗死（AMI）患者可能更为有效。发生 AMI 时，预防性使用利多卡因可减少早期心室颤动（室颤）的发生，但并不能降低死亡率。因该药的毒性剂量和治疗剂量接近，故并不建议 AMI 患者常规预防

性使用利多卡因。在没有除颤设备的情况下，如果单支病变的 AMI 或心肌缺血，若出现频发室性期前收缩可给予利多卡因。基于这一用法，有学者认为利多卡因还可用于：①电除颤和给予肾上腺素后，仍表现为室颤或无脉性室速；②控制已引起血流动力学改变的室性期前收缩；②血流动力学稳定的室速。在上述情况下，利多卡因只作为其他药物无效时的第二选择（胺碘酮、普鲁卡因胺和索他洛尔）。给药方法：心脏骤停患者，初始剂量为静注 1.0～1.5mg/kg，快速达到并维持有效浓度。顽固性室速/室颤，可酌情再给予 1 次 0.5～0.75mg/kg 的冲击量，3～5 分钟给药完毕。总剂量不超过 3mg/kg（或 >200～300mg/h）。室颤或无脉性室速时，除颤或肾上腺素无效，可给予大剂量的利多卡因（1.5mg/kg），只有在心脏骤停时才采取冲击疗法，但对心律转复成功后是否应给予维持用药尚有争议。有较确切资料支持在循环恢复后预防性给予抗心律失常药，持续用药维持心律的稳定是合理的，静脉滴注速度最初应为 1～4mg/min。若再次出现心律失常应小剂量冲击性给药（0.5mg/kg），并加快静滴速度（最快为 4mg/min）。24～48 小时后，利多卡因在肝脏中的代谢会受到抑制，半衰期延长，因此，24 小时后应减量或测定血药浓度。若患者出现心排出量降低（如 AMI 患者发生低血压或休克、心衰、外周循环不良），或为年龄 >70 岁的老年人和肝功能不全者也应减量。这些患者首次用药的冲击量不变，维持量应减至常规剂量的一半。外周静脉冲击性给药后，药物达到中心循环的时间为 2 分钟。须严密观察疗效及有无副作用，包括口齿不清、意识改变、肌颤和心动过缓，监测血药水平可指导治疗。

利多卡因常作为治疗宽 QRS 心律失常的一线药，但事实上利多卡因对于室上速并无治疗作用。研究表明，应用利多卡因并不能区别室速或难以确定起源的宽 QRS 心动过速。利多卡因对急性心肌缺血或急性心肌梗死引起的室性心律失常有效，但预防性用药常能导致较高的死亡率，已禁止预防性应用。两项研究提示，利多卡因在终止血流动力学稳定的持续性室速无效，同时在治疗室速时，静脉注射普鲁卡因胺和索他洛尔较利多卡因效果要好。因此，综上所述，利多卡因对血流动力学稳定的单形或多形室速有效，主要为以下 4 种情况：①心功能正常；②心功能异常但为单形室速；③伴有 QT 间期正常；④QT 间期延长。需要注意的是，对上述 4 种情况，利多卡因并非是首选药物。

（5）腺苷　腺苷是一种内生性嘌呤核苷，可抑制房室结和窦房结。阵发性室上速最常见的形式是包括房室结在内的折返。腺苷可有效终止这类心律失常，若心律失常并非由包括房室结或窦房结在内的折返所致（如心房扑动、心房颤动、房性或室性心动过速），腺苷则无法中断心律失常，但会产生一过性的房室或反向（室房）阻滞，有助于明确诊断。腺苷作用时间短暂，因为它很快会被血或周围组织中的酶降解。腺苷的半衰期 <5 秒，建议初始剂量为 6mg 快速（1～3 秒内）推注完毕，给药后再静推 20ml 生理盐水。若 1～2 分钟内无反应，可以同样方式重复给药，剂量为 12mg。因大剂量用药经验有限，但已用茶碱类药物患者对腺苷的敏感性差，应加大剂量。腺苷的副作用往往呈一过性：面色潮红、呼吸困难和胸痛最为常见。由于半衰期短，阵发性室上速可能再次发作。此时，可再给腺苷或钙离子通道阻滞剂。若心律失常未能终止，腺苷往往可能会促发持续性低血压。

腺苷的一些药物配伍反应较为重要，治疗剂量的茶碱类药物或相关的甲基黄嘌呤（包括咖啡因或可可碱）会阻断腺苷的电生理和血流动力学效应所作用的受体。dipryidamole 能阻断腺苷的摄取并抑制其作用。对使用卡马西平和施行神经阻断性心脏移植的患者，腺苷的作用也会延迟。上述这些患者应调整药物剂量或换用其他治疗方法。

血流动力学稳定的各种起源不明心动过速，是否使用腺苷鉴别室速和室上速尚存争议，不应鼓励这一作法。腺苷只应用于高度怀疑室上速的患者。腺苷通常对室性心律失常或房颤或房扑等治疗无效。虽然腺苷有短效的血管舒张作用，但不恰当地应用治疗室速，有报道，可使原来代偿性血压发生变化。理论上，腺苷有引发心绞痛、支气管痉挛、心动过速和加速旁路传导的危险。故腺苷主要应用于血流动力学稳定的窄 QRS 室上速和宽 QRS 室上速。

(6) 胺碘酮　静脉使用胺碘酮的作用复杂，可作用于钠、钾和钙通道，以及对 α 受体和 β 受体有阻滞作用，可用于房性和室性心律失常。临床应用：①对快速房性心律失常伴严重左心室功能不全患者，在使用洋地黄无效时，胺碘酮对控制心室率可能有效；②对心脏停搏患者，如持续性室速或室颤，在电除颤和使用肾上腺素后，建议使用胺碘酮；③可控制血流动力学稳定的室速、多形性室速和不明起源的多种复杂心动过速；④可作为顽固性阵发性室上速，房性心动过速电转复的辅助措施，以及房颤的药物转复方法；⑤可控制预激房性心律失常伴旁路传导的快速心室率。

对严重心功能不全患者静注胺碘酮比其他抗房性或室性心律失常的药物更适宜。如患者有心功能不全、射血分数小于 40% 或有充血性心衰征象时，胺碘酮应作为首选的抗心律失常药物。在相同条件下，胺碘酮的作用更强，且比与其他药物致心律失常的可能性更小。给药方法为先静推 150mg/10 分钟，后按 1mg/min 持续静滴 6 小时，再减量至 0.5mg/min，对再发或持续性心律失常，必要时可重复给药 150mg，一般建议，每日最大剂量不超过 2g。有研究表明，胺碘酮相对大剂量，如 125mg/h，持续 24 小时（全天用量可达 3g）时，对房颤有效。心脏骤停患者如为室颤或无脉性室速，初始剂量为 300mg，溶于 20 ~ 30ml 生理盐水或葡萄糖内快速推注。对血流动力学不稳定的室速患者的用药研究，推论对反复或顽固性室颤/室速，应增加剂量再快速静推 150mg，随后按 1mg/min 的速度静滴 6 小时，再减至 0.5mg/min，每日最大剂量不超过 2g。

胺碘酮主要副作用是低血压和心动过缓，预防的方法可减慢给药速度，若已出现临床症状，可通过补液，给予升压素，chronotropic 或临时起搏。胺碘酮通过改变旁路传导而对治疗室上速有效。胺碘酮虽对治疗血流动力学稳定的室速研究不多，但对于治疗血流动力学不稳定的室速或室颤效果较好。胺碘酮与普鲁卡因胺一样均有扩血管和负性肌力的作用，这些作用会使血流动力学变得不稳定，但常与给药的量和速度有关，而且通过血流动力学观察，静脉应用胺碘酮较普鲁卡因胺有更好的耐受性。

(7) 溴苄胺　溴苄胺可用于对电除颤和肾上腺素治疗无效的室速和室颤。溴苄胺的心血管作用复杂，注射初时可引起儿茶酚胺释放，后产生节后肾上腺素能阻断作用，常常出现低血压。1999 年后因不再生产，由此引发了对该药的总结，提出理论上可继续使用溴苄胺治疗室颤/室速，并提出了一些适应证，包括低温致心脏骤停。相继，在 ACLS 治疗流程和指南中均取消推荐该药，主要原因是其副作用大，来源受限，而且已有同样有效又更为安全的药物。

(8) 阿托品　阿托品作用于逆转胆碱能性心动过缓、血管阻力降低和血压下降。可治疗窦性心动过缓，对发生在交界区的房室传导阻滞或室性心脏停搏可能有效，但怀疑为结下部位阻滞时（Mobitz Ⅱ型），不用阿托品。使用方法：治疗心脏停搏和缓慢性无脉的电活动，既给予1.0mg静注，若疑为持续性心脏停搏，应在3～5分钟内重复给药。仍为缓慢心律失常，可每间隔3～5分钟静注一次0.5～1mg，至总量0.04mg/kg（体重）。总剂量3mg（约0.04mg/kg）可完全阻滞迷走神经。因阿托品可增加心肌氧需求量并触发快速心律失常，完全阻断迷走神经的剂量可逆转心脏停搏。如剂量小于0.5mg时，阿托品有拟副交感神经作用，并可进一步降低心率。阿托品气管内给药也可很好吸收。

AMI患者应慎用阿托品，因致心率过速会加重心肌缺血或扩大梗死范围。静注阿托品极少引发室颤和室速。阿托品不适用于发生在普肯耶纤维水平的房室传导阻滞（Ⅱ型房室传导阻滞和伴宽QRS的三度传导阻滞），此时，该药很少能加快窦房结心率和房室结传导。

（9）β受体阻滞剂　β受体阻滞剂对急性冠脉综合征患者有潜在益处，包括非Q波MI和不稳定性心绞痛。若无其他禁忌证，β受体阻滞剂可用于所有怀疑为MI或高危的不稳定性心绞痛患者。β受体阻滞剂也是种有效的抗心律失常药，在再灌注时代前的研究已证实，β受体阻滞剂可降低室颤的发生率。作为溶栓的辅助性药物可减少致死性再梗死和心肌缺血的复发，而不适于溶栓的患者早期使用β受体阻滞剂也可降低死亡率。

阿替洛尔（氨酰心安）、美托洛尔和普萘洛尔可显著降低未行溶栓MI患者室颤的发生率。一般建议使用剂量5mg，缓慢静注（5分钟以上），观察10分钟，患者如能够耐受，可再给5mg缓慢静注（5分钟以上），而后每12小时口服50mg。倍他乐克按每5分钟缓慢静注5mg一次至总量达15mg，静注15分钟后开始口服50mg，2次/日，患者如能耐受，24小时后改为100g，2次/日。艾司洛尔（esmolol）是一种静脉用短效（半衰期2～9分钟）的β受体阻滞剂，建议室上速紧急治疗应用，包括阵发性室上速，并在以下情况中用于控制心率：非预激房颤或房扑、房性心动过速、异常窦性心动过速和尖端扭转型室速或心肌缺血。艾司洛尔用药剂量控制较复杂，需要使用输液泵。静脉应先给予负荷量：0.5mg/kg，1分钟给完，而后按每分钟50μg/kg维持4分钟，如药物作用不够充分，可再给予冲击量0.5mg/kg，1分钟内给药完毕，并将维持量增至100μg/kg。可每4分钟重复给予冲击量0.5mg/kg和维持量（按50μg·kg^{-1}·min^{-1}递增），直至最大剂量（300μg·kg^{-1}·min^{-1}），如有必要，可持续48小时静脉滴注。

β受体阻滞剂的副作用包括心动过缓、房室传导延迟和低血压，有少数患者会出现心功能失代偿和心源性休克，因此，对严重充血性心力衰竭患者应禁用。轻、中度心衰的患者，用β受体阻滞剂应注意加强监护，并酌情给予利尿剂。β受体阻滞剂的绝对禁忌证：二、三度房室传导阻滞、低血压、严重充血性心力衰竭、与支气管痉挛有关的肺部疾病，此外，对有预激性窦房结性心动过缓和病态窦房结综合征患者应慎用。

（10）钙离子通道阻滞剂　维拉帕米和地尔硫䓬属于钙离子通道阻滞剂，可减慢房室结传导并延长其不应期，此作用可终止经房室结的折返性心律失常。对房颤、房扑或频发房性期前收缩患者，给予钙离子通道阻滞剂可控制心室率。由于此类药物可能会降低心肌收缩力，因此对严重左心功能不全患者，可能会导致心功能恶化。

静脉给维拉帕米可有效终止窄QRS的阵发性室上速，并可用来控制房颤时心室率，但需注意，腺苷应是治疗窄 QRS 阵发性室上速的首选药物。但由于腺苷的半衰期极短，在控制房颤或房扑时心室率往往无效。维拉帕米初始剂量为 2.5～5mg，2 分钟内静脉给药完毕，若无效或无副反应，可每 15～30 分钟重复给药，5～10mg，最大剂量 20mg。只有为窄 QRS 阵发性室上速或确定为室上性心律失常患者才使用维拉帕米。切不能用于左心室功能受损或心衰患者。

地尔硫䓬初始剂量为 0.25mg/kg，第二次剂量为 0.35mg/kg，与维拉帕米作用相似。其优点是心肌抑制作用比维拉帕米小。地尔硫䓬控制房颤或房扑心室率的给药方法为 5～15mg/h 静滴。

（11）多巴胺　多巴胺是一种内源性儿茶酚胺类药物，对多巴胺受体、β 和 α 受体均有激活作用，在 3～7.5μg/（kg·min）给药剂量范围，对 β 受体激活作用明显，可增加心排出量和心率。但人们往往更重视其类似异丙肾上腺素的作用，以及静滴速度易调节的优点。多巴胺的正性肌力作用与多巴酚丁胺比较，一般认为多巴胺更安全，对阿托品治疗无效心动过缓或有用阿托品禁忌证时，可用替代异丙肾上腺素。多巴胺可引起肺静脉收缩已被增加用药剂量而增加肺毛细血管楔压所证实，左心室充盈压增高不明显。此外，当儿茶酚胺贮备量减少，会出现药物失敏感现象。小剂量的多巴胺〔2μg/（kg·min）〕有肾血管舒张作用，但对急性少尿性肾衰并无治疗作用，因而并不建议在急性少尿性肾衰时使用。

（12）异丙肾上腺素　异丙肾上腺素是 β 受体激动剂，具有正性肌力作用和加速时相效应，可增加心肌氧耗，心排出量和心脏作功，对缺血性心脏病、心衰和左心室功能受损患者会加重缺血和心律失常。建议在抑制尖端扭转型室速前给予异丙肾上腺素可作为临时性措施，此外，对已影响血流动力学的心动过缓，而用阿托品和多巴酚丁胺无效，又尚未行经皮或经静脉起搏处置时，予异丙肾上腺素可作为临时性治疗措施。但在上述情况中，异丙肾上腺素均非作为首选药。小剂量使用时，异丙肾上腺素有加快心率作用，会引起血压升高以代偿血管扩张作用。用药方法：建议静滴速度为 2～10μg/min，并根据心率和心律的反应进行调节。将 1mg 异丙肾上腺素加入 500ml 液体中，浓度为 2μg/ml。治疗心动过缓必须非常小心，只能小剂量应用。大剂量时会导致心肌耗氧量增加，扩大梗死面积并导致恶性室性心律失常。异丙肾上腺素不适用于心脏骤停或低血压患者。

（13）镁剂　严重缺镁也可导致心律失常、心功能不全或心脏性猝死。低镁时可能发生顽固性室颤，并阻碍 K^+ 进入细胞，紧急情况下，可将 1～2g 硫酸镁用 100ml 液体稀释后快速给药，1～2 分钟注射完毕。但必须注意快速给药有可能导致严重低血压和心脏停搏。有学者建议，镁剂可能是治疗药物引起的尖端扭转型室速有效方法，即使在不缺镁的情况下，也可能有效。给药方法：负荷量为 1～2g（8～16mEq），加入 50～100ml 液体中，5～60 分钟给药完毕，然后，静滴 0.5～1.0g（4～8mEq）/h，根据临床症状调整剂量和滴速。但不建议 AMI 患者常规预防性补镁。心脏骤停者一般不给予镁剂，除非怀疑患者心律失常是由缺镁所致或发生尖端扭转型室速。

（14）普鲁卡因胺　普鲁卡因胺可抑制房性和室性心律失常，可用于转复室上性心律失常（尤其是房颤或房扑），控制预激性房性心律时旁路传导所致的心室过速，或无法确定是室上性还是室速。按 20mg/min 的速度静滴至心律失常得以控制。冲击量给药可出现毒性反应、严重低血压，而对给药速度限制影响了该药在紧急情况中应用。一般情况紧急，可按50mg/min给药，至总剂量为17mg/kg（体重）。心脏骤停患者快速给予普鲁卡因胺的危险性需进一步研究，维持剂量为1～4mg/min静滴。肾衰患者需减低维持量，且持续静滴3mg/min以上超过24小时者需监测血药浓度。预激性QT延长和尖端扭转型室速的患者禁用该药，给药期间需持续心电图和血压监测，若给药速度过快可能出现血压急剧下降。

（15）双异丙吡胺　根据Williams分级，双异丙吡胺属于Ⅰa类抗心律失常药，可减慢传导速度，延长有效不应期，其作用类似于普鲁卡因胺。有抗胆碱能作用，负性肌力作用和低血压等副作用。用药为2mg/kg（体重）10分钟内静推完毕，然后0.4mg·kg^{-1}·h^{-1}持续静滴。由于本药的给药速度相对较慢，因而在急诊情况下使用不实际，效果也不确切。

（16）普罗帕酮　普罗帕酮与氟卡胺属Ⅰc类药物，可减慢传导并具有负性肌力作用。此外，该药可非选择性阻断β受体，在美国允许无器质性心脏病的患者口服治疗室性或室上性心律失常，静脉用药（在美国未获许可）的适应证与氟卡胺相似。由于有明显的负性肌力作用，因左心室功能受损者禁用。由于普罗帕酮与氟卡胺属于同一类抗心律失常药，而已证实后者可增加MI患者的死亡率，因此对疑有冠心病的患者禁用本药。给药方法：静脉给药剂量为1～2mg/kg（体重），给药速度为10mg/分。副作用包括心动过缓、低血压和胃肠道反应。

670. “国际心肺复苏指南2000”对抗心律失常药物应用方面提出哪些更改？

国际心肺复苏指南2000对心动过速的治疗提出了更改。1992年以来，抗心律失常药物经多次更改以适合对致心律失常和受损心脏伴心律失常的治疗。所有抗心律失常药均有致心律失常作用，其中快速心律失常占大多数，而这些快速心律失常中尖端扭转型室速占主要部分。药物间的作用是复杂的，连续合用两种或两种以上抗心律失常药物会产生副作用，特别是快速心律失常、低血压和尖端扭转型室速，故除绝对必须，应用抗心律失常药不要超过一种。对多数患者，如单一抗心律失常药物用量足够而不能终止心律失常时，应尝试应用电转复而不是再继续加用另一种抗心律失常药。

临床有充血性心衰或左心室功能不全患者，应用抗心律失常药物应小心谨慎，这些患者中许多抗心律失常药物可进一步加重左心室功能不全，从而使充血性心衰加重，但胺碘酮和利多卡因对左心室功能影响较小，故胺碘酮目前是治疗心动过速的主要药物。如果胺碘酮治疗效果不佳，应尽早采用电转复方法。

降低心室率或将房颤转复为窦性心律，可能会导致心动过缓甚至窦性静止，尤其是患有传导系统疾病或病态窦房结综合征。因此，有人建议行临时起搏或给予药物支持（阿托品、多巴胺或异丙肾上腺素）。如房颤持续48小时以上，在心室率、抗凝指标均控制在较为满意的水平，对持续房颤或明显左心室功能不全的患者（尤其是伴预激综合征）应行电转复，若不能行电转复或转复不成功，还有许多药物可供应用，包括静脉注射依布利特（inbutilide）、氟卡胺、普罗帕酮、普鲁卡因胺、胺碘酮、索他洛尔、双异丙吡胺。由于氟卡胺、普罗帕酮、索他洛尔和普鲁卡因胺等药物的负性肌力作用和依布利特潜在的致心律失常作用，因此对左心室功能不全患者应慎用。这种情况下静脉注射胺碘酮比较合适，特别伴有预激综合征时。伴预激的房颤或房扑时，静注普鲁卡因胺、胺碘酮、氟卡胺、普罗帕酮和索他洛尔也是可行的。

真正的交界性心律很少见，大部分把阵发性室上性心动过速误当作交界性心动过速，应按窄 QPS 心动过速进行治疗。成人的交界性心动过速通常是洋地黄中毒所致，由于外源性儿茶酚胺类或茶碱类药物。若无明确的原因，交界性心动过速可应用胺碘酮、β 受体阻滞剂或钙离子通道阻滞剂可能均会有效。

671. 心脏复苏用药上，为什么废弃传统的三联针？而肾上腺素目前仍作为首选药物？

以往曾长期使用“三联针”（肾上腺素、去甲肾上腺素、异丙肾上腺素联合应用），经过近 10 多年的实践证明，这种用法弊病很多，已废弃不用。而肾上腺素是心脏复苏的主要药物，可使外周血管收缩，提高主动脉舒张压，增加冠状动脉灌注和心脏血流量，同时收缩颈动脉，增加脑血流量，促使心脏复苏，并且可使心脏的细颤变为粗颤，有利于复律。所以，目前在心脏复苏时仍作为首选药物应用。况且在其用量上也明显加大。过去一直按美国心脏学会（AHA）推荐使用的标准剂量（SDE），即每次 0.02mg/kg 静注，近年来，每次 0.2mg/kg 静注的大剂量治疗心脏骤停受到注意。1988 年，Koscove 等首次应用于临床，抢救心脏骤停患者 2 例获成功。国内目前已有大量报道应用较大剂量抢救心脏骤停的经验。林熙辉等用大剂量抢救不同原因引起的心脏骤停 15 例，首次给 2～5mg，3～5 分钟后再给 3～5mg，15 例均恢复自主循环，其中已用标准剂量 2～3 次无效，在补加 5mg 后复跳，最后完全康复者 7 例。他们的结论是：大剂量疗法比标准剂量疗法恢复自主循环比例高；在复苏早期使用可提高生存率；在复苏晚期使用仅能恢复自主循环，并不提高生存率；肾上腺素的用量与停跳时间成正比。Broun 等动物试验进一步发现，大剂量比标准剂量增加冠状动脉血流量和脑血流量更加显著，在猪的心脏骤停模型中，用 0.2mg/kg 比用 0.02mg/kg 的脑血流量增加 70%，心肌血流量也显著增加。但是，儿茶酚胺类与心肌收缩带坏死密切相关，大量使用是否增加并发症，有待进一步观察。

672. 为什么说在心脏复苏时目前认为应用钙剂弊多利少，而要严格掌握临床适应证？

Ca^{2+} 在心肌的激动-收缩偶联中起重要作用，可提高心肌的应激性，加强心肌收缩力。长期以来，曾将钙剂作为加强心肌收缩的常规药，经常在心脏骤停时使用。但是，近年来研究证实，心肌缺血时细胞外 Ca^{2+} 内流，细胞内 Ca^{2+} 超负荷，由于大量 Ca^{2+} 进入心肌和冠状动脉的平滑肌细胞，使冠状动脉痉挛，心肌缺血进一步加重，心肌顺应性降低。此时应用钙剂只会加速细胞的死亡，不利于复苏的成功。所以，目前在心脏复苏时，不主张使用钙剂，洋地黄中毒引起的心脏骤停，更要禁用。但是，大量输入库存枸橼酸血所致的心脏骤停，心室自主心律、心脏骤停伴高血钾和/或低血钙症、钙离子通道阻滞剂中毒以及链霉素等氨基苷类抗生素过敏性休克引起的心脏骤停，可以使用钙剂。近来，钙离子通道阻滞剂的应用日益受到重视。钙拮抗剂可减少血管平滑肌细胞 Ca^{2+} 内流，缓解冠状动脉和脑血管痉挛，降低心脏负荷，防止中枢神经脂质过氧化，改善全身循环和脑循环。复苏过程中，再灌注前或同时应用钙离子通道阻滞剂，可抑制细胞内 Ca^{2+} 超载，从而防止或减轻再灌注损伤，有利于复苏的成功。常用的制剂有维拉帕米、硝苯地平、地尔硫䓬等。目前钙拮抗剂的应用尚处于试用阶段，已初见成效，需要进一步研究证实。

673 • 心肺复苏中如何应用肾上腺素？

盐酸肾上腺素适用于心脏骤停的患者，主要因为具有 α 肾上腺素能受体激动剂的特性。肾上腺素的肾上腺素能样作用在心肺复苏时可以增加心肌和脑的供血，但是其 β 肾上腺素能样作用是否有利于复苏尚有争议，因为该作用能增加心肌作功和减少心内膜下的血供。

尽管肾上腺素已经广泛地应用于心肺复苏中，但仅有少量证据表明其可对患者产生有益的影响作用。多年来，研究人员和临床医生一直在探讨肾上腺素的最佳应用剂量，目前所广泛使用的“标准剂量（1.0mg）”，并非根据患者的体重计算得到的，而是在已往外科手术时经常用 1mg 肾上腺素进行心内注射，并观察到 1～3mg 肾上腺素可有效地起搏骤停的心脏。时至 20 世纪 70 年代，在第一次制定心肺复苏指南时，专家们认为静脉推注 1mg 肾上腺素与心内注射 1mg 肾上腺素可能会产生相同的作用。所以，尽管患者体重的变化范围很大，但临床医生仍旧保持急救时静脉注射 1mg 肾上腺素的方法。20 世纪 80 年代，人们通过一系列的动物实验观察，得出肾上腺素的量效关系曲线。经计算表明，该药发挥最佳效应的范围为 0.045～0.20mg/kg，并且从这些研究中可以得出较大剂量的肾上腺素能够改善血流动力学，提高复苏成功率（尤其对心脏停搏时间较长的患者）的结果。这一结果的发现，才使得更多的临床医生开始在临床应用较大剂量肾上腺素，且也有令人欣慰的临床系列研究和回顾性研究结果相继发表在 80～90 年代初的学术刊物上。曾有四个临床实验比较了大剂量肾上腺素与标准剂量肾上腺素的疗效，结果表明，大剂量组（0.07～0.20mg/kg）的自主循环恢复率增加，但是出院患者的存活率无明显改善。有意义的是，却没有一个实验发现应用大剂量肾上腺素会导致明显心脏损害。依据这一结论，1992 年美国心脏学会（AHA）的心肺复苏指南仍建议首次静脉推注肾上腺素的剂量为 1mg，而且提出两次应用肾上腺素的时间间隔为 3～5 分钟。如果应用 1mg 肾上腺素无效，可以静脉推注较大剂量肾上腺素，其方式可以逐渐增加剂量（1，3，5mg）、直接使用中等剂量（每次 5mg，而不是原来的 1mg），也可根据体重增加剂量（0.1mg/kg）。

通过动物和人体心肺复苏实验研究，已发现应用肾上腺素时其生理学效应各有利弊。初始或逐渐增加的大剂量肾上腺素可以偶尔提高最初自主循环恢复率和早期生存率。但有 8 个随机临床研究（9000 多例心脏骤停患者入选该试验研究）结果表明，初始大剂量组与标准剂量组对比，前者对患者出院存活率和神经系统恢复均无明显改善作用。

以上大部分试验采取的研究方法均为开始时即使用大剂量肾上腺素，而非在初始剂量无效后逐渐增加药物剂量，研究表明大剂量的应用肾上腺素不会导致副作用发生。但回顾性研究已经证实，大剂量肾上腺素的累积与血流动力学的恶化和神经系统副作用的发生有关，但却无法证明其间的因果关系。设计完善的试验研究结果也显示其生物学效应仍亦喜亦忧。有益的是大剂量肾上腺素在心肺复苏时可增加冠状动脉的血流量，增强血管紧张度以促使自主循环的恢复；不利因素是同样也可增加心肌功能不全的发生，并在复苏后期偶尔还可能导致高肾上腺素状态。所以，对目标人群需要权衡其可增加的危险性和潜在的益处后，决定是否应用肾上腺素。

总之，初始大剂量的静脉应用肾上腺素可以增加心脏骤停患者的冠状动脉灌注压，改善自主循环的恢复率，但同样也可能导致复苏术后心功能不全。开始治疗时应用更大剂量的肾上腺素不能改善长期预后和神经系统的副作用，但没有证据表明大剂量肾上腺素可以导致明显的危害。目前不推荐常规大剂量静脉应用肾上腺素，如果1mg肾上腺素治疗无效时可以考虑应用，但是否需要使用大剂量肾上腺素治疗目前尚无定论。

肾上腺素气管内给药吸收作用良好，合理给药剂量尚不清楚，但至少应是静脉内给药的2~2.5倍。因心内注射可增加发生冠脉损伤、心脏压塞和气胸的危险，同时也会延误胸外按压和肺通气开始的时间，因此，仅在开胸或其他给药方法失败或困难时才考虑应用。心肺复苏时静脉应用肾上腺素的方法为每3~5分钟给药1mg，每次从周围静脉给药时应该稀释成20ml，以保证药物能够到达心脏。

肾上腺素作为一种血管收缩药，还可用于有应用血管收缩药适应证的非心脏骤停患者。例如，对有症状的心动过缓患者，当阿托品和经皮起搏失败后，可以考虑应用肾上腺素。用于非心脏骤停患者，肾上腺素1mg加入500ml生理盐水或5%葡萄糖液中持续静滴，对于成人其给药速度应从1μg/min开始，逐渐调节至所希望的血流动力学效果（2~10μg/min）。

抢救心脏骤停患者时，可能需要连续静滴肾上腺素，其给药剂量应该与标准静脉推注的剂量（1mg/3~5分）相似。也可以将1mg肾上腺素加入250ml生理盐水中，给药速度应从1μg/min开始加至3~4μg/min维持。为减少发生液体渗漏的危险并保证好的生物利用度，持续静脉滴注肾上腺素时应该建立大静脉通道。

674 • 如何评价血管升压素在心肺复苏过程中的应用价值？

血管升压素实际上是一种抗利尿激素。当给药剂量远远大于其发挥抗利尿激素效应时，它将作为一种非肾上腺素能样的周围血管收缩药发挥作用。血管升压素是通过直接刺激平滑肌V_1受体而发挥作用。平滑肌的收缩可产生一系列的生理效应，包括皮肤苍白、恶心、小肠痉挛、排便感和支气管痉挛，对女性还可引起子宫收缩。如果动脉给药，血管升压素因其对血管的收缩作用，对食管静脉曲张破裂出血有良好的治疗效果。此外，在腹部血管造影时，血管升压素可以促进胃肠道平滑肌收缩，减少肠道内气体的影响。对意识清楚的冠心病患者并不建议使用该药，因为该药增加周围血管阻力作用可诱发心绞痛的发作。在正常循环的模型中，血管升压素的半衰期为10~20分钟，较CPR时肾上腺素的半衰期要长。

CPR 成功患者的内源性血管升压素水平明显高于未能建立自主循环者。这一发现说明，外源性血管升压素可能对心脏骤停患者有益。短暂心室颤动（室颤）后行 CPR 时，血管升压素可增加冠脉灌注压、重要器官的血流量、室颤增幅频率和大脑氧的输送。类似结果也在心脏骤停和电机械分离较长时间后出现。而且血管升压素在自主循环恢复后不会造成心动过缓。

CPR 时血管升压素与 V_1 受体作用后可引起周围皮肤、骨骼肌、小肠和脂肪血管的强烈收缩，而对冠脉血管和肾血管床的收缩作用相对较轻，对脑血管亦有扩张作用。因该药没有 β 肾上腺素能样活性，故 CPR 时不会引起骨骼肌血管舒张，也不会导致心肌耗氧量增加。联合应用血管升压素和肾上腺素与单独应用血管升压素相比，两者对左心室心肌血流量的影响相似，前者可以显著地降低脑血流量。尽管在 CPR 时血管升压素可以降低猪和人的血清儿茶酚胺水平，但目前尚不能肯定该药可以降低心肌耗氧量。

重复给予血管升压素对维持冠脉灌注压高于临界水平的效果较肾上腺素好，而这一压力水平的维持与自主循环的恢复密切相关。在复苏后期，血管升压素不增加心肌耗氧量，因由压力感受器介导的心动过缓（对一过性高血压的反应）保持不变。而且此时心指数的降低是一过性的，在不用其他药物治疗的情况下可以完全恢复。尽管，复苏成功患者应用血管升压素后可以导致内脏血流的减少，CPR 后静滴小剂量多巴胺可在 60 分钟内恢复血流至基础状态。

临床上有些初步研究表明，血管升压素可能会使院外室颤患者恢复自主循环的可能性增加。而且对标准 ACLS 反应差的心脏骤停患者，血管升压素有时可以升高血压和恢复自主心律。临床研究也类似结果发现，大约 40 分钟 ACLS 不成功的患者，10 例中有 4 例对血管升压素有较好反应，冠脉灌注压平均增高 28mmHg。一项小型院外室颤的临床调查中（n = 10），应用血管升压素（40U 静脉推注）复苏成功，并生存 24 小时的患者人数明显多于使用肾上腺素者（1mg 静脉推注），但两者出院后院外存活率无显著差异。在制定心肺复苏指南 2000 时，回顾了一项尚未发表的大型院内临床试验（n = 200），无论开始复苏治疗时是选用血管升压素，还是肾上腺素，1 小时存活率和出院率差异均无统计学意义。这一试验结果说明，血管升压素和肾上腺素对 CPR 的治疗都可以产生较好的疗效，两者在心脏停搏短时间内的治疗效果相似。动物实验研究、临床试验研究和体外实验研究均表明，如果心脏停搏时间较长，血管升压素治疗效果特别好，这是因为酸血症时肾上腺素样缩血管药物作用迟钝，而血管升压素作用不受影响。在 2005 年国际心肺复苏与心血管急救（ECC）指南中曾有介绍了两个大的随机对照人体研究，血管加压素（40U，其中一个试验重复使用）与肾上腺素（1mg，重复）作为心脏骤停的开始用药对比，并未显示其能增加自主循环恢复（ROSC）和存活率。在共 1186 例的各种类型心律的院外心脏骤停多中心研究中，post-hoc 分析表明，用血管加压素 40U（必要时重复一次）作为起始用药，与肾上腺素（1mg，必要时重复）作为起始用药相比，心脏停搏亚组患者的出院存活率更高，但神经功能没有区别。

总之，血管升压素是一种有效的血管收缩药，可以用来治疗伴有顽固性休克的室颤患者，可作为除肾上腺素外的另一种备选药物。血管升压素可能对心跳停搏和电机械分离有效，但作为心肺复苏指南 2000，目前尚缺乏足够的资料来建议使用血管升压素。对于应用肾上腺素后仍未恢复心率的患者，应用该药可能有效，但无足够的资料来评价血管升压素对这类患者的有效性和安全性。

对于中毒性休克和脓毒血症等造成的血管扩张性休克，血管升压素可能对维持血流动力学有效。血管扩张性中毒性休克标准的治疗措施包括抗感染、扩充血容量、缩血管和增加心肌收缩力。这种情况下，正性肌力药和缩血管药物常常会被酸血症减弱其缩血管效应。所以，此时如果标准治疗未见明显疗效，持续静滴血管升压素可能会助于治疗。

675• 多巴胺在心肺复苏过程中的应用价值如何？

多巴胺属儿茶酚胺类药物，是去甲肾上腺素的化学前体，既有α受体激动作用，又有β受体激动作用，此外还有特异性受体多巴胺受体1和受体2。生理状态下该药通过α受体和β受体作用于心脏。在外周血管多巴胺可以释放储存在神经末梢内的去甲肾上腺素，但去甲肾上腺素的缩血管作用多被多巴胺受体2活性抵抗，所以生理浓度下多巴胺起扩血管作用。在中枢神经系统，多巴胺是一种重要的神经递质，所以，生理状态下多巴胺既是强有力的肾上腺素能样受体激动剂，又是强有力的周围多巴胺受体激动剂，而这些血管效应都与剂量相关。

复苏过程中，由于心动过缓和恢复自主循环后造成的低血压状态，常常选用多巴胺治疗。多巴胺与其他药物合用（包括多巴酚丁胺）仍然是治疗复苏后休克的一种治疗方案。如果充盈压好转，低血压持续存在，可以使用正性肌力药（例如多巴酚丁胺）或血管收缩药（例如去甲肾上腺素）。这些治疗可以纠正和维持体循环的灌注和氧气的供给。

不能将碳酸氢钠液或其他碱性液与多巴胺在同一输液器中混合，因为碱性药物可使该药失活。多巴胺的治疗不能突然停止，而需要逐渐减量。多巴胺的推荐剂量：每分钟5～20μg/kg，超过每分钟10μg/kg可以导致体循环和内脏血管的收缩，更大剂量的多巴胺对一些患者可引起内脏灌注不足的副作用。多巴胺每分钟2～4μg/kg用药剂量时，主要起多巴胺样激动剂作用，有轻度正性肌力作用和肾血管扩张作用；每分钟5～10μg/kg用药剂量时，主要起β_1、β_2受体激动作用，此外，在这个剂量范围内5-羟色胺和多巴胺介导的血管收缩作用占主要地位；每分钟10～20μg/kg用药剂量时，α受体激动效应占主要地位，可以造成体循环和内脏血管收缩。相对而言，酚妥拉明主要是选择性β_1受体激动剂，在增加心排出量的同时可以减轻交感神经张力。

曾经有热衷于以每分钟2～4μg/kg用药剂量治疗急性肾功能衰竭少尿期。尽管此剂量的多巴胺可以偶尔增加尿量，但尿量的增加并不能代表肾小球滤过率的改善。所以，目前不建议以小剂量多巴胺（每分钟2～4μg/kg）治疗急性肾功能衰竭少尿期。

676• 如何评价去甲肾上腺素在心肺复苏过程中的应用价值？

去甲肾上腺素是一种血管收缩药和正性肌力药。药物作用后心排出量可以增高，也可以降低，其结果取决于血管阻力大小、左心功能的好坏和各种反射的强弱，例如颈动脉压力感受器的反射。去甲肾上腺素经常会造成肾血管和肠系膜血管收缩。严重低血压（收缩压 < 70mmHg）和周围血管低阻力是其应用的适应证，其应用的相对适应证是低血容量。应该注意该药可以造成心肌需氧量增加，所以对于缺血性心脏病患者应谨慎应用。去甲肾上腺素渗漏可以造成缺血性坏死和浅表组织的脱落。

去甲肾上腺素的具体用法：将去甲肾上腺素 4mg 或重酒石酸去甲肾上腺素 8mg（2mg 重酒石酸去甲肾上腺素效价与 1mg 去甲肾上腺素相同）加入 250ml 含盐或不含盐的平衡液中，产生 16μg/ml 去甲肾上腺素液或 32μg/ml 重酒石酸去甲肾上腺素液。去甲肾上腺素起始剂量为 0.5 ~ 1.0μg/min，逐渐调节至有效剂量。顽固性休克患者需要去甲肾上腺素量为 8 ~ 30μg/min。需要注意的是给药时不能在同一输液管道内给予碱性液体，后者可以使药物失活。如果发生药物渗漏，尽快给予含 5 ~ 10mg 酚妥拉明的盐水 10 ~ 15ml，以免发生坏死和组织脱落。

677• 如何评价正性肌力药在心肺复苏中的应用价值？

（1）多巴酚丁胺　巴酚丁胺是一种合成的儿茶酚胺类药物，具有很强的正性肌力作用，常用于严重收缩性心功能不全的治疗。该药主要通过激动 β 肾上腺素能样受体发挥作用，主要特点是在增加心肌收缩力同时伴有左心室充盈压下降，并具有剂量依赖性。该药在增加每搏量同时可导致反应性周围血管扩张（压力感受器介导），所以用药后动脉压一般保持不变。使用时应根据血流动力学监测来确定最佳剂量，而不是根据某一特别剂量。血流动力学监测时应注意正常心排出量的改善，以便器官有良好的血流灌注。常用的剂量范围 5 ~ 20μg · kg^{-1} · min^{-1}。但对危重患者而言，不同个体的正性肌力反应和负性肌力反应可以变化很大。老年患者对多巴酚丁胺的反应性明显降低。给药剂量 > 20μg · kg^{-1} · min^{-1} 可使心率增加 10%，导致或加重心肌缺血。也有人曾经用过 40μg · kg^{-1} · min^{-1} 剂量的多巴酚丁胺，但可能会导致中毒。

（2）氨力农和米力农　氨力农和米力农是磷酸二酯酶Ⅲ抑制剂，具有正性肌力和扩血管特性。氨力农改善前负荷的效应较儿茶酚胺更加明显，对血流动力学的改善与多巴酚丁胺相似。磷酸二酯酶抑制剂已被批准用于治疗对标准治疗反应不佳的严重心衰和心源性休克。对儿茶酚胺反应差及快速心律失常患者都是使用该药治疗的适应证。氨力农可以加重心肌缺血或加重室性期前收缩，所以使用时最好有血流动力学监测。瓣膜阻塞性疾病是使用该药的禁忌证。最初给予氨力农时可以在 2 ~ 3 分钟给予 0.75mg/kg，随后给予 5 ~ 15μg · kg^{-1} · min^{-1} 静滴，30 分钟内可以再次给予冲击量。

米力农治疗效果与氨力农相似，有一个较长的血浆半衰期，这使得调节滴速更加不易。在中等剂量时米力农可以与多巴酚丁胺配伍用，增加正性肌力作用。用药时可先给予一次静脉负荷量（150μg/kg 在 10 分钟内静脉推入），然后 375 ~ 750μg · kg^{-1} · min^{-1} 维持静滴 2 ~ 3 天。但对于肾功能不全患者需要调整用药剂量。

（3）钙剂　钙离子在心肌收缩和冲动传导中有重要的作用。但回顾性和前瞻性研究均表明，心脏骤停患者应用钙剂治疗是无效的。另外，有理论根据表明，补钙过多导致的高血钙可能对机体有害。只有高血钾、低血钙或钙离子通道阻滞剂中毒时，钙剂治疗有效，其他情况均不用钙剂治疗。如果需要补钙，可以按2～4mg/kg的剂量给予10%氯化钙溶液。如仍需补钙，可在间隔10分钟后重复给药，葡萄糖酸钙可给予5～8ml。

（4）地高辛　地高辛作为正性肌力药物在心血管急救中是限制使用的药物。地高辛通过减慢房室结传导，降低房扑或房颤患者的心室率。该药中毒剂量与治疗剂量相差很小，尤其是当低钾血症时更加明显。地高辛中毒可以导致严重的室性心律失常和心脏骤停。地高辛特异性抗体可用来治疗严重的地高辛中毒。

对慢性房颤患者，地高辛可以安全有效地控制其心室率。与前者相比对于阵发性房颤患者，该药疗效较差；对处于高交感神经活性状态（例如慢性充血性心力衰竭、甲状腺功能亢进或运动时）的患者，该药从整体上控制心率不佳。目前，人们更愿意静脉应用钙离子通道阻滞剂或β受体阻滞剂来控制房颤患者心室率。对高交感神经活性状态β受体阻滞剂可能比钙离子通道阻滞剂能带来更大的益处。

678. 怎样合理应用硝酸甘油和硝普钠？

硝酸酯因其松弛血管平滑肌的作用而应用于临床中。对怀疑缺血性胸痛或不适的患者，硝酸甘油可作为一线药物应用。舌下含服硝酸甘油能稳定地吸收且有较好的疗效，一般在1～2分钟内可以缓解心绞痛，疗效可以持续30分钟。当然硝酸甘油气雾剂也可以应用，如3片药物仍不能缓解症状，应拨打急救电话，寻求急救医疗机构的帮助。

对急性冠状动脉综合征、高血压危象和充血性心力衰竭患者，需要仔细调定静脉滴注硝酸甘油速度。对再次发生心肌缺血、高血压急症或与心肌梗死相关的充血性心力衰竭，静脉滴注硝酸甘油是一种有效的辅助治疗。而对下壁心肌梗死，硝酸酯类药物应用要格外小心。对于依赖前负荷的右心室梗死，禁用硝酸酯类药物。

硝酸甘油的药效主要取决于血容量状态，一小部分取决于服药的剂量。低血容量可以减弱硝酸甘油有益的血流动力学效应，同时可以增加发生低血压的危险性。而低血压也可以减少冠脉血流加重心肌缺血，扩充血容量可以纠正由硝酸甘油诱导的低血压。静脉应用硝酸甘油的其他副作用包括心动过速、反常的心动过缓、由于肺通气/血流比例失常导致的低氧血症和头痛。硝酸甘油应该避免应用于心动过缓和严重的心动过速患者。

对怀疑有心绞痛的患者，应首先舌下含服1片硝酸甘油（0.3mg或0.4mg），如不适症状未能缓解，3～5分钟后可以重复应用。静脉持续滴注硝酸甘油（硝酸甘油50～100mg加入生理盐水中）的起始剂量为10～20μg/min，每5～10分钟增加5～10μg/min，直至达到所期望的血流动力学状态或临床效果。小剂量硝酸甘油（30～40μg/min）主要引起静脉扩张，大剂量者（150～500μg/min）引起动脉扩张。用药时间持续超过24小时可产生耐药性。

硝普钠是一种强效反应迅速的周围血管扩张剂，临床上用于治疗严重心力衰竭和高血压急症。其直接扩张静脉作用可以降低左、右心室的前负荷，减轻肺充血从而减少左心室容积和压力。动脉的松弛可以降低周围动脉阻力，减少左心室容积，减轻室壁压力，增加每搏量，减少心肌耗氧量。如果血容量正常或略高，降低周围血管阻力经常会增加每搏量，并轻度降低体循环血压。如果是低血容量状态，硝普钠会导致血压的严重下降和反应性心动过速，所以应用硝普钠时一定要行血流动力学监测。左心室充盈压最好应该维持在15～18mmHg。

有临床研究表明，对多巴胺反应不好的低排高阻患者，应用硝普钠治疗有效，但不减少死亡率。对于由主动脉关闭不全和二尖瓣反流导致的顽固性心力衰竭，硝普钠治疗有效。硝普钠可以减少高血压和急性缺血性心脏病患者的室壁张力和心肌作功。但是否可应用于治疗急性心肌梗死，目前还有争议。有研究表明，在心肌梗死后早期治疗中，硝普钠与其他药物相比有明显的副作用。例如硝酸甘油与硝普钠相比，前者降低冠脉灌注压的程度较小，增加缺血心肌血液供应的作用较大。在开展溶栓治疗之前，硝酸甘油降低急性心肌梗死死亡率幅度较硝普钠大（45%对23%，相对减少）。所以硝酸甘油更适合于急性心肌梗死的扩张静脉治疗，特别是合并充血性心力衰竭时。当硝酸甘油不能将急性心肌梗死和急性充血性心力衰竭患者的血压降至正常时，方可考虑加入硝普钠治疗。硝普钠对肺动脉系统有扩张作用，可以改变肺病患者（例如肺炎、急性呼吸窘迫综合征）缺氧性肺血管收缩，但这可以加重肺内分流，导致新的低氧血症。

硝普钠最主要的并发症是低血压。有的患者可能还会出现头痛、恶心、呕吐和腹部痉挛性疼痛。硝普钠可迅速代谢为氰化物和硫氰酸盐，氰化物也可以在肝内代谢为硫氰化物或与维生素B_6合成化合物，硫氰化物可被肾脏代谢。如果肝肾功能不全，或需要量>$3\mu g \cdot kg^{-1} \cdot min^{-1}$）并且用药超过72小时，要注意氰化物或硫氰化物的积累，此时要注意氰化物或硫氰化物的中毒迹象。氰化物中毒可以导致进行性加重的代谢性酸中毒。血清硫氰化物浓度>12mg/dl时，可以诊断为硫氰化物中毒，其临床表现为神志不清、反射亢进和惊厥。一旦出现中毒，要立即停止硝普钠静滴。如果氰化物血中浓度很高或出现中毒的症状和体征，应静滴亚硝酸钠和硫代硫酸钠治疗。临床上可将硝普钠50～100mg加入250ml 5%葡萄糖液或生理盐水中，因为该药遇光分解，静滴前需要将稀释液和输液管道用不透光材料包裹，静滴时要使用输液泵控制滴速。硝普钠有效剂量为$0.1 \sim 5\mu g \cdot kg^{-1} \cdot min^{-1}$，但也可能需要更大的剂量（最多$10\mu g \cdot kg^{-1} \cdot min^{-1}$）。

679. 在心脏骤停和复苏过程中，目前为什么不主张积极使用碳酸氢钠？

在心脏骤停和复苏后期，足量的肺通气是控制酸碱平衡的关键。高通气可以通过减少二氧化碳潴留，纠正呼吸性酸中毒。很少有研究表明，缓冲碱治疗可以改善预后。相反，实验室和临床资料表明，碳酸氢盐①在动物实验中不能增强除颤效果或提高存活率；②能降低血管灌注压；③可能产生细胞外碱中毒的副作用，包括血红蛋白氧饱和度曲线偏移或抑制氧的释放；④能导致高渗状态和hypermatremia；⑤可产生二氧化碳和反常的细胞内酸中毒；⑥可加重中心静脉酸血症；⑦可使刚应用的儿茶酚胺失活。

心脏骤停和复苏时，由于低血流量造成的组织酸中毒和酸血症是一动态发展过程。这一过程的发展取决于心脏骤停的持续时间和 CPR 时血流水平。目前关于在心脏骤停和复苏时酸碱失衡病理生理学的解释是，低血流条件下组织中产生的二氧化碳发生弥散障碍。所以在心脏骤停时，足量的肺泡通气和组织血流的恢复是控制酸碱平衡的基础，这就要求首先要进行胸外心脏按压，然后迅速恢复自主循环。目前实验室和临床研究尚无肯定的认识，血液低 pH 值会影响除颤成功率、影响自主循环恢复或短期的成活率。交感神经的反应性也不会因为组织酸中毒而受影响。只有在一定的情况下，应用碳酸氢盐才有效。如患者原有代谢性酸中毒、高钾血症、三环类或苯巴比妥类药物过量。此外，对于心跳停搏时间较长的患者，应用碳酸氢盐治疗可能有益。但只有在除颤、胸外心脏按压、气管插管、机械通气和血管收缩药治疗无效时方可考虑应用该药。并应根据患者的临床状态应用。使用时，以 1mmol/kg 作为起始量，如有可能应根据血气分析或实验室检查结果得到的碳酸氢盐浓度和计算碱剩余碱来调整碳酸氢盐用量，为减少发生医源性碱中毒的危险，应避免完全纠正碱剩余。

680 • 心肺复苏时何时何种情况下使用利尿剂？

呋塞米（速尿）是一较强的利尿剂，它通过抑制近端和远端肾小管及髓袢对钠的重吸收而起作用。对急性肺水肿患者，呋塞米还有直接扩张静脉血管的作用；但对慢性心力衰竭患者，呋塞米有短暂的血管收缩作用。其对血管的作用可在 5 分钟内起效，随后尿量才会增加。所以，呋塞米可能对急性肺水肿治疗有效。

利尿效应和副作用均与呋塞米相似的袢利尿药还有托拉塞米（torsemide）（与呋塞米相对活性比为 1∶2）、丁苯氧酸（与呋塞米相对活性比为 1∶2）。有时单用的大剂量袢利尿剂可能对患者无效，如此时合用一些作用于“近端肾小管”的噻嗪类利尿药可能会有效。但合用这些药物治疗后，常常会造成钾的缺失，因此需要密切观察血清电解质的浓度。呋塞米的用法为 0.5～1.0mg/kg 静脉缓慢推注。

681 • 心肺复苏后的最佳反应应该怎样？

心肺复苏后最好的情况是患者恢复清醒状态，有知觉和自主呼吸。需给患者维持多导联心电监护和提供足够的氧。如在复苏时还未能开始治疗，可先予生理盐水静脉滴注。如果患者有低血糖病史，可以静滴葡萄糖液。如果周围静脉或中央静脉内置入导管时不能保证无菌操作，或保护不完善时，需要重新更换导管。心脏骤停的原因是心室颤动或室性心动过速，未给抗心律失常药物治疗时，除非有明确禁忌证（如室性异位心律），应考虑用利多卡因推注后及维持静滴治疗。当室颤为原发性，排除继发于急性冠脉综合征并纠正其他室颤原因时，利多卡因可以维持静滴几小时。

临床医生应该仔细寻找心脏骤停的原因，特别需要注意是否有急性心肌梗死、电解质紊乱或原发性心律失常。如果复苏过程中发现一种抗心律失常药物应用有效，可以维持静滴该药治疗。如果出现影响血流动力学的心动过缓，可参考有关心动过缓治疗的方案。复苏成功的患者，如果复苏后的 12 导联心电图发现伴有 ST 段抬高的心肌梗死，如无溶栓禁忌证，可以考虑溶栓治疗。如有禁忌证，应该考虑急诊冠脉造影检查，并行相应的介入治疗。此时，要考虑患者的神志状况，但昏迷并非介入治疗的绝对禁忌证。

682• 心肺复苏后如何进行体温的调节？

脑组织的代谢率决定脑局部血流的需求量。体温每升高1℃，脑代谢率大约增加8%。复苏后，体温增高可导致脑组织氧供需关系的明显失衡，从而影响到脑的康复，故在缺血后期，退热治疗十分必要。

相对而言，低温是降低脑组织代谢率的一种有效方法，曾广泛应用于心血管外科手术中，但低温对心脏骤停复苏后的患者可以产生明显副作用，包括可增加血液黏滞度、降低心排出量和增加感染的易感性。但许多报道表明，脑缺血后低温疗法确实可产生较好的效果。最近研究表明，轻度低温（34℃）对于减轻脑缺血损伤有很好的疗效，而且损害作用也较小。正常脑组织中，脑部温度每降低1℃，大脑代谢率可降低7%。

心脏骤停后，高代谢状态可导致发热，并扰乱脑组织氧的供需平衡。这表明临床上轻度低温治疗可能有十分重要的地位。低温作为脑损伤的一种治疗方法，重新开始于20世纪80年代末和90年代初。啮齿类动物脑缺血模型对照实验（利用脑血管阻塞技术）和犬心脏骤停实验均表明，即使轻度内出血，低温也可能起到保护神经的作用。Marion等提出快速安全降低人体的体温，可以改善脑损伤后神经系统功能的学说。低温的副作用的发生和严重程度与低温的程度和持续的时间呈比例。研究表明，心脏骤停后轻～中度低温（≥32℃）持续24～36小时，可导致低温相关副作用的发生。对于血流动力学平稳的患者，如果心脏骤停后自发产生的轻度低温（>33℃）无需积极地复温治疗，轻度低温可能会有益于神经系统功能的恢复，并且也可能使脑组织有很好的耐受性。但对心脏骤停患者复苏后不要过于积极去诱导产生低温。

心脏骤停患者复苏后的高温问题。很多脑损伤动物模型研究表明，心脏骤停时或之后如伴有体温或脑局部温度的升高会加重脑损伤。还有实验研究表明，人脑缺血损伤如伴有体温升高可使神经系统功能恶化，所以心脏骤停复苏后，应密切观察体温变化，积极采取降温治疗。

683• 心肺复苏后怎样注意避免单器官或多器官系统衰竭的发生？

心肺复苏后，由于各脏器各系统血液灌注不足和缺氧，必然会引起组织细胞不同程度功能损害或再灌注损伤。常可出现心、肺、脑、肝、肾和消化道等器官功能不全或衰竭，甚至发生多器官功能障碍综合征（MOF）。因此加强复苏后续治疗，及时发现问题、解决问题，对于稳定各脏器功能降低死亡率显得尤为重要。

自主循环恢复后，患者可能在相当长的一段时间内始终处于昏迷状态。此时，自主呼吸可能消失，呼吸机辅助呼吸治疗十分必要。血流动力学处于不稳定状态，可伴有异常的心率、心律、体循环血压和组织器官低灌注。低氧血症和低血压可加速脑损伤，一定要注意避免其发生。患者也可能处于昏迷状态或表现为反应能力降低。当有足够的通气和血液再灌注后，多数心脏骤停导致的酸血症可以自然缓解，而毋需缓冲液的治疗。

在转送患者去重症监护病房的过程中，必须持续给予机械通气、氧气供应和心电监护，并可以通过触诊颈动脉和股动脉的搏动、持续动脉内压力监测或肢端氧饱和度的监测对患者的循环状态作出评估，这样如果再次出现心脏骤停可以立即进行心肺复苏治疗。同时转运时一定要有设备和人员随行，以便随时行电除颤和药物治疗。

（1）呼吸系统的保护　自主循环恢复后，患者可有不同程度的呼吸系统功能障碍，一些患者可能仍然需要机械通气和吸氧治疗。进行详细临床检查，并检查X线胸片都很必要。此时，需要特别注意心肺复苏潜在的并发症，如气胸和气管插管异位。机械辅助通气可根据患者动脉血气分析结果、呼吸频率和呼吸作功的程度来调节。当自主呼吸变得更加有效时，机械辅助通气应逐渐减少，直至完全变成自主呼吸（减少间断控制通气的频率）。如果患者需要高浓度氧气方可以稳定时，要注意检查是否存在心、肺功能不全情况。呼气末正压通气（PEEP）对肺功能不全合并左心衰的患者可能很有帮助，但需注意此时血流动力学是否稳定。如果合并心功能不全，对心肌的支持治疗十分重要。临床上可以依据一系列动脉血气结果和/或无创监测来调节吸氧浓度、PEEP值和每分通气量。为便于采集动脉血标本，放置动脉导管十分必要。动脉导管同时也可以精确地、持续地检测动脉血压的变化。

最近研究表明，持续性低碳酸血症可能会加重脑缺血。心脏骤停后，血流的恢复可以导致持续10~30分钟反应性的一过性充血，之后，经常伴随长时间持续的低血流状态。在这段低灌注时间内，较少的血流（低携氧）和较高的氧代谢将出现矛盾。如果患者在这段时间内给予高通气量治疗，由低碳酸血症产生的额外的脑血管收缩剂将进一步减少脑血流量，进一步加重脑缺血。目前尚无证据表明心脏骤停后高通气量治疗可在进一步的缺血性损害中起到保护重要器官的作用。因为，存在进一步加重脑缺血的潜在危险，所以应避免心脏骤停后高通气量。Safar等还间接地发现高通气量常可以导致神经系统的进一步恶化。在高血压造成的犬心脏骤停模型中，应用低温治疗并用上述方法调节呼吸机参数使血碳酸达正常，发现可以改善实验结果。

高通气量可以导致高呼吸道压力和内源性PEEP的产生，从而导致脑静脉压和颅内压的增高。而脑血管压力的增加又可以导致脑血流的减少，进一步加重脑缺血。这种机制与PCO_2或pH值变化作用于脑血管后反应性的效应不同。

总之，无论是心脏骤停后还是脑外伤后，昏迷患者都需要机械通气治疗以达到正常的血碳酸浓度。常规的高通气治疗方法可能是有害，应注意避免发生。只有在特殊的情况下，此种方法才可能有效，例如可以用高通气治疗脑疝患者。另外，肺动脉高压导致的心脏骤停，采用高通气治疗也可能有效。随着心排出量的恢复，代谢性酸中毒经常可以随治疗的进行而自行纠正，高通气治疗不应该作为其基础的治疗方案。同样，也不建议使用缓冲碱的治疗，而只有在特殊的适应证时方考虑应用。

（2）心血管系统的保护　评估心血管系统功能须全面检查心血管功能状态，包括对生命体征和尿量的观察。如可能，应对最近心电图检查与原来心电图结果对比，检查X线胸片，检查血清电解质，包括钙离子和镁离子，检测血清心肌标记物水平，重新评价现用和以往的药物治疗。在心脏骤停或低血流状态，发生全身缺血时，复苏本身可以造成血清心肌标记物水平的增高。如果患者血流动力学状态不稳定，则需要评估全身循环血容量和心室功能。因为低血容量可以损害脑功能的恢复，所以需极力避免低血压的发生。对低心排出量和使用血管收缩剂的患者，无创性血压评估可能不准确，动脉内血压监测可能更为准确，并且可以更好地调节静滴儿茶酚胺量。如果使用了较强的血管收缩剂，远端动脉血压测量将不准确，此时可以考虑插入股动脉动脉导管监测血压。

对危重患者经常需行肺动脉漂浮导管等有创血流动力学监测，应用肺动脉漂浮导管来测定肺循环压力，还可以通过热稀释原理测量心排出量。如果心排出量和肺毛细血管楔压都低，需加强补充液体后重新测量压力值和心排出量。急性心肌梗死患者，心室顺应性下降，充盈压升高。此时因没有正常的心排出量，肺毛细血管楔压的精确程度会发生改变，它有可能高于正常，也可能随不同患者和不同病理条件发生变化，但其数值经常在18mmHg。如果充盈压正常的情况下仍持续存在低血压和低血流灌注，需要给予正性肌力药物（多巴酚丁胺)、血管收缩药（多巴胺或去甲肾上腺素）或血管舒张药（硝普钠或硝酸甘油）治疗。

（3）肾脏功能的维护　留置导尿是必须的，这样才可能以每小时计算尿量和精确计算出量（出量包括胃液引流液、腹泻、呕吐物和尿量)。对于少尿患者，肺毛细血管楔压和心排出量的测量以及尿沉渣、电解质、滤过钠少量分泌测量可能对于鉴别肾衰竭很有帮助。呋塞米可以维持尿量以避免发生肾衰竭。小剂量多巴胺（$1\sim3\mu g\cdot kg^{-1}\cdot min^{-1}$）并不增加内脏血流或予肾脏特别保护，对于急性肾功能衰竭少尿期已不再推荐使用。此时肾毒性药物和经肾脏排泄的药物要谨慎应用，及时监测肾功能，并调节用药剂量。进行性加重的肾功能衰竭以逐渐增高的血清尿素氮和肌酐为标志，并经常伴有高血钾，这些患者需要经常进行血液透析治疗，而且死亡率和发病率都很高。

（4）中枢神经系统的维护　能使患者恢复正常的脑功能和其他器官功能应是心肺脑复苏的基本目标。血液循环停止10秒便可因大脑乏氧而出现神志不清，2~4分钟后大脑储备的葡萄糖和糖原将被耗尽，4~5分钟后ATP耗竭。随着低氧血症或高碳酸血症的发展或在两者的共同作用下，大脑血流的自动调节功能将消失。此时脑血流状态是由脑灌注压所决定。脑灌注压等于平均动脉压与颅内压之差（CPP = MAP-CP)。随着自主循环的恢复，由于微血管功能不良，在开始充血期结束后，将出现脑血流的减少（无复流现象)。此时，脑血流减少甚至在脑灌注压正常也可以发生。任何导致颅内压升高或体循环平均动脉压减少的因素均可以减少脑灌注压，从而进一步减少脑血流。

对无知觉患者应维持正常的或轻微增高的平均动脉压，减少增高的颅内压，以保证最好的脑灌注压。因为高温和躁动可以增加需氧量，所以必须维持正常体温并控制躁动；可以选用的药物有苯巴比妥、苯妥英钠、地西泮或巴比妥酸盐。头部应抬高30°，并保持在中线位置以利于静脉回流。由于气管内吸痰可以增加颅内压，因此实施时需要仔细观察，同时为防止低氧血症发生，吸痰前要给予100%氧气预氧合。尽管有实验结果表明，有保护中枢神经系统功能的方法，但尚无一项治疗措施可以在复苏治疗后作为常规治疗而长期使用。无论如何，注意复苏后大脑氧合和灌注的细节问题，可以极大地减少继发性神经损伤的发生，并尽最大限度地增加整个神经系统康复的几率。

（5）胃肠道消化系统的保护　对于肠鸣音消失和机械通气伴有意识障碍患者，应该留置胃管，并尽早地应用胃肠道营养。如果不能耐受，要及时给予多巴胺 H_2 受体阻滞剂或硫糖铝，以减少发生应激性溃疡和胃肠道出血的危险。

（6）全身炎性反应综合征（SIRS）和脓毒性休克防治　SIRS 是一个复杂的疾病发展过程，可由创伤、烧伤或感染等不同的原发损伤所诱发。炎症反应本身可以导致组织损伤，并且可以启动自身持久的免疫反应，造成局部组织损伤和多器官功能障碍综合征（MODS）。全身炎症反应的表现（发热和白细胞增多）在长时间的心肺复苏后也可以发生。当感染作为原因时，该综合征可以明显地表现为脓毒血症。此时，休克患者发生的 MODS 常伴有血管舒张，导致相对的和绝对的血容量不足。

维持正常的血流动力学的目的是保证正常组织的摄氧。开始治疗时需补充血容量，随后可能需要正性肌力药或血管收缩药。多巴酚丁胺和去甲肾上腺素可能要应用于严重的中毒性休克患者，但扩血容量和正性肌力药治疗并不能改善预后。当临床上怀疑脓毒血症时，应采用经验性抗生素治疗。

关于中毒性休克患者是否应该糖皮质激素治疗的问题，在重症急救界已经讨论了半个世纪，至今仍无结论。目前争论的焦点集中在正常肾上腺对脓毒血症的反应，应激状态下氢化可的松（皮质醇）的"正常"水平，是否会加重感染程度和导致严重的代谢紊乱。无论是正常的还是较高的氢化可的松水平，中毒性休克患者经常发生相对肾上腺功能低下。已经发现甲基泼尼松龙对降低死亡率无效，而且实际上服用该药者死亡率还会轻度增加。目前，尚未发现该药在预防休克、纠正休克或降低死亡率上有显著意义。甲基泼尼松龙治疗患者继发感染导致死亡的人数明显高于对照组。现在使用小剂量，"超生理剂量"皮质激素的研究业已完成。这些实验结论表明，甲基泼尼松龙可以缩短休克的压力-依赖性期，减轻器官系统功能不全程度。但目前无证据表明皮质激素可以增加生存率。

在大剂量广谱或器官特异性的抗生素治疗下，超生理剂量的皮质激素可能会对持续性血管收缩抵抗性休克患者有益。总之，对心脏骤停复苏后患者的治疗应包括对多个器官缺氧-低氧损伤的详细评估。正如 SIRS 和 MODS 的机制已被阐明的那样，复苏后综合征患者的诊治也将进一步完善。为改善长期预后和生存率，内脏循环和肠道应作为治疗的重点。

684. 心脏骤停经复苏自主循环恢复后怎样进行后续处理？

自主循环恢复（ROSC）后，经常会发生心血管功能和血流动力学的紊乱，常见有低血容量休克、心源性休克和与全身炎性反应综合征（SIRS）相关的血管扩张性休克。多种致病因素均可导致复苏后综合征的发生，如无再灌注、再灌注损伤、缺血后代谢产物引起的脑中毒及凝血障碍。自主循环恢复后，是否会发生复苏后综合征的四期病理变化，还取决于组织器官的缺血程度和缺血时间。

（1）几乎50%的复苏后综合征患者，其死亡多发生在发病后24小时内。这因为在自主循环恢复后，心血管功能处于不稳定状态，12～24小时后才可逐渐趋向稳定。同时，由于多部位缺氧造成的微循环功能障碍，使有害的酶和自由基快速释放至脑脊液和血液中，并随代谢紊乱的进一步发展，大脑和微血管异常状态将持续存在。

(2) 1~3天后，心功能和全身情况将有所改善，但由于肠道的渗透性增加，易于发生脓毒血症。如同时多个器官均有严重的功能损害，特别是有肝脏、胰脏和肾脏的损害，则会导致多器官功能障碍综合征（MODS）的发生。

(3) 最终，严重的感染经常会发生在心脏骤停数日后，此时患者常迅速发展为多器官衰竭（MOF）。

(4) 发生死亡。心肺复苏后主要的治疗目标是完全恢复局部器官和组织的血液再灌注，但单纯恢复血压和改善组织的气体交换，并不能提高复苏后的生存率。值得注意的是，这些观测指标并不能表明周围器官组织成功的复苏和有效的血供，特别是内脏和肾脏血液循环的恢复，而这些器官对缺氧缺血心脏骤停后导致 MODS 起到重要的作用。

多数情况下，足够的通气和血液灌注恢复后，心脏骤停后出现的酸血症可以自行纠正。一直没引起注意的内脏血流低灌注的情况，只有经特殊的监测方法和恰当治疗方可确定。目前。除应用尚有争议的有创性肺动脉导管监测血流动力学外，还可应用定量测定胃黏膜碳酸梯度来指导内脏的复苏。胃黏膜碳酸梯度可在重症监护病房（ICU）中作为有创血流动力学监测重要的辅助手段。其的目的是在复苏后早期最大程度地恢复内脏血流灌注，避免发展为MODS。

ACLS 指南 2000 中，总结了对复苏成功患者如何纠正其血流动力学异常状态的经验。从创伤后的研究和 SIRS 的治疗中得到许多有用的数据，指南中所有的建议就是根据这一依据提出的。有关心脏骤停患者脑神经复苏后的血流动力学支持方面，目前尚无临床随机试验所触及。

心肺复苏后治疗的近期目标：

(1) 提供心肺功能的支持，以满足组织灌注，特别是对大脑的灌注。

(2) 及时将院前心脏骤停患者转运至医院急诊科，再转运至设备完善的 ICU。

(3) 及时明确诊断心脏骤停可能的原因。

(4) 完善治疗措施，如可给予抗心律失常药物治疗，以免心律失常再发。

心肺复苏后，患者的机体状况会发生很大变化。有的患者可能完全康复，血流动力学和大脑功能均恢复正常。相反，有的患者可能仍处于昏迷状态，心肺功能仍不能恢复正常。对所有患者都需要仔细、反复地评估其一般状况，包括心血管功能、呼吸功能和神经系统功能。临床医生还应该及时发现复苏时的各种并发症，如肋骨骨折、血气胸、心脏压塞、腹内脏器损伤和气管插管异位等。

685 • 如何预防心脏性猝死？

一般认为，从疾病发作或损伤开始后 24 小时内死亡者称为猝死。然而心脏病所致的死亡常发生在症状发作后即刻或 1 小时内。因此，做好心脏性猝死的预防甚为重要。上海市胸科医院胡德培提出以下几点预防措施：

（1）要降低心脏性猝死所致死亡，必须在治疗心脏停顿本身前识别已有心脏停顿危险的冠心病患者，应加强训练非医务人员的复苏术。

（2）预防用药 作为预防用药，能降低猝死发生率的是β受体阻滞剂。在心肌梗死后长期用药，几乎所有试用的β受体阻滞剂都可降低猝死和心源性死亡的发生率。β受体阻滞剂的价值在于强调肾上腺素能中枢神经系统兴奋产生室性心律失常的作用。用镇静剂地西泮或β受体阻滞剂等药物减少肾上腺素能兴奋可比单用抗心律失常药如奎尼丁和普鲁卡因胺更有价值。

（3）心肌梗死后出现的复杂室性心律失常是心脏性猝死的高危因素，尤其是伴有左心室功能障碍、射血分数低（≤40%）及有心室晚电位者。晚电位是延迟的左心室传导，可诱发室性心动过速，可用来检出心源性死亡的高危患者。对高危者进行动态心电图监测外，急性发作后1～2周尚需做放射性核素或超声心动图检查观察室壁活动。心室多节段的运动减弱或消失与室性期前收缩频发有关，如复杂室性期前收缩与左心室功能不全同时存在，则猝死可能性显著增加，有适应证进行冠状动脉造影，进一步确定是否可做经皮冠状动脉腔内成形术或冠状动脉手术；如无复杂室性期前收缩也无左心室衰竭则病死率低。

（4）积极纠正血清脂质异常 近来有人首次用血管造影试验显示服用降脂药洛伐他汀（lovastatin）两年的单一疗法并结合用低脂饮食，对降低血脂有着良好作用，且能减慢病灶的总扩展速率，并加快动脉粥样硬化消退的速率。鉴定结果表明，对粥样硬化损害较严重患者，洛伐他汀能减慢冠状动脉粥样硬化的扩展速率，还能减少有一个或几个新的冠状动脉闭塞患者的人数。

（5）抗血小板聚集药物的应用 由于血小板聚集参与动脉粥样硬化和急性冠状动脉血栓形成，可用阿司匹林100～325mg每日一次或与双嘧达莫合用，预防血小板凝聚。

（6）控制危险因素 如控制高血压、高脂血症、戒烟、治疗显性糖尿病患者等。

686• 原发性心室颤动容易发生于哪些疾病的患者？

原发性室颤容易发生在下列疾病情况：

（1）冠心病，尤其是发生不稳定性心绞痛、急性心肌梗死、心功能不全和/或室壁瘤以及急性心肌梗死后6个月以内的患者。

（2）原发性扩张型或肥厚型心肌病。

（3）瓣膜病，尤其是主动脉瓣窄漏合并心绞痛或心功能不全的患者。

（4）原发性或继发性长QT综合征，后者大多由药物作用或电解质失调引起。

（5）病态窦房结综合征或完全房室传导阻滞所致严重心动过缓。

（6）电击或雷击。

（7）低温。

（8）使用洋地黄、肾上腺素类药物过量。

（9）少数预激综合征。

（10）少数二尖瓣脱垂综合征患者。

687 · 何谓间隙腹部按压辅助心肺复苏术？

在常规心肺复苏（CPR）胸部按压的松弛期（两次胸部按压的间隙期）进行间断腹部按压的一种新的辅助心肺复苏的方法，称为间隙期腹部按压辅助心肺复苏术（interposed abdominal compressions-CPR，IAC-CPR）。基本操作方法为：在实施常规 CPR 的同时，另一人将双手置于患者中腹部，待两次胸部按压的间隙期实行腹部间断按压。随着该领域的研究进展，IAC 的操作技术也不断改进。早期 IAC 操作方法各种各样，但较为简捷实用的方法之一是左侧操作法，即操作者跪于患者左侧，重心指向双掌，双臂直伸，右虎口张开平展于患者脐部，掌心距前正中线左侧约 3cm 腹主动脉分叉处，拇指指向患者双脚，左手置于右手上面，直接按压腹壁下方的腹主动脉并以腹主动脉获得最大接触压力为度。右手与腹部之间常设置一充气血压袖带，用于监控压力。而后 Sack 等改进采用了徒手腹部按压技术，从而消除了血压袖带可能降低 IAC-CPR 压力效益的不利影响。使该方法的效能大大提高，同时更有利于连续操作。既往的 CAC-CPR 按压频率多在 60 次/分左右，然而多数成功经验证明，按压频率在 80～100 次/分效能更佳，据报道称高频按压不但疗效可靠，且操作简单，维持方便，与胸部按压协调程度进一步增强，疲劳程度因而大为降低。

IAC 辅助 CPR 的机制目前认为，至少包括以下两种作用：其一是类似于主动脉内气囊反搏术中主动脉内气泵作用，即当胸廓反弹时，腹主动脉接触压能直接驱返血流回复心脑，主动脉舒张压随之增高，从而使主要冠脉灌注及排出量均明显提高；其二是类似于正常心搏时心房的作用，根据胸腔泵吸原理，腹腔静脉静水压可导致静脉回心血量增多，心排出量因而升高。上述两类作用的合理协调统一，使 CPR 期间经胸腹部按压所产生的人工循环效能大大提高。的确已有大量证据证实，IAC-CPR 能有效地改善心脏骤停后的血流动力学状态，尤其是提高冠状动脉与大脑灌注压，后者对恢复自主循环及维持远期存活均至关重要。

688 · 心肺复苏开始可盲目电除颤吗？

心肺复苏开始时进行电除颤，一般需在心电图证实后才做。但在某些病例，特别是急性心肌梗死、急性心肌缺血所发生的心脏骤停，常为原发性室颤，这种室颤作电击复律成功率高，复律后的预后最好，所以目前主张“盲目电击”。所谓“盲目电击”是指心脏骤停后还没有做心电图，尚不知道心脏骤停属哪一种类型而进行电击。盲目电击的意义主要是争取时间，以便及早复苏。盲目电击是否有不利之处？一般认为，如果患者是室颤，则电击恰到好处，有起死回生的作用；如果患者是心室静止或心肌电-机械分离，电击一次虽是多余的，但对心脏复苏并无多大影响。所以目前都主张对急性心肌梗死、急性心肌缺血所致的心脏骤停进行盲目电击。如果是低血钾、洋地黄中毒所致的室颤，则不宜电击。其他病因所引起的心脏骤停，一般经心电图证实为室颤后才作电击复律术。

689. 心脏复苏时出现心室颤动应如何处理？

（1）电除颤 一旦出现室颤，有条件即可电除颤。①体外除颤：部位：右侧电极放在锁骨下方，左侧电极放在乳头之下，中心在腋前线，电极板一定用电糊或垫上盐水纱布。除颤电能：成人首次150～200J，二次200～300J，三次360～400J。小儿首次2J/kg，无效4J/kg；②体内除颤：一电极板放在左心室面，另一电极板放在右心室面或房室间沟处。除颤电能：成人首次10J，二次15～20J，三次25～30J。小儿首次5J，二次10J，三次10～20J。

（2）药物 ①开始静脉推注或气管内及开胸后心内注入肾上腺素或多联针（肾上腺素1～2mg＋异丙肾上腺素2mg，异丙肾上腺素2mg＋阿托品1mg＋利多卡因50mg，肾上腺素2mg＋异丙肾上腺素2mg＋阿托品1mg＋多巴胺20mg）。亦可用甲氧胺10mg；②心室细颤时，选肾上腺素或甲氧胺或多联针，剂量从小到大；心室粗颤时，如用药物除颤可用利多卡因100mg静注或心内注射；或用溴苄胺250mg静注或心内注射；或用普鲁卡因胺300mg静注或心内注射。

690. 心脏复苏时为什么要尽量不用心内注射，主张静脉或气管内给药？

过去认为，心内注射给药具有迅速、直接的特点，心脏复苏时，一直被广泛采用。但是经过长期实践，发现它有许多缺点，因为心内注射必须中断心脏胸外按压，而且常有气胸、血胸、心脏压塞、心律失常，甚至心脏破裂等并发症。因此，目前主张静脉和气管内给药。经验证明，如能选择近心端大静脉给药，既能获得心内注射的效果，又能避免心内注射的缺点。气管给药显效时间比静脉更快，因为肺内毛细血管丰富，药物可迅速经过肺循环到达左心室而发挥作用。可经气管给药的有肾上腺素、阿托品、利多卡因、间羟胺、钠洛酮等，不能给的有去甲基肾上腺素、钙剂、碳酸氢钠、地西泮等。在静脉或气管给药无法进行或无效时，才选择心内注射给药。

691. 经心肺脑复苏抢救的患者可出现哪几种结果？放弃复苏抢救的适应证是什么？

经心肺脑复苏的患者可出现五种情况：①恢复良好。此种情况见于心跳停止时间短，抢救及时，大脑保护好，昏迷时间短，在10～48小时停用镇静剂后即恢复；②中度功能不全。心跳停止时间长或抢救措施不及时，脑缺氧重，使大脑受到结构性损害，昏迷时间长达数天，清醒后出现脑功能不全表现，经治疗能逐渐恢复或留后遗症；③重度脑功能不全。患者出现严重脑功能障碍，生活不能自理；④植物人。广泛大脑皮质损害，处于醒觉状态无感觉；⑤脑死亡。广泛的脑、脑干、脊髓结构损害。复苏后24小时仍出现去皮质状态或去大脑状态，脑电图无脑细胞活动。

放弃复苏的适应证：①复苏进行 1 ~2 小时心跳无任何反应，心电图无波形；②心脏复跳但无力，给各种药后可能维持，但血压下降无脉者；③导管起搏及心脏表面起搏无效时；④复苏后 12 ~14 小时瞳孔散大，各种反射消失，出现去大脑皮质强直者。上述其中有一项即可放弃复苏抢救。

十三、晕　　厥

692 • 什么叫阿-斯综合征？

阿-斯综合征（Adoms Stokes syndrome）又称急性心源性脑缺氧综合征。对于阿-斯综合征的确切定义是有分歧的，Stokes的早期描述仅包括心动过缓而引起的脑缺血症状，传统上仅把高度房室传导阻滞而引起的晕厥及抽搐称为阿-斯综合征。随着医学的发展，阿-斯综合征概念的范围逐渐扩大，多数作者把心室活动过快或过慢引起的心排出量过低所致的晕厥均包括在阿-斯综合征内。1961年Johansson提出其认为最佳的定义：阿-斯综合征是指“非麻醉患者由于心律突然变化而产生的急性脑缺血发作”。

阿-斯综合征的症状为：伴随心律失常而突发，轻者黑蒙迷浑，重者知觉完全丧失，有的发生抽搐。特征性的表现为当心排出量骤降时，先表现为面色苍白，继而失去知觉、抽搐，抽搐的表现很像癫痫。如脑循环及时恢复，患者立即清醒，此时常因反射性充血而脸色潮红，清醒后患者马上恢复以前的活力与精神，往往不了解晕厥是如何发生的。

在考虑诊断阿-斯综合征时要与其他原因引起的晕厥相鉴别：

（1）确定或排除可能发生晕厥的各种器质性心脏病。

（2）普通晕厥（血管抑制性晕厥）　多发生于妇女和老年人，常由于过度兴奋、精神刺激、惊恐、剧痛等因素诱发。

（3）位置性低血压　由于对血压的反射性调节功能不全，身体从卧位起立时，血压降低而晕厥。患者卧位与立位的血压可提示。

（4）颈动脉窦晕厥　由于颈动脉窦感受器受到刺激，反应过敏，晕厥的机制类似心律失常诱发的晕厥，或者通过血管运动中枢引起血管的舒缩功能障碍，类似于血管抑制性晕厥，而无心律的显著改变。吞咽神经反射性晕厥亦属同类机制。

（5）脑血管阻塞性缺血　一过性脑缺血晕厥以脑血管疾病为基础，脑卒中常伴有偏瘫、感觉障碍、语言障碍、神经系统定位症状等。

（6）癫痫　主要症状为抽搐，常突然发作，发作前有先兆，发作时可跌伤、碰伤，咬破唇舌，大小便失禁，抽搐终止后一段时间内有神志不清、体力衰疲表现。脑电图检查对诊断癫痫有参考价值。

（7）癔症晕厥　常见于青年妇女，平时性格行为有癔症色彩，发生晕厥时实际上并未失去知觉，不自伤，接受暗示，心血管系统并无客观证据。

（8）低血糖晕厥　发作时有出汗、心跳快、颤抖等交感神经亢进症状。客观诊断根据血糖降低，注射葡萄糖即迅速解除症状。

693• 何谓颈动脉窦综合征？共分几型？

颈动脉窦综合征（carotid sinus syndrome，CSS），又名颈动脉窦晕厥（carotid sinus syncope）或颈动脉窦过敏综合征（hypersensitive carotid sinus syndrome），是由于颈动脉窦对各种刺激（如局部压迫、炎症，甚至颈部突然转动等）引起的过敏反射，而出现心脏抑制、血压下降、晕厥等一组临床症候群，是晕厥不容忽视的原因之一，在老年人的晕厥中，更占有重要的地位。有人把明确由颈动脉窦刺激而引起的变态反应出现心脏抑制、血压下降称为颈动脉窦过敏（CSH），而把 CSH 患者出现原因不明的眩晕、晕厥先兆或晕厥的一组临床症候群称为 CSS。一般统称为 CSS。CSS 的症状轻重不一，轻的仅为一过性视物模糊、头晕、眼花、疲乏，严重者可致晕厥、抽搐，甚至死亡。但多数病例症状较轻，临床上常是在严重症状发生后才被重视，因此 CSS 的实际患病率可能比目前所了解的高得多。

CSS 目前可分为四型：

（1）心脏抑制型　此型表现为颈动脉窦刺激的心室停搏≥3 秒，心室停搏引起整个心脏骤停，此型占 CSS 患者的 59% ~80%。

（2）单纯降压型　此型表现为颈动脉窦刺激时出现收缩压下降≥50mmHg，如有神经症状，收缩压下降≥30mmHg 即可属此型。此型较少见，占 CSS 患者的 11% ~15%。

（3）混合型　颈动脉窦刺激时出现心脏抑制和血压降低现象。有报道按摩颈动脉窦时窦率减慢 >50%，收缩压下降 40mmHg 以上。如应用阿托品，心室或心房起搏或房室顺序起搏后则心率常不变，仅有收缩压降低。显然，房室顺序起搏可有利于检测真正的血压降低，因其可避免 VVI 心室起搏本身造成的血压降低。此型约占 CSS 患者的 30%。

（4）原发性脑型　此型的特点为患者颈动脉窦刺激时虽无心率和血压的变化，但患者有晕厥前期的症状出现。此型发生的原因多系颈动脉、大脑前动脉及椎-基底动脉系统的阻塞性病变。

694• 反射性晕厥的常见类型有哪些？

晕厥是由大脑一时性广泛性供血不足所致的突然发生的，短暂的意识丧失状态。其原因：由于心排出量减少或心脏骤停，导致突然剧烈血压下降或脑血管普遍暂时性闭塞所致。

由于发病原因不同，晕厥通常分为反射性、心源性、脑源性以及其他原因所致晕厥等类型，其中以反射性晕厥最为多见，占全部晕厥病例的 90% 左右。所谓反射性晕厥主要是指由于调控血压、心率的神经反射弧损害导致心脏抑制，心排出量以及血压下降从而导致晕厥发作。

反射性晕厥一般预后良好，但有报道个别致死性病例。Adelson 与 Stowens 等分别指出反射性心脏迷走神经抑制和自主神经总体反射（mass reflex）均可导致致命性心律失常。有报道个别患者因心律失常而致猝死。研究证明，对缺血、缺氧最敏感的脑部结构是大脑皮质和基底核区，其次为下丘脑和中脑。晕厥发作时的典型脑电活动改变为脑电活动的弥漫性减慢，也提示了大脑皮质的广泛性损害。因此，对反射性晕厥患者在临床诊治上不应掉以轻心。

常见的反射性晕厥有以下类型：

（1）血管抑制性晕厥 又称单纯性晕厥、普通晕厥、血管减压性晕厥、神经心源性晕厥以及迷走血管发作等。发作系由各种刺激引起迷走神经兴奋，反射性地引起周围血管扩张、血压下降、心排出量减少。本型常可有家族史，发病诱因明确如疼痛、紧张、恐惧、焦虑、疲劳、恼怒以及环境通风不良、闷热、接受注射及手术时、站立过久、饥饿等。晕厥常发生在直立位或坐位。发作前多有前驱症状如头晕、恶心、多汗、面白、周身无力以及视物模糊等。多发生于体弱年轻妇女。发作时神志不清、血压下降、脉缓（一般在40~50次/分）等为其特征。恢复快，无明显后遗症。本型的心率改变与迷走神经关系密切，但与交感神经无关。有研究表明，抑制性反射引起的心动过缓是迷走神经介导的，而阻力血管扩张和容量血管收缩引起的低血压是交感神经受抑制的结果。

（2）直立性低血压性晕厥 也称直立性低血压晕厥，系多种疾患所致的临床综合征。可为自发性或继发于其他疾患。于卧位、蹲位后突然起立或久站后突然发病。本型晕厥最常见原因有①生理性障碍所致直立性低血压。因突然体位变动，代偿失衡所致的一过性脑缺血反应。主要与压力感受器反射弧中断，突然起立时不能及时反射性促进静脉回流的调节，以致使血液沉积于下肢，回心血量骤减而导致心排出量下降，脑供血不足；②低血容量性直立性低血压。如进液量太少、大量排尿、腹泻以及电解质失衡、应用某些血管扩张剂和下肢静脉曲张等致相对血容量减少而发病；③某些药物作用。如氯丙嗪、交感神经阻滞剂、震颤麻痹治疗药物如美多巴等均可因其交感神经的阻滞作用而导致自主神经传出功能的障碍；④特发性直立性低血压。主要见于中枢神经系统的多系统变性疾病，如Shy-Drager综合征是其典型的代表。本病主要累及脑干及小脑，中年以后发病，表现为小脑性共济失调、步态不稳、语言讷滞、尿失禁、阳痿以及锥体束征等，自主神经系统受累是其产生直立性低血压的病理基础。

（3）颈动脉窦综合征 多见于中年以上尤其以60~70岁的老年人多见。发病率高，患者多有动脉硬化，平素常有血管舒缩功能不稳表现如心悸、心率增快、血压波动等。因颈动脉窦敏感性增高，故于受压等刺激时易发生反射性晕厥。少数病例可发生大脑前动脉闭塞所致偏瘫、抽搐等。常见原因有邻近部位的肿瘤、淋巴结肿大、颈部外伤以及衣领过紧等。

（4）排尿性晕厥 多见于青、中年男性，于立位排尿的当时或排尿过后片刻发作，多无先兆突然神志丧失而倒地。持续1~2分钟自行缓解。关于本型的发病机制，最初认为系排尿时胸腔压力增高致静脉回流受阻所致。近年来研究揭示，由于膀胱快速排空、腹压骤减周围血管扩张导致血压突降而发病。排尿动作系由逼尿肌（第2、3、4骶神经节的骨盆神经副交感支支配）、膀胱三角肌（接受下腹部的交感神经支配）以及腹壁肌肉的收缩协同动作的结果。这一系列动作的协同功能的任一损害均可引起迷走神经张力的增高而导致晕厥。

（5）咳嗽性晕厥 本病一般发生于频繁的剧烈阵咳之后，多见于中青年男性，尤其体壮和胸腔阔大者，剧咳使胸膜腔内压力急剧增高，阻止上腔静脉回流而致病。临床上包括缺血性缺氧及窒息性缺氧两大类。前者又称白色晕厥，占大多数，发作时面白、心率减慢甚至心搏暂停。后者称青色晕厥，发作时由于窒息性缺氧而面色发绀，肢体弛缓或角弓反张甚至抽搐。本型多见于小儿，于疼痛刺激、惊吓、生气、啼哭等时易于诱发，本型小儿病例易误诊为癫痫，值得注意。

（6）吞咽性晕厥及舌咽神经痛性晕厥　本型亦称喉性晕厥，发生于舌咽神经痛发作时或于吞咽动作的当时。咽喉、食管或纵隔等部疾病时，吞咽动作可刺激迷走神经致反射性心率减慢，心排出量减低而致晕厥发作。

（7）仰卧位低血压性晕厥　又称下腔静脉综合征，多见于腹腔内巨大肿瘤及妊娠晚期等情况时。

695 • 什么叫神经心源性晕厥？发病机制怎样？

晕厥是指任何原因所致的突然的短暂意识丧失，40% ~60% 经临床各种常规检查找不到原因。近年来，随着临床研究的深入发展，发现不明原因的晕厥多数与心脏、血管的神经调节有关，故称为神经心源性晕厥（neurocardiogenic syncope），过去也有称为血管迷走性晕厥（vasovaga syncope）和血管抑制性晕厥（vasodepressor syncope）。神经心源性晕厥的临床特点是晕厥发作时血压降低，心率常减慢，摔倒或取平卧位后症状很快缓解，其治疗和预后与其他原因的晕厥不同。

关于神经心源性晕厥的发病机制尚不完全清楚，由于大多数患者无器质性心脏病，通过头高位倾斜试验（head-up tilt table test，HTTT）可以诱发，一般认为可能与 Bezdd-Jarish 反射有关。头位身体逐渐倾斜起立时，胸、腹腔内的血液受重力作用，部分转移至下肢，下肢静脉容量增加，回心血量减少，导致心排出量减少，外周血压降低，通过外周压力感受器，兴奋交感神经，释放大量儿茶酚胺，使血管收缩，心肌收缩力增强，心率加快，这是正常的生理反射机制。神经心源性晕厥患者，由于静脉回流减少，心室舒张期充盈不足，此时心肌的强烈收缩刺激心肌机械感受器（C 纤维），这种刺激经迷走神经传至脑干，经脑干的整合作用，使迷走神经传出冲动增加，交感传出冲动减弱，使心脏的神经支配由交感优势很快转化为副交感优势，起到了功能性去交感作用，使外周血管舒张，血压进一步降低，心率减慢，脑血流减少，导致晕厥。并有研究提示，晕厥发作时，若低血压和心动过缓并存，低血压的发生总是先于心率减慢，提示血管扩张为晕厥的主要机制，心动过缓能加重晕厥，但不是晕厥的直接原因。但也有持不同意见的。Njemanze 认为，这种晕厥的直接原因是脑血流减少。

696 • 怎样诊断神经心源性晕厥？如何做头高位倾斜试验？

大量临床研究证明，头高位倾斜试验（head-up tilt table test，HTTT）对神经心源性晕厥的诊断具有重要价值，各种常规检查及心脏电生理检查正常的晕厥患者 HTTT 阳性率为 50% ~

90%，未经选择的晕厥患者阳性率为30%～50%。正常人很少有HTTT阳性，假阳性率5%～8%，特异性80%～85%，HTTT的阳性重复性70%～90%，正常人有很好的阴性重复性。

HTTT的方法：首先停用对心血管系统有影响的药物5个半衰期以上。检查一般在上午进行，晨禁食，在光线较暗、安静的室内让受试者舒适地平卧在可以倾斜的床上，取水平位休息5分钟，建立静脉输液通道，监测心电，测基础血压、心率。然后以4°/s的速度使床头高位倾斜，达60°～80°，脚放在脚踏板上，每3分钟测心率、血压一次。如果45分钟无症状，恢复水平位，休息5分钟，无应用异丙肾上腺素禁忌证者，开始以1μg/min的速度静脉点滴异丙肾上腺素5分钟，重复试验，直到诱发晕厥或出现晕厥前症状，或异丙肾上腺素的剂量已达3μg/min。HTTT的阳性标准为发生晕厥或晕厥前症状伴低血压和/或心动过缓。发生晕厥时应立即停止试验，取平卧位，一般不需要特殊处理。

目前HTTT的方法尚不完全统一，主要争议有：

（1）HTTT的角度　一般认为60°～80°比较理想，小于60°敏感性降低，角度过大（>80°）则假阳性率升高，特异性降低。

（2）持续时间　因为HTTT阳性者多在倾斜后20分钟内发生症状，故有人认为倾斜30分钟就足够了，也有人认为持续60分钟能提高敏感性，一般认为45分钟比较理想。用异丙肾上腺素者，在倾斜后5分钟即可发生症状，有人建议用异丙肾上腺素时，把持续时间缩短到15分钟。

（3）用什么样的支持物　多数认为用脚踏板比马鞍理想，后者可能使假阳性率升高。

（4）用异丙肾上腺素可以提高HTTT阳性率，缩短试验时间，故有人主张一开始就用异丙肾上腺素，但其可使假阳性率升高，故只有对HTTT阴性者加用异丙基肾上腺素可能更合理。

关于HTTT阳性标准，目前多以出现晕厥或晕厥前症状，同时伴血压降低（收缩压比平卧位降低60%或以上）和/或心动过缓为阳性标准。有人建议从心率与收缩压的乘积<9000作为阳性诊断标准，认为这个标准比较敏感，满足此标准者不一定出现症状，因为HTTT时心率、血压受基础值影响较大，而且有比较大的个体差异，这个标准是否合理尚待进一步验证。HTTT的阳性反应有三种类型：

（1）心脏抑制型　指症状发作时心率突然减慢≥20%，而在此之前无收缩压的下降。

（2）血管抑制型　指症状发作时收缩压下降到<80mmHg，不伴有心率减慢。

（3）混合型　指症状发作时同时出现收缩压<80mmHg，与出现症状之前比较心率减慢≥20%。在阳性反应中，患者临床可出现晕厥或有晕厥前症状。发生晕厥的患者常有严重的窦性心动过缓、窦性静止、交界性逸搏心律等心律失常表现。在窦性静止中曾有PP间期长达12秒的报道。

关于疗效判断问题：直立倾斜试验可用于患者在治疗后的疗效判断，但对其价值尚有一些争论，主要是有关试验重复性问题（即指第一次试验阳性，未用任何药物，在同等条件下第二次试验的阳性率问题），重复性直接影响了疗效的判断。Sheldon等报道在第一次试验阳性后，平均7天作第二次试验的阳性率为80%～90%；Ravide等报道了相隔3天两次试验的重复性是71%；Blane等报道总的临床重复性为62%，但试验得到晕厥前症状的重复性则较高，与Sheldon等的报道一致。而诱发出晕厥的阳性率却较低，主要原因是决定晕厥的最主要因素，如严重的心动过缓、窦性静止等心律失常的再诱发率较低，故认为临床总的重复率较低且不足以用来判断药物的疗效，特别是出现晕厥者。

697. 心源性晕厥、精神性晕厥、癫痫与神经心源性晕厥有何不同？

心源性晕厥是由各种心脏疾患，导致心排出量减少，影响脑血流灌注不足，而产生的突发性、短暂性的意识丧失。常见原因有①心脏急性一过性排血受限。常见于严重的主动脉瓣狭窄和肺动脉瓣狭窄、心室流出道狭窄、梗阻性肥厚型心肌病、心房黏液瘤、心房球瓣样栓塞、心脏压塞及夹层动脉瘤；②心律失常：阵发性心动过速、严重心动过缓（<40次/分）、三度房室传导阻滞、病态窦房结综合征；③自限性心脏骤停，见于自限性室颤，自限性窦性静止。最常见原因是心律失常，常规心电图对晕厥的病因诊断帮助不大。Holter虽然可以记录24小时，甚至72小时心电信号，由于晕厥的发生具有偶然性，不到10%的患者用Holter能记录到晕厥发作时的心电图。目前用电话遥测心电图（loop ECG recording）记录到晕厥发作时心电图的可能性很大，患者可以佩带数月，晕厥苏醒后立即按下“After”键，可以记录到前5分钟的心电信号，然后经电话传送到中央接收台。反复晕厥患者25%～35%可经这种方法做出病因诊断。对器质性心脏病患者，心内电生理检查有助于发现严重心律失常，心源性晕厥患者HTTT的阳性率较低。神经心源性晕厥发作时，可发生严重心动过缓、窦房传导阻滞甚至窦性停搏，需与病态窦房结综合征鉴别，前者心动过缓只发生在晕厥发作时，用胆碱能受体（M受体）阻滞剂可使心率明显加快，发作间隙窦房结恢复时间和窦房传时间正常。

精神性晕厥占不能解释晕厥的26%，患者多有精神病基础，以抑郁症和焦虑症多见，患者多为年轻女性，晕厥的前驱症状较多，如头晕、气短、心悸、胸痛、耳鸣、四肢麻刺感等；晕厥发作的频率较高，用抗抑郁药等治疗有效。HTTT可诱发晕厥，但晕厥发作时一般无低血压，心动过缓等血流动力学异常，借此可与神经心源性晕厥鉴别。

癫痫发作也可有意识丧失，患者多有家族史，持续时间较长，发作时可伴有抽搐、肌肉紧张、口吐白沫等表现，脑电图可发现异常，一般与神经心源性晕厥鉴别不太困难。

698. 如何治疗神经心源性晕厥？预后怎样？

神经心源性晕厥的主要病理生理是外周血管扩张、血压下降和迷走神经张力过高所致的心动过缓，针对性治疗措施有以下几种：

（1）α肾上腺素能受体激动剂　目的在于防止外周血管张力突然降低所致的低血压。常用的药物为依替福林（etiliphrine），15～30mg口服。HTTT阳性者服药3天后全部为阴性，6例患者坚持服用一年，无一例复发。

（2）减弱心肌收缩力的药物　目的在于减弱因心肌收缩力增强对心肌机械感受器的刺激。应用较多的是β肾上腺素能受体阻滞剂和丙吡胺（达舒平）（disopyramide），这些药物的共同特点是有负性肌力作用，降低心肌的收缩性。β肾上腺素能受体阻滞剂还可通过阻断β_2受体，防止动脉血管扩张；增加外周静脉张力，减少静脉容量。普萘洛尔使部分 HTTT 阳性者转阴性。美托洛尔（美多心安）50mg 每日 2 次或丙吡胺 100mg，每日 2 次治疗 1 周，13 例 HTTT 阳性者全部转为阴性。

（3）盐皮质激素和钠盐　目的在于扩充血容量，增加体位改变时的回心血量。氟氢松（hydroflurocortisone）0.1mg，每日 1 次和氯化钠 25mg，每日 3 次治疗有效。

（4）M-胆碱能受体阻滞剂或心脏起搏器　神经心源性晕厥发作时常合并心动过缓，甚至窦房传导阻滞或窦性停搏，用 M 受体阻滞剂或心脏起搏器治疗提高心率似乎合理。HTTT 阳性者静脉点滴阿托品每分钟 0.04mg/kg，或东莨菪碱皮肤贴剂治疗，仅少数阳性患者转为阴性。HTTT 时，用房室顺序起搏器使心率维持在正常水平，也不能有效地预防低血压和晕厥，进一步证明外周血管扩张引起的低血压是晕厥的主要原因，心动过缓只是伴随症状。在使用减弱心肌收缩力的药物如普萘洛尔、丙吡胺时，也不必过于担心其对心脏的负性频率作用，这些药物减弱了对心脏机械感受器的刺激，消除或减弱了兴奋迷走神经的原因，故不会使心率进一步减慢。

上述几种方法，α肾上腺素能受体激动剂和减弱心肌收缩力的药物效果较好，其他方法因疗效不理想或副作用较多，不能作为首选的治疗方法。

神经心源性晕厥发作时，卧倒后大多很快缓解，预后比其他原因的晕厥好。少数患者发作时可发生外伤、骨折，在特殊情况下，如行车、高空作业时可能会发生危险。发作较频者会加重患者的心理负担，影响正常工作，反复发作偶可致严重心律失常，以致猝死，故正确鉴别、合理治疗非常重要。

699. 直立倾斜试验对神经心源性晕厥的诊断机制是什么？

直立倾斜试验对血管迷走性晕厥的诊断机制还不很清楚，可能的机制是：直立时静脉的回心血量减少，右心室的充盈也就减少，心肌的收缩力增强，这时在较强的心肌收缩下刺激了心肌的机械受体，增加了传入神经纤维的活力，在易感人群反射性地引起心率减慢、血压下降，导致晕厥等症状。用异丙基肾上腺素能增强心肌的收缩力和增加传入神经纤维的敏感性，使试验的阳性率提高。Calkins 等用肾上腺素与异丙基肾上腺素进行比较，因肾上腺素是主要的内源性循环儿茶酚胺，发现异丙基肾上腺素比肾上腺素更易诱发晕厥或晕厥样症状，认为肾上腺素不是主要的发病原因。

700. 什么是神经心源性晕厥的易感性？发生神经心源性晕厥的病理生理基础是什么？

为什么有些人比其他人易患神经心源性晕厥？为什么在同一个体这些发作发生在某些时

候而有时候则不发生呢？这些问题仍然不很了解。对神经介导性低血压、心动过缓“易感性”这个概念虽然在临床上确有这种现象，但尚未有科学“定义”。可能个体间的基础神经体液状态不同，人们对自发的或诱发的血管迷走反应研究曾注意到心率及血压在意识丧失之前是增高的，有些研究提示有暂时的明显的交感神经及肾上腺活动增强。近年发现如心率及循环肾上腺素在倾斜试验开始时增加可预测会出现阳性试验结果。此外“高副交感神经”状态可能标志易感性增高。关于后者，Basson 等比较 60 例年轻人中晕厥发生者的心电图与 40 例无症状者作对比发现所有晕厥患者均显示其休息时的心率较低（67.8 比 73.2 次/分），吸气及呼气时心率差异较高，Valsalva 动作亦如此。可以想象在这样一种生理背景（内环境）加上脱水、直立体位及儿茶酚胺升高而构成对晕厥的易感性增高。

发生神经心源性晕厥的确切病理生理基础尚不完全了解。这类晕厥患者的低血压及心动过缓产生的基础似乎最佳的解释是：源于循环或高级皮质中枢激发的神经介导的反射活动，对一些患者在某种状态下加上直立体位、脱水、中心血容量改变以及心脏收缩力代偿性等通过各种心肺机械受体产生异常的低血压及心动过缓。更常见的是直接由高级皮质中枢水平触发（如恐吓、疼痛）而致晕厥者。然而不论是发生哪一种情况，大多数患者周围及皮质的部位共同作用导致这种不稳定的血流动力学状态。此外，各种神经体液物质在增强周围受体敏感性、改变中枢神经对传入信号的反应，以及提供反馈等方面也可能起重要作用。这些作用在某些病例可以使情况加剧，而在另外一些病例可以改善或阻止晕厥发生。

十四、其他系统疾病心血管表现

701 何谓脑心综合征?

因急性脑病，主要为脑出血、蛛网膜下隙出血或急性颅脑外伤，累及下视丘、脑干和自主神经系统所致症状类似心肌梗死、心肌缺血、心律失常或心力衰竭，使原来无病的心脏功能发生损害的这些情况称为脑心综合征（cerebralcardiac syndrome）。其临床特点为，由于脑血管病多急性发作，有些患者很快出现意识障碍和失语，所以有关心脏疾病的主诉较少。少数患者可有心悸、胸闷，偶有心绞痛发作。但心电图多显示明显异常。此类脑源性心电图异常和真性心肌梗死者区别较为困难，可有 ST-T 的改变，QT 间期延长，T、u 融合成宽大正相或负相单一大波，P 波亦可增大。心律失常亦属多样性，可有窦性心动过速、游走节律点、房室交界性心动过速、室性期前收缩和室性心动过速等。

目前认为，急性脑血管病引起心脏损害的因素可能有以下几种：

（1）神经因素　大脑半球通过交感神经、副交感神经的冲动及神经递质调节心脏功能。急性脑血管病常累及丘脑下部及脑干，使交感神经的兴奋性增高，儿茶酚胺分泌增加，造成心肌损害。而副交感神经功能亢进，可出现心房颤动或其他形式的心肌损害。

（2）体液因素　急性脑血管病后的丘脑-垂体-肾上腺轴功能障碍，使儿茶酚胺分泌增加，醛固酮分泌异常，使心肌损害。

（3）颅内高压　可导致心内膜下出血。

（4）发生急性脑血管病变者，其心肌损害可由反射性冠状动脉痉挛所引起。

（5）其他　急性脑血管病时的急性颅内压增高、电解质紊乱、血气成分异常均加重了急性脑缺氧、应激反应等，对心功能有影响。

702 何谓颈心综合征?

颈心综合征（cervici-cardiac syndrome）系指由颈椎病引起的心脏症状及心电图变化等一组症候群。临床表现有胸闷、心悸、心前区疼痛等主诉。心电图示期前收缩、窦性心律失常、传导功能障碍、ST 段及 T 波变化等；正侧位片证实有颈椎病理变化。眼底、血脂、血清酶、超声心动图及心功能检查正常。

其发病机制为，由于颈椎骨赘刺激或压迫颈脊神经后根引起心前区疼痛，当脊神经后支通过体交感神经反射引起肋间肌痉挛，可出现肩、臂、背、胸的胀痛，胸部有活动受限和紧缩感，患者出现气急、胸闷等症状。颈椎病时，颈交感神经从颈胸神经节发出节后纤维，下行构成心丛分布于心脏，对心脏活动和冠脉舒张起着重要的调节作用。骨赘挤压颈脊髓或脊髓血管引起侧角内交感神经细胞的功能障碍，或椎基底动脉供血障碍使延髓内的心血管调节中枢缺血，或颈交感神经节前纤维在椎骨通道中受压或受到周围软组织炎症刺激而继发损害，从而对冠状动脉产生反射性的影响，使冠状动脉供血障碍或心律失常包括传导系统发生功能紊乱。

703• 胰心综合征指什么？

胰心综合征系指胰腺病变引起心血管功能紊乱，出现心率、心律及心电图的异常变化，而心肌本身无原发性病损，治愈胰腺病变，心率、心律及心电图改变均恢复正常的一种临床情况。

其发生机制为①内脏神经反射：急性胰腺炎时胰管压升高，胰液渗至腹腔后间隙，刺激腹腔神经丛，通过内脏-心脏迷走神经反射径路，反射性地引起冠状动脉痉挛，致使冠状动脉供血不足；②疼痛反射：急性胰腺炎时腹部疼痛剧烈，可反射性加快心率，出现窦性心动过速；③加压反射：急性胰腺炎时，因禁食、呕吐、胃肠减压、浆膜腔渗液等，使有效循环血量减少，血压下降，经颈动脉压力感受器调节（加压反射），加快心率，出现心动过速，部分患者可有心律失常，甚至心室颤动而死亡；④心肌中毒：重症胰腺炎，坏死胰腺细胞释放多种毒素，如酶类、激肽、心肌抑制因子等，对心肌有直接毒性作用，造成心功能紊乱或衰竭，出现心率、心律及心电图异常。

其临床表现可出现乏力、头晕、心悸、气促、胸闷、憋气、心前区不适或疼痛等，也可出现心动过速、心律失常、急性心功能衰竭、心源性休克，甚至可因心脏骤停而猝死。部分患者可发生心包积液。心电图异常主要有窦性心动过缓，窦性心动过速，ST-T改变，T波低平、双相、倒置，室性期前收缩，房室交界性心律，房室传导阻滞及左心室高电压、肥大、劳损等。

704• 何谓胆心综合征？

胆心综合征（gall bladder cardiac syndrome）是指由于胆道疾病时，因为反射及其他因素对心肌代谢的影响，而产生各种心脏症状。其临床表现为，在各种胆道疾病中，部分患者可出现心脏部位的疼痛——“心绞痛”。痛为针刺样，阵缩性或由上腹部放射致心脏部位、左肩部位和左上肢，常于胆绞痛之前发生或伴随有胆绞痛，这种疼痛突然出现，有时长时间的持续，以后又突然消失，含服硝酸酯类扩张冠状动脉药物无明显效果。有些患者可伴有心脏节律的改变，如呼吸性心律不齐及室性期前收缩，用抗心律失常药物治疗效果不佳，有时可有心音减弱、血压升高等表现。

产生胆心综合征的机制为：

（1）心脏、胆道均由自主神经支配，两者在胸 4 ~ 5 脊神经可有重叠交叉，故胆道疾病可通过内脏大神经纤维牵涉至心前区，导致心绞痛。

（2）胆道疾病通过迷走神经反射可引起冠状血管收缩，血流减少。

（3）胆道疾病时常有感染，细菌产生的内毒素致心脏小动脉痉挛，微循环缺血，心肌缺血、缺氧；感染还可致心肌抑制因子产生，抑制心肌收缩，感染也可导致心脏自律性、兴奋性和传导功能异常。

705 • 什么是胃心综合征？

胃心综合征由 Roemheld 于 1912 年首先报道，故又称 Roemheld 综合征。本征是由于食管或贲门痉挛、幽门狭窄、鼓肠、膈高位、胃及十二指肠球部溃疡、慢性肥厚性胃炎、胃黏膜脱垂以及溃疡病胃后壁穿孔等所引起的一系列消化系统症状与心前区痛。主要表现为左侧胸痛或绞榨感，可向左肩放射，偶尔引起心绞痛样发作，而与心绞痛混淆。有的患者可出现一过性血压升高，或心律不齐、心音减弱，并可见冠状动脉供血不足的心电图改变，如 ST 段下降、T 波低平或倒置。患者通常在 40 岁以下，尤以吸烟及溃疡病患者较多见，戒烟后症状迅速减轻或消失。本症与典型心绞痛的鉴别是：前者于体力活动后不引起症状发作，消化功能障碍或消化系统疾病治愈后症状缓解。治疗着重于消化系统疾病的处理，用解痉、止痛及制酸药物可获缓解。

706 • 类风湿性心脏病有何临床特点？

类风湿性心脏病是指类风湿关节炎影响心脏而引起的一种心脏病，作为一项独立的心脏病，到 20 世纪 60 年代后才被确认。本症最常受累的是心包，轻的为粘连性心包炎，严重时心包腔内形成纤维化阻塞，并可伴有急性或慢性心包炎、心包积液、心包积血和缩窄性心包性心肌炎，可有非特异性间质性心肌炎，常伴有小冠状动脉炎，造成局限性梗死灶；房室结和房室束也可有退行性变化。主动脉瓣和二尖瓣纤维化、增厚，导致关闭不全，偶尔也可造成钙化性主动脉瓣狭窄。与风湿性病变不同，风湿性常累及瓣膜的游离边缘和整个瓣叶，而类风湿性者病变以瓣环和底部为主，呈局灶性。主动脉根部亦可有炎症改变，而引起主动脉瓣关闭不全，很像梅毒性主动脉炎，最后引起主动脉扩大，特别在根部和升部，甚至呈动脉瘤样变化。主动脉根部的炎症变化亦可延伸至心肌和传导系统。

在类风湿关节炎患者中，由于心脏病变进行比较缓慢，临床表现较少或较隐匿。学龄期儿童的幼年型类风湿关节炎（Still 病）中心包炎较常见。症状多发生在急性心包炎时，可有胸痛、心包摩擦音、心包积液，甚至偶有心脏压塞。在严重关节强硬性脊柱炎患者中，可有主动脉瓣关闭不全的表现。在合并尿道炎、结膜炎的类风湿关节炎患者（Reiter 综合征）中，除瓣膜受累外，还可引起心肌炎和严重心律失常，如完全房室传导阻滞，甚至出现心源性昏厥。类风湿性心脏病患者一般瓣膜受累程度远较风湿性病变为轻，因而由此造成代偿性心脏肥大者亦很少见。后期可有充血性心力衰竭表现，往往与合并活动性病变累及心肌有关，而非瓣膜病变的后果。

实验室检查示类风湿因子常呈阳性，抗链球菌溶血素“O”偶可升高，红细胞沉降率（血沉）增快，血清清蛋白降低，球蛋白增高，免疫蛋白电泳显示IgG、IgA和IgM增多。心电图检查示非特异性ST-T改变，传导系统受累时可有一、二或三度房室传导阻滞。X线胸片检查一般心影不大，心包受累时可显示心包积液或缩窄的改变。超声心动图检查有助于早期发现心包积液或增厚，以及瓣膜的受累。

707· 肾炎性心脏病的表现主要有哪几种？

肾炎性心脏病是指肾炎过程中引起心血管的损害及相应症状与体征。肾小球肾炎的心血管表现主要有下列几种，可单独存在，亦可并存，互相影响，加重病情。

（1）高血压　急性肾小球肾炎早期即常有高血压，多属轻度，很少超过180/100mmHg，用一般的降压药物多能控制，以舒张压升高为主的患者，有时不易降至正常。血压升高显著时心脏后负荷增加易引起急性心力衰竭。这类高血压患者尚有急性肾小球肾炎的其他表现。慢性肾小球肾炎后期多并发高血压，而这些患者则有慢性尿毒症的相应表现，如头晕、心悸、面色苍白、贫血、皮肤枯燥等，检查还可发现左心室增大，血非蛋白氮和尿素氮明显增高等。

（2）心肌损害　心肌损害的心电图改变可以很轻微或完全正常。部分患者ST段压低，T波低平或倒置，PR或QT间期延长，亦可有明显的电轴左偏。这些都是非特异性改变，与心肌的病理解剖改变不完全相称，但与引起这些改变的因素如高血压、心脏增大或电解质紊乱有关。随着病情的好转，上述心电图改变可在数周内恢复。

（3）心脏增大　早期即可有心脏普遍性增大，其原因主要为①心肌有散在的炎症病灶和水肿。据报道在急性肾小球肾炎并发心力衰竭的尸检中，10%发现有心肌水肿；②高血压引起左心增大。特别是慢性肾小球肾炎患者，长期高血压而使左心室明显扩大。伴有心力衰竭的患者，心脏增大的程度更明显。但增大的心脏可随肾炎的恢复而逐渐减轻以至正常。

（4）充血性心力衰竭　充血性心力衰竭是急性肾小球肾炎中最严重的并发症，其发生率为22%～50%，但亦有少至4%的报道。引起心力衰竭的原因可能是高血压、心肌炎、心肌损害和水钠潴留，后者可能是主要的。因心力衰竭的患者不一定都伴有严重而持久的高血压，有的甚至只有收缩期血压轻度升高。而心肌炎、心肌损害亦只在小部分心力衰竭患者的尸检中见到。因此，水钠潴留似为导致心力衰竭的重要原因。这类患者多半有全身水肿、尿少、水钠潴留，导致全身血容量增加。用放射性核素铬标记红细胞观察，血容量的增加主要是从血浆容量增加为主，可达29%。高血容量将导致高心排出量，增加心脏负荷，一旦代偿失调即引起充血性心力衰竭。在患者开始利尿而血容量减少时，心力衰竭将迅速好转。有时肾炎水肿的患者，由于血浆蛋白的降低，胶体渗透压下降，液体较易从血管渗透至肺组织导致心力衰竭、肺水肿。

肾小球肾炎并发的心力衰竭多以急性左心衰竭为主，患者常在患肾炎数天后突然呼吸困难，端坐呼吸，咳粉红色泡沫痰。两肺布满干湿啰音，心前区可听到奔马律或收缩期杂音，心率增快，肝肿大，有压痛和皮下水肿等心力衰竭的体征。

（5）心包炎和心包积液　慢性肾炎并发尿毒症时可发生心包炎，称尿毒症性心包炎。本病有时也可发生于急性肾衰竭的患者。心包炎多为纤维蛋白性炎症，少数为浆液纤维蛋白性或血性。产生心包炎的机制不明，与血尿素氮和肌酐的水平似无明显关系。临床上一般无症状，仅在心脏听诊时发现有心包摩擦音，此为尿毒症性心包炎的主要诊断依据。过去认为尿毒症性心包炎一旦出现表示预后严重，患者常在短时间内死亡。但自从广泛应用透析疗法以来，其预后已明显改善。然而，在长期进行血液透析的患者也可发生心包积液，多在透析3 个月后或更长时间发病，其发生率可高达 20%。此种心包积液的原因也不明确，常为血性，所形成的血块可导致心包缩窄，如积液形成过快而量大则可引起心脏压塞。

708• 何谓内分泌性心血管疾病？

体内某种或某些激素分泌异常所引起的心血管疾病称为内分泌性心血管疾病。激素分泌过多或过少的内分泌疾病可以引起各种心血管病变，这些变化在某些内分泌疾病中，又可成为最突出的临床表现。如嗜铬细胞瘤由于大量分泌肾上腺素和去甲肾上腺素，而导致阵发性或持续性高血压。激素分泌过多或过少，在心血管系统方面可引起相反的征象，如甲状腺功能亢进有窦性心动过速，心排出量增多，血循环加快；而甲状腺功能减退则表现为窦性心动过缓，心排出量减低，血循环减慢。但是也有其特殊的改变，如甲状腺功能亢进容易发生心房颤动和心力衰竭，而甲状腺功能减退则易出现心包积液。

继发于内分泌疾病的心血管症状的特点是在早期及时治疗后，随着内分泌功能紊乱的纠正，心血管症状亦可消失或改善。因此，对内分泌疾病造成的心血管变化作出及时诊断和治疗，是十分重要的。

709• 高血糖对心血管的危害如何？

（1）糖尿病是冠心病的等危症　1999 年，《新英格兰医学杂志》发表芬兰 East-West 研究，表明在为期 7 年的随访时间里，未发生心肌梗死确诊为糖尿病患者的预后与有心肌梗死而无糖尿病的患者相当。此为 2001 年美国国家胆固醇教育计划成人治疗指南Ⅲ（NCEP-ATP Ⅲ）中将糖尿病列为冠心病的等危症的主要依据之一。2005 年 East-West 研究进一步随访（18 年）的结果与此前发表的 7 年结果惊人一致。

1999 年，美国心脏学会已明确提出“糖尿病是心血管疾病”的口号；2001 年，在美国胆固醇教育计划中，糖尿病被列为冠心病的等危症；2004 年的修订版仍支持将糖尿病患者列入高危范围。糖尿病患者罹患心血管疾病的危险是无糖尿病者的 2 ~ 4 倍；无心肌梗死（心梗）史的糖尿病患者未来 8 ~ 10 年发生心梗的危险高达 20%，大约等同于已患心肌梗死患者再发心梗的危险；而患心梗的糖尿病患者未来再发心梗的危险超过 40%。这些数据提示，糖代谢异常的患者预后不良，尤其是冠心病合并高血糖的高危患者。

（2）负荷后高血糖与心血管疾病　随着对空腹血糖和负荷后血糖病理生理和临床意义

的认识深入，人们逐步认识到在预示糖尿病的作用上，空腹血糖在特异性方面占优，而负荷后血糖在敏感性方面占优；在预测心血管事件、心血管死亡、总死亡危险方面，负荷后血糖占优；空腹血糖主要反映B细胞基础胰岛素分泌功能的状况和肝脏胰岛素抵抗的程度，负荷后血糖主要反映餐后B细胞早相胰岛素分泌的功能和外周（肌肉、脂肪组织）胰岛素抵抗的程度（表14-1）。

表14-1 空腹血糖与OGTT 2小时血糖的比较

组别	空腹血糖较优	OGTT 2小时血糖较优
诊断糖尿病的敏感性		P
诊断糖尿病的特异性	P	
与心血管事件的联系		P
与全部原因死亡的联系		P
反映B细胞基础胰岛素分泌	P	
反映B细胞餐后早相胰岛素分泌		P
反映外周胰岛素抵抗		P
反映肝脏胰岛素抵抗	P	
已被证实干预可延缓或预防糖尿病		P

DECODE研究比较了空腹血糖与负荷后血糖对死亡率的预测价值。研究分析了来自10项欧洲前瞻性队列研究的基线空腹血糖和口服糖耐量试验（OGTT）2小时血糖数据，共包括15388例男性和7126例女性，平均随访8.8年。多变量COX回归分析显示，在OGTT 2小时血糖的基础上加入空腹血糖不能提供更多的预测信息（各种原因导致的死亡均 $P>0.1$），但在空腹血糖的基础上辅以OGTT 2小时血糖，则可显著提高预测能力（全因死亡率 $P<0.001$，心血管死亡 $P<0.005$）。因OGTT 2小时血糖升高而诊断糖尿病的患者与OGTT 2小时血糖正常者相比，其全因死亡的风险比为1.73（1.45～2.06），心血管死亡为1.40（1.02～1.92），冠脉疾病死亡为1.56（1.03～2.36），卒中死亡为1.29（0.66～2.54）。与空腹血糖正常的个体相比，基于空腹血糖而诊断糖尿病的患者各种原因死亡的风险比相应地分别为1.21（1.01～1.44）、1.20（0.88～1.64）、1.09（0.71～1.67）和1.64（0.88～3.07）。DECODE研究表明，OGTT 2小时血糖较空腹血糖水平，是总体死亡率更好的预测指标。

之后在亚洲进行的DECODA研究，也显示了空腹血糖经OGTT 2小时血糖校正后，不能预测心血管死亡（$P=0.83$）；而OGTT 2小时血糖经空腹血糖校正后，仍可显著预测心血管死亡（$P<0.001$）。

GAMI研究也显示，经34个月随访，糖耐量异常患者较糖耐量正常的患者，其复合终点事件发生率显著增高（$P=0.003$）。糖代谢状态是心肌梗死后再发心血管事件的强力预测因素。

而在导致支架置入后再狭窄的诸多危险因素中，负荷后高血糖也是引起再狭窄的独立危险因素。血糖正常患者（24例，29处病变）和糖耐量减低（IGT）患者（16例，18处病变），在冠状动脉金属裸支架置入后半年再次接受冠状动脉造影。经过线性回归和多因素回归分析，仅有支架置入后狭窄程度和OGTT 2小时血糖水平与再狭窄相关。这说明，IGT阶段的负荷后高血糖即可对支架置入的预后产生显著影响。

总之，负荷后高血糖水平与生存率呈负相关。关注负荷后高血糖，及时纠正高血糖，最终可以为患者带来生存益处。

710. 糖尿病的心血管临床表现有哪些？

据统计，约70%糖尿病死于心血管病变所致的各种并发症。本病可累及各种类型血管，包括动脉、静脉和毛细血管，且病变广泛，一旦发生常迅速发展。其中动脉粥样硬化及微血管病变最为重要，前者可引起心、脑、肾等重要脏器的严重并发症而致死；而下肢动脉硬化，尤其是足背动脉硬化可引起坏疽，若发生继发感染，可因败血症或脓毒血症致死；后者是引起糖尿病心肌病等的基础。

概括起来，糖尿病的心血管临床表现有：

（1）动脉粥样硬化　糖尿病促进形成动脉粥样硬化的原因很多，如①高血糖；②高胰岛素血症和胰岛素抵抗；③高血压，因糖尿病易患高血压；④血脂代谢异常；⑤血小板功能异常，血栓形成；⑥遗传因素及个体差异等。

（2）冠心病　糖尿病患者冠心病的患病率为非糖尿病患者的3~4倍，急性心肌梗死的发生率和死亡率也高2~3倍。糖尿病合并冠心病常有以下特点：发病早、病变重、进展快且不典型的病例多，女性较多且死亡率较高。糖尿病患者急性心肌梗死时无痛性或轻痛型多见，占24%~42%，因此易误诊和延误病情，导致死亡率增加。另外，因糖尿病不仅引起冠脉粥样硬化，常同时合并小血管病变和心肌病变，自主神经亦可受损，因此，往往已有潜在性心功能不全，一旦发生心肌梗死，则更易并发心力衰竭、心律失常和猝死，故死亡率较高。

（3）高血压　高血压是糖尿常见并发症，其患病率达40%~60%，为一般人群中高血压的4~5倍，且发病年龄早，随年龄增长而增加，多见于女性和肥胖者。本病易并发高血压除与糖尿病可引起微血管病变直接相关外，尚与下列因素有关：①细胞内环磷酸腺苷（cAMP）增加；②β肾上腺素受体密度增加；③对肾上腺素的敏感性增加；④对血管紧张素Ⅱ的敏感性增加；⑤有高血压糖尿病者，使可交换钠量增加；⑥高血糖造成的高灌注导致毛细血管性高血压；⑦糖尿病性肾病可加剧高血压。

（4）糖尿病性心肌病　目前认为，心脏微血管病变在糖尿病性心肌病的形成上起主导作用，多见于病程较长和需胰岛素治疗的患者。其主要病理改变包括心肌微血管的内皮细胞和内膜纤维增生，毛细血管基膜增厚，内皮下出现酸性黏多糖堆积，血管变窄，也可形成微血管瘤。由于微血管病变加上本病常引起血流流变学和血液黏滞性改变，红细胞变形性降低等，使心肌发生广泛而持久的慢性缺氧、缺血，心肌发生变性、退行性变和广泛的局灶性坏死，致心功能减退和心脏扩大。当病变累及传导系统微血管时，可产生各种心律失常。因此，凡糖尿病患者有心脏扩大、心律失常、心功能不全、心绞痛等症状，但无冠脉病变（冠脉造影无明显狭窄），且不能用其他原因解释者，应考虑为糖尿病性心肌病。本病早期主要引起心肌顺应性降低和舒张功能障碍，后期也可引起收缩功能障碍。

（5）糖尿病性心脏神经病变 60%糖尿病患者可发生神经病变，以周围神经病变多见，约32%有心脏自主神经改变，包括神经细胞变性，神经纤维脱髓鞘和轴突变性，神经纤维呈念珠状增粗和断裂，心脏的自主神经传出纤维中纤维数量减少伴嗜银纤维增多，这可能是无痛性心肌梗死在糖尿病患者中较为多见的原因，也是糖尿病并发冠心病时心绞痛较轻，而无痛性心肌缺血发作较频繁的理由。糖尿病性心脏神经病变是多因素相互作用的结果，包括糖尿病所致的代谢紊乱、糖尿病性神经营养障碍、糖尿病性微管病变影响神经血供以及糖尿病可加速机体衰老，以及高血压、冠心病对神经系统影响等。

糖尿病性心脏神经病变临床上早期常表现为静息时心动过速和心率固定，且不易被β受体阻滞剂所纠正。由于副交感神经节前纤维较长，易发生脱髓鞘和轴突变性，因此糖尿性自主神经病变以迷走神经损害为主。晚期以直立性低血压多见，站立时可发生低血压、眩晕、乏力、视物模糊，甚至发生晕厥和抽搐，当交感神经也受损时，则心率固定，不产生代偿性心动过速，产生心脏“去神经”现象。心电图可出现QT间期延长，系心肌复极时自主神经调节障碍所致。此外，还可出现明显心动过缓，甚至猝死。

711• 糖尿病常表现有哪些血管病变？其防治原则是什么？

糖尿病的慢性病变主要表现为血管系统的病变。随着胰岛素与抗生素的广泛应用，糖尿病患者死于酮症酸中毒与感染者大为减少，而死于各种大血管与微血管并发症却逐年增多，占70%～80%。糖尿病的血管病变亦主要表现在大血管与微血管的病变。

大血管病变主要有①心脏的冠状动脉粥样硬化产生的心绞痛或心肌梗死。一组报道糖尿病患者发生冠心病心绞痛、心肌梗死者较非糖尿病患者高3倍。另一组尸检资料报道糖尿病伴冠心病比非糖尿病者高5倍。在欧美国家，糖尿病患者中有75%死于大血管病；②脑动脉硬化、脑血栓形成。国外一组报道2254例脑血管硬化发生率较非糖尿病者高1倍。有报道病程在5年以下的糖尿病患者的脑动脉硬化发生率为31%，而5年以上者的脑动脉硬化发生率为70%。且有资料表明，糖尿病患者脑血栓形成比脑出血多见；③下肢动脉阻塞产生间歇性跛行、坏疽等。美国近期资料指出，截肢患者中有50%伴有糖尿病。国内一组临床资料对照30例糖尿病患者与30例健康者，分别测定60处小腿段、踝段肢体血流量时发现30例糖尿病患者的血流量较30例健康者明显减少（$P<0.01$）。同时有肢体疼痛的16例患者的肢体血流量较无肢体疼痛者的肢体血流量又明显减少。

糖尿病的微血管病变主要发生在①糖尿病肾病。主要是糖尿病性肾小球硬化症，系以血管损害为主的肾小球病变。有人观察一组糖尿病肾病者年龄在20～40岁，病史在10年以内有30%，而病史在20年以上的几乎100%合并肾微血管病变。说明肾微血管病变随着糖尿病程的延长其发病率也逐渐增高。据美国国家糖尿病委员会报道，糖尿病比非糖尿病者的肾功能衰竭发生率高 17 倍，眼病高 5 倍；②视网膜微血管病变。糖尿病引起的视网膜病变造成失明者高达 25 倍于非糖尿病者。由糖尿病引起的缺血性视神经病变占缺血性视神经病变者总数的 10%～20%。

关于糖尿病血管病变的防治原则，根本在于早期、科学、严格地持续性调整血糖到生理水平。其次是针对其发病的不同机制进行相应治疗：①纠正糖与脂肪代谢紊乱。大多数可通过严格控制血糖以逆转或减轻血管并发症，或减慢其发展。严格控制摄入热量，减少脂肪摄入量，降低血液黏稠度。酌情鼓励体育运动，促进葡萄糖利用，促进组织及血循环中胆固醇的移除，预防血管病变；②应用抗血小板聚集药物。阿司匹林、双嘧达莫等均可降低血小板聚集性，配合控制血糖可改善微循环的异常；③降低生长激素水平。降低生长激素水平缓和基膜的增厚，如东莨菪碱、哌吡氮平等可抑制生长激素的分泌，主要抑制其夜间分泌高峰；④清除过多的自由基。如维生素 E 可抑制脂质过氧化，减少自由基产生；维生素 C 可与自由基直接反应，还可使氧化型维生素 E 转化成还原型；丹参注射液有恢复内源性超氧化物酶活性的作用；辅酶 Q_{10} 是一种天然的脂溶性抗氧化剂，减少自由基；硒是谷胱甘肽过氧化物酶的必需组成成分，还有降脂作用；⑤控制有关危险因素。有效地控制血压，肥胖者应减轻体重，吸烟者应戒烟。

712 糖尿病血管病变的发病机制是什么？

糖尿病血管病变发病机制较为复杂，但其始动因素被认为是高血糖，即“葡萄糖毒”造成的以下各因素失调而使自主神经、微血管、大血管发生病理形态学变化。

（1）血管内皮功能紊乱　包括①VWF 因子增多：VWF 因子是和第八因子中的一种糖蛋白反应，由内皮细胞合成后释放至血浆中参与凝血机制。它有利于血小板黏附、聚集，使血液处于高凝状态；②前列环素（PGI_2）降低：PGI_2 是由血管内皮细胞释放，具有很强的扩血管和抗血小板聚集作用。糖尿病患者 PGI_2 减少有利于血栓形成；③纤维蛋白原溶解活力降低：正常人血管内皮细胞释放适量纤维蛋白溶解酶原激活物到血循环中，促进多余的纤维蛋白溶解成降解产物，产生抗凝防凝作用。糖尿病患者血管内皮细胞内纤溶酶原激活因子活性降低，使血液凝固性增加。

（2）血小板功能失常　糖尿病患者内皮细胞损伤后血小板活性增加，血小板聚集性黏附性增强，导致 ADP、5-HT、TXA_2 等血管活性物质释放增加，同时血小板还释放第十二因子，使血凝块变得坚实。血小板功能失常是糖尿者高凝状态的重要启动因素，可使血管痉挛、狭窄。高凝状态易致血栓形成。

（3）脂肪及脂蛋白代谢异常　糖尿病患者脂代谢紊乱表现为三酰甘油明显升高，胆固醇稍有增高，低密度脂蛋白（LDL）降解减慢，高密度脂蛋白（HDL）水平降低，这些均有利于动脉壁斑块沉积。

（4）胰岛素抵抗　胰岛素作用的靶细胞不敏感，致高胰岛素血症，刺激血管内皮细胞分泌一种内生缩血管物质，促进动脉平滑肌增殖，动脉壁脂肪沉积，水钠潴留，血压升高，损害内源性纤溶，促进高凝状态。

（5）生长激素（GH）分泌水平增高　由于胰岛素不足，细胞内源底物缺乏，刺激 GH 分泌增加，使胰岛素生长因子-1（IGF-1）产生过多，是微血管病的又一危险因素。

（6）高血糖症　高血糖时糖化血红蛋白增加，使红细胞变形能力下降，造成微循环淤滞，输氧能力下降，同时 2, 3-二磷酸甘油酸（2, 3-DPG）下降，氧分离困难而导致组织缺氧；高血糖时，通过醛糖还原酶生成过多的山梨醇，山梨醇堆积造成细胞内高渗状态，使血管内膜层及中层的水分增多，管壁水肿，导致氧扩散困难引起缺氧，使中层细胞易损坏，血浆脂蛋白易于渗入缺氧的动脉壁，促进动脉粥样硬化形成。

（7）自由基产生过多　糖尿病患者氧自由基产生过多，同时清除自由基系统明显降低，造成血管通透性增强及基膜增厚。

十五、血管疾病

713 如何理解血管医学的新概念？

根据美国1994年美国心脏协会（AHA）专题报告，继血管生物学工作小组（1993年）成立后，美国心脏病学院（ACC）发表报告，建议建立血管医学，重视血管的病理生理，在医学中将血管视为独立系统，代替沉寂已久的，从属于不同部位或器官（脑血管、肺血管、外周血管）。此举具有科研和实践的重大战略意义。它像里程碑一样，预示着血管生物学、临床医学将成为今后一段时间内的重要课题。它不但包括血管壁的生理、病理，还包括血管生成与之有关的生长因子、血液凝固、溶栓、血流动力学等领域日益发展。通过理解如下几种新概念，也可加深对血管医学概念的理解。

（1）血管内皮细胞多功能新概念　传统观点认为，血管内皮细胞（EC）是覆盖在血管平滑肌上的半通透性屏障。现已发现EC是一个非常活跃和十分重要的代谢和内分泌器官，是一个复杂的信号接收、传导加工、输出信使的器官。它调控血管平滑肌的舒缩活动与许多物质的代谢，并在保持血细胞不与EC黏附，保持血流通畅方面起着重大作用。它担负着生命攸关的生理、生化、药理与病理功能。

（2）循环内皮细胞的概念及临床意义　循环内皮细胞是指生理或病理情况下，应用细胞分类技术，从循环血中获得的内皮细胞。其临床意义是：在生理情况下，外周血中有一定数量的循环内皮细胞，在疾病或病理情况下或施加药物影响后，循环内皮细胞数量所发生的变化，可敏感地反映血管内皮受损或药物的保护作用。是目前活体内唯一可以特异而直接反映血管损伤的指示物。

（3）局部组织肾素-血管紧张素系统（TRAS）的新概念及其作用　近些年来由于细胞和分子生物学技术的发展，突破了RAS作用的循环模式，产生了TRAS的新概念，即局部组织中RAS具有自分泌（作用于自身细胞受体）、旁分泌（作用于邻近细胞受体）和细胞内分泌（对自体细胞的直接作用）功能。循环中的RAS（CRAS）只能保持短时的心肾平衡，只有局部组织的（TRAS）的自分泌、旁分泌系统才能有力地调控血管阻力并影响局部组织功能。RAS的许多重要作用都是通过其TRAS实现的。心脏血管等局部组织RAS通过旁分泌和自分泌影响各局部组织细胞的功能，如其对心脏的影响：①明显的致心肌肥厚作用；②增强冠脉血管收缩；③增强心肌收缩力；④引发心肌缺血和再灌流时室性心律失常等。对血管的影响包括①调节局部血管的张力和血流；②致血管肥厚；③有助于血管对炎症和损伤的反应；④对血管紧张素转换酶抑制剂（ACEI）的反应等。

（4）分子心血管病学方面的新概念 分子心血管病学就是用分子生物学的理论、技术和方法来研究心血管的结构、功能及调节的规律，研究心血管病发病机制，寻找新的诊断和治疗方法的一门新兴学科。它包括的内容有①心血管系统关键蛋白质的基因克隆和表达；②心血管细胞分化、增殖和凋亡的基因调控；③心血管发病的分子生物学机制；④血管病的基因诊断；⑤心血管病的基因治疗、基因预防、基因药物。

714 • 对血管内皮细胞有哪些新认识？

血管内皮是一层连续覆盖于整个血管腔表面的扁平细胞，传统观点认为，血管内皮细胞是覆盖在血管平滑肌上的半通透性屏障。随着不断深入，人们对血管内皮细胞又有很多新的认识，尤其是在以下几方面：

（1）对血管内皮细胞多功能的新认识 现已发现血管内皮细胞是一个非常活跃和十分重要的代谢和内分泌器官，它可产生和分泌内皮素、前列环素、一氧化氮（NO）及血小板衍化生长因子等，是一个十分复杂的信号接收、传导加工、输出信使的器官，它调控血管平滑肌的收缩和舒张活动与许多物质的代谢，并在保持血细胞不与血管内皮细胞黏附，保持血流通畅方面起着重大作用，它担负着生命攸关的生理、生化、药理与病理功能。内皮功能不良是一种具有周身表现的综合征，而不仅仅是一种局部的血管疾病。

（2）对内皮细胞的位置和分布的新认识 过去注重于血管的内皮层和血管腔，但血管床伸延到血管壁和外膜的营养管，后者亦属活跃的血管内微循环，亦有内皮覆盖，因此，内皮功能的概念应包括血管壁本身和外膜。

（3）有关内皮细胞的来源，应包括骨髓和内皮祖细胞 血管壁尤其是内皮，一直受着各种机械的、化学的损伤，作为回应，它一直在修复中，来自骨髓的内皮干细胞和内皮祖细胞参与血管损伤的修复。血管内皮功能不良的机制可能是内皮祖细胞相对缺乏不足以修复血管；周身性内皮功能不良的人，亦可能因骨髓这一层次的不正常而致NO活性不正常。

715 • 什么是循环内皮祖细胞？

近来的研究显示，出生后的骨髓含有能够迁移至外周循环并分化为成熟内皮细胞的独特祖细胞亚型，称为内皮祖细胞。已有证据显示内皮祖细胞参与内皮修复。据报道在有心血管危险因素的患者中循环内皮祖细胞数目减少。有学者测定了具有多种心血管危险因素患者的内皮细胞集落形成数目及桡动脉血流介导的血管舒张反应，发现循环内皮祖细胞数量与危险评分相关，桡动脉血流介导的血管舒张反应受损和内皮祖细胞数量减少显著相关，提示循环内皮祖细胞水平能预测是否存在心血管危险因素，但其对内皮功能预测价值更高，反映内皮祖细胞在维持正常血管功能方面的重要性。事实上，增龄和动脉粥样硬化所致的血管损伤与正常状态下修复和更新动脉内皮的内源性祖细胞不足有关。有人观察到，与年轻小鼠相比较，老年小鼠的骨髓来源祖细胞显著减少；应用年轻的无动脉粥样硬化小鼠的骨髓源性祖细胞进行治疗，能预防高胆固醇血症小鼠动脉粥样硬化的发生和进展；相反，应用已有动脉粥样硬化的老年小鼠的骨髓源性祖细胞进行治疗则无效。更有发现冠状动脉搭桥术的老年患者与年轻患者相比较，循环内皮祖细胞数量减少。国内陶军等研究发现，健康老年人循环内皮祖细胞数目进行性减少，循环内皮祖细胞的数量变化与动脉弹性的改变呈正相关。内皮祖细胞参与内皮修复和内皮功能调节，动脉弹性受内源性生成的影响，并提出增龄相关循环内皮祖细胞减少导致内皮细胞修复能力下降和功能受损，可能是增龄致动脉弹性降低的原因之一。

陶军还另有专题研究显示，老年人动脉弹性降低与内皮血管舒张功能障碍有关。因此动脉弹性反映血管系统受损程度与修复能力之间的平衡，而动脉弹性降低反映了这种进行中的损伤。增龄导致动脉弹性降低反映动脉壁功能和结构变化。小动脉内皮细胞功能受损增加血管壁张力，结果降低小动脉弹性指数或震荡顺应性；而在大动脉，内皮功能紊乱可能是通过对血管结构影响而发挥作用，导致大动脉弹性指数或容量顺应性降低。

总之，增龄导致循环内皮祖细胞数量减少和动脉弹性降低，内皮祖细胞减少提示内皮修复能力下降和功能受损，结果损伤动脉弹性，循环内皮祖细胞可作为评价血管功能替代指标。

716• 静脉血管有何结构特点？

静脉血管结构不同于动脉，有以下特点：①管壁由内膜、中膜和外膜组成，但三层的分界不明显。其中内膜最薄，由内皮和结缔组织构成；中膜稍厚，由数层分布稀疏的环形平滑肌构成；外膜较薄，由结缔组织构成；②静脉与各级相应的动脉相比，静脉的管径较大，管壁较薄，它的弹性及收缩力均较弱；③有些静脉管腔如腔静脉、颈外静脉，平时管腔并不是完全充满的，因而这些血管在一定的情况下，可贮存全身总血量的75%～80%。这套薄壁管道系统的功能是通过相对收缩和舒张，在调节中枢和末梢循环血量方面，起着十分重要的作用。影响静脉回心血量的主要因素是心室舒张充盈期的持续时间和静脉血回流的速度。

717• 大动脉的生理功能有哪些？

动脉系统不仅能运送足量的血液至不同的组织（传输功能），而且使间歇的心脏射血变为持续的外周血流灌注（缓冲功能），同时血管内皮细胞产生多种血管活性物质调节血管局部和整个心血管系统的功能（调节功能）。

（1）传输功能　大动脉必须运送足量的血液至周围组织，满足其代谢需要。这依靠连续、稳定的动脉和毛细血管血流。维持稳定的血流需要压力驱动克服由于黏滞和摩擦造成的能量损失。从血流动力学角度讲，动脉的传输功能表现为稳定的平均血压和外周血流。传输功能的效能依赖于动脉内径和平均压的稳定。

（2）缓冲功能　缓冲功能是对心室间歇射血导致血压波动的缓解。大动脉能在收缩期将心脏的射血贮存，在舒张期再流向外周，从而保证了器官和组织的连续灌注。在收缩期，压力在血流最快时达高峰，压力水平主要与左心室收缩功能和升主动脉扩张性有关。动脉壁弹性越差，收缩压（SBP）峰值将越高。但是，主动脉瓣关闭后，动脉血压由于血液流向周围血管而逐渐下降。舒张压（DBP）最低值决定于舒张期的时限和压力下降速率。压力下降速率受血液向外周流动速率的影响，也受动脉弹性的影响。在血管阻力一定的情况下，大动脉僵硬度增加，DBP下降幅度增大。大动脉弹性降低的最终结果表现为SBP升高，DBP降低和脉压（PP）增大。

（3）动脉内皮调节功能　动脉血管内皮细胞具有重要的内分泌功能，产生的各种活性介质与神经递质和体液因子一起组成一个完整的调节心血管功能活动的系统，具有控制心血管系统活动和代谢的多种功能。

718 • 血管重构的概念是什么？

血管的舒缩状况、管腔中的血液分布及血液在血管中的流动速率随着机体代谢和需要的不同会随时发生改变。相对于血流动力学的这种显著变化，血管壁的结构在一定范围内是相对稳定的。但在特殊情况下，血管不但能急性地改变血管张力，还能慢性地改变结构。内源性血管收缩物质多为促生长因子，血管扩张物质多为生长抑制因子。血管活性物质通过其近期效应影响血管张力，通过其远期效应作用于血管结构。在血动力（切应力、牵拉）、机械损伤（介入治疗）或循环中的各种因子作用下，血管细胞活化，释放各种生长因子，细胞因子、蛋白水解酶和基质成分作为应答，启动重构过程；血管平滑肌增大，细胞外基质堆积，较小的血管壁增厚，内径减小，对神经内分泌的缩血管反应增强，阻力增高，大血管顺应性及可扩张性降低均有一定影响。另外，随着血管生长和衰老过程的发展，其结构也会发生一些明显变化。这种变化往往是血管壁对血流动力学及体液和局部内分泌因素改变的一种较长期的适应性反应，与血管当时的功能状态相关联。在一定条件下，血管结构和功能相适应的这种变化被称为血管的重构（vascular remodeling）。

Remodeling中文译名有重塑、重组、重构等，目前尚未统一。正常情况下，血管重构在胚胎和胎儿形成的早期及生命的衰老阶段较显著，在某些病理状态下，如心血管系统疾病高血压和动脉粥样硬化，血管也发生明显地重构。血管重构的概念首先由Baumbach和Heistad于1989年提出，当时主要描述发生在小动脉上的一些形态学变化。他们发现，自发性高血压大鼠（spontaneously hypertensive rat，SHR）软脑膜动脉血管内径小于100μm的小动脉结构发生明显变化，宏观上表现为血管外径的减小。后来这个概念还被引申应用于定义心肌梗死后心脏结构发生的变化和冠状动脉血管成型术后冠状动脉血管及高血压后传导动脉结构的改变。这些不同器官及不同病理状态下的重构过程当然不同，因此重构（remodeling）这个概念在描述不同组织器官和不同部位血管的结构变化时有其特定的意义。由于明显影响血压的血管主要是毛细血管前阻力血管，即小动脉和微动脉的部分，高血压后发生的典型血管病变也主要位于内径小于400μm的小动脉。

按照Baumbach和Heistad最初的定义，小动脉重构的形态学特征为血管外径（outer-diameter）明显减小，血管中膜的横截面积（media cross-sectional area）不变，血管中膜与血管内径的比率（media/lumen ratio）增加，因此血管内腔（lumen）减小。在这里，血管重构的主要特征是原有血管平滑肌细胞的重新排列（rearrangement），而血管平滑肌细胞并没有明显的增生（hyperplasia）和肥大（hypertrophy），在体积和数量上均无明显改变，因此血管中膜的横截面积亦无明显变化，但血管平滑肌围绕管腔更加紧密地排列，血管中膜平滑肌细胞分层增多。由于此时血管外径减小，结果导致血管管腔的狭窄，但这种解释与过去对高血压后小动脉结构改变的经典描述大相径庭。过去一般认为，高血压时小动脉血管管腔的狭窄是由于增厚的血管中膜侵蚀管腔造成的，这种条件下，血管中膜的横截面积和血管中膜与血管内径的比率是同步增高的，而血管外径变化不明显。此时血管中膜的特征性改变是血管平滑肌细胞的增生和肥大，导致平滑肌细胞数量和容积的增多，同时伴随着细胞间纤维性和非纤维性基质不同成分的沉积。与上述以血管平滑肌细胞重新排列为主的血管重构相比较，这种血管的重构以平滑肌细胞的增生和肥大为主，因此也被称为血管的肥厚性重构（vascular hypertrophic remodeling）。相对而言，原始定义的血管重构也就被称作非肥厚性重构（non-hypertrophic remodeling）者称其为狭义的血管重构（vascular remodeling in a strict sense），而将伴有血管细胞成分增生或肥大的血管重构也称作广义的血管重塑（vascular remodeling in a broad sense）。

其实，非肥厚性重构并不意味着完全没有增生效应的发生。目前认为，细胞间黏连分子或纤维性和非纤维性细胞基质成分表达或特征性的改变可能诱发血管平滑肌细胞的重新排列，而其过程的实现很可能是血管中膜平滑肌细胞及其基质内向性增殖（inwards growth）和外向性凋亡（outer apoptosis）的综合效应，结果导致血管外径和内径的同步减少。因此，血管的重新排列应该也是血管平滑肌细胞增殖和消融相互平衡的一种结局。显然，将这两种形式的血管重构完全割裂开来是没有意义的，实际上，这两种形式的重构常常以不同的比例和程度在同一个小动脉上共存，其中一种形式分别在重构过程中所占的相对比例被称为重构指数（remodeling index）和增殖指数（growthindex）。在不同的高血压动物模型或同一模型不同器官的阻力血管，甚至在同一血管的不同部位，这两种重构效应也以不同形式和程度并存。

719• 目前已认识几种血管平滑肌细胞钙通道?

近年来血管平滑肌细胞（VSMC）钙通道的研究中，发现 VSMC 至少有三个钙通道，即钙渗漏、电压依赖性钙通道和受体操纵型钙通道，其中以电压依赖型钙通道中的 L 型通道最为重要，L 型通道电流又可分成高电压激活电流（HVA）、HVA_1 和 VHA_2。HVA 是主要的电流，是控制钙内流、调节血管张力的主要因素；T 型钙通道、R 型钙通道、HVA_2 及受体操纵型钙通道，均可在某些情况下调节钙内流，并与 VSMC 增生肥大等有一定的关系。VSMC 的钙内流量的增加，L 型与 T 型通道的比例改变，及 L 型通道的易激活状态均与原发性高血压的发生有关；而 VSMC 的钙内流量的增加致 VSMC 的钙超负荷是引起动脉粥样硬化形成的重要因素。

720• 动脉粥样硬化是怎样形成与发展的?

血浆中增高的脂质以低密度脂蛋白（LDL）和极低密度脂蛋白（VLDL）或经动脉内膜表面脂蛋白质脂酶的作用而分解成残片的形式从下列途径进入动脉壁：①内皮细胞直接吞饮；②透过内皮细胞间隙；③经内皮细胞的 LDL 受体；④通过受损后通透性增加的内皮细胞；⑤通过因内皮细胞缺失而直接暴露在血流的内膜下组织。脂蛋白进到中膜后，堆积在平滑肌细胞间胶原和弹力纤维上，引起平滑肌细胞增生，平滑肌细胞和来自血液的单核细胞吞噬大量脂质成为泡沫细胞；脂蛋白又降解而释出胆固醇、胆固醇酯、三酰甘油和其他物质，LDL 还与动脉壁的蛋白多糖结合产生不溶性沉淀，都能刺激纤维组织增生，所有这些合在一起就形成粥样斑块而发生动脉粥样硬化。动脉粥样硬化病变具有如下特点：①局限性病变常发于动脉分叉处；②病变始发于内皮细胞功能性改变；③病变最重要的细胞为平滑肌细胞，平滑肌细胞由中膜迁移到内膜并增殖及合成较多的细胞外结缔组织；④病灶随严重程度不同，在细胞内外有不同的脂质，其中主要为胆固醇，细胞内有大量脂质的称泡沫细胞，后者主要来自巨噬细胞，也可来自平滑肌细胞。动脉粥样斑块有三种类型：①脂质斑块为不稳定斑块易破；②纤维斑块；③钙化斑块。纤维和钙化为稳定斑块。

动脉粥样硬化斑块形成分以下几个阶段：①脂质浸润前期内膜的改变：内膜损伤，内皮细胞剥脱，通透性增加，表面有血小板黏附，内皮细胞间隙增宽，血小板聚集，融合分解纤维素及各种活性物质逐渐聚集，平滑肌增生，周围有单核细胞吞脂质后成泡沫细胞，泡沫细胞肿胀、分解，使细胞外脂质逐渐增多，内弹力膜出现节段性断裂或崩解；②脂点、脂纹和粥样斑块的形成：脂质入侵细胞后脂纹渐渐增大形成粥样斑块；③由粥样硬化发展成纤维斑块：泡沫细胞崩解，凸入血管腔内，形成粥样性狭窄，脂质逐渐坏死，而刺激新鲜组织增生和炎症，致斑块表面纤维渐增厚，粥样物质逐渐吸收而形成纤维斑块；④斑块的复合病变：斑块破溃形成斑块溃疡，周围呈隆起状，纤维组织增多，最后形成动脉粥样硬化斑块。

动脉粥样硬化的发展过程可分四期：①无症状或称隐匿期：其过程长短不一（一般青少年时期发生，中年以后发病），包括从较早的病理变化开始，直到动脉粥样硬化已经形成，但尚无器官或组织受累的临床表现；②缺血期：症状自血管狭窄、器官缺血而产生；③坏死期：由于血管内血栓形成，或管腔闭塞而产生器官组织坏死的症状；④硬化期：长期缺血、器官组织硬化（纤维化）和萎缩而引起症状，不少患者不经过坏死期而进入硬化期，而在硬化期的患者也可重新发生缺血期的表现。

721• 为什么有人建议将动脉粥样硬化一词改为动脉粥样硬化炎?

动脉粥样硬化（atherosclerosis）一词源于两个希腊词根：ather 意为粥或麦片粥，sclerosis 则意指变硬，它反映了动脉粥样斑块的两个组成部分的特点，即富含脂质的动脉粥样核心及包裹在外的硬化或纤维化的壳，其理由是动脉粥样硬化比动脉粥样化更能反映该疾病的病理生理学特征，故而沿用至今。尽管现有研究认为动脉粥样硬化是一种多因性疾病，涉及基因、环境、代谢等因素，但人们对动脉粥样硬化病因学方面的认识仍然不足。浸润的早期病变的细胞表型和功能研究结果提示，动脉粥样硬化的炎症和免疫学理论应重新受到重视。事实上，大量证据表明炎症在动脉粥样硬化发生、发展和演变过程中起着重要作用。源于动物和人类的研究资料表明，在动脉粥样硬化性疾病的不同临床过程中，炎症与其发生和发展的所有阶段有关。炎症导致血管局部中性粒细胞和单核细胞浸润，动脉粥样硬化纤维帽出现活化的巨噬细胞，通过基质金属蛋白酶的作用于分泌细胞因子和其他促炎症介质而导致斑块破裂。患有冠状动脉、颈动脉或外周动脉的动脉粥样硬化患者，这些炎症介质的血清水平常明显升高。C反应蛋白（CRP）、纤维蛋白原和对循环细胞因子产生反应并由肝脏合成的其他急性期反应蛋白水平在这些患者的血清中均可明显升高。并有研究资料表明，不稳定型心绞痛患者CRP水平增高与短期随访的临床事件。常规治疗的效果和核转录因子（NF-κB）的激活有关，但与冠状动脉狭窄程度和血脂水平无关。

新近，越来越多的资料表明，CRP具有直接促炎症效应，与动脉粥样硬化的发生与发展的诸多环节有关。健康人外周血单核细胞在CRP的刺激下白细胞介素-6（IL-6）、肿瘤坏死因子-α（TNF-α）的水平明显增加，其增加程度在急性冠状动脉综合征（ACS）的患者更为突出，提示ACS患者体内具有增强的炎症反应。国内多项临床研究则表明，这种炎症反应可被他汀类药物明显抑制。这些研究在明确动脉粥样硬化和CRP之间的关系中具有重要意义。慢性炎症是动脉粥样硬化的标志，而炎症反应与血管疾病相关，在动脉粥样硬化的进展过程中似乎起主要作用。在动脉壁不规则部位或受血流动力学因素影响如血流紊乱的分叉或血流增快部位易产生斑块，斑块也可聚积在曾感染或免疫侵袭部位。这些常导致应激反应的相关蛋白产生增加，如内皮细胞产生的热休克蛋白60（HSP60）、黏附因子等。此外，来自于实验动物模型和人类的以微生物、生物化学和免疫学为基础的研究证据表明，感染和自身免疫也与动脉粥样硬化有关。人们发现冠心病与慢性牙周感染、幽门螺杆菌和衣原体肺炎感染有关。动脉粥样硬化病变部位可见巨噬细胞活化和增生，细胞因子增加和生长因子表达上调，补体系统激活和氧化型低密度脂蛋白（oxLDL）胆固醇的沉积。

炎症在再狭窄过程中也起着重要作用。血管损伤后炎症细胞立即活化并聚集到损伤部位，这些细胞可释放促进平滑肌迁移和增生的介质。在人类研究中，人们发现血管成形术后管腔狭窄的严重性与循环中白细胞活化有关，而在行定向旋切术患者再狭窄率与血管成形术时取出组织的巨噬细胞百分比相关。最近，内皮素-1受体拮抗剂的基因多态性研究发现，一种调节炎症反应的蛋白与降低再狭窄率有关。动物模型研究中，发现几种抗炎措施能够限制血管损伤后新生内皮的增生。对兔进行球囊损伤和/或支架置入后，通过内皮素降低循环中单核细胞活性，并通过使用直接拮抗B2-整合蛋白巨噬细胞趋化分子-1的一种抗体，阻断白细胞黏附，可减少新生内膜的厚度，并且，巨噬细胞趋化分子-1缺乏的大鼠的血管损伤与白细胞聚集和新生内皮减少有关。上述观察源于大量试验，具有临床指导价值，亦提示抗炎可能是治疗动脉粥样硬化最有前途的措施之一。最近的资料表明，他汀类药物似乎具有独立于降低低密度脂蛋白（LDL）水平之外的抗炎活性。阿司匹林抗炎作用可增加其主要的抗血小板的治疗特性。非甾类抗炎药和大环内酯类的研究正在进行，但在得到新资料之前推荐这些药物为时尚早，但不可否定的研究结果证实，在冠心病的一、二级预防中，炎症介质-CRP 的水平都有助于确定心脑血管事件的危险性。CRP 升高也有助于区分临界胆固醇水平的患者中他汀治疗是否获益。此外，最近的研究发现绝经后激素替代治疗未能降低心脑血管事件，可能与雌激素增加 CRP 水平有关。基于这些证据，以及炎症的确贯穿于动脉粥样硬化发生与发展的全过程这一基本特征，有学者推荐进一步改变动脉粥样硬化这一名词，称为动脉粥样硬化炎（atheroscleritis），这样可能更为恰当地反映这一疾病发生与发展的基本特征，为动脉粥样硬化性疾病的防治提供新的思路。

722. 目前认为，动脉粥样硬化过程中炎症的触发机制有哪些？

动脉粥样硬化（atherosclerosis，AS）发病机制的研究已经经历了一个多世纪，主要围绕4 种学说：脂肪浸润学说、血小板聚集和血栓形成学说、平滑肌细胞克隆学说和损伤反应学说。近年来研究者发现，动脉粥样硬化的病理表现具有炎症病理的基本表现形式：变质、渗出和增生。其形成过程中也会出现类似类风湿关节炎、慢性胰腺炎和肝硬化等慢性炎症性疾病的细胞间相互作用。随着炎症细胞和炎症介质的不断检出，动脉粥样硬化不再被认为是单纯的动脉壁脂质堆积的疾病，而是进展性炎症反应，符合炎症表现的普遍规律。因此，Ross 教授在其损伤反应学说的基础上，明确提出“动脉粥样硬化是一种炎症性疾病”。

动脉粥样硬化斑块中有大量炎症细胞浸润，以血管壁积聚大量的单核细胞和淋巴细胞为特征，其中的触发机制主要包括感染、氧化修饰的低密度脂蛋白（LDL）堆积、血流动力学异常和性激素水平等因素刺激内皮细胞产生促炎因子，包括黏附分子和生长因子等。从临床角度理解，可归纳如下：

（1）感染　自 20 世纪 70 年代 Minick 等最早报道疱疹病毒感染可能与动脉粥样硬化有关以来，人们就病原体感染与动脉粥样硬化的关系进行了大量的研究。研究工作涉及的微生物包括肺炎衣原体、巨细胞病毒、幽门螺杆菌、肠道病毒、EB 病毒、麻疹病毒、人类免疫缺陷病毒等。生物化学、组织病理学、临床和流行病学的研究提供了慢性感染可能对动脉粥样硬化起促进作用的证据，然而对其真正的病因学作用尚未达成一致意见。目前的研究认为，病原微生物可以通过释放内毒素和热休克蛋白作用于血管内皮细胞和血管平滑肌细胞产生前炎症反应，并可以影响血液的凝集状态及脂类代谢的改变，造成各类促炎因子和急性时相蛋白的升高，从而触发炎症反应。

（2）脂质代谢紊乱　进入内膜的 LDL 常常被氧化修饰成氧化低密度脂蛋白（Ox-LDL）。Ox-LDL 可以诱导巨噬细胞和血管内皮细胞表达黏附分子、趋化性细胞因子、促炎因子及其他炎症反应中介物。此外，Ox-LDL 也可引起全身和局部的免疫应答，而免疫过程一直被认为是炎症反应的标志之一。极低密度脂蛋白（VLDL）、中密度脂蛋白（IDL）同样可以被氧化修饰，激活炎症反应并促进动脉粥样硬化的发生。相反，高密度脂蛋白（HDL）可以转运抗氧化酶从而终止脂质氧化及其致炎效应。此外，载脂蛋白也可以被氧化修饰，使其具有抗原性，从而激活淋巴细胞介导免疫应答。

（3）高同型半胱氨酸血症　高同型半胱氨酸血症是动脉粥样硬化和冠心病的独立危险因子。研究证实，高同型半胱氨酸可以通过引起内皮细胞功能紊乱、损伤凝血系统、诱导平滑肌细胞增殖和Ox-LDL生成促进动脉粥样硬化发展。近年来的研究发现，同型半胱氨酸可以激活血管平滑肌细胞的核因子NF-κB信号通路，从而促进炎症和动脉粥样硬化的发展。

（4）高血压　越来越多的证据表明，高血压可以通过炎症反应促进动脉粥样硬化的发展，炎症反应已成为动脉粥样硬化与高血压这两种疾病的"桥梁"。血管紧张素Ⅱ（AngⅡ）除了引起血管收缩外，也可以激活炎症反应。AngⅡ可以诱发血管内皮细胞和血管平滑肌细胞产生超氧阴离子，直接损伤血管壁。AngⅡ还可诱发血管内皮细胞和平滑肌细胞表达白细胞介素-6（IL-6）、单核细胞趋化蛋白-1（MCP-1）、血管间黏附分子-1（VCAM-1）及细胞间黏附分子-1（ICAM-1）等炎症因子，促进炎症和动脉粥样硬化的发生发展。

（5）糖尿病　糖尿病是动脉粥样硬化的又一重要危险因素。高血糖状态可以引起生物大分子糖基化修饰，形成高级糖化终产物（AGE）。AGE与血管内皮细胞表面的高级糖化终产物受体（RAGE）结合，可以促进血管内皮细胞产生炎性细胞因子及其他致炎途径的激活。

（6）肥胖　研究发现白细胞和单核细胞计数与体质指数（BMI）明显相关。肥胖有利于形成致动脉粥样硬化的异常脂蛋白血症。脂肪组织本身就是致炎因子的来源，可以产生IL-6和肿瘤坏死因子（TNF）等促炎因子。同时，肥胖者体内C反应蛋白（CRP）浓度增高，减轻体重可以降低CRP。

723. 炎症致动脉粥样硬化的作用机制是什么？

炎症参与动脉粥样硬化过程的可能机制至今尚不十分清楚。现有的研究表明，炎症可以通过多种途径和一系列病理生理变化促进动脉粥样硬化的发生和发展。

（1）细胞免疫与动脉粥样硬化　动脉粥样硬化病灶内存在内皮细胞、平滑肌细胞、巨噬细胞和淋巴细胞等主要细胞成分。其中巨噬细胞和淋巴细胞是典型的免疫活性细胞，内皮细胞和平滑肌细胞也具有产生某些免疫介质的功能。

已知动脉粥样硬化病灶内的巨噬细胞来源于循环中的单核细胞，入侵过程与黏附分子和趋化因子有关，并可能涉及免疫机制。进入内膜后的巨噬细胞增殖分化为巨噬泡沫细胞，该过程由巨噬细胞集落刺激因子（MCSF）调控。巨噬细胞能够产生氧自由基、蛋白酶，并通过清道夫受体摄取脂蛋白介导非特异性免疫反应。另外，巨噬细胞还能够将外源性抗原提呈给T淋巴细胞，启动特异性免疫应答。这些活性在动脉粥样硬化发生中都具有重要意义。

T淋巴细胞广泛存在于动脉粥样硬化斑块处，其邻近的平滑肌细胞常表达Ⅱ型主要组织相容性抗原（MHCⅡ），提示这些T细胞处于激活状态。晚期动脉粥样硬化斑块中的T细胞以CD_4^+T细胞为主，其中辅助性T细胞亚型1（Th1）居多。Th1细胞可以分泌干扰素-γ（IFN-γ）、IL-2和TNF-α等，激活巨噬细胞并促进炎症的发生。IFN-γ作为重要的免疫激活细胞因子，促进巨噬细胞活化和炎症反应。IFN-γ可以诱导分泌型磷脂酶A2的表达，后者可以引起炎症性脂质介质如花生四烯酸和血小板活化因子的产生。体内研究证实IFN-γ可以抑制血管平滑肌细胞的反应性增殖和胶原合成，激活巨噬细胞引起胶原蛋白和弹力蛋白降解，因而削弱斑块纤维帽而影响其稳定性。TNF-α 和 IL-1β 与 IFN-γ 相似，在血管局部炎症中起重要的诱发作用。它们还能够抑制蛋白脂酶的作用，导致 VLDL 水平升高和高三酰甘油血症。Th2 型细胞因子如 IL-4 和 IL-10 在晚期斑块中含量较低。IL-4 和 IL-10 可以抑制炎性反应如环氧化酶 2 和诱生型一氧化氮合酶的产生，因此对动脉粥样硬化有保护作用。

内皮细胞损伤是动脉粥样硬化发生的启动步骤，其功能降低主要表现为正常的抗凝、抗细胞黏附和抗氧化功能减弱。平滑肌细胞增殖是动脉粥样硬化形成的重要环节。内皮细胞和平滑肌细胞并非免疫细胞，但在发病过程中对免疫介质有反应，甚至可以产生一些免疫介质。两者均能表达 IL-1 和 IL-6，这些介质对淋巴细胞的激活有明显放大效应。此外，在 IFN-γ 诱导下表达 MHC Ⅱ的内皮细胞也可以作为“免疫提呈细胞”在免疫反应初期代替巨噬细胞，在局部免疫反应的启动和发展上均具有重要意义。同时，内皮细胞和平滑肌细胞可以产生 MCP-1。动脉粥样硬化斑块中 MCP-1 高度表达是内膜单核-巨噬细胞募集和泡沫细胞形成的主要因素。

（2）体液免疫与动脉粥样硬化　体液免疫也参与了动脉粥样硬化形成的机制。在人和实验动物动脉粥样硬化斑块中已检测到免疫球蛋白和终末性的 C5b-9 补体复合物或补体受体，表明沉积于组织的 IgG 可能导致斑块内局部的补体激活。另外，非抗体物质也可以通过 C3 旁路途径诱导血管壁内补体活化。胆固醇沉积早期即可发生补体激活，提示脂质可能是激活补体的因素。补体活化后可以趋化单核细胞，诱导巨噬细胞产生 IL-1，诱导内皮细胞表达黏附分子，并使巨噬细胞转化为泡沫细胞。

综上所述，动脉粥样硬化可以理解为一种慢性炎症病理过程。这一过程中，内皮细胞、巨噬细胞和平滑肌细胞构成病灶的三要素。三者通过细胞因子、生长因子等相互作用，构成复杂的网络，促进动脉粥样硬化的发生发展。淋巴细胞作为重要的免疫细胞，引起病灶内的免疫反应，加重了这一网络的复杂性。

724 • 抗炎疗法能防治动脉粥样硬化吗？

炎症反应在动脉粥样硬化过程中起到关键的作用，且与疾病的预后有关。随后的讨论焦点是，调节炎症/免疫状态能否延缓动脉粥样硬化的发生和发展。

感染在动脉粥样硬化发病中可能起到促进作用，抗感染治疗曾被寄予了很大希望。然而近期的抗生素实验并未显示抗感染治疗对心血管终点产生明显益处。多数研究认为即使在动脉损伤处证实有病原体的存在，仍不能肯定其是“因”还是“果”。因此，对动脉粥样硬化中的感染/炎症因素尚需更深入的研究。

促炎途径在动脉粥样硬化发生中起重要作用，阻断促炎因子、促进抗炎因子的免疫调节疗法具有较好的治疗前景。目前临床用于预防和治疗冠心病的一些药物已被证实具有抑制炎症和调节免疫的作用。

（1）调脂类药物　调脂类药物除了可以调节血脂代谢紊乱，尚可以通过其抗炎作用延缓动脉粥样硬化的发展。研究显示：贝特类药物能够降低 CRP 水平，并能与过氧化物脂质体增殖因子活化受体（PPAR）-α结合，抑制T细胞分泌炎症性细胞因子；他汀类药物可以减少血管壁上的MHC Ⅱ（Ⅱ型主要组织相容性抗原）类抗原和黏附分子的表达，抑制淋巴细胞的激活并调节T细胞亚群功能。

（2）抗血小板聚集药物　有学者发现，阿司匹林降低CRP水平，在基础CRP水平较高的患者中，阿司匹林具有更有效的保护作用。氯吡格雷是比阿司匹林更强的抗血栓药，研究发现此药可以减少ADP、诱发的白介素受体（CD40）表达，具有抗炎作用。

（3）其他药物　如降压药物中的血管紧张素转换酶抑制剂（ACEI）和Ang Ⅱ受体阻滞剂被证实具有直接抗炎作用，降糖药物中的噻唑烷二酮类药物是PPAR-γ的激动剂，可以抑制T细胞活化和炎性细胞因子分泌。

随着对病变环节的认识不断增多，很多新的疗法正处于实验阶段。如免疫接种疗法、抗黏附治疗、CD40-CD40L阻滞剂、干扰素阻滞剂、核因子NF-κB抑制剂以及白细胞介素-10（IL-10）等均具有潜在应用价值。

总之，炎症在动脉粥样硬化的发生发展全过程中起到重要作用。局部或非局部的炎症都能促进动脉粥样硬化的发生发展，并参与急性事件的发生。积极控制动脉粥样硬化过程中的炎症反应对动脉粥样硬化的防治具有重要的意义。

725•血小板参与动脉粥样硬化形成和发展的机制是什么？

长期以来人们对血小板在动脉粥样硬化中的作用认识不足，主要局限于凝血和血栓形成方面，因此使用抗血小板药物主要目的是为了防止血小板聚集和血栓形成。近年来的一些研究显示血小板作为炎症细胞其活化惑释放的一些炎症介质直接参与动脉粥样硬化的形成和发展，并且与斑块的不稳定关系密切。急性冠状动脉综合征（ACS）最主要的发病机制是斑块破裂后继发血栓形成，故ACS亦被称为动脉硬化血栓性疾病，而血小板是唯一的既作用于动脉粥样硬化的炎症反应又作用于血栓形成的细胞，因此不难理解为什么抗血小板治疗在ACS发病中起十分重要的作用。近年来循证医学研究（Cure试验、Credo试验）显示加强抗血小板治疗即阿司匹林+氯吡格雷可明显减少ACS患者心脏事件的发生率，再次证明抗血小板治疗在ACS发病中的重要地位。

血小板活化后释放多种炎症介质，主要包括血栓素A_2（TXA_2）、5羟色胺、二磷酸腺苷、血小板衍生生长因子和转化生长因子，P-选择素等黏附分子，单核细胞趋化因子和CD154等，这些物质的作用主要集中在以下几个方面：促进血小板黏附和聚集；促进血小板与白细胞黏附并激活后者，促使白细胞与内皮细胞黏附和白细胞向血管内膜迁移；诱导血管平滑肌细胞的迁移和增生。除直接作用外，血小板在白细胞、内皮细胞和平滑肌细胞之间的相互作用中也充当重要的网络连接作用，共同促进动脉粥样硬化的发展。

（1）活化的血小板加重血管内膜的损伤　血管内膜的损伤是导致动脉粥样硬化形成的先决条件，现已知高脂血症、高半胱氨酸血症、高血压、感染和大量吸烟等因素均可造成内膜损伤，从而诱发损伤局部的血小板黏附和聚集，聚集的血小板通过释放一些炎症介质使内膜损伤进一步加重，例如血栓素A_2、二磷酸腺苷和5羟色胺，除进一步促进血小板聚集外均可引起血管强烈收缩和血管通透性增加，后者可促使胆固醇沉积于内皮下，活化的巨噬细胞吞噬胆固醇成为泡沫细胞并堆积形成动脉粥样硬化早期的脂质条纹。另一方面血小板进一步聚集引发凝血的瀑布反应，导致附壁血栓形成，造成局部内皮细胞供血、供氧更加障碍，甚至致内皮细胞死亡。

（2）活化的血小板与白细胞发生黏附并促使其向血管内膜迁移　血小板被激活后通过释放细胞黏附分子P-选择素，与白细胞表面的P-选择素糖蛋白1相结合启动血小板与白细胞间的黏附反应，进而促进白细胞与内皮细胞发生黏附和白细胞迁移到内皮下。活化的白细胞可激活单核细胞，同时血小板亦能诱导单核细胞表达和分泌单核细胞趋化分子-1、白细胞介素-8，随后单核-巨噬细胞产生多种炎症因子如肿瘤坏死因子和白细胞介素-1以及金属蛋白酶系列，进一步促进和加重炎症反应，加速动脉粥样硬化的进展和斑块的不稳定。

（3）活化的血小板诱导动脉中膜平滑肌细胞迁移增生　黏附于受损内皮细胞的血小板能够分泌血小板衍生生长因子、转化生长因子-2和表皮生长因子（EGF）等肽类生长因子诱导平滑肌细胞增殖，同时促进动脉中膜的平滑肌细胞向内膜迁移。最终导致斑块的形成，血小板活化后释放的5羟色胺和二磷酸腺苷对血小板诱导的平滑肌细胞的增殖也有增效作用。

（4）CD40-CD154系统对血管壁炎症反应的调节作用　活化的血小板能够表达CD154（又称CD40L，是CD40的配体），它是一种跨膜蛋白，其受体CD40主要在单核-巨噬细胞和内皮细胞表达，CD154激活后迅速转移至细胞膜，可显著上调血管细胞黏附分子1和细胞间黏附分子1表达，促进内皮细胞与单核细胞黏附，还可以促使血管内皮细胞、平滑肌细胞和巨噬细胞产生高水平的致炎细胞因子，如白细胞介素-6、白细胞介素-8、肿瘤坏死因子-2和单核细胞趋化因子-1等。CD154和CD40相互作用可诱导血管内皮细胞、平滑肌细胞和巨噬细胞表达和释放间质胶原酶（MMP1），基质溶解素（MMP3）和胶原酶B（MMP9）。在粥样斑块局部基质金属蛋白酶表达异常增加，可使斑块转化为不稳定斑块最终导致ACS发生。

综上所述，血小板经多种途径参与动脉粥样硬化形成和发展，因此抑制血小板活化在ACS中具有重要的临床意义。

726 抗血小板药物在抑制动脉粥样硬化形成和发展中的作用是什么？

目前常用的抗血小板药物主要是阿司匹林和氯吡格雷。

（1）阿司匹林　阿司匹林最初作为解热镇痛药物在临床应用，20世纪70年代研究发现该药具有很强的抗血小板聚集的作用，并逐渐应用于临床，目前已成为冠心病患者抗血小板治疗的最重要的药物之一。近年来的研究发现除上述作用外，阿司匹林具有一定的抗动脉粥样硬化的作用，2002年Cyrus等采用低密度脂蛋白受体缺陷的大鼠，高胆固醇喂养诱发动脉粥样硬化的同时服用小剂量阿司匹林，18周后阿司匹林组的动脉粥样硬化病变范围减少63.5%，病变处巨噬细胞数量减少57%，平滑肌细胞数量和胶原分别增加77%和23%，此外还明显减少细胞间黏附分子-1（sICAM-1）、单核细胞趋化因子-1、肿瘤坏死因子-2等细胞因子水平。该研究证明小剂量阿司匹林能够减轻血管炎症反应，抑制斑块的进展并增加斑块的稳定性。近年来国内陈纪林等的研究显示，不同剂量阿司匹林（100，300，500mg/d）均可抑制高胆固醇喂养的大白兔主动脉粥样硬化，其中 300mg/d 和 500mg/d 对主动脉粥样硬化抑制程度明显优于 100mg/d，而 300mg/d 和 500mg/d 之间的比较未能显示差异有统计学意义，因此我们推荐在预防动脉粥样硬化方面 300mg/d 为最佳选择剂量。对于阿司匹林究竟通过什么途径抑制动脉粥样硬化目前尚无一致的意见，体外细胞培养结果显示阿司匹林可以通过抑制单核-巨噬细胞的环氧化酶-2 抑制培养细胞的增殖反应，减轻炎症反应，这样阿司匹林抑制动脉粥样硬化可能通过抑制环氧化酶-1（抗血小板途径）和环氧化酶-2（抗炎症途径）双重途径完成的。

（2）氯吡格雷 氯吡格雷为血小板二磷酸腺苷受体阻滞剂，不可逆地抑制二磷酸腺苷诱发的血小板聚集以及继发抑制由二磷酸腺苷介导的糖蛋白Ⅱb/Ⅲa 复合物的活化。该药较另外一种二磷酸腺苷受体阻滞剂噻氯匹定（抵克力得）作用快且副作用低，故已成为继阿司匹林之后临床最主要的抗血小板药物。Herbert 等动物实验研究显示氯吡格雷可明显减少兔颈动脉损伤后（完全干燥法）的内膜增生，国内陈纪林等的研究显示氯吡格雷可明显抑制高胆固醇喂养的兔主动脉粥样硬化，但当氯吡格雷与阿司匹林合用时，对动脉粥样硬化抑制更加明显。Klinkhardt 临床研究显示连续服用氯吡格雷 4 天能使血 P-选择素表达减少 66%，以上研究结果进一步证明抗血小板治疗在预防动脉粥样硬化方面的重要性和加强抗血小板治疗的必要性。

综上所述，可以设想不远的将来，在抗血小板治疗的基础上联合阻断炎症反应关键环节的阻滞剂，例如特异性环氧化酶-2 阻滞剂以及 P-选择素和 CD154 的阻滞剂，有可能进一步减缓动脉粥样硬化的进展，达到降低冠心病病死率的目的。

727. 血小板在血栓栓塞性疾病的形成发展中所起的作用是什么？

血栓栓塞性疾病及其并发的病变，是最常见的死亡病因之一，且其发病率仍在不断上升。血小板作为血栓的主要组成成分，在血栓形成中，特别是在动脉血栓和微血管血栓形成中，起着关键作用。正常循环血液中血小板处于静息状态，当血管壁受损如动脉硬化斑块破裂暴露血管内皮下基质，血小板就会通过其表面膜糖蛋白（GP）b 与 vonWillebrand 因子（vWF）结合而黏附于内皮下的胶原组织，同时通过其表面的胶原受体 GPⅠa、Ⅱa 和 GP 直接与胶原相结合，从而牢固地黏附于内皮下胶原组织。黏附的血小板或受到血小板激活剂（如胶原、凝血酶等）作用的血小板会发生一系列反应，包括花生四烯酸代谢，产生血栓素 A_2（TXA_2）和释放出细胞内颗粒内容物（二磷酸腺苷等），最后导致血小板 GPⅡb/Ⅲa 复合物的构型改变，形成黏附分子受体，并通过与纤维蛋白原的结合而使血小板之间相互黏附、聚集成团，在血管破损处形成早期止血栓。此外通过血小板的释放产物，可进一步引起血管收缩，刺激白细胞，损伤内皮细胞，促进血液凝固，有利于血栓形成。因此研制开发抑制血小板黏附、释放、聚集功能和血小板活化的抗血小板药物是抗血栓治疗的一个重要策略。

728· 抗血小板药物在外周血管疾病中的应用价值如何？

动脉血栓性疾病是一种全身性的疾病，发生于全身的大中型动脉，包括颈动脉、主动脉、冠状动脉和外周动脉。动脉硬化能影响所有血管床的内皮细胞，尸体解剖发现许多患者在一个部位有动脉粥样硬化，在其他部位也有动脉粥样硬化。实践上心脑血管疾病并发外周血管疾病（PVD）多见；同时发作外周血管疾病、卒中和心肌梗死危险性极高；同时发作外周血管疾病与心肌梗死、卒中的危险性也非常高。在缺血性事件危险患者氯吡格雷与阿司匹林对比的随机双盲试验（CAPRIE）研究中，以往血管事件史和血管性危险因素，在3个临床亚组互有重叠，脑卒中组有12%，周围动脉疾病组有8%的心肌梗死史，6%周围动脉疾病组患者曾有脑卒中史。可以说，周围动脉疾病常常提示动脉疾病广泛而严重，使患者处于发生心肌梗死、卒中和心血管性死亡的危险之中。由于动脉血栓形成使社会负担加重，心肌梗死和卒中的发生率预计从1997～2005年上升近1/3，因此对高危患者的有效管理已成为当务之急。

阿司匹林对大多数类型的血管闭塞事件风险增高的患者具有保护作用，包括那些患有外周动脉疾病病史的患者。近年抗栓临床试验协作组再次进行了荟萃分析，结果共入选197项抗血小板治疗与对照组比较的随机临床试验和90项不同抗血小板治疗比较的随机临床试验，共包括135640例闭塞性动脉疾病的高危患者。这些研究患者可分为5种主要类型：既往心肌梗死史、急性心肌梗死、既往卒中/短暂脑缺血发作、急性卒中和其他高危因素患者。试验主要评估终点是“严重血管事件”（指非致死性心肌梗死、非致死性卒中、血管原因的死亡以及任何一种不明原因的死亡）。结果显示，在71912例接受抗血小板治疗的高危患者中共记录到7705例严重血管事件（10.7%），而72139例对照组患者中调整后的严重血管事件为9502例（13.2%），接受抗血小板治疗的患者所有严重血管事件的联合终点减少约1/4。在具有冠状动脉及外周动脉疾病和高危栓塞风险的亚组患者中，抗血小板治疗的受益情况一致。结果还显示，抗血小板治疗可使血管性死亡的发生风险减少15%。对于不同剂量阿司匹林的比较，本次分析表明，小剂量阿司匹林（75～150mg/d）长期抗血小板治疗是有效的。换句话说，现有证据支持75～150mg/d的阿司匹林用于高危患者严重血管事件的长期预防。

从疗效看，在周围动脉疾病的患者中，氯吡格雷的疗效确实大大超过阿司匹林。CAPRIE研究的是血栓性疾病，研究人群由各项动脉粥样硬化的亚组患者组成，包括新近发生的心肌梗死、新近发生的缺血性脑卒中或有症状的周围动脉疾病的患者，共19185例患者，每一亚组的患者多于6300例，平均随访1.91年。在周围动脉疾病组，症状出现至随机的平均时间为4.2年，两个治疗组的基线特征是相似的。事件的年平均发生，氯吡格雷组为3.71%，阿司匹林组为4.86%，氯吡格雷的相对危险性下降23.8%（95%的可信限：8.9～36.2，$P=0.0028$）。在CAPRIE试验中，有相当比例患者在多个血管床发生动脉血栓性疾病，治疗一个心血管事件可以使所有血管床的并发动脉血栓事件减少。单用氯吡格雷与单用阿司匹林的疗效比较，在 3 ~6 个月随访中，氯吡格雷组致死性和非致死性心肌梗死降低了 19.2%。抗血栓试验协作组收集了 9214 例外周血管疾病患者，接受抗血小板治疗的患者发生严重血管事件的比例降低了 23%，氯吡格雷比单用阿司匹林更有效，相对危险性下降 8.7%（$P=0.043$）。这些结果强化了所有闭塞性血管事件高危或中危患者，将抗血小板药物（如氯吡格雷）作为每天常规治疗的临床应用价值，而且只要危险仍然很高就应持续应用。另一项研究中，噻氯匹定提高了下肢大隐静脉旁路移植术后的长期通畅率，随机分组后两年，噻氯匹定组有 66.4% 的患者，安慰剂组有 51.2% 显影通畅。在 Cochrane 协作组，抗血小板治疗可使血管移植术后 12 个月的再阻塞危险降低 42%。正在进行的 CHARISMA 试验探索对动脉血栓形成高危人群（发生过动脉血栓性事件的患者：心血管、脑血管或外周动脉）和已确认有各种动脉血栓形成危险因素的患者，氯吡格雷对其治疗和预防价值。

在某些临床情况下，已证实阿司匹林加用其他抗血小板药物会使严重血管事件风险进一步减低，因为氯吡格雷和抵克力得均为 ADP 抑制剂，可能与阿司匹林具有互补效应。正在进行的 CAMPER 研究，将评价在阿司匹林标准治疗背景下，氯吡格雷是否会提高外周血管疾病患者血管成形术后的生存率或血管通畅率。

目前临床存在的问题是这些有效的治疗尚未得到应有的普及。近来有调查表明，仍有一大部分高危患者没有接受充分的抗血小板治疗，在所有具有外周动脉疾病病史的患者中，只有大约一半（或者更少）的患者明确接受了抗血小板治疗，这个比率在老年患者和糖尿病患者中更低，尽管它们的绝对风险更高。

729• 如何判断血管损害的亚临床病变？

心血管病各种危险因素，如高血压、高血糖、高血脂、肥胖及吸烟等，通常通过损害血管的结构和功能导致心、脑、肾等器官并发症的发生。临床上反映血管亚临床病变的指标主要为动脉弹性异常，表现为①动脉的扩张性降低；②动脉壁增厚及硬度增加；③动脉顺应性下降；④动脉内的斑块形成等。

动脉的检查动脉的弹性可以较好预测心脑血管危险因素所导致的血管损害亚临床病变及对心、脑血管疾病时的血管病变程度的判断。临床上可通过以下仪器及指标检测动脉弹性：

（1）通过 CVProfilor DO-2020 桡动脉测定仪进行大动脉弹性（C_1）及小动脉弹性（C_2）的测定，C_2 的下降比 C_1 的下降能更好地预测疾病早期（亚临床）的病理改变。

（2）Dynapulse 的 DP5000 型肱动脉测定仪可测定系统血管顺应性（SVC）、系统血管阻力（SVR）、肱动脉顺应性（BAC）、肱动脉扩张性（BAD）及肱动脉阻力（BAR）。以 SVR，BAR 能更好地反映小动脉功能，以 SVC、BAC 及 BAD 可以较好地反映大动脉的弹性功能状况。

（3）脉搏波传导速度（pulse wave velocity，PWV） PWV 大，表示动脉硬度高、顺应性差〔动脉顺应性 = dV（容积）/dP（压力），单位为 ml/mmHg〕，反之，则血管硬度低，反应性佳，常常有脉压（PP）的增大。

（4）用肱动脉超声进行血流反应性血管扩张测定 利用这种方法能计算得到多个定量

血管弹性的指标，如动脉可扩张性系数（distensibility coefficient，DC）、动脉顺应性系数（compliance coefficient，CC）等。

另外，脉压增大也常提示动脉弹性明显减退。而内皮功能不良常反映早、中期的动脉弹性异常。因此早期检测动脉的结构及功能异常对于预测血管的亚临床及临床疾病具有重要意义。

730·常见心脑血管危险因素与动脉弹性的关系如何？

心血管病各种危险因素，如高血压、高血糖、高血脂、肥胖及吸烟等，与以血管弹性改变为主的血管亚临床病变密切相关。例如：

（1）高血压　高血压是心脑血管疾病的重要危险因素，常伴有动脉顺应性降低，顺应性变化既反映了血管壁内的压力变化也体现了血管壁的结构和功能异常。一些观察提示顺应性降低可发生于临界高血压并多伴有血管的亚临床病变。这种顺应性的降低是高血压及动脉粥样硬化预后的决定因素。血管的亚临床病变常表现为内皮功能失调，而高血压又是导致内皮功能紊乱的重要心血管危险因素之一。在动脉循环中与血压波动反应有关的小动脉及其小分支血管中，一氧化氮（氮氧化物）起着非常重要的控制作用。有实验显示，将N-硝基L-精氨酸甲基醇注入正常人，发现大动脉顺应性不受影响，但阻力小动脉顺应性的波动反应明显减少。此外，小血管的结构改变可以导致管腔径改变，管壁变硬和血流储量减少而形成动脉重构，从而可以影响动脉功能。小动脉弹性主要反映微血管循环中内皮的功能紊乱，内皮功能紊乱通常发生在整个动脉系统中，更容易在微血管和小动脉中探测到。高血压是以血管的结构和功能改变作为特征，高血压时动脉顺应性下降的原因，一方面是血压增高的机械应切力作用，另一方面是血管结构改变所致，小动脉发生结构性重构，导致顺应性下降，从而加速了血压进一步增高及相关器官损害的加重。Beltran等发现单纯收缩期高血压患者动脉顺应性降低35%～63%。在对高血压病患者血压、脉压与大动脉弹性和小动脉弹性相关性的研究中发现，SBP、DBP、脉压与小动脉弹性相关系数分别为－0.520，－0.438及－0.417，P均<0.01。原发性高血压患者经服降压药治疗后，在SBP、DBP明显下降时，脉压及大动脉弹性变化不大，而小动脉弹性则出现有显著意义的升高，从而提示降压治疗可以明显改善小动脉的弹性及血管亚临床病变的进展。

（2）糖尿病及血脂紊乱　动脉顺应性的降低伴有血管僵硬性增加，也可见于粥样硬化及糖尿病的患者，脉压增加可限制传输血管利用一氧化氮（NO）。糖尿病是一种多基因遗传性疾病，小动脉弹性的降低可能是由于遗传引起，它往往流行于具有心血管疾病家族史的人群，这种遗传倾向可通过小动脉弹性降低的动脉硬化人群证明。小动脉弹性降低也同时存在于吸烟者，糖尿病患者或其他高风险的心血管疾病患者中。有研究发现：当血液中总胆固醇>5.98mmol/L（230mg/dl）及三酰甘油>2.03mmol/L（180mg/dl）时，动脉的血管顺应性均<0.035ml/mmHg，而血管顺应性均>0.035ml/mmHg患者中，平均胆固醇在4.68mmol/L（180mg/dl），平均三酰甘油为1.13mmol/L（100mg/dl），从而说明高血脂的患者有较差的动脉顺应性及扩张性。还有研究发现：在平均年龄>54岁糖尿病患者中大动脉弹性值没有特殊的异常，糖尿病组与非糖尿病组之间差异无统计学意义（$P>0.05$），但小动脉弹性值糖尿病组明显低于非糖尿病组（$P\leqslant0.001$），从而提示糖尿病多见于小血管及微血管病变，常伴有内皮功能的紊乱。动脉扩张性反映了血管的弹性功能，在高血压、糖尿病及高血脂症时血管弹性功能与正常人比较明显降低。在 1 型及 2 型糖尿病的患者中，动脉中层平滑肌动脉有异常糖基化代谢，2 型糖尿病的病程与动脉壁的硬度明显相关，1 型糖尿病血管硬度病变主要表现为动脉壁的厚度增加。

731 • 脉压增大有何临床意义？

脉压（PP）增大常是动脉顺应性降低一种临床表现，多见于一些老年高血压患者，与年龄有关的变化主要是动脉扩张，弹力纤维退变，平滑肌的组织疲劳。近年我国在对 10076 人进行的心血管危险因素基线调查中发现，在 PP >47mmHg 的患者，冠心病的事件发生率为 105/10 万，相对危险（RR）为 4.68，而 PP <40mmHg 冠心病患者的发生率 2.6/10 万，RR 仅 1.17。PP 对脑血管事件的影响为：当 PP >47mmHg 时，脑卒中事件的发生率为 48.1/10 万，RR 为 6.83；而对 PP <40mmHg 患者，脑卒中的发生率为 12.3/10 万，RR 仅为 1.77。从而提示 PP 增大预测着心脑血管事件的危险。最近几年来的许多大规模临床试验和流行病学研究证实，PP 增加是较收缩压（SBP）上升与发生心脑血管事件关系更为密切的因素。美国 Framingham 队列研究在调查冠心病、脑血管事件与血压关系中发现，在老年人中 PP 已成为心脑血管事件的主要危险因素。在 EWPHE、syst-Eur、syst-ChinaR 的三个临床试验中观察了 7929 例原发性高血压患者的 SBP 及 PP 成分的变化，提示当 SBP 恒定在 160mmHg 时，舒张压（DBP）低（75mmHg）比 DBP 高（95mmHg）的患者 2 年末的心血管事件发生率增高了 12%，表明 PP 越大的高血压患者死亡率越高。PP 增加实际上是大动脉僵硬度增加的结果。正常状态下大动脉可以缓冲左心室射血产生的流量波动和压力波动，动脉扩张性降低的主要表现为动脉僵硬性增加。因为压力波动的发生部位距升主动脉较近，结果就增加了主动脉和心室收缩期压力，降低了舒张期压力，因此大动脉缓冲功能的降低会导致 SBP 水平升高，DBP 水平降低，PP 增大。大动脉弹性降低、僵硬度增加、顺应性下降及扩张性减弱是包括高血压在内的许多心血管危险因素导致的早期血管功能改变。在充血性心力衰竭患者桡动脉、颈动脉及腹主动脉的扩张性指数分别降低 35%、31% 和 45%。

732 • 改善动脉弹性的可能性如何？

经过系统降压治疗，血压控制在正常水平的高血压病患者，其心脑血管事件的发生率和死亡率仍高于无高血压的正常人。显然，单纯的降压治疗是远远不够的，可能非压力因素参与预后的调控，由此在学术界掀起了对不同血压成分及其确切预后价值的研究。事实上，降压治疗的最终目标是阻止血管病变的发生、发展和降低心血管事件的发生率和死亡率。从血管造影技术应用于临床以来，对血管病变的干预始终局限于通过解除管腔局部机械阻塞而达到治疗的目的。随着对血管病变的深入了解，认识到血管结构及功能病变可能与各种心血管并发症的发生有关。因此，早期发现和干预血管壁病变是延缓和控制心血管事件发生的根本措施。在动脉弹性检测指标中大动脉弹性 及 PWV 更能反映大动脉弹性的变化，在 PP 增大的个体常表现为 PWV 的增大及大动脉弹性的降低，在冠心病及脑卒中的患者也同样反映出 PWV 的增大及大动脉弹性、小动脉弹性的降低现象。而在血压、血糖增高的个体常表现为大动脉阻力（SVR）、肱动脉阻力（BAR）增高及小动脉弹性降低，多有内皮功能的紊乱，及时纠正这种紊乱将改善动脉的弹性功能和降低心脑血管事件的危险。

一些研究发现，对于高胆固醇血症患者长期服用辛伐他汀使胆固醇降低 33% 则可明显的改善动脉的扩张性；心力衰竭患者在使用了血管紧张素转换酶抑制剂（ACEI）数月后大动脉平滑肌中层面积的扩张性得以改善；在标准 ACEI 治疗的基础上加上血管紧张素Ⅱ受体阻滞剂（ARB）治疗后可以进一步改善颈动脉和主动脉的扩张性；动脉弹性的变化在老年收缩期高血压的研究中越来越受到重视。近几年的许多报道已阐明反映大动脉僵硬度增加的 PP 升高与预后密切相关。在对老年收缩期高血压的大型临床试验中发现，采用钙离子通道阻滞剂积极长期的达标降压治疗，可以使卒中的风险下降 42%、冠心病的风险降低 26%、心力衰竭的危险下降 29%、所有心血管的危险降低 31%。2002 年 Giannattasio 在欧洲抗动脉硬化研究中指出：①高胆固醇血症及心力衰竭都伴有动脉扩张性的降低。这是这些病的重要的病理生理学变化特征之一，包括胆固醇水平增高及肾素-血管紧张素的激活；②降低血压可以改善大动脉扩张不良引起的心脑血管病事件，这种有益的效应在不同的降压药上都可以体现。但令人遗憾的是在这些试验中没有反映血管顺应性及弹性的主要参数。因此，针对老年收缩期高血压这样一个群体在我国进行动脉结构及功能的研究可能有助于我们解释不能单纯用血压水平解释的临床事实。

目前已完成和正在进行的许多大规模临床试验都采用心血管事件的发生率和死亡率作为临床评估的终点，尽管其结果可靠，但由于获得上述结果需入选高危患者或需观察较长时间，因此，不能对占人群绝大多数的亚临床患者的危险性进行评估。探讨无创测定亚临床血管病变的方法及其与预后心血管事件的关系，不仅为早期和方便地检出预后心血管的高危患者提供了一项指标，同时可为判断临床干预效果提供可靠的替代终点。

动脉弹性的异常作为血管病变的亚临床疾病要充分重视。心血管危险因素（血压、血脂、血糖的异常）与动脉弹性异常密切相关并参与了心脑血管疾病的发生发展，应当加强对危险因素的控制及血管弹性的改善，才能更好地减少心、脑血管事件的危险。

733 • 主动脉夹层分离临床表现怎样？

主动脉夹层分离（aortic dissection）又称主动脉夹层动脉瘤（dissection aortic aneurysm）或主动脉夹层血肿，是血液渗入主动脉中层形成夹层血肿并沿着主动脉壁延伸剥离的一种严重心血管急症。内膜裂口将发生在主动脉压力最强部位，升主动脉近心端与降主动脉起始端，即在锁骨下动脉开口处下 2～5cm 处，撕裂的长轴常与主动脉长轴相垂直。随着心脏的收缩，血液不断进入夹层，并向远端发展，甚至可达中等动脉。夹层内血液可以形成凝块，形成血肿。夹层病变可向动脉外膜破裂引起大出血危及生命，夹层也可向内膜破裂，形成双通道，则病情趋于稳定。多数患者在急性期不发生瘤样改变，愈合期可由血肿造成局部瘤样膨胀，因而称为主动脉夹层病。

根据发病生存时间长短，本病可分为急性型和慢性型，前者指主动脉夹层分离、内膜破裂或外膜穿孔发生在 24～48 小时内或数星期内；后者指生存在 6 周以上，可因夹层分离远端再破入内膜形成双通道主动脉而使症状缓解，或因夹层血肿内血液凝固或纤维化而自行愈合。由于本病受累部位与范围不同，临床表现多变，病情复杂。

（1）突然剧烈疼痛　疼痛为发病开始最常见的症状，约 90% 以上患者从疼痛发作一开始即极为剧烈，往往为难以忍受的搏动样、撕裂样剧痛。常伴有大汗淋漓、恶心、呕吐和晕厥等。疼痛部位可在前胸或胸背部，也可沿着夹层分离的方向放射到头颈、腹部或下肢，累及肾动脉时可引起腰部剧痛。有的患者疼痛自发生后一直持续到死亡。镇痛剂如吗啡等难以缓解。有的因夹层分离远端内膜破裂使夹层血肿中血流重新回到主动脉腔内而使疼痛缓解消失。疼痛消失后如再反复出现，应警惕夹层分离又继续扩展并向外膜破裂可能。一部分无痛患者多系发病早期出现晕厥而掩盖了疼痛症状。

（2）休克　在急性发病期约有 1/3 患者出现面色苍白、冒汗、四肢皮肤湿冷、脉搏快而弱、呼吸急促等休克现象。血压改变常与休克表现不呈平行关系，患者有其他休克表现但血压仅稍有降低，甚至不降低或反而升高。

（3）由于夹层血肿压迫周围软组织或波及主动脉大分支，可引起相应器官系统损害的临床症状和体征，甚至有时形成错综复杂的临床表现。如①心血管系统：DeBakey Ⅰ型及Ⅱ型夹层分离多侵犯主动脉瓣，使主动脉瓣区可突然出现舒张期杂音或伴有收缩期杂音。主动脉瓣关闭不全时，可出现脉压增宽或水冲脉等周围血管体征。左心室扩大可造成二尖瓣环扩大，引起二尖瓣关闭不全，在心尖区可听到收缩期杂音。主动脉瓣关闭不全明显时，易导致进行性充血性心力衰竭。夹层分离波及冠状动脉者，可引起急性心肌梗死。夹层血肿破裂到心包腔时，很快发生心包积血，从而引起明显心包堵塞症状，使病情迅速恶化，以致死亡。另外，本病常在发病后数小时出现周围动脉阻塞征象，必须反复检查观察颈、肱、桡及股动脉搏动变化。若动脉搏动消失或两侧强弱不等，或两臂血压出现明显差别，或上、下肢血压差距减小，均提示动脉阻塞。在主动脉夹层分离部位可听到血管杂音及震颤；②胃肠道症状：夹层分离病变部位在腹主动脉及其大分支，患者可出现剧烈腹部疼痛，常伴有恶心、呕吐等症状，可类似各种急腹症的表现。夹层血肿压迫食管、纵隔或迷走神经则出现吞咽障碍。夹层血肿破入食管可引起大呕血。血肿压迫肠系膜上动脉可致小肠缺血坏死而发生便血。压迫股动脉可致下肢疼痛，皮肤苍白发冷；③泌尿系统：主动脉夹层血肿波及肾动脉可出现腰部或脊肋角处疼痛或肾区触及包块，部分患者有肉眼血尿。肾脏急性缺血可引起急性肾功能衰竭或肾性高血压等；④呼吸系统：夹层血肿破入胸腔可引起胸腔积血，一般多见于左侧，可出现胸痛、呼吸困难、咳嗽、咯血等，同时伴有出血性休克；⑤神经系统：当主动脉夹层分离波及供应脑或脊髓的动脉或因休克引起脑或脊髓的血液供应不足时，可引起一系列的神经系统症状。夹层分离沿着无名动脉或颈总动脉向上扩展，可出现头晕、神志模糊、定向力障碍、嗜睡或晕厥，甚至昏迷。由于椎动脉到脑基底动脉环的侧支循环不足，可发生对侧偏瘫，同侧失明，眼底检查见视网膜苍白。夹层血肿压迫喉返神经可出现声音嘶哑。病变累及肋间动脉或椎管动脉，可发生阻塞，引起截瘫，在损伤部位以下的躯干感觉障碍，常有尿潴留。

734. 主动脉夹层分离的诊断要点是什么？应与哪些疾病相鉴别？

急性主动脉夹层分离的病变范围变化较大，可涉及身体不同部位，临床表现因发生部位、血管受压及组织穿破程度不同而表现各异，必须详细了解症状的发生及病情进展特点，密切观察病情变化，才能作出正确的诊断。本病的诊断要点为①发作开始即为撕裂样疼痛是本病疼痛的特点；②临床上虽有休克表现，但血压可不下降，在发病早期甚至反而升高；③突然出现主动脉瓣关闭不全的体征，伴有心力衰竭进行性加重；④在主动脉夹层病变部位触及搏动性肿块，或有血管杂音伴有震颤；⑤两侧颈动脉或股动脉搏动强弱不一致，甚至一侧搏动消失，或两臂血压有明显差别；⑥急腹症或神经系统障碍等同时伴有血管阻塞现象；⑦X线胸片显示进行性主动脉增宽或外形不规则，或有局部隆起等，但胸片不具有确诊价值；⑧本病确诊有赖于影像学诊断技术和主动脉造影检查，前者包括超声心动图、CT、MRI及DSA。

95%的主动脉夹层血肿发生在两个部位，即升主动脉离主动脉瓣口仅数厘米处和胸主动脉恰在动脉导管索处，左锁骨下动脉开口处不远，发生在腹主动脉者较少见。临床上可分为以下四型：Ⅰ型（近端与远端）：累及主动脉、主动脉弓及降主动脉一部分；Ⅱ型（近端）：局限于升主动脉，破口离主动脉口仅数厘米；Ⅲ型（远端）：累及降主动脉中上端或及腹主动脉，破口离左锁骨下动脉开口处不远，常向远端扩展，但很少逆行延伸至弓部、升部；累及横膈之上的胸主动脉为ⅢA型；延伸至横膈之下的腹主动脉为ⅢB型。Ⅳ型：医源性主动脉夹层，由左心导管或冠状动脉搭桥后所致。

本病应注意与下列疾病相鉴别。

（1）急性心肌梗死　急性心肌梗死疼痛一般逐渐增剧，疼痛部位局限胸骨后或向颈部或左臂放射，而主动脉夹层疼痛发作开始为撕裂样剧痛，用吗啡等不能缓解，部位更为广泛，可能涉及头颈、后胸、腰部、上腹部甚至下肢。心肌梗死引起脑动脉或周围动脉栓塞一般在发病后数日发生，而主动脉夹层引起的脑动脉或周围血管的阻塞的症状和体征都在发病后数小时之内。两者都可发生休克，但主动脉夹层有休克表现时血压不一定降低。需注意心电图呈现心肌梗死图形，并不能排除主动脉夹层累及冠状动脉而并发急性心肌梗死。各项影像诊断技术有助于诊断夹层分离。

（2）急腹症　主动脉夹层分离到腹主动脉或其大分支时可产生各种急腹症的临床表现，有时误诊为肠系膜动脉栓塞、急性胰腺炎、急性胆绞痛、肾绞痛、溃疡病穿孔或肠梗阻等。需密切观察身体相应部位有无血管阻塞体征，必要时做多普勒超声检查或进行主动脉逆行造影以资鉴别。

（3）其他原因引起的主动脉瓣关闭不全，如感染性心内膜炎所致主动脉瓣穿孔、主动脉窦瘤破裂，也可在胸痛后心底部突然出现舒张期杂音、连续性杂音或发生进行性充血性心力衰竭。这些疾病的胸痛一般不剧烈，与主动脉夹层分离鉴别除观察全身其他部位有无血管杂音、血管阻塞外，主要依靠多普勒超声或其他影像学检查。

735• 多发性大动脉炎的临床表现有哪些？

多发性大动脉炎是一种不太常见的血管疾病，为主动脉及其分支的慢性进行性的炎性病变，引起不同部位动脉的狭窄或闭塞。少数病例因炎性病变破坏动脉壁，造成动脉扩张或动脉瘤。由于受累的动脉不同，可产生不同的临床类型，其中以胸腹主动脉、肾动脉、头臂动脉、颈动脉较多见。当病变侵犯主动脉弓部则称主动脉弓综合征或无脉病；侵犯头臂动脉、颈动脉可引起脑缺血；侵犯肾动脉则产生肾血管性高血压。近年本病似有增加的趋势。

其主要临床表现如下：

（1）动脉炎活动期　有发热、出汗、乏力、食欲减退、体重减轻，可能伴有关节炎和结节性红斑等。

（2）动脉管腔狭窄或闭塞时出现局部缺血症状　如颈总动脉或无名动脉病变时可引起头面部和脑部症状，包括咀嚼时颊部肌肉疼痛、眩晕、记忆力减退、视觉障碍、晕厥甚至偏瘫；锁骨下、腋或肱动脉病变时出现患肢麻木无力、发凉，活动后肢痛，即上肢间歇性跛行；腹主动脉病变时可引起肠道功能紊乱或肠梗死；如累及髂总动脉，可有下肢发凉、发麻、乏力、间歇性跛行；肾动脉受累时出现肾性高血压；病变累及冠状动脉开口可致心绞痛或心肌梗死。

（3）相应的体征　①炎症期病变的动脉节段有压痛；②脉搏异常：主动脉弓或降主动脉局限性狭窄时，上肢血压较下肢血压明显增高，且下肢血管搏动弱。主动脉主要分支狭窄或闭塞时，可有无脉症。腹主动脉及两侧髂总动脉病变时，下肢脉搏减弱或消失；③血管杂音：根据不同受累血管，在相应部位可闻及血管杂音，如为主动脉弓或降主动脉狭窄时在胸骨旁、腋部或肩胛区，患侧锁骨下动脉移行区，腹主动脉病变时在腹部、肺动脉病变在肺动脉瓣区等相应部位可出现血管杂音。

736• 何谓血栓闭塞性脉管炎？

血栓闭塞性脉管炎是我国慢性周围血管疾病中最常见的病种，这是一种小动脉节段性阻塞性病变，血管壁全层呈炎性反应伴有腔内血栓形成和管腔闭塞，发生机化再通时则显示管腔明显狭窄，伴有继发性神经改变，主要发生在四肢的中、小动脉和静脉，以下肢尤为多见。临床特点为患肢缺血、疼痛、间歇性跛行，肢体营养障碍，受累的动脉搏动减弱或消失，伴有游走性血栓性浅表静脉炎和继发性感染，严重者有肢端溃疡或坏死。

737• 何谓系统性坏死性血管炎重叠综合征？

系统性坏死性血管炎重叠综合征，实际上是结节性多动脉炎和过敏性肉芽肿病重叠的综合征。过敏性肉芽肿病常有过敏体质表现，如严重的哮喘，嗜酸性粒细胞明显增高，组织中常有嗜酸性粒细胞浸润和肉芽肿反应，除累及小及中等动脉外，小的毛细血管和极小静脉也常受累，其他方面的表现和结节性多动脉炎十分相似。此综合征典型的表现既有高血压、肾受累、多发性单神经炎及内脏血管造影显示有中等大小动脉瘤而符合典型的结节性多动脉炎的表现，又有肺部受累、过敏体质和肉芽肿性反应。

738• 什么是红斑性肢痛症？何谓网状青紫？

红斑性肢痛症是一种原因不明的周围自主神经疾病。多见于中青年女性。病因为自主神经功能紊乱，血管运动失调。临床表现为以肢端，特别是足底、足趾的非感染性血管扩张、烧灼样疼痛。患处皮肤发红、发热，有时表现为针扎或刀割样感觉异常。在较高温度条件下，如站立、行走或患肢下垂时均使疼痛加剧，遇冷、抬高患肢疼痛减轻。症状夜间发作频繁，患者常把患肢露于被外或凉水浸足。发作时体格检查可见患处皮肤充血、发红、压之退色，皮肤温度升高，轻度肿胀、触痛及血管搏动增强。晚期可见皮肤溃疡、坏死。实验室查红细胞沉降率（血沉）、抗“O”均正常，类风湿因子等阴性。

网状青紫又称网状青斑（livedo reticularis）是一种少见的皮肤微动脉痉挛或闭塞性疾病。临床特点为肢体和/或躯干皮肤出现持续、对称的网状或斑片状青紫，主要由于伴随于皮肤微动脉的痉挛或闭塞而出现相对的小静脉扩张，使局部小静脉血液淤滞引起。其发病情况依各家报道而不同，有作者提出本病多见于20~30岁，男女发病率相似；而有作者指出本病好发于女性，大多初发于15~20岁。

网状青紫可分为原发性和继发性两种，多数为原发性，其病因不明；少数可继发于动脉粥样硬化、结缔组织病、结节性血管炎、恶性肿瘤、骨髓病及髓外增生病、异常高蛋白血症、物理性损伤、反射性交感神经营养不良症等。原发性与继发性临床表现无异，主要为四肢，主要是下肢皮肤呈持续、对称的网状或斑片状青紫，有时可累及臀部或躯干。网状结构的中间皮色正常。青紫在寒冷环境中加重，抬高患肢和在温热环境中则减轻，但并不完全消失。检查患肢动脉搏动良好，亦无静脉功能不全的体征。一般无其他症状，有时可伴有多汗症，患肢发凉、麻木，足和腿的感觉异常或钝痛。偶尔腿上的皮肤可有反复的溃疡形成，但足、趾的坏疽很少见。溃疡出现之前，可先在皮肤中出现压痛的结节，或在青紫区有水疱形成，水疱破溃即留下类似缺血性损害的浅表溃疡，常伴有明显疼痛。溃疡常持续，不易治愈。

739• 何谓雷诺综合征？

雷诺综合征（Raynaud syndrome）又称肢端动脉痉挛症，是较为少见的一种血管疾病，大多数见于寒冷的地区，具有明显季节性，冬天多见，夏天少见。本症几乎都发生在妇女，常20岁以前发病，绝少超过40岁。起病缓慢，病程较长。发病时的典型表现是指（趾）皮肤颜色呈间歇性改变，先苍白，后发绀，最后转为潮红。皮色的恢复常从指根部开始，逐渐向指尖延展。各手指并不同时恢复，而有先后。与颜色改变的同时局部有冷、麻、烧灼或刺痛感。受累的指（趾）有明显的对称性，有的伴有局部营养不良甚至溃疡、坏疽，病程长者可发生全身性疾病。

病理生理变化：首先双手和手指的苍白系由指动脉、指小动脉痉挛所致，此时毛细血管和乳头下的血管丛血流量明显减少，直至血流停滞引起毛细血管的缺氧性麻痹，此时肤色便转为发绀。当寒冷刺激解除后，指动脉痉挛得以恢复，血管呈一时性缺血后扩张，肤色便转为潮红，此后肤色转为正常。如果指动脉长期和频发的痉挛性发作，桡动脉内膜可增厚、管腔可狭窄以至阻塞，从而可产生指尖溃疡。

本征不仅见于肢端，也可发生于其他脏器，如脑、心、肺等可同时有血管痉挛性表现，只是发生于不同的血管床和在不同时间为不同因素所激发。

本征的病因至今尚未完全明确，一般认为可能与中枢神经功能紊乱、交感神经功能亢进或性腺功能有关；也有认为是血液循环中肾上腺素和去甲肾上腺素含量增高的结果。近年有人认为本征是某些全身性疾病的局部表现，寒冷、情绪激动或精神紧张是主要诱因，其他因素有感染、疲劳和月经来潮等。

有关其确切的发病机制尚不清楚，近年来假设通过血小板和花生四烯酸代谢产物的相反作用，调节局部血管血液停滞和反应性。血小板活化产生的血栓素 A_2（TXA_2）是有力的血管收缩剂和血小板凝聚剂，由血管内皮细胞产生的花生四烯酸的主要产物前列环素（PGI_2）是血管扩张剂和血小板凝集抑制剂。推测本征发病与血小板活化和血管内皮细胞合成 PGI_2 减少，破坏 PGI_2/TXA_2 平衡，使 TXA_2 的血管收缩和促凝集性能加强有关。此外，本征患者血中抗纤维蛋白酶降低，产生高纤维蛋白血症，可导致本症发病因素的高血黏度状态。

740. 常见获得性易栓症有哪些？

获得性易栓症（acquired thombophilia，AT）是指因存在获得性血栓形成危险因素或获得性抗凝蛋白、凝血因子、纤溶蛋白等的异常而容易发生血栓栓塞的一组疾病或状态。从定义上看，称其为“获得性易栓危险因素”可能更为恰当。AT 往往是遗传性易栓症患者血栓事件的诱发因素，几种获得性易栓症并存时更易发生血栓事件，以静脉血栓栓塞为主。目前国内对 AT 的重视度严重不足。

常见的 AT 危险因素包括年龄、血栓形成既往史、长时间制动、创伤及围术期、妊娠和产褥期、恶性肿瘤、口服避孕药和激素替代疗法、抗磷脂综合征、肾病综合征、骨髓增生性疾患、阵发性睡眠性血红蛋白尿症、糖尿病、后天性凝血因子水平升高和抗凝因子缺乏等。

（1）年龄　年龄是最大的 AT 危险因素，老年人的静脉血栓形成的可能性比儿童高近千倍。可能的原因包括老年人活动减少、肌张力减低、慢性病增多、静脉受损、凝血因子活性增高等。

（2）恶性肿瘤　肿瘤相关的血栓形成和血栓性静脉炎称为 Trousseau 综合征。恶性肿瘤患者中静脉血栓形成的发生率高达3%～18%。瑞典曾有一项研究显示，19%的静脉血栓患者在诊断的同时发现有恶性肿瘤，另有 5%的患者在静脉血栓事件后 1 年内发现恶性肿瘤。

有些患者可于肿瘤确诊前数年，反复发生静脉血栓或血栓性静脉炎。为此，国外有学者提出对于不明原因的静脉血栓或血栓性静脉炎患者，应常规撒网式筛查隐匿性恶性肿瘤。筛查试验一般包括大便潜血试验、盆腔检查、前列腺检查。痰细胞学、肿瘤标记物检测、腹部和盆腔超声波及 CT、乳房 X 线造影、胃镜、结肠镜等。但筛查的费用较高，有些筛查存在一定危险，筛查结果假阳性会给患者造成精神负担，因此，对特发性血栓形成患者行撒网式筛查尚不成熟。

恶性肿瘤引起静脉血栓的机制为多方面，包括肿瘤释放组织凝血活酶样物质、肿瘤机械性阻塞静脉、患病后活动减少、手术、放化疗等。

（3）手术和创伤　手术相关的静脉血栓形成在国内至今未引起足够重视。据国外资料，如不采取预防血栓的措施，手术相关的静脉血栓发生率可达 50%，由于大多无症状或症状轻微，易被忽视。不同类型的手术发生率有很大差异，髋关节和膝关节矫形术的血栓发生率为 30% ~50%，腹部手术可达 30%，妇科和泌尿科手术（特别是前列腺根除术）也有较高的静脉血栓危险。严重创伤，尤其是头部创伤、脊髓损伤、骨盆和下肢骨折，静脉血栓形成的危险性高达 50% ~60%。手术和外伤导致血栓形成的主要原因是组织因子的释放、血管内皮损伤及术后制动等。

（4）长时间制动　Virchow 最早提出血栓形成的三个主要原因，即血管壁的异常、血流和血液凝血成分的改变。在这些原因中，血流淤滞是静脉血栓形成的重要危险因素。在瘫痪、久病和术后卧床、管形石膏、长距离司乘旅行等情况下，由于通过肢体肌肉活动，促进静脉回流的功能受到影响，导致血流淤滞，易发生静脉血栓。

（5）口服避孕药（OCs）和激素替代疗法　OCs 于 1959 年问世，但 1961 年即报道了因子宫内膜异位症 OCs 而发生肺栓塞的首例病例，1962 年报道了首例 OCs 的患者发生缺血性卒中，1963 年报道了首例心肌梗死。研究证明，OCs 包括小剂量 OCs，静脉血栓形成的危险性增加 4 ~8 倍。大多数 OCs 包含一种雌激素和一种孕激素。雌激素炔雌醇的剂量已从 150pg 减少到目前的 30μg 以下，最近推出的产品仅含 20μg 或 15μg，但似乎仍未降低危险性。孕激素成分亦有增加血栓形成的危险。1995 年以来，10 项以上的研究表明：第三代孕激素地索高诺酮和 15-去氧高诺酮比第二代孕激素左炔诺孕酮引起静脉血栓的危险高 2 倍。另外，含有醋酸环丙孕酮的 OCs 比含第三代孕激素的 OCs 引起血栓的危险性还要大。

由于担心单用雌激素会增加子宫内膜癌的发生率，目前激素替代疗法（HRT）通常联合应用一种雌激素和一种孕激素。最近不少研究表明 HRT 可使静脉血栓危险增加 2 ~4 倍，是否增加动脉血栓的危险性各家的研究结果不一。我国妇女接受 HRT 的人数在逐步增加，应高度警觉其血栓危险性。

OCs 和 HRT 可使凝血因子Ⅶ、Ⅸ、Ⅹ、Ⅻ和ⅩⅢ水平增加，多种抗凝蛋白水平降低，破坏了正常的止血平衡，从而导致血栓形成。

（6）妊娠和产褥期　据估计，年龄 <35 岁的妇女、妊娠期间急性深静脉血栓（DVT）的发生率为 0.6/1000，年龄 >35 岁者为 1.2/1000，是同龄非妊娠妇女的 10 倍。产褥期发生静脉血栓的危险性亦增加，且比妊娠期危险性更高。妊娠后下肢静脉回流障碍、多种凝血因子活性增强、活动减少等是易栓倾向的原因。

（7）抗磷脂抗体　抗磷脂抗体主要包括狼疮型抗凝物和抗心磷脂抗体，是引起AT的最常见原因。由抗磷脂抗体引起的一组相关的临床症候群称为抗磷脂抗体综合征（APS）。抗磷脂抗体可出现于系统性红斑狼疮（SLE）等免疫系统疾病，SLE患者抗磷脂抗体阳性率约为50%。抗磷脂抗体也可独立存在。抗磷脂抗体患者血栓形成的发生率30%~40%。血栓既可发生于动脉也可发生于静脉，但以静脉为主，占70%左右。抗磷脂抗体阳性患者发生静脉血栓的危险性比正常人高约10倍。在一些抗磷脂抗体阳性患者的血清中发现了针对蛋白C、S（PC、PS）或凝血酶调节蛋白等抗凝蛋白的抗体，这也许能部分解释患者的易栓倾向。抗磷脂抗体还可能通过影响血小板活性、凝血或抗凝血机制和血管内皮功能而诱发血栓形成。

（8）凝血因子处于高水平状态　凝血因子活性的正常水平范围较大，一般在50%~150%。高水平的凝血酶原，凝血因子Ⅷ、Ⅸ、Ⅺ以及高水平的凝血酶激活的纤溶抑制物与静脉血栓形成的危险性增加有关。凝血因子高水平的人群（占普通人群的10%），静脉血栓形成的危险增加2~3倍。高水平凝血因子的原因不详，但从家庭聚集现象和有些凝血因子随年龄增长而增长来看，可能为遗传性和获得性因素综合所致。

741• 我国静脉血栓栓塞症的发病情况如何？

由于肺血栓栓塞（PTE）的栓子主要来自深静脉血栓（DVT），另一方面，DVT常引起PTE，两者密不可分，故人们将两者合称为静脉血栓栓塞症（VTE）。多年来，国内外不少学者均认为我国VTE的发病率明显低于西方国家，病因和临床特征也有所不同，但是否如此一直存在异议。

在西方国家，总人群中VTE的年发病率为0.05%~0.2%，而我国内地一直缺乏大规模人群调查的结果。香港一项连续4年的调查结果显示，该地区VTE的年发病率约为0.017%，西方国家相似研究所报道的年发病率比此高5~10倍。但此结果不能代表全国的情况，因为除遗传性易患因素外，VTE的发生还与许多获得性易患因素有关。国内一项多中心多病种的临床流行病学调查结果表明，肿瘤患者中DVT的发生率仅为2.8%，而欧洲的数据为40%~50%；卒中患者中DVT的发生率为6.7%，而加拿大曾报道卒中患者DVT的发生率为28%。这似也提示我国VTE的发生率较低。但国内的这项调查病例数仍相对较计少，而且研究者也称调查受到某些因素的影响，存在一定的局限性，故该结果有待进一步证实。事实上，并非所有疾病状态下VTE的发生率均低于西方人种。全髋关节置换术或膝关节置换术后VTE的发生率较高，中国大陆和香港的大多调查结果与西方国家相似，VTE的发生率为35%~53%。香港曾报道结肠癌手术后DVT的发生率41.7%，也下西方国家的报道相符。另外，在讨论我国VTE的发生率时，还要考虑我国医务人员对VTE的认识程度和VTE的诊断方法等影响因素。10年前，国内大多医生对VTE认识不足，透过近10年国文献的数量可见一斑。1994年国内杂志发表的有关VTE的文章不足50篇，以后逐年增加，到2003年已增至500余篇。排除杂志数量增加的因素后，增幅也是极为空显的。随着对VTE认知程度的提高和检测手段的完善，我们也可发现各大医院每年新诊断的VTE病例呈逐年增高趋势。北京安贞医院是一家以诊治心血管疾病为主的医院，1996 年以前每年新诊断 VTE 有 3 ~5 例，而自 1997 年起每年新诊断 40 ~60 例。还有一种情况值得一提，根据国内几项研究，与高加索人相比，汉族人亚临床型 DVT 的比例较高，而致死 PTE 发生本对较低，若医师对 VTE 缺乏认识，则易造成漏诊。有学者提出汉族人亚临床型 DVT 和非致死性 PTE 相对较多可能与汉族人纤维蛋白溶解活性较强有关，也可能与汉族人的生活方式、饮食结构和环境有关。并把近几年 VTE 报道增多归咎于上述因素的改变。综上可见，我国们 VTE 的发病率有可能被低估了。

从 VTE 的病因上看，无论是遗传性还是获得性易患因素，汉族人与高加索人确实存在差异。在西方国家，两种基因突变和三种抗凝蛋白缺陷是最常见的遗传性易患因素。VTE 患者中因子 V_{Leiden} 突变或凝血酶原 G20210A 突变药检出率 >50%，总人群中的发生率分别为 3% ~7%。但截至目前，中国内地、台湾和香港民汉族正常人群和 VTE 患者中均未发现凝血酶原 G20210A 突变，仅确定了 1 例因子 V_{Leiden} 突变。这与日本、韩国、泰国等亚洲国家的结果完全一致。西方国家 VTE 患者中蛋白 C、S 和/或抗凝血酶缺乏的检出率为 10% ~15%。而中国内地、台湾和香港的研究表明汉族 VTE 患者中这 3 种抗凝蛋白缺乏的检出率明显增高，为 30% ~55%，而且以蛋白 S 的缺乏最为常见，这也与高加索人群中以蛋白 C 缺乏为主不同。近年来西方国家的研究表明高同型半胱氨酸血症不但是动脉血栓的独立危险因素，也是静脉血栓的独立危险因素。国内的几项研究结果与国外一致。

通过对国内 7 家研究单位 1045 例 VTE 的综合分析，3 个最常见的获得性易患因素为静脉炎或静脉曲张（19%）、手术（17%）和外伤（17%），合并肿瘤者仅占 7.7%。而西方国家较常见的获得性危险因素则为手术、外伤和恶性肿瘤。静脉炎或静脉曲张之所以成为国内较常见的获得性危险因素，是因为国内静脉炎和静脉曲张有较高的发病率，两者占周围血管病的 12% ~20%，其原因不详。

赵永强曾综合分析国内 12 篇 VTE 的研究报道，1741 例 VPE 患者中男女比例为 1.68 : 1，相比之下，西方国家 VTE 患者的男女比例无明显差异，接近 1 : 1；国内新诊断的 VTE 患者的平均年龄在 50 岁左右，高峰年龄为 40 ~60 岁，比西方国家报道的高峰年龄提前近 10 岁。这种性别与年龄的差别是否属实，有待大规模流行病学调查的进一步证实。即使属实，似乎也缺乏合理的解释。

我国 VTE 的临床特征与西方表达基本一致，例如，90% 的 DVT 位于下肢；以 DVT 为初发表现的患者，11.1% ~44.7% 合并 PTE；在首先诊断为 PTE 的患者中，42% ~66% 的患者经检查证实存在 DVT。惟有个别报道称内脏静脉血栓的发生率可能略高于西方国家，但有待证实。

742 • 如何诊断深静脉血栓形成？

肺栓塞患者起源明确的栓子 70% ~90% 来自下腔静脉区域，且以急性髂股静脉血栓形成最多见，其次为腓静脉血栓形成。腓静脉血栓形成虽危害较小，但如不治疗，约 20% 的患者血栓向近心端蔓延，从而增加肺栓塞危险。而深静脉血栓形成（DVT）的患者，50% ~

70% 并发肺栓塞，其中 25% ~ 30% 的患者因未接受正确治疗而死亡。因此，对 DVT 的早期正确诊断及有效治疗是减少肺栓塞发病率和病死率的关键措施。

关于 DVT 的诊断问题，由于 50% 的 DVT 患者缺乏临床症状及体征，单凭临床表现诊断 DVT 常较困难，因此必须结合客观的辅助检查进行诊断。

（1）下肢阻抗容积描记法　通过测定阻塞静脉血液流出量的电阻信号变化间接检测 DVT。由于其操作简单费用低，在北美应用广泛。与静脉造影相比，其对有症状的近端 DVT 有很高的敏感性和特异性。但对非完全性阻塞的 DVT 敏感性可能较低。

（2）静脉超声　根据文献报道静脉加压超声诊断下肢近端 DVT 是可靠的，其敏感性及特异性分别为 95% 和 98%，较下肢阻抗容积描记法更准确。但对腓静脉及无症状 DVT 的诊断，超声敏感性低，诊断结果不可靠。此外，急性 DVT 发生后，应用超声跟踪血栓大小，有利于正确观察 DVT 的转归及再发。

（3）D-二聚体测定　是近年发展起来的协助诊断 DVT 的快捷、简便，又相对准确、有效的客观检测工具。临床常用的检测方法为酶联免疫吸附实验（ELISA）。传统的 ESISA 法被视为 D-二聚体测定的金标准，但其费时、费力，成本较高，不适合临床用于 DVT 的诊断。因此，近年相继出现了一些依据 ELISA 原理的快速检测方法，如 Nycocard Instant IA 及 Vidas 等。应用这些方法在数 10 分钟内就可以得到检测结果，其灵敏度与传统方法相当。与其他一些无创检查或临床评估系统联合应用时，阴性值达 99.9% ~100%，因此，阴性的 D-二聚体检测结果有助于排除 DVT 诊断，减少对影像学检查的需求。由于临床上许多情况均可存在 D-二聚体水平的升高（如手术、外伤、心肌梗死、脓毒血症、肿瘤等），因此，D-聚体检测诊断 DVT 的特异性较差。

（4）放射性核素静脉造影　应用 ^{99m}锝标记的大颗粒聚合人血清清蛋白的方法探测深静脉，判断有无下肢静脉梗阻、血液回流情况及有无侧支循环形成，延迟显像可以了解局部静脉有无放射性滞留。与静脉造影对比，此项检查的正确性可达 85% ~90%。

（5）磁共振成像　磁共振成像为无创检查，与静脉造影及超声检查具有良好的可比性，且较少依赖于操作人员。存在肾功能不全、静脉通路较差以及对含碘造影剂过敏的患者亦可接受此项检查，获得良好的下腔静脉和髂股静脉图像。同时对诊断腓静脉和盆腔静脉血栓形成亦有相当大的价值。

（6）静脉造影　静脉造影仍是目前诊断 DVT 的金标准，系有创性检查。由于造影剂本身的黏滞性及对血管壁的刺激，可导致局部疼痛，且易形成新的血栓，而随着超声多普勒、核素显像以及磁共振成像等检查的应用，目前静脉造影已日趋减少。

743 • 静脉血栓与动脉血栓在治疗上有何不同？

动脉管腔小、压力高、流速快、剪切力（shear stress）高，血小板易聚集，形成血小板血栓。凝血系统的启动以管壁损伤为主要原因，激活外源性凝血系统，形成血小板血栓（白色血栓）的同时，也形成纤维蛋白血栓（红色血栓）。动脉血栓的治疗应强化抗血小板治疗，同时也应进行抗凝血酶（抗凝）治疗。

静脉管腔大、压力低、流速慢、剪切力低，血小板不易聚集，易接触激活，启动内源性凝血系统。形成的血栓血小板成分较少，纤维蛋白成分为主，主要是红色血栓为主。抗栓治疗应主要针对凝血酶进行抗凝治疗，辅以抗血小板治疗。

目前临床上应用的抗血栓药物主要包括以下几类：

（1）抗凝血酶药物　包括间接凝血酶抑制剂（肝素类或低分子肝素）、直接凝血酶抑制剂（如水蛭素及其衍生物）、因子Ⅹa抑制剂（如arixtra）。

（2）口服抗凝药　主要是华法林。

（3）抗血小板药物　目前主要有三类，包括①环氧化酶抑制剂，主要有阿司匹林；②ADP受体阻滞剂：包括抵克力得、氯吡格雷等；③血小板糖蛋白（GP）Ⅱb/Ⅲa受体阻滞剂。

744● 目前认为，对深静脉血栓形成应如何治疗？

深静脉血栓（DVT）的治疗取决于早期诊断，利用药物溶解血栓并预防复发血栓完全或部分溶解可减少发生致命性肺栓塞的危险，并可保护静脉瓣，保持血管通畅以大大减少血栓后综合征的发生。

（1）抗凝治疗　目前预防血栓延展，肺栓塞的发生以及DVT复发标准方法是静脉内应用调整剂量普通肝素（UFH）。UFH给药应快速、足量，使最初24小时内的活化部分凝血激酶时间延长为基础值的1.5～2.5倍，以有效抑制凝血正反馈机制。给药方法包括①持续静脉给药：目前推荐根据体重调整给药量的Raschke方案。可以达到快速、有效和安全肝素化。其首剂负荷量80U/kg，随后以18U/（kg·h）速度静脉滴注，根根据活化部分凝血激酶时间调整给药量；②间歇静脉注射：每4小时静脉注射5000U，或每6小时静脉注射7500U，每量总量36000U；③间歇皮下注射：皮下注射肝素时，起始剂量尤其重要，只有使用高初始剂量：（皮下注射17500U），才能在最初24小时内达到应有的抗凝效果。具体用药可每4小时皮下注射5000U，或每8小时皮下注射10000U，或每12小时皮下注射20000U。目前可还很难确定肝素给药的最佳途径，因为以往研究中的肝素用量各不相同且大多数研究规模较小，把握度较低，况且评价肝素安全性和有效性采用了不同标准。

大量随机临床试验显示，在急性DVT患者的治疗上低分量肝素（LMWH）依诺肝素钠（克赛）、那屈肝素钙（速避凝）、瑞肝素钠和亭扎肝素钠与UFH至少同样安全有效。但不同的LMWH抗Ⅹa/Ⅱa比值不同，因此，推荐的治疗剂量各不相同，此外，药代动力学、治疗作用及安全性也存在一定差异。因此，应注意个体化评价。LMWH皮下注射无需监测凝血指标，但应根据体重调整剂量。

通常肝素使用7～14天。口服华法林的最初几天应与肝素重叠使用。待国际标准化比值达到2.0～3.0，维持2天后停用肝素。目前适宜的抗凝时间尚无定论。通常，第1次发作DVT患者需抗凝治疗3个月，合并肺栓塞、DVT复发或持续存在易患因素则至少抗凝治疗6个月，部分患者甚至需终身抗凝。

（2）溶栓治疗　DVT的溶栓治疗包括经外周静脉给药和经导管自接给药。迄今，美国食品与药物管理局（FDA）唯一批准的DVT溶栓方案是：链激酶25万U负荷量，随后10万U/h持续24~72小时；经导管自接给药的溶栓方案尚未通过FDA批准。

①经外周静脉溶栓治疗：溶栓加抗凝治疗，是针对腓静脉及其近端静脉（髂股静脉）血栓形成的有效治疗措施，但一直被以下问题所困扰：首先，经外周静脉给药进行溶栓治疗通常仅1/3~2/3的患者血栓被溶解。其次，持续24小时或更长时间的溶栓治疗常常导致广泛的出血并发症的发生。再次，即便溶栓成功，并不能使临床重要的恶性事件发生减少，而且大多数DVT患者存在溶栓禁忌证。因此，对于DVT患者实施溶栓治疗，必须持谨慎态度，仔细权衡利弊。

由于延长外周静脉给药时间的溶栓方案仅得到有限的有效性，而大出血却明显增加。因此，许多研究者开始观察较短时间给药的溶栓方案以期降低出血并发症，保持有效性。如Goldhaber等的24小时接受3个冲击量尿激酶（10分钟给100万U尿激酶，两次给药中间给予肝素抗凝）的溶栓方案，无一例出血并发症发生。但由于有效性较低（52%的患者血栓溶解），此方案未被广泛采纳。

②导管介导的溶栓治疗：人们在临床实践中发现，经外周静脉给药溶栓，对血流完全阻断的DVT效果明显不如部分阻塞的DVT。一项包括81例阻塞性DVT患者经外周静脉给予重组组织型纤溶酶原激活物溶栓的研究显示，仅11例患者显示50%以上的血栓溶解，另一项研究包括174例患者，经外周静脉给予链激酶（平均3天），仅14/%阻塞性DVT被完全溶解。而非阻塞性DVT患者的血栓溶解率达60%。因此，自20世纪90年代早期国外开始流行用导管直接向血块内滴注药物。晚近，Mewissen等报道的一项多中心前瞻性的临床试验包括了全美63家医疗机构的473例有症状的DVT。患者经导管持续血栓内滴注尿激酶，平均用量780万U、持续53.4小时结果，31%的患者血栓完全溶解，52%血栓溶解达50%~99%，仅17%血栓溶解不足50%。再出血发生率为11%，主要为穿刺部位出血；仅2例（<1%）患者因肺栓塞和颅内出血死亡。

目前，DVT溶栓治疗主要用于威胁动脉功能或表现为股青肿的患者。此外，对年轻患者，广泛的股、髂静脉血栓形成，单纯抗凝治疗无效，也可考虑溶栓治疗。部分患者溶栓治疗前宜放置下腔静脉滤器，具有溶栓禁忌证或经上述治疗病情未能缓解，尤其是足背或胫后动脉搏动急剧减弱者，应静脉取栓。对已出现静脉性坏疽者，需行广泛筋膜切开术和必要的截肢术。近年开展的介入治疗血栓消融术对急性近心端DVT患者效果显著，是一有希望的治疗方法。

745 • 静脉空气栓塞是怎样形成的?

在开放的静脉和空气之间存在一交通，并有一压差时，空气即可进入静脉，例如用注射器或输液加压泵直接注入空气，或高于心脏的静脉暴露于大气中，特别是伴有胸膜腔负压时，可导致静脉压低于大气压，这样空气就可进入静脉。换气过度、阻塞性肺病恶化、低血容量等都可致胸膜腔负压增加，而进一步诱发空气栓塞。静脉空气栓塞常为医源性，主要为内科治疗和外科手术的并发症，例如应用中心静脉导管、加压输液和输血、人工气腹、患者取坐位行脑外科手术等。另外，在外伤、减压、正压换气等均有发生静脉空气栓塞的报道。

746 • 怎样诊断静脉空气栓塞？

诊断静脉空气栓塞主要根据病史、临床表现及有关检查。

（1）病史　有形成静脉空气栓塞的基本条件和相应的病史。

（2）临床表现　静脉空气栓塞的症状无特异性，头晕、晕厥、胸痛、濒死感均可发生。突然发生的呼吸困难、气喘、咳嗽较常见，据报道42%的患者可产生精神改变甚或昏迷。体格检查也无特异性，心前区可闻及水轮样杂音（系气泡在右心室内运动所致），常为一过性，且是晚期结果，但较有特异性，更常见的是粗糙的收缩期杂音。空气开始进入肺循环可闻及喘鸣音和啰音。随着血流动力学恶化，还可出现呼吸急促、心动过速和低血压。心电图检查发现心动过速、右心室劳损、心肌缺血。胸部X线检查可能正常，亦可发现肺动脉主干内有空气、肺水肿、局灶性血量减少、肺动脉扩张、肺不张，心内和肝静脉内气体。血气分析可表现为低氧血症、高碳酸血症，经皮测定血氧张力下降等。

（3）其他检查　中心静脉压和肺动脉压增高是右心室流出道和肺循环中空气存在的指标之一，但不能作为早期诊断指标。通过心前区低频率多普勒超声和经食管超声心动图检查，对检出静脉空气栓塞的敏感性较高，气泡小至0.1ml就能发现。潮气终末的PCO_2降低、经皮测定血氧张力下降与空气栓塞的量的关系更为密切，其持续时间比多普勒超声可检测的时间长。

747 • 如何防治静脉空气栓塞？

为预防空气栓塞，在手术中，将开口的血管置于与心脏同一水平或心脏水平以下，使空气进入静脉的压差减到最小。在中心静脉导管插入时，取特伦德伦伯格卧位可增加中心静脉压，以减少空气栓塞的危险。在金属针刺入时，可仔细地选用针孔堵塞的Seldinger技术操作，可降低空气栓塞的危险。用骨蜡或包扎以封闭擦伤的表面，也有助于预防空气进入静脉。维持血管张力和足够的血容量，以防静脉压下降，也可防止空气进入静脉。

当可疑空气栓塞时，注意防止空气继续进入静脉，一旦确认空气栓塞，须采取一系列措施予以治疗。取左侧卧位或特伦德伦伯格卧位，可使肺动脉流出道栓塞的气泡漂浮到右心室心尖部，从而缓解梗阻。胸外心脏按压已成功地用于空气栓塞的复苏。从右心房内抽吸进入的空气可有效提高生存率。维持足够的静脉容量对改善右心室功能有效。β肾上腺素能制剂可增加心排出量和降低静脉空气栓塞引起的肺血管阻力增加。

给予100%纯氧促使氮从气泡中游离出来，可缩小气泡容积，不用硝基氧化物麻醉，以减少硝基氧化物气体的弥散。加压氧治疗可有效缩小气泡容积，已作为中枢神经系统动脉空气栓塞的常规治疗。连续血液透析和加压氧治疗可逆转空气栓塞所致的心肺功能异常。因此，一旦发现空气栓塞，应迅速将病员转送到加压氧舱，如转送距离短，最好是陆地转送，若距离较远，应使用飞机，但机舱须加压到1.0大气压。用直升机转送更妥，保持飞行高度为300~500英尺（1英尺=0.3048米）为宜，并供给100%的纯氧和足量的水，以减少气泡扩大的危险。

748• 何谓上腔静脉综合征?

由于各种原因引起的上腔静脉完全或不完全阻塞，产生头、面、颈、上肢和胸部的静脉淤血、水肿和侧支循环形成的症候群称为上腔静脉综合征。本病主要由于恶性肿瘤压迫阻塞上腔静脉所致，以支气管肺癌和纵隔肿瘤为最多见。其次为慢性纵隔炎、血栓性静脉炎、升主动脉瘤和良性肿瘤等。

十六、心血管疾病治疗药物

749• 洋地黄中毒的诱因有哪些?

洋地黄最佳疗效的剂量与中毒剂量都处在同一水平，洋地黄中毒的原因与用量过大有关，而心脏的中毒反应80%并非由于过量引起，而系中毒诱因所致，常见的中毒诱因为①心肌严重损伤，如心肌梗死、心肌炎、心肌病；②严重心肌缺氧，如冠心病、肺心病；③严重电解质紊乱，尤其是低钾、低镁及钙代谢紊乱；④肺栓塞；⑤肝、肾功能不良；⑥年龄较大者，洋地黄出现中毒表现可能由于用量过大，药物作用部位浓度增高，少见洋地黄血药浓度过高，激惹迷走神经兴奋所致。

750• 非洋地黄类正性肌力药物有哪些?

正性肌力药物分为两大类，一类为洋地黄类强心药，另一类为非洋地黄类强心药。后者属环磷酸腺苷（cAMP）依赖的正性肌力药物。非洋地黄类药物分为两种，即β受体激动剂和磷酸二酯酶抑制剂。

（1）β受体激动剂 β受体激动剂与心肌细胞膜上β受体结合，通过G蛋白偶联激活腺苷酸活化酶（AC），催化ATP生成cAMP，cAMP促使L型钙通道Ca^{2+}内流增加，细胞内Ca^{2+}浓度上升，起到正性肌力作用。代表药物为多巴胺（dopamine）及多巴酚丁胺（dobutamine），此类药物还有异布帕胺（ibopamine）、普瑞特罗（prenalterol）、皮布特罗（pirbuerol）等。

1）多巴胺：多巴胺是合成去甲基肾上腺素的前体。药理作用：兴奋α、β受体及多巴胺受体。剂量：1～2μg·kg^{-1}·min^{-1}时，兴奋多巴胺1受体，使肾动脉、肠系膜动脉及冠状动脉扩张，肾血流滤过率增加，有利尿作用；2～10μg·kg^{-1}·min^{-1}时，兴奋β_1受体，增加心肌收缩力和心排出量，降低外围阻力；>10μg·kg^{-1}·min^{-1}时，主要兴奋α和β_1受体，心排出量增加，动、静脉收缩，外围阻力加大，血压上升。半衰期3～5分钟，临床应用时应根据患者病情、对药物反应等及时调整药物浓度及静脉滴注的速度，现在多用微量泵输入，以获得满意的疗效。

2）多巴酚丁胺：多巴酚丁胺为人工合成的儿茶酚胺类药物，有较强的正性肌力作用。药理作用：选择性β_1受体激动剂，对β_2受体及α受体作用较弱。剂量：25～10μg·kg^{-1}·

min^{-1}，可使心力衰竭（心衰）患者心肌收缩力加强，心排出量增加，左心室充盈压下降，肺毛细血管楔压和血管外周阻力下降；15～20μg·kg^{-1}·min^{-1}，可轻度增加心率。体内半衰期 2～3 分钟。

目前多数学者认为多巴胺可以应用于顽固性心衰、心脏手术后急性心衰、心源性休克等；多巴胺也有致心动过速，室性心律失常等不良作用。而多巴酚丁胺多用于慢性充血性心衰失代偿期，急性心肌梗死、心肌炎、心脏手术后伴发心衰，心源性休克等；但多巴酚丁胺有致血压升高、心率增快、心律失常等不良作用。值得重视的是：多巴酚丁胺通过直接增强心肌正性肌力作用而改善左心室功能，故对低心排出量且左心室充盈压高的患者疗效要优于多巴胺。多巴胺有增加左心室充盈压及增加平均动脉压的作用，故对低心排出量伴明显血压偏低的患者，多巴胺缩血管作用优于多巴酚丁胺。

3）异布帕胺：异布帕胺是一种口服多巴胺受体激动剂，药理作用：①刺激多巴胺 1 受体发挥多巴胺的扩血管作用；②刺激多巴胺 2 受体使去甲基肾上腺素产生减少，多巴胺合成释放增加，短期应用异布帕胺可增加心指数、心排出量及心脏作功指数，外周血管阻力下降，对平均动脉压及心率无影响。长期应用（PRIME-Ⅱ研究）可增加病死率。

1993 年 Veldhursen 等观察异布帕胺治疗 161 例轻、中度慢性充血性心衰的有效性和安全性（DUCTH 试验，即异布帕胺和地高辛双盲、安慰剂对照多中心试验）。异布帕胺组 53 例，地高辛 55 例，安慰剂 53 例，疗程 6 个月。其中 NYHA 心功能Ⅱ级占 80%，Ⅲ级占 20%，左心室射血分数（LVEF）≤45%，128 例完成试验（80%），与安慰剂组相比，6 个月后是地高辛而不是异布帕胺增加患者运动时间。异布帕胺只对相对左心功能较好的患者有效。DUCTH 试验观察到在异布帕胺组有 6 例、安慰剂组有 1 例，因心衰加重退出试验，而地高辛组无一例退出试验。

1997 年，Hampton 等公布了第 2 个异布帕胺对死亡率和有效性的前瞻随机研究（PRIME-Ⅱ）。试验拟收集 2200 例 NYHA 心功能Ⅲ～Ⅳ级心衰患者，异布帕胺 100mg，3 次/日口服，观察时间不少于 6 个月。实际上当入选患者至 1906 例时试验就提前结束了，原因是异布帕胺组死亡者达 25%（232/953），而安慰剂组为 20%（193/953）。

4）普瑞特罗：普瑞特罗是人工合成非儿茶酚胺化学结构的拟交感胺类药物，具有 $β_1$ 受体部分激动剂作用，类似多巴酚丁胺。此药易致心律失常，不能长期使用。

1984 年 Roubin 等对 11 例心衰患者口服普瑞特罗临床试验，结果显示，该药对心指数、LVEF 和每搏作功指数无改善，长期应用也不改善血流动力学或运动耐量。

5）皮布特罗：皮布特罗是人工合成非儿茶酚胺化学结构拟交感胺类药物，选择性 $β_2$ 受体激动剂，属平喘药。长期应用多有恶心、寒战等，随着用药时间的延长其不良反应并不降低，故宜短期使用。

（2）磷酸二酯酶抑制剂（PDEI） 为非强心成非儿茶酚胺类强心药，通过抑制 c-AMP 在心肌及周围血管平滑肌中的降解，而发挥正性肌力作用。代表药物为氨力农（amrinone）和米力农（milrinone），此类药物还有威斯力农（vesnarinone）、乙马唑坦（imazodan）、依诺昔酮（enoximon）等。

1）氨力农：氨力农具有正性肌力和直接扩血管作用。可使心指数增加，左心室舒张末压下降，肺毛细血管楔压下降，心排出量增加，肾血流量增加，改善肾功能，有利尿、消肿作用。剂量：每次1～4mg/kg、2～3次/日，口服；日总量不超过300mg，服药后1～2小时开始起效，持续4～11小时。静脉注射0.25～0.5mg/kg，负荷量0.75mg/kg；静脉滴注：5～10μg·kg^{-1}·min^{-1}，不超过10mg/d（监测中心静脉压）。临床观察表明：①氨力农加地高辛治疗心衰效果不如单用地高辛；②氨力农加血管紧张素转换酶抑制剂或血管扩张剂可引起低血压；③氨力农加多巴酚丁胺，疗效有相互叠加作用。

1985年Massie等采用随机、双盲、安慰剂对照研究，比较氨力农治疗NYHA心功能Ⅲ～Ⅳ级心衰患者99例，结果显示氨力农无效。不良反应较多如血小板减少（50%）、室性心律失常、腹痛、黄疸、恶心、呕吐、肌痛、多发性动脉炎等。严重心衰患者的心肌，由于缺乏cAMP，故对氨力农疗效反应差，不改善运动耐量，长期应用增加死亡率。

2）米力农：米力农药理作用与氨力农相同，但其正性肌力作用是氨力农的20倍，可使左心室舒张末压下降，心指数增加，肺毛细血管楔压下降，右心房压下降，外周血管阻力下降。无药物性血小板减少症发生。剂量：2.5～50μg/kg，稀释至10ml静脉注射，而后以375～750μg/kg速度静脉滴注。每日最大剂量为1.13mg/kg，一般用药为48～72小时。

有试验结果显示，在治疗严重慢性心衰（NYHA心功能Ⅲ～Ⅳ级）患者中，与安慰剂组比较，米力农组全因死亡率增加28%，其不良反应在心衰最重患者中尤为明显，死亡率高达53%。

目前认为米为农适合于治疗急性心衰，尤其是心脏手术后因心肌抑制所致的收缩性急性心衰，慢性心衰急性恶化时可做短期辅助治疗。房颤伴快速心室率患者先用洋地黄控制心室率，频发室性心律失常者亦应先控制心律失常后再使用米力农，肾功能不全者慎用。

3）威斯力农：威斯力农属新型非洋地黄类正性肌力药物。1993年Feldman报道该药较大剂量（12mg/d）可使死亡率增加。1998年Cohn发表了关于威斯力农剂量依赖性增加严重心衰患者死亡率的临床研究报道。认为该药呈剂量依赖性增加严重心衰患者死亡率，原因是增加心律失常的发生率。

其他新型正性肌力药物，如乙马唑坦、依诺昔酮等，由于不良作用多（心律失常、腹泻等），长期应用增加死亡率，因而已少用。

总之，近20多年来尚未研究出一种既有强心作用，又无细胞毒性，无心律失常，不良作用少，延长患者寿命的、理想的非洋地黄类正性肌力药物。现有的正性肌力药物，不能改变心衰的自然过程，致使心肌内cAMP浓度增加，细胞内Ca^{2+}浓度亦增加，因此单独或与Ca^{2+}共用可加重心肌缺血，触发室性心律失常，死亡率上升。

美国心衰治疗指南推荐两种正性肌力药物用于长期间断静脉治疗，即β肾上腺素受体激动剂（如多巴酚丁胺）和磷酸二酯酶抑制剂（如米力农）。因两者均可增加心肌cAMP的水平，从而提高心肌收缩力。

关于非洋地黄类正性肌力药物临床应用问题，至今还没有明确、统一的使用适应证。近年来有学者提出如下几条其临床应用的参考适应证：①对心衰患者不主张长期使用非洋地黄类正性肌力药物，因会增加死亡率，只有在心衰为难治性，非常严重并危及生命才冒此风险；②各种原因引起的急性心衰，如心脏手术后心肌抑制所致的急性心衰；③慢性心衰患者病情急剧恶化，对利尿剂、地高辛和血管扩张剂联合治疗无效时可短期应用，有助于病情稳定和争取下一步治疗机会；④终末期心衰患者争取下一步治疗机会——等待心脏移植供体的一种有效治疗方式。

751● 常用营养心肌和改善心肌代谢的药物有哪些？

（1）三磷酸腺苷（adenosine triphosphate，ATP） 用法：20～40mg，每日3次口服；20～40mg，每日肌注1～2次；40～80mg加于5%葡萄糖液500ml内静滴，可与辅酶A、细胞色素C、胰岛素合用，组成能量合剂。

（2）三磷酸胞苷（cytidine triphosphate，CTP） 用法：20～40mg肌内注射，每日1～2次。

（3）肌苷（inosine，hyphoxanthin riboside，次黄嘌呤核苷） 用法：200mg，每日3次口服；200～600mg静滴或静注，每日1～2次。

（4）环磷腺苷（cyclic adenosine monophosphate，cAMP） 用法：20mg，每日1～2次肌注；20mg溶于20ml生理盐水内缓慢注射，或40mg加入5%葡萄糖液250ml内静滴。

（5）双丁酰环磷腺苷（dibutyryl cyclic AMP） 用法：20mg静注或肌注，每日2次，或40mg加于5%葡萄糖液250ml中静滴，每日1次。

（6）1,6-二磷酸果糖（fructose diphosphate，FDP，esafosefine，fructose-1,6-diphos sod-salt） 用法：5～10g静滴，每日1～2次。

（7）辅酶A（coenzyme A，Co-A） 用法：50～100U肌注，每日1次，或100U溶于5%葡萄糖液250～500ml中静滴，每日1次。

（8）辅酶Q_{10}（coenzyme Q_{10}，ubidecarenone，eiquinone） 用法：10～20mg，每日3次口服；5～10mg肌注或静注1～2次。

（9）细胞色素C（cytochrome C） 用法：15～30mg加于5%葡萄糖液20ml内缓慢静注，每日1～2次。用前先作皮试，阴性者才能注射。

（10）天门冬氨酸钾镁注射液（magnesium & potasium aspartate injection） 用法：20～60ml加于5%葡萄糖液500ml内静滴，每日1次。每支20ml内含钾离子103.3mg，镁离子33.7mg。现已有国产口服制剂，每次1～2片，每日3次。

（11）vastare 120mg，每日3次。

（12）其他 如维生素B_1、维生素B_6、维生素C等。

上述药物在临床上应用广泛，但其确切疗效有待进一步研究。作者体会，FDP、天门冬氨酸钾镁的疗效较为确切。

752● 如何对待和选择众多的新型钙离子通道阻滞剂？

自1962年首次合成维拉帕米，20世纪70年代后期相继合成硝苯地平和地尔硫䓬后，至80年代初，对此类药进行了大量的药理和临床的研究，并证明这三种药的基本作用都是

抑制 Ca^{2+} 进入细胞内，但作用部位有区别，对心肌细胞和血管平滑肌细胞有不同选择性的三种原始型钙离子通道阻滞剂。尤其在最近的十余年内，在这三种药物的基础上已衍生开发出30多种钙离子通道阻滞剂。临床应用方面亦已从抗心绞痛、抗高血压、抗心律失常、抗肥厚心肌到治疗脑、肺、肾及周围血管病，甚至扩大到治疗许多心脑血管以外的疾病及药物成瘾性疾病等。因此，作为心血管临床医师，正确对待和选用好钙离子通道阻滞剂非常重要。

首先要注意学习了解药物特点，做到胸中有数。新的钙离子通道阻滞剂虽多，但归根结底是在三种原始型钙离子通道阻滞剂的基础上发展起来的。可将其分两大类：一类是原始型药物的剂型改革，将普通型改为缓释型、控释型，如硝苯地平的缓释片、控释片，维拉帕米缓释片，地尔硫䓬缓释片。其目的是把一日数次服药改为一日一次服用，便于患者接受，同时维持患者的血药浓度在一个较稳定的水平，以提高疗效、减少副作用。另一类是药物结构基团的改组，以改变其吸收、代谢和排出的过程，达到延长半衰期、延长疗效的目的。

选择药物应根据病情需要，药物的作用部位及代谢等特点，结合患者的经济条件等合理用药。戴玉华在一篇针对1995年在杭州举行的全国钙离子通道阻滞剂临床应用进展专题研讨会发表的述评中强调指出，在用长效制剂前，应尽可能滴定一下同类短效药物的有效剂量，以便在改用长效制剂时采用相应的剂量，从而避免由于长效制剂的用量过大而可能带来的副作用和危害。

753• 钙离子通道阻滞剂能否联合应用?

不同类型的钙离子通道阻滞剂对心脏和血管有不同的选择性，以三种原始型钙离子通道阻滞剂为例，对心脏和血管的选择性为：维拉帕米是1∶1，地尔硫䓬是5∶1，硝苯地平是1∶20。三者的副作用方面，维拉帕米和地尔硫䓬都有抑制心脏的作用，若两者合用，对心脏传导系和心脏收缩功能的抑制作用就可能叠加；作用基本相同的二氢吡啶类药物若被盲目联合应用，也有可能使副作用相加。若根据病情既需降压，又要避免心率过快、增加心肌耗氧量而适当选用硝苯地平+维拉帕米或硝苯地平+地尔硫䓬也是可以的，须细心观察以免发生不良后果。特别要询问、避免患者在不同医院、不同科室就诊取药，警惕重复用类似药带来的危害。

754• 硝苯地平会增加冠心病的死亡率吗?

硝苯地平（心痛定）是治疗冠心病的常用药物，而长期应用会不会增加冠心病的死亡率？1995年美国的Furberg等和Psaty等曾发表两篇文章，其中一篇提到16份资料作的汇总分析结果提示：用硝苯地平作急性心肌梗死后的二级预防，其总死亡率高于对照组；此趋向与硝苯地平的用量有关，每日30mg组与对照组无差别，≥40mg/d者死亡的相对危险增加，≥80mg/d者显著增加。该资料公布后引起了一场混乱和争论。美国心肺血研究所（NHLBI）曾经有公告告诫临床医生慎用硝苯地平，尤其是大剂量的应用。当年9月份的美国循环杂志

(circulation) 上有不同意见，指出上文在分析材料中的不当之处，肯定了硝苯地平在治疗变异型心绞痛和冠状动脉痉挛中的历史性功绩，指出不能以短效大剂量硝苯地平的缺陷来否定整个钙离子通道阻滞剂类药物，并强调了完整的前瞻性的临床试验要比汇总分析更有价值。

尽管国际上关于钙离子通道阻滞剂的争论风波并未得出最后结论，但慎用硝苯地平于急性心肌梗死患者的建议值得重视。在我们自己的工作中，应认真总结一下经验和教训，亦可努力设计一些临床试验来阐明有关问题。

755. 关于钙离子通道阻滞剂一场争论的基本内容及临床意义是什么?

钙拮抗剂问世近50年来，药物品种已从最初的三种原始型药物——维拉帕米、硝苯地平和地尔硫䓬发展为30多种药物的大家族。虽然这些药物的结构不同，作用部位各异，但基本药理作用相似，均为抑制钙离子进入心肌和/或血管的平滑肌细胞，产生激动-收缩偶联。因此，已被广泛应用于抗高血压、抗心绞痛、抗心律失常及某些有关心血管疾病。在各类抗高血压药物中，钙离子通道阻滞剂在近30来已经成为降压药中应用甚为广泛的一类药物。故关于钙离子通道阻滞剂对心血管病是否有害的一场争论也就格外引人注目。

争论是由1995年3月美国心脏学会（AHA）举办的第35届血管病流行病学和预防研讨会上Psaty和Furberg发表的一个病例对照研究报道触发的。该研究目的是评价患者首次发生心肌梗死与其使用过的降压药之间的关系。将623例发生过心肌梗死的高血压患者和2032例未发生心肌梗死的高血压患者作为对照分析，分别比较了利尿剂、β受体阻滞剂、钙离子通道阻滞剂、血管紧张素转换酶抑制剂和其他血管扩张剂组发生心肌梗死的相对危险。其结果若以利尿剂为1.0，其余几类分别依次为1.09、1.62、1.01和1.53。即血管紧张素转换酶抑制剂与利尿剂最接近，而钙离子通道阻滞剂的相对危险最大。且钙离子通道阻滞剂用量越大，其相对危险值亦越高，如硝苯地平≥80mg/d者则患者相对危险显著增加。统计的药物包括三种钙离子通道阻滞剂，即维拉帕米、地尔硫䓬和硝苯地平，结论认为仍当以利尿剂和β受体阻滞剂为一线降压药。钙离子通道阻滞剂只能保留为三线降压药。

同期，Furberg和Psaty等又汇总分析了16个随机对照用硝苯地平作心肌梗死后二级预防的临床资料，得出结论为：短作用的硝苯地平组的死亡率增加了16%的危险性。此危险性在用药剂量≥60mg/d的患者中尤为明显，并提出对高血压、冠心病患者可能有害的机制是钙离子通道阻滞剂引起交感神经反射性刺激，增加心肌耗氧，促心律失常，负性肌力作用以及扩血管引起的低血压效应、“窃血”效应与促出血作用。指出了钙拮抗剂在起到抗高血压、抗心绞痛和抗心律失常三个正面作用的同时，也可能导致急性冠脉事件、心衰、出血性和缺血性脑卒中、严重出血等不良作用。其结论是：在冠心病中，短作用的硝苯地平，尤其是中等至大剂量的使用可引起总死亡率的升高，其他二氢吡啶类钙离子通道阻滞剂也可能有类似副作用。

当新闻媒介公布上述信息，并以“治疗高血压的药物和心肌梗死有关——研究人员担心600万人正处于危险之中”的标题进行报道后，的确引起了一场不小的钙离子通道阻滞剂

“恐怖”。数以百计的患者给美国国立卫生研究院（NIH）的心肺血研究所（NHLBI）、美国心脏学会（AHA）和美国食品和药物管理局（FDA）等机构以及他们的医生打电话质问，有的患者干脆自动停药。

1995年5月在纽约举行的第十届高血压学会年会上，以Ferburg和Psaty为一方，Epstein为另一方就钙离子通道阻滞剂能否作为一线抗高血压药展开了辩论。1995年8月号《JAMA》、9月份的两期《Lancet》、9月份的《Circulation》和11月份的《Archives of Internal Medicine》较集中地发表了一批不同观点的文章。具体内容包括：钙离子通道阻滞剂治疗高血压和冠心病会不会增加心血管事件发生率和死亡率？钙离子通道阻滞剂的不同制剂和剂量造成的影响是否有差别？大剂量短作用的硝苯地平可能有害的机制是什么？还能不能把钙离子通道阻滞剂作为第一线的降压药等。

早在1989年，Yusuf等通过其有关内容的汇总分析就指出，用二氢吡啶类药物治疗急性心肌梗死和不稳定型心绞痛会增加死亡率和梗死的再发率。因此，本次争论中他仍然坚持不能用钙离子通道阻滞剂作为一线的降压药，也不能用作心肌梗死后的二级预防。若其他药物无效而必须用钙离子通道阻滞剂时，宁可使用维拉帕米和地尔硫䓬，也不用硝苯地平（心痛定）类二氢吡啶药物。氨氯地平虽相对安全些，但广泛使用还有待于大规模前瞻性试验的结果。

其余的作者多同意Furberg等提出的问题有利于促使大家考虑钙离子通道阻滞剂的效益/危害比，但不同意说过头话，认为短作用的硝苯地平不能代表长作用的N-GITS和氨氯地平。Epstein特别强调作用时间长的钙离子通道阻滞剂不仅使治疗药物的谷峰比值波动缩小，还能减少由于血浆内药物浓度变化大而引起肾素-血管紧张素系统和交感神经系统的波动。因此，作用时间长和作用时间短的钙离子通道阻滞剂对体循环血流动力学的影响是不同的，不能把硝苯地平使用中发生的副作用推论到所有的钙拮抗剂或非二氢吡啶类药物。这些作者还指出，Furberg等的研究方法中有不当处，如引用原始资料不够全面，研究对象不均一，研究观察的时间交待不够清楚，对照组不统一，有的用安慰剂，而有的是β受体阻滞剂。

对Furberg提出的钙离子通道阻滞剂可能有害的机制也有不同的看法。认为用钙离子通道阻滞剂后导致“冠脉窃血”的证据不足，有人用非洛地平后缺血性ST段下降的发作减少，运动耐量增强；认为钙离子通道阻滞剂促心律失常发生也缺乏证据，有研究表明尼莫地平防止室颤复发还优于安慰剂对照组；负性肌力作用也只是一种剂量依赖性的效应，小剂量钙离子通道阻滞剂不影响心脏功能。他们都认为，汇总分析的资料仅供参考，还要等有计划的前瞻性随机双盲的大规模临床试验来作用结论，这些正像NHLBI的主席Lenfant Dr指出的：“问题的核心是对60%这一统计数字的误解。相对危险值只是一种估计。事实上服用钙离子通道阻滞剂的患者即刻发生心肌梗死的危险性是很低的。需要作前瞻性的研究来提供证据。”

1995年围绕钙离子通道阻滞剂和冠心病死亡率的争论和有关媒体的报道所引起的钙离子通道阻滞剂“恐惧”是近年来少有的；医生、患者和新闻媒介的投入亦都是罕见的。Lenfant指出，要认真吸取教训，科学家、研究者和新闻媒介要共同承担责任来帮助公众正确认识和应用科学研究结果。通过这场争论，对我国的心血管病专科医生或内科医生来说，首先重要的是认真学习，吸取别人的经验和教训，了解问题的关键；第二，重新审视自己诊治的患者中有无用大剂量、短作用时间硝苯地平的，若有，应作适当调整，避免不良反应；第三，对新病例的用药问题，应做到知患者、知药物，认真选准药物，并密切观察其作用和副作用。当前还不能排除作用时间长的钙离子通道阻滞剂，甚至包括小剂量短作用时间的钙离子通道阻滞剂作为一线降压药；第四，把认真总结自己的经验和密切关注国际动态结合起来，把我国的心血管病防治研究工作水平提高一步。

756• 寿比山的不良反应有哪些?

吲达帕胺又叫“寿比山”，是一种非噻嗪类利尿剂，其作用机制为增加尿钠排出，减少血容量和心排出量，降低血管阻力和血管反应性而降低血压。1985 年有报道 981 例原发性高血压患者，服用寿比山每日 2.5g，6 周后血压开始下降，16 周后 80% 的患者血压达正常水平。89% 的患者治疗效果好，无不良反应，且寿比山对血脂、血糖、血钠、血钾均无影响，认为该药是一种降压效果可靠，副作用小的利尿降压药，被广泛用于中老年高血压患者的治疗。但近年来国内外文献报道了一些该药的不良反应。

（1）低钠血症　最近澳大利亚药物不良反应监测委员会（ADRAC）告诫，应慎用寿比山，特别是当患者出现精神症状，如意识、记忆力等改变时，应迅速检测血钠浓度。自 20 世纪 80 年代中期寿比山投放澳大利亚市场以来，ADRAC 共收到 164 份该药引起的低钠血症的报告，其中 68 例也同时出现了低钾血症，半数以上（92 例）报告描述的伴随症状包括视力模糊、恶心、呕吐、头晕、食欲不振、疲劳、晕厥、嗜睡和惊厥。出现不良反应的大多数患者（88%）年龄≥65 岁，且 82% 为女性。报告（129 例）都注明了血钠浓度，75 例患者血钠浓度都≤120mmol/L。ADRAC 还指出，不能忽视含利尿剂的复方药物导致的低血钠症。

（2）低钾血症　国内陆建二、梁亚非报道自 1999 年 1 月 ~2002 年 2 月浙江省金华市人民医院应用寿比山治疗高血压 135 例，将患者随机分成 3 组：A 组，单用寿比山；B 组，寿比山加螺内酯；C 组，寿比山加卡托普利。结果，A 组用药后平均血钾较用药前降低，而 B、C 两组用药前后血钾无明显变化。A 组中有 5 例血钾降至 3.0 ~2.3mmol/L，其中两例出现心律失常，1 例出现低钾性麻痹，均经补钾处理后恢复正常。

（3）尿酸增加　1990 年有报道，用寿比山 2.5mg，一日一次，治疗高血压，随访两年，降压效果佳耐受性好，总胆固醇、高密度脂蛋白、三酰甘油无变化；尿酸明显增加（292.0 ±6.53 至 77.7 ±56.5μmol/L）。在临床遇到一例 57 岁的高血压患者服用寿比山 2.5mg，一日一次，1 个月后致痛风发作，查尿酸为 679μmol/L，服吲哚美辛及别嘌呤醇缓解。所以，伴有痛风的高血压患者不但要禁用噻嗪类利尿剂及其复方制剂，也要慎用寿比山。可服用氯沙坦，这是目前惟一既降压又降尿酸的降压药。

寿比山是目前应用最广的降压药之一，其不良反应发生率虽然不高，但应提高警惕。老年，同时伴有痛风、高脂血症及糖尿病的高血压患者应在专科医生指导下使用寿比山。

757 • β受体阻滞剂分哪几类？禁忌证与副作用有哪些？

最常用分类方法的是将β受体阻滞剂分为选择性、非选择性和具有α受体阻断作用的β受体阻滞剂。非选择性β受体阻滞剂同时竞争性阻断β_1和β_2受体；而选择性β受体阻滞剂对β_1受体亲和力高于β_2受体，因此，也称为选择性β_1受体阻滞剂。但是，药物对β受体的选择性随着剂量的增加减弱或消失。还有一类β受体阻滞剂同时通过阻断α_1受体产生扩张外周血管作用，如卡维地洛和拉贝洛尔。

某些药物还可能出现激动剂样作用，称为内在拟交感活性。具有内在拟交感活性的药物可以引起心率加快等不利作用，应该避免选用该类药物，包括吲哚洛尔、醋丁洛尔和氧稀洛尔等。

另外一种分类方法是将β受体阻滞剂分为亲脂性和亲水性。亲脂性药物口服吸收迅速完全，能进入中枢神经系统，但是具有首过效应，口服生物利用度低，半衰期短，如美托洛尔和普萘洛尔。亲水性药物口服吸收不完全，通过肾脏排泄，半衰期较长，与经过肝脏代谢的药物没有相互作用，很少通过血脑屏障，清除半衰期受肾功能影响（如老年和肾功能不全患者），如阿替洛尔和艾司洛尔。

β受体阻滞剂可以静脉和口服给药，某些紧急情况下需要迅速发挥作用时可以静脉推注或静脉持续注射，最常用的静脉制剂是美托洛尔和艾司洛尔，长期治疗需要继续口服治疗。

禁忌证：哮喘；严重心动过缓或二度以上房室传导阻滞（未植入起搏器）；但是束支或分支传导阻滞不是禁忌证；急性、失代偿性心力衰竭；休克或低血压状态。

副作用：因β受体广泛存在于体内多个器官和组织，因此，在治疗心血管疾病时可能出现治疗以外的作用和临床表现。多数情况下，如患者无禁忌证并且剂量适当，β受体阻滞剂的安全性良好，但应该避免突然停药。

（1）心血管　β受体阻滞剂使心率减慢、减慢传导、房室结不应期延长，可导致严重的心动过缓和房室传导阻滞，尤其是窦房结和房室结功能异常的患者。β受体阻滞剂通过阻断血管β_2受体和激活α受体，引起肢端冷和雷诺现象，具有血管扩张作用和选择性β受体阻滞剂的发生率明显减少。β受体阻滞剂还可能引起冠脉收缩，部分原因是由于α受体介导。

（2）代谢　1型糖尿病患者服用非选择性β受体阻滞剂会掩盖低血糖的预警症状，如颤抖和心动过速，但是出汗仍然存在。胰岛素依赖型糖尿病患者应服用选择性β受体阻滞剂，虽然长期应用β受体阻滞剂对血糖代谢不利，但是总体上获益超过风险，而且研究曾发现卡维地洛能减少心力衰竭患者的新发糖尿病。

（3）呼吸系统　β受体阻滞剂能导致致命性的呼吸道阻力增高，哮喘和支气管痉挛患者禁忌，慢性阻塞性肺病并非绝对禁忌。

（4）中枢神经系统　疲乏、头痛、睡眠异常、失眠和抑郁等在亲脂性药物更常见。

（5）性功能　β受体阻滞剂对某些患者可能导致或加重性功能异常。但是不同临床研究由于方法学不同，发生率差异较大。如果患者并不知道药物可能对性功能有影响，报道的发生率仅为3%左右。

（6）较大剂量、长期用药患者突然停药会出现反跳现象，包括心绞痛、血压升高、心率加快等，与长期用药后β受体上调有关。

758. β受体阻滞剂的作用机制及药理作用有哪些？

β受体阻滞剂选择性地与细胞膜上的β受体结合，竞争性、可逆性阻断多个器官中β肾上腺能受体激活产生的作用。β受体阻滞剂在心脏主要表现负性频率、负性肌力和负性传导作用。β受体阻滞剂的作用与不同组织器官中β受体分布和交感神经活性有关。例如，β受体阻滞剂对运动时的心率影响较对安静状态的心率影响更明显。同时，β受体阻滞剂在不同器官的作用也是治疗中出现副作用的原因（表16-1）。

表16-1 不同器官中β受体的分布和作用

组织	受体亚型	作用
心脏		
窦房结	β_1，β_2	心率增快
房室结	β_1，β_2	加快传导
心房	β_1，β_2	增加收缩力
心室	β_1，β_2	增加收缩力，加快传导和自发除极
动脉	β_2	扩张血管
静脉	β_2	扩张血管
骨骼肌	β_2	扩张血管，增加收缩力，葡萄糖分解，K^+摄取
肝脏	β_2	糖原分解
胰腺	β_2	胰岛素和胰高血糖素分泌
脂肪细胞	β_1	脂肪分解
支气管	β_2	气管扩张
肾脏	β_1	肾素释放
膀胱和尿道	β_2	舒张
子宫	β_2	舒张
胃肠道	β_2	舒张
神经末梢	β_2	刺激去甲肾上腺素释放
甲状旁腺	β_1，β_2	甲状旁腺激素
甲状腺	β_2	促进T_4向T_3转化

β受体阻滞剂通过阻断β_1、β_2受体，部分药物还阻断α受体等多种途径发挥心血管保护作用，主要是阻断了儿茶酚胺对心脏的毒性作用，可能的机制包括：

（1）抗高血压作用　减少心排出量，抑制肾素-血管紧张素系统，抑制血管运动中枢和外周交感神经节前释放去甲肾上腺素。

（2）抗缺血作用　降低心率、心肌收缩力和血压，舒张期延长而增加心肌灌注。

（3）抑制肾素-血管紧张素-醛固酮的释放　阻断肾上腺近髓细胞 β_1 受体。

（4）改善左心室的结构和功能，抑制重构　减少心室体积、增加射血分数、降低心率、延长舒张期和冠脉灌注；减少心肌氧耗，通过脂肪组织中脂肪酸的释放改善心肌能量产生，受体上调；减少心肌氧自由基。

（5）抗心律失常，降低猝死发生率　直接电生理作用（减慢心率、减少异位起搏点兴奋性、减慢传导和延长房室结不应期）和间接作用（减少交感驱动和心肌缺血，预防儿茶酚胺诱导的低钾血症）。

759. β受体阻滞剂抗心肌缺血的主要机制有哪些？

β受体阻滞剂抗心肌缺血的主要机制有以下几种：

（1）降低耗氧量（MVO_2）　β受体阻滞剂可以通过阻断 β_1 受体，减慢心率及传导，使心排出量减少，并使后负荷降低，从而降低 MVO_2，达到抗心肌缺血的作用。

（2）增加缺血区供血供氧量　①心肌血重新分配：β受体阻滞剂因阻断了冠脉的 β_2 受体，即使是选择性 β_1 受体阻滞剂也有微弱阻断 β_2 受体作用，致α受体占优势，引起冠脉收缩，但此时主要表现为非缺血区冠脉阻力增加，而缺血区血管阻力处于代偿性扩张，导致血液从非缺血区通过侧支流向缺血区，改善缺血区的供血供氧；②心率减慢，延长了舒张期，同时由于降低了心肌对心内膜下层的压力，有利于血液从心外膜流向易缺血的心内膜，改善心内膜的缺血缺氧；③促进氧在组织与血红蛋白解离，使缺血区获得更多的氧。

（3）改善心肌代谢　①降低血中游离脂肪酸（FFA）浓度。心肌缺血时，交感神经兴奋性增高，儿茶酚胺释放增高，激活脂肪水解酶上 β_1 受体，三酰甘油水解，使血中 FFA 增高，而 FFA 血浓度过高，可诱发或加重心律失常，从而增加 MVO_2，加重心肌缺血缺氧，扩大心肌梗死面积，降低心肌收缩力。而β受体阻滞剂通过阻断 β_1 受体，减少 FFA 的生成，防止 FFA 加重心肌缺血、心肌损害的恶性循环；②改善缺血区对葡萄糖的摄取和利用，减少脂肪分解成 FFA，保护缺血时线粒体的结构和功能，从而维持缺血心肌的 ATP 及能量供应。

（4）抑制血小板聚集　心肌缺血时血小板对 ADP 及肾上腺素很敏感，易引起聚集。但β受体阻滞剂，尤其是普萘洛尔，可使血小板对 ADP 及肾上腺素的聚集作用敏感性明显降低，该作用主要与药物的血小板膜稳定作用、抑制膜 Ca^{2+} 转运有关。

760. β受体阻滞剂常应用于哪些心血管疾病？

β受体阻滞剂在心血管疾病中的应用范围很广，主要包括冠状动脉粥样硬化性心脏病、高血压、心力衰竭、心律失常和猝死的预防等。在上述适应证中有大量临床试验研究一致支持其临床获益，能够降低近期和远期心血管事件和死亡率。

（1）冠状动脉粥样硬化性心脏病

1）ST 段抬高心肌梗死（STEMI）：STEMI 急性期，对无明显心力衰竭或低血压的患者，β 受体阻滞剂能限制梗死面积，减少致命性心律失常的发生，缓解胸痛和减少死亡率包括心脏性猝死。ISIS-1 研究证实了在急性心肌梗死早期优于安慰剂。在溶栓和 PCI 治疗时代，β 受体阻滞剂对于 STEMI 患者仍然获益。

COMMIT/CCS-2 研究评价了 STEMI 患者早期接受 β 受体阻滞剂美托洛尔的治疗效益。结果显示，美托洛尔组与安慰剂组再梗死发生率显著降低，心室颤动显著减少，但总死亡率差异无统计学意义，主要原因是心源性休克发生增加，多出现在入院第 0 ~ 1 天，心功能 Killip3 ~ 4 级的患者发生率较高。提示 STEMI 早期对于血流动力学不稳定的高危患者，如血压过低、心功能明显受损等情况下应避免使用静脉 β 受体阻滞剂，直至病情稳定后改用口服 β 受体阻滞剂进行长期治疗。该研究采用的剂量方案与国际相似，证实了中国人对同等剂量的 β 受体阻滞剂耐受性良好。

急性期尤其是存在心动过速或高血压患者，考虑给予静脉 β 受体阻滞剂，随后长期口服。给药方法：美托洛尔，5mg 静脉推注，2 分钟以上，根据患者的血压、心率和症状，可重复 3 次，间隔 5 分钟，以后口服。

无论是否进行纤溶治疗还是直接 PCI，只要没有禁忌证，所有患者应立即口服 β 受体阻滞剂，并长期服用。

如果患者在最初 24 小时内没有用药，应该立即给药。如果患者在最初 24 小时内因存在禁忌证而未用药，此后应随时评价用药的可能性，并开始治疗。

再灌注治疗后缺血性胸痛复发，应该加强治疗，增加 β 受体阻滞剂的剂量以减少心肌耗氧和缺血。

急性期，因泵衰竭而存在低排状态的患者不建议应用 β 受体阻滞剂。

患者合并充血性心力衰竭，伴有明显的肺水肿时，急性期用药禁忌，但出院前应该从小剂量开始并出院后逐渐增加剂量。

合并心律失常，反复发作室颤、有血流动力学障碍的室速，电复律无效时，有理由积极尝试 β 受体阻滞剂，以减少心肌缺血和肾上腺活性。伴持续性房颤或房扑无血流动力学异常的患者，选择 β 受体阻滞剂控制心室率，除非有禁忌。伴有阵发性室上性心动过速，需控制快速心室率者，静脉应用 β 受体阻滞剂。

2）非 ST 段抬高急性冠脉综合征（NSTEACS）：β 受体阻滞剂在 NSTEACS 治疗中的研究较少，仅有一些小规模研究或来自 STEMI 或稳定心绞痛的研究。也没有证据显示某种 β 受体阻滞剂对 ACS 更优，口服剂量应该使目标心率维持在 50 ~ 60 次/分。高危患者应该静脉用药，对明确有血管痉挛导致缺血的患者，应该慎用。

所有 NSTEACS 患者急性期，尽早开始服用 β 受体阻滞剂

高危患者尤其持续性胸痛，首先静脉，然后口服 β 受体阻滞剂抗缺血治疗，长期应用。

合并左心室收缩功能异常或慢性充血性心力衰竭患者应长期应用。

3）慢性稳定冠心病和冠心病二级预防：β 受体阻滞剂对于运动诱发的心绞痛和改善运动耐量十分有效。从心肌梗死后患者到稳定心绞痛患者具有同样的保护作用，但并没有安慰

剂对照的研究证据。TIBET 研究和 ASIST 研究证实 β 受体阻滞剂与钙离子通道阻滞剂疗效相似，而 TIBBS 和 IMAGE 研究中则优于钙离子通道阻滞剂。虽然，β 受体阻滞剂作为一类药物具有相似的保护作用，但是具有内在拟交感活性 β 受体阻滞剂保护作用较差。有关阿替洛尔临床研究的荟萃分析对该药物的价值提出了质疑。很多情况下，β 受体阻滞剂需要与非二氢吡啶联合时，注意心动过缓和房室传导阻滞的危险。

所有稳定心绞痛的患者应用 β 受体阻滞剂用于控制心绞痛、预防梗死和改善预后，并调整到目标剂量。不能耐受 β 受体阻滞剂，给予硝酸酯和钙离子通道阻滞剂。

心肌梗死后 β 受体阻滞剂的临床研究先于其他二级预防措施，如他汀类药物和 ACEI，多项关于急性心肌梗死后大规模长期存活率的研究（BHAT、APSI、CAPRICON 研究）提示 β 受体阻滞剂能够提高存活率 20% ~25%，每治疗 100 例患者 β 受体阻滞剂每年能减少 1. 2 例死亡，再梗死减少 0. 9 例。普萘洛尔、美托洛尔、噻吗洛尔、醋丁洛尔和卡维地洛等均优于安慰剂，但是阿普洛尔、阿替洛尔、氧烯洛尔等却没有益处。

冠心病包括稳定心绞痛、心肌梗死后患者在选择控制血压药物时 β 受体阻滞剂为首选药物之一（血压控制目标：血压 <140/90mmHg，慢性肾脏疾病或糖尿病 <130/80mmHg）。

所有冠心病患者，无论伴或不伴心力衰竭症状，没有禁忌长期服用 β 受体阻滞剂。

中重度心室功能异常的患者，需逐渐增加剂量至目标剂量。低危患者，心室功能正常或接近正常，成功进行再灌注，没有明显心律失常，无禁忌也应该应用。

4）运动试验时的处理：服用 β 受体阻滞剂的患者进行运动试验可能降低诊断和预后价值。但当患者因进行运动试验而决定停用 β 受体阻滞剂，应该根据不同临床情况，谨慎停药，以避免出现“反跳”而导致心绞痛加重或血压升高。

（2）心力衰竭　随着心力衰竭发病机制和治疗理念的更新，拮抗神经内分泌治疗成为心力衰竭的主要策略。β 受体阻滞剂通过阻断交感-肾上腺素系统，降低心力衰竭患者的心血管事件和死亡率，减少住院率，提高患者的生存率和生活质量。具有里程碑意义的三项研究——CIBIS-2、MERIT-H 和 COPERNICUS 研究证实了 β 受体阻滞剂长期治疗对各种程度心力衰竭患者能够明显降低死亡率，其有益作用在各亚组患者一致，包括不同年龄、性别、心功能分级、左心室射血分数（LVEF）、缺血性或非缺血性病因。

1）慢性心力衰竭：大规模随机临床研究证实能降低心力衰竭患者死亡率的 β 受体阻滞剂见表 16-2，有证据的药物比索洛尔、卡维地洛和琥珀酸美托洛尔，分别降低死亡率，疗效相似。而其他 β 受体阻滞剂并不具有此类效应，在常规治疗基础上（包括利尿剂、ACEI）β 受体阻滞剂用于所有稳定的心力衰竭患者，包括轻、中、重度心力衰竭患者（NYHA 心功能Ⅱ ~Ⅳ级），缺血性或非缺血性心肌病伴 LVEF 下降，除非有禁忌证。

具有器质性心脏病或心脏重构，但没有出现心力衰竭症状者，包括所有近期或以往患心肌梗死的患者，无论是否有心力衰竭症状或 LVEF 下降，均给予 β 受体阻滞剂。

有心力衰竭病史，但目前 EF 正常者；以往或现在有心力衰竭症状并且 LVEF 下降，所有稳定的患者；患者合并有其他疾病时的治疗建议：心绞痛伴心力衰竭患者应该给与 β 受体阻滞剂。

推荐 β 受体阻滞剂控制心力衰竭伴房颤患者的心室率。

表 16-2 治疗心衰常用药物及剂量

药物	初始剂量（每日）	目标剂量（每日）
比索洛尔	1.25mg，qd	10mg，qd
卡维地洛	3.125mg，bid	体重 < 80kg，25mg，bid 体重 > 80kg，50mg，bid
缓释琥珀酸美托洛尔	12.5～25mg，qd	200mg，qd
酒石酸美托洛尔	6.25mg，bid 或 tid	50mg，tid

起始用药：一旦明确诊断，症状稳定后及早开始用药。开始用药前，毋需服用大剂量 ACEI，而水肿患者应该先用利尿剂。患者没有水肿或仅有轻微症状，毋需静脉正性肌力药物。应该在水肿治疗后，重新评价用药的可能性。初始治疗要谨慎，从小剂量开始，缓慢增加剂量至目标剂量，只要不需要静脉药物治疗的心力衰竭均可开始给药。

治疗监测和问题：用药过程中注意监测患者的生命体征和心力衰竭的症状。定期监测体重，并随时调整利尿剂的剂量；如低剂量时出现副作用，需等待副作用消失后，再考虑增量。患者的剂量不是根据治疗的反应，而是在能耐受的情况下调整到临床研究验证的目标剂量。如患者用药中出现临床症状恶化，尽量避免停药，但是如果出现低灌注或需要静脉正性肌力药物（此时首选不依赖 β 受体的正性肌力药物，如磷酸二酯酶抑制剂）时应停药，稳定后重新开始用药。

2）急性心力衰竭（AHF）

适应证：β 受体阻滞剂治疗 AHF 并不能缓解症状，而且严重 AHF 是禁忌证。对伴有缺血性胸痛且镇痛药物反应不佳、心肌缺血复发、高血压、心动过速等心律失常患者，可使用静脉 β 受体阻滞剂。

湿啰音超出肺底部的 AHF 患者，慎用 β 受体阻滞剂。但如果患者伴有进行性心肌缺血和心动过速，可以考虑静脉注射美托洛尔。

STEMI 患者伴 AHF，在 AHF 稳定后应尽早使用 β 受体阻滞剂。CHF 患者急性发作病情稳定后（通常 4 天后）应开始应用 β 受体阻滞剂治疗。AHF 合并急性房颤患者 β 受体阻滞剂可用于控制房颤心室率并预防复发。窦性心动过速或室上性心动过速，临床和血流动力学可以耐受时使用 β 受体阻滞剂。

（3）高血压　高血压治疗的主要目的是通过控制血压至目标水平，最大限度地降低心脑血管疾病的死亡率，并且应该根据不同患者的临床情况和合并疾病。

β 受体阻滞剂在高血压治疗中的强适应证为高血压合并心绞痛、心肌梗死后、冠脉高危患者、心力衰竭、伴有窦性心动过速或心房颤动等快速性室上性心律失常。

β 受体阻滞剂对于妊娠女性是安全的，可选普萘洛尔和拉贝洛尔。β 受体阻滞剂可能导致 PAD 患者的外周血管痉挛并具有使间歇性跛行加重的危险。但是，最近研究提示 β 受体阻滞剂对于间歇性跛行患者的行走距离和腓动脉血流没有影响。因此，仍然可用于 PAD 患者，并非禁忌，尤其合并 CAD 和 HF 患者。虽然，β 受体阻滞剂对血糖代谢有不利影响，包括胰岛素敏感性降低，还可能诱发低血糖症状，这些问题通常容易处理，并不是β受体阻滞剂的绝对禁忌。

对于单纯高血压患者、糖耐量异常和特殊人群如运动员，初始治疗时不首选β受体阻滞剂。

降压治疗常常需要联合两种以上药物，推荐与β受体阻滞剂联合的药物包括利尿剂、钙离子通道阻滞剂和α受体阻滞剂。

虽然，有一系列临床研究对比了β受体阻滞剂与其他新型的降压药物，且多数研究结果提示新型降压药物可能优于传统β受体阻滞剂，但是需要注意的是这些研究中比较的是水溶性的β受体阻滞剂阿替洛尔与新型降压药物，而且在死亡率终点差异没有达到统计学意义，仅在新发糖尿病和卒中等终点上，显示某些药物如ACEI和钙离子通道阻滞剂优于β受体阻滞剂，这一结论不能扩展到所有的β受体阻滞剂。

高血压患者美托洛尔动脉粥样硬化预防（MAPHY）研究比较了选择性β_1受体阻滞剂美托洛尔和噻嗪类利尿剂对高血压性心血管并发症的影响。结果两组治疗后血压降低幅度相同，但与利尿剂组相比，美托洛尔组心血管病死亡率降低27%（$P=0.012$），非心血管病死亡率降低13%，差异无统计学意义。

特殊情况的降压治疗

继发性高血压：嗜铬细胞瘤继发高血压者应该首选α受体阻滞剂，血压控制后心动过速者加用β受体阻滞剂。

主动脉夹层：可疑或确诊主动脉夹层患者的治疗，首选β受体阻滞剂降低动脉收缩压。

（4）心律失常　β受体阻滞剂具有多种直接电生理作用，包括降低正常和异常起搏点的兴奋性，减慢传导，延长房室结不应期等，可用于预防或治疗室性和室上性心律失常。

1）窦性心动过速：处理窦性心动过速应发现并治疗或去除诱因。β受体阻滞剂对于生理性、有症状的窦性心动过速，如情绪和其他焦虑相关诱发者很有效。此外，对于心肌梗死后或其他不可逆性原因导致心动过速的症状和预后有改善作用，如充血性心力衰竭、甲状腺危象、肾上腺素高动力状态。不适当的窦性心动过速患者虽然没有随机双盲、安慰剂对照研究的证据，但是β受体阻滞剂对绝大多数患者有效，可以作为一线治疗。

2）室上性心律失常：室上性心动过速，如阵发性室上性心动过速，应该首选射频消融治疗，尤其是发作时血流动力学不稳定的患者。如患者不愿行射频治疗，选择长期口服药物预防发作，以及发作不频繁且发作时症状不明显的患者，可以应用β受体阻滞剂。β受体阻滞剂可减慢心房扑动的心室率。任何室上性心动过速并存预激综合征伴旁路前传的患者禁用β受体阻滞剂。

3）心房颤动：心房颤动（房颤）的抗心律失常治疗包括转复维持窦性心律或控制心室率，但是现有的抗心律失常药物复律或维持窦性心律疗效差。一系列控制心室率和转复窦性心律的比较研究，包括RACE研究、PIAF研究、STAF研究、AFFIRM研究、HOT CAFE研究均没有发现复律治疗优于控制心室率，无论对生活质量、心力衰竭、血栓栓塞并发症还是在住院率和死亡。能够延长房室结不应期的药物均能有效控制心室率，在需紧急控制房颤心室率时，静脉用药作用快而明显，为满意控制心室率常常需要联合用药（表16-3）。

表16-3 控制心室率的药物和剂量

药物	负荷剂量	起效	维持剂量
急性发作			
艾司洛尔	0.5mg/kg，1分钟，静脉	5分钟	0.06～0.2mg/（kg·min）
美托洛尔	2.5～5.0mg，2分钟，最多3次，静脉	5分钟	
普萘洛尔	0.15mg/kg，静脉	5分钟	
非急性发作			
美托洛尔		4～6小时	25～100mg，每天两次口服
普萘洛尔		60～90分钟	80～240mg，分次口服

β受体阻滞剂能有效控制房颤心室率，尤其是交感神经活性增高的情况下，如外科手术后。有效药物包括阿替洛尔、索他洛尔、美托洛尔、卡维地洛，尤其对运动诱发的心动过速优于洋地黄。AFFIRM研究证实β受体阻滞剂是最有效的控制心室率药物，优于钙离子通道阻滞剂，但是气管痉挛和慢性阻塞性肺疾病患者应首选钙离子通道阻滞剂。

持续性和永久性房颤患者根据安静和运动状态下的心室率，不合并急性失代偿心力衰竭患者首选β受体阻滞剂。

急性房颤不伴预激综合征，推荐静脉β受体阻滞剂控制心室率，但低血压和心衰患者要谨慎。

β受体阻滞剂与地高辛联合应用控制安静和运动状态下房颤患者的心室率，应注意调节剂量避免出现心动过缓。心衰合并房颤的患者初始用药要小心。

重度二尖瓣狭窄合并房颤，推荐使用β受体阻滞剂控制心室率，改善症状。

不推荐β受体阻滞剂用于转复窦性心律，通常无效。

虽然，在无器质性心脏病患者预防房颤复发或减少阵发性房颤的发作，β受体阻滞剂有中等程度疗效，如缓释美托洛尔、比索洛尔、阿替洛尔、索他洛尔等均优于安慰剂，尤其对于交感神经活性增高时的房颤更有效，但一般不推荐作为首选药物。

特殊情况下的治疗

外科手术后房颤：除非有禁忌证，建议口服β受体阻滞剂预防术后房颤。

急性心肌梗死时房颤伴快速心室率，患者没有临床左心室功能不全和支气管痉挛或房室阻滞，建议静脉β受体阻滞剂。

合并甲状腺危象的患者，建议β受体阻滞剂控制心室率，除非有禁忌证。

妊娠期β受体阻滞剂可用于控制房颤心室率。

肥厚型心肌病：β受体阻滞剂联合抗心律失常药物预防房颤复发，选择不同药物并没有太多证据。

如果房颤为交感神经类型，应首选β受体阻滞剂。

不建议β受体阻滞剂用于伴支气管痉挛和阻塞性肺疾病的房颤患者，建议选择非二氢吡啶类钙离子通道阻滞剂。

预激综合征合并房颤时慎用β受体阻滞剂，虽然其加快旁路传导的作用还有争议。

4）室性心律失常：β受体阻滞剂对控制交感神经激活相关的室性心律失常有效，包括急性心肌梗死、围术期、心衰和应激导致的心律失常。β受体阻滞剂能有效预防多种情况下引发心脏性猝死的心律失常，包括急性和慢性心肌缺血、心力衰竭和心肌病。

不伴器质性心脏病的室性心律失常首选β受体阻滞剂。

多数β受体阻滞剂能减少室性期前收缩数量，普萘洛尔、索他洛尔、美托洛尔及阿替洛尔抑制持续性室速有效。

β受体阻滞剂治疗室颤偶有见效。

（5）心脏性猝死的预防 β受体阻滞剂的临床获益部分来源于其减少心脏性猝死。在多种心血管疾病中，β受体阻滞剂均有明确适应证用于猝死的一级和二级预防。而且其他具有明确疗效的治疗，如溶栓、ACEI、血管重建治疗、抗栓治疗等，均不影响β受体阻滞剂的临床获益。CIBIS-2、MERIT-HF研究的结果显示在其他治疗基础上加用β受体阻滞剂可以使心力衰竭患者的猝死发生率下降40%~50%。CAPRICORN研究证实了卡维地洛对于心肌梗死后心力衰竭患者降低死亡率和猝死的危险，有心衰或左心室功能障碍的患者获益更多。而且β受体阻滞剂的临床获益与心肌梗死后开始用药的时间无关。选择性并非十分重要，但选择药物时，应该考虑到多数临床试验证据来自亲脂性药物。总之，β受体阻滞剂应该作为急性心肌梗死、心肌梗死后和充血性心衰患者猝死的必须用药。同时，应重视原发病的治疗以及合理的使用ICD。β受体阻滞剂用于下列情况猝死的预防：心衰患者猝死的一级预防，首选β受体阻滞剂。

心肌梗死：急性期和心肌梗死后患者心脏性猝死的一级预防；心肌梗死伴复苏的室速/室颤，自发性持续性血流动力学不稳定的室速；心肌梗死伴自发性、持续性、血流动力学稳定的单形性室速。

β受体阻滞剂虽然能改善肥厚性心肌病患者的症状，但是没有证据显示对预防猝死的作用。

长QT综合征：首先应该减少运动，尤其是竞技性运动，对于LQT1患者更重要。避免服用延长复极的药物，尤其是具有I_{kr}阻断作用的非心血管药物。药物治疗主要依靠β受体阻滞剂，β受体阻滞剂虽然有效但不能预防所有事件。晕厥和心脏骤停存活的患者。经过大剂量β受体阻滞剂治疗仍然有症状的患者，是进行交感神经切除的适应证。

儿茶酚胺敏感性多形性室速（CPVT）：CPVT患者的药物治疗经验有限，根据回顾性分析的结果β受体阻滞剂可能是目前唯一有效的药物。极高危的患者需要植入ICD，例如有猝死家族史或症状发作早的患者。

（6）其他

1）二尖瓣脱垂：没有前瞻性研究评价β受体阻滞剂和抗心律失常药物预防猝死的疗效。β受体阻滞剂可以作为有症状患者的一线治疗，心脏骤停患者考虑植入ICD。

2）肥厚型心肌病：自1960年，β受体阻滞剂用于肥厚型心肌病的治疗，但是相关的临床研究却很少。β受体阻滞剂是治疗肥厚型心肌病包括梗阻和非梗阻性的传统治疗药物之一，β受体阻滞剂通过减慢心率、延长舒张期和增加心室的被动充盈，还能减少左心室收缩和心肌氧耗，还可能减少微血管缺血。先后有普萘洛尔、阿替洛尔、美托洛尔用于临床，但是治疗方法没有标准化。标准剂量β受体阻滞剂可减轻症状和运动诱发的流出道压差，但是没有证据显示能减轻安静状态下的流出道压差。

3）妊娠期间的抗心律失常治疗

室上性心动过速：如需要预防性抗心律失常治疗，可首选β受体阻滞剂，但是在妊娠前3个月尽量避免，可能会出现少见的副作用，如心动过缓、低血糖、早产、代谢异常。普萘洛尔可能引起宫内发育迟缓，阿替洛尔发生率也较高。最好选择对β_1受体选择性高的药物，对外周血管和子宫的舒张影响较少。

4）β受体阻滞剂在围术期的应用：如果患者没有β受体阻滞剂绝对禁忌，下列手术相关的情况应该给予β受体阻滞剂。

因心绞痛、症状性心律失常、高血压或其他指南中推荐为Ⅰ类适应证而正服用β受体阻滞剂的患者，接受手术时应该继续服用。

进行血管手术的心脏病高危患者，如术前检查确诊为冠心病或根据多重危险因素确定为心脏病高危患者，应给与β受体阻滞剂。心脏病低危且没有服用β受体阻滞剂的患者可以考虑应用。

没有禁忌证，常规于CABG术前或术后早期应用β受体阻滞剂作以减少CABG术后房颤。

术前评价为冠心病或冠心病高危并且进行中高危手术的患者，给予β受体阻滞剂。

5）血管迷走性晕厥：曾经认为，β受体阻滞剂能减轻血管迷走性晕厥患者，机械性受体激活相关的静脉回流血量的突然减少，并阻断循环中肾上腺素水平，但是5项长期对照临床试验均没有证实，而且短期的临床研究还得到了相反的结果。其他神经介导的晕厥也没有β受体阻滞剂的证据，有时还会使症状恶化，对于颈动脉窦综合征和其他类型心脏抑制型晕厥的患者能加重心动过缓。因此，血管迷走性晕厥的患者没有证据应用β受体阻滞剂。

761• 为什么要拓展β受体阻滞剂在心力衰竭中的应用？

自从1999年CIBIS-Ⅱ，MERIT-HF以及2001年COPERNICUS研究结果公布以后，β受体阻滞剂已被广泛用于心衰的治疗。美国、欧洲和我国的心衰治疗指南，均已将β受体阻滞剂列入心衰治疗的标准药物。戴闺柱等国内众多教授、学者曾对此多次发表评述，昭示广大心内科医生要遵循循证医学原则，拓展β受体阻滞剂在心衰中的应用。然而，由于对其副作用的顾虑，尤其是对某些高危心衰患者，如老年、糖尿病、重度心衰、慢性阻塞性肺疾病（COPD）等患者往往不用或者很少应用。

如在一项共有15个欧洲国家11000多例患者参加的PROVEMENT试验表明，ACEI的应用率是60%，β受体阻滞剂为30%，两者合用率仅为20%。这种落后的现状是心血管医师必须面对的严峻挑战。

ESC连续报道了SENIORS试验，这是一项针对老年心衰患者的试验。应用一种具有血管扩张作用（使NO产生增加）的β受体阻滞剂奈比洛尔。707例患者年龄均≥70岁，平均

76.1 岁，LVEF≤35%，NYHA 心功能Ⅱ级 56%、Ⅲ级 38%、Ⅳ级 19%，缺血性心脏病占 76%，共随访 40 个月。结果显示，一级终点（死亡 + 心衰住院）的危险性下降了 14%（$P=0.039$）。MERITHF 亚组分析显示，安慰剂组老年患者（≥65 岁）的病死率几乎是年轻患者的 2 倍；而应用美托洛尔缓释片的治疗组，≥65 岁的老年组与 <65 岁组患者，病死率分别下降 38%（$P=0.0008$）和 30%（$P<0.034$）；心衰住院率下降 32%。重度心衰（LVEF <25%）和 75 岁以上的老年患者亦有相似效益，且耐受性良好。

糖尿病患者的死因中，心血管疾病占 75%，且在糖尿病早期，心血管疾病（CVD）的发生率就已增加。然而对糖尿病合并心衰的患者，却常常得不到足够的治疗，特别是 β 受体阻滞剂的应用。事实上，CIBIS-Ⅱ、COPERNICUS 和 MERIT-HF 的汇集资料表明，接受 β 受体阻滞剂后，糖尿病与非糖尿病患者生存率改善程度相似，为 25% 与 36%。MERIT-HF 研究还提示，糖尿病患者应用美托洛尔缓释片，其不良反应发生率还低于安慰剂者。

COPERNICUS、MERIT-HF 和 CIBIS-Ⅱ三个试验，共汇集 3836 例重度心衰（平均 LVEF20%）患者，死亡危险性下降 35%。上述重度心衰并未包括终末期心衰和不稳定的 NYHA 心功能Ⅳ级心衰患者、然而，有报道，终末期心衰等待心脏移植者，应用 β 受体阻滞剂后的心功能和临床情况也显著改善。

COPD 一直被认为是 β 受体阻滞剂的禁忌证，然而，心衰患者约 26% 合并 COPD。Gottlieb 等报道，根据登记资料（138077 例），与不用 β_1 受体阻滞剂者相比，因各种适应证应用选择性 β_1 受体阻滞剂的充血性心衰并 COPD 患者预后较好，显然，COPD 患者选用 β_1 受体阻滞剂较为合理。

近年来的临床试验表明，如在 ACEI 和 β 受体阻滞剂的基础上应用血管紧张素Ⅱ受体阻滞剂（CHARM 试验）和醛固酮受体阻滞剂（EPHESUS 试验），可进一步降低病死率。而在未来的药物治疗中，最受瞩目的是他汀类药物在心衰的应用，已有初步的临床试验表明，在标准治疗的基础上加用他汀，可提高患者生存率，包括缺血性和非缺血性心肌病。目前应用罗苏伐他汀治疗心衰的临床试验正在进行，其中 75% 患者合用 β 受体阻滞剂。

762. 应用 β 受体阻滞剂时应注意哪些问题？普萘洛尔撤药综合征的发生机制及临床表现是什么？

应用 β 受体阻滞剂时应注意以下一些问题：

（1）注意不同人种　黄种人对 β 受体阻滞剂的敏感性明显高于白种人及黑人，故应用 β 受体阻滞剂应从小剂量开始，以防出现较重的不良反应。

（2）以下情况要禁用或慎用　①心源性休克；②心动过缓，尤其心室率低于 50 次/分；③二～三度房室传导阻滞；④病态窦房结综合征，但在②～④情况下，若安置合适的永久起搏器后可以用药；⑤失代偿性心功能不全；⑥支气管哮喘或严重慢性阻塞性肺病。

（3）长期应用无内在拟交感活性的 β 受体阻滞剂可使 β 受体数目上调，一旦突然停药，会出现明显的儿茶酚胺刺激表现，使心绞痛等恶化，即病情反跳，故应逐步减量撤药。

（4）密切注意不良反应　常见不良反应有心悸、心动过缓、疲倦、低血压头晕、头痛、胸闷、气短、失眠、恶心、呕吐和腹痛等，停药后会消失。

普萘洛尔撤药综合征（propranolol withdrawal syndrome）是由 Alderman 于 1974 年提出的。普萘洛尔是一种广泛用于临床的药，但是有的患者，特别是长期用药者，一旦突然停药，就会引起比用药前更为严重的冠脉供血不足表现，其中以变异型心绞痛、休息时或夜间心绞痛更为突出，甚至在此基础上可发生心肌梗死。故此并非原病复发，而是停药后的反跳现象。

发生机制

（1）β 交感受体反应过度　首先机体通过适应机制对任何干扰因素作出反应，包括增加被干扰系统的兴奋性或产生额外的受体，如突然停药后出现一段时间的交感过度兴奋。

（2）与儿茶酚胺有关　长期应用普萘洛尔血压虽然下降，但血浆中去甲肾上腺素增加。这是因为机体通过对心排出量压力感受器的交感神经反射作用，来防止血压进一步下降。

（3）与甲状腺素有关　某些断药症状在甲状腺功能亢进时出现，因普萘洛尔有使 T_4 向 T_3 转化活性降低作用，故 T_4 升高，T_3 下降，由于骤停药使游离 T_3 增加，β 受体的感受性有增强的可能性。

（4）与肾素-血管紧张素有关　普萘洛尔通过肾脏的 β 受体抑制肾素的产生，断药后 72 小时，血浆肾素活性异常上升。

临床表现：①缺血性心脏病加重，心绞痛加重或于突然停药后发生心肌梗死；②血压升高：普萘洛尔在治疗高血压中突然停药或骤减药量，可出现反跳性高血压和超越性高血压，后者比治疗前水平更高，同时伴焦虑等症状；③心律失常发生率增加：有报道，在心肌梗死患者服普萘洛尔时，突然停药可出现室性期前收缩、室上性心动过速；④其他疾病变化：如肝硬化并发食管静脉瘤的某些患者，若给予普萘洛尔预防因门脉压降低而静脉瘤破裂出血，突然停药则有再出血的可能；长期应用普萘洛尔防治偏头痛，突然停药约有 10% 患者头痛加重；有的甲状腺功能亢进患者因骤停药物而使脉率增快。

其临床表现与治疗时的反应有密切关系，即使疗效显著者，停药后也易发生严重症状。症状出现时间一般与停药后从体内消退的时间一致，为 1～14 天，以 1 周内为最多，一般第 6 天最严重，10～14 天消失。

要预防此症发生，首先应避免骤停普萘洛尔。大剂量对心绞痛、高血压也无效时，也不应骤停药物，而应同时并用其他药物，这样可出现相乘作用。在一周内逐渐停药可防止其发生，停药过程中应测血压、脉搏无变化，也无循环系统的过度反应。如出现心绞痛恶化，按适应证可给予硝酸甘油，如高血压加重，可含化硝苯地平或静滴硝普钠等。

763. 硝酸酯类治疗的适应证、禁忌证和主要副作用是什么？现有的制剂有哪些种类？

硝酸酯治疗的适应证包括各种类型心绞痛、急性心肌梗死、心力衰竭和高血压。主要副作用为头痛、面部潮红和低血压，其中头痛最为常见，但多为轻至中等程度，且大多数患者在继续治疗的过程中明显减轻或消失。采用较小起始剂量或同时给予乙酰水杨酸或对乙酰氨基酚有助于减轻头痛。

硝酸酯的绝对禁忌证为对该类药物过敏，其他禁忌证包括梗阻性肥厚型心肌病、严重主动脉瓣狭窄和低血压（收缩压<90mmHg）。此外，使用任何硝酸酯制剂后24小时内应避免使用西地那非，因为两药合用时有发生致死性低血压的危险。

现有的硝酸酯制剂可分为硝酸甘油（NG）、二硝酸异山梨酯（ISDN）和5-单硝酸异山梨酯（5-ISMN）等3类。硝酸甘油主要用于缓解已经发作的心绞痛或在预感心绞痛即将发作之前预防或减轻发作。这三种硝酸酯可用于不同的给药途径，形成不同制剂，以满足终止和预防心绞痛发作的需要。通常有以下5种给药途径：

（1）舌下含片（NG，ISDN）　无首过代谢，作用快，急性期应作首选，作用时间短。

（2）口腔喷雾（NG，ISDN）　同含片，由于吸收面积大，作用更快。

（3）口服（ISDN，ISMN，NG）　硝酸甘油：生物利用度极低，普通制剂很少用于口服，偶见缓释剂型；二硝酸异山梨酯：生物利用度为20%～30%，半衰期仅30分钟，常有峰形作用（浓度很快升高后又很快下降，头痛），所以普通剂型如消心痛普通片效果并不理想，缓释剂国外应用较多；单硝酸异山梨酯：是ISDN的代谢产物，口服无首过代谢，生物利用度几乎100%，半衰期4～5小时，普通制剂每日二次，缓释剂型每日一次，是较理想的口服药，有3种剂型包括普通、缓释和控释剂型。

（4）静脉（NG，ISDN）　无首过代谢，血药浓度迅速上升，作用恒定，易于调节。

（5）皮肤（NG，ISDN）　无首过代谢，持续时间长，有油膏、贴膜、喷雾剂。硝酸甘油通常采用舌下含服的方法，其吸收完全，起效迅速，但口服后在通过肝脏时被完全首过代谢，因此半衰期非常短仅1～4分钟，不适合长期预防性用药。ISDN的血浆半衰期也仅约40分钟，普通片剂需要每4～6小时给药1次，才能维持有治疗意义的血浆浓度；缓释制剂可每日给药2次，但临床效益尚未得到证实。5-ISMN是ISDN的主要药理学活性代谢产物，在药代动力学上具有半衰期较长（4～5小时）、无肝脏首过代谢和无活性代谢产物等优点，因此，其血浆浓度和治疗效果都比较容易预测。5-ISMN普通片剂每日给药2次，缓释制剂则仅需每日给药1次，大大改善了患者长期服药的依从性，正在成为预防心绞痛治疗中最常用的长效硝酸酯制剂。目前市场上主要有两种5-ISMN缓释制剂，商品名分别为依姆多和长效异乐定。两种药物通常都在早晨服用，血浆浓度在上午最高，以后缓慢下降，至夜间已经很低。由于硝酸酯的作用与其血浆浓度有关，因此，5-ISMN缓释制剂的抗心绞痛效益在白天、特别是上午最好。这与心肌缺血事件（心绞痛、心肌梗死和心脏性猝死）的好发时段相符合，因此可以为大多数冠心病患者提供“最需要时刻的保护”。

764 • 硝酸酯对血管的作用及细胞学作用机制是什么？

硝酸酯作为临床上最古老的心血管药物之一，是应用了一百多年后才真正了解其作用机制。早在1867年英国爱丁堡的一名医生Lander Brunton在治疗心绞痛伴消化道出血时，发现患者在上消化道出血时心绞痛发作减轻的临床现象，而这一临床现象现在已经能用硝酸酯的作用机制很好地解释。William Mnrrell在1879年首次将硝酸甘油应用于缓解心绞痛发作，这一年也因此被确立为硝酸酯的首次临床应用。1999年，在德国的柏林举行"硝酸酯120年"大会纪念硝酸酯的临床应用120周年。

(1) 硝酸酯对血管作用　不同剂量的硝酸酯类药物作用于血管可产生不同的效应：①小剂量扩张容量：血管（静脉），使静脉回流减少，心室舒张末压下降；②中等剂量：扩张传输动脉（例如心外膜下的冠状动脉）；③大剂量扩张阻力小动脉，可降低血压。虽然容量血管的明显扩张也可影响血压，但阻力小动脉的扩张影响血压更明显。

在冠状动脉造影时应用硝酸酯类药物有时未能见明显的冠状动脉扩张。遵循伯肃叶公式，管腔两侧压差、管径和血液的流量的变化并非呈简单的倍数关系，而成4次方关系。半径由1增加2，血流量则由1增加到16，血管阻力则由1下降到1/16。因此，冠状动脉血管半径实际上增加的幅度虽然较小，而血流量增加的幅度却很大。如冠状动脉血管半径增加：1→1.1，血流量增加：1→1.46，血管阻力下降：1→0.73。这样小的管径增加冠状动脉造影不容易显示，而血流量增加了近50%。

(2) 细胞学作用机制　硝酸酯在血管平滑肌与细胞内SH基结合，产生一氧化氮，激活鸟苷酸环化酶，使鸟苷酸（cGMP）生成增加，后者又促使平滑肌钙离子内流减少，血管平滑肌松弛使血管扩张。

765. 临床应用硝酸酯类药物可能的有益作用有哪些？

关于硝酸酯类药物可能的有益作用，2000年Niemeyer等总结了120年来硝酸酯类的研究结果，将硝酸酯应用于心血管临床可能的有益作用归纳为①扩张冠状动脉；②降低心脏前、后负荷；③使血流向心内膜的易损区重新分布；④可用于高血压危象治疗：⑤用于急性呼吸窘迫综合征：⑥改善心室重构；⑦抑制血小板聚集；⑧抑制白细胞黏附于血一管内皮；⑨保护血管内皮防止过氧化；⑩抑制低密度脂蛋白过氧化。

根据硝酸酯类药物的可能的有益作用，临床应用适应证主要有以下三种：①心肌缺血综合征：稳定性心绞痛、不稳定性心痛、冠状动脉痉挛、无痛性心肌缺血、急性心肌梗死；②充血性心力衰竭（扩张血管，降低前后负荷）；③控制血压：急诊高血压，手术期高血压，老年收缩期高血压。

到目前为止，没有新的临床适应证增加。在上述临床应用中，尤其对心肌缺血与心力衰竭的治疗作用更为重要。

(1) 心肌缺血　氧的供需不平衡是引起心肌缺血的主要原因。心肌缺血治疗包括降低氧耗量和增加氧供两个方面。降低氧耗的药物有硝酸酯类药物，β受体阻滞剂和钙离子通道阻滞剂；增加氧供的方法有冠状动脉旁路移植术、溶栓治疗；扩张冠状动脉的药物（硝酸酯类药物、钙离子通道阻滞剂）；冠状动脉内球囊扩张及支架术、冠状动脉内激光、旋切、旋磨治疗；主动脉内气囊反搏术可同时降低氧耗并增加氧供。

硝酸酯治疗心肌缺血的机制：①降低氧耗量：扩张静脉，降低前负荷，室壁张力减小，氧耗量下降；扩张动脉，降低后负荷，氧耗量下降；②增加氧供的机制：扩张冠状动脉，改善冠状动脉痉挛；扩张偏心性病变血管，开放冠状动脉侧支循环，显著降低血管阻力，增加冠状动脉血流量；减少静脉回流。心肌灌注主要依赖舒张期的冠状动脉血流。心肌灌注压=ADP-LVEDP（ADP：动脉舒张压；LVEDP：左心室舒张末期压）。静脉回流减少，使LVEDP降低，因此心肌灌注压增加，心肌血流量增加。

硝酸酯用于心肌缺血可有如下临床效益：缓解心绞痛，增加运动耐量，改善心肌缺血（心电或核素的检查指标）；减少急性冠状动脉综合征的发生。

以上指标均为临床替代指标，临床替代指标是短期指标。观察药物的长期指标即预后终点指标，可用以观察药物对长期预后的影响。短期指标结果有时和长期预后并不一致。

自20世纪八九十年代循证医学概念引入临床后，要求不单纯看药物的短期的疗效，更重要的是观察其对长期预后的影响。硝酸酯的临床治疗作用很明确，那么长期治疗结果怎样呢?

曾有两个影响很大的有关评价硝酸酯类药物治疗对长期预后影响的试验。一个是1991年的ISIS-4随机开放试验：入选58050例急性心肌梗死后患者分为三组，分别使用药物：卡托普利、单硝酸异山梨酯、镁治疗观察终点为死亡率及事件发生率、观察时间为1年。结果未能证明单硝酸异山梨酯及镁对预后有影响，为中性结果；另一个是1992年的GISSI-3随机开放试验：入选18895例急性心肌梗死后患者分三组，分别使用药物：赖诺普利、静脉硝酸甘油及贴膜、交慰剂治疗6周并随访6个月。观察预后终点：生存率及左心室功能。结果也未能证明硝酸甘油对预后有影响。

以上两个试验结果发表后，临床上曾认为硝酸酯似乎并不是一个很满意的药物，短期治疗有效，长期结果并未见好处，有一段时间曾在临床上引起混乱。

最近已有不少评论，也澄清了一些问题，Niemeyer（120years of Nitrate Therapy，2000）和Teo（AHJ 1999，138：400，Editorial）对上述试验结果发表评论，其观点总结有以下三点：① GISSI-3及ISIS-4研究为非双盲研究，影响了对比结果（受主观因素影响）；②有缺血症状的患者不可能作长期安慰剂对照研究。服用安慰剂患者，由于目前无其他药物可替代硝酸酯预防心绞痛发作，因此后期使用了硝酸酯类药物，并非真正的安慰剂对照；③观察长期预后的临床试验中，硝酸酯药物耐药性的问题不能很好解决。硝酸酯类药物长期应用可产生耐药性，临床上通过改变用药时间、剂量来解决耐药性的问题。但临床试验中药物用法、剂量固定，不可以随意调整用药剂量。长期固定剂量服用硝酸酯药物，多数患者均耐药，此与实际临床应用完全不同。

由于目前临床试验不能解决双盲、随机和长期安慰剂对照及长期用药耐药性的问题，因此GISSI-3及ISIS-4不可能正确评判硝酸酯对长期预后的影响。

（2）心力衰竭　硝酸酯用于心力衰竭的治疗机制主要是减少静脉回流，降低心脏前负荷，减轻肺淤血。大剂量时可降低动脉阻力，增加心排出量，治疗心力衰竭时硝酸酯类药物的剂量可能需要较大。

硝酸酯治疗心力衰竭临床效益包括改善心衰症状，增加心肌收缩功能，提高运动耐量，改善血流动力学，减小左心室容积及二尖瓣反流。

766. 怎样解释硝酸甘油的耐受性?

硝酸甘油（NTG）仍是当今使用的最有效的抗缺血药之一。但在NTG长期使用中，由于耐受性产生，NTG 的血流动力学效应和抗缺血效应迅速减弱，使其长期效应有限。目前认为，有几种机制可解释这种现象。血管壁外的机制（假耐药性）包括神经体液的对抗调节机制和血管内容积膨胀。耐受性也可能是由于血管平滑肌不能将 NTG 转化成 NO（真正的血管耐受性）。在 NTG 的长期治疗中，这两种机制在抗心绞痛效应的丧失过程中起了多大程度的作用，还一直存在着争议。NTG 造成的血压下降引起的压力反射刺激导致了各种神经体液调节。这些调节包括儿茶酚胺水平的升高和释放速度的提高，以及血浆升压素、血浆肾素活性和醛固酮水平的升高。这些改变不是 NTG 所特有，用其他血管扩张剂治疗时也可发现，神经体液刺激的程度依赖于所选的 NTG 的浓度。

经皮和静脉内 NTG 治疗伴有大量液体从血管外间隙转移到血管内。Dupuis 等观察到在连续静脉内 NTG 治疗 24 小时内，血管内容积上升了一升多。

真正的血管耐受性是由于血管组织不能对 NTG 反应。耐受性机制有四个假说：①靶酶鸟苷环化酶的失敏状态；②磷酸二酯酶活性增强，导致 cGMP 分解加快；③细胞内巯基耗竭；④NTG 生物转化障碍。

实验证据支持这些假说，特别是在未受损的器官和培养细胞里均已证明 NTG 生物转化丧失。这可能涉及一种或多种酶活性降低。耐受性可能是由于血管内巯基耗竭的观点最近受到挑战，因为耐受 NTG 的组织内巯基并未减少，而补充巯基在耐药和非耐药状态下均可增加 NTG 的反应性。

在长期治疗中，避免 NTG 耐受性的惟一方法目前仍是使用无药的间歇期。

767 · 如何避免硝酸酯耐药性发生？

随着对硝酸酯作用机制和耐药性的认识，为了发挥硝酸酯的疗效，避免发生耐药性，晚近倪廷枢综合有关文献归纳提出，目前有三种方法：

（1）硝酸酯间歇疗法　根据硝酸酯耐药性产生的特点，间歇性治疗给患者提供无硝酸酯期。临床证实可有效地防止耐药性，具有重要的价值，已受到临床广泛重视。有人口服硝酸异山梨醇酯每日 2～3 次较 4 次疗效为佳，这与无药间期较长有关。有多中心试验对 214 例于上、下午各给单硝酸异山梨醇酯或安慰剂观察，在 3 周期间较大剂量组的心绞痛发作次数减少，而且由半夜到早 8 时硝酸酯组较对照组的心绞痛无加重。Parker 等报道，连续静滴 NTG 治疗心衰患者，在 48 小时产生耐药性，而间歇静滴时则能继续维持血流动力学作用。

（2）提供硫氢基供体　有实验表明，缺乏硫氢基是体外和体内硝酸酯产生耐药性的机制。有些报道使用硫氢基供体如 N-乙酰半胱氨酸与硝酸酯联用以防止或逆转耐药性的发生。这种方法虽然能部分地恢复硝酸酯的反应，但需要很大剂量的 N-乙酰半胱氨酸，故缺乏临床实用价值。目前，寻找更好的硫氢基供体尚未成功。

（3）合用其他血管扩张剂　为了对抗硝酸酯疗法引起的神经激素反射调节和血浆容量扩张，有报道与 ACEI 或利尿剂合用获得不同程度的成功。Mehra 等最近报道，在慢性心衰患者，已用卡托普利（50～150mg/d）治疗者，再给硝酸异山梨醇酯每 6 小时一次，其血流动力学改善则持续存在。VHeFT 试验表明，合用肼苯哒嗪和硝酸异山梨醇酯使慢性心衰的病死率减低。

768 临床应用硝酸酯类都要间歇给药吗?

目前，硝酸酯类已广泛用于冠心病、严重高血压和充血性心衰，尤其在抗心绞痛治疗中。因应用硝酸酯类安全、有效、副作用少，且与其他抗心绞痛药物如钙离子通道阻滞剂、β受体阻滞剂有协同作用。此药还可用于心动过缓、房室传导阻滞、阻塞性肺病、糖尿病和心力衰竭患者，况且钙离子通道阻滞剂和β受体阻滞剂均不宜用于心衰患者。因此，临床医生一直不放弃硝酸酯类。但是，最近研究证明，不论以何种方式连续应用硝酸酯类，均可产生早期耐药性（作用减弱）。而有人采用双盲对照法研究间断（早8时敷贴，晚8时拿掉）硝酸甘油贴膏与安慰剂的效果，结果证明间断用贴膏不易产生耐药性，连续敷用29天后仍有效。在经皮硝酸甘油间断期间，绝大多数患者情况良好，仅少部分患者非劳力性心绞痛发生增多，但舌下TNG有效。德国的研究证明，用大剂量持续释放的硝酸异山梨酯（消心痛），每12小时一次或每日2次诱发耐药性；而每日1次则不诱发耐药性。进一步研究证明，早8时和下午2时每日2次用药，2周仍无明显耐药性。可见在用硝酸酯类时，注意安排一个无硝酸酯间期是非常重要的。并有研究证明，心肌缺血活动的高潮是在睡醒后的清晨，故安排无硝酸酯间期时间最好避开这一时刻。现在已有许多研究证实无硝酸甘油间期可防止耐药性和恢复血管反应。但这一时期应多长时间为佳尚未确定，而可能为8~12小时。

值得提出，因硝酸酯耐药性个体差异较大，有人认为对于自发和变异型心绞痛患者应一开始就采用连续硝酸酯治疗，若效果不满意才改用间歇治疗。对具有固定心绞痛阈的劳力性稳定型心绞痛患者，可先用间歇治疗，若无效可改用连续治疗。根据作者自己临床体会，有些病情较重的患者本身就不允许出现用药间歇期。亦有人主张，若患者在硝酸酯的连续治疗中病情稳定，毋需改为间歇治疗。

769 溶栓治疗药物可分为哪几类?

防治血管血栓性疾病的药物，包括抗血小板药、抗凝血药和纤维蛋白溶解药三类：①抗血小板药：如阿司匹林、氯吡格雷等，主要抑制血小板黏附和聚集功能，防止血小板形成血栓；②抗凝血药：抑制体内凝血过程中的一些环节如中分子肝素、低分子肝素等，制止血栓形成和防止血栓扩大，但对已形成的血栓不起作用。最新用于临床的Xa因子抑制剂，如磺达肝癸钠等，一天一次，毋需监测；③纤维蛋白溶解药：如尿激酶、链激酶、组织型纤溶酶原激活剂等，促进纤维蛋白溶解系统作用，主要激活纤维蛋白溶酶原（特别是在血栓内的纤维蛋白溶酶原）转变为纤维蛋白溶酶，溶解纤维蛋白，从而溶解血栓。

770 目前常用的溶栓药物有哪些? 用药方法有哪些?

目前使用的溶栓剂可分为两类。一类为纤维蛋白选择性溶栓剂，包括rt-PA（recombinant tissue-type plasminogen activator，重组组织型纤溶酶原激活剂）和pro-UK（pro-urokinase，单链前尿激酶）。另一类为非纤维蛋白选择性溶栓剂，包括链激酶、尿激酶和 APSAC。是否具有纤维蛋白选择性只是相对而言，具有纤维蛋白选择性的溶栓剂对纤维蛋白原的作用较小，不具有纤维蛋白选择性溶栓剂作用于纤维蛋白原。以上 5 种溶栓剂中，链激酶和尿激酶应用历史最长，rt-PA 较新，APSAC 和 pro-UK 更新，属新一代溶栓剂。链激酶和 APSAC 具有抗原性，可引起变态反应，机体也可对它产生耐药性。

用药方法目前有冠状动脉内给药和静脉内给药两种。用药前查血常规、血小板计数、出凝血时间及血型，配血备用。

（1）冠状动脉内给药法　先作左心室及冠状动脉造影，判明梗死冠状动脉完全或次全闭塞，向冠脉内注入硝酸甘油 0.2～0.5mg，2 分钟后重复造影，如闭塞仍存在，可排除冠状动脉痉挛。将特制的 2.5F 滴注导管推进至血栓闭塞处，15 分钟内注入链激酶或尿激酶 15 万 U，继以 4000U/min 的速度持续输入。输注期间每 15 分钟重复造影一次，以判断血管是否再通。血管再通后以 2000U/min 的剂量维持滴注 60 分钟。

（2）静脉内给药法　原则为大剂量短程治疗。链激酶和尿激酶均为 150 万 U（日本绿十字产尿激酶为 96 万 U），全剂量于 60 分钟内输入。rt-PA 剂量为 100mg，首剂 10mg 静脉注射，其后第 1 小时静滴 50mg，第 2、3 小时各静滴 20mg。APSAC 剂量为 30mg，一次静脉 5 分钟注完。

使用链激酶或 APSAC 的患者，先常规静脉注射地塞米松 5mg，防止变态反应。

另外，在治疗期间应密切观察：①胸痛变化，仔细观察皮肤、黏膜、痰、呕吐物及尿有无出血现象；②心电图变化：治疗开始后 2 小时内每 15 分钟记录 12 导联心电图。下、后壁及右心室梗死时加作 V_7～V_9 和 V_{3R}～V_{5R} 导联。之后每小时记录心电图，至用药后 12 小时；③测心肌酶及血凝、纤溶指标。每 2 小时测肌酸激酶（CK）和肌酸肌酶同工酶（CK-MB），至发病后 24 小时。血凝和纤溶指标如纤维蛋白原、凝血酶原时间、优球蛋白降解时间、纤维蛋白原和纤维蛋白降解产物等，可视本单位条件和科研需要酌情检查。

771• 阿司匹林在心脑血管疾病防治中的地位如何？

2003 年 12 月 27 日，在北京举行的第五届全国心脑血管疾病高级学术论坛预备会暨阿司匹林在心脑血管疾病防治中的地位高峰论坛上，方圻、高润霖、吴宁、诸骏仁、刘力生、李舜伟、王拥军等 60 多位知名专家，共同探讨了阿司匹林在心脑血管疾病防治中的地位，并系统回顾了阿司匹林在心血管疾病一级预防中的循证医学证据。经过系统和认真的讨论，与会专家就阿司匹林在心脑血管疾病一、二级预防方面初步达成多项共识。

（1）在冠心病的二级预防中推荐使用阿司匹林应遵循的原则　阿司匹林在冠心病防治中起重要作用，可减少冠心病患者发生心脑血管事件的风险。阿司匹林预防动脉硬化性血栓栓塞疗效肯定，包括急性心肌梗死、心肌梗死后的二级预防、心绞痛、冠状动脉血管重建术后等。阿司匹林（75～300mg/d）应常规应用于所有没有禁忌证的急性和慢性缺血性心脏病的患者，无论其有无明显症状。阿司匹林用于急性心肌梗死时，初始剂量为 150～300mg/d，3 天后改为 75～150mg/d，长期服用。介入治疗后的患者应长期使用阿司匹林 100～300mg/d。

小剂量阿司匹林75～150mg/d在长期应用时与大剂量等效但安全性更高。阿司匹林是冠心病二级预防最重要的药物之一，但在临床上的应用远远不足，在正确用药方面亦存在困惑，如何进一步强化阿司匹林在冠心病二级预防中的正确应用是目前亟待解决的问题。

（2）在冠心病的一级预防中推荐使用阿司匹林应遵循的原则　临床医生如何迅速识别阿司匹林一级预防的目标人群？从心血管疾病一级预防角度讲，小剂量阿司匹林主要应用于高危人群。首先应明确何为高危？国际常用的CHD评估工具是否适合于中国人群？目前国内北京安贞医院和北京阜外心血管病医院正在结合中国的实际状况进行全面评估，以制定适合中国实际的评估标准。大部分专家从自身临床实践和结合国内外指南角度提出一级预防目标人群的标准应该比较宽，若无禁忌证，推荐高血压患者在血压控制良好的基础上使用阿司匹林；50岁以上糖尿病患者及糖耐量异常患者推荐使用阿司匹林。另外其他危险因素（如肥胖、高血脂、吸烟、早发心血管疾病家族史、静息生活方式等）可以考虑在合并三种以上的情况下使用阿司匹林。阿司匹林是冠心病一级预防最重要的药物，尚无其他抗血小板药物在性价比方面优于阿司匹林。

（3）关于脑卒中一级、二级预防的目标人群问题　脑卒中一级、二级预防的目标人群中哪些目标人群适合推荐使用阿司匹林？在脑血管疾病防治中，阿司匹林主要用于脑卒中预防和急性期治疗。脑卒中的预防同样分为一级预防和二级预防。目前指南的各个版本还未建议一级预防使用阿司匹林，在二级预防方面抗血小板药物尤其是阿司匹林是指南极力推荐的治疗措施。对于缺血性脑卒中的二级预防，主张长期用阿司匹林，但年龄大者注意防止出血。关于脑卒中的一级预防，主要目标人群是高血压人群，其次包括心房颤动、糖尿病和吸烟人群等。但目前的临床研究显示，缺血性卒中和出血性卒中需区别考虑。这方面还需要进行大量工作。

772. 阿司匹林用于缺血性心血管病高危人群一级预防的建议有哪些？

建议下列高危人群应用阿司匹林（75～100mg/d）进行一级预防。

（1）患有高血压但血压控制满意（<150/90mmHg），同时有下列情况之一者　①年龄在50岁以上；②具有靶器官损害，包括血浆肌酐中度增高；③糖尿病。

（2）患有2型糖尿病，40岁以上，同时有心血管危险因素者　①有早发冠心病家族史；②吸烟；③高血压；④超重与肥胖，尤其腹型肥胖；⑤清蛋白尿；⑥血脂异常。

（3）10年缺血性心血管病风险≥10%的人群或合并下述三项及以上危险因素者　①血脂紊乱；②吸烟；③肥胖；④≥50岁；⑤早发心血管疾病家族史（男<55岁、女<65岁发病史）。

773. 在缺血性心脏病患者应用阿司匹林治疗有何建议？

（1）适合于阿司匹林单药应用的情况

1）慢性稳定型心绞痛：建议口服阿司匹林100mg/d（75～150mg/d），长期应用。对阿司匹林不能耐受或过敏者，建议选用氯吡格雷75mg/d作为替代治疗。

2）既往心肌梗死史（ST段抬高和不抬高的急性心肌梗死后）：建议口服阿司匹林100mg/d（75~150mg/d）长期服用。对阿司匹林不能耐受或过敏者，建议选用氯吡格雷75mg/d作为替代治疗。

3）冠状动脉旁路移植术：建议术前不必停用阿司匹林，术后24小时开始口服阿司匹林100mg/d（75~150mg/d），长期应用。

4）外周血管疾病：慢性肢体缺血患者无论是否接受介入治疗，颈动脉狭窄患者无论是否接受颈动脉内膜切除术，建议长期服用阿司匹林100mg/d（75~150mg/d）。对阿司匹林不能耐受或过敏者，可选用氯吡格雷75mg/d替代治疗。

5）冠心病合并糖尿病：建议常规应用阿司匹林100mg/d（75~100mg/d）。

6）心房颤动：建议阿司匹林300mg/d，用于非瓣膜性心脏病心房颤动的中低危患者或不宜应用华法林的高危患者。

7）瓣膜置换术后：所有置入机械瓣膜者，均应华法林治疗，推荐INR目标值为2.5（2.0~3.0），对同时合并有其他危险因素，如心房颤动、心肌梗死、左心房扩大、射血分数降低等，建议同时联合应用小剂量阿司匹林75~100mg/d。瓣膜置换术患者必须停用华法林时，建议使用低分子量肝素和阿司匹林75~100mg/d治疗。

（2）阿司匹林需要与其他抗血小板药联合应用的情况

1）ST段抬高的急性心肌梗死：不论是否接受PCI治疗，均建议联合使用阿司匹林加氯吡格雷。

阿司匹林初始剂量150~300mg/d，1~7天后100mg/d（75~150mg/d）长期应用。氯吡格雷300mg负荷量，然后75mg/d。对非介入患者氯吡格雷至少服用1个月，对阿司匹林不能耐受或过敏者，可用氯吡格雷作为替代治疗。对行介入治疗患者，建议氯吡格雷75mg/d继续应用9~12个月。围术期必要时加用血小板GPⅡb/Ⅲa受体阻滞剂静滴。

2）非ST段抬高的急性心肌梗死：不论是否行介入治疗，均应联合使用阿司匹林加氯吡格雷。阿司匹林初始剂量150~300mg/d，1~7天后100mg/d（75~150mg/d）长期应用。氯吡格雷300mg/d负荷量，继之75mg/d，建议服用9~12个月。对行介入治疗者，必要时应用血小板GPⅡb/Ⅲa受体阻滞剂静滴。

3）择期PCI：建议阿司匹林口服100~300mg/d预处理2~3天。若拟行支架植入术时，术前6~24小时加用氯吡格雷300mg；术后阿司匹林100~300mg/d继续长期服用；同时加用氯吡格雷75mg/d，置入裸金属支架者至少1个月，置入药物洗脱支架者至少6个月。

774. 近年来，国内外一些主要的高血压防治指南对高血压人群使用阿司匹林有何建议？

（1）中国高血压防治指南（2005年修订版） 对于有心脏事件既往史或心血管病患病危险较高的患者，抗血小板治疗可降低脑卒中和心肌梗死的危险。小剂量阿司匹林对50岁以上、血清肌酐中度升高或10年总心血管危险≥20%的高血压人群有益。

（2）欧洲高血压协会指南（ESH 2003） 推荐肌酐中度增高、50 岁以上、心脏病危险中度增高或基线血压较高的患者使用小剂量阿司匹林。

（3）美国高血压病普查治疗委员会（JNC）第 7 版指南 血压控制较好的高血压患者应考虑使用阿司匹林。

（4）美国心脏学会（AHA）/美国卒中学会（ASA）指南（2006） 对有心脑血管事件中、高危风险的人群（10 年心脑血管事件危险≥6%～10%），推荐长期服用阿司匹林 75～160mg/d 预防心脑血管事件（Ⅰ，A）。

（5）中国专家共识 2005 血压控制稳定（<150/90mmHg）的高血压患者，如合并一项高危因素则应服用阿司匹林。

（6）2006 年 AHA/美国心脏病学会（ACC）指南 除非有禁忌证，动脉粥样硬化患者应终身服用阿司匹林 75～162mg/d（Ⅰ，A）。

775 • 抗血小板药物的作用机制是什么？

（1）阿司匹林（aspirin） 阿司匹林是最早被应用于抗栓治疗的抗血小板药物，已经被确立为治疗急性心肌梗死（AMI），不稳定性心绞痛及心肌梗死（MI）二期预防的经典用药。阿司匹林作用机制在于使血小板花生四烯酸代谢途径中的环氧化酶活性部位第 529 位丝氨酸乙酰化后失去活性而抑制血栓素 A_2 生成，从而阻止血小板聚集和释放反应。阿司匹林对多种血栓栓塞性疾病具有防治作用，包括急性心肌梗死、急性脑卒中或脑缺血、不稳定性心绞痛以及具有外周动脉疾病或心房颤动病史的患者。小剂量阿司匹林（每天 75～150mg）长期抗血小板治疗是有效的。在某些临床情况下，阿司匹林加用另外一种抗血小板药物可能产生更多的益处。阿司匹林主要副作用是胃肠道反应，较大剂量可引起胃溃疡、无痛性胃出血，另外还有凝血障碍、变态反应。

（2）氯吡格雷（clopidogrel）与噻氯匹定（ticlopidine） 氯吡格雷（波立维）与噻氯匹定（抵克力得）是一类噻吩并吡啶衍生物。它们通过其活性代谢产物选择性地、不可逆地与血小板膜表面一种 ADP 受体（P_2Y_{AC}）结合，阻断 ADP 对腺苷酸环化酶的抑制作用，从而促进环磷酸腺苷（cAMP）依赖的舒血管物质刺激磷酸蛋白（VASP）的磷酸化，抑制由 ADP 介导的 GPb2a 受体活化进而抑制血小板聚集。动物试验还发现氯吡格雷可抑制血管内膜损伤的内膜增厚，肌层增生，增强链激酶和纤溶酶原激活物（t-PA）的溶栓作用。1989 年的 CATS 和 TASS 临床试验证明对缺血性脑血管疾病患者，噻氯匹定是一种优于阿司匹林的抗血小板药物。CAPRIE 试验发现氯吡格雷治疗动脉粥样硬化疾病，可降低缺血性卒中、心肌梗死或血管性死亡的年危险率，并优于阿司匹林（8.7%），在安全性方面氯吡格雷引起消化道出血的发生率显著低于阿司匹林，而其他严重不良反应方面，两者差异无统计学意义。该试验证实了氯吡格雷可降低全身动脉粥样硬化疾病缺血事件发生率。同时作为噻氯匹定替代药物，氯吡格雷与噻氯匹定疗效相当，而在安全性和耐受性方面更胜一筹。CURE 试验评价了阿司匹林（75～325mg/d）加用氯吡格雷（负荷剂量 300mg，随后 75mg/d）与单独服用阿司匹林对急性冠状动脉综合征患者的主要心血管事件的即刻和长期预防作用及安全性。结果显示联合用药可进一步降低急性冠状动脉综合征不良事件的发生率。可以使心血管性死亡，非致死性心肌梗死和非致死性卒中总体发生率降低 20%（$P<0.00005$），此功效在治疗后第一天便出现且长期保持。此时氯吡格雷引起患者的严重出血虽然显著高于安慰剂组（3.7% 和 2.7%，相对危险为 1.38，$P=0.001$），但危及生命的出血和出血性脑卒中的患者无显著增加。在 CLASSICS 试验中观察了成功置入冠状动脉支架后的病例使用氯吡格雷 + 阿司匹林与噻氯匹定 + 阿司匹林的效果和安全性。结果显示出血并发症、中性粒细胞减少、血小板减少等不良事件的发生率在氯吡格雷组显著低于噻氯匹定组，而两治疗组有效性相似。

（3）血小板糖蛋白Ⅱb/Ⅲa 受体阻滞剂　血小板糖蛋白Ⅱb/Ⅲa（GPⅡb/Ⅲa）复合物在血小板活化后形成黏附分子受体，是血小板聚集和血栓形成的/最后共同通路。因此利用 GPⅡb/Ⅲa 受体阻滞剂阻断纤维蛋白原配体与 GPⅡb/Ⅲa 受体的结合就能抑制血小板聚集，使血小板血栓不能形成。目前临床上使用的 GPⅡb/Ⅲa 受体阻滞剂有 3 类：抗 GPⅡb/Ⅲa 受体单克隆抗体，含 KGD 序列的肽类及含 RGD 序列的小分子拟肽，即阿昔单抗（reopro）、埃替巴肽（integrilin）和替罗非班（tirofiban），这 3 种均为静脉制剂。GPⅡb/Ⅲa 受体阻滞剂主要适应证是经皮冠状动脉介入治疗（PCI）和急性冠状动脉综合征（ACS）。EPIC 试验证实 GPⅡb/Ⅲa 受体阻滞剂能使经皮冠状动脉腔内成形术（PTCA）后 30 天缺血并发症降低 35%，随访进入 EPIC 试验的急性冠状动脉综合征患者，6 个月缺血再发生事件降低 25%，3 年病死率降低 60%。EPISTENT 试验结果显示阿昔单抗可使支架置入的患者 1 年病死率降低 58%。IMPACT-Ⅱ试验和 RESTORE 试验也发现埃替巴肽和替罗非班也可改善经皮冠状动脉腔内成形术患者预后。这类药物具有出血副作用，并引起血小板减少。但是严重血小板减少的发生率很低，阿昔单抗为 0.4% ~1.1%，埃替巴肽为 0% ~0.2% 及替罗非班为 0.1% ~0.3%。

（4）新型抗血小板药物的研究　血小板与胶原之间的相互作用是血小板黏附、聚集和活化的始动因素，也是研制新型抗血小板药物的主要靶点。血小板表面与胶原结合的受体至少有 3 类：①GPⅠb/Ⅸ/Ⅴ（通过 vWF 间接作用）；②GPⅠa-Ⅱa（血小板黏附的主要受体）；③GPⅥ（介导血小板活化）。针对胶原-vWF-GPⅠb 轴、胶原-GPⅥ轴为靶点抗血栓药物的研制正处于兴起阶段。

单克隆抗体 6B4-Fab 是识别 GPⅠbα 链（201-268aa）单抗，体内外试验结果均表明此单抗有很好地抑制血小板聚集的作用。

vWF 在介导血小板黏附、聚集、活化过程中发挥重要作用，因此，针对 vWF 功能结构域（A_1、A_3）的单抗具有显著抑制血栓形成的作用。基因工程抗体 AJW200 是人源化的抗 vWF-A_1 嵌合 Fab 抗体，它可以阻断 vWF 与 GPⅠb 的结合，抑制高剪切力诱导的血小板黏附和聚集以及凝血酶产生，不引起出血时间的明显延长。基因工程抗体 82D6A3 是抗 vWF-A_3 区单抗，能够阻断 A_3 区与胶原的结合，抑制血小板黏附和聚集到受损的内皮下层。

胶原受体 GP Ⅵ介导的血小板活化在病理性血栓形成过程中起重要作用。GPⅥ基因删除的动物，血栓形成能力显著降低，但生理性止血功能基本正常。因此抗 GPⅥ单抗，如单克隆抗体 JAQ1 具有很强的抗血栓作用，但只有轻微的出血时间延长。提示 GPⅥ可作为抗血小板药物研制的一个理想靶点。

除了单抗，血小板相互作用的多肽亦有一定的抗栓效果。如水蛭抗血小板蛋白（LAPP）、合成肽GKP、GEP、GPK及从一种响尾蛇毒中分离出的多肽Catrocollastain均能抑制胶原诱导的血小板聚集。

鉴于心脑血管疾病的发病率和病死率不断上升，防治这类疾病的药物还在努力开发和研制。联合不同作用机制的抗血小板药物可能是抗栓治疗的一个方向。相信随着对血小板研究的深入和生物领域新技术的不断出现，应该能够找到具有最好的疗效/危险比、疗效/价格比和使用最方便的抗栓治疗方案，从而更好地造福于人类。

776• 抗血小板药物治疗冠心病的作用机制是什么？

抗血小板治疗在现代冠心病治疗中占有十分重要的地位。目前临床广泛应用的抗血小板制剂包括乙酰基水杨酸（ASA）、噻氯匹定（ticlopidine）和氯吡格雷（clopidogrel）。

阿司匹林是目前世界上应用最多的抗血小板药物。阿司匹林作用的主要环节是通过与血小板的环氧化酶（COX）活性位点丝氨酸产生共价键性乙酰化而使该酶受到抑制，从而阻断花生四烯酸通过COX途径转变为前列腺素环内过氧化物（PGG1，PGH2），进而减少血栓素A_2（TXA_2）的形成。噻氯匹定和氯吡格雷都属于血小板二磷酸腺苷（ADP）受体阻滞剂，主要通过拮抗ADP受体，干扰纤维蛋白原结合膜糖蛋白Ⅱb/Ⅲa，从而抑制ADP介导的血小板激活。它们并不影响COX活性，但能够减弱其他激活剂通过血小板释放ADP途径引起的血小板聚集。由于阿司匹林作用于另外一条由凝血烷A_2介导的路径抑制血小板活性，因此联合应用阿司匹林和ADP受体阻滞剂可望获得协同抗栓效应。噻氯匹定和氯吡格雷也可抑制由切变应力引起的血小板聚集，对已形成的血小板血栓能够产生去聚集作用。

777• 抗血小板治疗适应证包括哪些？

大规模临床试验证明的抗血小板治疗适应证包括：急性心肌梗死，心肌梗死后的二级预防，稳定性劳累型心绞痛和不稳定性心绞痛的治疗，冠状动脉血运重建（包括经皮冠状动脉腔内成形术、支架术后和旁路移植术后）。

（1）心肌梗死急性期的治疗　急性心肌梗死的患者，用阿司匹林在1个月内可以降低心脑血管事件，阿司匹林组心脑血管发生率为10%，对照组为14%。临床上应用ADP受体阻滞剂治疗急性心肌梗死的经验有限。在溶栓治疗中与重组纤溶酶原激活物（rPA）和阿昔单抗联合应用，噻氯匹定能维持由阿昔单抗产生的血小板抑制作用。氯吡格雷已被证明在与组织型纤溶酶原激活物（t-PA）合用时，可有效地替代阿司匹林。

（2）不稳定性心绞痛和非ST段抬高心肌梗死　在不稳定性心绞痛患者中，阿司匹林可降低长期和短期致死和非致死性心肌梗死的危险性。CURE试验显示，对于发病24小时内的不稳定性心绞痛和非ST段抬高心肌梗死患者，心血管死亡、心肌梗死或卒中的发生率在安慰剂组为11.5%，在氯吡格雷组为9.3%（$P<0.01$）。此外，氯吡格雷可明显降低住院期间严重缺血和血管重建治疗的机会，并明显减少对溶栓或静脉应用血小板糖蛋白Ⅱb/Ⅲa

受体阻滞剂的需要。目前认为氯吡格雷在所有不稳定性心绞痛和非 ST 段抬高心肌梗死患者，无论是接受早期保守策略还是早期介入策略，都应尽早应用并至少持续 1 个月，CURE 试验观察到应用氯吡格雷 9 个月时有非常好的疗效，但是尚不清楚应当维持多长时间治疗。

（3）心绞痛 在超过 3000 多例的稳定性心绞痛的患者中应用阿司匹林，可以使心血管事件危险性降低 33%。另外对没有心肌梗死病史，但是经过冠状动脉造影和非介入性检查证实有冠心病的患者，也可以使用阿司匹林使患者受益。CAPRIE（有缺血性事件危险的患者氯吡格雷与阿司匹林对照研究）试验显示，前者比后者缺血性脑卒中、心肌梗死或血管性死亡相对危险减少 8.7%，其安全性至少与阿司匹林同样好。抗栓临床试验协作组分析了 55 项试验中阿司匹林对冠心病患者预防血管事件的作用，阿司匹林对不稳定性心绞痛、冠状动脉旁路移植术（CABG）后、经皮冠状动脉腔内成形术后、稳定性心绞痛以及心力衰竭等冠心病患者均有不同程度的预防血管事件发生的作用，风险均有不同程度的降低，而对所有患者的风险降低值为 22%。因此，建议阿司匹林常规应用于所有没有禁忌证的急性和慢性缺血性心脏病的患者，不论其有无明显症状。即使没有症状的患者，阿司匹林也推荐用于心肌梗死以后的患者。

（4）经皮冠状动脉介入治疗 在经皮冠状动脉介入治疗后同样需要应用阿司匹林。一项新的研究表明，冠状动脉旁路移植手术后期服用阿司匹林能显著地降低死亡风险，减少缺血性并发症，早期使用阿司匹林应成为这类患者的标准疗法。在冠状动脉成形术中当阿司匹林与噻氯匹定合用时可降低 1%～2% 的支架内闭塞发生率。多个关于冠状动脉支架置入后并发症的随机试验证实，阿司匹林与噻氯匹定合用优于阿司匹林单用或与华法林合用，可使死亡、心肌梗死或需要重新介入治疗的风险显著降低。目前氯吡格雷在冠状动脉支架置入术中已几乎取代了噻氯匹定。一般来讲，介入操作前应服用负荷量氯吡格雷 300mg，而且在置入支架后服用维持量 75mg/d，持续 4 周。PCI-CURE 研究检查了在无 ST 段抬高急性冠状动脉综合征患者中氯吡格雷预治疗的作用，结果显示，氯吡格雷组心血管死亡和心肌梗死减少了 31%（$P=0.002$）。该研究也证明经皮冠状动脉介入治疗后继续长期服用氯吡格雷达 9 个月，可使死亡或心肌梗死减少大约 20%。CLASSICS 研究在介入治疗的患者中比较了噻氯匹定和氯吡格雷，结果显示，与噻氯匹定相比，患者对氯吡格雷（使用或不使用负荷量）的耐受性较好，支架血栓形成或严重并发症的发生率相当。

（5）在二级预防中的作用 已经有 145 项随机对照试验研究阿司匹林对心血管事件的预防，共包括超过 10 万例的患者。在既往有心肌梗死患者应用阿司匹林做二级预防有 11 项试验，其中发现可以使心脑血管事件降低 25%；急性心肌梗死 9 项试验，发现可以使心脑血管事件危险性减少 29%；非致死心肌梗死的研究有 122 项实验，在这些研究当中，可以使非致死性的心肌梗死减少 34%，使所有心血管死亡减少 17%，使所有原因的死亡减少 16%。男性和女性之间、年老的患者与年轻的患者，差异没有统计学意义，高血压与血压正常患者差异没有统计学意义，糖尿病与非糖尿病差异也没有统计学意义，阿司匹林对这些群体都同样有效。大量关于噻氯匹定用于冠心病二级预防的临床试验显示，该药可降低血管性疾病患者心血管事件的发生，荟萃分析显示噻氯匹定可使血管性死亡、心肌梗死及卒中的发生率降低大约 33%，类似阿司匹林的效果。而 CURE 研究表明当与阿司匹林合用时，氯吡格雷更加有效，因此对二级预防它应被考虑与阿司匹林合用而不仅仅是作为阿司匹林的替代药。

778. 如何使用抗血小板药物？

目前还不清楚能起到预防作用阿司匹林的最合适剂量，试验表明许多剂量是有益的，包括75mg/d、100mg/d和325mg隔日1次等，但似乎75mg/d看起来比高剂量更有效，目前还不清楚是否低于75mg/d的剂量还有效。阿司匹林服用时间问题更存在争议，有学者研究发现早晨服药组前列环素水平夜间高于白天，晚间服药组则夜间低于白天，夜间为心脑血管事件的高发时段，为保证夜间前列环素处于较高的水平，阿司匹林早晨服用较晚间服用更有助于预防心脑血管事件的发生。应当指出，尽管高龄患者冠心病和卒中的危险性更大，可能从中获益更大，但同时他们发生出血的危险性也在增加。有关阿司匹林治疗的试验多以40～75岁的男性为对象，对其利弊的评估对女性和年龄更大些的人群可能不适用。

目前临床上的一个问题是关于阿司匹林抵抗，对此还没有明确的定义。一般是指一部分患者用阿司匹林标准剂量和标准用法以后，没有明显的效果，仍然发现心脑血管事件。用不同的方法检测出来阿司匹林抵抗发生率不一样，文献报道的发生率为8%～40%，主要是对人群检测的方法不一样。根据血小板的聚集率测定发现阿司匹林抵抗的发生率是5%左右，用血小板功能分析仪来测定的阿司匹林抵抗为9.5%。对阿司匹林抵抗的解释，目前认为阿司匹林是通过抑制COX-1来减少血栓素A_2来抑制血小板的活性，但是血小板体内还有很多其他的因子，血小板还有很多的受体可以激活，如果其他的因子有足够量的话，可以超过阿司匹林抑制COX-1的作用，而导致血小板激活。尽管阿司匹林抑制COX-1的途径，但是不能抑制其他的血小板激活途径，所以血小板照样可以激活，产生阿司匹林的抵抗。抵抗可能也跟个体差异有关系，另外阿司匹林的剂量和用法是否合适也可能有关系。对阿司匹林抵抗目前还没有一个公认的办法，一方面要考虑阿司匹林剂量是否合适，增加阿司匹林的剂量，另外它可能对COX-1和阿司匹林敏感性有关。

噻氯匹定是通过其代谢产物起作用的，通常服药后需48～72小时才起效，噻氯匹定的推荐剂量为250mg/d，每日2次。氯吡格雷也是通过其代谢产物起作用，但起效快，抑制血小板的作用可在6小时内达到高峰，建议首次剂量为300～450mg，维持剂量为75mg/d。由于噻氯匹定的副作用，目前更倾向使用氯吡格雷，无论是临床试验还是体外血小板抑制研究中均支持其作用等同于噻氯匹定。

779. 抗血小板治疗药物的副作用有哪些？

许多试验表明阿司匹林增加了消化道出血发生率，但阿司匹林增加出血的危险率是很小的。估计阿司匹林治疗5年可以使2‰～4‰中年人发生消化道大出血，老年人出血率为4‰～12‰。应用胃肠黏膜保护剂并不能明显降低胃肠道出血的危险。控制不理想的高血压或同时应用其他非甾类抗炎药或抗凝剂可能增加其出血危险性。

噻氯匹定主要副作用包括恶心、皮疹以及腹泻，其发生率可达20%。最严重的副反应是白细胞减少及血栓性血小板减少性紫癜（TTP）。白细胞减少的发生率约2%，停药后常可自行恢复。血栓性血小板减少性紫癜的发生率很低，大约为0.03%，但其死亡率却高达25%～50%。因此主张在治疗的头3个月内每2周查1次白细胞及血小板。

氯吡格雷的作用类似于噻氯匹定，但副反应轻而少，尤其无骨髓毒性作用是氯吡格雷的主要优点。氯吡格雷的耐受性好，没有阿司匹林的胃肠道副作用，尽管已有血栓性血小板减少性紫癜，但临床实践中也发生较少患者有白细胞减少的副作用，不过多数可治愈。

780. 抗心律失常药如何分类？

抗心律失常药可大致分为抗快速心律失常药和抗缓慢心律失常药两大类。抗缓慢心律失常药近年来没有太大进展，依作用机制可分为抗M胆碱能药、拟肾上腺素药及其他类。而抗快速心律失常药发展较快，种类较多。

关于抗快速心律失常药目前尚无统一的分类方法，根据电生理机制，Arnsdorf将本类药分6类。而20年前Vanghan Williams根据电生理研究结果则将本类药分为四类。但20年来新的抗心律失常药物不断问世，越来越倾向从分子生物学角度阐明药物作用机制，药物的筛选趋向与心律失常机制相结合，因此感到Vaaghan Williams分类有不足之处。蒋文平教授于1995年根据1991年欧洲心脏病学会心律失常专题工作小组资料，撰文提出抗心律失常药物的一种新的分类设想，尚未得到广泛采纳。由于Vaughan Williams分类便于教学，易于掌握，目前仍有一定实用价值。现以此为基础，加上洋地黄等分为以下几类。

（1）Ⅰ类，膜稳定剂　这类药物作用于细胞膜，抑制快钠内流，减慢0相上升速率。根据其对动作电位时限的影响，又分为3个亚类：Ⅰa类：特点是延长动作电位时限，通过直接降低心肌细胞膜对钠离子（Na^+）的通透性，使普肯耶纤维、心室和心房肌细胞的动作电位0相上升速度和幅度降低，使冲动在静息膜电位正常的肌纤维内的传导减弱，并能延长动作电位及有效不应期，可变单向阻滞为双向阻滞，从而消除折返性心律失常。通过抑制Na^+及Ca^{2+}内流，使4相坡度变小，故又可消除因自律性增高引起的心律失常。本类药属于广谱抗心律失常药，即对室上性和室性心律失常均有效，亦称为钠通道阻滞剂，其代表药为奎尼丁，故又称为奎尼丁类药物。主要药物有奎尼丁（quinidine）、普鲁卡因胺（procainamide）、乙酰卡胺（N-acebylpro-cainamide，acecainide，NAPA）、缓脉灵（ajmaline，阿马灵）、缓脉灵双氯乙酸酯（iorajmine）、丙基缓脉灵（prajmaline，新缓脉灵）、常咯林（changrolin，pyrozoline）、安他唑啉（antazoline）、双异丙吡胺（disopyramide，norpace，rythmodan，丙吡胺）、吡美诺（pirmenol）等。Ⅰb类：本类药能增加细胞膜对K^+的通透性，缩短3相和动作电位时限，能消除单向阻滞，终止由折返引起的心律失常。此外，本类药也能阻断钠通道，但无抑制传导的临床表现，故P波、HV和QRS间期无变化，对缺钾及洋地黄中毒引起的心律失常有较好疗效，主要用于室性心律失常，也称为钾外流促进剂或利多卡因样药物。该类常用药物有利多卡因（lidocaine，xylocaine，昔罗卡因）、苯妥英钠（phenytoin sodium，dilantin，大仑丁）、美西律（mexiletine，慢心律，脉律定）、茚满丙二胺

(aprindine，amidonal，fiboran，安搏律定)、妥卡胺（tocainide，托卡胺、室胺卡因)、乙吗噻嗪（ethmozine，moricizine，莫雷西嗪，安脉静)、氨甲酰苯（tegretal）等。Ⅰc 类：本类药不改变动作电位时限和 QT 间期，也属于钠通道阻滞剂。本类常用制剂有普罗帕酮（propafenone，心律平，丙胺苯丙酮，rytmonorm)、英卡胺（encainide)、氟卡胺（flecainide，tembocar)、氯卡胺（lorcainide，remivox，劳卡胺)、苯环唑啉（cibenzoline，cipralin，西苯唑啉）等。

（2）Ⅱ类，β 受体阻滞剂　这类药物的电生理作用包括①降低窦性和异位搏动点的自律性，减慢心率；②减慢房室传导；③抑制心肌收缩力；④降低心肌耗氧量；⑤部分 β 受体阻滞剂有内源性拟交感神经作用。其抗心律失常作用主要是通过阻断心肌 β 受体的结果。对快速 Na^+通道也有奎尼丁样作用。主要适用于交感神经兴奋所致室上性或室性心律失常，为甲状腺功能亢进、嗜铬细胞瘤和遗传性长 QT 综合征所致快速性心律失常的首选药物。本类药物常见副反应有窦性心动过缓、房室传导阻滞、低血压、诱发心衰或哮喘，偶有消化道症状。

（3）Ⅲ类，动作电位延长剂　这类药物也称为复极抑制剂。通过抑制 2 相的 K^+外流而延长心肌细胞动作电位时限和有效不应期，但不减慢激动的传导，有利于消除折返性心律失常，同时阻断交感神经节后纤维，扩张冠状动脉和降低血压。这类常用药物有胺碘酮（amiodarone，cordarone，乙胺碘呋酮、胺碘特隆、安律酮)、溴苄胺（bretylium)、黄杨宁（cyclovirobuxine)、苄甲胍（bethanidine)。另外，索他洛尔（sotalol）虽属 β 受体阻滞剂，但在抗心律失常方面其作用主要为动作电位延长，故属Ⅲ类药物。

（4）Ⅳ类，钙通道阻滞剂　这类药物也称慢通道阻滞剂，通过选择性抑制心肌细胞的 Ca^{2+}慢通道，阻滞 2 及 4 位相 Ca^{2+}内流，降低窦房结 4 相坡度，同时抑制 0 相除极的速度和振幅，抑制传导，此外，尚有扩张冠状动脉作用。在治疗浓度时不阻断 Na^+快速内流，对心房、希氏束和心室肌的传导性、不应性以及对窦房结、房室结以外起搏点的自律性亦无影响，故对室上性心动过速疗效较好。常用药物包括维拉帕米、地尔硫䓬（硫氮䓬酮)、比帕里定、汉防已甲素及替帕米等。

（5）Ⅴ类，洋地黄类　本类药物除强心和增加迷走神经张力外，可降低心房肌细胞的静息电位，减慢其动作电位 0 相的上升速率，延长有效不应期，减慢传导速度；缩短预激综合征旁路的有效不应期，增快其传导。低浓度时降低普肯耶纤维和心室肌细胞膜的 K^+通透性，延长复极时间，高浓度时则增强 K^+通透性，加速复极。

（6）其他　包括氯化钾、新斯的明（neostigmine)、去氧肾上腺素、苯肾上腺素、甲氧胺、硫酸镁、黄连素、三磷酸腺苷等。

781. 从目前来看，Vaughan Williams 抗心律失常药分类有哪些不足？

20 年前抗心律失常药物种类不多，电生理检查也刚兴起，对心律失常机制了解有限，当时 Vaughan Williams 把抗心律失常药物分为Ⅰ～Ⅳ类。这个分类方法有以下几点不足之处：

（1）分类过于简化，不能表达一种药物具有多种作用，如胺碘酮为Ⅲ类药，但兼具Ⅰ、Ⅱ、Ⅳ类作用；Ⅲ类药物延长动作电位时限，Ⅰ、Ⅳ类药物也具此作用。

（2）分类中未能包括受体通道的激动剂，该激动剂通过受体或通道的激动起抗心动过速的作用。

（3）分类不完善，未能包括α受体阻滞剂、胆碱能激动剂以及洋地黄、腺苷等药物。

（4）分类是基于药物对正常离体心肌组织的作用，未考虑到药物对受损或病态心肌组织可有不同的电生理作用。

（5）分类不便于指导治疗，因该分类没有反映不同类型心律失常选用何种药物最有效、最合理。

从以上几点可见，Vaughan Williams 分类的最大缺点是没有把心律失常机制、药物作用环节、临床疗效三者统一的考虑。

782. 抗心律失常药物作用的调节受体假说的内容是什么？有何临床意义？

该假说包括以下3个方面的内容：

（1）抗心律失常药物与受体结合后而发挥作用，这些受体位于或非常接近细胞膜的离子通道。

（2）药物与受体结合、解离与离子通道状态和/或电位有关。离子通道包括静息（R）、激活（A）和失活（I）三种状态。

（3）Ⅰ类药物（钠通道阻滞剂）同离子通道受体结合后即阻断该通道，抑制细胞兴奋性与特异性。调节受体假说由 Homdeghem 等提出，他们认为Ⅰ类抗心律失常药物对静息状态下的钠通道结合差，而对激活和失活状态下的钠通道结合好。因此，动作电位发生时，药物与通道受体相结合，静息状态时则从结合中解离。当心率增快时，心肌组织单位时间内处于激活与失活状态的次数增多，激活到通道受体上的药物便增加，同时由于处于静息状态的时间减少，以致药物没有足够的时间从受体上解离，此即药物作用的频率依赖性。通道使用次数增加，阻断通道的数量亦增加，此即Ⅰ类药物具有的使用依赖性。据近年文献，这一假说也适用于钙通道和钾通道的抗心律失常药。

不同抗心律失常药物的调节受体的作用不同。奎尼丁主要阻断激活状态下的通道，对钠通道的结合能力为 A > I > R，药物结合快，由失活和静息状态解离慢。利多卡因对失活状态通道结合能力最大，其顺序为 I > A > R，药物结合和解离均快。普鲁卡因胺和双异丙吡胺与钠通道结合能力均以失活状态最强，即 I > A > R。胺碘酮抗心律失常作用以钾通道作用为主，尚有抑制钙内流和对β受体非竞争性抑制作用，与钾通道结合以静息状态最强。

在心律失常的药物治疗中，调节受体假说阐明了过去难以解释的问题。如药物可选择性地抑制病变组织，这是因为当离子通道处于部分除极状态时易与某些药物相结合，而并不影响正常传导，此可解释临床上功能性期前收缩为何不易消除；某一药物易使频率快的心动过速终止，难以使基础期前收缩消除，此为频率依赖性所致；利多卡因与钠通道结合及解离均快，故对早发的室性期前收缩疗效好，晚发的室性期前收缩疗效差（此时通道大部分已从药物结合中解离和恢复）；心房肌动作电位平台期短，主要作用于失活状态的药物疗效差，因此利多卡因对房性心律失常难以抑制，对室性心律失常疗效较满意；奎尼丁主要作用于通道的激活状态，对房性、室性心律失常可能均有效；奎尼丁延长动作电位时限，使平台失活期延长，若与美西律联合应用，后者得以与通道失活状态相结合以利更有效地发挥作用，提高联合用药的疗效。

如上所述，调节受体假说为临床上抗心律失常药物的选择及联合用药提供了理论依据。

783 • 治疗快速性室性心律失常应怎样选择药物？

据已有资料提示，Ⅰc类抗心律失常药物疗效虽好，但氟卡胺、英卡胺有严重的促心律失常作用，对左心室功能不全者可诱发无休止型室性心动过速（室速），对心肌梗死患者可引起晚发促心律失常作用，增加心脏性猝死和总死亡率。Ⅰa类药物虽可选用，但疗效不理想，且有促心律失常作用（如扭转型室速）。Ⅳ类药物维拉帕米对心肌梗死后室性心律失常和降低死亡率无任何作用。Ⅲ类药物胺碘酮既往过分强调了它的不良反应，近来有多组资料提示，此药能提高心肌梗死后室性心律失常患者的存活率。目前惟一被大量资料证实的Ⅱ类β受体阻滞剂能明确减少心肌梗死后心律失常事件、心肌缺血的发生率和死亡率，对脏器不良反应少，几乎无促心律失常作用，不足的是对室性心律失常抑制作用并不强。现认为若无禁忌证，该类药应作为良性和潜在恶性心律失常的首选药物。至于预防室速复发，仍主张用β受体阻滞剂、胺碘酮、索他洛尔或联合用药。

联合应用抗心律失常药物后，药物的剂量较单一用药时减小，不良反应亦相应减少，疗效还可提高，因而利于长期治疗。目前联合用药的药物选择属经验性的，常用配伍方法是Ⅰa+Ⅰb（奎尼丁+美西律），Ⅰb+Ⅰc（美西律+普罗帕酮），Ⅰc+Ⅰa（奎尼丁+普罗帕酮），Ⅰb+Ⅲ（美西律+胺碘酮），Ⅲ+Ⅰa（胺碘酮+奎尼丁）以及β受体阻滞剂与其他抗心律失常药物合用。

抗心律失常药物的作用取决于某一药物对心肌细胞膜表面不同离子通道（钠、钾或钙通道）的结合，联合用药时，不同药物作用于不同通道，或两种药物作用于同一通道的不同结合点，使其离子通道阻滞，提高药物疗效。当然也有可能，两种药物结合在同一作用点，若该作用点为疗效较弱药物所结合，则影响另一药物的作用，反而会降低联合用药的疗效。

有作者对复杂型室性期前收缩、室速或心室颤动的患者，联合应用奎尼丁与美西律，其有效率为20%～30%，且对心功能无明显影响。Mannz等对195例患者进行长期随访，结果提示，奎尼丁与美西律联合应用可降低猝死发生率和总死亡率。

胺胰酮半衰期较长，达到饱和量后若仍无效则可通过联合用药提高疗效。Waleffe等报道9例室速，经胺碘酮和美西律各600mg/d治疗，有3例未发，余6例中4例经电程控刺激未能再诱发。有报道26例持续性室速经胺碘酮600mg/d和美西律720mg/d联合治疗，27%

患者的室速不能被电程控刺激所诱发。Manz等对9例冠心病、3例心肌病进行观察，结果表明胺碘酮或胺碘酮加美西律治疗无效时，合用氟卡胺、英卡胺并不能提高疗效，对少数患者还有明显促心律失常作用。提示胺碘酮治疗无效时，联合应用更多的抗心律失常药可能并无临床意义。

索他洛尔与美西律联合应用可提高对室性心律失常的疗效，而不增加副作用。索他洛尔与奎尼丁联合应用，扭转型室速的发生率较单独应用奎尼丁为低。

一种药物不能控制的室性心律失常，将β受体阻滞剂与钠或钾通道阻滞剂联合应用则可能有效。一组大规模研究表明，此种联合用药，猝死发生率下降约30%，总死亡率下降20%，其中以心肌梗死后、心功能下降、电不稳定的高危患者疗效最明显。在治疗恶性室性心律失常时，β受体阻滞剂与Ⅰa类药或胺碘酮联合应用，疗效明显提高。有报道对Ⅰa类药无效的19例阵发性室速患者，加用美托洛尔（metoprolol）50～100mg/d，有8例室速不能再被电程控刺激诱发。文献报道295例左心室疾病尤其LVEF＜0.30的患者，单形性室速发作后死亡的危险性明显增加，其中非缺血性左心室疾病比冠心病预后好。β受体阻滞剂单用或者与胺碘酮合用优于Ⅰ类药单用或者与胺碘酮合用。

784 联合用抗心律失常药需注意什么？

联合使用抗心律失常药需注意的是：

（1）心律失常的病因与诱因的治疗。

（2）肝、肾功能情况 抗心律失常药物主要由肝脏代谢和肾脏排出，肝、肾功能减退时，影响药物的半衰期和清除。

（3）不同类型的抗心律失常药物联合应用为宜。

（4）应尽可能减少抗心律失常药物各自的剂量。

（5）Ⅰb类药是治疗快速性室性心律失常的最佳基础药物。

（6）应尽可能选用β受体阻滞剂，但要注意胺碘酮和普罗帕酮的β受体阻滞特性。

（7）选择延长传导的药物联合应用时，应监测其促心律失常作用和注意诱发心力衰竭。

（8）以住院为宜，便于监测与评价。

（9）联合用药亦有促心律失常作用，故仅适用潜在恶性和恶性心律失常。

（10）可使70%～90%的复杂室性期前收缩明显减少，而对室速与室颤疗效差，仅10%～40%有效，对这类患者应选用非药物方法预防室速复发和减少心脏性猝死及心脏性死亡。

785 目前可供选择的治疗快速性室性心律失常药物有哪些？主要用法有哪些？

目前有几类可供选择治疗快速性心律失常的药物，现简单分述如下：

（1）β受体阻滞剂 适用于良性和可能恶性快速性室性心律失常的患者，特别是合并高血压、冠心病、二尖瓣脱垂综合征和交感神经张力较高者。常用普萘洛尔10mg，3～4

次/天；氧烯洛尔20~40mg，3次/天；丙烯洛尔25~50mg，3次/天；吲哚洛尔5~10mg，3次/天。也可用美托洛尔25~50mg，2~3次/天，噻吗洛尔5~10mg，3次/天；阿替洛尔25~50mg/d，1~2次/天。这些药物致快速性心律失常的作用最弱，是迄今被认为能降低心肌梗死后室性心律失常病死率的仅有药物。但它们使心率明显减慢，国人常难以耐受。此外，它们还抑制心功能，降低血压，这都应加以注意。

（2）Ⅰc类药物　治疗室性心律失常疗效显著，却有明显的负性肌力和致心律失常等不利作用，但对无器质性心脏病的良性室性心律失常，此不利作用少，故可以选用。常用普罗帕酮100~300mg，3次/天；恩卡尼25~50mg，2~3次/天；氟卡尼100mg，2次/天；劳卡尼100mg，2次/天；莫雷西嗪（乙吗噻嗪）100~200mg，3~4次/天；西苯唑啉开始320~520mg/d，3~7日后用130~160mg，2次/天维持；莫地卡尼100~500mg/d；瑞卡南300~500mg，3次/天等。

（3）恶性心律失常的选药　Ⅰ类药物对室性和室上性心律失常均有效，适用于恶性室性心律失常，可单独应用，亦可Ⅰa和Ⅰb类联合应用。对持续性室性心动过速、心室扑动和颤动均应先静脉注射或滴注给药，然后口服维持。但对心室扑动和颤动应首选电复律并立即进行心肺复苏处理。Ⅰa类药常用普鲁卡因胺静脉注射每5分钟100mg或200mg/20min直至有效或总量达1.0~2.0g，有效后以1~4mg/min静脉滴注维持。以后改为250~500mg 1次/4~6小时口服；丙吡胺120mg，5~15分钟内静脉注入，以后20~30mg/h静脉内滴注维持，用量不超过800mg/d，口服100~200mg 4次/天；阿义马林静脉注射50mg，5~10分钟内注完，口服50~100mg 3~4次/天；吡美诺静脉注射50毫克/次，时间在2分钟以上，10~20分钟后重复，总量达150mg，然后0.25mg/min静脉滴注维持，口服100~200mg，2次/天；安他唑啉100mg静脉注射，每5分钟重复注射1次，总量不超过600mg，口服100~200mg，4次/天。至于奎尼丁因静脉注射危险性极大，不宜采用。Ⅰb类药物中常用利多卡因静脉注射50~100mg，如无效5~10分钟后再注射1次，总量不超过300mg，有效后1~4mg/min静脉滴注维持，最常用于急性心肌梗死；苯妥英钠静脉注射50~100mg，时间为10分钟，总量最多用到1000mg，然后300~500mg/d分次静脉注射维持，口服100~150mg，3次/天，主要用于洋地黄中毒；妥卡尼静脉滴注每分钟为0.5~0.75mg/kg，时间15分钟，口服400~600mg，3次/天；美西律静脉注射100~200mg，10分钟内注完，然后静脉滴注1~2mg/min维持，口服200~300mg，3~4次/分。至于安搏律定因毒性剂量与治疗剂量接近，只宜作为第二线用药。Ⅰc类药物的静脉注射量普罗帕酮为70毫克/次，3~5分钟内注完；恩卡尼每次为0.5~1.0mg/kg，15分钟内注完；氟卡尼每次为1~2mg/kg，10分钟内注完；乙马噻嗪每次为1~3mg/kg；西苯唑啉每次为0.25mg/kg；莫地卡尼每次为1mg/kg；瑞卡南每次为0.9mg/kg；劳卡尼为静脉滴注2mg/min或100mg于1小时内滴完。Ⅰa和Ⅰb类药物联合应用可以奎尼丁（口服）加美西律或利多卡因、普鲁卡因胺加美西律、丙吡胺加美西律等。

胺碘酮为Ⅲ类药物，系复极抑制剂，对室性和室上性心律失常均有效，被认为是致心律失常发生率较低的药物。静脉注射5~10mg/kg缓慢注入或加入250ml生理盐水中滴注，30分钟内滴完，口服200mg，3~4次/天，维持量100~200mg/d；索他洛尔静脉注射每次为

0.5～1.5mg/kg，在10分钟以上注完，口服80～160mg，2次/天；溴苄胺静脉注射250mg，每6～8小时1次。

其他可选用的制剂还有洋地黄类（仅用于心力衰竭引起的室性心律失常）、异丙肾上腺素（用于药物如奎尼丁引起QT间期延长所致的室性心律失常）、钾盐（用于低血钾或洋地黄中毒引起的室性心律失常）和镁盐（用于低血镁或低血钾、心肌缺血和洋地黄中毒引起的室性心律失常）。至于Ⅳ类药物钙通道阻滞剂，除对部分心肌缺血、心肌细胞钙负荷增高所致的室性心律失常有效可选用外，一般不用于室性心律失常的治疗。

786• 胺碘酮是什么样一种药物？

胺碘酮（amiodarone）用作抗心律失常药物已30余年，它在心律失常治疗中的地位褒贬不一；但自20世纪90年代后，该药的地位逐渐被多项临床试验所确立，在美国和欧洲占抗心律失常药物处方的1/3，在拉丁美洲占70%左右，已成为抗心律失常药物治疗中不可缺少的成员。我国还专门制订了“胺碘酮抗心律失常治疗应用指南”

胺碘酮属Ⅲ类抗心律失常药。它的急性作用（静脉推注）主要起Ⅰ类效应，但无Ⅰ类的促心律失常作用，不影响心室内传导；它的慢性作用（口服）主要显示Ⅲ类效应，使QT间期延长，但在通常情况下不诱发尖端扭转型室速；它虽有L型钙流的阻滞和β受体阻滞作用，但基本不显负性肌力反应。

胺碘酮是多通道阻滞剂，能终止多种室上性心动过速和室性快速心律失常，无论对自律性增加、触发活性或折返激动均有效。因其促心律失常作用小，不影响室内传导，不加重心衰，有良好的抗颤作用，所以主要用于各种器质性心脏病、急性心肌梗死、慢性心衰、心肌肥厚、左心室功能不全、室内传导阻滞中的维持窦律、终止危重室性心律失常并预防其复发，降低猝死发生率，增加房颤电复律和室颤除颤成功率，也能与ICD合用，减少放电次数。

胺碘酮是呋喃类结构含碘化合物，因此慢性应用可诱发甲状腺功能减退或亢进，也能引起肺纤维化等心外不良反应，因此应用中要加强随访，急性应用中可出现低血压、心动过缓、静脉炎，因此需有心电和血压监护，并选用大静脉滴注。

胺碘酮反应个体差异甚大，指南编写根据国内外有关临床应用指南、循证资料、临床报告和荟萃分析，提出了不同心律失常中胺碘酮的应用，着重于应用原则，以便能个体化地治疗患者，做到既有证可循，又不墨守成规，按需地使用胺碘酮，达到最大的治疗效果，限制其不良反应。

787• 胺碘酮在心房颤动治疗中的应用有哪些？

心房颤动（房颤）是最常见的心律失常，而且患病率随着年龄增长。60岁以上多发生于器质性心血管病。房颤虽不即刻导致生命危险，但多造成不适及血流动力学障碍，尤其伴有明显器质性心脏病时可能使心脏功能恶化，出现低血压、休克或心力衰竭（心衰）加重。房颤分为阵发性、持续性及永久性。发作过程中不论有无症状，其对患者的不利是相似的。

房颤的药物处理策略为①将房颤转复并维持窦性心律（窦律）；②不能恢复窦律者则控制心室率。近年来非药物或起搏治疗房颤取得成绩，但药物仍是多数房颤患者的主要治疗措施。虽然四类抗心律失常药对房颤都能起到不同程度的作用，但其中以Ⅲ类的胺碘酮循证医学的资料最丰富。与其他药物或安慰剂对比，胺碘酮对房颤的疗效较好，促心律失常反应少，适用于各种临床情况。多中心临床试验证明，在心肌急性缺血或急性心肌梗死或心功能障碍时，当其他抗心律失常药属于禁忌，胺碘酮并不增加重症心血管病的死亡率，也未促使心功能恶化，使之成为重症情况合并房颤时的首选药物。

（1）胺碘酮用于转复房颤　临床转复前要充分估计复律的必要性、成功率、复发的可能性以及可能出现的危险。当房颤导致急性心衰、低血压、心绞痛恶化或心室率难以控制，尤其是房颤经房室旁路前传引起的快速心室率时，应立即施行复律。虽然目前主要采用同步直流电复律，但药物转复仍是经常使用的方法。

胺碘酮转复窦律的效果和安全性已被众多试验证实，国内也较广泛应用。有较多的因素影响或决定房颤复律成功与否，其中关键之一是房颤的病程。短于48小时的房颤中，约有1/3可自行复律；超过48小时的房颤，自行复律的机会减少，药物转复成功率也有所降低。不论病程长短，胺碘酮转复率均高于其他抗心律失常药物或对照组。7天是划分阵发性或持续性房颤的界限。2002年欧美制定关于房颤的治疗指南中，将房颤常用治疗药物分为两类，已证实有效的药物和疗效较差或未完全了解的药物（表16-4，16-5）。

表16-4　房颤发作在7天以内（包括7天）的转复药物

药物分类	给药途径	推荐类别	证据水平
已证实有效药			
多非利特	口服	Ⅰ	A
氟卡尼	口服或静脉	Ⅰ	A
依布利特	静脉	Ⅰ	A
普罗帕酮	口服或静脉	Ⅰ	A
胺碘酮	口服或静脉	Ⅱa	A
奎尼丁	口服	Ⅱb	B
疗效差或未完全了解药			
普鲁卡因胺	静脉	Ⅱb	C
地高辛	口服或静脉	Ⅲ	A
索他洛尔	口服或静脉	Ⅲ	A

注：推荐类别：Ⅰ类：证据和/或共识认为该处理对患者有效；Ⅱ类：对该处理的效益在证据或认识上存在分歧，Ⅱa类：证据或认识倾向于该处理有效；Ⅱb类：对该处理的效益缺少证据；Ⅲ类：证据和/或共识认为该处理对患者无效，甚至对某些患者有危害。证据水平：A：最强，证据来源于多个随机临床研究；B：中等，证据来源于有限的随机、非随机研究或观察性登记；C：最弱，根据专家的共识推荐

表16-5 房颤持续超过7天的转复药物

药物分类	给药途径	推荐类别	证据水平
已证实有效药			
多非利特	口服	Ⅰ	A
胺碘酮	口服或静脉	Ⅱa	A
依布利特	静脉	Ⅱa	A
氟卡尼	口服或静脉	Ⅱb	B
普罗帕酮	口服或静脉	Ⅱb	B
奎尼丁	口服	Ⅱb	B
疗效差或未完全了解药			
普鲁卡因胺	静脉	Ⅱb	C
索他洛尔	口服或静脉	Ⅲ	A
地高辛	口服或静脉	Ⅲ	C

从表16-4、16-5中可见，无论是7天以上或7天以内的房颤，胺碘酮都是充分证实有效的转复药物（证据水平为A级，推荐级别为Ⅱa）；但因为胺碘酮有一定的不良反应，选药前需要谨慎。

胺碘酮转复房颤的有效率各家报道不一，12小时内复律占25%～89%，不良反应占7%～27%。在重症心血管病合并房颤，Ⅰ类及部分Ⅲ类药物相对禁忌使用，胺碘酮可作为首选复律药物。虽然胺碘酮转复起效时间较长，在血流动力学相对稳定者，12小时左右的等待时间是可以接受的，况且在用药过程中，心室率减慢也有利于房颤患者。胺碘酮转复的用量，目前国内外相近似，不主张用量过大，明显小于恶性室律失常者，以免发生不必要的不良反应。用大剂量者的低血压、心动过缓甚至病死率可增加。情况稳定的患者可在门诊开始服药，但仍需2～3天随访一次。

（2）胺碘酮用于房颤后维持窦律　由于各种试验所选房颤的类型、年龄、心脏病等情况及病程均不同，其结果的可比性差。多数抗心律失常药物在6～12个月时能够保持窦律者不及50%，而胺碘酮仍有50%～73%可以维持。

胺碘酮的不良反应与维持剂量大小有关，若为500～1200mg/w，不少房颤患者可有效保持窦律而副作用却明显减少。国内临床经验表明，对房颤往往只需较小剂量即可保持窦律，如200mg，隔日1次或200mg/d，每周5天。尤其对体重较小的患者可减少用量。若是应用某个维持量仍有发作，可以短期适当增加剂量，以后给予新的维持量。使用胺碘酮期间，如果仅有偶尔的发作，发作时频率不快，持续时间不长，不应视为失败，可以继续用原剂量维持。

关于控制房颤发作或控制心室率的选择问题，近年发表的AFFIRM（atrial fibrillation follow-up investigation of rhythm management）试验，入选老年（65岁以上）的房颤患者，发现用生存率进行评价，控制房颤发作并不比控制心室率更好，控制心室率还可减少药物不良反应。这一结论简化了临床处理房颤的概念，明确指出对于阵发性或持续性房颤，控制心室率同样是一线的处理方案。但AFFIRM试验入选者为老年，心功能正常为主；若是年轻的房颤患者，症状明显或合并有心衰，则心室率控制与窦律维持是否等效还有待证实。

（3）胺碘酮用于控制房颤心室率 房颤不能转复为窦律或毋需复律时，应该将心室率控制到合理范围，安静时60次/分左右，一般活动时70～80次/分。首选的药物是β受体阻滞剂或钙离子通道阻滞剂。有心功能降低时，洋地黄制剂最为合适。胺碘酮口服或静脉给药，虽然也可以降低房颤的快速心室率，但长期应用可能有一定副作用，而且与华法林等药物有相互作用，因此在欧美及我国处理房颤的建议中，实际推荐类别仅为Ⅱb。

另外，胺碘酮治疗房颤还取得了其他方面的进展，如①临床研究表明，胺碘酮与β受体阻滞剂合用，心脏死亡、心律失常及猝死死亡相对危险均较单用明显降低，用药后心率减慢程度不因合用β受体阻滞剂而明显降低。已使用β受体阻滞剂的患者，发生房颤需要加用胺碘酮，毋需停用β受体阻滞剂；②伊贝沙坦（irbesartan）与胺碘酮合用预防房颤复发的临床试验发现，胺碘酮与血管紧张素Ⅱ受体阻滞剂合用，可使维持窦律者明显增多，未发房颤者的生存率明显高于复发者；③心脏手术（尤其是冠状动脉旁路术）后，房颤发生率达20%～50%，多发生于术后2～3天。近年有临床试验在手术前后用胺碘酮预防取得疗效，因例数较少，尚缺乏效价比值。

788. 胺碘酮怎样用于快速室性心律失常的急性治疗？

静脉胺碘酮的适应证为控制血流动力学稳定的单形性室性心动过速（室速）、不伴QT间期延长的多形性室速和未能明确诊断的宽QRS心动过速。在严重心功能受损的患者，胺碘酮优于其他抗心律失常药。在相同的情况下，与其他药物相比疗效较好，促心律失常作用低。虽然有报道，胺碘酮可以使持续性室速终止，但室速持续时间过长或血流动力学不耐受时，对不能及时终止者应进行电复律。本药的主要功效是预防复发，这种作用可能需要数小时甚至数日才能达到。静脉胺碘酮应首先使用负荷剂量，在不短于10分钟的时间内缓慢注射，继之静脉滴注维持。如果心律失常复发或对首剂治疗无反应，可以追加负荷量。静脉胺碘酮的使用剂量和方法要因人而异。不同患者的剂量可有很大的差异，应根据心律失常的发作情况和患者的其他情况进行调节。静脉胺碘酮的使用最好不要超过3～4天，应特别注意使用大静脉，最好是中心静脉给药。

胺碘酮已被证明可以改善院外心肺复苏患者的入院存活率，并证实此种作用优于利多卡因，因此胺碘酮用于持续室速和室颤可以改善电转复的效果。在室速或室颤造成心脏骤停时，经常规心肺复苏、应用肾上腺素和电复律无效的患者，在持续进行心肺复苏的情况下应首选静脉胺碘酮，剂量是300mg稀释后10分钟静脉注射完毕，然后再次电复律。

当口服胺碘酮剂量过低而导致室性心律失常复发时，若病情紧急，可以进行静脉再负荷。再负荷后的静脉维持用法与初始用法基本相同，可以一直用到心律失常控制并开始新的口服维持量。

静脉使用胺碘酮的主要副作用是低血压和心动过缓，减慢静脉推注速度、补充血容量、使用升压药或正性肌力药物可以预防，必要时采用临时起搏。

静脉使用胺碘酮时，除注意观察疗效和可能出现的副作用外，应做好详细的使用记录，内容包括当日静脉剂量、口服剂量、当日总剂量、累计剂量（从使用胺碘酮第五天开始累加的剂量）、血压、心率、心电图的重要指标（PR、QRS、QT、QTc等）以及一些重要的病情和实验室检查资料。

789. 胺碘酮怎样用于持续快速室性心律失常的慢性治疗？

对于已经有恶性室性心律失常（无脉搏室速、室颤）病史的患者，目前已明确埋藏式心律转复除颤器（ICD）应该作为首选。即使置入了ICD，30%～70%的患者仍然需要同时口服胺碘酮。如果没有条件置入ICD，虽然临床试验的证据不多，但目前认为应该选择胺碘酮治疗，单用胺碘酮无效或疗效不满意者可以合用β受体阻滞剂。即使不能完全控制心律失常的发作，但胺碘酮可使室速的频率明显减慢，血流动力学可以耐受。有恶性室性心律失常病史的患者，口服胺碘酮不应过分强调小剂量。根据目前临床使用的情况，多数患者可以用200～300mg/d维持而无发作。最大的每日维持剂量400mg/d应该是安全的。剂量越大，出现副作用的可能也越大，有关的检查（如甲状腺功能、X线胸片、肝功能）也应越频繁。

790. 胺碘酮在治疗有器质性心脏病的室性期前收缩和非持续性室性心动过速中的价值如何？

虽然单项临床试验没有证实胺碘酮能够减少总死亡率，但多数证实可明显减少心律失常死亡，荟萃分析显示也可使总死亡率明显下降。对于有器质性心脏病同时伴有频发室性期前收缩（室早）和短阵室速的患者，特别是复杂室早伴有心功能不全者，应该进行危险分层，越是高危的患者越要加强治疗。首先应治疗原发疾病，控制促发因素。在此基础上β受体阻滞剂为起始治疗。胺碘酮可用于此种复杂室早的患者，特别适用于有心功能不全者。

发生于器质性心脏病患者的非持续性室速很可能是恶性室性心律失常的先兆。如果患者左心功能不全或电生理检查诱发出有血流动力学障碍的持续性室速或室颤，应该首选ICD。无条件置入ICD者用药物治疗，首选胺碘酮。如果电生理检查不能诱发持续性室速，治疗主要针对病因和诱因，在此基础上，应用β受体阻滞剂有助于改善症状和预后。对于上述治疗措施效果不佳且室速发作频繁、症状明显者可以按持续性室速用胺碘酮预防或减少发作。

对此种潜在恶性心律失常的患者，可直接口服负荷量直至维持治疗。起始负荷剂量不必很大，可以采用目前常规的做法：200mg，每日3次，共5～7天；200mg，每日2次，共5～7天；以后200(10～300)mg，每日1次维持。

791. 胺碘酮在急性心肌梗死合并心律失常的治疗原则是什么？

急性心肌梗死时，由于缺血性心电不稳定可出现室性期前收缩（室早）、室性心动过速、心室颤动或出现快速性室性自主心律；由于泵衰竭或过度交感兴奋可引起窦性心动过速、房性期前收缩、房颤、心房扑动或室上性心动过速。急性心肌梗死并发快速性心律失常的治疗必须在积极血运重建、改善泵功能及抑制过度交感激活的基础上进行。胺碘酮在急性心肌梗死中的应用原则如下。

（1）急性心肌梗死并发快速室上性心律失常　急性心肌梗死伴发房颤较为常见，且与预后密切相关，多见于老年、高 KilliP 分级及左心室功能不全的患者。房颤急性发作时，如血流动力学稳定可静脉推注胺碘酮，或复律后窦性心律不能稳定地维持者亦可静脉推注胺碘酮（推荐类别Ⅰ，证据水平 C），仅在有心衰时可静脉用毛花苷丙。静脉注射胺碘酮可减慢快速心室率，并可能对终止房颤发作有用。复律后可口服用于维持窦性心律，避免房颤复发。急性心肌梗死后恢复期需对房颤持续或复发倾向做进一步评价，以决定是否需要长期胺碘酮应用。

急性心肌梗死并发心房扑动较为少见，且多为暂时性，胺碘酮应用原则与房颤相同。

急性心肌梗死并发其他室上性心律失常的胺碘酮治疗适应证尚未确定。

（2）急性心肌梗死并发室性快速心律失常　胺碘酮可用于持续单形性室速，AHA/ACC 在 ST 段抬高心肌梗死的治疗指南中指出，在血流动力学稳定的患者（无心绞痛、低血压、肺水肿等），静脉注射胺碘酮为首选，未推荐利多卡因的应用。

另外，关于急性心肌梗死后发生心律失常的治疗问题，中国生物医学工程学会心脏起搏与电生理分会、中华医学会心血管病分会中华心血管病杂志编辑委员会、中国心脏起搏与电生理杂志编辑委员会组织专家制定的“胺碘酮抗心律失常治疗应用指南”中明确提出了如下指南性建议：

对快速室上性心律失常，特别是房颤，胺碘酮应用与一般原则相同。对需要持续用抗心律失常药物治疗者，不宜长期用Ⅰ类抗心律失常药，胺碘酮应属首选药物。

对于急性心肌梗死后室性心律失常治疗，Ⅰ类钠通道阻滞剂可使这种患者的死亡率增高。有关胺碘酮在这类患者中的临床试验均证明，胺碘酮可显著减少心律失常死亡及心脏性猝死，荟萃分析发现可降低总死亡相对危险性。因此对于急性心肌梗死后室性心律失常的患者，在整体治疗和 β 受体阻滞剂的基础上，可采用低剂量胺碘酮口服治疗，包括对室速或室颤的预防性治疗，也可用于频发或复杂型室早。对伴心功能不全患者尤为适宜。对于伴复发性致命性室性心律失常患者，也可与 ICD 联合应用，可显著降低心律失常死亡及心脏性猝死。但一般急性心肌梗死无室性心律失常高危因素，胺碘酮未列入预防用药。

上述各适应证中，胺碘酮的剂量及应用方法与一般用法同。急性心肌梗死时，静脉用药尤需注意密切观察血压等变化。

792• 胺碘酮在心力衰竭合并心律失常的应用价值如何？

心衰是心功能失代偿的表现，心衰时心脏排血分数降低，交感神经张力上升，肾素-血管紧张素系统活动增加，心电活动已不稳定，因此房颤、室速或室颤的几率上升，在心衰病例中的年心律失常的/猝死发生率为 10.7%。

心衰者 NYHA 心功能Ⅲ~Ⅳ级、LVEF＜35%、室性期前收缩（室早）≥10 次/小时、年龄≥65 岁并有室速史者，属心衰猝死高危患者。已有资料表明，Ⅰ类抗心律失常药物的促心律失常作用在长期应用中使总死亡率增加，不能用于心衰时心律失常和猝死的防治。但心衰高危者，特别是室上性心律失常发作者，从胺碘酮预防治疗中能获益。恶性室律失常患者和无条件置入 ICD 者，应考虑胺碘酮治疗。但在心衰猝死一级预防中，胺碘酮的防治效果与安慰剂相似，仅 ICD 能降低心衰猝死的死亡率（SCD-HeFT 试验）。

器质性心脏病、左心功能不全、左心室肥大、室内传导障碍者发生室律失常，只能选用胺碘酮作为防治药物，因为胺碘酮无论静脉注射或口服基本不影响心功能状态，不影响心室内传导，基本无促心律失常作用。胺碘酮用于慢性心衰合并心律失常或猝死的治疗及预防，安全性高于其他抗心律失常药物。

心衰合并心律失常的治疗应该是综合性的，只有在心功能改善的基础上，才能更好地发挥抗心律失常作用，血管紧张素转换酶抑制剂、β 受体阻滞剂、利尿剂、洋地黄是不可少的。但胺碘酮与某些抗心衰药物合用，尤其与利尿剂、洋地黄联合应用，有可能表现出促心律失常作用，甚至发生尖端扭转型室速。因此在心衰中应用胺碘酮要勤观察，勤随访，随时调整剂量。

793.“胺碘酮抗心律失常治疗应用指南”就胺碘酮使用方法与剂量是如何建议的?

由于胺碘酮的药效学、电药理学及药代动力学有诸多复杂的特性，针对不同的心律失常，其用药途径、方法和剂量均有不同的要求。同时，由于用药不当还可造成急性低血压、休克或慢性心外并发症。因此，必须针对具体的患者慎重选择用药途径、剂量并进行必要的监测和随访。

中国生物医学工程学会心脏起搏与电生理分会、中华医学会心血管病分会、中华心血管病杂志编辑委员会、中国心脏起搏与电生理杂志编辑委员会“胺碘酮抗心律失常治疗应用指南”制订专家小组根据现有的国内外文献资料，针对不同的心律失常，对胺碘酮的静脉和口服的用法和用量提出一个范围，供临床应用参考。

（1）室颤或无脉室速的抢救，经连续 3 次有效电除颤并在加用肾上腺素后再次除颤未能成功复律者 ①即刻用胺碘酮 300mg 静脉注射，以 5% 葡萄糖稀释，于 10 分钟注射完毕（切忌快速推注），然后再次除颤；②如仍无效，可于 10~15 分钟后重复追加胺碘酮 150mg，用法同前；③室颤转复后，胺碘酮可静脉滴注维持量。在初始 6 小时内以 1mg/min 速度给药，随后 18 小时内以 0. 5mg/min 速度给药，在第一个 24 小时内用药总量（包括静脉首次注射、追加用量及维持用药）一般控制在 2000mg 以内；④第二个 24 小时及以后的维持量一般推荐 720mg/24h，即 0. 5mg/min。维持量的用法要根据病情行个体化调整。

（2）持续性室速 对于血流动力学尚稳定的持续性室速，胺碘酮亦可作为药物复律的选择之一。①首剂静脉用药 150mg，用 5% 葡萄糖稀释，于 10 分钟注入；②首剂用药 10~15 分钟后如仍不见转复，可重复追加 150mg 静脉注射，用法同前；③维持用药同室颤或无脉室速者。

（3）恶性室性心律失常的预防　非可逆原因引起的室颤或室速，在复律后为预防复发常需在静脉用药后继续口服维持；非持续性阵发性室速的治疗和预防，胺碘酮口服亦属优选药物之一。①起始负荷量 800 ~ 1600mg/d，分次服用，共 2 ~ 3 周，宜在住院期内开始应用；②维持用量一般不宜超过 400mg/d，女性或低体重者可减至 200 ~ 300mg/d 维持；③对已置入 ICD 者，合并应用小剂量胺碘酮（200mg/d）可以减少室颤或室速发作次数，降低室速的频率，使发作时易于耐受。

（4）房颤的治疗与预防复发　口服胺碘酮用于治疗房颤，用量明显低于治疗有致命危险的室性心律失常。一般可在门诊开始用药。①负荷量：600mg/d 或 400mg/d，分次服用 7 ~ 14 天；②维持量：100 ~ 300mg/d 或 200mg 每周 5 次；③病情严重、房颤心室率较快时，静脉注射胺碘酮可有效地控制心室率。

（5）胺碘酮的使用剂量　国内外都没有明确地统一过胺碘酮的使用剂量，这是因为①个体差异很大，年龄（老年用量小）、性别（女性用量小）、体重（体重轻用量小）、疾病（重症心衰耐量小）、心律失常类型（室上性心动过速、房颤用量小）及个体（相同条件的个体反应不同）均有差异，因此反映在使用剂量上有差别；②胺碘酮过去使用剂量较大，维持量在 400 ~ 600mg/d，现在多偏向小剂量 100 ~ 300mg/d 维持。可见胺碘酮的以上推荐剂量，在个体治疗中仍可调整。

（6）胺碘酮由静脉过渡到口服的方法　大多数静脉应用胺碘酮的患者都需要继以口服治疗。目前没有严格的药理学试验指导静脉与口服的接替方法。原则上静脉应用的时间越长，剂量越大，口服的开始剂量越小。如静脉负荷后，720mg/24h 静脉滴注 2 周者；停用时改口服可用维持量 200 ~ 400mg/d。静脉维持量 720mg/24h、超过 1 周者，停用时口服负荷量 400mg/d 分次。2 周后改 200mg/d。静脉维持量 720mg/24h、不足 1 周者，停用时口服负荷量 600mg/d，2 周后改 200mg/d。鉴于静脉使用胺碘酮的时间不宜太长，可以考虑从静脉使用的当天就开始口服，从常规负荷量起始；如果患者的情况不允许（如气管插管、意识不清等），可以延长静脉的使用时间直至具备口服的条件。

704• 胺碘酮的不良反应有哪些？

胺碘酮的药理学特征复杂，作用多样，不难预料会引起多种不良反应。由于半衰期长，胺碘酮潜在的器官毒性比半衰期短的药物更严重，也更难处理。有些不良反应只要予以解释，解除患者的顾虑，严密随访观察即可。而重要脏器的毒性，可能是致命性的，需要更积极的处理措施。

（1）肺毒性　最早期的表现是咳嗽，但病情进展时可出现发热和呼吸困难。X 线胸片显示局部或弥漫的浸润，一氧化碳弥散功能较用药前基础检查下降，支持诊断。支气管镜检查有助于除外结核、肿瘤播散等其他疾病。泡沫样巨噬细胞只是药物吸收的表现，并不一定表明毒性作用。糖皮质激素治疗胺碘酮的肺毒性通常是有效的，但一般应该停药。肺毒性的早期表现可以类似慢性心衰，因此高度警惕这一毒性作用是必要的。未能早期诊断肺毒性反应，可能导致生命危险。目前，临床实践中主张使用小剂量维持（<400mg/d），肺毒性的发生率大大降低。

(2) 消化系统的不良反应　如恶心、食欲下降和便秘很常见，特别是在开始服用负荷量时容易出现，减量后服用维持量时症状通常可以缓解。最严重的消化系统不良反应是肝炎和肝硬化。如丙氨酸氨基转移酶升高达2倍以上，应考虑肝炎的可能。诊断胺碘酮的肝毒性时应除外其他原因（如其他药物、病毒、乙醇等）所致的肝功能异常。肝脏活检有助于明确是否有肝炎或坏死性肝硬化。Mallory小体（与前面已经提到过的泡沫样巨噬细胞一样）只是胺碘酮吸收的征象，并不表明发生了毒性反应。如果确诊发生了胺碘酮肝脏毒性反应，应该停药。胺碘酮引起的肝炎可能是致命的。

(3) 甲状腺功能异常　发生率报道不一，有高达20%以上；对于仅实验室检查异常而无临床表现的患者，可监测促甲状腺素的水平，不需要特殊处理。甲状腺功能低下的发生可能比较隐匿，其症状和体征易被误诊为其他原因所致，如心动过缓常归因于胺碘酮本身或其他药物。甲状腺功能亢进则可能表现为心律失常加重或体重减轻，由于胺碘酮的负性变时作用，通常没有静息性心动过速。甲状腺功能低下用左旋甲状腺素易于治疗，而甲状腺功能亢进比较难处理。由于碘化钠的吸收被胺碘酮分子中的碘化物抑制，所以不能进行^{131}I放射治疗。胺碘酮所致甲状腺功能亢进一般是甲状腺炎，所以糖皮质激素可能有效。丙基硫氧嘧啶和他巴唑可以作为间歇治疗措施。如果无法停用胺碘酮，可以考虑甲状腺切除术，能够逆转甲状腺功能亢进，可以继续服用胺碘酮。术后的医源性甲状腺功能低下容易治疗。

(4) 神经系统异常　神经系统异常有小脑性共济失调，表现为感觉异常的末梢神经炎、睡眠障碍，偶尔有记忆力下降；往往与药量有关，减量即可减轻或消除症状。

(5) 皮肤蓝灰色改变与视觉变化　皮肤蓝灰色改变是长期服用胺碘酮的特征，通常在面部和眼睛周围最明显。这只表明有药物的吸收，日晒可使之加重。如患者有光过敏，即使不严重，也要告诉患者避免日晒，使用防晒用品。

(6) 心脏的不良反应　比较少见。心动过缓是可想而知的药物作用，偶尔需要永久心脏起搏。服药期间QT间期均有不同程度的延长，一般不是停药的指征。QT间期延长是药物与组织结合的表现，不属药物不良反应指征。胺碘酮并发尖端扭转型室速不常见，即使有扭转型室速发生，多有诱因如低血钾、心动过缓或与洋地黄类合用等，因此必须注意消除诱因。

(7) 对老年人或窦房结功能低下者，胺碘酮进一步抑制窦房结，窦性心率≤50次/分者，宜减量或暂停用药。心室收缩功能不受影响。

(8) 视觉变化　常见。角膜沉着仅反映药物吸收，光晕也很常见，一般不影响视力，应向患者解释，使之消除顾虑。最严重但很少见的并发症是视神经炎，一旦发生，必须停药。

(9) 神经系统系统异常　可有小脑共济失调，表现为感觉异常末梢神经炎、睡眠障碍、偶有记忆力下降。往往与药量有关，减量即可减轻或消除症状。

另外，静脉推注有低血压反应和诱发静脉炎，因此应选用大静脉缓慢注射。

其他药物反应更为少见，如附睾炎、勃起功能障碍等，尽管需要停药，但附睾疼痛的消失多与停药无关。

最后，胺碘酮常与起搏器以及 ICD 合用。胺碘酮不改变起搏阈值，但与 ICD 有明显的相互作用。胺碘酮可使室速的心率减慢至 ICD 诊断的频率阈值以下，长期应用还可以提高除颤阈值。因此已经置入 ICD 的患者服用胺碘酮时，完成负荷量之后应进行电生理复查，明确是否需调整感知和除颤参数。

795 • 对服用胺碘酮的患者应如何进行随访？

我国“胺碘酮抗心律失常治疗应用指南”特别提出，对于服用胺碘酮的患者，应进行长期随访。随访的主要目的是评价药效，达到稳态后仔细调整药量，监测和处理副作用，注意药物相互作用，药物和置入性装置之间的相互作用等，并给予患者必要的解释、指导，以便患者更好地配合。随访的内容如下。

（1）相关病史 ①询问患者心律失常控制情况和可能不良反应的症状，有无乏力（提示心动过缓、房室传导阻滞或甲状腺功能低下）、呼吸困难或咳嗽（提示肺毒性）、心悸（提示甲状腺功能亢进或心律失常复发）、晕厥（提示快速心律失常或低血压）、感觉异常或无力（提示外周神经炎）；②询问用药的情况，特别是否加用其他抗心律失常药、华法林、β 受体阻滞剂和地高辛等，以防相互不良作用（表 16-6）；③是否新置起搏器、ICD 等。

表 16-6 胺碘酮与其药物的相互作用

药 物	相互作用
地高辛	增加药物浓度，加重对窦房结和房室结的抑制作用以及对消化系统和神经系统的毒性作用
华法林	增加药物浓度和效应
奎尼丁、普鲁卡因胺、双异丙吡胺	增加药物浓度、效应以及尖端扭转型室速的发生率
地尔硫䓬、维拉帕米	心动过缓、房室传导阻滞
β 受体阻滞剂	心动过缓、房室传导阻滞
氟卡尼	药物浓度增加，效应增强
苯妥英钠	药物浓度增加，效应增强
麻醉药物	低血压和心动过缓
环孢霉素	药物浓度增加，效应增强

（2）体格检查和实验室检查 检测血压、心律（率）、甲状腺有无肿大、肺啰音、肺动脉高压和左心功能不全的体征、肝脏大小、有无神经系统表现（震颤、书写困难或异常步态）。如有视觉变化，应请眼科医生进行包括裂隙灯在内的全面检查。实验室检查包括心电图、甲状腺功能、肝功能、X 线胸片、肺功能（包括一氧化碳弥散功能）等。在服药第一年随访，应三个月一次，以后每半年一次。随访应有详细记录，以资比较。

796• 急性心肌梗死时补镁对心肌及冠状动脉有何影响?

镁制剂在急性心肌梗死（AMI）治疗中的必要性和重要性已逐渐被广大临床医生所认识。镁制剂是一个具有抗凝、扩血管、保钾、拮抗钙等有利作用的制剂，可缩小梗死面积，减少死亡率，已被推荐为AMI的常规辅助治疗。尤其是在AMI时补镁对心肌及冠状动脉均有重要影响：

（1）AMI时存在缺镁　AMI猝死的患者比车祸猝死者的心肌镁明显降低。实验证实，缺血缺氧的心肌迅速失镁，可能与以下因素有关：AMI时发生的疼痛及焦虑促进儿茶酚胺的释放增加，从而诱导游离脂肪酸的迅速增加，镁与游离脂肪酸结合形成镁脂肪皂，使血镁降低；同时由于肾素-血管紧张素-醛固酮系统的激活，继发性醛固酮增高导致经肾排出镁增多等，故AMI患者心肌镁降低。

（2）缺镁对AMI的不利后果及补镁的益处　①缺镁可导致严重心律失常、猝死，补镁可抗心律失常，减少AMI早期心室颤动（室颤）。已知AMI后有一个威胁生命的心律失常及猝死高发期。早期死亡的主要原因是室颤，室颤除受梗死面积及动脉硬化的程度影响外，电解质紊乱、低钾、低镁是主要的诱因。AMI患者的血镁、血钾与室性心动过速和室颤呈负相关。实验证明镁可提高室性期前收缩和室颤的阈值；②缺镁可降低心肌能量，补镁可保护心肌功能。镁参与体内所有的能量代谢，缺镁时细胞氧化磷酸化受影响，磷酸肌酸降低，ATP生成受影响；同时缺镁时细胞内钙增高，补充镁可预防缺血再灌注时细胞内钙超载导致的心肌损伤。近年Shibata等通过对AMI患者输镁后，减少了白细胞介素-6、金属蛋白酶（MMP-1）导致的心肌损伤；③缺镁可使冠状动脉张力增高、痉挛，补镁有扩张冠脉作用。缺镁时，细胞内钙增高，使血管平滑肌特别是有粥样硬化的冠状动脉张力增高。实验证实，缺镁的灌注液使小动脉管腔快速及进行性缩小，同时增强各种血管活性物质的血管收缩作用。相反，高镁灌注液使小动脉扩张，并可减弱血管活性物质的血管收缩作用。镁缺乏时可引起血管损伤，并影响血管损伤处的修复和再生，可能导致侧支循环发生不足。同时血管内皮损伤可降低内皮源性舒缓因子的释放，而补充镁可增加血管内皮源性舒缓因子的释放，扩张冠状动脉；④缺镁可增加外周血管阻力，使心脏后负荷增加，心排出量降低，使心肌缺血加重，而增加镁使外周阻力降低，每搏量增加；⑤缺镁可增加血小板聚集及血液凝固性，补镁可抗凝、预防血栓形成。镁具有稳定血小板膜以及抑制血小板聚集的作用。镁可抑制各种血小板聚集的促进剂如血栓素A_2，并刺激前列环素合成。Victor等实验证实猪输镁后，可降低内皮素-1、纤维蛋白、血栓素B_2。近年Toft等实验证实输镁后可减少平均血栓面积及明显地降低最大血栓面积；⑥缺镁可使梗死范围扩展，补镁可缩小梗死面积。缺镁时，梗死周围的血管痉挛。缺镁可通过促进儿茶酚胺诱导的心肌坏死及心肌线粒体内钙超载引起心肌能量的降低等因素扩大梗死面积。Monteiro等在狗及猪实验证实，小剂量镁在再灌注时立即给予能缩小梗死面积，这与上述镁的扩张冠状动脉、抗凝、抑制儿茶酚胺的释放、保护心肌功能等重要作用有关。梗死面积的缩小则可减少心源性休克、心力衰竭及难治性心律失常，从而降低AMI死亡率；⑦镁缺乏时可增加氧自由基的产生，可引起天然的抗氧化剂谷胱甘肽降低，氧化产物积聚并减少组织和细胞的抗氧化能力，诱发膜脂质过氧化导致心肌损害，补镁可降低对氧自由基损伤的易损性。实验证实，补镁后超氧化物歧化酶（SOD）活性恢复，脂质过氧化代谢产物丙二醛（MAD）降低。

797 镁剂治疗急性心肌梗死的时间、剂量及期限是多少?

镁剂治疗的时间应尽早，应在溶栓治疗之前，而 ISIS-4 大多用在溶栓之后。因为实验及临床研究显示，缺血再灌注期的高镁有明显的保护作用，能防治缺血再灌注引起的心肌损伤、心律失常，早期输镁能减少梗死范围。

AMI 后 24 小时内镁的不同剂量可产生不同的效果。根据 10 组 AMI 前 24 小时给镁剂量和短期死亡率关系进行的统计分析提示：前 24 小时最佳剂量为 52.2mmol，ISIS-4 用的是 80mmol（相当于 25% 硫酸镁 80ml），显然剂量过大。高镁血症可引起普遍血管扩张和可能产生低血压、传导阻滞及心动过缓等副作用，这自然影响了镁的效益。结合我国人均体重较欧美人低，前 24 小时剂量应低于上述的最佳剂量。如用硫酸镁第 1 天可用 40mmol（25% 硫酸镁 40ml），前 5 小时输入 20mmol，后 19 小时输入 20mmol，第 2 ~ 3 天输 20mmol，第 4 天以后每日 10mmol，这样小剂量可维持 1 ~ 2 周。加入极化液（GIK）中疗效更好，镁钾合用比单独用镁或钾效力高。加少量胰岛素可促进镁钾进入细胞内。如用门冬氨酸钾镁（潘南金），由于门冬氨酸对细胞亲和力强，作为钾、镁离子的载体使镁、钾易进入细胞，故生物利用度高，实际镁含量应比硫酸镁低。建议 AMI 第 1 天可用门冬氨酸钾镁 100ml（含镁 14mmol 及钾 1000mmol），前 5 小时可输入 50ml，后 19 小时输入 50ml，第 2 天后每日 50ml，可输 5 ~ 7 天。国内近两年已用该剂量及期限对 AMI 治疗作了多中心试验，收到良好的效果，降低了死亡率。

关于 AMI 后输镁的期限，国外大多数在 48 小时，少数 5 ~ 7 天，而 ISIS-4 仅输镁 24 小时，显然太短了。不同的剂量和用药期限会得出不同的结果，不能根据一天用药而定，因为①在肾功能正常的情况下，输入的镁每天可经尿、粪排出 50% 左右，如经肾脏滤过的镁超过了肾小管对镁的最大吸收容量，超量的镁就会全部排出，故输镁期限如果仅 24 小时，只能起到防止缺血-再灌注损害的作用，而镁的扩血管、抗凝、对抗儿茶酚胺、防治心律失常等重要作用，还需用药维持才能体现；②肾上腺能系统的激活可持续数天，故补镁在第 3 ~ 4 天之后仍是需要并有益的。

798 为什么镁能治疗心律失常?

镁治疗心律失常已有 50 多年的历史，由于其疗效显著、副作用少，愈来愈受到重视。镁治疗心律失常的机制有：

（1）镁是生命活动的重要元素，尤其对代谢旺盛、耗能量最多的心脏来说，镁的作用更为显著。现已证实，心肌收缩与心肌组织中镁和肌原纤维内 ATP 的水解、肌凝蛋白凝胶体的超速沉着和脱水凝固作用及肌管反应中钙的结合与释放有关。心肌的收缩需要线粒体内氧化磷酸化供应能量，在氧化磷酸化过程中，将磷酸基转移给ADP从而生成ATP时需在转磷酸化酶的作用下完成，而转磷酸化酶也需要镁离子才能激活。镁亦是细胞线粒体的重要组成部分，并参与正常的线粒体收缩和电子传递。心肌缺镁时线粒体肿胀或完整性破坏，其代谢发生障碍，cAMP的形成需要镁离子参与，cAMP可促使钙离子内流增加，使心肌收缩加强，并能促使肌质网的钙泵主动转运钙，使心肌舒张。一些证据表明，Mg^{2+}可通过调节血管平滑肌细胞受体来阻止Ca^{2+}的内流。在细胞内，Mg^{2+}还抑制Ca^{2+}由肌质网释放，并将Ca^{2+}驱入肌质网内。因此，镁离子被称为天然的生理钙离子通道阻滞剂。另外，镁与钾的关系早已引起重视。镁可保持细胞内钾的稳定性，当机体严重缺钾时，多伴有缺镁，缺镁时Na^+-K^+-ATP酶活性降低，泵功能低下，不易将钠泵出细胞外，将钾泵入细胞内，反而使钾由细胞内逸出并从尿中排出。即使补钾亦很难使细胞内钾达到理想水平，结果钠在细胞内过盛，钾在细胞内降低，造成细胞内外离子分布不均，而促发心律失常。此时，需补镁方能改善泵功能，从而促使钾内流增加，以利于低钾和心律失常的纠正。

（2）镁治疗心律失常的机制不仅与生化基础有关，而且对心脏也有直接作用，特别对心肌的自律性有较强的影响，镁可直接作用于窦房结，延长窦房结恢复时间，使起搏细胞的冲动发放周期延长。血镁浓度愈高，发放周期也愈长，结果窦性心率变慢。而血镁降低时则心率增快，使心肌细胞的绝对不应期缩短和相对不应期延长。镁对心肌的传导性也有较强的作用，可减慢房内和室内传导以及降低房室结的传导性，使心肌细胞的绝对不应期延长。而近期一些资料表明，治疗剂量的镁离子可促进房室传导。崔广根等报道完全性房室传导阻滞伴室性心动过速的患者用硫酸镁治疗后不仅终止了心动过速，而且在心功能改善的基础上，窦房结频率增快，房室传导阻滞明显改善。其促进传导的机制除镁能改善心肌代谢、增强心肌细胞功能、增加心排出量、增加冠脉血流量和调整膜的离子运转外，是否还有其他的因素，尚待观察。

（3）镁缺乏时，氧化磷酸化过程脱偶联，能量产生下降，Na^+-K^+泵的功能下降，以致细胞钾浓度降低，钠钾浓度差发生改变，这种改变使心肌细胞的电生理特性、静息膜电位、钾的膜电导以及复极过程都受到一定的影响，从而促发心律失常。当给予镁治疗后，Na^+-K^+泵功能增强，钾内流增多，以利于心肌细胞动作电位4相稳定和心肌细胞动作电位0相除极最大上升速度增加，使传导速度加快，从而易于控制异位激动和消除单相阻滞，控制心律失常。镁不但对低钾性心律失常有效，亦可减轻高钾对心脏细胞的电生理影响。

洋地黄能抑制细胞膜ATP酶活性，以致泵功能低下和细胞内外钠、钾、钙离子分布不均，从而促使低镁血症的发生。低镁又可使心肌摄取Na^+增多，两者互相协同，形成恶性循环，增加了心脏对洋地黄的毒性反应。电生理检查证实，缺镁可致细胞除极时以钠为主的快速电流活动减弱，以钙为主的缓慢电流活动增加，易于产生高度折返性心律失常，此时产生的震荡后电位也更易诱发洋地黄过量或中毒时反复发生的心律失常。大量的资料表明，镁不仅可以解除洋地黄的抑制作用，并能减少洋地黄的用量，对防治洋地黄中毒，纠正心力衰竭都显示了它独特作用。

799. 罗格列酮抗动脉粥样硬化的机制是什么？

研究表明糖尿病患者的冠状动脉组织中有较大的富含脂质的斑块及大量的巨噬细胞等特征。2型糖尿病患者同时有血栓前状态，表现为血小板的高活性及血液聚集的异常，从而促进血栓的形成并抑制血栓的溶解，加速的动脉粥样硬化（AS），易损斑块的进展及血栓前状态有利于增加糖尿病心血管疾患的危险性。其发生的机制不完全清楚，推测与以下几方面有关，而罗格列酮可能在这几个方面发挥作用。

（1）内皮功能失衡　构成胰岛素抵抗的不同危险因素包括脂质失调、高血压、高血糖等促进内皮功能失调及AS的进展及恶化。尽管噻唑烷二酮类如曲格列酮及二甲双胍类药物均能改善血管的反应性，但罗格列酮能提高非糖尿病肥胖患者血管反应性2.5倍。

（2）白细胞黏附及迁移　内皮细胞损伤后，能诱导内皮细胞血管细胞黏附因子-1，细胞间黏附因子-1，E-选择素，P-选择素等黏附分子的表达。另外炎性介质包括肿瘤坏死因子-α，白细胞介素-1亦能促进黏附分子的表达及活化。通过聚集白细胞到内皮细胞，维持慢性炎性过程，促进AS发生。噻唑烷二酮可抑制内皮细胞黏附分子的表达，在低密度脂蛋白受体缺陷及ApoE缺陷的小鼠模型中能减少AS病变的大小，尽管未发现影响黏附因子如血管细胞黏附因子-1的表达。

（3）脂质代谢异常　氧化的低密度脂蛋白胆固醇不仅对内皮细胞有毒性，同时对白细胞有趋化作用，亦能促进巨噬细胞的增殖。炎性介质如肿瘤坏死因子-α，白介素-1能促进低密度脂蛋白结合到内皮细胞，启动恶性循环，促进修饰的低密度脂蛋白聚集并且释放炎性介质，从而维持慢性炎症过程。Brunzell等研究发现应用罗格列酮治疗2型糖尿病患者24周后观察对于脂蛋白的影响，在应用前4周内低密度脂蛋白胆固醇增加8%，然后稳定不变，但同时增加了高密度脂蛋白。Stewart等研究发现单独应用罗格列酮能升高高密度脂蛋白胆固醇，联合应用阿伐他汀导致6%~7%高密度脂蛋白胆固醇的增加。阿伐他汀联合罗格列酮治疗2型糖尿病能显著降低低密度脂蛋白胆固醇甚至达40%，而保留罗格列酮改善低密度脂蛋白密度的特性。

（4）高血压　高血压病患者有58%存在胰岛素抵抗。Bakris等报道罗格列酮能显著降低2型糖尿病患者动态舒张压水平。Aubert等体外研究表明应用罗格列酮能改善胰岛素的敏感性，同时伴随血管紧张素原表达及分泌的减少，该药降低血压的作用与其降低心血管疾患的发病率及死亡率相关。

（5）高血糖　高血糖引起一系列细胞反应，造成内皮细胞功能损害，并糖化细胞外基质蛋白，造成动脉壁胶原交联，从而促进动脉粥样硬化形成；减弱血管的反应性从而增加糖尿病患者收缩压、舒张压及心率；高血糖能下调内皮型一氧化氮合酶的表达，并促进一氧化氮化学性失活。另外亦可引起氧负荷增加，可增加氧自由基产生及p47phox，后者为还原型辅酶氧化酶成分中的关键蛋白。

（6）氧化反应　研究发现氧自由基水平在2型糖尿病患者中升高，其能促进内皮功能失调及AS进展，罗格列酮能减少它的产生。

800 • 罗格列酮是如何影响成熟动脉粥样硬化斑块的进展的?

(1) 巨噬细胞活化并且释放炎症前细胞因子　氧化的低密度脂蛋白活化泡沫细胞及T细胞产生多种炎症前细胞及生长因子包括肿瘤坏死因子-α，白介素-1，进一步吸引巨噬细胞及T细胞至病变区从而促进动脉粥样硬化的发展。T细胞及巨噬细胞之间通过重要的信号传导，如CD40及CD40L之间相互作用。研究表明罗格列酮及曲格列酮能降低血浆中C反应蛋白水平，但理论上罗格列酮能降低C反应蛋白30%，相比较他汀类药物同样具有抗炎特性并且显著降低C反应蛋白约15%。另外研究表明罗格列酮及曲格列酮均能降低单核细胞趋化蛋白-1水平，Ricote等表明罗格列酮能抑制IFN诱导的腹膜巨噬细胞形态及诱导型一氧化氮合酶的活性的改变。因此罗格列酮能抑制细胞因子的释放，抑制单核细胞聚集至动脉粥样硬化病变处。Dandona等研究表明胰岛素本身发挥了复杂抗炎效果，抑制炎症前转录因子，核内核因子κB。输注胰岛素后能减少核因子κB介导产生的不同因子水平，包括氧自由基、细胞间黏附分子-1、单核细胞趋化蛋白-1，及纤溶酶原激活剂抑制剂。炎症因子在胰岛素抵抗的患者内皮功能失衡发展中起了重要的作用，如升高的纤溶酶原激活剂抑制剂，内皮素-1，水溶性E选择素，水溶性细胞间黏附因子-1，水溶性血管细胞黏附因子-1，内源性一氧化氮合成抑制剂，非对称性二甲基精氨酸（ADMA）等。脂联素（adiponectin，APN）为脂肪组织合成及分泌的血浆蛋白，体外研究表明可抑制单核巨噬细胞中清道夫受体（SRA-1）的表达而抑制脂质的聚集，有抗炎及抗AS特性。研究表明代谢综合征患者及冠心病患者血浆脂联素降低，罗格列酮能增加2型糖尿病患者血浆脂联素水平及胰岛素敏感性。用来防治心血管疾患的他汀类、血管紧张素转换酶抑制剂及血管紧张素受体阻滞剂类药物类药物，部分来源于其抗炎特性。已研究表明这些药物能减少发展成2型糖尿病的危险性。这种交叉作用的有效性从另一侧面表明炎性过程为糖尿病及AS的中心病理过程。

(2) 平滑肌细胞迁移及增殖　研究表明氧化低密度脂蛋白及生长因子如血小板源性生长因子等细胞因子能够刺激平滑肌细胞迁移及增殖。平滑肌细胞是AS斑块成熟的关键环节。研究表明罗格列酮及曲格列酮体内能有效地抑制多种化学趋化因子诱导的平滑肌细胞的迁移，通过作用于丝氨酸活化蛋白（MAPK）通路；并能抑制细胞的增殖。

801 • 罗格列酮是如何影响动脉粥样斑块破裂及血栓形成的?

(1) 基质蛋白酶及斑块稳定性　研究表明降解基质的金属蛋白酶（MMPs）促进斑块破裂，由巨噬细胞及平滑肌细胞产生的基质金属蛋白酶降解胶原及细胞外基质，减少基质合成及增加基质降解，促进斑块破裂。Haffner等报道罗格列酮能降低基质金属蛋白酶-9水平，稳定动脉粥样（AS）斑块并减少急性冠状动脉综合征发生的危险性。

(2) 血栓形成机制　AS斑块破裂后，控制凝血及纤溶的一系列复杂因子的相互作用导致冠状动脉疾病的发展。研究表明内皮失衡时组织型纤溶酶原激活剂（t-pA）减少及纤溶酶原激活剂抑制物-1（PAI-1）增加，高水平的纤溶酶原激活剂抑制物-1与不同的血栓形成状态相关，包括心肌梗死，缺血性卒中及深静脉血栓形成，这为胰岛素抵抗综合征的特征之一，因此缓解胰岛素抵抗的治疗策略能降低纤溶酶原激活剂抑制物-1 浓度。

Silveira 研究表明 2 型糖尿病患者联合应用罗格列酮及磺脲治疗导致患者纤溶酶原激活剂抑制物-1 活性较单独磺脲治疗组降低 34%，但体外 PPAR 激动剂对于纤溶酶原激活剂抑制物-1 表达的作用仍未明确。

Silveira 研究表明抬高的纤溶酶原激活剂抑制物-1 水平与高三酰甘油血症有关，可能通过共同的多态性连接至纤溶酶原激活剂抑制物-1 启动子中极低密度脂蛋白反应元件中。从而增加纤溶酶原激活剂抑制物-1 表达。因此噻唑烷二酮类药物治疗导致三酰甘油水平下降，从而间接地降低纤溶酶原激活剂抑制物-1 水平，提高纤溶活性，从而减少血栓形成及急性冠状动脉事件的发生。

802• 血管紧张素转换酶抑制剂的重要临床意义是什么?

肾素-血管紧张素系统（RAS）基础研究孕育了血管紧张素转换酶抑制剂（ACEI），是心血管病治疗学的一大进展。ACEI 作为研究 RAS、ACE 对血管壁调节的工具药，又驱动着血管生理学的迅速发展。ACEI 用于治疗高血压，左心功能低下和心衰患者，心肌梗死患者，对降低死亡率有显著意义。ACEI 阻断 Ang Ⅰ 转变为 Ang Ⅱ，Ang Ⅱ 明显参与冠状动脉粥样硬化及冠心病事件的病理生理。它活化成纤维细胞生长因子，血小板源促生长因子等自分泌、旁分泌生长因子，刺激血管和心肌细胞的生长，同时又为 NO 等几种内皮释放的血管扩张剂和生长抑制剂所调控，直接影响血管和心肌重构，ACEI 对冠状动脉、肾、及高血压均有多方面裨益，在相当程度上改变了心血管病的病程。

十七、基础及其他

803 什么是心血管调节中枢？循环系统的神经体液调节包括哪些？

在人体内，心脏活动的增强和减弱、心率的增快和减慢、血管的舒张与收缩，除了心脏自身调节外，都是在中枢神经系统（交感神经和副交感神经）直接控制下进行的，参与这种控制（调节）作用的有关结构，统称为心血管调节中枢。心血管调节中枢位于中枢神经系统的各水平，包括脊髓灰质的侧角、脑干网状结构、下丘脑、大脑的边缘叶以及大脑皮质的一些部位。各级心血管调节中枢彼此不是孤立的，而是纵贯上下，相互连接的一些神经结构。

循环系统的神经体液调节包括：

（1）交感神经调节　①兴奋心脏 β_1 受体使心率加快，传导加速，收缩力加强；②兴奋 α 受体，使周围血管收缩；③兴奋 α 受体和 β_2 受体使冠脉血管平滑肌、骨骼肌血管舒张。

（2）副交感神经调节　兴奋胆碱能受体使心率减慢、传导抑制、心肌收缩力减弱、周围血管扩张。

（3）体液调节　①儿茶酚胺、钠、钙有正性心率和正性肌力作用；②乙酰胆碱、钾、镁有负性心率和正性肌力作用；③儿茶酚胺、肾素、血管紧张素、升压素、血栓素 A_2（TXA_2）使血管收缩；④激肽、cAMP、ATP、前列环素（PGI_2）、组胺、酸性代谢产物使血管扩张。

804 心肌的能量代谢是怎样进行的？

心肌的能源来自血液中的营养物质，通过氧化磷酸化产生高能磷酸键，提供能量，心肌能利用的能源依次为游离脂肪酸、葡萄糖、乳酸盐及酮体等，能源物质从血浆渗至细胞外液，再由细胞外液穿过细胞膜进入肌质，碳水化合物贮存为糖原，脂肪酸贮存为三酰甘油。各种能源物质在线粒体内进行氧化磷酸化，产生二氧化碳、水及三磷酸腺苷（ATP），如ATP产生过剩，可将ATP中高能磷酸键转让给肌酸，形成磷酸肌酸而贮存。ATP从线粒体内转至肌质，在肌质内将化学能转为机械能，包括生物电激动中的离子泵作用，心肌的舒缩，基础代谢等。用于维持心脏基础代谢占心肌总耗能量的15%～20%，电活动占1%，用于心肌收缩和舒张的能量约占80%。

805• 局部组织肾素-血管紧张素的新概念及其作用是什么？

近些年来由于细胞分子生物学技术的发展，突破了肾素-血管紧张素系统（RAS）作用的循环模式，产生了TRAS的新概念，即局部组织中RAS具有自分泌（作用于自身细胞受体）、旁分泌（作用于邻近细胞受体）和细胞内分泌（对自体细胞的直接作用）功能。循环中的RAS（CRAS）只能保持短时的心肾平衡，只有局部组织的TRAS的自分泌，旁分泌系统才能有力地调控血管阻力并影响局部组织功能，RAS的许多重要作用都是通过其TRAS实现的。如对心脏的影响：①明显的致心肌肥厚作用；②增强冠脉血管收缩；③增强心肌收缩力；④引发心肌缺血和再灌流时室性心律失常等。对血管的影响包括①调节局部血管的张力和血流；②致血管肥厚；③有助于血管对炎症和损伤的反应；④对血管紧张素转换酶抑制剂（ACEI）的反应等。

806• 分子心血管病学包括哪些主要内容？

分子心血管病学就是用分子生物学的理论、技术和方法来研究心血管的结构、功能及调节的规律，研究心血管病发病机制、寻找新的诊断和治疗方法的一门新兴学科。分子心血管病学研究的主要内容包括以下几个方面：①心血管系统关键蛋白质的基因克隆和表达；②心血管细胞分化、增殖和凋亡的基因调控；③心血管发病的分子生物学机制；④心血管病的基因诊断；⑤心血管病的基因治疗；⑥应用基因工程的方法生产治疗心血管疾病的多肽和蛋白质类药物。

807• 心血管系统的长链蛋白质的基因克隆现状如何？

心血管系统的蛋白质一般可分为结构、功能和调节蛋白三大类，其基因已基本被克隆出来的：结构蛋白质主要有细胞骨架和基质蛋白；功能蛋白质有肌球、肌动和肌钙蛋白，促红细胞生长素及一些酶蛋白如ACE等；调节蛋白有肾素、血管紧张素原、内皮素及载脂蛋白受体；各种细胞因子、生长因子及受体有白细胞介素、内皮生长因子及成纤维细胞生长因子等；许多细胞内信息传递蛋白有G蛋白、磷脂酶、蛋白激酶、钙调蛋白等，继低密度脂蛋白（LDL）受体发现后，最近又发现了极低密度脂蛋白（VLDL）受体的cDNA；一些离子通道蛋白（钠、钾、钙）的基因结构亦已了解。现在新的蛋白质基因不断被克隆，人类染色体上基因组计划正在加紧进行，这些基因的克隆必将为研究心血管系统结构和功能奠定分子生物学基础。

808• 前列环素的生理作用是什么？

前列环素（PGI_2）是内过氧化物经血管微粒中的前列环素合成酶作用而生成，是血管壁内过氧化物代谢的主要产物，在体内的主要合成场所是血管内皮细胞。PGI_2 在水溶液中极不稳定，温度在 22℃时它的活性在 10 分钟内消失，其水解产物是 6-PGF_1，PGI_2 具有很强的扩张血管和抗血小板聚集功能。其舒张血管作用的机制可能是通过 cAMP 途径阻断钙离子内流的过程。静脉注射 PGI_2 可引起血压下降，但冠状动脉流量却明显增加，对心排出量的影响不明显。

809• 微循环由哪几部分组成？其生理功能是什么？

由于各器官、组织的功能和形态不同，其微循环的结构也不同，典型的微循环是由微动脉、后微动脉、毛细血管前扩约肌、真毛细血管、通血毛细血管（直接通路）、动-静脉吻合支和微静脉等组成。微动脉和微静脉之间的血液循环，即微循环的最根本的功能是，进行血液和组织之间的物质交换。在氧从毛细血管顺浓度梯度扩散到组织液，同理，二氧化碳由组织液向血液进行扩散。另一种交换形式是顺压力梯度进行的，毛细血管壁两侧静水压不等，两侧的物质分子可通过毛细血管壁小孔从压力高的一侧向压力低的一侧移动，物质从毛细血管内向组织之间的移动称为滤过，而液体向相反方向的移动称为重吸收。内皮细胞吞饮作用也是毛细血管壁内外进行物质交换的一种方式。

810• 心脏能分泌哪些激素？各起何主要作用？

目前已知心脏能分泌和产生多种激素包括：

（1）心钠素　①心钠素具有强大的利钠、利尿效应，是呋塞米（速尿）作用的 500 倍～1000 倍，且作用迅速，注射后 1 分钟起效，5～10 分钟达最大效应，可持续 1～2 小时，可使尿钠排泄增加 2～3 倍，对尿钾排泄影响较小；②有舒张血管作用，舒张动脉作用强于静脉，舒张大血管作用强于小血管；③选择性肾血管扩张剂，扩张入球小动脉强于出球小动脉；④具有扩张冠脉血管，增加冠脉流量，解除冠脉痉挛治疗心绞痛的作用；对心功能不全患者，由于利钠、利尿、扩张血管轻度降血压的作用，降低心脏前、后负荷，增加心排出量，改善心功能，改善心律失常；⑤对血管升压素（抗利尿激素）、肾素-血管紧张素和交感神经作用。

（2）局部肾素-血管紧张素系统　由心肌细胞自身合成，具有调节冠脉循环，引起冠脉血管收缩，诱发心肌缺血并引起心律失常等作用。

（3）抗心律失常肽　从心房分离、纯化出一种活性多肽，具有强大的抗心律失常作用，比奎尼丁强 20 倍。

（4）降钙素基因相关肽　由交感神经末梢所释放的一种血管活性多肽，它是体内最强的扩血管物质，对机体循环稳定调节有重要影响。

（5）内皮素　由血管内皮细胞合成并分泌入血液，是迄今所知作用最强、持续最久的缩血管物质，参与心肌缺血和心衰的病理变化。

811• 心脏的支配神经及生理功能有哪些？

支配心脏的神经为自主神经，包括交感神经和副交感神经。

心脏交感神经的节前纤维起源于胸椎1~5节段灰质侧角细胞，经前根离开脊髓，进入颈上、颈中、颈下神经节及交感神经干，再由此换元发出节后纤维组成心上、心中、心下及胸神经进入心脏，分布于窦房结、房室结、房室束、心房肌和心室肌。心脏的交感神经通过介质——去甲肾上腺素和肾上腺素，提高心肌和传导系统的兴奋性、传导性和自律性，使心肌收缩力增强，心率增快、血压升高。两侧交感神经因支配部位不同，对心脏的影响有所不同，右侧交感神经主要支配窦房结，刺激后使心率加快；左侧交感神经纤维广泛分布心房和心室肌，刺激后可使心肌收缩力增强。

心脏的副交感神经来源于迷走神经发出的心上支和心下支，进入心脏后，经心内神经节发出节后纤维分布于窦房结、心房肌、房室结、房室束和心室肌。两侧迷走神经因支配的部位不同，故对心脏的影响不一样。右侧迷走神经分布于窦房结及部分心房肌，若受刺激后表现为心动过缓、窦房传导阻滞或窦性停搏，最强的刺激心率每分钟可降低20次~30次。左侧迷走神经主要支配房室结、部分心房肌和心室肌，受刺激后可引起房室传导阻滞和心肌收缩力减弱。就对心室肌收缩力作用而言，副交感神经作用与交感神经相比，副交感神经作用相对并不重要。

自主神经通过末梢释放化学介质，作用于特定受体而发挥作用。迷走神经末梢释放乙酰胆碱，交感神经末梢释放去甲肾上腺素，肾上腺髓质分泌肾上腺素及小剂量去甲肾上腺素。乙酰胆碱受体分M型和N型，心脏及血管平滑肌乙酰胆碱受体为M型，兴奋M型受体引起窦房结心率变慢，心室传导抑制及心肌收缩力减弱。肾上腺能受体分α及β，α受体又分为α_1和α_2受体，β受体分β_1和β_2受体。兴奋β_1受体引起窦房结心率加快、房室结传导加快、传导系统不应期缩短，增强心房肌和心室肌收缩、传导和自律性，冠状动脉壁有α_1及β受体，兴奋α_1受体引起冠状动脉血管收缩，兴奋β受体则使冠状动脉血管扩张。

812• 什么叫心肌细胞跨膜电位及动作电位？动作电位各时相形成的离子基础是什么？

心肌细胞跨膜电位（膜电位）广义上包括静息电位和动作电位，狭义上是指静息电位。当心肌细胞未受刺激处于静息状态时，心肌细胞膜内外出现显著电位差，即膜外为正（为零）膜内为负（-90mV）的极化状态，称为跨膜电位。动作电位是指在静息电位的基础上，若因某种原因（如人工电刺激）使膜电位降低到-70mV左右临界阈电位水平时，钠离子快道开放，大量的钠离子快速地流入细胞内，使膜内电位急剧升高，由负变正，爆发一次急剧的、短暂的、可逆的可扩布的电位变化，称为动作电位。动作电位是细胞兴奋的标志，在描记图上表现为一次除极过程的上升支和复极过程的下降支的动作电位图。

心肌细胞动作电位0相（除极）为动作电位的上升支，主要由细胞外的钠离子经过细胞膜的钠通道迅速内流，使细胞内电位迅速上升，膜电位曲线迅速上移形成。1 相（初期快速复极）是继动作电位 0 相之后，膜电位迅速下降，形成一个尖锋，此期约 10ms，主要是氯离子内流所致。2 相（缓慢复极或平台期）复极缓慢、时间延长、呈平台状，跨膜电位保持在 0 电位附近，历时约 100ms，主要由于钙离子较持久内流形成。3 相（末期快速复极），此期复极显著增快，是复极晚期快速阶段，历时 100 ~ 150ms，主要是钾离子外流所致。4 相（静息或电舒张期），使膜电位恢复到静息水平，此期钠离子、钙离子排出细胞外，摄回钾离子。

813 • 心肌细胞有哪些电生理特性？

（1）兴奋性　心肌细胞都具有兴奋性，具有在受到刺激时产生兴奋的能力。衡量心肌的兴奋性可采用刺激的阈值作指标，阈值大表示兴奋性低，阈值小表示兴奋性高。

（2）自动节律性　心肌细胞在没有外来刺激的条件下可自动地发生节律性兴奋的特征，称为自动节律性（自律性），具有自动节律性的组织或细胞称自律组织或自律细胞。自动兴奋的频率是衡量自律性高低的指标。

（3）传导性　心肌细胞任何部位产生的兴奋，不但可以沿整个细胞膜传播，而且可通过闰盘传至另一个心肌细胞，从而引起飞快的心肌兴奋和收缩，动作电位沿细胞膜传播的速度可作为衡量传导性的指标。

814 • 心脏传导系统各部分的传导速度怎样？影响心肌细胞传导的因素有哪些？

心脏传导系统各部分的传导的速度是窦房结 0.05m/s，结间束 1.7m/s，心房肌 1.0m/s，房室交界（结区）0.05m/s，房室束 0.2m/s，普肯耶纤维 4m/s，心室肌 0.5m/s。由于房室交界的传导速度较慢，冲动通过这一部位延搁一定的时间，然后再以较快的速度沿房室束及其分支传至心室肌，从心房到心室保持着适当的传导延搁，使心房和心室不至于同时兴奋、同时收缩，而是心房收缩在先，心室收缩在后，当心房收缩时，心室仍处于舒张状态。这对于保证心脏按时顺序的活动，使心室有足够的充盈时间和实现射血功能具有一定意义。

心肌细胞有将冲动传播到邻近细胞的性能，称为传导性，影响传导的因素有①被传冲动的有效程度（动作电位 0 相除极速度与振幅）；②接受冲动的心肌细胞的应激性；③心肌纤维的物理性能，如对冲动传布的阻力，后者受纤维的直径、纤维走向与结构的一致性以及细胞间闰盘大小与分布等因素影响。若冲动本身的有效程度高，接受冲动的心肌细胞应激性也高，或心肌纤维直径大且走向和结构一致，闰盘阻力小，则传导速度快，反之则传导缓慢。房室结细胞 0 相除极速度慢、振幅低，结内心肌纤维走向与结构不一致，因而冲动传导缓慢，且容易发生传导障碍。

815 心肌快反应纤维和慢反应纤维的电生理特性有何不同？

快反应纤维：属于此类的心肌细胞有心房肌细胞，心室肌细胞，传导系统的房室束和普肯耶纤维系统，其动作电位是快反应电位，故属于快反应纤维，0 相除极系由快信道被激活钠内流所致。故膜内电位上升幅度大、传播速度快、阈电位较低；4 相稳定，不能自动化除极，因此没有自律性。

慢反应纤维：属此类的有窦房结细胞、房室交界的房室结和结区，其动作电位是慢反应电位，故属于慢反应纤维，0 相除极系由慢信道被激活导致钙内流所引起，因此膜内电位传播速度慢、上升幅度小、阈电位较高；4 相不稳定，能够发生自动除极，因此具有自律性，是发生心律失常的内在基础。

816 心脏位于胸腔的什么位置？其外形及结构怎样？

心脏位于胸腔内两肺之间，2/3 在胸腔的左侧，1/3 位于胸腔右侧，前方与胸骨体及第 3～6 肋软骨相邻，后方与第 5～8 胸椎相接近，其纵轴从右后上方到左前下方，斜置于横膈之上。成人心脏的重量 250～390g，长径为 12～14cm，横径 9～11cm，前后径 6～7cm。心脏的外形：心脏在肺动脉两旁有一沟，称为冠状沟，围绕整个心脏，沟中有冠状动脉和冠状静脉窦等。心脏右上方为心底、左下方为心尖，有左、右、下三个缘和胸肋面、膈面及肺面三个面。心脏的前表面大部分为右心室和右心房，膈面主要为左心室。后表面为心底，主要为左心房，右缘为右心房，左上缘为左心房，下方是左心室。

心脏划分为左心房和右心房，左心室和右心室四个泵室。在心房和心室之间有房室瓣，左边是二尖瓣，右边是三尖瓣，右心室和肺动脉之间是肺动脉瓣，左心室和主动脉之间是主动脉瓣。两心房壁薄，反映心房腔中产生的压力低，而两心室壁肌肉较厚，特别是左心室，重量和厚度约为右心室的三倍和二倍。左心室腔好像一个细长的圆锥体，血液进出的孔道彼此靠近、位于圆锥体较宽的一端，左心室腔就这样形成一个 U 字形。右心室则相反，截面呈新月形，流入道和流出道是分开的。心房和心室的内表面衬以结缔组织，即心内膜，瓣膜也是由心内膜覆盖。心脏的外表面是由另一层结缔组织，即心外膜所覆盖。

心脏的壁由心内膜、中膜和心外膜构成。心内膜是覆盖于心房和心室内表面的一层光滑膜，由内皮和组织构成，心内膜与血管内膜相连接，并直接与心内血液相接触，心内膜折叠成双层，内皮中间夹有致密结缔组织而形成心脏各瓣膜；中膜为心肌层，由心肌构成，是心壁最厚的一层，执行着心脏有节律地收缩和舒张功能。心肌由两种细胞构成，一种是特殊分化的自律细胞，另一种是普通的工作心肌细胞，后者占心肌最大比重并成为主要成分。心肌损伤后，一般是经结缔组织增生，形成瘢痕代替。心外膜是浆膜性心包的脏层，被覆于心肌表面，由间皮和富有脂肪组织的结缔组织构成，血管、淋巴和神经行于心外膜深面。

817. 心肌细胞的组成包括哪些？形态结构有何特点？心肌间质的生理作用是什么？

心肌细胞由肌膜、肌原纤维、肌质和细胞核四部分组成。

（1）肌膜　肌膜即心肌细胞膜，由脂质、糖类和蛋白质组成，可产生和传导兴奋，与外界进行物质交换，并保持心肌细胞的正常状态。

（2）肌原纤维　心肌细胞质中含有大量纵向排列的肌原纤维，纵贯整个心肌细胞并插入闰盘中，是心肌细胞收缩的基本结构单位。这些与细胞长轴平行的肌原纤维，被无定形的横隔（Z线）分割成许多重复单位，称为肌节，是心肌收缩的功能单位。

（3）肌质　①肌管系统（T管系统）：主要是将肌膜兴奋内传；②肌质网（L系统）：主要功能是合成肌蛋白，参与心肌收缩和舒张；③线粒体：是细胞能量的供应站；④糖原颗粒：为心肌收缩供应能量；⑤其他：溶酶体、高尔基器、中心粒、核糖体、脂滴等。

（4）细胞核　是细胞代谢的控制中心。

心肌细胞的形态结构与其他肌细胞不同。心肌细胞由粗、细肌丝组成的肌节，细胞核位于细胞中央，因此，其特定形态结构，能完成独特的收缩功能。而平滑肌内也有粗、细肌丝，细胞核也位于细胞中央，但不形成肌节。而骨骼肌虽有肌节结构，但它的细胞核不位于细胞的中央。心肌间质的生理作用有①对心肌细胞起支持、排列作用，维持心肌正常结构；②包围在心肌细胞周围，防止心肌细胞过度伸展而断裂；③协助心肌细胞之间收缩力的传递；④储备能量以供心肌细胞在下一心动周期再伸展，除上述作用外，近期研究证明，它是心肌硬度的决定因素。

心肌组织包括心肌细胞和间质，心肌细胞约占心肌组织体积的75%，其中间质仅占心肌组织体积的25%，而其细胞数却为心肌细胞的2倍，包括内皮细胞、血管平滑肌细胞和成纤维细胞等。根据胶原在心肌内分布和功能的特点，可分为间质胶原、基膜胶原和细胞外周胶原三类，其中以间质胶原为主。心肌间质胶原由Ⅰ~Ⅵ型胶原组成，主要为Ⅰ型（80%以上）和Ⅲ型（11%）胶原，是由成纤维细胞合成分泌的；此外还有少量的Ⅳ型和Ⅴ型，是由成纤维细胞和心肌细胞合成分泌的；Ⅵ型胶原是由成纤维细胞及内皮细胞合成的。在生理情况下，胶原的更新速度很慢，半衰期为80~120天，但当组织迅速重建时胶原的降解则明显加快。

心肌细胞和间质细胞的生长有各自的调控机制，彼此是独立进行的，心肌细胞肥厚可以不伴间质细胞的增殖，间质细胞的增殖亦可不合并心肌细胞肥厚，但是这两部分均受着生长因子的激素调节。心肌肥厚是心肌细胞和心肌间质细胞对激素和生长因子的一种应答反应。这些促心肌肥厚的因子与受体结合后，引起受体构象变化、激活相应的蛋白激酶，使一些特定转录因子磷酸化，从而将生长因子的信号传递到细胞核内，在转录水平上调节基因的表达，产生心肌细胞和间质细胞的应答反应。

818• 心肌收缩的物质基础是什么?

心肌组成的单位是一单核的、伸长与分支的纤维。每一个纤维相当于一个细胞，一个细胞与另一个细胞由桥粒和紧密连接端对端牢固附着。心肌的基本收缩单位为肌节，由粗肌丝（由肌球蛋白构成）与细肌丝（由肌纤蛋白，原肌球蛋白和原宁蛋白）构成，两者有规律地排列，形成明带（Ⅰ带）与暗带（A 带），细肌丝固定在间膜（Z 线）上，粗丝固定在中膜（M 线）上，细肌丝通过钙离子与原宁蛋白钙受体的结合，通过肌丝的滑动，引起心肌纤维的收缩。在肌丝之间有横小管相当于 Z 线部位。肌质网存在于肌丝区的侧面和两个横小管之间，它是储存和释放钙离子的细胞器。线粒体夹在肌丝区之间，其长轴与心肌纤维一致。这些细胞的亚微结构把细胞内众多的肌丝分隔成大小不等的区域，形成肌丝区。

心肌肌原纤维内有四种蛋白，即肌球蛋白、肌纤蛋白、原肌球蛋白及原宁蛋白。前两者主要为收缩成分，称收缩蛋白，后两者起调节作用，称调节蛋白。

(1) 肌球蛋白　肌球蛋白是粗丝的主要成分，每条粗肌丝内有数百万个肌球蛋白分子，每个肌球蛋白分子有两个椭圆形的头部和一条细长的尾部。

(2) 肌纤蛋白　肌纤蛋白是细肌丝的主要成分，与原肌球蛋白及原宁蛋白构成细肌丝。

(3) 原肌球蛋白　原肌球蛋白是双螺旋分子，位于两条肌纤蛋白的链（细肌丝链）之间的沟槽内，与肌纤蛋白紧密连在一起，对心肌收缩发生调节作用。

(4) 原宁蛋白　原宁蛋白位于细肌丝上，每隔 36.5nm 出现一个，与原肌球蛋白相接触，两者形成一个复合物，调节肌球蛋白与肌纤蛋白的相互作用。

819• 防治心脑血管病的“维多利亚宣言”主要号召有哪些?

1992 年世界卫生组织、世界高血压联盟、国际心脏病学会、世界家庭医师联盟等组织在加拿大维多利亚市召开会议，发表了“维多利亚宣言”，号召全世界各国应采取措施防治心脑血管病，因为大多数心脑血管病系由于高血压、吸烟、高脂血症、有害健康的饮食与生活习惯如过度饮酒、肥胖、多坐少动的生活方式，心理应激等因素联合造成的。

维多利亚宣言主要号召有两项：一是从小建立良好卫生习惯，即注意“心脏卫生四大基石”，包括养成有益于健康的饮食习惯、不受烟草侵害的生活方式、养成有规律的体育活动和保持良好的心理-社会环境；二是及时检出与对付下列几种疾病：高血压、高脂血症、腹部肥胖和糖尿病。第二项特别重要。

820• 怎样理解控制心血管危险因素的现代概念?

心血管病发生的现代概念是建立在心血管事件链基础上的心血管危险。心血管危险定义为一段时间内发生心血管病的几率，由心血管危险因素产生靶器官损害，主要是动脉粥样硬化和左心室肥厚，然后导致冠心病与脑卒中事件，直至心力衰竭和死亡。这个概念的重要意义之一，使我们更深刻地认识到应该通过控制心血管危险因素来减少心血管病。高血压、高胆固醇血症、糖尿病和吸烟是目前公认的主要危险因素，不仅因为这些危险因素独立地影响心血管病的发生，而且这些危险因素存在广泛和影响强烈。通常多项心血管危险因素协同导致心血管病发生，对心血管病发生和预后起叠加作用。

大量研究表明，改善生活行为和药物治疗控制危险因素能显著减少心血管病的发生率与病死率。大规模前瞻性随机临床试验荟萃分析显示，降压治疗后脑卒中、心肌梗死与心力衰竭分别减少35%～40%、20%～25%与50%以上；他汀类降胆固醇治疗后冠心病事件与脑卒中分别减少33%与29%；降糖治疗后心血管病与微血管并发症分别减少12%与25%。这些研究提供的证据，即通过干预危险因素减少心血管病，已成为控制心血管病流行的重要策略与有效途径。当前，控制心血管危险因素需要关注以下一些问题：

（1）确定重点对象 根据对患者心血管危险程度的估计，筛选出高危患者进行积极治疗，有多种危险因素或糖尿病患者属于需要重点干预的对象。例如，积极降压治疗的对象不能只根据血压水平，而是根据心血管危险分层。从总体上说，高血压患者的心血管危险是正常血压者的1.5倍，但是对于具体患者血压水平并不是惟一决定心血管危险的因素。收缩压为136mmHg且又吸烟的患者与收缩压为170mmHg但无其他危险因素患者10年内发生脑卒中的可能性相同。在血压升高以外的诸多因素中，性别、年龄、吸烟、血胆固醇水平、血肌酐水平、糖尿病和冠心病对心血管危险的影响最明显。降胆固醇治疗同样也是如此，2个以上危险因素并存或冠心病患者治疗的起点值相对较低。从心血管危险的角度，代谢综合征聚集了多种心血管危险因素，属于心血管高危状态。代谢综合征患者虽然血压水平仅轻、中度升高，但是靶器官损害发生率较高，而且较严重，发生冠心病的危险明显高于一般高血压患者。另一方面，高危患者治疗后相对和绝对获益也较大，老年收缩期高血压研究（SHEP）、欧洲老年收缩期高血压试验（Syst-Eur）和氯沙坦干预减少高血压终点研究（LIFE）三项研究中糖尿病患者降压治疗后心血管危险减少明显超过总体人群下降的幅度。在目前医疗卫生资源尚不充裕的情况下，应该主要采用高危策略积极控制危险因素。

（2）达到目标水平 心血管危险因素的干预现在都有明确的控制目标，达到目标水平才能最大程度地预防心血管病。新近发表的缬沙坦长期降压治疗评估心血管病事件（VALUE）研究显示，降压治疗6个月时收缩压达标者比未达标者在整个长期治疗过程中（4～5年）心血管病事件都较低，并且应该尽可能地在数周内（4～12周）达标。另外，应当注意不同心血管危险分层患者有不同的目标水平。例如，糖尿病和肾脏受损患者血压控制目标应较为严格，多项危险因素并存或冠心病患者低密度脂蛋白胆固醇应控制在更低水平。虽然不少研究认为，在一定的范围内相对较低的目标水平可以获得较大的益处，但是也要注意适度。例如，在美国刚发表的《美国预防、检测、评估与治疗高血压全国联合委员会第七次报告》（JNC7）我国最新高血压防治指南中，虽然都将正常血压定义为<120/80mmHg，但是由于尚无非常充分的证据认为降压治疗后血压<120/80mmHg肯定比<140/90mmHg能获得更大的益处和安全性，而且较低的血压控制目标值需要耗费巨大的医疗卫生资源，降压治疗的血压控制目标值仍然是<140/90mmHg，且老年高血压患者目标为<150mmHg，只是将糖尿病或慢性肾病合并高血压患者的血压控制目标值改为<130/80mmHg。目前主要的倾向

不是控制过低，而是达标率较低。降压治疗中随着患者年龄增长治疗率有所提高，但血压控制率反而下降，收缩压控制率明显低于舒张压控制率。高血压理想治疗研究（HOT）、抗高血压和降脂治疗预防心脏病发作试验（ALLHAT）等重要临床试验和许多观察性资料中都显示，降压药物联合治疗能使90%患者舒张压控制在90mmHg以下，但只有60%左右患者收缩压能控制在140mmHg以下，即“60/90规则”。降胆固醇治疗中同样也是大多数患者并没有达到现行的低密度脂蛋白胆固醇目标值。

（3）联合协同控制　各种心血管危险因素之间有关联，肥胖者或2型糖尿病患者常常有高血压。高胆固醇血症、高血糖、高密度脂蛋白胆固醇降低同时存在；80%～90%高血压患者有血压升高以外的危险因素；高血压患者发生2型糖尿病的相对危险是正常血压者的2.4倍。因此，控制某一种危险因素时应注意尽可能改善或至少不加重其他心血管病危险因素。例如，降压治疗方案除了必须有效控制血压和依从治疗外，还应顾及可能对糖代谢、脂代谢、尿酸代谢等的影响。现在已知，不同种类降压药物对胰岛素敏感性的影响并不相同，β受体阻滞剂降低胰岛素敏感性，治疗高血压时增加28%发生2型糖尿病的危险，但兼有α受体阻滞作用的β受体阻滞剂卡维地洛则增强胰岛素敏感性。相反地，血管紧张素转换酶抑制剂或血管紧张素Ⅱ受体阻滞剂能显著减明糖尿病的新发生率。近年来发现长期他汀类治疗能显著改善高血压患者的血压控制，尤其降低脉压。胰岛素增敏剂也显示改善血脂和血压控制作用。目前，更强调进行多重心血管危险因素的协同控制，仅仅单一因素干预是不够的。盎格鲁斯堪的那维亚心脏终点事件试验（ASCOT）研究表明，在高血压患者中降压联合降胆固醇治疗与单纯降压治疗相比较，冠心病事件、脑卒中减少了36%与27%。新发表的阿托伐他汀糖尿病协作研究（CARDS）也显示，在2型糖尿病患者中降糖联合他汀治疗与单纯降糖治疗相比较，冠心病事件、脑卒中减少了37%与48%。这些协同干预增加治疗益处的新证据将进一步推动心血管危险因素控制的理论和实践。

821 ·“VHP”的概念与临床意义是什么？

“VHP”从字面上来说是将血管疾病、高血压和预防（vascular，hypertention and prevention）联系到一起，它涵盖了血管生理学、遗传学、病理生理学及多学科交叉的内容。此处的“血管”不是只指局部的血管，而是泛指全身各部位的血管，包括心、脑、肾、颈部等处的血管，也包括贯穿全身的大动脉和周围血管，称为“血管医学”。不论从基础研究、流行病学研究及临床研究均已证实了它们之间存在着密切联系，其共同切入点都是“内皮功能异常”。血管医学不仅是应用各种影像技术（血管内超声、增强核磁造影、CT血管成像、热显像）研究斑块稳定性，并对相关疾病改进治疗手段，更重要的是各相关学科共同携手挑战心血管共同危险因素，重视内皮功能，认识到心血管疾病的共同点是从危险因素到内皮功能紊乱到心血管临床事件到心力衰竭，共同重视高血压、冠心病、糖尿病、高脂血症、代谢综合征和全身各部位的动脉粥样硬化疾病。

在“VHP”中，其中共同的交叉点虽是内皮功能，最易被检测出的是高血压，其首要任务是在医院的各层多个相关学科里强调对血压的重视，尤其是要不断强调血压测量的首诊负责制，对门诊患者测量血压不仅是心内科，而且是大内科范围和全科医生不可推卸的责任。加强对高血压防治的宣教和随访，这是有效提高对血压的知晓率、服药率和控制率的重要手段。

其次，各学科的交叉应体现在心内科医生继续加强重视血糖、体质指数、腰围、尿蛋白的测定和控制；内分泌科医生继续关注血压、血脂、蛋白尿和肾功能；神经科医生继续加强关注血压、房颤及抗凝等问题。上述内科医生均应关注患者周围血管的问题，注意颈动脉、双下肢动脉有无粥样硬化、下肢跛行；静脉有无血栓（即有无不对称的水肿），充分认识到患者患心血管疾病（包括肺栓塞）的危险度。在分科越来越细，越来越专的时代，必须强调其学科的交叉性、疾病共性。尤其要明确，动脉硬化是多学科疾病，内皮功能异常是中老年心血管疾病的病理基础，是众矢之的，是各危险因素的共同后果。所以，认真全面地控制危险因素，是对心血管内、外科各种疾病预防的捷径，是控制与阻断心血管事件链的最重要手段（见以下心血管事件链），是减少和阻断心衰发生的关键。

心血管事件链：危险因素（高脂血症、高血压、糖尿病、吸烟、肥胖、胰岛素抵抗）→血管内皮功能不全、微小血管病→动脉粥样硬化、左心室肥厚→冠状动脉疾病→心肌梗死→左心室重构→心血管疾病终末期→心力衰竭→死亡。

822• 目前认为，心率与心血管病危险性关系如何？

人们早已发现心率较快的小动物寿命较短，而心率较慢的大动物，寿命较长。这一心率与寿命负相关现象，除人类外，存在于所有哺乳动物。人类的平均心率为 70 次/分左右，其预期寿命为 80 岁。分析提示，如人类平均心率由 70 次/分降低到 60 次/分可使预期寿命增加到 93.3 岁。因此说，心率对人类寿命具有重要影响。首先，心率是心肌耗氧量的最主要决定因素，心率越快，心肌耗氧量越多；第二，心率减慢可增加心肌缺血阈值，改善心肌作功；第三，心率是心血管病的独立危险因素的证据既来自大量 Cohort（有相同统计要素的一组）研究也来自前瞻性双盲临床试验。这一重要问题近年来逐渐受到临床医师的重视，并进行了不少相关研究。

（1）心率与血压的关系　流行病学长期随访研究发现，静息时心率增快与高血压发病有关，且这一现象发生在所有不同年龄段的正常人群中。

流行病学调查发现，在 35000 名 25～64 岁两性人群中，窦性心率偏快为高血压的最强力预测因素之一，且与收缩压的相关性强于与舒张压的相关性。尚有研究显示心率与血压间存在线性关系（40～100 次/分）。另有研究发现，高血压病患者子女的心率要比没有高血压者的子女平均快 5～7 次/分。流行病学调查还发现高血压发病前先有心率加快，其后 Framingham 等长期随访正常人群研究进一步证实上述发现。

心率是否高血压患者的重要预后因素？与血压正常对照组相比，高血压病患者静息时心率明显较快。有人对 4530 例高血压病患者随访观察显示，心率 >80 次/分者的死亡率比 <65 次/分者高 1 倍，且此与有无传统的冠心病危险因素无关。

（2）心率预测冠心病的研究　有学者对 10000 名以色列男性政府雇员调查显示，基础心率与其后5~10年随访期的心肌梗死发生率显著相关，且其预测能力强。NHANES研究对6000人随访一年，进一步证实上述发现（经调整体力活动因素后）心率>84次/分者冠心病发病率升高。Framingham对9070名正常人群进行长达20年的追踪随访，结果证实心率增快与冠心病发病相关，但仅在男性人群有显著相关性；相反，心率偏慢与不吸烟和收缩压偏低三者都是寿命较长的预测因素。

心率对老年人和中年人是否也是一项预后因素？一项大型高水平危老年人随访研究显示，在调整其他混杂因素后，与心率较慢者比较，心率每增加5次/分其发生心肌梗死与猝死危险性增加14%。Framingham心脏研究等5个流行病学研究共入选30000表面健康的人（人多为中年男性），随访期5~36年。综合分析上述五项研究显示：①各种原因死亡与心血管病死亡的危险随心率升高而递增，特别是心率>84次/分时，不论性别或种族如何，死亡率均一致性地与心率升高相关；②与心率<60次/分比较，心率90~99次/分者，死亡率要高3倍（主要死于冠心病）。

（3）心率作为死亡率的预报指标　静息时心率是心血管性与非心血管性死亡的一个强力预报因子。1997年Framingham心脏研究发现，心率与冠心病死亡特别是猝死有密切关系。这一关系在男性尤为明显。美国心脏病协会研究发现心率与猝死之间尚有U形曲线联系，即心率<60次/分者死亡率反而增加。必须指出，上述的研究报道中都已事先排除了心肌功能损害引起的心率增快。

（4）心率与非心血管性死亡　科学家已公认心率是寿命长短的强力预测因素（高心率、高死亡率）。Framingham研究显示：随心率的上升死亡率亦平行升高，其间无临界值或阈值心率可区分为安全的或危险性的，这一关系在男性人群中强于女性人群，但出现在所有年龄段人群中。有前瞻性研究发现心率预测非心血管死亡与总死亡率的能力仅次于吸烟，位居第二。

（5）心率是急性心肌梗死患者的一项重要预后因素　一个研究根据急性心肌梗死患者入院时心率快慢，随访1年显示，如入院2小时时内心率由90次/分增至高于100次/分，则总死亡率增加1倍。进一步分析死亡率与住院期间或出院前最高心率的关系显示：与心率<90次/分者相比，>100次/分者死亡率增加达4~6倍。入院时心率>90次/分者比<90次/分者严重心力衰竭发生率高10倍之多。将患者进一步分为无心力衰竭或轻、中、重度心力衰竭组后，心率快慢仍是死亡率的重要预报因素，例如，轻至中度心力衰竭患者中，入院时心率>90次/分患者死亡率要比<70次/分者高2~3倍。

（6）从冠心病随机对照研究中对心率问题获得的重要信息　多项β受体阻滞剂试验均一致显示，β受体阻滞剂可降低心肌梗死后患者心脏性猝死发生率、心血管死亡率和再梗死率。有人对16500例（综合11项前瞻性研究资料）心肌梗死后患者分析显示，无内源性拟交感活性的β受体阻滞剂对心率与死亡率降低的效益最大；死亡率降低与心率减慢之间有明显线性关系，即每分钟心率减少10次可使死亡率降低15%~20%。

有不少随机对照研究显示，用β受体阻滞剂治疗后心率与心肌梗死面积（$R=0.97$，$P<0.001$）、死亡率（$R=0.79$，$P<0.005$）与非致命性再梗死率（$R=0.59$，$P<0.05$）显著相关。总体来看，用β受体阻滞剂后心率至少应减少8~10次/分才能使心肌梗死面积与

死亡率明显下降。用β受体阻滞剂治疗急性心肌梗死临床效益究竟有多大？答案是剂量足够，心率下降达到一定幅度，治疗效益是很大的。无内源性β受体阻滞剂治疗1000例患者可挽救20~25个生命，而及时应用溶栓药则可挽救40~45条生命。

用二氢吡啶类钙离子通道阻滞剂能改善预后吗？①无心功能不全者用地尔硫䓬或维拉帕米治疗（每分钟心率减慢6~7次）死亡率下降8%，再梗死率下降10%~15%；②有临床试验对比β受体阻滞剂与钙离子通道阻滞剂治疗的结果显示：β受体阻滞剂抗运动诱发的缺血效果优于钙离子通道阻滞剂。

总之，对心率的研究充分揭示静息时窦性心率增快不仅是心血管病的一个独立危险因素，而且是预后不良的一个标志。如何减慢心率已成为心血管病防治的另一个重要目标，值得我国学者开展深入研究。

823 • 心率是如何影响心血管发病率与死亡率的？

现已有众多试验证明，心率是影响心血管发病率与死亡率的重要因素。其可能机制有①心率下降可降低心肌耗氧量；②心率下降可增加冠状动脉血流；③心率下降可缩小心肌梗死面积；④心率下降可增加室颤阈值（用β受体阻滞剂预处理后再结扎冠状动脉，可预防实验犬发生室颤）；⑤心率降低有自直接抗动脉粥样硬化作用。用灵长目动物做实验，在相同血压、血脂与体重条件下，心率慢者，粥样硬化病变仅为心率快者的1/3左右；⑥用饱和脂肪酸喂饲的猴实验中显示，心率慢者比心率快者的冠状动脉病变要轻；⑦接受β受体阻滞剂治疗的实验猴，尽管血脂水平仍高，但比未用药者粥样硬化病变要轻得多；⑧体弱和/或缺少锻炼。这类人群静息时心率常偏快，且比体力活动锻炼多的人易患冠心病；⑨自主神经功能异常：心率快提示交感神经亢奋，迷走神经张力降低，易发生室颤。

824 • 自主神经功能障碍与心血管危险性如何？

自主神经功能平衡是机体维持生命与心血管正常功能的重要保证，一旦交感神经慢性激活，副交感神经功能减弱即可增加心血管事件的危险性。

自主神经功能障碍的一个主要表现是心率增快，但长期被临床医师忽视，仅少数明智的医师认识到静息时“正常”的窦性心律90次/分要比“异常”的窦性心律50次/分更具临床重要性。有经验的医师一定深刻意识到急性心肌梗死患者最佳的预后指标是入院时的心率快慢而不是Q波的范围或ST段的偏移程度。

测定心脏自主神经功能异常的最新简易指标：①静息时心率>90次/分；②平板运动试验未能达到预期最大心率的85%（死亡率独立预测因子）；③最大运动量：后第1分钟内心率减慢<12次/分（5年死亡率增加4倍）；④心率变异异常（缓慢深呼吸1分钟内心率改变<10次/分）。

825• 在控制心率方面，β受体阻滞剂的治疗效益如何？

基于心率增快是发生心血管病的一个重要危险因素，人们试通过使用β受体阻滞剂来改善基础心率较快者预后。有人综合29个急性心肌梗死后存活者早期使用β受体阻滞剂的回顾性荟萃分析显示，早期使用β受体阻滞剂可使所有原因死亡率降低13%（$P=0.02$），但由于使用不同β受体阻滞剂，故心率减慢幅度亦不同（10.5%～22.8%）。

上述分析最有趣的发现是降低死亡的效果仅出现在心率降低14次/分的组内，心率降低<8次/分的患者，未从中获益。另一重要发现是治疗效益取决于治疗前的基础心率，用药前心率≤60次/分者无效。此外，有内源性拟交感活性的β受体阻滞剂，心率减慢幅度较小，其预防再梗死与降低死亡率的效益也低于无内源性拟交感活性的β受体阻滞剂。

在大量β受体阻滞剂治疗慢性心力衰竭研究中也证实，患者基础心率>82次/分者，治疗后死亡率才有较大幅度降低。

另外，也是基于心率增快是发生心血管病的一个重要危险因素，国外近年已开发出窦房结起搏电流的特异性抑制剂，其中之一药名为ivasradine。本药对心肌收缩力与冠状动脉张力无影响，亦不减慢房室传导速度与心室复极过程。动物试验及初步临床研究发现，本药除能减慢窦性心率外，对缺血心肌，顿抑心肌可改善其收缩力（通过减慢心率起作用），故本药也是一种有希望的治疗稳定型心绞痛药物。

826• 阴茎勃起功能障碍与心血管疾病关系如何？

阴茎勃起功能障碍（ED）是男性较常见的性功能异常，在患心血管疾病和具有心血管危险因素的人群中，ED的发生率更高。在心脏病患者中完全性ED的患病率高达39%。

近年来随着对ED的深入研究，人们发现ED具有与许多心血管疾病相同的致病机制和共同的危险因素。血管内皮功能不但在心血管疾病的发病和进展中起关键作用，而且对性活动也有重要影响。当血管内皮功能异常时，阴茎内一氧化氮（NO）水平下降，环鸟苷酸（cGMP）生成减少，阴茎血管内血流减少，故出现勃起障碍。高龄对ED的发病有重要影响，但并非是惟一的原因，很多其他疾患如动脉粥样硬化、糖尿病、高血压、吸烟、脊柱损伤、嗜酒等都是ED的主要危险因素，与心血管危险因素有着明显的重叠。研究发现，相当多的患有ED的男性患者至少存在一种心血管危险因素，因此ED可能是心血管疾病早期的表现，而患有心血管疾病的男性，可能已经或将会进一步发展成为ED。临床研究结果也支持上述观点。有人分析了50例希望医生给予西地那非的ED患者，发现其中有50%的患者有明显的冠状动脉疾病。在2000年完成的一项研究中也发现，60%无心血管疾病史的ED患者血浆胆固醇水平增高，并存在血管功能异常。高血压患者中ED常见，并且有不少抗高血压药物，如β受体阻滞剂、利尿剂、利血平等可引起或加重ED。近年来有一些初步研究显示，某些血管紧张素Ⅱ受体阻滞剂可改善ED。因此，在医疗实践中，对于高血压和有心血管疾病的患者，应注意询问ED的临床表现；面对因ED就诊的患者，应注意调查心血管疾病及其危险因素，以利于及早发现与治疗心血管疾病和 ED。

827• 西地那非对心血管疾病的影响如何？

西地那非是美国食品和药品管理局（FDA）批准的第一个治疗阴茎勃起功能障碍 ED 的有效口服药。枸橼酸西地那非商品名万艾可，对男性 ED 患者，它能特异地抑制磷酸二酯酶-5（PDE-5 在生殖器中含量较高）的活性，使 cGMP 水平增高，从而导致血管扩张维持阴茎勃起。目前多数研究 ED 的专家认为，它是大多数 ED 患者的一线治疗药物。全球 21 项随机双盲临床试验观察了由各种因素引起的 ED 患者，其中包括高血压、心绞痛和陈旧性心肌梗死等心血管疾病患者，提示西地那非的有效率可高达 83%。

虽然个别患者在服用西地那非的过程中发生了死亡，但 FDA 认为没有证据显示西地那非和死亡之间的直接因果关系。一项前瞻性安慰剂对照研究显示，与安慰剂相比，西地那非并不增加发生心血管事件的风险性。一项包括 53 项临床研究的荟萃分析也支持上述结果。并且近年来初步的研究发现，西地那非在不明显降低全身动脉压的情况下，可适度降低肺动脉高压，与吸入 NO 同时应用，降低肺动脉压的作用更显著。由于性交本身可增加心脏负担，所以在开始治疗 ED 前，应认真对有心肌梗死、卒中、不稳定性心绞痛、低血压、严重高血压、严重的心律失常等心血管异常病史的患者进行全面评估。2000 年的普林斯顿专家会议上将 ED 患者的心血管危险性分为低、中、高三类。已控制的高血压、心功能Ⅰ级、成功的冠脉重建术后、轻度心脏瓣膜疾病、轻度（或）稳定型心绞痛等情况属低危险因素，对这些患者在治疗原发病的基础上，可使用西地那非；未控制的高血压、心功能Ⅲ～Ⅳ级、不稳定性心绞痛、严重心律失常、中重度心脏瓣膜疾病和 2 周内的心肌梗死或脑血管意外等属高危险因素，对这些患者推荐首先进行心血管疾病的治疗，待心脏情况稳定后，经专家评估后方能考虑对性功能的治疗。必须强调西地那非禁忌与任何剂型的硝酸酯类药物合用，以免发生严重的低血压。服用西地那非死亡的部分病例正是合用了硝酸酯类所致。西地那非可引起收缩压下降 5～10mmHg，因此，在与钙离子通道阻滞剂、β 受体阻滞剂、血管紧张素转换酶抑制剂、α 受体阻滞剂、血管紧张素Ⅱ受体阻滞剂合用时，应注意血压的变化。一般而言，与这些药物合用是安全的，只要用药前认真全面检查和评估患者，正确把握适应证，西地那非对患有心血管疾病的 ED 患者是安全有效的。

总之，西地那非对冠心病、高血压、糖尿病、器质性及心理性 ED 均有较好的疗效。但西地那非也可以扩张全身血管，导致收缩压下降 8～10mmHg，舒张压下降 5～6mmHg，并于服药后 1 小时达到高峰，4 小时后血压恢复到基础水平，且降压效应与年龄、剂量无关。当其与 NO 供体有机硝酸酯合用时（硝酸酯类药物主要抑制 PDE-3 的活性），两者还可发挥协同和累加作用而进一步降低动脉血压，故两药不能同时合用。

另外，西地那非的问世再次加深了人们对心血管疾病和 ED 关系的认识，促进了一个全新的交叉学科——泌尿心脏病学（Urocardiology）或心脏泌尿病学（Cardio-Urology）的形成。ED 的诊治已不能局限于泌尿科，而应引起包括心内科、内分泌科等多学科医生的广泛关注。

828. 如何通过心肌细胞再生进行心肌损伤的修复？

心肌梗死（心梗）造成有功能的心脏组织的丢失极少恢复。心梗后重构特点是心肌为纤维组织所取代，心肌细胞肥大，心腔逐渐扩张，最后致泵衰竭。心肌对缺血性损伤的反应是：急性期为心肌细胞的死亡或凋亡和炎症，慢性期为心肌细胞肥大，细胞外基质重构和纤维化。此过程由许多关键性因子介导，如氧自由基、血管生长因子等和几种神经内分泌因子。RAS阻滞剂能起重要的防治作用。心肌细胞的生长和修复，长期以来，人们一直认为心肌细胞是终末分化细胞，自身没有再生的能力，心肌细胞生长的惟一形式是肥大。但近来提示有一小部分继续更新，尤其在梗死的边缘。更有大量的动物及人类心脏的研究发现，心肌细胞不但能够进行自身的分裂、再生，而且新生的细胞也参与了心脏自稳态的维护和病变组织的修复。从而打破了这一维持了近一个世纪的教条，成为当今国内外生命科学领域研究的热点之一。同时也提示心肌的再生在缺血和非缺血心肌的心肌修复中起至关紧要的作用。它可能来自复制着的成肌细胞或自心肌中的心肌干细胞或循环中的干细胞进入心肌，它们都参与心肌的修复。

如何进行缺血心肌细胞的修复？通常，缺血性心脏病是由于冠状动脉循环障碍，使部分缺血心肌细胞丧失，受损伤的室壁纤维瘢痕形成，导致心功能下降。故增加病变区具有完整功能的心肌细胞数目是改善心脏功能的有效途径，包括①通过细胞周期调控因子及其基因的表达使体内心肌细胞分裂，增加心肌细胞的数量；②干细胞移植达到直接增加或间接分化增殖增加成体心肌细胞数目，稳定病损结构，防止心室重构。现有的主要研究方法包括胎儿心脏细胞、骨骼肌成肌细胞、全能干细胞移植以及细胞因子调控心肌干细胞的自身修复等，这些在心脏修复中各有其特点。

（1）细胞周期调控因子　细胞因子和生长因子在干细胞动员和干细胞移位到损伤器官时起着重要的作用。成熟干细胞多能性分化能力激活必要的2个主要决定因素：器官损害和血液循环中干细胞的含量。Bodine等用干细胞因子（stem cell factor，SF）和粒细胞集落刺激因子（granulocytecolony simulating factor，G-CSF）处理小鼠，发现脾脏切除的小鼠用SCF、G-CSF处理5天后多能性造血干细胞（HSC）数量增加了3倍，切除脾脏的小鼠用SCF、G-CSF处理组与未处理组比较，外周血中多能性干细胞数量增加了250倍。国内陈运贤等通过G-CSF治疗大鼠心肌梗死，使心室肌瘢痕组织面积显著小于对照组（$P \leqslant 0.05$），并可见到心肌细胞、平滑肌细胞、血管内皮细胞再生。所以，通过各种细胞因子对骨髓HSC的动员，使其进入血液循环到达心室梗死的部位完成心肌的修复。但这种方法复杂，需要外科手术和注射细胞，且成功率仅为40%。相反，在完全采用细胞因子处理的所有实验的成功率达百分之百，既避免了细胞移植所带来的风险和种植HSC的困难，也避免了排斥反应和免疫抑制剂的应用。这就要求寻找出一种特异的、只能影响心脏干细胞（CSC）调控的生长因子，而又不会激发其他器官的干细胞，从而动员损伤心脏自身的潜能来修复。因为CSC局部活化和直接迁移至受损部位可以减少其他干细胞作用的许多环节，CSC能更迅速到达靶部位而在功能和结构上重建成为正常的心肌组织，这将是未来研究的主要挑战。

（2）胎儿心脏细胞　实验研究发现，移植到成年大鼠梗死区内及周边组织也可长期形成稳定的心肌组织而存活，改善心脏功能。含有窦房结细胞的犬胎心细胞移植到成年犬的左心室游离壁，在实验性房室传导阻滞后，移植细胞具有异位起搏功能，为严重房室传导阻滞及病态窦房结综合征的治疗提供了新的思路和方法。但另一方面也有移植大鼠胎心细胞不能逆转梗死心脏重构的相反报道。由于胎儿心肌细胞对缺血非常敏感，在体外不易培养扩增，并存在移植排异反应，胎儿心肌细胞不易获得及伦理上的争论等，都限制了胎儿心肌细胞的应用。

（3）骨骼肌成肌细胞　虽然骨骼肌与心肌同属横纹肌，但心肌细胞属于慢收缩细胞，依靠氧化磷酸化产生三磷酸腺苷，肌肉收缩蛋白的主要成分是 β 肌球蛋白重链（β-MHC），耐疲劳。骨骼肌细胞属于快收缩细胞，利用糖酵解产生能量，不表达 β-MHC，易疲劳。移植到大鼠、犬、兔子的心肌梗死模型中的骨骼肌成肌细胞成功地在病变区存活，并形成新的肌管，移植的细胞于 2 周时表达 β-MHC，但没有表达心肌细胞特有的标志物 MHC-α。说明移植细胞不是形成心肌细胞，而是分化成能担负心脏工作的慢收缩细胞。骨骼肌成肌细胞具有来源方便，体外易培养，自体骨骼肌成肌细胞移植不存在免疫排斥等优点。骨骼肌成肌细胞注射到心肌梗死鼠的梗死部位，在梗死区瘢痕内存活但与宿主心肌细胞间未形成电-机械偶联，而经动脉转运时其与宿主心肌细胞接触的部位有连接蛋白 43 存在，并形成了桥粒和缝隙连接，参与心肌的整体电-机械反应，可长期存活和分化，改善宿主心脏的功能。但是移植到心脏病损边缘的成肌细胞可能会成为异位兴奋点，诱发心律失常。王立新等报道仅有移植细胞的存活并未发生进一步的细胞分化和再生。移植后的骨骼肌成肌细胞部分保持了骨骼肌细胞的特性，在缺血心肌组织中增加了心肌对缺血的耐受性。其移植到心脏 2 周后不再分裂，这可避免产生过多的细胞。分散在心肌间的移植细胞也没有诱发心律失常。然而，为了获得足够数量的骨骼肌成肌细胞，需要自身大块的肌肉组织。因此对一个病情危重、年龄较大的心肌缺血患者而言，骨骼肌成肌细胞移植的临床应用受到了一定的限制。Menasche 等首次在人体上进行自体骨骼肌成肌细胞的临床研究获得满意的结果。1 例 72 岁男性，由于大面积心肌梗死而是顽固性心力衰竭，心功能Ⅲ级（NYHA 分级），射血分数（EF）为 21%，整个左心室壁广泛收缩舒张运动减退。冠状动脉旁路移植术中进行了病变部位的成肌细胞的多处注射移植。术后 5 个月评估疗效：患者临床症状改善、心功能达Ⅱ级、未记录到有价值的心律失常，EF 增加到 30%，前、后室壁收缩改善。结合超声心动因及 PET 检测很好地解释了冠状动脉旁路移植术能增加这些区域的血液灌注，却不能改善术前没有细胞代谢的室壁的功能恢复，显示进行自体骨骼肌成肌细胞的移植治疗心肌梗死引起的心力衰竭是积极、有效、可行的，为临床应用成体干细胞治疗缺血性心脏病提供了依据。

（4）全能干细胞的移植　全能干细胞，如骨髓间质干细胞和胚胎干细胞，是一种具有多向分化潜能的干细胞，可以分化成多种组织器官，如心肌、骨骼肌、神经和血管内皮细胞等。Strauer 等首次将自体骨髓干细胞在 PTCA 治疗中进行相关冠状动脉灌注移植获得了满意的效果，3 个月后梗死面积由 24.6% 减少至 15.7%，EF 提高了 20%。然而，自体骨髓或外周血源性干细胞的心功能不全患者多为老年患者，骨髓和外周血中干细胞数量减少，可能得不到足够数量的干细胞。

展望心肌细胞再生，尽管国内外干细胞移植治疗人类心肌损伤的研究已取得了很大的进展，但仍然有许多关键技术尚未解决，如怎样获得合适来源及足够数量的干细胞、干细胞的体外培养技术、免疫排斥、植入的干细胞与宿主细胞能否形成一个电-机械反应的整体、能否成为异位兴奋点诱发心律失常、细胞周期调控因子的应用能否激发肿瘤的产生等许多问题。移植胎心细胞和骨骼肌成肌细胞获得了成功，而且也形成了新的心肌细胞和新的血管，但这种有效的心肌再生是有一定限制的，在梗死区域内心肌细胞和脉管系统的丧失是不可逆转，离重构原来健康功能的心肌组织、动脉及毛细血管还相差甚远。为此，积极寻求一种更加有效、可行和完善的治疗方法是未来研究修复心脏的新课题。进行干细胞移植修复心脏的同时加强心肌自身再生的研究才是未来研究的主要方向。

829• 循证医学的概念及其重要意义是什么？

循证医学（evidence-based medicine，EBM）又称有据医学、求证医学、实证医学，其概念为：谨慎地、清晰地、明智地使用当前最好的证据来给个体患者的医疗、保健服务作出决定或决策。它通过大规模、随机、有对照的研究来评价治疗方案的有效性、安全性以及对患者长期预后的影响，即总死亡率、生活质量和成本效益。

20世纪80年代以前的临床实践大多以经验和推论为基础，即根据某一药物对某些临床指标（不包括预后指标），如血压、血流动力学、血液生化指标（血糖、血脂等）、室性期前收缩（早搏）或非持续性心动过速等的作用来推论其对疾病的治疗作用。如进行这种有关药物的临床研究，仅需一个或少数几个中心，入选数十至几百名患者，在数周或数月内即可完成。例如使用硝苯地平治疗高血压，经观察，它可有效降低血压，又无对肝、肾、骨髓等脏器的不良反应，大多患者可以耐受，便可认为它是安全有效的降压药物而广泛应用。

20世纪80年代以来，一些国际大规模随机双盲设有安慰剂或相关药物或器具作为对照的前瞻性临床试验的结果表明，药物对上述所选临床指标的作用并不能平行反映它们对患者长期预后的影响，并且上述临床指标显示有显著治疗作用的某些药物，反而增加患者死亡率，使预后恶化的情况并不罕见。例如较为著名的心律失常抑制试验（cardiac arrhythmia suppression trial，CAST）临床研究显示，Ⅰ类抗心律失常药物用于心肌梗死（MI）后有频发、复杂的室性期前收缩（早搏）或非持续性室性心动过速的患者，虽可减少或抑制心律失常，但却明显增加了患者猝死的风险。这种恶化患者预后的危险始于用药早期，并持续存在于继续用药的过程。还有研究显示，氨力农和米力农等非洋地黄类正性肌力药物对心力衰竭的血流动力学指标有明显改善，但可增加病死率；硝苯地平等短效的第一代钙离子通道阻滞剂曾被广泛用于治疗高血压，甚至被毫无根据地被推广用于治疗急性心肌梗死、不稳定型心绞痛和心力衰竭。多年之后，到了20世纪90年代中期人们才从病例对照研究和荟萃分析中发现，硝苯地平等第一代钙离子通道阻滞剂虽与利尿剂和β受体阻滞剂对此可有效降低血压，但可能增加MI和死亡的危险，测量越大，这种风险的增加越明显。使用硝苯地平治疗急性心肌梗死、心力衰竭，以及在无β受体阻滞剂作为基础的情况下单独使用治疗不稳定心绞痛是危险的。

循证医学模式的建立与确认具有重要的临床和社会意义。因为循证医学时代的临床试验主要关注和评价的是一些预后指标，包括总病死率、心脑血管的重要事件（如急性MI、脑卒中、心力衰竭恶化而住院或需心脏移植等），以及对生活质量及卫生经济学的指标的影响。

（1）循证医学的新模式可正确指导新药的研制　在一些重大试验结果的指导下，20世纪80年代以来，心血管的治疗药物先后出现了溶栓药物群、“普利”（AECI）群、“他汀”群、“沙坦”群、血小板膜糖蛋白Ⅱb/Ⅲa阻滞剂群。

（2）循证医学的新模式指导着广大临床医生的医疗实践　20世纪80年代以来，众多的临床试验逐一评价和再评价了治疗急性MI、心力衰竭等重要心血管疾病的系列药物，不断改写了这些重要疾病的治疗指南。

（3）循证医学的新模式充分体现了科学规范治病的概念　即不但有效，而且省钱。因此，循证医学对于政府的医疗卫生主管部门制定政策法规具有重要指导与参考价值。离开循证医学很难判定出一个科学合理的基本药物目录。

当然，循证医学的模式尚有待完善，并亦具有一定局限性。①每一临床试验都有严格的入选和排除标准，其试验结果仅适用于一定范畴的特定人群，不可能将某一试验结果不加限制地在同一类患者中推广应用；②在入选的试验人群中也有不同临床情况的亚组，他们从同一治疗方法获益或受害程度不同；③大规模临床试验耗资费时，常需数年时间进行预后随访和评价。临床上大量实际问题尚缺乏充分证据，即“灰区”。临床医生不可能等待所有试验结束后才治疗患者；④循证医学并不排除经验。临床试验仅在宏观上界定了疾病治疗对策，但针对每一个患者，医务人员仍需因人而异地估价某一治疗手段对患者的获益/风险比，决定其治疗方案，并在实践中积累经验。

830. 如何理解临床路径的概念？

临床路径是对特定类型的患者提供多学科临床照顾的常规方法，并出于持续评价和自我不断完善的目的，需要记录在路径执行中出现的异常情况，进而做出解释和质量改进。

临床路径是控制医疗成本的一种有效工具，它可追踪患者由入院到出院每天的治疗过程，让患者顺着临床路径建议的治疗方式接受管理。同时临床路径也是一种管理系统，它包括差异管理及质量改进，而且也是医疗系统中各个组员间互相沟通的枢纽。所以运用临床路径的管理方法，不仅可以加强医疗计划的连续性，同时也可以促进医疗体系间的合作性。

由于患者的照顾常常由医院和社区卫生机构等多家机构以及一个机构的多个部门来承担，尤其是慢性患者的照顾更是如此，于是一个临床路径的管理范围就可能出入很大。如对高血压的治疗，就可有四个路径，如住院—门诊—社区站—家庭，患者只要一进社区医疗站，就可管理在不同的路径中，由不同的工作小组负责对应的服务。由于临床路径增加了治疗的透明度，患者对治疗的依从性好，满意度高。

临床路径的组成要素包括：患者的疾病类型；常用的医疗服务方法和实施的时间顺序；多学科的临床医疗、护理；多学科的医务人员如专科医生、社区医生、辅助科室人员等；偏离常规路径的差异问题；连续性评估和改进。

临床路径的基本功效是通过减少无效服务项目，降低住院或服务的天数，更有效地利用卫生资源；减少工作的失误、重复和拖延；改善医疗服务提供者的工作质量；改善医患关系，加强相互交流；及早发现问题并快速加以纠正、处理；能促进质量管理，加强临床结局和服务效果意识。

831 • 临床路径通常的表示方式与实施步骤是什么？

通常情况下，临床路径用工作流程图的方式表示。它强调时间性，是医务人员在医疗活动中可操作的时间表。它明确规定在哪天、什么时候，在什么状况下怎样处理患者。由于临床路径中所涉及的方法强调有效性，因此路径所涉及的治疗方法多是建立在循证临床指南的建议基础之上。此外，临床路径更多关注实践性，对患者一旦进入医院，医师该怎样做，均有明确规定。不论医师是谁，均应该尽可能地按照临床路径进行处理，这样可以减少医师在诊治中的随意性、盲目性和不必要的重复。从理论上看，要让医师对所有患者执行某一种路径是不可能的，因为患者不同，需求不同，处理方式也不尽相同。但临床路径确定后，至少有60% ~80%的患者应该按常规路径进行治疗；20%的患者可与路径有偏差，但出现偏差后，执行医师应予以说明并可以按照个案管理的方法进行处理。

关于临床路径的实施，最重要的是每天记录，及时察觉临床服务差异。如果差异将会影响整个临床路径的结果，但却是可以修正的，则应与临床医师讨论，进行必要的修正，使治疗流程回到临床路径上来。如果差异无法修正，则须对整个差异的发生原因及过程做详细的讨论，以避免下一个患者再次发生。临床路径的施行步骤是：

（1）详细记录　从住院开始，临床路径表就应附在病历上，跟随着患者的检查及治疗，做每天详细的记录，一直到出院才将临床路径表收回。

（2）查寻差异并及时修正　由于每天都有记录，如果患者的治疗过程与临床路径不同，就可以马上发觉，此时主管护士需要与临床医师讨论是否需要修正。当然临床路径的施行不能去限制医师的治疗措施，不过，时时提醒医师注意自己的医疗行为，让患者能得到最合理适当的服务。

（3）差异报表与预期成果的对照　出院后应针对每一个有差异的患者进行详细的讨论，找出差异报表与预期结果不同的原因，必要时予以修改，努力寻求最合理的治疗方式。

（4）临床路径的结果报告　最后，一定要将施行临床路径的结果报告给临床医师及主管护士。

（5）临床路径的推广　成功的临床路径有必要让大家都知道，以取得所有人的共识，以减少不必要的医疗浪费，提高服务质量。

（6）个案管理　个案管理主要是针对复杂而医疗费用高的个案进行分析、评价与管理的方法，大约有不足20%的患者适合用个案管理。对于患者数目少而不适合用临床路径来分析的疾病，就改用个案管理。

832. 临床路径在心血管领域中应用的必要性及应用情况如何?

对心血管病等慢性病的综合性有效防治，即将一、二级预防与三级预防联系起来综合开展是近年来心血管疾病防治策略研究方面的一项重要进展。例如在治疗高血压方面，如果只考虑到大医院找专家看病，不仅会给患者和专家造成沉重的负担，而且也不能完全控制高血压患者人数的继续增长。因为像高血压这样的心血管疾病，对患者的影响不仅是生理方面的异常，而且有心理及社会因素的影响。因此对高血压等心血管病的防治，不仅要依靠专科医院、专科医师，还应将社区医院、基层医师放在重要位置上，进行广泛长期的社区干预。在防治中不仅要遵循临床指南中的循证建议，还应强调运用临床路径这一疾病管理方法，两者相辅相成，才能做到规范治疗。

目前，虽然临床路径还多用于住院患者和部分门诊患者的服务，但是如今在社区保健和康复治疗工作中也开展了临床路径的开发和应用研究。在北京，由首都医科大学公共卫生学院与北京市复兴医院共同合作，已开展了对高血压、冠心病、脑卒中等慢性病治疗的临床路径研究。结果显示，临床路径的应用不仅可以为患者节省医疗费用，为医院降低医疗成本，而且在提高患者依从性和满意度的基础上，也提高了患者的生活质量。由此可以说明临床路径不仅适用于急性病和需要手术操作的疾病，同时也是心血管病等慢性病管理的新形式和新选择。

833. 何谓心脏监护病房综合征?

对确诊或疑有急性心肌梗死、急性肺栓塞或肺水肿、心源性休克、起搏器功能失常患者进行监护时，患者被送进监护病房后，可出现忧虑、抑郁、停药后出现感觉异常、偏执观念、智力减退、妄想或幻觉等症状，称心脏监护病房综合征（heart morni-tor-ward syndrome）。可能是由于病情严重、脑供血不足、药物影响、电解质或代谢紊乱，以及可能由于心脏监护病房的特殊环境及各种监护治疗设备所引起的心理异常反应。

为了预防心脏监护病房综合征发生，应努力做到如下几点：心脏监护病房的布置应使病员间互不干扰，以免引起严重的影响；②监护仪应安置在另一室内，并向患者说明室内设备及声音产生的原理，以免引起不必要的心理忧虑；③不要过长时间住监护病房，急性心肌梗死患者只需5~7天，以免引起精神上的依赖；④如有监护病房综合征表现，可用适量镇静剂，如地西泮、氯氮䓬（利眠宁）等，并安慰患者，必要时可转出监护病房，以免不必要的精神消耗。

834. 什么是“毛状主动脉”综合征？什么是直背综合征？

“毛状主动脉”综合征是指主动脉发生弥漫性动脉粥样硬化，使主动脉（升、横、降部均可）内壁呈毛刷状改变。这种病变可能是脚趾、皮肤、脑、肾、肠、冠状动脉、视网膜栓塞的栓子来源，全身各部均可受到毛状主动脉栓子的损害。栓子主要由胆固醇结晶、纤维蛋白、血小板或动脉粥样碎片组成。胆固醇结晶栓塞可导致蓝指综合征、肾衰及一过性脑缺血发作。经食管超声心动图有助于本病的诊断，治疗上禁用抗凝剂。外科手术疗效亦不满意。

直背综合征是指由于胸椎的正常生理性向后弯曲消失，胸廓前后径变小，使心脏和大血管受压，在心底部出现收缩期喷射性杂音的一组征候群。

本病诊断不难，但较易被忽略。诊断依据为：①取坐或立位，胸椎正常生理性曲线消失、变直，肩胛间区外观凹陷；②胸廓扁平，前后径明显缩短；③胸片示胸廓前后径（以第 8 胸椎为准，从椎体前缘至胸骨后缘）与横径（以右横膈顶为准）比值较正常平均值（45%）低，常 <40%；④心底部收缩期杂音不能用器质性心脏病解释。需除外房间隔缺损、轻度肺动脉狭窄、小的室间隔缺损、原发性肺动脉扩张和主动脉瓣狭窄等。

835• 妊娠和分娩前后心血管系统有哪些变化？

在妊娠期间，由于胎儿发育、子宫增大、内分泌改变、代谢增高，孕妇的血容量、血流动力学及心脏方面均有很大变化。

（1）血容量变化　妊娠中醛固酮、雌激素分泌增加，血中肾素、皮质醇含量增加，引起钠水潴留。虽正常胎盘产生大量黄体酮，对抗醛固酮作用，如肾脏调节水钠、排泄功能正常，一般水肿不会很明显，而血容量在妊娠 6 周后则开始增加，至妊娠 33 周达高峰，循环血容量可增加 50% 左右。在产后 2 ~6 周正常。血容量增加，其中血浆增加 50% ~60%，血细胞仅增加 10% ~20%，所以有血液稀释即所谓妊娠期生理性贫血，进而血黏度减少，红细胞沉降率（血沉）增快。

（2）血流动力学变化　妊娠 10 周左右，心排血量开始增加，20 周达高峰，以后略减少。心排出量比正常增加 40% 左右，妊娠 8 ~10 周心率开始逐渐增快，到 34 ~36 周达高峰（单胎妊娠心率增加 21%，双胎妊娠增加 40%），以后逐渐下降。

（3）心脏方面　由于血容量增加，心脏负荷增加，每搏量加大使心脏作功增多，心肌可有轻度肥厚；妊娠后期横膈上抬，心脏向上向左移位，可闻第一心音增强，出现第 3 心音和心尖区轻度收缩期杂，心电图电轴左偏，有时可在标 3 导联上出现 Q 波，吸气后可减小。部分导联可有 T 波低平或出现期前收缩。

在分娩期，第一产程中子宫收缩，每次宫缩从子宫排出约 500ml 血液进入循环，心排出量增加 20% 左右，与产前相比增加 40%，并使平均肺动脉压增加 10%；第二产程因产妇屏气动作使肺内压增高，右心室压力增高，同时腹内压增高，回心血量增加。原有左至右分流的先天性心脏病此时可引起右至左分流而出现发绀；第三产程因胎儿娩出后，子宫缩小，血液从子宫突然进入血循环中，血容量增加。由上述可见，分娩期循环对心脏的负担特别重，对心脏病孕妇极为重要，约 2/3 的危险发生在此期。

产褥期，产后 2 周内心排出量仍较正常为多，血容量在 4 ~6 周后恢复到孕前水平。

836• 心脏病患者能否妊娠?

心脏病患者妊娠或由妊娠引起心脏病并非罕见。妊娠期间，孕妇体内产生一系列的生理变化和胎儿在子宫内生长发育，增加了心血管系统的负担。对心脏功能正常者，完全可以胜任这一负担，但对原有心功能有一定程度降低者，则可造成心功能进一步减退，而导致心力衰竭，甚至威胁患者生命。妊娠合并心脏病，是孕产妇死亡原因之一，仅次于产后大出血，占第二位。其预后与心脏病种类、病变程度、心功能状态、年龄和有无并发症有关。

目前认为，具有下列情况的心脏病患者不宜妊娠：①无论何种心脏病，病变较重，心功能Ⅲ级以上或既往有心力衰竭病史者；②年龄超过 35 岁，因年龄较大，心脏病史长，心功能代偿差，发生心力衰竭机会较多；③风湿性心脏病伴肺动脉高压、慢性心房颤动、高度房室传导阻滞（安置人工心脏起搏器后可以妊娠）、风湿活动或感染性心内膜炎者；④先天性心脏病有明显发绀未矫治或伴明显肺动脉高压者；⑤严重高血压或药物难以控制的高血压，舒张压 >100mmHg（13.3kPa）者；⑥活动性心肌炎者；⑦各类心脏病合并肾炎及重度肺结核者。

对于心脏病病情较轻、心功能Ⅰ级及Ⅱ级、无心力衰竭史或其他并发疾病者可以妊娠。而具有下列情况者宜终止妊娠：①心功能在Ⅲ级以上者，应在妊娠 3 个月内在改善心功能后行人工终止妊娠；②妊娠已超过 3 个月，心功能在Ⅳ级以上，心衰不易控制并继续发展，估计妊娠后期或分娩时危险性较大者应考虑终止妊娠。如孕妇实在不同意终止妊娠，则应在严密观察下进行治疗，但如出现难以控制的心力衰竭时应及时行剖宫产，终止妊娠。

837• 心脏病合并妊娠在分娩期应如何处理?

有心脏病产妇在分娩期应进入有监护设备的待产室。监测患者的血压、呼吸、体温及心电图，备好呼吸机、心脏除颤仪等抢救设施。

在第一产程：如产程开始，应开始注射抗生素预防感染及细菌性心内膜炎，产妇应吸氧，适当使用不影响产程的镇静剂如地西泮、派替啶（杜冷丁），但尽量不用吗啡，以免胎儿窒息。如心率 >120 次/分，呼吸超过 24 次/分，或听到舒张期奔马律、肺底细小湿啰音，临床又易气喘，应给快速作用洋地黄制剂如毛花甙丙 0.4mg 溶于 25% 葡萄糖液 40ml 静脉缓慢注射。如肺底啰音迅速增加，气喘明显，还可注射派替啶 25 ~ 50mg（肌内）及氨茶碱 0.25g 溶于 25% 葡萄糖液内静点，或使用呋塞米（速尿）20 ~ 40mg 肌注或静脉推注。如有血压高致头痛、头晕应适当降压处理。

在第二产程：教科书上常写到当子宫颈开全，胎儿开始娩出时，应劝产妇避免过度憋气动作。但实际很难做到，应积极采取有效措施，如胎头与骨盆比例正常可考虑会阴侧切，此时可用产钳、胎头吸引器或臀位牵引，尽量缩短产程。如系死胎，应进行穿颅术尽快娩出。胎儿娩出后产妇腹部可用砂袋加压，或用多头腹带包扎，避免腹压突然下降，导致心脏移位及腹腔内脏血管突然扩张引起血流动力学改变诱发休克、心力衰竭或猝死。心功能Ⅲ级者在第一产程结束，第二产程开始，可用呋塞米静注，以减少第三产程和分娩结束子宫收缩增加的回心血量，防止心衰。另外，疼痛也影响产妇的心功能。世界卫生组织倡导至2000年应消灭疼痛，其中也包括分娩引起的疼痛，因此应加强对无痛分娩的研究。

在第三产程：胎儿娩出后防止出血过多，加重缺血缺氧，此时应注射催产素10～20U。但关于垂体后叶素、麦角新碱，可使血压升高，均不宜使用。如确定需要输血，则应密切监测下掌握输血速度，除注意血压、心率外，如有中心静脉压监测，微导管或漂浮导管监测则更为理想。

分娩后进入产褥期：由于子宫收缩，以及产后组织间液进入体循环，血容量一时性增加，心功能欠佳产妇仍有可能发生心力衰竭，所以产妇应观察1～2小时暂不移动，产后48～72小时内仍需继续监护。

838. 血管内皮舒张因子的化学本质是什么？它在心血管系统有什么作用？

1980年首次发现的血管内皮舒张因子现已证实，其化学本质就是一氧化氮（NO）。它除了在内皮细胞合成外，还能在其他细胞如脑神经细胞、非肾上腺素非胆碱能神经（NANC）及其他特殊分化的上皮细胞合成。巨噬细胞、平滑肌细胞被细菌毒素或细胞因子激活时，也能产生大量NO。NO由左旋精氨酸〔L-argi-nine（L-Arg）〕氧化途径产生，限速酶是一氧化氮合成酶（NOS）。

NO在心血管系统的作用：在基础生理状态下，NO由血管内皮产生，多种激动剂及血流剪切力都能刺激其释放。最近的研究结果表明：NO是通过激活水溶性岛苷酸环化酶，提高平滑肌cGMP浓度而使血管舒张的。其舒血管机制与硝酸酯类舒血管药物相似，这些药物能即刻释放NO或者其代谢产物能转化成NO。内皮释放的NO或NANC产生的NO是体内主要的舒血管活性物质，它能平衡交感神经系统和肾素血管紧张素系统引起的血管张力改变。在兔实验模型上，NO产生的外周舒血管作用，抵消了其去甲肾上腺素释放效应的69%，用L-Arg类似物竞争抑制NOS能导致动物周围（外周）血管收缩，血压升高。血管内皮释放的NO还能抑制血管损伤后血小板的聚集，防止血小板黏附于血管壁。此外还发现了NO的新作用：它能通过影响白细胞黏附分子CD_{11}、CD_{18}的活性或抑制其表达，从而抑制白细胞黏附于血管内皮，由于白细胞黏附是动脉粥样硬化的早期因素，因此NO可能防止动脉硬化的形成。现已证实，NO很可能通过cCMP诱导机制，抑制平滑肌细胞的分裂和增殖，通过抑制血管平滑肌的增殖，减少其胶原纤维、弹力纤维的产生，进一步防止动脉硬化和粥样斑块的形成和发展。因此，NO在心血管系统具有重要作用：①维持血管的舒张状态；②防止血小板在血管内皮黏附聚集；③阻止白细胞黏附，使血管内皮免受损害；④抑制血管平滑肌增殖。

最近，NO已被公认为是周围神经系统的一种信息传递分子。很多平滑肌组织在电刺激时产生的舒张作用，并非以肾上腺素或乙酰胆碱作为递质，而是以NO作为神经递质。

有报道指出，自由基形成增多，可使NO氧化分解增加。如体内超氧化物歧化酶

(SOD) 活性与过量自由基的失衡，则会加速粥样硬化动脉中 NO 的失活。并认为，动脉粥样硬化时，内皮舒张血管作用的损害主要是 NO 的快速氧化分解，而不是 NOS 的失活。

839. 目前认为一氧化碳在体内对心血管系统起哪些生理作用？

一氧化碳（CO）因可与体内血红蛋白或某些酶类的含铁血红蛋白基团结合引发机体中毒，一直被人们视作有毒气体。直到 20 世纪 90 年代初期，随着内生性 NO 生物学功能的进一步被揭示，CO 才受到关注。新近的研究结果证实，CO 确是一种重要的细胞信使分子，在细胞功能和通讯调节中发挥信号传导作用。其在心血管系统所起作用，目前认为主要表现在以下几方面：

（1）舒张血管、维持血管张力和血压　体外实验表明，外源性 CO 可通过活化可溶性鸟苷酸环化酶和/或抑制细胞色素氧化酶两种机制介导离体大鼠主动脉平滑肌细胞的舒张。CO 不仅是一种血管平滑肌细胞源性舒张因子，也具有内皮源性舒张因子的性质。在生理条件下，血红蛋白加氧酶（HO）催化产生的 CO 在参与调节血管张力和血压中起主要作用。在对小血管舒缩状态的调节中，作为血管舒张介质，CO 比 NO 更重要，因为 CO 舒张远端肺动脉的作用比 NO 强。

（2）低氧时的保护作用　低氧条件下，CO 不仅可通过舒张血管平滑肌细胞、抑制血小板聚集，调节血管张力，增加组织的血液灌注，还可以通过阻碍调控细胞周期的转录因子 E 2 F-1 的表达来抑制血管平滑肌细胞的增殖，从而改善缺氧所致血管病变如动脉粥样硬化、肺动脉高压的严重程度。双侧肾缺血时除上调其自身的 HO-1 基因表达外，也可诱导心脏中 HO-1 的表达，使 CO 及胆色素的生成速度和 cGMP 含量增加。由此可见，HO-1 表达水平的变化是低氧时全身防御反应的一部分，CO 和胆色素的形成参与了血流动力学应激时的心脏保护机制；

（3）高血压时的保护作用　HO 诱导剂血红蛋白精氨酸盐或血红蛋白酪氨酸盐可使高血压大鼠的血压明显下降，并使离体灌流心脏的冠脉血流增加。心血管组织中 CO 的生成量可以随着其生成酶基因转录水平的提高而增加，以反式调节高血压；肾脏中 HO 和/或 CO 水平的增高，不仅有助于改善肾功能，也有助于调节血压。

目前关于 CO 生理作用及作用机制的研究还刚刚起步，研究领域多限于心血管系统和神经系统，许多问题如 CO 在体内生成的调节、CO 与机体内其他活性成分的关系、CO 在不同疾病或同一疾病不同发展阶段的意义，特别是它的治疗作用等均需要深入探讨。

840. 怎样评价氧自由基的生理和病理生理作用？

氧自由基作为一个致病因子，给肿瘤、动脉粥样硬化、缺血性再灌注、衰老等研究开辟了新途径。近年来认识到氧自由基有许多相反的生理和病理作用：①它能灭菌，亦有致炎症、损伤组织的作用；②它有调节细胞分裂，又有致癌变和细胞凋亡作用；③它既是脂质过氧化的启动者，同时又能终止脂质过氧化。正如自由基专家 Mecord 在其“氧自由基”分歧、矛盾、相逆一文中提到：氧自由基既可能有好的作用，也可能有坏的作用，或两者兼有。这取决于它生成何处、何时及产生的量。最好的治疗并不是尽量清除氧自由基，而是恢复它和过氧化物歧化酶（SOD）两者的平衡；处于任何一个水平的氧化应激下，都只有一个 SOD 的最佳浓度。

841 • 什么是 Brugada 综合征?

Brugada 综合征是 1995 年由世界著名心脏电生理学家、华人学者严于新和 Antzelevitch 在研究心电图 J 波（亦称为 Osbom 波）时注意到，Brugada 兄弟 1991 年报道的病例与 J 波有关，首次将此病征命名为“Brugada 综合征”，并首先探讨了 Brugada 综合征患者发生室颤的机制。Brugada 综合征是一种家族遗传性致死率很高的特发性疾病，晕厥和心脏性猝死是 Brugada 综合征仅有的症状，具有心电图表现时隐时现、钠通道阻滞剂可以使之显现以及与其特异性猝死有关等特点。心电图异常是 Brugada 综合征的特异性标记，表现为复极和除极异常，但检查未见器质性心脏病，也无可致右胸前导联 ST 抬高的已知原因。复极异常的 ST 段改变在右胸前 $V_1 \sim V_3$ 导联，表现三种类型：Ⅰ型，ST 段抬高呈穹隆型，J 波或 ST 段抬高 ≥2mm 或峰值 0.2mV，逐渐下降到 T 波，T 波呈负向，其间极少或无等电位线；Ⅱ型，ST 段抬高，J 波≥2mm，但仍在基线上≥1mm，T 波正向或双向，结果呈鞍形；Ⅲ型，右胸前 ST 段抬高≤1mm，呈穹形或鞍形。

而仅有 J 波或 ST 段抬高为特征的心电图现象已有 50 年的历史。只能称为 J 波或 ST 段抬高，近期亦有称为 Brugada 波，可见于各种临床情况。

在考虑 Brugada 综合征的诊断时，首先要排除心肌桥等引起的急性缺血综合征等产生的 Brugada 波或 J 波抬高。换言之，只有完全排除心脏器质性疾病，排除引起 J 波抬高的各种其他原因，才能诊断 Brugada 综合征。近年，我国虽不断有 Brugada 综合征病例报道。但国内尚没有明确统一的诊断标准。

最近有人提出 Brugada 综合征的诊断要点：

（1）无器质性心脏病的客观依据。

（2）有恶性心律失常的家族史，或有室性心律失常发作引起的症状。

（3）自发或药物影响下 $V_1 \sim V_3$ 导联 ST 段特征性抬高 >0.1mV，且可动态改变，可伴有束支阻滞。

（4）必须能够排除引起 $V_1 \sim V_3$ 导联 ST 抬高的其他各种疾病和原因。包括①急性右心室心肌梗死或急性前间壁心肌梗死；②各种急性心肌缺血综合征，包括心肌桥引起的心肌缺血；③致心律失常性右心室心肌病（发育不良）；④急性心肌炎或肾功能衰竭引起的高血钾等器质性疾病；⑤右束支阻滞和左束支阻滞；⑥左心室肥厚或左心室壁瘤；⑦主动脉夹层；⑧各种中枢和自主神经疾病或特发性室颤；⑨急性肺梗死；⑩早期复极综合征或特发性 J 波或长 QT 综合征三型等。

842. 欧洲心脏学会关于“Brugada综合征诊断指标的建议”的主要内容是什么？

Brugada综合征的文献报道始于1953年，1992年其与心脏性猝死的高危关系被明确提出，以后各国报道此家族性显性遗传的临床综合征患病率为5～66/万。然而，该病的诊断标准仍欠明确。由于Brugada综合征具有心电图表现时隐时现、钠通道阻滞剂可以使之显现以及其特异性与猝死有关等特点，引起人们关注。近年，我国不断有Brugada综合征病例报道，但国内尚没有明确统一的诊断标准。欧洲心脏学会经过2年准备，根据现有临床资料的诊断标准及对其分子和细胞机制的最新认识，由12位来自欧美的专家取得共识，提出“关于Brugada综合征诊断指标的建议”，刊登于《European Heart Journal》2002年23卷。同时还指出，此诊断建议并不完整，需要从今后的分子学和病理解剖学研究、前瞻性临床资料（尤其是区分致心律失常性右心室心肌病的资料）中进一步完善。吴宁教授在《中华心血管病杂志》2003年7月第31卷第7期专门介绍了欧洲心脏学会关于Brugada综合征诊断指标的建议，供我国学者临床确诊和深入基因学研究参考。

（1）心电图特征　心电图异常是Brugada综合征的特异标记，表现为复极和除极异常，但检查未见器质性心脏病，也无可致右胸前导联ST段抬高的已知原因。复极异常的ST段改变在右胸前V_1～V_3导联，表现三种类型：Ⅰ型，ST段抬高呈穹隆形（或穹形），J波或ST段抬高≥2mm或峰值0.2mV，逐渐下降到T波呈负向，其间极少或无等电位线；Ⅱ型，ST段抬高，J波≥2mm，但仍在基线上≥1mm，T波正向或双向，结果呈马鞍形（鞍形）；Ⅲ型，右胸前ST段抬高<1mm，呈弓形和/或鞍形。心电图记录的前提是胸前导联电极置放部位必须正确。在可疑高危患者（有心脏性猝死前兆、系Brugada综合征家族成员等），将右胸前导联往上一肋间放置可能出现异常心电图，个别还可将导联位置右移。然而若在V_{3R}、V_{4R}等导联出现r′波，需要慎重解释。复律后数小时的心电图异常不足以诊断，应用某些特殊药物后也可能出现一系列心电图改变。

未用抗心律失常药物前的QT间期一般是正常的。有报道QTc延长，可有特异或非特异性传导异常，如深的S波或电轴偏移。因ST段明显抬高，可能酷似右束支传导阻滞（RBBB）型，但左侧导联无S波可以除外有右心室传导延迟。PR间期往往延长（≥200ms），反映了HV间期延长（≥55ms），也有报道多不延长者。在儿童中，该病诊断有困难，因为缺乏对照资料和儿童右心室优势的年龄依赖等，若有典型的心电图改变及家族史，即使年龄幼小也应引起警惕。

（2）药物试验　下列药物可能强化ST段抬高的异常表现，或在隐匿型基础上诱发心电图改变。静脉用药：①阿义马林（ajmaline），1mg/kg，10mg/min；②氟卡尼（flecainide），2mg/kg，最大剂量10分钟内150mg；③普鲁卡因胺（procainamide），10mg/kg，100mg/min。与金标准基因资料相比，药物作用的特异性和敏感性的报道结果不一致，药物试验的重复性也不详。药物试验时，对患者连续监测12导联心电图及血压，准确安置导联部位，开通静脉通路，随时配备除颤器及心肺复苏设备，一旦出现阳性结果和/或包括室性期前收缩的室性心律失常或QRS增宽（≥30%）应即刻停药。在原无改变的心电图出现V_1和/或V_2和/或V_3导联J波振幅绝对值>2mm、伴有或不伴有RBBB者，应考虑为阳性结果。药物试验不增加对Ⅰ型心电图的诊断价值，建议药物试验用于Ⅱ及Ⅲ型标准以明确诊断。若用药后转为Ⅰ型心电图，则考虑为阳性。J波振幅增高>2mm，即使不出现Ⅰ型图形也认为有意义。Ⅲ型转为Ⅱ型图形则无定论。心电图应监测至恢复正常。患者可能发生严重室性心律失常(包括心室颤动)，除立即停药外，可静脉滴注异丙肾上腺素1~3μg/min。

一般认为，在越是需要较大剂量的钠通道阻滞剂方能引出Brugada表型者，其平时的危险几率越小。在无症状而药物可诱发异常心电图者，预后良好。犬实验提示，氟卡尼诱发Brugada表型并不反映已存在心律失常基质，仅提示钠通道阻滞剂创造了可能产生心律失常的条件。

（3）临床表现　晕厥和心脏性猝死是Brugada综合征仅有的症状。猝死可能是首发症状，记录显示为多形性室性心动过速。室性心动过速开始，联律多较短，往往自行终止又反复，造成反复发作性晕厥。80%的心室颤动病例有晕厥史。猝死好发于睡眠中，尤其是发生在清晨。有报道Brugada综合征中，室上性快速心律发生率也较高。患者的阳性家族史极为重要，多有成员在年轻时发生心脏性猝死。患者症状初发的中期年龄为30~40岁，最小1岁，长者77岁。

（4）电生理检查（EPS）　EPS有助于发现高危病例及诊断，但对心室颤动生存者很少有价值。建议对有症状者进行完整的EPS，包括两个刺激部位（右心室心尖部和右心室流出道）、至少3个刺激周期（600、430、330ms）、3个期前收缩及200ms的短联律间期测定。Brugada综合征的不应期可能很短，但不清楚联律间期<200ms是否更有价值。约半数病例的室性心律失常由右心室流出道诱发，异丙肾上腺素不能提高诱发率。目前尚不了解EPS加药物、心外膜刺激、右心室标测和单向动作电位记录的价值。

对无症状、但有心脏性猝死家族史者应进行EPS。无症状、也无家族史的Brugada心电图患者，是否需要作EPS不确定。对EPS的预测值也存在争议，阳性预测值为37%~50%，阴性预测值为46%~97%。

（5）鉴别诊断　在确诊前应除外一系列可能导致右胸前导联ST段抬高的情况，包括RBBB/LBBB、左心室肥厚、急性心肌缺血或梗死、急性心肌炎、右室缺血或梗死、夹层主动脉瘤、急性肺栓塞、各种中枢和自主神经异常、三环类抗抑郁药物过量、长QT综合征(3型)、Duchenne型肌营养不良、Friedreich共济失调、硫胺缺乏、高血钙、高血钾、可卡因中毒、纵隔肿瘤压迫右心室流出道、致心律失常性右心室心肌病（ARVC）、其他有早期复极综合征及正常变异（尤其男性）者。Brugada综合征与ARVC的鉴别有一定困难，因为ARVC有时类似Brugada综合征表现，而器质性病变仅在尸检时发现，ARVC中Epsilon波右移。需要鉴别的还有早期复极综合征，其ST段抬高见于左胸前导联，右胸前导联ST段在正常范围内。后两种情况下，药物试验可能有助于鉴别。

（6）分子基因学　基因连锁分析对确诊有很大帮助。至今只有SCN5A基因突变被证实与Brugada综合征关联。但是基因连锁分析有限制，检测时间长，仅有少数实验室能够进行，而且当前只有少数病例（10%~30%）成功地确定了基因型。散在个例发现新的突变是不确切的，还有一系列工作需要证实。SCN5A基因突变的共同特征是钠通道电流减少，通道表达衰减，失活加速或提早，失活曲线移向更负值，恢复动力更为减慢。

（7）Brugada综合征的诊断　对有下列情况者，需要强烈考虑为Brugada综合征。①1型ST段抬高（穹形）在1个以上右胸前导联（$V_1 \sim V_3$）者，不论其是否应用钠通道阻滞剂，伴有下列1种情况：有记录的心室颤动、自行终止的多形性室性心动过速、心脏性猝死家族史（45岁以下）、家庭成员中有穹形心电图。EPS可诱发室性心律失常、病史中有晕厥或夜间濒死状的呼吸，可考虑为Brugada综合征。但首先宜排除导致心电图异常的其他因素。仅有心电图表现而无临床症状者，应称为特发性Brugada心电图图形（不是Brugada综合征）；②Ⅱ型ST段抬高（鞍形）在1个以上右胸导联（$V_1 \sim V_3$）者，用钠通道阻滞剂后转成Ⅰ型图形。与上述情况相同，有1个或更多的临床指标，药物试验诱发ST段抬高超过2mm，应考虑Brugada综合征的可能。试验结果阴性很可能不是Brugada综合征。试验后ST段抬高不足2mm者，不能定论；③Ⅲ型ST段抬高在1个以上右胸前导联（$V_1 \sim V_3$）者，用钠通道阻滞剂后转成Ⅰ型图形，与上述第1种情况相同。药物试验后Ⅲ型转为Ⅱ型图形者，不能定论。

心电图未完全符合诊断标准（如Ⅰ型心电图者，J波振幅仅有1mm），但有1个或更多的临床指标，需要认真考虑。药物试验、EPS也可能有助于明确诊断。

843 • 何谓代谢综合征？

代谢综合征（metabolic syndrome，MS）先后有不同的命名，影响较大的有“X综合征”、“Reaven综合征”（“X综合征”或“Reaven综合征”首次是由Reaven于1988年提出的，临床上表现为血流动力学异常伴明显代谢变化的一系列临床症候群）、“胰岛素抵抗综合征”、“心血管代谢紊乱综合征”，以及“死亡四重奏”等，1999年WHO和2001年美国国家胆固醇教育委员会成年治疗组统一将其命名为代谢综合征。其诊断标准也趋于统一。包括①腹部肥胖：是与MS关联最强的一种肥胖类型，特别是腰围增大；②致动脉粥样硬化性脂质异常：如高三酰甘油、低HDL-C、ApoB增加等；③高血压：MS与高血压的关系十分密切，常见于胰岛素抵抗者；④胰岛素抵抗见于大部分MS者，长期胰岛素抵抗者常表现为葡萄糖耐量差，它将演变到糖尿病的高血糖水平时，又是心血管病的危险因素；⑤慢性促炎状态：表现血浆C反应蛋白（CRP）水平升高，被视为慢性促炎状态，常见MS者；⑥促血栓状态：其主要特点是纤溶酶原激活抑制剂和纤维蛋白原升高的MS者。

MS作为一个综合征在临床上早有认识，随着社会经济的发展、生活方式的改善及疾病谱的变化，MS的患病率近20年来急剧增加。据报道美国MS人群患病率已达25％，我国几个城市的MS患病率为14%～17%，而在高血压、糖尿病和肥胖等特定人群中符合MS诊断者则高达50%～80%。尤其值得注意的是，近年来儿童体重超重和肥胖、成人脂肪肝和年轻妇女的多囊卵巢综合征的增多，更增加了MS的易患因素。MS的主要后果为心血管损害，由其导致的冠心病、脑卒中、肾功能不全和外周动脉粥样硬化所产生的危害性明显大于单纯高血压和糖脂代谢异常，其控制也更加困难。因此，早期诊断和防治MS，避免严重心血管事件已成为国内外心血管和代谢内分泌医师的共识。

由于对 MS 的组分和每一组分的纳入标准及各组分在 MS 发病和预后中的重要性和意义认识有所不同，目前有几个诊断标准，但国内外应用较多的为 1999 年 WHO 和 2001 年 NCEP-ATPⅢ标准（表 17-1）。

表 17-1 代谢综合征诊断标准比较

项目	WHO（1999 年）	NCEP-ATPⅢ（2001 年）	CDS（2004 年）
诊断条件	糖代谢异常的基础上至少 2 项	四项中至少 3 项	四项中至少 3 项
肥胖			
BMI（kg/m^2）	>30 及（或）	-	≥25
腹围（cm）	-	>102（男），>88（女）	
WHR	>0.90（男），>0.85（女）	-	
血脂紊乱			
TG（mmol/L）	≥1.7 或/和	≥1.7	≥1.7 或
HDL-C（mmol/L）	<0.9（男），<1.0（女）	<1.04（男），<1.30（女）	<0.9（男），<1.0（女）
高血压（mmHg）			
SBP/DBP	≥140/90	≥130/85	≥140/90（或已治疗）
血脂代谢异常			
FPG（mmol/L）	≥6.1	≥6.1	≥6.1
2hG（mmol/L）	≥7.8 和/或糖尿病	-	≥7.8 和/或糖尿病
胰岛素抵抗	高胰岛素正葡萄糖钳夹试验的 M 值上四分位数	-	-
微量清蛋白尿			
清蛋白（μg/min）	≥20	-	-
清蛋白/肌酐（mg/g）	≥30	-	-

注：CDS：中国糖尿病学会；BMI：体质指数；WHR：腰臀比；1mmHg＝0.133kPa

844• 为何要提高对代谢综合征防治意义重要性的认识？

代谢综合征（MS）是一种症状群，随着社会经济的发展、生活方式的改善及疾病谱的变化，其患病率近 20 年来急剧增加。就人群患病率，美国已达 25%，我国占 14%～17%，而在高血压、糖尿病和肥胖等特定人群中高达 50%～80%。尤其是儿童体重超重和肥胖、成人脂肪肝和年轻妇女的多囊卵巢综合征的增多，更增加了 MS 的易患因素。MS 的主要后果为心血管的损害，由其导致的冠心病、脑卒中、肾功能不全和外周动脉粥样硬化所产生的危害明显大于单纯高血压和糖脂代谢异常，其控制也更加困难。MS 先后有不同的命名如“X 综合征”、“胰岛素抵抗综合征”、“心血管代谢紊乱综合征”以及“死亡四重奏”等。因此，提高对 MS 的认识及其加强防治的研究具有重要意义。

845. 目前常用检测胰岛素抵抗的方法有哪些？

胰岛素抵抗是指机体能分泌正常结构和正常浓度（量）的胰岛素，但缺乏正常反应。所谓缺乏正常反应实质上仅涉及其调节血糖作用，而不是意味着对其所有生物学效应的抵抗。在该状态，血浆葡萄糖不能有效地从循环中移除，因而进一步刺激胰岛素从胰岛细胞释放导致高胰岛素血症。对胰岛素抵抗的检测方法目前常用的有以下三种：

（1）临床征象评分法　从临床征象判断胰岛素抵抗可使用评分法。2 型糖尿病、高血压、心肌梗死家族史各 2 分；中心性肥胖（腰臀比，男性 >0.90，女性 >0.85）、高血压（>140/90mmHg）、高三酰甘油（>117mmol/L）、高尿酸血症、脂肪肝各判 1 分。总分值 <3 时基本不考虑胰岛素抵抗，而 >3 时则疑有胰岛素抵抗。该方法参考价值有限。

（2）正常血糖胰岛素钳制技术（euglycemic insulin clamp technique，EICT）　受检者空腹 12 小时，常规抽血测定基础血糖胰岛素水平，然后静滴胰岛素（IS）每分钟 1.5mU/kg 共 4 分钟，使血胰岛素水平维持在 100μU/ml，以此速率保持不变，然后静滴 2% 葡萄糖每分钟 2mg/kg，每隔 5 分钟监测血糖一次，并调整葡萄糖输入速度，以外源性胰岛素钳制血糖于正常水平（5.2 ± 0.1mmol/L），持续 6 分钟，血胰岛素浓度在 50μU/ml 以上能抑制 90% 肝脏内源性葡萄糖生成。因此，外源输入葡萄糖量等于机体所有组织摄取葡萄糖量，即胰岛素介导的葡萄糖代谢率或单位胰岛素所代谢葡萄糖量，就是胰岛素敏感性指数，消耗的葡萄糖越多，在这一浓度胰岛素作用下，机体对糖利用率高，则机体对胰岛素敏感，反之则不敏感。在此项检查时应注意质量控制，即血糖、血胰岛素测定的批内与批间变异系数。EICT 已为世界公认在体内定量而准确测定胰岛素敏感性的金标准。虽然该方法准确可靠，但技术复杂，费用昂贵，难于为临床普遍推广应用。

（3）葡萄糖耐量试验（GTT）的同时测定胰岛素释放曲线　如血胰岛素水平增高，而血糖未见相应降低提示有胰岛素抵抗。这间接反映了胰岛素敏感性。关于高胰岛素血症，文献中报道不完全一致，有的以正常人百分位数以上定为高胰岛素血症，也有的以正常人均值 ±2s；以空腹胰岛素水平还是以糖负荷后胰岛素水平来制定也不统一。一般认为胰岛素水平不是正态分布，应以百分位数为准数较为合理。此外，也常以血糖曲线下面积与胰岛素曲线下面积之比值或以空腹血糖与空腹胰岛素水平比值 <6 作为胰岛素抵抗的标准。此法适用于临床与大规模人群检查。但也有一定局限性，如在非胰岛素依赖性糖尿病晚期，由于 B 细胞功能衰竭，此时血胰岛素水平不高，即胰岛素曲线下面积减少，其比值增大，似胰岛素敏感性不低，但却有严重胰岛素抵抗。若改用 EICT 则能确切反应胰岛素抵抗的程度。

（4）空腹血胰岛素水平与血糖乘积的倒数作为新的胰岛素敏感性指数　此法由中日友好医院内分泌科提出，经美国国立卫生院 Phoenix 糖尿病临床及流行病学研究所 320 例 EICT 研究的材料证明。这一胰岛素敏感性指数与 EICT 测定的胰岛素介导的葡萄糖代谢率呈高度显著相关（$r>0.7$，$P=0.01$），既适用于 GTT 正常人，也可在非胰岛素依赖性糖尿病人群中使用。与其他胰岛素敏感性指标相比，本法所测结果与 EICT 有更好的相关性。

另外，Mathews 和 Haffner 于 1985 年和 1996 年提出稳态模型，仅涉及空腹血糖和胰岛素测定。国内学者李光伟等 1993 年以及 Duncan 等于 1995 年提出的胰岛素敏感性公式，作为胰岛素敏感性指数都与 EICT 很好相关。选择简便、经济、实用的方法增加临床试验和研究的可行性，对有效防治疾病有重要影响。

846. 怎样看待代谢综合征与急性冠状动脉综合征的关系?

近年来，冠状动脉性心脏病（冠心病，CHD）及其等危征（糖尿病、颈部及四肢等周围动脉粥样硬化以及具有多项危险因素的 CHD 高危者），备受学术界及社会各界关注。上述 CHD 及其相关疾病可概括为“三高、二病及二衰”；三高，高血压、血脂异常、糖尿病；二病，冠心病、脑血管病；二衰，心力衰竭、肾功能不全。它们具有以下特点：①发病及患病率高。估计目前我国高血压患者约 1.5 亿，血脂异常与其相近，糖尿病约 5 千万，“二病与二衰”至少有几千万患者；②病死率、致残率高。约占总死亡构成比 45% 左右，故称为“第一杀手”。脑梗死或脑出血约 75% 者致残，心力衰竭预后不亚于恶性肿瘤，并且晚期心力衰竭可称为“内科残废”；③发病率仍逐年上升。至 2020 年才可能达到高峰，涉及千家万户，已成为一组“社会病”；④年轻化。30 ~ 40 岁的患者比例不断增多，社会与家庭负担重，医疗费用剧增。这组病与生活方式不良有关，若尽早全面预防与规范控制相结合，加强一级和二级预防，有可能防止其发生或发展。

在 CHD 及其相关病中，有以下两组综合征更应关注，即代谢综合征（metebolic syndrome，MS）和急性冠状动脉综合征（acute coronary syndrome，ACS）。MS 的 5 条标准中有 3 条或以上符合即可诊断：腹型肥胖，体质指数≥25kg/m^2，或腹围男≥88cm，女≥82cm；三酰甘油（TG）≥150mg/dl，高密度脂蛋白胆固醇（HDL-C）男 <40mg/dl，女 <50mg/dl；空腹血糖≥110mg/dl；血压≥130/85mmHg。

广义的 ACS 包括 不稳定型心绞痛（UAP，初发劳力型、恶化劳力型、卧位型、较严重的自发型或变异型），急性心肌梗死（AMI，非 ST 段抬高心肌梗死、ST 段抬高心肌梗死），冠状动脉性猝死。也有人将不稳定型心绞痛及非 ST 段抬高心肌梗死称为不稳定冠状动脉综合征。

上述两大综合征既存在许多联系，又有许多缺口急需解决：MS 是包括 ACS 在内的所有 CHD 相关病的上游性疾病；而 ACS 为其下游事件。糖尿病来自 MS，走向 ACS，晚期约 85% 患者死于 CHD 及其相关病。MS 既是 ACS 的病因，又是诱因。MS 与长期不良生活方式积累有关；而 ACS 为急性骤变，其病理基础大多为粥样斑块破裂所致。MS 各指标中联系最多的桥梁之一为胰岛素抵抗。控制 MS 就是预防 ACS（一级预防）；ACS 患者应使 MS 各指标全面达标，防止其复发（二级预防）。现行的“A、B、C、D、E”疗法，是欧美和中国临床指南均已肯定的 CHD 二级预防的基本疗法，贯穿了 ACS 和 MS 的预防和控制的全过程，体现出综合调控、全面达标的防治相结合的新思路。如①疗法 A 中包括阿司匹林等抗血小板及（低分子）肝素抗凝，使“抗栓作用达标”；②疗法 A 中的血管紧张素转换酶抑制剂与疗法 B 中的 β 受体阻滞剂，可使“血压达标”（<130/85mmHg）；③疗法 C 中他汀类药物

使“血脂达标”，主要使低密度脂蛋白胆固醇 < 100mg/dl（ACS）或 < 120mg/dl（MS）；④疗法 D 中控制饮食、防治糖尿病使“血糖达标”（空腹血糖 < 110mg/dl；⑤疗法 E 中，加强医患教育，加强运动，改善生活方式，戒烟（疗法 C）、减肥等去除不良生活习惯等，使“生活方式达标”。

上述“五达标”防治方法，是 CHD 与 MS 的现代防治学的基石，也是经大量循证医学所肯定的临床规范，还是所有其他疗法的前提与长期维持防控疗效的保证。然而，在临床指南与医疗实践之间，仍误区重重，具体如下：①重治疗，轻预防；重手术，轻药物；重药物，轻改善生活方式。未能将多种防治手段统筹协同、综合应用。片面治疗，有时指征掌握忽左、忽右，甚至简单行事，奉行“单脚跳”的防治策略；②重晚期重病，轻早期“小症”。未能早期及时发现、及早防控，非等晚期病危时才不惜重金投入，大量医疗资源配置于 ACS 而冷落了 MS。须知，早期预防 MS 是晚期姑息治疗 ACS 的费用的八分之一、应尽快改进这些“多花钱少办事”局面；③“大医院看小病，小医院看大病”。社区医疗薄弱，缺政策，缺医少药，未有效建立起合理转诊机制，与专科医院协调欠佳，再加上质量诚信尚未建立，故将大批 MS 轻病患者推向专科大医院，使其人满为患，超负荷应付。然而，为了创收，将有些较重病症（ACS）却偏偏留在小诊所里“打”些疗效不肯定药物的“点滴”。这是对医疗资源及医疗机会的极大浪费；④治疗缺乏连续性，重住院，轻随访，随意无端更改用药方案。应该找大医院专科医生确定方案后回到社区保持治疗；若有变化可随时再就诊专科医院以调整之，动态监测、动态调药、科学随访、合理用药；⑤临床治疗中重理论推导、轻循证医学；重动物实验、轻大规模临床试验；重指南照搬、轻个体化实施。不能将指南成果有效转化为具体临床实践，因而造成疾病达标率及控制率均较低；⑥忽视对患者的卫生教育和对医务人员的继续教育，缺乏知识更新、缺乏规范医疗和规范保健的能力。

847. 如何搭建代谢综合征和急性冠状动脉综合征两者之间的预防和控制桥梁？

项志敏曾就相关专题评述时对如何搭建代谢综合征（MS）与急性冠状动脉综合征（ACS）两者之间的预防和控制桥梁问题提出以下几点建议：

（1）应高度重视冠状动脉性心脏病（CHD）相关病的“三高、二病及二衰”的战略防控意义。有针对性地消除上述各薄弱环节。搭建全面预防，有效控制的桥梁，与社会各界、医疗各科组建广泛的联合战线，为尽快逆转我国心脑血管病不断上升之趋势而努力。

（2）在诊断、评估、预防及治疗的全过程中，应将 MS 与 ACS 密切联系起来考虑问题及解决问题。对 MS 者要警惕与防止 ACS 危险性，对 ACS 者应全面调控 MS 所相关的几项指标。提倡目标治疗：全面控制 CHD 相关疾病的发生、进展，延长生存，提高生活质量；危险分层：越高危者越应强化调控，越应高标准、严要求。KK 全面调控：将动脉粥样硬化相关危险因素全面评价与干预。PH 综合达标：如上述的“五达标”要求。

（3）防治强度与病情程度相匹配，走到哪步说哪步，该用什么办法就用什么，与时俱进。切忌过度干预或者干预不力的左或右倾倾向，故防治应该适度、适时、适量。

（4）围绕MS的共同桥梁——胰岛素抵抗进行临床研究探讨，寻找具有增加胰岛素敏感性的药物与疗法。围绕ACS的中心环节——粥样斑块破裂来探讨如何能早期诊断，有效防止斑块破裂。

（5）做好下列几项结合。药物与非药物之间结合：合理选择介入与手术，并与药物治疗间互相配合；治疗与预防之间相结合：一级预防与二级预防之间结合，理论与实践结合；牢记实践先于理论，实践是检验真理的唯一标准；知识与行为间结合：探讨知晓率与控制率如何能同步提高；治疗方法与改善生活方式相结合：改善生活方式本身也是一种治疗；探讨构建新型大内科模式：使其各二级学科（心内、神内、内分泌、肾脏等）紧密结合，联手防治，共同发展；医务人员应与政府、企业、媒体等相结合：不但做“战术”医生，而且成为协助人群防治疾病的“战略”医生；提高医护患之间互动效率：改善服务质量，提高防治效率；专科与全科医疗模式相结合：专科应了解全科、指导全科；建立合理的病员分流机制：医疗卫生资源应合理配置。

随着科技进步与医疗卫生体制改革的深入发展。我们会发现更多的防治缺口。需要探讨搭建更多的联系桥梁以摸索更有效的心脑血管病防治模式提高全民族健康水平。

848• 代谢综合征的发病机制是什么？

相对于代谢综合征（MS）的诊治，对MS发病机制的研究还很不够，这主要因为①MS属多学科交叉问题，在国际上尚未对MS明确定义前，学科之间如何界定这一特殊临床现象，尚未达成共识；②MS为多重危险因素聚集，但其发病与遗传和环境因素有关，哪些因素起关键作用，尚有不同认识。

近年研究表明高脂摄入和运动减少导致的腹型肥胖和脂毒性在MS发病中起重要作用。内脏脂肪对胰岛素敏感性较低，易分解为游离脂肪酸（FFA），过多FFA流入胰岛素敏感细胞并异位沉积，超过细胞氧化能力，并激活FFA的非氧化途径，FFA被再酸化为三酰甘油(TG)，使TG在这些细胞内大量堆积，导致胰岛功能障碍，肌肉糖酵解及有氧氧化减低，肝糖产生和输出增加。临床分析显示与对照相比，MS患者的脂肪摄入量明显增加，而体力活动较少，其腹型肥胖程度、血浆TG和FFA水平较单纯高血压和糖尿病患者明显升高。有研究证实环境因素导致的腹型肥胖和脂质毒性作用是胰岛素抵抗和糖调节受损的原发事件，而糖尿病和心血管损害为其继发结果，MS发病过程有其特殊性，与单纯高血压和糖尿病不完全相同。涉及MS发病的关键靶分子有过氧化物增殖体激活受体家族、瘦素、脂联素和11-β羟化酶。最近报道2，5，6和17号染色体的某些区域可能参与MS发病。

849• 怎样进行代谢综合征的防治？

代谢综合征（MS）为多重心血管危险因素聚集，其主要后果为心血管系统损害。因此，MS的防治原则应为综合干预和个体化治疗，主要靶点为糖脂代谢和心血管系统。

综合干预的措施应包括治疗性生活方式改变（TLC）、药物及其他治疗等。个体化治疗应根据 MS 发病的不同阶段，采取不同的防治策略，在早期，仅有轻度代谢异常和血压升高，则以 TLC 为主，药物为辅；在中期，已有明显的靶器官损害，则应积极地进行综合药物治疗，并结合 TLC；在晚期，已出现严重的临床并发症，除药物和 TLC 外，可选择一些外科手术和介入性治疗。最近 AHA/ADA/NHLBI 对代谢综合征的治疗达成了共识，建议 MS 的处理应包括 TLC 的一线治疗和综合药物干预的二线治疗。

因肥胖为 MS 发病的最重要的病理生理基础，首先必须控制体重和减轻体重，目前的减轻体重方案中，最有效的为有规律的中等程度（有氧）运动，运动方式的选择可因人而异，因地制宜，最经济有效的为快步走和跑步，运动量为每日半小时，或每周 3 次，每次 1 小时。其次为合理膳食主要指低脂、低碳水化合物和低盐饮食，增加蔬菜等纤维摄入量，避免暴饮暴食或极端膳食，摄入热量中度减少（每天 500 ~ 1000cal），减轻体重的切实目标为 6 ~ 12个月内体重减轻 7% ~ 10%。

药物治疗包括调脂、降压、降糖及减少低度炎症反应和前血栓状态。

（1）虽然 MS 的血脂紊乱主要表现为高三酰甘油（TG）和/或低高密度脂蛋白-胆固醇（HDL-C），但这种改变仍为轻、中度异常。可通过 TLC 或应用其他药物得到纠正。除非存在严重 TG 升高，首选贝特类降脂药外，MS 的调脂靶点仍为低密度脂蛋白-胆固醇（LDL-C），其主要依据为近年公布的几项大规模降脂治疗循证医学试验进一步肯定了 LDL-C 水平与冠心病（CHD）线性相关。因此，NCEP-ATPⅢ指南中将 MS 列入很高危人群，为 CHD 的等危症，需积极地降脂治疗，其 LDL-C 的达标值应 < 2.6 mmol/L，如 MS 患者并发糖尿病、CHD 或危险因素较多，较难控制和 CHD 危险性 > 20%，则其 LDL-C 的达标值甚至可降至 1.8 mmol/L。药物主要选用他汀类，也有专家建议可联合应用贝特类药物，但应注意其副作用。

（2）MS 的血压控制目标主要根据其靶器官损害和相关临床并发病的情况，一般 MS 患者要求血压 < 130/85mmHg，如合并糖尿病则要求血压 < 130/80mmHg，如出现糖尿病肾病伴大量尿蛋白（ > 2g/d）则要求血压 < 120/75mmHg。药物选用原则为剂量适当，联合、长期、长效。最常用的有血管紧张素转换酶抑制剂（ACEI）、钙离子通道阻滞剂、β 受体阻滞剂、利尿剂、血管紧张素Ⅱ 1 型受体阻滞剂、血管扩张剂，尤其前 4 类有较多循证医学证据，特别是 ACEI 还显示出诸多不依赖降压的效益，能同时针对心、肾、血管等多个靶点。有关 β 受体阻滞剂和利尿剂的疗效，根据近年的一些多中心试验显示其降压带来的益处超过其副作用。目前强调小剂量应用利尿剂可明显减少其副作用。对多数 MS 患者而言，因同时降糖及调脂治疗，则进一步避免了上述二类药物对糖脂代谢的影响。

目前血糖控制，更强调早期应用胰岛素及降糖药，或两者联合应用，理想的血糖达标，应以空腹血糖（FBG）≤6.5mmol/L，餐后 2 小时≤7.8mmol/L，糖化血红蛋白（HbACl）≤6.5%。有关具体降血糖措施选择，应首先对患者的胰岛功能作出评估，如患者胰岛功能处于代偿期，主要表现为糖调节受损、胰岛素抵抗（IR）和高胰岛素血症或血糖轻度升高 < 12mmol/L，除建议 TLC 外，可应用甲福明（二甲双胍）、噻唑烷二酮和 α 糖苷酶抑制剂，如胰岛功能受损较严重或失代偿，则应用胰岛素强化治疗。

至于是否将改善 IR 作为主要的治疗靶点，目前尚有不同的看法，因为①IR 是一种生理和病理生理状态；②尚无简便可靠的临床评估 IR 的方法；③尚无改善 IR 能明显减少心血管病（CVD）的循证医学证据；④MS 患者经多因素干预后，IR 均有不同程度的改善。对血栓前状态，目前认为予小剂量阿司匹林具有较好的效价比，而对低度炎症反应，尚无特异性药物，主要通过调脂来抑制低度炎症反应。

MS 的手术或介入治疗，主要针对 TLC 和药物治疗不好或有严重并发症的患者，如重度肥胖（体质指数≥40kg/m²）可行胃结扎术等，往往可获得较好疗效，对有胰岛功能衰竭患者，可考虑胰岛移植和干细胞移植，对有冠状动脉狭窄和外周血管病变者，可行血管成形加支架治疗，但也应考虑上述治疗可能的副作用和局限性。

总之，MS 是以多重危险因素聚集为特征，腹型肥胖和运动减少为始动因素，脂毒性和 IR 为重要环节，心血管损害为主要后果，治疗策略为综合干预结合个体化治疗。此外，MS 还涉及妇儿和消化等学科的某些疾病，应注重多学科协作，共同控制好 MS。

850· 为什么说防治 2 型糖尿病必须全面防治心血管危险因素？

直到最近，2 型糖尿病（DM）的治疗仍然是以降低血糖水平及减轻症状为主要目标。然而近年的一些大规模多中心随机对照临床试验和大系列的荟萃分析结果表明，70% 的 2 型 DM 患者死于心血管病，而其中约一半死于冠心病。2 型 DM 者心血管病死亡危险性较非 DM 者高 2～4 倍。2 型 DM 冠心病死亡危险性与非 DM 者急性心肌梗死后 1 年内的死亡危险性相同。2 型 DM 的微血管病变与血糖的关系已经 DM 控制与并发症研究（DCCT）英国前瞻性 DM 研究（UKPDS）等所证实。然而，其大血管病与血糖的关系尚未十分明确。但是有几点已经确定：①2 型 DM 大血管病的危险因素要比微血管病复杂得多，除高血糖外，尚包括诸如非 DM 者动脉粥样硬化、冠心病的传统危险因素，如高血压、吸烟等。这些传统因素若出现于 2 型 DM 时其危险性又要较非 DM 者大得多；②2 型 DM 的动脉粥样硬化发生的年龄较非 DM 者大大提前；③2 型 DM 大血管病在 DM 前期空腹血糖升高以前已出现。UKPDS 表明，新诊断的 2 型 DM 约一半已有血管并发症。而 2 型 DM 大血管病的危险因素，即代谢综合征的多种成分，如高胰岛素血症、肥胖、血脂异常、高凝状态、血栓倾向等，可在 2 型 DM 自然病程的很早阶段即已存在。因此，2 型 DM 绝不仅是高血糖的疾病，而是一个代谢综合征。其治疗也不只是降糖而已，必须“超越以葡萄糖为中心”的传统观念，全面综合防治心血管危险区素，以降低 2 型 DM 心血管事件的发生率及病死率。

（1）血糖控制　提出超越以葡萄糖为中心的传统观念要防止轻视降糖治疗重要性的倾向。以 DCCT 及 UKPDS 代表的长期多中心、大样本的随机对照试验以令人信服的事实证明，长期的高血糖症是 DM 血管并发症发生的重要原因。通过强化治疗使血糖正常化或接近正常能有效防止或延缓 1、2 型糖尿病微血管并发症的发生发展。高血糖与大血管病的关系虽然尚未完全确定，但降糖治疗很可能对其有益。对血糖控制的要下也更加严格。对无特殊情况者，要求降糖达标正常。血糖达标正常不仅空腹血糖，也包括餐后血糖，同时糖化血红蛋白亦应降至 7% 以下。

（2）严格控制血压 UKPDS 群体中约 40% 的 2 型 DM 伴有高血压，有的报道更高达 60%。UKPDS 第一次以令人信服的证据表明，2 型 DM 者严格控制血压组较血压一般控制组能显著降低心血管事件及脑卒中的危害性；而这一效果严格降糖尚未能达到，这充分说明了 2 型 DM 降压治疗对预防大血管并发症的重要性和必要性。UKPDS 经验为确定 2 型 DM 伴高血压者的降压治疗的重要地位奠定了坚实的基础。

（3）纠正致粥样硬化的血脂异常 业已证明，高胆固醇血症，尤其低密度脂蛋白胆固醇（LDL-C）及其亚组分（小而微密 LDL-C）增高及低高密度脂蛋白胆固（HDL-C）血症是非 DM 及 DM 人群心血管独立危险因素；DM 人群则在同一胆固醇水平上危险性较非 DM 人群更显著增加。4S 试验用辛伐他汀 20～40mg/d 治疗可使冠状动脉疾病死亡危险性降低 42%。人及动物的体内及体外实验证明，三酰甘油（TG）增高，特别是非脂肪细胞内 TG 过度积集可干扰肌肉、肝脏、胰岛 B 细胞以及内皮细胞等胰岛素及代谢的信号传导，引起胰岛素抵抗或促进细胞凋亡，致胰岛分泌缺陷，而引起或加重 DM 病，即所谓“脂中毒”。加拿大芬兰动脉粥样硬化干预研究（DAIS）结果表明，降脂治疗能显著减轻冠状动脉管腔狭窄的进展。在 2001 年的六十一届 ADA 年会上，Newgard 等提出“脂肪酸代谢失调是 2 型 DM 及其并发症的原发事件”的概念。与此同时以贝特类调脂药降低 TG 对 2 型 DM 减低心血管危险性的益处的大样本多中心临床试验亦正在进行。这些试验结果将从硬终点进一步确定 2 型 DM 者 TG 增高对心血管危险性的促进作用以及以降低 TG 为目标的治疗价值。

（4）肥胖的治疗 内脏型肥胖者游离脂肪酸外溢。血游离脂肪酸增高，非脂肪细胞内脂肪酸的异位沉积，以及脂肪细胞分泌过多的抵抗素（resistin），故伴有全身性胰岛素抵抗和 B 细胞胰岛素分障碍。由于近年对脂肪细胞胞内分泌学特性的新发现及对 2 型 DM 脂代谢异常的新认识使肥胖与 2 型 DM 的关系上升为病因发病学的更加密切的关系。故有糖尿肥胖病及糖脂病之谓。肥胖者 2 型 DM 发生率及冠心病心病危险性亦较非肥胖者大大增高。

因此，治疗肥胖、减轻体重成为预防 2 型 DM 及预防 DM 心血管并发症，新策略的重要组成部分。防治方法是以饮食控制及运动疗法为基础，必要时加药物治疗。

（5）抗血小板治疗——阿司匹林的应用 2 型 DM 者心血管死亡危险性增高的主要原因为粥样硬化与血管内血栓形成。业已证明，2 型 DM 患者血栓素（强力血管收缩因子和血小板聚集因子）释放增多，血小板聚集因子的敏感性增高。阿司匹林通过对血小板环氧化酶的乙酰化作用而阻断血栓烷的合成，因此对非 DM 及 DM 心血管事件预防均有益。

（6）戒烟 流行病学研究、临床试验以及实验室研究均证明吸烟可减低胰岛素敏感性，升高血糖、增加微量蛋白尿的发生率、升高血清转化生长因 β 及循环细胞间黏附分子-1 水平，使血管内皮功能失调。吸烟可能促进 2 型 DM 的发生发展，同时加速 2 型 DM 大血管及微血管病的发生发展，为 2 型 DM 者早亡的重要原因。有鉴于此，ADA 于 2000 年的临床指南中第一次明确提出戒烟是 DM 防治的最新举措之一，且在 DM 防治中应优先进行。防治应包括两方面：对尚未吸烟的 DM 者防止其吸烟，吸烟者停止吸烟。采用方法包括①防止吸烟及戒烟咨询；②药物戒烟，即采用经口、经皮或经鼻的烟碱替代治疗；③建立有效的戒烟保障体系。

（7）针对胰岛素抵抗的防治 2 型 DM 是一种多代谢综合征，而胰岛未抵抗是该综合征基本病理生理现象，贯穿于2型DM的全过程。上述各种治疗具有改善2型DM胰岛素抵抗的作用，但非直接针对胰岛素抵抗。而胰岛素敏剂格列酮类，如罗格列酮、哈格列酮则是直接针胰岛素抵抗，具有降糖、降压、改善致粥样硬化脂相、降低血胰岛素水平、提高胰岛素敏感性等多种作用。其机制是通过激活过氧化物增殖子激活因子受体γ，拮抗抵抗素、肿瘤坏死因子α、白细胞介素及减少脂肪细胞FFA的释放等而实现的。此外，二甲双胍（甲福明）亦具有降糖、减轻体重、降压、改善粥样硬化、降低胰岛素水平，以及增加胰岛素敏感性的作用，尤适于肥胖的2型DM。

总之，2型DM防治应该从以降糖为中心的传统观念，转变为防治DM心血管多危险因素的新策略上来。这些新观念近年已在逐渐形成并更加系统化。

此外，对2型DM自然史的研究发现，在2型DM的很早期胰岛素抵抗及心血管危险因素已存在，因此，2型DM的防治应始于临床DM之前，如糖耐量减低或更早阶段。2型DM的早期防治也是2型DM防治新策略的重要内容。

851• 慢性肾病与心血管疾病的关系如何？

近年来慢性肾病发病率和致死率逐年升高，Framingham研究人群中有8%患慢性肾病。NHANES调查估计，在美国，慢性肾病患者（基础血清肌酐>115mg/L）有1100万例，终末期肾病（ESRD）超过65万例。老年和心血管疾病患者中，慢性肾病发生率更高。Bivulirudin临床试验行冠心病介入治疗患者中，仅25%肾功能正常，而轻、中度和ESRD患者分别为46%、28%和1%。慢性肾病伴心血管疾病患者的病死率是普通人群的10~30倍。

（1）慢性肾病常伴发的心血管疾病　慢性肾病常伴发的心血管疾病包括动脉血管和心肌病变。动脉血管病变分为动脉粥样硬化和动脉硬化，前者表现为内膜斑块和阻塞性病灶，后者表现为内膜增厚和钙化。典型的动脉粥样硬化性心脏病包括心绞痛、心肌梗死和猝死。通常情况下运动试验、超声心动图和核素负荷试验可用于检出心肌缺血，但对于慢性肾病患者是否可靠尚无定论。50%非糖尿病透析伴心肌缺血患者无冠状动脉严重狭窄（管腔狭窄>50%）。其症状可能继发于容量负荷过重、左心室肥厚和冠状动脉小血管病变引起的供氧减少。慢性肾病患者常有动脉硬化和大血管重构，后者可由压力负荷或容量负荷造成。压力负荷表现为管壁增厚和管壁/管腔比值增大，容量负荷表现为动脉直径增加和管壁增厚。重构往往伴有动脉顺应性降低，导致收缩压升高、脉压增高、左心室肥厚和冠状动脉灌注减少。动脉顺应性降低、脉压增高是透析患者心血管疾病的独立危险因素。

慢性肾病患者心肌病发生率较高。高血压和动脉硬化使压力负荷升高，引起左心室向心性肥厚。另外，贫血、液体负荷和动-静脉瘘引起的容量负荷增加，导致左心室肥厚伴扩张。这些结构上的异常变化，产生心室收缩功能和舒张功能障碍，临床表现为心力衰竭、心肌缺血。透析患者由于水钠潴留和超滤作用引起高血压或低血压，使心力衰竭诊断较为困难。透析患者心力衰竭常是严重心血管疾病的表现，为远期预后不良的独立危险因素。

（2）慢性肾病的心血管危险因素　Framingham研究显示的传统心血管病危险因素（如高龄、高血压、高脂血症、糖尿病、吸烟等）在慢性肾病患者仍具有预测意义。但有研究显示，传统危险因素不足以全部涵盖慢性肾病的心血管病风险。其原因是非传统危险因素也能增加慢性肾病患者缺血性心脏病的发病风险。同时，传统危险因素可能在质和量上对慢性肾病缺血性心脏病发病与普通人群有所不同。例如，慢性肾病患者的高血压影响可能较普通人群更长、更严重。研究显示，同型半胱氨酸、氧化应激、脂代谢紊乱和炎症标记物升高等非传统危险因素与动脉粥样硬化有关。钙磷代谢异常与血管重构和血管顺应性降低有关。SPACE试验随机将196例伴缺血性心脏病血液透析慢性肾病患者分为维生素E治疗组和安慰剂组，结果维生素E治疗组心肌梗死、缺血性卒中、外周血管疾病和不稳定型心绞痛发生率明显减少。最近Tepel等将134例伴缺血性心脏病血液透析慢性肾病患者分为口服乙酰半胱氨酸治疗组和安慰剂组，结果治疗组心血管、卒中和外周血管疾病发病率明显降低。

（3）肾功能衰竭患者的心血管疾病　在不同性别、不同种族和糖尿病患者中，肾功能衰竭患者心血管疾病的病死率较普通人群高10～30倍。在各年龄组中，肾功能衰竭患者心血管疾病的病死率较普通人群高5倍。这些与肾功能不全患者较高病死率和较高心血管疾病发生率有关。血液透析患者心肌梗死后1年、2年病死率分别为59%和73%。另一项研究显示，血液透析患者发生心力衰竭后生存率中位数为18个月。血液透析患者中动脉粥样硬化、心力衰竭和左心室肥厚发生率均较普通人群明显增多。约40%血液透析患者伴发缺血性心脏病或心力衰竭。加拿大前瞻队列研究433例血液透析患者中，74%伴左心室肥厚、44%为向心性肥厚、30%心室肥厚伴扩张、15%伴收缩性心功能不全。

（4）肾移植患者的心血管疾病　心血管疾病病死率占肾移植患者所有死亡原因的35%～50%。在不同性别和年龄组中，肾移植患者心血管病病死率较普通人群升高3～5倍。肾移植患者冠心病发病率为15%、左心室肥厚发病率为50%～70%。慢性肾病肾移植患者心血管疾病危险因素有多种，包括传统危险因子和与肾小球滤过率（GRF）降低相关的非传统危险因素，另外还有与肾移植直接相关的危险因素（例如，免疫抑制和排异反应也与心血管疾病发病相关）。

（5）微清蛋白尿　微清蛋白尿与心血管疾病危险因素密切相关。糖尿病患者中，微清蛋白尿往往伴有脂代谢紊乱、血糖控制不良、高血压、颈动脉内膜增厚、左心室肥厚和各种类型冠心病。许多研究显示，微清蛋白尿是糖尿病心血管疾病不良预后危险因素。HOPE研究中，糖尿病伴微清蛋白尿心肌梗死、卒中和心血管疾病病死率和所有原因病死率分别为糖尿病不伴微清蛋白尿患者的1197倍和2115倍。最近包括2138例平均随访614年的队列研究汇总分析显示，糖尿病伴微清蛋白尿患者所有原因死亡危险比为214，心血管病发病和死亡危险比为210。微清蛋白尿导致糖尿病不良预后可能的原因：糖尿病伴微清蛋白尿患者传统危险因子发病率高；微清蛋白尿往往伴有全身内皮功能障碍、血管通透性增加和凝血纤溶系统异常；炎症反应明显；微清蛋白尿往往表示器官功能衰竭。非糖尿病微清蛋白尿患者心血管病危险因素及伴发颈动脉内膜增厚、左心室肥厚和冠心病明显增多。在HOPE研究的非糖尿病患者中，伴微清蛋白尿者较不伴微清蛋白尿者心肌梗死、卒中和心血管病死亡风险增加61%，所有原因病死率增加2倍。芬兰的PREWENT研究中，尿蛋白升高2倍者心血管病死亡风险增加29%。非糖尿病伴微清蛋白尿者，内皮功能障碍、凝血纤溶异常、炎症状态及严重靶器官损伤。

（6）肾小球滤过率（GRF）降低　HOPE研究、HOT研究和CHS研究均发现，GRF降低患者多伴有收缩压升高、血胆固醇升高及高密度脂蛋白降低。同时GRF降低患者糖尿病、左心室肥厚、心力衰竭缺血性心脏病均较GRF正常患者增多。近来有资料显示，肾功能与冠状动脉病变程度相关。Reis等研究发现，女性胸痛血管造影患者中肌酐1.2～1.9mg/dl是预测冠状动脉病变的独立危险因素。左心室肥厚也与GRF水平负相关。Levin等研究中，肌酐清除率<25、25～50和>50ml/min的左心室肥厚发生率分别为45%、31%和27%，明显高于普通人群中左心室肥厚发生率（20%）。CHS研究中，不校正其他危险因素，GRF 30ml/min 1.73m^2 心血管病风险为40%，而GRF 130ml/min 1.73m^2 心血管病风险为15%；在校正其他危险因素后GRF 30ml/min 1.73m^2 心血管病风险为22%，而GRF 130ml/min 1.73m^2 心血管病风险为15%。由此可见，慢性肾病作为心血管病危险因素往往与其他危险因素合并存在，但在校正其他危险因素后，慢性肾病仍然是心血管病独立的危险因素。GRF降低与各种类型心血管病如冠状动脉旁路移植术、瓣膜置换术、心肌梗死、介入治疗、不稳定型心绞痛、心力衰竭预后有关，即使轻度肾功能损害患者心血管病不良预后风险依然存在。高危患者中GRF降低提示预后不良，高龄、糖尿病、高血压和外科手术患者尤其如此。然而在一些包括低危患者的社区研究中，慢性肾病与疾病预后关系不明显。Framinham和NHANES研究发现肾功能状况不是心血管病预后独立危险因素。但ARIC和NHANES研究显示肾功能状况为心血管病预后和所有原因死亡的独立危险因素。这种差异可能由不同研究中患者病情不同所导致的抽样误差引起。GRF降低作为心血管病危险因素的机制有以下几种可能：GRF降低多伴有心血管病非传统危险因子；高危患者中GRF降低为血管病变标志物；GRF降低是传统危险因子叠加作用的结果，如高血压和高脂血症对肾脏造成的影响比它们分别对肾脏造成的影响要大；GRF降低患者较GRF正常者接受β受体阻滞剂、血管紧张素转换酶抑制剂（ACEI）、阿司匹林等药物和溶栓及介入治疗的机会减少；GRF降低本身为左心室重构和心功能不全的危险因子。

总之，虽然有证据表明慢性肾病患者心血管病发病增多和预后不良，但还有许多问题需要阐明：是否所有心血管病非传统危险因素在慢性肾病的不同阶段均对心血管病发病和预后产生影响？低危患者GRF轻度降低是否为心血管病独立危险因素？用于降低尿蛋白和尿清蛋白治疗是否能减少心血管病风险？慢性肾病患者左心室重构的机制是什么？相信随着研究的不断深入，这些问题有望得到明确。

852. 什么是氧自由基？抗氧自由基损伤的药物（抗氧化剂）须具备哪些条件？

自由基是指具有未配对电子的原子、分子或离子。绝大多数化合物充满着成对电子，当共价键均裂时可产生自由基。凡含有氧的自由基即为氧自由基（OFR）。OFR主要包括超氧化物阴离子自由基（O_2^-）、过氧化氢（H_2O_2）及羟自由基（·OH）。在正常生理情况下，机体生成的OFR很快被体内抗氧化酶系统，如超氧化物歧化酶（SOD）、过氧化氢酶（CAT）、谷胱甘肽氧化物酶（GSH-P_x）及谷胱甘肽-S-转移酶代谢清除，因而对机体不会有任何损害。但在病理情况下，由于 OFR 的异常产生超过了机体的代谢能力，过多的 OFR 蓄积体内对机体造成损害。OFR 对机体的损害作用是许多疾病共有的病理生理基础。OFR 性质活泼，具有从其他分子夺取电子或失去电子而成为氧化、还原剂，故易与其他分子发生反应，并常常形成自由基链式反应。一般认为，GSH-P_x 活力、MDA 含量、GSH-P_x/MDA 比值是反映机体抗氧化潜在能力的重要参数，它们可以反映机体脂质过氧化速率和强度，也能间接反映组织过氧化损伤的程度。

体外实验证明 OFR 主要产生于细胞内，因此抗氧自由基损伤的药物（抗氧化剂）须具备以下条件：①分子量小，能通过膜进入细胞内；②半衰期较长；③对 OFR 有较强的灭活作用。按作用机制，抗氧化剂大致可分为三类：①阻断 OFR 产生的药物，如过氧化氢酶、GSH-P_x 等；②链式反应阻断剂，如维生素 C、维生素 E 和还原型谷胱甘肽等；③兼两方面作用的药物，如超氧化物歧化酶（SOD）等。

853 • 何为细胞凋亡？

人体的动态平衡不仅是维持正常的生理和生化过程，而且也存在形态学上的动态平衡如肥大、变性、萎缩等，这种形态上的动态平衡必然有正常细胞的死亡过程。直到最近，人们才纠正了以往认为细胞死亡总是病理的和异常的状态的概念。这完全是一种误导的概念，现已被另一种新的概念即细胞凋亡所替代。所谓细胞凋亡或称程序性细胞死亡是指一种在基因控制下的细胞主动凋亡。存在蛋白质的主动合成过程，并且在形态上具有一定特征，表现核染色质边聚、凝集、胞质浓缩，细胞表面特化结构迁曲，随后出现特征性凋亡小体的变化。其生化特征为内源性核酸介导的核小体连接区 DNA 特异性断裂，形成大小约 185 碱基对倍数的 DNA 片段（凝胶电泳呈 DNA 梯状图谱）。在人类心脏中这一现象存在于心肌病、心律失常、冠脉疾病、缺血再灌注损伤及猝死等疾病中。凋亡刺激基因（p53，c-myc，TGFβ_1）和凋亡抑制基因（bc_1-2）共同调控这一过程。对细胞凋亡的研究，会使人们从全新的角度探索心血管疾病的发生机制和防治奠定基础。

854 • 什么叫类风湿因子？其意义何在？

20 世纪 40 年代，Waaler 和 Rose 先后在类风湿关节炎（RA）患者血清中，发现一种能使致敏羊红细胞凝集的血清因子，定名为类风湿因子（RF）。随后证实 RF 是针对人类 IgG 分子 Fc 片段抗原决定簇产生的一种自身抗体，该抗体可以是 IgM、IgG、IgA、IgD 或 IgE 型免疫球蛋白，而 IgM 和 IgG 研究最多。RA 患者的淋巴结、增生的关节滑膜组织和皮下结节都是产生 RF 的场所。RF 产生的原因不明，多数认为是机体免疫系统对由于种种复杂因素引起的自身变性的 IgG 产生的应答反应。

RF 的发现对促进 RA 的诊断和治疗，对推动 RA 发病机制的研究起着重要作用。

（1）RF 和 RA　用乳胶凝集试验，有 70% ~80% 的 RA 患者血清中可测出 RF。因此，RF 的敏感性较高，而且至今仍是国际上公认的和 RA 关系最为密切的一种自身抗体，是国内外通用的由美国风湿病学会制订的诊断 RA 的 7 条项目之一。RF 的出现和效价与 RA 的临床表现、病程长短和病情轻重密切相关。高效价 RF 的 RA 患者常常病情进展快，关节病变广泛而严重伴有发热、类风湿结节、血管炎、巩膜炎和贫血等关节外表现。当症状得到控制时，RF 效价可逐渐下降甚至转阴。有资料表明，RA 患者经皮质激素或非甾类抗炎药物治疗，尽管症状可以减轻，红细胞沉降率（血沉）和 C 反应蛋白等炎症指标可以改变，RF 转阴者甚少，骨质破坏亦难以遏制。相反，D-青霉胺、柳氮磺胺吡啶、氯喹以及免疫制剂如甲氨蝶呤等治疗 RF 容易转阴，关节破坏可以延缓或停止发展，或得到修复。由此看出，效价的变化不仅可作为诊断 RA 的条件之一，还可作为观察病情活动及判断治疗效果的指标。

在成人 RA 患者中，有高达 30% 的患者在病程中用一般方法测不出血清 RF。这类患者通常病情较轻、病程较短及关节外表现较少或无。因此，RF 阴性不能否认 RA，只要临床表现符合 RA，同样可以确定 RA 诊断。有时血清中 RF 阳性者可以无关节炎和其他任何临床症状，其中大约 5% 的 RF 阳性个体有可能患 RA。据调查，RF 阳性者比 RF 阴性者患 RA 的危险性大 40 倍。因此，RF 与 RA 有密切相关性。

（2）RF 与其他风湿病　RF 不仅限于 RA，也可见于多种其他风湿性疾病，如系统性红斑狼疮、干燥综合征、系统性硬化症、混合性结缔组织病、多肌炎、皮肌炎、结节性多动脉炎及幼年类风湿关节炎等。RF 在这些疾病的阳性率可达 15% ~50%。由于这些疾病各自有独特的临床表现和实验室所见，RF 的出现不会给各病的诊断带来困难，它只反映血清学上的一种重叠现象。

（3）RF 与其他疾病　RF 可在许多非风湿性疾病中出现，如多种病毒、细菌和寄生虫感染、恶性肿瘤等。临床上常见的有①病毒感染：艾滋病、传染性单核细胞增多症、传染性肝炎、流感及疫苗注射后；②寄生虫感染：锥虫病、黑热病、疟疾、血吸虫病及丝虫病等；③慢性细菌感染：结核病、麻风病、雅司病、梅毒、布氏杆菌病、亚急性细菌性心内膜炎及沙门菌病；④肿瘤：各种肿瘤放射治疗及化疗后及骨髓瘤；⑤其他高球蛋白的血症状态：高γ-球蛋白性紫癜、慢性肝病、类肉瘤及慢性肺部炎性或间质性疾病等。在以上病患中，有的 RF 呈一过性阳性，待原发病治愈后 RF 随之消失；有的 RF 虽较长时间存在，效价却始终不高，不会成为原发病的重要表现，在治疗上不必加以注意和处理。

855 • 什么是 C 反应蛋白？

C 反应蛋白（C-reactive protein，CRP）是由于能与肺炎球菌荚膜的 C 多糖物质发生沉淀反应而得名。正常血清中含量极微，在炎症急性期、恶性肿瘤、局部缺血、组织损伤等患者的血浆中，CRP 含量可以千倍增加。业已证实，某些炎性标志物，诸如 CRP 等多种炎性因子，现已视为致心血管疾病的独立危险因子，并被用于判定其预后的标志。

CRP 是一种经典的急性时相反应蛋白已为人们所熟知，由 5 个结构相同糖基化的多肽亚单位连接而成，其亚单位由 187 个氨基酸组成。电镜下呈环状对称的五面体，不易溶于水，不耐热，结晶为菱形，其电泳迁移在 p 和 y 球蛋白区带。CRP 的测定方法一般有定性和定量两种。酶联吸附法、放射免疫法、乳胶凝集试验和琼脂扩散沉淀试验等为常用检测方法，以酶联吸附法、放射免疫法较为敏感。正常人血清 CRP 定性为阴性，但定量标准不一。CRP 能与磷脂胆碱、脂蛋白、脂多糖、染色质、半乳糖、胆固醇等多种配体结合。CRP 除通过经典途径激活补体致细胞溶解外，尚可与淋巴细胞及单核细胞受体结合，致淋巴细胞活化，促进淋巴因子形成，并抑制 T 细胞增生。CRP 本身可以促进单核细胞释放组织因子，该因子是外源性凝血途径的重要启动因子，其释放的增加势必加强局部血栓形成。

CRP 可刺激血管内皮细胞促进内皮素及白细胞介素 6 的释放，CRP 可使内皮细胞一氧化氮合酶 mRNA 的稳定性降低，导致内皮细胞一氧化氮合酶蛋白表达的下降，已排除了 CRP 可刺激血管内皮细胞促进内皮素及白细胞介素 6 的释放而介导的作用，为 CRP 的直接作用，此作用在 CRP 浓度为 5μg/ml 时达到高峰，说明血浆 CRP 在一个低浓度水平上，即患者处于一个低水平的炎症状态时就能产生影响。CRP 可导致一氧化氮分泌减少，而且能促进内皮细胞的凋亡，抑制血管的生成。一氧化氮能保持血管的弹性，对抗由内皮素及血管紧张素Ⅱ引起的缩血管作用，还可以促进血管的生成。因此 CRP 能引起心脏组织结构的改变，导致临床事件的发生。

856 • C 反应蛋白增高有何临床意义？

C 反应蛋白（C-reactive Protein，CRP）增高可反映体内炎症处于急性活动期，如类风湿关节炎、急性炎症、组织损伤、恶性肿瘤等疾病；CRP 在心脏手术后可增高，同时可反映有坏死存在，如外科手术 3 ~4 天后 CRP 持续升高，说明有进行性组织坏死或并发症如感染的存在；可反映烧伤患者的烧伤面积、深度和程度加重；对肾移植患者，说明有排斥反应存在。在体重增加及肥胖的患者，血浆 CRP 浓度也增高。肥胖与 CRP 水平的升高直接相关，且体质指数（body mass index，BMI）越高，血浆 CRP 的浓度亦越高。这与观察到的脂肪细胞会分泌白细胞介素 6 相一致。白细胞介素 6 是刺激 CRP 产生的主要肝脏刺激物。因此，控制饮食及体重下降减少心血管风险可能的机制之一是血浆 CRP 的浓度的下降，即机体炎症反应的减轻。

CRP 是炎症的一种敏感性指标。CRP 作为一种急性期反应蛋白，参与局部或全身炎症反应。近年来研究证明，CRP 与人类 IgG1 的重链第三恒定区（CH3）的氨基酸排列顺序非常相似，与补体 C1；和某些 HLA 抗原的氨基酸排列顺序也有相似之处。提示 CRP 与 IgG1，C1 和 HLA 抗原具有共同起源。CRP 具有与 IgG 和补体相似的调理和凝集作用，促进巨噬细胞的吞噬功能，刺激单核细胞表面的组织因子表达及其他免疫调节功能。因而 CRP 的高低与疾病的炎症反应程度关系密切。当有炎症存在时 CRP 会明显升高。同时血浆 CRP 的浓度与细胞因子如白细胞介素 6 形成对比的是，血浆 CRP 的浓度没有昼夜波动。因此，临床上检测血浆 CRP 可在一天中的任何时间进行。因其一天中浓度的波动很小，故不受取血时间的影响。

857 • 如何评价 C 反应蛋白作为血管炎症血浆标记物的价值？

C 反应蛋白（Creactive Protein，CRP）在对各种急性反应蛋白和血管炎症的血浆标记物的研究中，CRP 被认为是急性心血管事件最强的炎性标记物。炎症急性期，各种炎症刺激的作用下，血浆白细胞介素 6 水平升高，肝细胞反应性地生成 CRP，内皮组织也产生少量的 CRP。CRP 仅仅作为一个血管炎性标记物还是具有其他特定的功能，目前不清楚。有研究表明 CRP 具有直接促炎症的效应，在动脉粥样硬化斑块内可以刺激炎性介质的释放与表达。但更多的研究是将其作为炎性标记物，可以检测到不稳定型心绞痛患者血浆 CRP 浓度明显高于稳定型心绞痛患者的血浆水平，显示有慢性炎症反应的存在。

CRP 是一个非特异的炎性标记物，炎症、感染和组织损伤时均可使其浓度增高，取决于炎症刺激的程度，严重时可以增高至正常值的 500 倍，而且其半衰期长达 19 小时，有利于检测循环中浓度。由于标准的 CRP 敏感度不足，对正常个体发生心血管事件的预测价值有限。目前临床上多采用高敏感性 CRP 分析，即高敏 C 反应蛋白（high-sensitive CRP，hs-CRP）影响 CRP 水平的因素较多，如血压升高、体质指数（BMI）高、吸烟、代谢综合征/糖尿病、低 HDL/高 TG、雌激素/孕激素、慢性感染（牙龈炎、气管炎等）、慢性炎症（如风湿性炎症）等，则使 hs-CRP 水平升高；少量饮酒、体力活动、体重减轻、调脂药物（他汀类、贝特类、烟酸）则使 hs-CRP 降低。基础 hs-CRP 水平是心肌梗死、脑卒中和外周血管疾病的独立预测因子，动脉粥样硬化患者可以根据 CRP 的水平进行分级，循环中 hs-CRP 水平 >0.16mg/dl 时，患者容易死亡或发生心肌梗死，提示需要进行血管成形术；在看似健康的个体，血浆 CRP >0.169mg/dl 时，提示在未来 8 年内其发生不稳定型心绞痛、心肌梗死、脑卒中的危险性增大，血管成形术后发生再狭窄的几率也显著增高。hs-CRP 水平高的患者，绝大多数的 LDL 浓度也增高（>149mg/dl），同样提示心血管事件的危险性增高；而 LDL 和 hs-CRP 浓度均低的患者，发生急性冠脉综合征（ACS）的几率较小。CRP 是一个可以检测的生物活性指标，通过临床实验室检测患者血清中的 CRP 水平，可以预测急性冠脉事件的危险性和指导相应的治疗措施。

目前认为可能与血管炎症有关的炎性细胞因子已发现有十多种，而较适宜用于临床的炎性标志物还是 hs-CRP。因为它基本符合可用于临床、较为理想的炎性标志物应具备的条件。①测定方法能够标准化，变异系数小；②与已确认的危险因子无关；③观察性研究与临床试验、CVD 临床终点相关，可预测近期及远期预后；④有确定的正常值；⑤检测的敏感性和特异性较高；⑥结果可推广至各类不同的人群；⑦检测费用不宜过高，患者有可能接受。

858• C 反应蛋白和心血管疾病的关系如何？

C 反应蛋白（CRP）浓度增高是导致心血管疾病直接因素，还是仅仅在动脉粥样硬化、血管的损伤、心肌的缺血或者坏死等非特异性刺激下，导致在急性期的一种反应性增高？目前有以下几点说明血浆 CRP 浓度增高不仅仅是一种伴随现象。首先，慢性感染引起的血浆 CRP 浓度增高，是引起心血管疾病的一个高危因素；第二，在纠正了其他危险因子的影响后，血浆 CRP 浓度的增高是心血管疾病独立的危险因子；第三，在炎症组织的局部如血管动脉粥样硬化处，心肌梗死区有 CRP 的沉积。

（1）CRP 和冠心病的关系　CRP 是冠心病的一种危险因子。在经冠状动脉造影证实为冠心病患者血浆 CRP 浓度是正常人的 2 倍，而在心肌梗死的患者是正常人的 4 倍。与其他危险因子的关系：有研究发现 CRP 与胆固醇、三酰甘油及载脂蛋白 B 呈正相关，与高密度脂蛋白负相关，与载脂蛋白则无关。

有研究表明：人类早期粥样硬化斑块中也有大量 CRP 沉积，以新生内膜近中膜处最明显，且泡沫细胞中也有 CRP 染色阳性。同时可见大量的补体终末反应蛋白 C5b-9 的沉积。据此认为 CRP 介导的补体激活在人类早期动脉粥样硬化中具有重要作用。

CRP 与冠心病严重程度相关。CRP 是炎症的一个指标，血浆 CRP 水平与心血管事件有显著的相关性。新近采用年龄和吸烟配对研究发现，女性血浆基线 CRP 增高者，3 年后心血管事件发生率较 CRP 正常者增加 5 倍，心肌梗死和脑卒中的危险则增加 7 倍。Heinrich 的研究表明血浆 CRP 的水平与冠状动脉、脑动脉和周围动脉粥样硬化的存在和严重性有明显的相关性。而且，在多危险因子国际试验中，也已经观察到血浆 CRP 水平与冠心病猝死有很强的相关性。

CRP 不仅是冠心病的危险因子，而且和冠心病的预后密切相关。欧洲研究观察了 2000 例心绞痛患者的 CRP 水平，2 年后发现，血浆 CRP 水平增高者较正常者发生非致死性心肌梗死或猝死要高 1. 81 倍。而且，血浆 CRP 浓度 >3. 6mg/dl 时冠状动脉事件危险性增加两倍。Marrow 等对 630 例急性冠状动脉综合征患者的研究发现，入院后 14 天死亡的不稳定型心绞痛或非 Q 波心肌梗死患者血浆 CRP 为 7. 21mg/dl 而存活者为 1. 29mg/dl，且 <1. 55mg/dl 患者无一例死亡。即便是肌钙蛋白 T 正常的患者，也呈相似趋势，提示在一定程度上，CRP 在判断急性冠状动脉综合征患者的预后上较血浆肌钙蛋白 T 更具价值。

（2）CRP 和心房颤动的关系　血浆 CRP 和冠心病的相关性研究相对较多，但与心房颤动的相关研究报道很少。Bruins 等在对心脏手术后患者研究证实，术后 6 小时白细胞介素 6 达到高峰，术后第 2 天血浆 CRP 的浓度达到最大，术后 2～3 天补体-CRP 复合物浓度达高峰，而在术后 2～3 天患者的心房颤动发生率也达到高峰，高达 37%。在非心脏手术后的心房颤动患者，也有血浆 CRP 浓度增高，但在房性心动过速的患者血浆 CRP 和正常对照组相比差异无统计学意义。在特发性心房颤动患者，CRP 与其有无相关性尚不明确。

利用药物治疗来降低血浆 CRP 的水平，尚没有直接证据表明降低血浆 CRP 水平一定会减少心血管事件的风险。然而，乙酰水杨酸（阿司匹林）和他汀类药物的随机化临床试验提示，在 CRP 水平较高的患者中，这些药物所带来的风险下降更为明显。其他的如抗炎药物及抗氧化剂一也有降低血浆 CRP 水平的作用。例如，在一项阿司匹林的随机研究中，基线 CRP 水平为最高 4 分位数的患者，阿司匹林使风险降低达 56%，而 CRP 水平较低的患者风险下降也较少。CARE 试验表明他汀类降脂药普代他汀能降低血浆 CRP 水平，在 5 年期间血浆 CRP 的水平下降了近 40%，且此作用独立于其降血脂作用。因此他汀类降脂药物在临床试验中能降低心血管事件的发生率，可能一方面和其降血脂有关，另外，也可能和其直接作用于动脉粥样斑块处或直接的抗炎作用。

CRP 作为炎症标记物之一，和心血管疾病的相关性很好。尽管其血浆浓度受感染及创伤过程的影响，但其在血液中的浓度波动很小，检测不受时间的影响。同时针对不同环节可进行相应的治疗，如用抗炎药物降低 CRP 的水平，减少 CRP 的生成。其他如阻断 CRP 和细胞膜的结合或者抑制 CRP 导致的补体系统的激活。因此，未来 CRP 可能成为治疗目标。

859 • 何为基因治疗？在心血管病中的应用前景怎样？

基因治疗就是应用基因工程和细胞生物学技术，将一些具有治疗价值的外源基因导入体内，修复或补充失去正常功能的基因及其表达产物，或抑制体内基因的过度表达，而达到治疗目的的方法。目前基因治疗有两种：一是间接基因导入法，即先将目的基因导入中介细胞，通过选择性培养、扩增再输入体内，其中外源性基因的表达产物可以通过循环分泌或旁分泌途径而发挥治疗作用。在心血管系统中常用的中介细胞有血管内皮细胞、成纤维细胞和平滑肌细胞等。二是直接基因导入法，即将重组的外源性基因，通过脂质体、病毒载体或直接注射至血管、肌肉或心肌等组织，表达所需蛋白质。

近 10 年多来，由于分子生物学理论和技术的进展，使人们逐渐认识到，心血管生理和病理最本质和最核心的问题是基因及其调控的问题。从分子心血管病学的观点来看，许多心血管疾病都是由于一些基因结构和表达异常引起的。因此，基因治疗具有广泛的应用前景，它可以防治血栓形成和血管再狭窄，防治高血压、高脂血症和动脉粥样硬化，治疗缺血性心肌病、心功能不全和遗传性心肌病等。此外，在心血管外科中亦具有良好的应用价值。将携带有尿激酶原基因的反转录病毒的基因缝线，进行体内微小血管的血管缝合，可以有效防止血栓的形成；给高脂血症的家兔注射重组的低密度脂蛋白受体的基因病毒载体，可以有效降低血胆固醇的水平；将反义的重组 ras 癌基因反转录病毒载体或人工合成的反义 myc 和 myb 癌基因的寡聚核苷酸，转染增生的自发性高血压大鼠的平滑肌细胞，可以有效抑制血管紧张素和内皮素所引起的血管平滑肌细胞增殖；将重组的抗癌基因（p53）反转录病毒载体，注入内皮细胞剥脱的动脉管腔内，可以有效抑制血管平滑肌细胞的增生，防止再狭窄的形成。因此，只要选择适当的目的基因，导入体内特定的靶器官，就有可能达到治疗心血管病的目的。例如，应用载脂蛋白 B、E 基因可以治疗高脂血症和动脉粥样硬化；应用心房钠尿肽基因可以防治高血压症；应用 tPA 基因，植入血管内皮细胞或移植于固定膜及移植膜上，可以防止经皮冠状动脉成形术后的再狭窄，植入人造血管内可以防治血栓的形成；将血管内皮生长因子的基因植入缺血心肌组织，将有可能促进侧支循环的形成；将肌源性决定基因导入成纤维细胞，可使成纤维细胞肌源化，恢复收缩功能，将有可能治疗心功能不全；将红细胞生成素、基因导入体内，将可能治疗肾性贫血；将营养不良基因导入心肌，可以治疗 Duchenne 肌营养不良、遗传性扩张型心肌病，X 联锁扩张型心肌病等。应用反义核苷酸技术，亦可治疗多种心血管病。有人设想应用反义的肾素-血管紧张素原或内皮素的基因可以治疗高血压等等。此外，随同源基因重组和基因靶技术的发展，还将可能对体内损坏的基因进行定位修复、改建和切割。有人预测，在 21 世纪，即使外科学家亦将会一手拿手术刀，一手掌握 DNA。分子外科学将会应运而生。

860 • 目前我国心血管病基因治疗的现况和研究方向是什么？

人类基因组计划的实施和完成，极大地推动了基因功能和应用的研究。心血管病发病的细胞和分子生物学研究及其相关基因的克隆为心血管病基因治疗提供了更多的可供选择的治疗基因。基因体内运载体系的研究，为心血管病基因治疗提供了更为安全、有效的运载工具。我国自1986年实施的国家生物高技术（863）计划，不仅为基因治疗培养了大量人才，建立了研究基地，而且为我国心血管病基因治疗奠定了坚实的理论和技术基础。国家“科技兴国”的方针政策，将生物高技术作为国家重点发展的支柱研究项目，为心血管病基因治疗的持续发展提供了最有力的保证。我国心血管病基因治疗已从幼年逐渐走向成熟，现在是我国研究和发展心血管病基因治疗的最佳时期，也是我们赶超世界先进水平的最好机遇。

通过十多年努力，我国已经具备了一批具有自主知识产权的新靶基因。目前我国在心血管领域已经克隆到十多个具有明确功能的新基因，可供基因治疗选择。我国已经构建和开发了一系列新的病毒和非病毒载体的基因运载体系，包括新型腺病毒辅助病毒（AAV）、缺陷型腺病毒、受体介导的靶向性基因转移、电脉冲、裸DNA运载系统等，为心血管病基因治疗提供了安全、有效的运载工具。最近我国第一个心血管病基因治疗方案——血管内皮生长因子基因治疗梗死性血管病已通过新药审批，可在临床试用，为我国心血管病基因治疗的规范、方案、检测、评审和临床应用提供了初步的经验。现在，许多实验室已经积累了一批可供心血管病基因治疗的临床前的实验资料，正积极准备申报新药评审和临床试用。我国心血管病基因治疗正在孕育着新的前所未有的蓬勃发展的生机。

但是，心血管病基因治疗与其他疾病的基因治疗一样，在世界范围内，它还处在试验阶段，还不成熟。目前全世界所实施的近500个临床方案和近4000个临床病例，真正获得成功的病例还只局限于少数单基因遗传病，而且程序复杂、费用昂贵。对于多基因的疾病，特别是肿瘤和心血管病，目前尚无十分成熟和绝对有效或根治的方案。即使血管内皮生长因子基因治疗梗死性血管病，成功率平均也只有70%左右。因此，心血管病基因治疗还处于实验阶段，离实际的大范围临床应用还有相当距离。

正是由于心血管病基因治疗还处于实验阶段，离实际临床应用还有相当距离，故目前还有以下几个相关问题有待重点研究解决，从而也显示了该领域未来的研究方向。

（1）目前还缺乏很有效的治疗基因　目前人类基因组精细的框架图虽然已经公布，但是人类3～10万个基因及其功能尚未完全确定。绝大多数心脑血管病的分子机制和致病基因还不十分了解。因此，现在我们还很难选择出十分有效的基因治疗的靶基因。而且多数心血管病都是多基因病，基因治疗不仅需要一个，而且可能需要几个基因进行综合治疗才能奏效。此外，同一种心脑血管病所涉及的基因亦可能不同，还需发展同一种疾病不同类型的个体化的基因治疗方案才更有效。因此，还必须大力加强心血管病发病的分子机制的研究，为心血管病基因治疗提供更新、更有效、更关键的治疗基因。

（2）基因转移体系还不完善　目前虽然已有几十个病毒和非病毒的基因运载体系问世，但还不够理想，或转移效率低，或有安全隐患，或缺乏临床实际的验证，且多缺乏可控性。这是当前心血管病基因治疗的一个限速因素，因此，我们只有大力发展新型、安全、有效、可控、简便易行的基因转移体系，心血管病基因治疗才能更广泛地发展。结合心血管病的特点和我国的实际情况，在当前应该着重发展非病毒载体和靶向性基因转移体系，注意开发口服和吸入等更加简便易行和经济实用的基因转移技术，为心血管病的基因治疗提供更安全、更有效、可调控的体内基因运载体系。

(3) 基因调控治疗方面的研究还不多 人体内的基因不是孤立的，转录、表达及其功能有着复杂和精细的调节。疾病的发生不都是基因结构的缺失和异常，多数表现为调控机制的障碍。近年来发展起来的反义核酸、肽核酸、Decay 转录因子、核酶、基因转录调节药物等都是基因治疗的一部分。这些治疗方案范围更广阔，途径更多样，使用更安全，开发较简单。目前这种基因治疗研究还不够，应予大力加强。大力进行基因调控的研究，为心血管病的基因调控和基因药物的治疗开辟新的思路和途径。

861• 目前是如何评价雌激素替代治疗预防心血管疾病的？

20 世纪 90 年代初认为雌激素替代治疗（HRT）有保护心血管系统，降低心血管病的危险。其理由是绝经期后的妇女除泌尿、生殖、骨骼等多个系统发生明显改变以外，其冠心病发病率和死亡率也明显上升。认为雌激素通过调整血脂代谢紊乱，松弛血管平滑肌，对血糖、胰岛素的代谢作用等而对心脏起保护作用。1992 年美国发表了绝经妇女预防性激素治疗指南，主张绝经妇女都要考虑雌激素替代治疗，1993 年提出绝经妇女高胆固醇血症者应给予雌激素替代治疗，因此 90 年代中期 HRT 成为美国最常用的药物，为此美国心脏学会把 HRT 列入冠心病预防指南中；而近几年来，关于雌激素替代治疗预防心血管疾病，已从肯定转为否定。2003 年 7 月 WHO 进行的 HRT 试验证明，使心肌梗死及冠心病死亡增加 29%，脑卒中增加 41%，静脉栓塞事件增加 2 倍有余，乳癌增加 29%。2003 年 1 月美国 FDA 公布雌激素加孕激素不准用于心脏病的预防，目前批准 HRT 只用于严重心血管舒缩症状，中、重度外阴及阴道萎缩和预防绝经后妇女的骨质疏松。

862• 目前认为雄激素与动脉粥样硬化关系怎样？

流行病学调查证实，动脉粥样硬化（atherosclerosis，AS）的危险因素是高血脂、高血压、糖尿病、吸烟、男性等。男性人群心血管发病率较女性明显高，即使考虑其他发病危险后，男性（性别）仍是一个独立的心血管疾病发病危险因子，这提示雄激素（androgen）与心血管疾病可能存在有一定的关系。与雌激素和 AS 的关系已得到广泛深入的研究不同，雄激素与 AS 的关系研究相对较少。虽然男性（性别）是一个独立的心血管疾病发病危险因子，而且运动员中滥用雄激素所造成的心血管危害（心肌肥厚、心肌梗死、血栓等）已成共识，但由此结论雄激素导致或加重 AS 尚缺乏证据。因为迄今为止没有直接的证据显示雄激素可以使冠心病和心肌梗死的发病率增高。相反，已有的研究报道显示老年男性雄激素水平降低与 AS 的形成和发展同样有密切关系。回顾性研究显示，雄激素水平与男性冠状动脉狭窄严重程度和心肌梗死发生率呈负相关，提示低雄激素血症可能是老年男性 AS 的独立危险因素之一。

目前大多数研究结果显示：①在男性更年期雄激素的降低通过对脂质代谢、血管内皮功能、凝血与对动脉张力的不利影响而加速 AS 的发生发展；对骨骼肌和巨噬细胞的影响报道尚不一致；②大多数研究结果均显示，内源性雄激素水平与男性冠心病和心肌梗死呈负相关，男性更年期后的低雄激素血症可能是冠状动脉粥样硬化因素之一；③男性更年期后性腺机能减退者补充适量的雄激素是有益的，而超生理剂量的雄激素补充的临床试验和目前国际上雄激素补充疗法的多中心临床实验正在进行，尚未得出结果。相信此领域的研究结果将大大提高部分雄激素缺乏患者的生活质量。

863 • 为何心脏病老人补钙应特别慎重？

现在各种钙剂的广告琳琅满目，钙剂的用途也是多种多样，既可防病又可治病。于是许多人就跟着广告走，买回一些随意吃。他们认为反正这都是营养保健品，多吃也无妨。其实不然。医学研究发现，心脏病患者补钙过量，可因钙沉积而引起猝死。医学实验表明，当人体细胞内的钙浓度过高时，有一种叫磷脂酶 A_2 的酶在细胞内被激活，这种酶能够破坏细胞内结构，使细胞核中的 DNA 断裂，细胞质与细胞膜分离，进而导致细胞皱裂死亡。美国学者克卢教授研究发现，美国每年有 20 万例致命性心脏病发作，主要是由于心脏缺血，造成钙离子大量涌入心肌细胞内，发生钙沉积而猝死。研究者认为，就心血管系统而言，钙代谢失调主要表现为血管平滑肌细胞中的钙含量增高，使血管张力增加而引起痉挛，血流减少甚至停止。因此，高血压、冠心病等心血管病患者宜在专科医生指导下，合理摄取钙或服用钙剂来达到防病、治病的目的，不应盲目补钙。

864 • 贫血与心血管病的关系如何？

越来越多的数据显示，贫血与心脏病的发病率和死亡率密切相关。

美国一项有关贫血与心力衰竭的研究中，心功能Ⅳ级的患者贫血发生率达到了 79.1%。贫血是左心室肥厚发生的独立危险因素。血细胞比积（Hct）<30% 或 30% ~33% 的患者，与 Hct 为 33% ~36% 的患者相比，第一年明确有更大的发生心源性死亡的危险。他们因心脏原因而住院的风险也明显要高。

低心排出量，特别是严重心衰会损害骨髓功能。此外，严重充血性右心衰会导致严重吸收障碍和营养不良，而使血红蛋白（Hb）下降。

贫血与急性心肌梗死以 Hct <39% 为标准，43.4% 的急性心肌梗死（心梗）患者有贫血，而 4.2% 的心梗患者 Hct 为 30%。高 Hct 的患者 30 天生存率为 82.8%，Hct 为 30.1% ~33.0% 的患者为 70%，Hct 为 27.1% ~30% 的患者为 64.1%，提示贫血可能是急性心梗患者危险因素。

未治疗或治疗不足的贫血是心血管疾病发生与进展的常见原因。因贫血造成组织摄氧不足，全身动脉扩张会增加卒中发生率。贫血降低了血液黏稠度，增加静脉回流和前负荷；贫血同时激活了交感神经系统，促使心率加快，可在短时间内增加心排出量。心排出量增加的适应代偿机制导致了左心室肥厚，导致心衰发生并加重冠状动脉疾病。

有证据表明，肾脏疾病合并心血管疾患治疗肾性贫血，可减轻左心室肥厚、改善心肌缺血，提高运动耐量，减少心血管并发症出现；使用促红细胞生成素纠正贫血可改善运动功能。慢性心衰皮下注射促红细胞生成素和静脉给予铁剂可使大部分患者心功能改善，而且肾功能也得到改善，减少了口服或静脉使用呋塞米（速尿）的量。此外患者住院时间也明显减少，与未经治疗患者相比有明显疗效。

北京协和医院韩冰、孟婵最近报道指出：急性心肌梗死输血对住院的高龄急性心梗患者有利，因为纠正了贫血，从输血中得到的益处是惊人的。

865 • 什么叫反义技术？在心血管领域有何应用？

反义技术是指根据碱基配对原理，用人工或生物体合成与基因组 DNA 或 RNA 互补的反义核酸片段定向地阻断或抑制该基因复制、转录或翻译的技术。主要包括三个方面的内容：①反义 RNA（antisense RNA），是一种与 mRNA 互补的 RNA；②反义 DNA（antisense DNA），指能与基因组 DNA 互补的 DNA；③酶性核糖核酸（ribozyme），为具有酶活性的反义分子，可裂解与其互补的 mRNA。前两者统称为反义核酸。反义核酸与靶序列结合后，通过以下几种机制阻断或抑制某一基因的功能：①与双链核酸结合成三链结构，或与单链 DNA 形成双链结构，阻断基因的复制或转录；②与靶 mRNA 结合形成双链杂交体，激活细胞内的核酸酶 H，使靶 mRNA 分子裂解，阻断蛋白质的翻译过程；③作用于 mRNA 剪接位点或 poly A 位点，阻止前 mRNA 的成熟或成熟 mRNA 向胞质的运输，终止蛋白质的翻译；④占据酶结合位点，防止酶与基因结合，中断基因表达；⑤通过表达酶性核糖核酸，降解 mRNA。

反义技术的意义在于其仅干扰靶基因的功能，对基因组其他基因的结构和功能无影响，方法简便，因此有着广阔的应用前景。近年来在心血管疾病的研究中进展迅速，为心血管疾病的治疗提供了一种新的手段。目前研究提示，该技术可望用于①抑制血管平滑肌细胞的增殖及迁移，使冠心病、高血压等疾病得以缓解；②抑制心肌肥厚，治疗高血压心脏病、肥厚型心肌病等；③病毒性心肌炎的心肌损害主要是由于病毒的直接作用所致，抗病毒是本病的根本治疗方法，但目前尚无有效的抗病毒药物，主要靠对症和支持疗法减轻症状。反义技术的应用为病毒性心肌炎的根治带来了希望。另外，反义技术也是一种较敏感的检测手段，也可用于脂质等代谢研究。

866 • 心脏移植的手术适应证和供心的选择标准是什么？

心脏移植的手术适应证：①内外科均无法治愈的终末期心脏病患者，预测患者生存期 < 1 年或 EF < 25%，肺毛细血管楔压（PWP） > 25mmHg，患者多数在半年内猝死者；②肺动脉压力 ≤ 60mmHg，或肺血管阻力 ≤ 4Wood 单位；③其他重要器官功能正常或可逆；④精神状态稳定；⑤家属、本人同意。

供心的选择标准：①年龄男 ≤ 35 岁，女 ≤ 40 岁（由于供体紧缺，只要无冠状动脉病变，供体年龄可放宽至 45 岁 ~ 50 岁）；②ABO 血型相同；③淋巴细胞交叉试验阴性；④预计供心总缺血时间不超过 6 小时。

867. 麻醉对心血管有何影响？冠心病患者进行非心脏手术应注意什么？

麻醉对心血管的影响有两个方面：一是麻醉药物对心血管的直接作用；二是麻醉时通过自主神经系统的变化对心血管的间接作用，多数麻醉药，尤其全身麻醉药，对循环和呼吸功能有抑制作用。有的可抑制心肌收缩，如氟烷、硫喷妥钠等；有的可引起血压下降，如芬太尼、氟哌啶等。肌肉松弛剂如琥珀酰胆碱，可引起心动过缓或心脏骤停。本可松则可使心率加快，血压及 CO 增加。在吸入麻醉时如供氧不足，呼吸道不够通畅或呼吸过度抑制，都可引起缺氧和 CO_2 潴留，易引起心律失常，严重的可发生室颤或停搏；脊椎麻醉和硬膜外麻醉，可引起交感神经阻滞，使外周动静脉血管扩张，全身血管阻力下降，回心血量减少，可引起血压下降；气管插管时，由于迷走神经的反射作用，可诱发心律失常或心脏骤停。

冠心病患者进行非心脏手术，明显增加心脏并发症的危险，一般来说，稳定型心绞痛的患者对手术耐受性较好，而不稳定型心绞痛者则较差。不稳定型心绞痛患者需作择期手术时，应先进行治疗，待病情稳定后再作手术。这些患者宜在行非心脏手术之前先作冠脉造影，以决定是否需先作冠状动脉内介入治疗或是 CABG，然后再进行手术。急性心肌梗死患者除非紧急，一般不宜进行大手术。急性心肌梗死后 3～6 个月以上，症状和心电图变化都已稳定，方可考虑作必要的手术。手术与术前心肌梗死间隔时间越短，则术后再发心肌梗死的机会越大。冠心病患者手术时可能危险性在于麻醉和手术前后的低血压和低排出量加剧心肌缺血，引起心源性休克、严重心律失常、心力衰竭和术后心肌梗死，故择期手术要待上述病情稳定后。

十八、心血管疾病诊断技术

868• 过早复极的心电图特点是什么?

过早复极又称提前复极综合征，临床上十分常见，成人发生率为1% ~2.5%。其心电图改变主要为ST段持续性抬高，有时可能被误诊为急性心包炎或急性心肌梗死。

心电图特点：①ST段凹面向上，抬高程度较轻，在胸前导联多≤2mm，偶可达3 ~4mm，而肢体导联多≤0.5mm。胸前导联ST段抬高以过渡区（V_3、V_4导联）比较明显，而在肢体导联以Ⅰ导联比较明显；②胸前导联T波高耸，呈对称性，常可≥10mm；③出现明显J波，J波表现为QRS远侧支出现切迹、粗钝。J波反映心室复极开始，由于部分心室过早复极，故J波可出现于QRS波结束之前，构成ST段起始部分；④以上心电图改变相对稳定，可持续长时间不变。临床上若遇到不易确诊的ST段抬高病例，可留院观察24 ~48小时，若ST段无明显动态改变，则急性心肌梗死基本上可排除。关于过早复极的发生机制，一般认为是由于心室某一部分（心内膜或心室前壁）在整个心室除极尚未结束之前，提前发生复极所致。心率减慢（如注射普萘洛尔后）可使ST段抬高更加明显，而心率加快（如运动、注射异丙肾上腺素后）则可使抬高的ST段回到基线。这提示ST段抬高与心率减慢、心室各部分复极时间不一致有关。

869• 何谓位置性Q波，常见于哪些情况?

正常人偶尔在Ⅲ、aVF、V_1、V_2导联出现超过正常标准的Q波，呈QS型或Qr型，可能发生误诊。此种情况多与心脏位置有关，故称为位置性Q波（positional Qwave）。除正常变异外，还可见于某些胸部病变与先天性心血管病变，如左侧气胸、右位心、鸡胸、右侧心包缺如与纠正型先天性大血管错位。

（1）aVL导联出现QS型或Qr型　可出现于少数正常人。一般认为QS型反映心脏基底部的电位变化，Qr型反映了心脏背部的电位变化。aVL出现此种图形，反映心脏转位致使心脏基底部或背部的电位变化传至左上肢，多见于垂直型心电位。aVL导联位置性Q波的特点为①Ⅰ导联与左胸导联无异常的Q波；②aVL导联不出现明显的ST-T改变（如ST段抬高，T波深倒置>5mm)，通常仅出现T波浅倒置，P波也常呈倒置。

（2）Ⅲ导联出现异常Q波　12% ~20%的正常人可出现此种改变，特别是肥胖体型者。

Q波增宽，可呈QR、Qr或QS型。以Q波>0.04秒作为病理性Q波的诊断标准，或以吸气时Ⅲ导联Q波缩小作为正常变异的依据均不十分可靠，因为例外的情况十分多见。一般说，Ⅲ导联单独出现Q波很少为病理性，除非突然发生，并伴有符合急性心肌梗死的ST-T变化。对可疑病例，可描记心电向量图。

（3）Ⅲ、aVF导联同时出现异常Q波　有时因正常变异可在Ⅲ、aVF导联同时出现Q波。这可能由于心尖部向前旋转，心脏后基底部电位传至左下肢之故。虽然正常变异的Q波可因体位变化、呼吸状态而改变（吸气时缩小），但作为与病理性Q波的鉴别诊断依据并不很可靠。心电向量图对此鉴别诊断颇有价值。下壁心肌梗死时，初始QRS向量向上，投影在aVR导联的正侧，故aVR导联出现r波而呈rS型；而正常变异的初始QRS向量水平向左（而非向上），故aVR导联无起始r波，而呈QS型或QR型或Qr型。当Ⅲ、aVF导联出现异常Q波时，aVR导联的QRS型对病理性Q波与正常变异的鉴别诊断颇有价值：若aVR导联呈rS型，则可肯定其为病理性Q波；若aVR导联出现QR型，则提示其为正常变异；若aVR导联出现QS型，则鉴别诊断价值不大，可为病理性，也可能为正常变异。此外，观察Ⅱ导联有无异常Q波，Ⅲ、aVF导联有无ST-T改变对鉴别诊断也有很大价值。

870• 什么是“电张调整性”T波改变？

心电图工作者见到这样的现象：原来QRS波形态正常（室内传导过程正常）者，于右心室起搏一段时间停止起搏后，发生明显的T波倒置。对这类T波改变的原理的解释与习用的原发性、继发性T波改变的概念不完全相同，而是用“电张调整性”（electronic modulation）概念来解释。

1982年Rosenbaum撰文阐述T波的电张调整性改变现象。其要点是：据推测，心室的除极-复极过程中，先除极处应当先复极，后除极处应当后复极。若果真如此，则T波应与QRS波反向。但其实不然，常态心电图的T波与QRS波是同向的。这是由于心肌电张调整功能的结果，其原理还不完全清楚。心室激动过程中，电张力间相反作用，使先除极处动作电位延长，不应性恢复慢；后除极处动作电位时间缩短，不应性恢复快，故后除极处先复极，先除极处后复极，T波就与QRS波同向了。心电学中称这种现象为心室复极差，意谓心脏有此功能，使应与QRS波反向的T波改变（调整）为与QRS波同向，以上是T波受电张调整的概念。电张调整作用具有“累积”和“记忆”特点。“积累”指某种心室激动顺序要反复进行一定次数（时间）后，T波的方向才被调整。“记忆”指电张调整的结果能保持到原来心室激动顺序不复存在以后的一段时间中。

举一个常见的例子来说，某患者在基本窦性心律（窦律）时，QRS波形态正常，由于患病态窦房结综合征而安置了右心室起搏器，起搏心电图的QRS波呈完全性左束支阻滞伴电轴左偏形态。当窦性心率超过起搏器的低限频率时则恢复自身窦律，此时有明显T波倒置。心电图变化原理如下：正常窦律时，心室内传导顺序正常，T波与QRS波同向，这是一直延续着电张调整作用，保持T波与QRS波同向。在右心室起搏时，右心室心尖部先激动，心底部后激动，心室内激动顺序类似于左束支伴左前分支阻滞时的情况，QRS波呈相应形态。伴随着心室激动时间延长和室内传导顺序的明显改变，有两种机制使 T 波发生变化：其一是经典的继发性 T 波改变，表现在 T 波的方向与 QRS 波方向相反（心室起搏电图的Ⅱ、Ⅲ、aVF、$V_3 \sim V_6$ 导联 QRS 波为负向，T 波为正向）。这种继发性 T 波改变是即时的，它与异常的 QRS 波并存。一旦 QRS 波恢复常态，继发性 T 波改变马上消失。其二为电张调整性 T 波改变的机制，即心脏为了适应这异常的心室内激动顺序，通过电张调整机制，以求使 T 波与 QRS 波同向（目的使Ⅱ、Ⅲ、aVF、$V_3 \sim V_6$ 导联的 T 波成为负向，以与 QRS 波的方向一致），但这种电张调整机制的影响被继发性 T 波改变所掩盖，当时只表现为继发性 T 波改变的特征，T 波与 QRS 波反向。随着时间的“积累”，电张调整的影响形成且稳定（但仍被掩盖），一旦恢复正常窦性搏动及正常的心室内传导顺序，继发性 T 波改变消失，而电张调整的机制还继续着（心肌还“记忆”着起搏搏动时的情况），Ⅱ、Ⅲ、aVF、$V_3 \sim V_6$ 导联的 T 波倒置（与起搏搏动时的 QRS 波方向一致），在窦性搏动时，这是个很突出的改变。恢复窦性搏动后，适应正常的心室内传导顺序，心脏进行着新的电张调整。起搏搏动过程中延续下来的电张调整“回忆”经过一段时间后消失，T 波的方向再度被电张调整为与窦律时 QRS 波一致。所以经过一段时间心室起搏后恢复窦律，心电图就有 T 波倒置，维持一段时间后，倒置的 T 波又恢复直立。

上述电张调整机制所致的这种短期的 T 波倒置现象还可见于阵发性室性心动过速终止后、阵发性束支传导阻滞消失后以及预激综合征患者的房室旁路被射频消融阻断后的心电图。

871. 较易识别的功能性 T 波倒置见于哪些类型？

T 波倒置既可见于病理情况，也可能为功能性，两者有时难以鉴别。应全面观察心电图改变，并结合临床予以鉴别。以下几种类型的功能性 T 波倒置具有一定特点，较易识别。

（1）持续性幼年型 T 波　正常婴儿与儿童右胸前导联 T 波常倒置，有时可持续至成年，发生率为 0.5% ~4.2%，故称为持续性幼年型 T 波。其特点：①T 波倒置局限于 $V_1 \sim V_3$ 导联，偶见于 V_4 导联，从不见于 $V_5 \sim V_6$ 导联，也不见于肢体导联；②T 波倒置的深度一般不超过 5mm；③深吸气、口服钾盐可使倒置的 T 波转为直立。

（2）心尖现象或孤立性 T 波倒置　多见于瘦长型健康青年。发生机制可能是因心尖与胸壁之间的接触或压力干扰了心室的复极过程，致使 T 波倒置。其特点：①T 波倒置局限于 V_4 导联，偶可见于 $V_4 \sim V_5$ 导联；②右侧卧位时，由于心脏与胸壁脱离接触，可使倒置的 T 波恢复直立。

（3）过度呼吸 T 波异常　在正常人过度呼吸可引起 T 波倒置。有时运动后出现的 T 波倒置，事实上是过度呼吸引起的。过度呼吸引起的 T 波异常可见于 11% 的正常人。过度通气 20 秒后即可出现 T 波异常，60 秒后更为明显。此种现象的发生机制有人认为是由于交感神经兴奋，早期心室复极的非同步缩短所致，故可伴有 QTc 延长。事前应用 β 受体阻滞剂可预防此种情况的发生。

（4）直立性 T 波倒置　无力型的人直立时Ⅱ导联 T 波可倒置，偶尔，平卧时的Ⅱ导联 T

波倒置，深吸气与直立时 T 波倒置加重。此种情况在神经性循环衰弱症患者中较易发生。至于其发生机制一般认为系交感神经活动增强之故，故应用 β 受体阻滞剂可防止此种变化。

（5）餐后 T 波倒置 饱餐后（特别是热量 $>5.02\times10^9$ J）30 分钟内可出现 T 波倒置，在Ⅰ、Ⅱ、$V_2\sim V_4$ 导联均可出现。空腹时描记心电图或饮食中加氯化钾 3g 可防止此种 T 波异常。

（6）心动过速后 T 波倒置 室速或室上速发作终止后可出现 T 波倒置与 ST 段压低，QT 间期通常延长。此种 ST-T 改变可持续数日、数周，甚至数月。至于其发生机制尚不明确，青年患者出现心动过速后 T 波倒置，追踪观察多年，心脏并无病理现象出现，故有人认为其系功能性改变；但老年患者心动过速后出现 T 波深倒置，并持续时间较长，很可能为病理性，反映心肌损害。另外，根据最新概念，可能有部分属于电张调整性 T 波改变。

（7）恐惧、焦虑不安等情绪刺激可引起一过性 T 波倒置，在Ⅱ、Ⅲ导联特别明显，服用 β 受体阻滞剂可消除之。

872 • 什么叫 $S_1S_2S_3$ 综合征？

Ⅰ、Ⅱ、Ⅲ导联均出现明显 S 波，称为 $S_1S_2S_3$ 综合征。由于终末 QRS 向量位于右上象限，故在 aVR 导联可出现迟晚的 R 波，易被误诊为右束支传导阻滞。$S_1S_2S_3$ 综合征可见于正常变异，反映婴幼儿期右心室占优势的遗留，胸前导联多无明显改变；也可见于先天性心脏病或肺源性心脏病引起的右心室肥厚，偶可见于心尖部心肌梗死。

873 • 左中隔支阻滞与梗死周围阻滞的概念是什么？

左中隔支阻滞能否成为一种独立的病种及其心电图诊断标准都存在着争议。有人认为右胸前导联出现高 R 波（与正后壁心肌梗死相似）为诊断左中隔支阻滞的依据；也有人认为 V_1、V_2、V_3 出现 Q 波为左中隔支阻滞的心电图表现；还有人认为 V_5、V_6 导联无 q 波时应考虑左中隔支阻滞。正由于上述诊断标准差异如此之大，近来有学者认为左中隔支阻滞的心电图诊断目前还不能成立。

梗死周围阻滞是指梗死区周围组织发生传导延缓，梗死区的 QRS 时限比远隔梗死区的 QRS 时限明显延长，并出现切迹。梗死周围阻滞不同于左束支传导阻滞：前者 QRS 时限显著延长，额面 QRS 电轴变化轻微，后者 QRS 时限延长不明显，而额面 QRS 电轴变化明显。

874 • 心电图对高钾和低钾血症的诊断价值如何？

高钾血症的心电图改变与血钾水平密切相关，有的学者认为心电图改变反映高钾血症对心肌的综合影响，比单纯测定血钾的临床意义更大。当血钾 >5.5mmol/L 时，T 波振幅增高，基底部变窄，呈帐篷状。当血钾为 7～8mmol/L 时，P 波增宽，振幅降低，反映房内传导延缓；当血钾 >8.5mmol/L 时，心房高度抑制，P 波消失。此时可能出现缓慢的交界性心律，也可能为“窦-室传导”，后一种心律失常窦房结仍作为最高起搏点，其激动通过结间束传至房室交界区，再下传至心室。当血钾 >9mmol/L 时，室内传导缓慢，QRS 时限增宽，呈均匀性，个别情况下，可呈左束支传导阻滞或右束支传导阻滞图形。当 QRS 明显增宽与 T 波融合形成正弦波。ST 波一般是压低的，个别情况下，ST 段可明显抬高，类似急性心肌损伤。

心电图改变与血钾降低程度也有一定的相关性。当血钾 <3mmol/L 时，U 波增高，振幅与 T 波相等，TU 呈锯齿状或驼峰状。当血钾继续降低，ST 段压低，T 波降低，而 U 波继续增高，TU 融合，形成横卧的“S”字母或波浪状，QU 间期与 QT 间期不易分辨。有人认为，低钾患者 QU 间期延长的意义如同 QT 间期延长，不必强分。上述的心电图改变并非低钾所特有，还可见于某些药物作用如奎尼丁、洋地黄或吩噻嗪等。诊断低钾时，必须将心电图改变与血钾水平结合起来考虑。血钾过低时常可出现各种心律失常，如期前收缩、室上速伴房室传导阻滞、尖端扭转型室速等。

875 • 什么是 QT 离散度？

QT 离散度（QT dispersion，QTd）是指心电图各导联间 QT 时限变异的程度。最早由 Campbell 于 1985 年提出，它是由于心室肌复极不一致引起。通常测量的方法是采用体表常规 12 导联心电图上最长的 QT 间期（QTmax）减去最短的 QT 间期（QTmin）所得时限差值即为 QTd。为了消除 QRS 间期改变对 QT 测值的影响，亦可测量 JT 间期与 JT 离散度（JTd），其临床意义相同。QT 间期用心率校正后为 QTcmax-QTcmin = QTcd。心电图各导联间 QT 间期变异（离散度）增加，是反映各部分心室肌复极不均匀，而最大 QT 值存在病变区域，这种区域性复极不均匀，极易产生多数性折返激动，它代表心室电不稳定性，临床上可作为预测室速与室颤的一个重要指标。健康人 QTd 测量值几组报道分别为 48 ±18ms，46 ±18ms，54 ±27ms，32 ±8ms。随时限延长产生室颤的可能性增加，如超过 100ms 则产生室颤的可能性很大。

876 • 怎样测量 QT 离散度？

要测定 QT 离散度（QT dispersion，QTd）必须首先测量 QT 间期。QT 间期的测量关键在于明确 QT 间期终点的位置。没有统一的终点位置，就无以比较结果。QT 间期终点判别方法有三种：①T 波与等电位线交点；②T 波与 U 波之间的切迹；③T 波降支切线与等电位线的交点。当出现 U 波时，一般取 T 波与 U 波之间的切迹作为 QT 间期终点。同一次分析必须采用同样的 QT 间期终点判别方法，只有这样才能保证 QT 间期测量的准确性。

根据定义，QTd 计算公式为：QTd = QTmax-QTmin。但是，QT 间期受心率影响，因此就出现了心率校正 QTd（QTcd），其计算公式为 QTcd = QTcmax-QTcmin，其中 QTcmax 和 QTc-min 分别代表心率校正的最大 QT 间期和最小 QT 间期，$QTcmax = QTmax/(RR)^{1/2}$，$QTcmin = QTmin/(RR)^{1/2}$。此外，由于有时标准 12 导联记录质量差或 T 波过低，某些导联无法测量 QT 间期，只好放弃这些导联，从而导致错误最大或最小 QT 间期的可能，而错误最大或最小 QT 间期均可造成 QT 离散度减少。为了避免出现这种结果，有人提出了测量导联数校正 QTd（QTad），计算公式为：QTad =（QTmax-QTmin）/（测量导联数）$^{1/2}$。到目前为止，QT 离散度测量方法学还未统一，以上公式各有利弊。目前看来，从同步 12 导联心电图得出的未经校正的 QTd 更为可靠。

877• 目前认为测量 QT 离散度有什么临床意义?

（1）长 QT 综合征患者中，QT 离散度（QT dispersion，QTd）显著增加预示其容易发生心律失常。

（2）Zareba 等研究发现，QTd 增加是独立的冠心病心律失常性死亡的危险因子。Hohnloser 等研究认为急性心肌梗死（AMI）后 QTd 延长易于引起心房颤动，QTd 延长可以识别高危冠心病患者。Pye 等发现，AMI 后 QTd 与心功能呈负相关，因此，QTd 可以预测 AMI 后心功能状况。Moreno 等研究表明，QTd 与 AMI 再灌注状态有关，AMI 溶栓成功后 QTd 显著减少，因而可以预测溶栓疗效。

需要指出的是：QTd 在心肌梗死中的预测价值与其检测时间有关，在陈旧性心肌梗死患者中，QTd 对心律失常发生无预测价值；AMI 急性期记录的 QTd 对远期猝死无预测价值。

（3）Dritsas 等发现，QTd 与心肌肥厚相关，且与左心室肥厚的程度呈正相关。肥厚型心肌病患者 QTcd 显著高于继发性左心室肥厚 QTcd。

（4）Daliento 等研究显示，QTd 在法洛四联症患者中显著增加，而且还与心律失常分级相关。

（5）Gill 等证实，特发性室性心动过速（室速）伴晕厥患者中，QTd 显著增高。QTd 增加可以预测特发性室速的发生。

（6）有研究提示，QTd 可以用来预测心功能不全患者猝死的发生。Packer 等曾认为心衰猝死有四个原因：①神经体液因素激活；②利尿剂使用；③室壁张力增加；④心肌纤维化。然而，Barr 等否定了心衰猝死与前三种原因有关，认为与 QTd 增加有关。

（7）QTd 测定可以评估抗心律失常药物疗效，因为抗心律失常药物可以影响心肌细胞复极过程，改变 QTd，从而致心律失常或抗心律失常。

（8）Hii 等作了一个有趣的研究，发现①在 38 例接受抗心律失常药物治疗的患者中，有 9 例因Ⅰa 类诱发尖端扭转型室速（Tdp）；②Ⅰa 类药物和胺碘酮均显著延长 QT 间期，但只有Ⅰa 类药增加 QTd；③发生 Tdp 的 9 例患者在改用胺碘酮治疗期间，其 Tdp 未反复发生。因此，他们认为Ⅰa 类药物治疗期间 QTd 增加预示可能发生 Tdp；胺碘酮不增加 QTd，因而有低的致心律失常可能性，具有安全性。也有研究显示：把抗心律失常药物有效组、无效组和抗心律失常药物致心律失常组相比较，后两组 QTd 显著高于前组。因此，QTd 可以预测抗心律失常药物致心律失常现象发生。

878 • 何谓心电图诊断中盈亏现象、斜肩现象？

盈亏现象：预激综合征患者在不发作折返性室上性心动过速时，激动可沿正常房室结下传，QRS 波就正常；也可全部沿副束下传，形成宽大畸形的单纯“Δ”波；也可以分别同时沿正常和异常途径下传，形成预激融合波。比较少见的情况是预激的程度可以有变异，表现为沿异常途径下传的激动所控制的心室肌范围时大时小，这种变异的发生有时是偶发的，有时则可以是周期性的、渐进式的过渡。故不同预激程度的 QRS 波逐渐过渡周而复始，犹如月亮的圆缺，称为“盈亏现象”，又称为“琴箱效应（concertina effect）”。

斜肩现象（oblique shoulder phenomenon）指前间壁心肌梗死时 $V_1 \sim V_3$ 导联的 r 波或 QS 波起始部有挫折的现象。斜肩现象是梗死区阻滞的一个表现。

879 • 何谓蝉联现象、文氏现象？

蝉联现象（linking phenomenon）又称依赖现象。当两侧束支的传导时间超过 0.04 秒时，传导较快的一侧束支的激动可以隐匿地逆传至对侧束支使其除极，从而出现该束支（传导缓慢的一侧束支）传导阻滞的心电图形，这种生理现象称为“蝉联现象”。由此蝉联现象所引起的心电图改变和该侧束支真正完全传导阻滞的心电图改变往往无法区别。近年来研究表明，蝉联现象不仅发生于束支间，还可发生于其他部位的折返环，如快、慢径路之间、房室结与房室旁路之间等。

文氏现象（Wenckebach phenomenon）指心脏不同部位的传导速度呈周期性地逐渐减慢而终于发生一次完全传导阻滞的现象。如二度Ⅰ型房室传导阻滞属此种现象。Wenckebach 于 1989 年在二度房室传导阻滞的病例中首次发现该种现象。文氏现象是二度传导阻滞的一种特殊表现形式，是心律失常的基本现象之一。以往多指二度Ⅰ型房室传导阻滞，现在看来，二度Ⅰ型房室传导阻滞仅是心电图中一种常见的文氏现象。文氏现象多发生在交界区，也可发生于窦房连接区、心房内、左右束支、左束支分支、异位起搏点与心肌组织之间及预激综合征的旁路内。由文氏现象所致的心室周期（RR 或 PP）可呈现特殊的规律性变化，又称文氏周期。文氏现象的表现形式可以是典型的、不典型的或是逆行性的。

880 • 心尖现象、Ashman 现象及阶梯现象各指什么？

心尖现象（apex cordis phenomenon）亦称孤立负 T 综合征，是一种正常的 T 波变异，偶见于无力型健康青年之中。心电图表现为 $V_1 \sim V_5$ 的 T 波倒置。右侧卧位可使倒置的 T 波直立。该现象可能是心尖与胸壁接触过紧，以致干扰了心肌复极程序所致。

Ashman 现象又称长-短周期规律，由 Ashman 于 1945 年首先描述，心肌的不应期在一定程度上与前一个搏动的心动周期长度成正比。在同一导联中，长 RR 期间的不应期较长，其后若有一适时并提早出现的室上性搏动，将容易发生时相性室内差异传导，即右束支发生了传导阻滞而致QRS波宽大畸形。

阶梯现象（treppe phenomenon）亦称“起步现象”或“梯级现象”。指一个起搏点开始起搏或受到抑制后重新起搏时，需要一个短暂的准备过程才能趋向稳定的这种现象。

阶梯现象常见于期前收缩或阵发性心动过速产生超速抑制之后。心电图表现为最初几个窦性周期较长，心率缓慢，随后周期逐渐缩短，心率逐渐加快，最后达到一个稳定的频率。此外，在窦房结受到抑制或窦性激动由于窦房结传导阻滞、房室传导阻滞等原因，致使激动不能下传时，交界区和心室内的低位起搏点也可表现为阶梯现象，最初几个逸搏周期较长，以后逸搏周期的长度逐渐缩短，最后达到稳定的固有逸搏周期长度。

在阶梯现象中，初始的与末尾的PP或RR间隔时间，虽然可差别>0.12秒，但不能视为心律不齐。

881• 何谓韦金斯基现象？

韦金斯基现象（Wedensky phenomenon）旧称魏登斯基现象，是心脏在传导性和自律性受抑制的状态下得以暂时改善的一种保护性反应。韦氏在1886～1903年动物试验中发现，对神经或肌肉给予刺激后的一段时间内，其兴奋性异常增高，对原先不发生应激的阈下刺激，可暂时降低其激动阈值而能进行传导，故称为韦金斯基现象。Schamroth和Friedberg于1969年首次报道了韦金斯基现象的临床病例。韦金斯基现象包括韦金斯基易化作用（Wedensky facilitation）和韦金斯基效应（Weolensky effect）两方面。易化作用是指某一阻滞区的一侧受到一次强烈刺激作用后，该刺激虽未通过阻滞区，却降低了阻滞区的应激阈值，使来自另一侧原先不起反应的阈下刺激得以通过。效应是指某一阻滞区受到一端来的强刺激后，阻滞区的应激阈值暂时降低，使同一端接踵而来的原先不能起反应的阈下刺激能够引起兴奋并通过阻滞区。韦金斯基现象可以发生于交界区与束支内，常见的韦金斯基现象主要出现在高度或完全性房室传导阻滞病例，使心脏传导功能的暂时恢复，系由韦金斯基现象易化作用开始，由韦金斯基效应维持，这对于维持心脏有效每搏量，改善心肌缺血，避免发生高度房室传导阻滞而引起的心室过久停搏，具有重要临床意义。

韦金斯基现象的发生，取决于交界区组织接受的逸搏刺激的强度及其后窦性P波出现的时间。Pick等认为，在高度房室传导阻滞时，逸搏之所以能够改善逸搏后的房室传导功能，是由于逸搏激动逆传入交界区产生超常期传导所致，因此有人认为广义的超常期传导应包括韦金斯基现象。

882• 何谓隐匿性传导？

隐匿性传导（concealed conduction）是一种在体表心电图上并无直接表现的传导异常现象，是心律失常的基本现象之一。其产生系激动部分通过了心脏传导组织，虽然未达到心房或心室，但却可以产生新的不应期，从而对下一次激动的传导或激动的形成发生了影响所致。

“隐匿性传导”这一名词由 Langendor 及 Pick 于 1948 年首先提出，并对其发生机制及心电图表现进行了细致地观察与精辟地分析。1961 年 Hoffman 等用电子显微镜证实了隐匿性传导的存在。从而结束了用推测方法研究隐匿性传导的局面。此后，由于细胞内微电极和希氏束电图的应用，使隐匿性传导得到了进一步的证实。隐匿性传导可能属于递减传导范畴，最易发于相对不应期与绝对不应期的过渡时期中，是构成复杂心律失常心电图的重要原因之一。隐匿传导可发生于心脏传导系统的任何部位，但多见于房室交界区。

883• 什么叫超常期传导?

超常期传导（超常传导）是指在心脏传导功能抑制（传导性降低或丧失）的情况下，本应被阻滞的早期激动却出乎意外地（反常地）发生了传导功能的改善现象。超常传导只出现在传导受抑制处，而不发生于正常传导的心脏。理论上，超常传导可发生于存在传导阻滞的任何部位。但临床上最常见的是发生于交界区，其次是心室内（束支）。心电图表现：

（1）交界区的超常传导

①几乎完全性或高度房室阻滞时的超常传导：室上性激动在心动周期早期的某一短时间内能下传，形成心室夺获，而还早或更迟发生的室上性激动均被阻滞。

②二度房室阻滞时：早期下传的室上性激动的 PR 反较晚期下传的 PR 短，如发生在文氏Ⅱ度中，则可使文氏规律发生改变。

③房室阻滞伴逆行室房传导：即所谓单向性室房传导和单向性房室传导阻滞。此时逆行性传导常发生于传导的超常期。

④一度房室阻滞：延长的 PR 呈长短交替性变化。

⑤几乎完全性或高度房室传导阻滞伴有室房传导：交界性或室性逸搏的激动可以显露地或隐匿地逆传至房室交界区，使该处发生超常传导而让室上性激动下传到心室，形成心室夺获。有时心室夺获又使交界区发生超常期或韦金斯基现象，致心室夺获连续发生。

（2）束支内的超常期传导

①房颤伴束支传导阻滞时，较迟的室上性激动产生束支阻滞的图形，而较早的室上性激动反而呈现正常心室内传导（无束支阻滞）。

②二度Ⅰ型房室传导阻滞时，心室脱漏后的第一搏呈束支传导阻滞，而其后连续下传的搏动呈现正常的室内传导。

③束支传导阻滞时，室性期前收缩后的窦性 QRS 形态正常。

④窦性心律伴完全性束支阻滞有室上性期前收缩时，期前收缩的 QRS 波反而正常。

⑤高度左加右束支传导阻滞中，下传的心搏呈单侧束支阻滞图形，提示对侧束支超常传导。

884• 什么是裂隙现象？裂隙现象的发生机制是什么？

心脏传导的裂隙现象是临床电生理检查中常见的一种异常现象，最早于 1966 年由 Moe

Mk 提出。他在评价狗的心脏传导特征时注意到，在心动周期的某一段周期中，心房的期外刺激不能经房室结下传到心室，引起心室激动。但是在这个带之前或之后的心房期前刺激，却都能经房室结下传激动心室。他将这个带称为房室结传导的裂隙带。裂隙现象的概念也从此提出。

裂隙现象的提出，使原来房室结的大部分超常传导现象都归于裂隙现象的范畴，并认为这种心电图现象受多种因素的影响（如心动周期的长短、药物、神经因素等），属于一种电生理功能性现象。

发生裂隙现象的原因是在特殊传导系统中，不同平面的传导区域，其传导性或不应性存在着显著的差异。形成的基本条件包括①在激动传导的方向上（正向或逆向）存在着传导性或不应性电生理特征显著不同的区域；②激动传导的远端平面有效不应期（ERP）长于近端平面的不应期，因而先出现传导阻滞；③当房性期前刺激提前到一定程度，近端平面也进入相对不应期（RRP）表现为近端区域内传导延缓。近端的传导延缓如能改善远端阻滞的情况，裂隙现象则可发生。

因此，裂隙现象发生时的远端传导区域的 ERP 一定比近侧各部分的传导区域 ERP 长，这样，适度的房性期前刺激最先阻滞在远端。当房性期前收缩进一步提前，近端也发生传导延缓，结果看起来房性期前收缩更提前，而实际抵达远端的时间较前推后了，因而避开了远端的 ERP，传导阻滞的情况消失，传导意外地恢复。裂隙现象的出现引起了这种假性超常传导。

885• 什么是变异性裂隙现象？与一般裂隙现象有什么区别？

变异性裂隙现象是指在远端传导平面 RRP 长于近端平面的 ERP 及 RRP，适时的房性期前刺激下传到远端时，遇到的不是 ERP，而是 RRP，表现的不是下传受阻，而是下传延缓。与 Moe 提出的裂隙现象略有不同。当房性期前收缩进一步提前时，近端进入 RRP 使传导延缓，延缓下传的激动到达远端时，其已脱离了 RRP，使其传导恢复正常。这种远端传导从正常变为延缓，又从延缓恢复正常的心电现象也属于假性超常传导，属于裂隙现象。因其发生机制及心内电图表现与经典裂隙现象尚有不同，因而称其为变异性裂隙现象。

变异性裂隙现象与经典裂隙现象不同的是后者中远端区域的 ERP 长于近端 ERP，而变异性裂隙现象中，远端的 RRP 长于近端的 ERP 及 RRP。经典裂隙现象的裂隙带中的房性期前刺激下传到远端时，表现为传导的中断；而变异型裂隙现象表现为传导的延缓。经典裂隙现象可经体表心电图推测而诊断，后者仅能通过希氏束电图确诊。变异型与经典型裂隙现象一样，受多种因素影响，两者均属正常生理功能的异常心电现象。

886• 植入式动态心电监测仪的临床意义是什么？

植入式动态心电监测仪又称植入式 Holter。国内外大量的临床资料证实，这项心律失常的检测技术有着重要的临床应用价值，是心电监测及记录发展史上的第三个里程碑。由于其能连续检测心电活动1.5～2年，目前有些学者已将其列为发作不频繁、发作伴有严重症状的心律失常可疑患者的常规检查，显然，这一检查技术对这些患者的诊断作用是其他方法不能替代的。

晕厥诊断困难，详细的病史及体格检查大概可对49%～85%的患者作出初步诊断。反复发作性晕厥诊断的“金标准”是发作当时的心电描记，然而晕厥的发作呈间歇性，心电图记录时间短，很难捕捉到症状发作时的心电信息。根据临床统计心电图对晕厥的诊断率仅为2%～11%。Holter监测可以连续记录24～48小时（最多可达72小时）的心电图，但也难以记录到发作不频繁患者发作时的心电图。曾有人报道平均5个月发作一次晕厥的患者，仅有1%～2%的患者能通过Holter（配戴1～3天）记录到晕厥发作时的心电图。

心脏事件捕捉记录仪，虽然可能会对晕厥的诊断有所帮助，但其只能通过触发记录到症状发作时的心电图，不能提供症状发作前的心电图，而这一点恰恰对于诊断至关重要。新近出现的体外环路心电记录器可以记录2～4周的心电信息，使晕厥的诊断率增加到6%～25%，但患者需要体外持续佩戴电极和记录器，给工作生活显然带来不便。

直立倾斜试验是不明原因晕厥的常用诊断方法，其对晕厥的诊断率为11%～87%，但正常人群的假阳性率超过10%。

电生理检查也常用于晕厥的诊断，但在特定环境中经诱发而获得的诊断属于推断性。对有器质性心脏病患者的诊断率可高达41%，而无器质性心脏病患者的诊断率仅为6%。

除上述关于心脏电学方面的检查外，通常患者还要接受超声心动图、脑电图、头颅CT、磁共振等其他检查，必要时还要进行耳鼻喉科、内分泌科、神经科以及精神科等相关检查。即便进行了如此复杂的临床检查后，仍有相当一部分患者无法明确其晕厥的原因。

而植入式Holter埋藏在患者皮下，长期监测患者在各种情形下的心电图。监测的时间长达14～24个月，医生可通过遥测技术对其记录的心电图进行复制和分析。植入式Holter建立了自发症状与心脏节律的联系，当诊断或排除了心源性晕厥诊断后，有利于医生做出其他病因判断。研究表明植入式Holter对晕厥的诊断率高达80%以上，而对确实存在的心律失常的诊断率为83%～94%。

887·目前心率变异性检测的主要临床应用有哪些?

心率变异性（heart rate variability，HRV）一直是许多临床研究的对象，且涉及了大量心血管疾病和非心血管性疾病，但在成人医学的实用价值得到公认的只在如下两类疾病：其一是急性心肌梗死（AMI）后的危险度预测；其二是在糖尿病中作为神经病变的早期报警信号。

AMI后危险度的评估

最初有人观察，AMI患者如丧失呼吸性窦性心律不齐，其住院死亡率增高。以后大量的报道证实了评估HRV在识别高危患者的预后价值。

现已明确，AMI后，HRV是预测病死率和心律失常并发症（如症状性持续性室速）的强劲指标。其预测价值不依赖于已确立的其他影响AMI后危险度分层的因素，如左心室射血分数（LVEF）降低、频发性室性期前收缩及晚电位阳性等。AMI 的整个病死率的预测方面，HRV 的价值与 LVEF 类似。但预测心律失常事件（如心脏性猝死和室速），HRV 则优于 LVEF。因而推测，HRV 更强地预测心律失常性病死率而不是预测非心律失常性病死率。然而，比较 AMI 后发生心脏性猝死和非心脏性猝死的患者，尚未发现其 HRV 有明显不同。当然，这也可能与现行的心脏性猝死的定义有关。因为定义中不仅包括了心律失常相关的死亡，而且包括了致命性再梗死和其他心血管事件的死亡。

许多独立的前瞻性研究已充分评估了习用的 HRV 时域和频域指标。但因乐于使用优选的正常和异常 HRV 间的界限值，这些研究可能过高地估计了 HRV 的预测价值。当然，限于受检人群的小样本数量，HRV 的界限值可信区间有时较窄。因而，用 24 小时浏览到的 HRV 指标的界限值可能适合于广泛的范围（如 SDNN＜50ms 和 HRV 三角指数＜15 为 HRV 明显降低，或 SDNN＜100ms 和 HRV 三角指数＜20 为 HRV 中度降低）。

为了改进梗死后危险度分层，目前尚不清楚是否应对 HRV 的不同指标（如评估短时程和长时程的成分）作多变量结合使用。然而，一般认为其他测量与 24 小时总体评估指标的结合可能是多余的。

关于 HRV 的降低是否是增加 MI 后死亡率机制的一部分或仅仅是预后不良的一个参数，目前仍不明确。资料提示，HRV 的降低不仅简单反映了因心功能恶化引起交感神经活性亢进和/或副交感神经活性回撤，而且也反映了副交感神经活性的降低，后者与室性心律失常和心脏性猝死的发病机制极为相关。

（1）HRV 对 AMI 后危险度分层的评估　习惯上用 24 小时 HRV 来评估 AMI 后的危险性。短时程的 HRV 分析对 MI 后的危险性也有一定价值，但是否与 24 小时 HRV 有同样的效力尚未明了。在高危 AMI 患者中，短时程 HRV 参数降低，但随记录 HRV 时程的延长，HRV 评估 AMI 后危险性的预测价值也越高。因此，推荐以 24 小时 HRV 分析作 AMI 后危险度分层的研究。尽管如此，短时程 HRV 分析也仍可用于 AMI 幸存者的初步筛选。短时程与 24 小时 HRV 分析相比，在预测高危 AMI 患者有同样的敏感性，但特异性较低。

对 AMI 幸存者以频域法进行 HRV 研究，发现 HRV 的 ULF（超低频）和 VLF（极低频）对评估 AMI 的预后有一定价值。这些频谱成分占总功率谱的 95% 以上，但其生理意义不明，并且从时域法也检测到这些成分。因此，以频域法分析 HRV，用其各频谱成分来评估 AMI 后的危险度分层并不比全程时域分析 HRV 更优越。

（2）AMI 后 HRV 的演变　AMI 后 HRV 降低到最高预测值的时间尚无综合性研究，但一般公认，在患者出院前（梗死后 1 周）应对 HRV 作出粗略地评估。这也同样有益于对 AMI 幸存者进行通常的住院处理。

AMI 早期 HRV 降低，并在数周内开始恢复。在 AMI 后 6～12 个月，其 HRV 的恢复程度已经很大但仍不完全正常。在 AMI 早期（梗死后 2～3 天）和出院前（梗死后 1～3 周）的两个阶段进行 HRV 变化的评估，可对患者的预后提供重要信息。在 AMI 恢复期（MI 后 1 年）进行 HRV 分析，将有益于对以后更长时间死亡率的预测。动物实验表明，栓塞后 HRV 恢复的速度与以后的危险度相关。

（3）HRV 在多变量危险度分层中的价值　仅仅 HRV 的预测价值是很小的，若能与其他多种技术指标（如平均心率、LVEF、室性异位激动、心室晚电位和临床指标等）相结合将有助于提高 HRV 阳性预测的准确性，对预测心脏性病死率和心律失常事件准确的临床敏感性将从 25% 提高至 75%。然而，尚不清楚有无其他更为实用的危险度分层因素。为最适宜与 HRV 相结合去进行多因素危险度分层。在 HRV 与其他变量（对预后有评估价值）的结合被广泛结合以前，尚需对梗死后危险度分层进行系统多变量研究。与单变量危险度分层不相适应的许多问题仍需进行深入探讨。来自于单变量研究的各独立危险因素的优选界限值是否适合于多变量场合尚不明确。在不同的敏感性范围，为了优选预测的准确性需要对不同多个变量相组合。

总之，在临床和/或研究中以 HRV 评估 AMI 幸存者，应注意如下几个方面：①HRV 的降低是 AMI 死亡率和心律失常并发症的一个独立于其他已知危险因素的预报因子。一般认为，AMI 后 1 周应测量 HRV；②24 小时 HRV 分析可作为更强的 AMI 的预后指标；短时程 HRV 分析也能指示 AMI 预后信息，可用作 AMI 幸存者的初步筛选；③对于 MI 预后的评估，显示全程 HRV 的时域法，优于现行的其他 HRV 分析方法。以 SDNN <50ms 或 HRV 三角指数 <15 的分界值也可分辨出高危组患者。

从具有临床意义的敏感性范围来讲，尽管 HRV 的预测价值比迄今为止已知的预测指标都高，但仍有其局限性。为了提高其预测效果，HRV 应与其他预测因素组合联用。然而，优选的多个危险因素的设置和相应的分界值还没有确立。另外，建立 HRV 不同年龄组正常值亦为当前的主要任务之一。

888. 心率振荡现象的概念及临床意义是什么？

心率振荡现象（heart rate turbulence，HRT）是一次室性期前收缩（室早）之后窦性心律周期的短期波动现象。一次室早对随后的窦性心律存在两种不同的影响：一种是窦性心律的双相涨落变化，即在室早后，窦性心律出现先加速后减速的现象，这种典型变化见于正常人及心肌梗死后猝死的低危患者。另一种是室早后窦性心率振荡现象减弱或消失，见于心肌梗死后猝死的高危患者，表现为室早后窦性心律的 RR 间期无明显变化。

描述心率振荡现象的参数，目前应用最为普遍的是振荡起始（turbulence onset，TO）和振荡斜率（turbulence slope，TS）。

TO 描述的是室早后窦性心律是否存在加速现象，其计算公式是用室早代偿间期后的前 2 个窦性心律的 RR 间期（RR_1+RR_2）的均值，减去室早偶联间期前的 2 个窦性心律的 RR 间期（$RR_{-1}+RR_{-2}$）的均值，两者之差再除以后者，所得的结果即为 TO。其计算公式可写作：

$$TO=\frac{(RR_1+RR_2)-(RR_{-1}+RR_{-2})}{RR_{-1}+RR_{-2}}\times 100\%$$

TS 描述的是室早后是否存在窦性减速现象。首先测定室早后的前 20 个窦性心律的 RR 间期值，并以 RR 间期值为纵坐标，以 RR 间期的序号为横坐标，绘制 RR 间期值的分布图，再用任意连续 5 个序号的窦性心律的 RR 值计算并做出回归线，其中正向最大斜率为 TS。

TO<0 与 TS>2. 5ms/RR 被认为是正常，TO≥0 与 TS≤2. 5ms/RR 被认为是异常。

HRT 的测量方法尚未标准化。除采用 Holter 记录外，还可通过腔内电生理检查（期前刺激）诱导。为区别 Hol ter 记录的 HRT，该 HRT 称为“诱导型 HRT”。对 HRT 参数的计算可先计算每一个室早的 TO 与 TS，然后再平均化，求出其均数及标准差。也可通过先平均 RR 间期，最后求 TO 与 TS 的方法，而后者对死亡率具有更好的预测价值。

窦性心率振荡的发生机制尚不完全清楚。目前主要有两种学说。

（1）压力反射学说　室早导致心室舒张期充盈量下降（低张力），从而引起心肌收缩力下降（Frank-starling 定律），因此室早后动脉血压也将下降。血压的突然下降，主动脉弓及颈动脉窦的压力感受器受刺激减弱，通过压力反射的抑制作用减弱，致使心率提高。一个室早过后会跟随一个代偿间歇，而代偿间歇后第一个窦性周期的动脉血压将上升，通过压力反射促使心率下降，心率变化跟随血压变化，此时的窦性加速然后减速即为 HRT。总之，其基本变化过程为：室早→心排出量下降→血压下降→心率提高→代偿间歇→心排出量提高→血压升高→心率下降。

HRT 压力反射机制的具体细节还不太清楚，主要集中在交感、迷走神经平衡方面。一系列研究提示迷走神经在 HRT 的发生中起主要作用，而交感神经的作用是微弱的，其中最有说服力的事实是阿托品完全消除了 HRT 现象，而静脉滴注艾司洛尔不能改变 TO 与 TS。必须强调的是交感与副交感是一个相互平衡的系统，任何一方作用减弱都会使另一方反应增强，因此不能仅仅因为阿托品或 β 受体阻滞剂的实验性研究就否定交感神经对于 HRT 的作用。

（2）窦房结动脉牵拉学说　室早发生后，动脉血压先下降后上升的变化会对窦房结动脉产生影响。窦房结动脉位于窦房结的中央，其体积相对粗大，而窦房结体积相对较小，因此认为窦房结动脉除供血外，对窦房结的自律性也有作用，窦房结动脉内压力变化可以牵拉窦房结内胶原纤维网，从而对窦房结自律性细胞的放电频率产生重要影响。除此之外，室早对窦性心律的直接影响还可能是代偿间歇后动脉血压升高，一过性增加窦房结的血液供应，提高其自律性的结果。

HRT 的临床应用价值：如何识别心脏病中的高危患者一直是心血管医生关注的热点。起初人们把左心室功能、心律失常诱发频度以及心肌传导异常作为评判的基础。近来人们逐渐认识到高危的心脏病患者存在自主神经平衡的破坏，以此为基础建立了心率变异性（HRV）和压力反射敏感性（baroreflex sensitivity，BRS）2 个检测指标。HRV 反应的是窦房结对内外源性刺激整体的调节程度，而 BRS 常用的测量方法是应用苯福林来观察血压与心动周期之间的关系。但他们均不能精确地反应内源性刺激所触发的反射性调节。

1999 年 Schmidt 等首先在 Lancet 上发表了关于室早后窦性 HRT 作为心肌梗死后患者高危预测指标的文章。HRT 是评判心脏病患者危险度的新方法，与以往的指标相比，有较高的预测价值。这一方法在国外的临床应用中逐渐增多，而国内对此评价指标的了解甚少。

889 • 什么是心室晚电位？测定的意义何在？

心室晚电位（ventricular late potential）是出现于 QRS 终末部与 ST 段的高频、低振幅电活动，是受损心肌延迟除极所致，提示产生折返可能。心室晚电位属微伏级电位，小于一般噪声，因此常规心电图上无法显示。临床上记录它有两种方法，即通过心室标测直接记录和体表信号平均心电图。前者是一种有创性技术，仅限于研究目的及室性心律失常介入性治疗时应用。后者是采用先进的记录器，通过有效地屏蔽所有导线，采用具有很高信/噪比的前置放大器使噪声减少，残存的噪声通过信号平均使重复规则出现的心电信息在平均中保留，而杂乱发生的噪音在平均中互相抵消，从而使信/噪比增大，将心室晚电位记录下来供临床分析。信号叠加晚电位分析方法包括时域法、频域法、时频标测、空间叠加及体表电位标测。

心室晚电位检测是近年来开展的一项新技术。心室晚电位的存在提示心室内有传导缓慢区，有潜在的折返径路，在适宜条件下可能发生折返性室性心动过速（VT）。晚电位常见于有自发或诱发持续性 VT 患者，尤其是心肌梗死患者，提示晚电位可能存在可产生心律失常的解剖和电生理基础。晚电位阳性，持续性 VT 发生率高，猝死机会大。因此，晚电位是预报心律失常事件的一个有用指标，检测晚电位具有实际临床意义：①反复持续性 VT 者，晚电位阳性代表 VT 来自折返机制；②晕厥原因不明，晚电位阳性者，具有临床电生理检查适应证；③晚电位阳性，程控心室刺激能诱发 VT，提示自发性 VT 发生的可能性大，对此类患者的室性期前收缩应用药物治疗；④心肌梗死、心肌病者晚电位持续阳性，猝死危险性明显高于晚电位阴性者；⑤反复 VT 伴晕厥，晚电位持续阳性，是安装抗快速心律失常起搏器的适应证；⑥单纯晚电位阳性，临床上无器质性心脏病证据，也无 VT、晕厥史者，不必进行药物治疗，晚电位也不能作为恶性心律失常的预报信号。总之，晚电位的意义应结合临床综合评定。

值得注意的是目前检测晚电位的方法学尚不一致。时域分析开展较久，但由于采用仪器性能不同，影响了检验结果；对晚电位的判断标准亦未统一，影响了资料的可比性。频域分析和时频标测目前积累的资料不多，标准化尚不成熟。空域分析刚起步，对其临床应用作出评价尚为时过早。

890. 体表心电图应用的局限性有哪些？

体表心电图反映心功能的能力有限。许多心血管疾病心电图可完全正常或改变不明显，因此，心电图对诊断许多心血管疾病是有限度的。主要表现为以下几方面：

（1）以往有过心肌梗死特别是下壁心肌梗死或前间壁心肌梗死，病理性 Q 波常可消失而不遗留任何痕迹。因此，心电图正常不能排除既往有过心肌梗死。

（2）急性心肌梗死患者有 15% 左右心电图正常或无明显改变，这可能由于描记时间过早，或梗死面积过小或梗死部位特殊（如高侧壁、正后壁）等。对临床疑有心肌梗死而心电图正常时应留院观察，加描 $V_4 \sim V_6$ 导联、后壁导联与右胸前导联等，有条件单位可采用核素或超声心动图检查。

（3）许多冠心病患者包括三支冠脉病变者休息心电图可完全正常，不少单支或双支冠脉病变者运动试验也可正常。有些患者如典型心绞痛或不稳定型心绞痛急性心肌缺血时心电图可以正常，此时常可出现室壁运动异常。

（4）心电图诊断左心室肥厚的敏感性仅为60%，诊断右心室梗死的敏感性为20%～40%，因而心电图正常决不能排除左心室肥厚或右心室肥厚。

（5）许多心律失常为间歇性或阵发性，常规心电图不易捕捉，只有动态心电图可能记录到。

（6）许多器质性心脏病如心瓣膜病，某些先天性心脏病（如室间隔缺损等）、高血压性心脏病等在一定时期内心电图可以完全正常。

（7）有些严重心血管病变如急性肺栓塞、心包炎、夹层动脉瘤破裂等，心电图可能正常或改变不明显。

891. 体表心电图常易发生哪些错误？

如未能对心电图进行全面的观察与分析，混淆表面上类似但实质上不同的心电图类型，可造成诊断错误，下面举例说明：

（1）将正常变异的“位置性”Q波误诊为病理性Q波，将非梗死性Q波误诊为心肌梗死。

（2）漏诊心肌梗死引起的Q波。例如V_1、V_2导联在rS波形前面出现小的q波，不论如何微小，均有诊断价值；下壁心肌梗死Ⅱ、Ⅲ、aVF三个导联的q波不一定都达到梗死性Q波的诊断标准。

（3）将预激综合征误诊为心肌梗死、心肌肥厚、束支传导阻滞或心肌缺血。

（4）将左束支传导阻滞误诊为前间壁心肌梗死，因V_1、V_2导联可能出现QS波形，且其ST段明显抬高；另一方面，又可能漏诊了与左束支传导阻滞并存的心肌梗死。

（5）忽略了高钾血症。高钾血症早期表现为T波高耸，进一步表现为QRS增宽，P波消失，若临床有引起高钾的疾病，应立即进行处理，不要浪费时间待实验室检查结果，否则可能贻误治疗。

（6）有时P波或P′波可隐藏在ST段、T波内，应注意搜寻，否则易忽视。例如，受阻未下传的房性早搏P′波可隐藏于T波内，仅引起一个较长的间歇；窦性心动过缓伴PR间期延长时，P波隐藏于T波内，可被误诊为交界性心律；房速伴2∶1房室传导阻滞时，1/2的P波可埋没于ST段或T波内。记住Bix定律对诊断很有帮助。Bix定律的内容：当P波位于两个QRS波的正中时，一定还有P波隐藏在QRST波内。二、三度房室传导阻滞也可能有P波被掩盖，按明确的PP间期量下去，不难发现隐藏的P波。

（7）将心房扑动2∶1房室传导阻滞误诊为窦性心动过速或房速。遇到140～150次/分的心动过速应仔细观察，警惕房扑可能。按压颈动脉窦，注射阻滞房室结传导的药物，可引起较长时间的房室传导阻滞，从而暴露被掩盖的F波。

（8）将干扰性房室脱节误诊为房室传导阻滞。完全性房室脱节可见于许多病因，并不一定意味着完全性房室传导阻滞。诊断完全性房室传导阻滞还需要另一个条件，即心室率明显缓慢，一般应<45次/分；若心室率>60次/分，则不能排除干扰性因素的存在。

(9) 将室速误诊为室上速合并室内差异传导，甚至误用了维拉帕米等药物。这是因为过分强调了房室脱节、心室夺获对室速的诊断价值，而忽略了 QRS 波形的鉴别诊断作用。

(10) 忽略文氏周期的存在，因而作出错误诊断。遇到成组出现的心搏，一定要注意有无文氏周期的存在，从而揭示心律失常的真相。

(11) 将人工伪差误诊为病理性改变，常见的错误如将左右两上肢的导联线接颠倒误诊为右位心；将肌肉颤动误诊为心房颤动，将走纸不均误诊为期前收缩等。

892. 食管导联心电图和心腔内心电图各自的临床用途是什么？

食管导联心电图，是将食管导联电极从口腔送入食管，达到心脏水平时所记录到的心电图，相当于在心房和心室表面记录，对 P 波的显示尤为清楚；在相当心房上部水平时（探查电极距门齿 10 ~25cm 处）P 波振幅大而倒置；在相当于心房水平中部时（距门齿 25 ~35cm 处）P 波振幅大而呈双相，在相当于左心室水平时（距门齿 35 ~50cm 处）P 波直立变小，由于能较好地识别 P 波，因此有助鉴别复杂的心律失常，也用于窦房结功能测定。

心腔内心电图是将电极的心导管同心腔和心腔内不同部位可记录到通过静脉或动脉插入心腔内所记录到的心电图。电极在不具有特征性的心电图波形，如在心房上、中、下部可分别记录到倒置、双相和直立的大振幅的 P 波；在心室内可记录到小而直立的 P 波和大的 QRS 波形，在右心室内多呈 rS 型及 T 波倒置，在左心室多呈 QS 型，因而有助于鉴别复杂的心律失常。用于人工心脏起搏器安置时帮助判断导管电极的位置，以及用于心内膜心肌活检时的活检钳定位。

893. 心内电生理检查的基本步骤和方法是什么？

射频导管消融治疗心律失常前，应先常规进行心内电生理检查，明确心律失常的机制及类型，以便确定介入治疗的方法。

(1) 放置电极导管　按常规方法经锁骨下静脉穿刺放置冠状静脉窦（CS）导管。经股静脉（股动脉）穿刺放置电极导管于高左心房（HRA）、希氏束（HBE）、右心室心尖部（RVA）等部位。心内电极导管能精确记录心腔内不同部位的局部电位变化，与体表心电图同步记录分析，可以对心律失常的发生机制做出正常的判断。

(2) 起搏刺激程序　旋转电极导管后，用程控心脏刺激器根据需要发放不同的刺激（例如 S_1S_1、S_1S_2、$S_1S_2S_3$ 刺激等），诱发患者平日发作的心律失常，并观察和详细记录电刺激时及刺激停止前后的心内电图和体表心电图的电生理特征。通过仔细的分析和判断，做出正确的心律失常诊断，并确定下一步消融治疗的措施。

894. 希氏束电图的主要临床应用价值有哪些？

(1) 判断房室传导阻滞部位　如 PA 间期延长示心房内阻滞；AH 间期延长示房室结及

其周围阻滞；H 波增宽或分裂两个（HH′≥20ms）示房室束内阻滞；HV 间期延长示房室束以下阻滞，如有脱漏搏动或房室完全脱节，根据 A 波之后，V 波脱漏前有无 H 波，不难判断传导阻滞发生在房室结或房室束以下。

（2）诊断疑难的心律失常　如房室束异位冲动引起的心律失常的诊断，室上或室性快速性心律失常的鉴别诊断，特别是当前者伴有心室内差异性传导或束支传导阻滞时。

（3）诊断预激综合征　若与心房快速人工起搏配合可诊断不同类型的预激综合征，也有助于与心肌梗死、LBBB 鉴别。

（4）评价药物对心脏传导功能的影响，此外也是心脏临床电生理检查的重要项目。

895• 目前有哪些心脏标测技术？

心脏标测技术是心腔内心电图记录与程序刺激两个电生理基本技术相结合的产物。用程序刺激方法诱发出持续性心动过速，然后在心内膜或体表不同部位的多个探查电极同步记录心电活动，寻找出心动过速中最早发生电活动的部位，此部位为心动过速的起源处。标测的目的是抗心律失常进行定位诊断，指导手术治疗或导管消融术。常用的心脏标测技术主要包括心外膜标测、心内膜标测和起搏标测三种。

（1）心外膜标测　常用作预激综合征外科手术切除附加束时的定位诊断。开胸后，用指环电极直接接触房室环心室侧心外膜不同部位，于窦性心律时记录其电位活动，与预先缝好的参照电极记录电位比较，确定最早激动部位，指导手术切除。预激综合征的房室附加束沿心表走行，心外膜标测对之定位诊断准确。近年来有人用心外膜标测对室性心动过速（室速）定位，指导手术治疗。但室速多起源于心内膜或心内膜下，以进行心内膜标测更精确。

（2）心内膜标测　开胸后用环形电极或球囊电极进行心内膜标测和/或心室多部位放置电极导管，找寻心动过速时最早出现电活动部位。值得提出的是：即使开胸即将进行术中标测，但术前电生理导管标测仍至关重要。因为全麻药物有抗心律失常作用，低温也可影响心律失常的发作。开胸后可能不再能诱发出心动过速，故有碍精确标测的进行。

（3）起搏标测　用电极或电极导管在心外膜或心内膜不同部位起搏心脏，同时投照体表心电图，可能对心动过速作出定位诊断。如预激综合征时，从心房不同部位作程序刺激，体表心电图显示心室预激最显著的部位可能为房室附加束走行部位。室速时，在心室不同部位作心室起搏，投照 12 导联心电图。与自发性心动过速之 QRS 作对照，完全一致的起搏部位可能为室速的起源部位。

除上述三种常用标测技术外，近年来又创建了两种新型标测系统：

（1）CARTO 系统　CARTO 系统又称非 X 线透视的电解剖标测系统，其特点是可以将心电生理与心腔内的解剖结构结合在一起，并进行三维重建。通过 CARTO 系统可以确定激动的起源部位、传导顺序、折返环路以及瘢痕组织等，从而有助于鉴别心律失常的电生理机制、设计射频消融方案并指导消融。CARTO 系统目前主要用于：某些电生理基质复杂的心动过速，如心肌梗死后室速、起源于左心房或房间隔部位的局灶性房速、手术切口性房速、非典型房扑等的标测。对于这类心动过速，通过 CARTO 系统可以标测到上述心律失常的起源部位、折返环缓慢传导区的出口、折返环路、瘢痕组织及手术补片等，从而指导消融；线性消融时，通过激动传导图和电压图可以判断消融径线是否已达到连续透壁；通过标测导管指引系统可以使标测导管迅速准确回到原来的位置，有利于提高消融成功率。

（2）非接触标测系统　非接触标测系统是另一种具有三维重建功能的标测系统，但其原理与 CARTO 系统完全不同。使用该系统时标测导管游离于心腔之中，然后通过数学方法将某一心腔（心房或心室）在一个心动周期中的整个心内膜激动进行详细地标测，并以不同的色彩动态显示出来，而且还能通过其导航系统指引消融电极到达靶点部位。该系统最大的优点是可以根据一次心搏或相邻的几次心搏，确定心律失常的起源部位、激动顺序、折返环路、异常径路及缓慢传导区的出口，确定消融靶点，并即时判断消融效果。非接触标测系统的这一特点使其特别适用于短阵或血流动力学不稳定的室性心律失常。与 CARTO 系统类似，目前非接触标测系统亦主要用于一些复杂的快速心律失常病例的标测，如心肌梗死后室速、起源于左心房或房间隔部位的局灶性房速、手术切口性房速、非典型房扑等的标测。

896 • 什么是拖带现象？

拖带现象首先由 Wadlo 于 1977 年报道。心动过速的拖带现象可见任何有可激动间隙的折返性心动过速。主要见于房室折返性心动过速，也见于房扑、室速，甚至见于折返环较小的房室结内折返。表现为在心脏起搏时，原有的心动过速频率加速到起搏频率，随着起搏停止或起搏频率减慢到原有心动过速频率以下时，即刻恢复原有心动过速，而且起搏周期与第一个回复周期间有特定的关系。拖带时的折返激动不是原来心动过速的激动，而是最后一个进入折返环的激动重新建立的。拖带现象说明折返环中有可激动间隙存在。心动过速周期与产生拖带的最小起搏周期间之差值，称为拖带区，其范围与可激动间隙一致，一般为 10～100ms。心动过速拖带的实质是碰撞干扰。理论上说，任何折返性心动过速均可被拖带，但触发性心动过速有时也可被超速起搏拖带。

897 • 什么叫温醒现象？

温醒现象（warm up）又称起步现象或阶梯现象（treppe phenomenon），为自律性不稳定的典型表现，即当一个起搏点开始起搏或者是受到抑制后重新起搏时，常需要经过一段“加热”过程才能逐渐恢复其固有的自律性强度，实际上这一加热过程为该起搏点的自律性从慢到快和从不稳定转化为稳定的过程，也为与折返性心动过速鉴别点之一。

898 • 二点半钟综合征有何临床意义？

二点半钟综合征（half-past-two syndrome）是心电、心向量图出现的一种 QRS 和 T 波电轴变异的现象。正常情况下，额面和水平面的 QRS 和 T 向量均一致，QRS 与 T 向量通常指

向 +30°~+40°（范围为0°~90°），因此 QRS-T 夹角窄小，一般小于45°，罕有超过60°者，反映在心电图上，T 波方向应与同一导联的 QRS 波主波方向一致。

如额面 QRS 与 T 波电轴出现明显分歧，QRS 电轴指向 +90°（比喻为时钟的长针），T 轴指向 -30°（比喻为时针的短针），构成了二点半钟综合征。心电图亦相应地出现 T_{I} 直立，T_{III} 倒置，T 波的电轴常左偏为 -30°左右，QRS 波主波方向在Ⅰ、Ⅲ导联均向上。

本征并不多见，出现于正常人，尤为瘦长者。无特殊临床意义，有时在运动试验后可转为正常。

899. 以心内科为主的 ICU 里，心电图监测的主要目的是什么？

尽管目前已有多参数、专业化监测内容，但任何一种 ICU（intensive care unit）即加强监护病房，均把心电图监测置于首位，心电图监测是危重症监护的基础。

在以心内科为主的 ICU 里，心电图监测的主要目的是：

（1）及时探知致命性心律失常如心室颤动、各种类型室性心动过速、心室率极快的室上性心动过速等。

（2）有无警告性心律失常，如频发多源性室性期前收缩、短阵室性心动过速、长 QT 综合征的室性期前收缩等。

（3）了解临床症状与心电图的关系，如检查不明原因的晕厥、心悸等发作时的心电图情况。

（4）判定治疗效果。

（5）了解有无其他心电图改变，如 ST-T 动态改变。但此种功能因滤波等因素有一定限制。

900. 为了保证心电监测的质量，应如何选择监测导联？

导联选择是否合适，将直接影响心电监测的质量，如果进行心律失常分析，则要求更高。一般应选择 P-QRS-T 各波清楚的导联，QRS 以单向波为主（向上或向下），不要正负双向，T 波的振幅不要超过 QRS 的 1/3，以免被认为是一个心搏而出现误计数，P 波应明显低于 T 波，室性心律失常的 QRS 波应与正常者明显不同，其他波形如心房颤动的 f 波，心房扑动的 F 波，应减至最低。左胸前导联的图形比较符合上述要求，但有时因心肌梗死、室内阻滞、顺钟向转位等原因图形发生变化，因而也要灵活选择，以求达到最好标准。如果监测起搏心律，则应注意起搏的 QRS 应有足够振幅，至少是起搏信号的两倍，起搏信号本身不得有复极波，尤其在起搏器失灵时更为重要。起搏信号应清楚可见，但不要太大。

目前监护仪使用的多为胸前三极导联线，选择其中两个做双极心电图，也有使用 MCL_1 和 MCL_6 者。某些监护代有四极或五极导联线，更接近一般体表心电图。如果监护具有多道心电图监护的功能，就可用来更好地观察心电图图形的变化。

无论使用哪种监护导联，均应注意：①正极位于负极的下方；②避开听诊和除颤的部位；③避免选择易摩擦和经常活动的部位；④一旦定好位置，不要随意变动。

另外，还应注意电极片的质量、皮肤的准备、导电糊的应用以及导线的固定方法等；还应指出，即使选择了最理想的导联，也不能完全根据监护心电图来进行心肌梗死或其他有关图形变化的诊断，而应进行常规 12 导联或 18 导联心电图。

901 • 心向量图有哪些实用价值？

心电向量图自问世之后，一些学者对其诊断价值提出异议，再加上心向量图描记不甚方便，故其临床上的应用远不如心电图普遍。经过几十年的临床实践，验证了其临床实用价值。

（1）证实体表心电图所见，使心电图诊断更加确切可靠。例如Ⅲ、aVF 出现的位置性 Q 波，根据体表心电图改变，可与下壁心肌梗死作出初步鉴别诊断。若心电向量图发现起始 QRS 波向量向左，而上向力不大，则诊断更加肯定。类似的例子还有正后壁心肌梗死、不典型预激综合征和分支传导阻滞等。

（2）补充心电图的不足，解决体表心电图的一些疑难点，例如下壁心肌梗死合并左前分支传导阻滞，体表心电图有时很难作出肯定诊断。而心向量图则较易发现 QRS 起始向量上向力增大，而最大与终末 QRS 向量又偏向左上，从而作出正确诊断。心电向量图对心肌梗死合并束支传导阻滞、心肌梗死合并预激综合征等均比体表心电图敏感而且准确。据报道，应用 ST 向量改变诊断冠状动脉供血不足，也比体表心电图敏感。

（3）充实了体表心电图的内容，增添了一些新的诊断指标。慢性肺源性心脏病引起的右心室流出道肥厚表现 QRS 向量向右后象限增大，因而提出了 C 型（rS 型）右心室肥厚的诊断标准。左前分支传导阻滞时，由于额面 QRS 环逆钟向运行，QRS 环先投影在 aVR 导联轴的正侧，产生 R 波，以后再投影在 aVR 导联轴的正侧，产生 R 波，故 aVR 导联的 R 波峰比 aVL 导联的 R 波峰提早出现。比较心电图上 aVL 导联和 aVR 导联 R 波峰出现的早晚，对鉴别左前分支传导阻滞及其他原因引起的电轴左偏颇有价值。

（4）应用心电向量图的概念解释心电图，可以加深探讨心电图形成机制，加深对心电图正常与病理波形的理解。

近 10 多年来，由于一些新的无创性心血管诊断技术应用于临床，如超声心动图、体表标测心电图、心室晚电位等，使心电向量图似乎遭到冷落，不少临床医生对它的兴趣变得淡漠。但不管人们对其态度如何，心电向量图以无可争辩的价值存在下来，继续在心血管疾病的诊断中发挥其作用，仍有一定实用价值；在一定时间内，将与体表心电图一起得到进一步的发展。

902 • 什么是频谱心电图？

频谱心电图（frequency-domain correlative cardiogram，FCG）是应用生物控制论及人体工

程学方法，对心电信号进行频率域、时间域及空间域的多域处理和相关分析的无创性心电检测技术。它虽与心电图同源于心电信息，但由于它集中时间域、空间域、频率域的整体信息，经数字化处理后所获得的综合参量，突破了心电图系统时间域分析的概念，故具有信息量丰富、分析精度高、速度快的特点，从而使心电技术有了新发展。

903• 何谓心电峰值标测图？有何临床价值？

心电峰值标测图（electrocardiographic peak mapping）是以在理论和临床实践中证明有效的 84 个 Wilson 单极胸导组成体表标测系统，将电极按矩形方阵排列，制成电极背心，经同步记录提取体表心电全信息后，识别其最具特征的峰值，用地貌形式表达，以便能直观地通过对各图的分布部分、面积、等电位线的疏密和等时线的排列来识别各种心电异常的一种诊断技术。它能对各图有关参数作出定量分析报告，附有根据大量临床病例和实验取得的可靠经验和结果作成的诊断软件，方便临床使用。它是根据心脏多电偶学说，在同一心动周期里，在心脏除极和复极过程中，同时存在几个朝不同方向推进的除极面。局部心肌的病理向量有其相对的独立性，只在体表的一定部位投射，常规心电图及心向量图未能盖全。心电峰值标测图的价值在于其对常规心电图作了空间上的扩展，对瞬间图作了有效的时间压缩，它兼收并蓄常规心电图和瞬间图的方法和经验，为临床提供了许多从宏观上进行定位和定量分析的参数，扩展了心电图的视野和诊断能力。

正常人心电峰值标测各图的分布不同，出现有先有后、边缘有重叠，使在重叠区导联上的心电图波形可多样化。以心电峰值各图在宏观上的正常分布观念为标准，来灵活地判断各导联波形是否异常，更具合理性。特别对常规 12 导联以外的心电图，不能机械地套用常规心电图对某些波幅的经验规定（如 Q 波不得 >1/4R）来“对号入座”地诊断。心肌梗死时心电峰值标测出现异常 Q 图，是诊断心肌梗死部位和面积的最主要依据。急性心肌梗死的异常 Q 图大多与 -T 图伴行，在病情好转或恢复后，-T 图可能复位。临床所谓无 Q 波心肌梗死中绝大多数均有异常 Q 图，只因未被常规心电图导联覆盖而未能检出，最常发生的部位在右心室及后下壁。在心肌梗死 Q 图的周围常见等时线密集，反映了梗死周围阻滞。

心肌病与心肌梗死的鉴别诊断最主要在前者异常 Q 图内有等时线穿过，而后者在 Q 图周围有等时线密集，反映了梗死周围阻滞。各型心肌病的 -T、+T 图有各自的特征性分布。心肌病的多样化改变，可能与心肌病有弥漫性病变及有原发性复极异常有关。心电峰值标测还可根据复极时正、负 T 图的位置和电位分布对多种有心电图 ST-T 改变的疾病提供复极异常的定位和定量诊断。

904• 什么叫心血管超声医学？

自从 1954 年瑞典医师 Elder 首次应用超声波记录到人体室壁和瓣膜的运动曲线以来，超声心动图学已走过了半个世纪的发展历程。20 世纪 90 年代以来，随着材料科学和计算机技术的发展，超声技术已从解剖显像深入到灌注显像，从无创领域进入到有创领域，从诊断技术延伸到治疗技术。因此，传统的“超声心动图学”一词已不能涵盖现代的心血管超声技术，心血管超声医学（ultrasound in cardiovascular medicine）是更为全面和恰当的术语。心血管超声医学包括心血管超声诊断学和心血管超声治疗学。

905• 什么是三维超声心动图？

现代的三维超声心动图（three-dimensional echocardiograph，3DE）包括动态3DE和实时3DE两种技术，前者应用探头或晶片旋转法获取系列二维图像，以大容量计算机进行三维重建，以表面或体元显示法立体显示心脏和大血管的结构，并以电影环技术动态放映；后者应用新型的多阵元矩阵探头实时发射和接收金字塔形的立体声束，并以体元显示法立体和实时显示心脏和大血管的结构。3DE代表了心血管超声诊断技术由“点”（A型超声）→“线”（M型超声）→“面”（二维超声）→“体”（三维超声）的发展趋势和高级阶段。国内张云等的研究表明，3DE实现了心脏的计算机解剖，建立了所谓任意切面超声心动图，可准确诊断复杂性先天心脏病和瓣膜病，准确测量左右心室的整体和局部收缩功能以及正常、肥厚、缺血和梗死心肌的重量，全面评价心肌肥厚消退治疗的疗效，监测和随访介入和手术治疗前后的心功能改变以及模拟手术方案，从而具有较2DE更重要的诊断价值。将彩色多普勒与3DE技术相结合已实现了三维彩色多普勒血流显像，这将有助于估测瓣口血流量、反流量和分流量。进一步增大显像范围和缩小探头直径是今后的研究方向。

906• 什么是经食管超声心动图？

经食管超声心动图（transesophageal echocardiography，TEE）是将一组高频换能器晶片安装在可屈曲管体的尖端，由食管内获取心脏和大血管的二维超声和多普勒血流图像。20世纪90年代发展起来的多平面TEE技术在探头尖端安装一组可360°旋转的晶片，可全面地扫查心脏和大血管的解剖结构，从而克服了单平面和双平面TEE扫查切面受限的缺点。张运等迄今7000余例的临床经验证明，多平面TEE检查的死亡率为0%，无严重并发症，所获图像分辨率高、不受声窗条件的影响，可清晰显示经胸超声心动图所无法观察到的心血管结构，开辟了观察心脏、大血管结构和功能的新视野，显著提高了超声技术对瓣膜性心脏病、感染性心内膜炎、人工瓣膜功能异常、先天性心脏病、心腔血栓和心脏肿瘤、胸主动脉疾病、冠心病、心肌病等多种心血管疾病的诊断准确率，对于心导管介入性治疗和心脏外科手术的适应证判断、疗效评价和并发症监测亦有独特的价值。探头的小型化和多功能化是今后的研究方向。

907• 何谓血管内超声显像？

血管内超声显像（intravascular ultrasound，IVUS）是利用安装在心导管尖端的微型超声探头由血管内探查管腔大小和管壁结构的介入性超声诊断技术。目前IVUS技术仍然保留了相控阵扫描和机械扫描两种方式，探头频率已上升到 40MHz，导管直径下降到 2.9F，图像分辨率显著提高且可显示较严重的狭窄病变。研究表明，IVUS 技术对于检出早期的偏心性斑块，明确斑块的分布、大小和性质，识别动脉的重构类型，诊断左主干病变、动脉夹层、真性和假性动脉瘤以及再狭窄，鉴别斑块和血栓，评价斑块稳定性和斑块消退，选择介入性治疗的方式，监测介入性治疗的效果和并发症等方面明显优于冠状动脉造影，目前已成为冠心病诊断和治疗的重要影像学手段，其主要缺点是 IVUS 导管仍不能进入严重狭窄的管腔且造价较高。在 IVUS 基础上建立的血管弹性图（vascular elastography）技术应用反射的回声对管壁和斑块组织进行弹性分析，进而可对斑块破裂做出预测，有望成为一种可靠、实用的不稳定斑块检测技术。

908• 何谓心肌造影超声心动图?

心肌造影超声心动图（myocardlal contrast echocardlography，MCE）早期又称心脏声学造影（cardiac acoustic contrast），是评价微循环水平心肌灌注的新技术，它采用特制的微气泡造影剂由冠状动脉或周围静脉注入，以二维或多普勒超声技术显示微气泡的背向散射信号。微气泡由蛋白质、糖类、脂质或多聚化合物构成的外壳以及由空气或氟碳气体构成的核心所组成，具有散射性强、直径小于红细胞、可自由穿过肺循环、无副作用的特点。与放射性核素不同，微气泡造影剂完全保持在血管内而不进入血管外间隙或被心肌细胞所摄取，故心肌毛细血管中微气泡的存在表明该部位心肌微血管的完整性，微气泡在不同区域心肌内的浓度则反映了局部心肌的血容量。由于需要特殊的造影剂和显像技术，MCE 在经历了 15 年的基础研究后才进入临床研究。国内开展的 MCE 的临床研究结果显示，MCE 可在床旁即刻显示急性心肌梗死的无灌注区，尤其有助于合并左束支传导阻滞、心室起搏、预激综合征等心肌梗死的诊断；MCE 可敏感和动态地显示再灌注治疗后梗死区的再灌注、低灌注和冠脉再狭窄，有助于监测溶栓治疗和介入性治疗的效果；MCE 在梗死发生 24 小时后可较准确地评价梗死区的大小；在疑诊冠心病的患者，应用 MCE 药物负荷试验可检出心肌血流分布不均匀，这一心肌缺血的表现早于室壁运动异常；MCE 亦可识别顿抑或冬眠心肌以及评价缺血或梗死区的侧支循环。MCE 的主要限制性在于造影剂不够理想，技术要求较高，诊断方法未标准化，因而尚未在临床常规应用。

909• 什么是组织多普勒显像?

组织多普勒显像（tissue Doppler imaging，TDI）是采用特殊的滤波装置将高频率和低振率的血流信号滤掉而保留低频率和高振幅的室壁运动信号，并以色彩、频谱或曲线选择性地显示室壁运动的频率或振幅信息的新型显像技术。研究表明，TDI 技术可准确测量与多普勒声束方向呈平行运动的室壁节段或瓣环的速度和加速度，这些指标可更准确地反映局部收缩和舒张功能；TDI 的高帧频彩色显示可反映心电激动和传导的过程并显示异位激动点，有助于射频消融术的靶点定位；超声负荷试验中 M 型 TDI 所显示的室壁节段的运动延迟是诊断心肌缺血的敏感指标；TDI 对于检出心肌存活亦有重要的价值。TDI 的主要限制性是受到声束-室壁运动方向间夹角以及正常节段对异常节段的拖带效应（tethering effect）的影响。为了克服这些限制性，近年发展了可显示心动周期中室壁节段长度和厚度绝对和相对变化的应变显像（strain imaging，SRI），初步研究表明，应变显像可能是定量局部室壁收缩和舒张功能的可靠技术。

910• 便携式心脏超声有何特点？

便携式心脏超声（hand-carried cardiac ultrasound，HCU）是一种可进行二维超声和彩色多普勒检查的手提式心脏超声检查装置，某些仪器尚具备 M 型超声、脉冲波多普勒和连续波多普勒功能，仪器的体积类似小型笔记本电脑，重量通常不超过 3kg。初步临床应用经验表明，HCU 对于床旁诊断重症瓣膜性心脏病、重症先天性心脏病、急性心肌梗死的机械性并发症、感染性心内膜炎、心包积液和心脏压塞、心脏血栓和肿瘤以及评价左心室功能和药物疗效，具有重要的临床价值。HCU 可方便地用于急诊室、手术室、监护室、病房等危重患者的快速诊断和治疗决策，也可用于家庭随诊和外地会诊。这一技术的完善将进一步扩展超声心动图的临床应用。

911• 近年来心血管超声诊断学有哪些进展？

早在 20 世纪 70 年代就提出心肌梗死区域内存在存活的心肌，80 年代后的研究进一步证实存活心肌由冬眠心肌和/或顿抑心肌所组成，在缺血改善或受到正性肌力药物刺激后，其收缩功能障碍可逐渐恢复，属可逆性心肌功能障碍，而坏死心肌即使恢复血供，其收缩功能亦难以恢复，属不可逆性心肌功能障碍。

因存活心肌的存在是心脏功能恢复的基本条件，而最低限度的灌注充盈又是心肌细胞存活的必须条件。目前临床上评价心肌存活性主要是依据心肌代谢、节段性室壁运动异常（RWMA）的改善及心肌血流灌注等方面的情况来综合评价。核医学虽能提供有关心肌节段的灌注、代谢和心肌细胞膜完整的可靠信息，但缺点是不能直接动态地观察到室壁活动的全况，且检查过程费时、繁琐，设备及检查费用昂贵而使其临床应用受到很大限制。而超声心动图（UCG）可实时动态连续地显示心肌病变在基础状态及药物干预状态下 RWMA 的变化及其幅度，从而达到评价心肌活性或纤维化的目的。尤其是经食管超声心动图、血管内超声心动图的开展，更加拓展了心血管超声诊断学的应用范围。

（1）负荷超声心动图　由于冬眠、顿抑及梗死心肌具有不同的临床预后意义，但在二维 UCG 上均表现为 RWMA，且不能分辨出急慢性改变，亦不能识别存活心肌。Mishra 等发现负荷 UCG 较运动试验更具优越性，因缺血所致的 RWMA，较 ST 段压低及胸痛出现得更早，其敏感性、特异性更强，对缺血的定位更准确，且具有无创、快速、简便、安全实用的特点，还能提供心脏解剖、功能等方面的信息及避免核素放射性损伤的特点。缺憾是其无法显示心肌的供血情况。

低剂量多巴酚丁胺负荷超声心动图（LDDSE）是目前公认的诊断、评价冠心病、左心室功能状态及判断心肌存活性及预后的有效方法，优于运动试验、腺苷、双嘧达莫及硝酸酯类UCG。小剂量多巴酚丁胺持续静脉滴注可使正常和存活心肌的室壁运动增强，而坏死或纤维化的心肌无反应，从而能够从异常运动的室壁节段中检出存活心肌。但尚无法区别其存活形式——冬眠或顿抑。

有研究认为若冠状动脉狭窄较轻，则LDDSE使冬眠心肌收缩功能呈双相反应，即先增强后减弱；而顿抑心肌的收缩功能呈较正常心肌水平为低的持续性增强，即单相反应。若不能证实有心肌收缩功能的改善，则可能为梗死或严重缺血的冬眠心肌。两者的区别有赖于核素心肌显像检查。小剂量多巴酚丁胺试验阳性已被公认为是预测心脏事件的独立危险因素。对小剂量多巴酚丁胺试验阳性者及早行介入治疗可减少心脏事件的发生，并可用于指导血管重建术中拟扩张的冠状动脉病变部位及预测术后左心室局部缺血心肌功能恢复的程度。

（2）彩色室壁运动技术和声学定量技术　RWMA是心肌缺血和梗死的特征性改变，常规的二维UCG对其有较高的准确性和敏感性，但亦有明显的经验依赖性和主观性。近年发展起来的彩色室壁运动技术（CK）和声学定量技术（AQ）为快速、客观、定量评价RWMA和心功能提供了新方法。CK技术是一种以彩色编码清楚实时地显示心动周期中心内膜运动幅度及其顺序的一种新技术。而AQ技术能快速准确地测量心动周期中每一心搏的左心室腔面积、容积及其射血分数的变化。两项技术与DSE相结合对心肌缺血及心功能的判断更客观准确。

（3）多普勒组织成像　多普勒组织成像（DTI）是近年来出现的一种新的无创性室壁运动分析技术，可实时显示不同段心肌运动的时间、方向和速度，为定量分析心肌运动和功能及检测RWMA提供了新的方法。心肌缺血时DTI参数变化的特点主要表现为速度指标减低和时间指标延长，而以舒张期参数变化更早更敏感。Derumeaux等发现在冠状动脉闭塞5～10秒内，DTI可探测到较早出现的舒张早期与晚期速度比值的下降及随后心肌收缩速度的显著降低，再灌注后即可逐渐恢复正常。通过DTI判断RWMA节段可推测病变血管所在的位置，这对前壁心肌梗死受累节段的定位尤为适用。目前DTI技术还存在一些不足，如室壁运动的方向受声束角度的影响及受反射定律的影响，对左心室侧壁、下壁显示效果差。

912• 近年来心血管超声治疗学有哪些进展？

随着材料科学和计算机技术的发展，心血管超声已从诊断技术延伸到治疗技术。近年来心血管超声治疗学已取得很大进展，包括：

（1）术中超声心动图（introperative echoardiography，IE）　IE通过心外膜超声心动图或经食管超声心动图探查途径，于心脏外科术前、术中和术后进行心脏和大血管检查。临床应用的经验表明IE对于及时发现术前漏诊的心脏病变引导手术径路、及时检出手术并发症以及判断手术疗效，是一项非常重要的技术。在大约10%的患者中IE的发现改变了手术的方法。目前在许多医学中心IE已成为心脏外科手术的重要监测手段和麻醉科医师必须掌握的技术。

（2）超声引导的心导管介入性治疗　经胸和经食管超声心动图已用于多种心导管介入性治疗的引导和监测，如瓣膜狭窄球囊成形术、心律失常射频消融术、房间隔缺损封堵术、肥厚型心肌病化学消融术、经心肌激光血管重建术等。在这些心导管介入性治疗中，超声检查有助于心导管的迅速和正确定位、病变大小的准确测量、疗效的及时评价、并发症的预防和检出以及医师和患者X线辐射量的大幅度减少，显著提高了心导管介入性治疗的安全性和成功率。

（3）超声导管消融术　这一技术利用安装在心导管尖端的微型超声探头发射高强度的超声波，通过超声波的空化效应和热效应使组织凝固，达到消融病变的目的。目前这一技术已用于急性心肌梗死的冠状动脉血栓消融，初步结果显示，在药物溶栓的同时应用超声溶栓可更彻底地溶解血栓，增加冠状动脉开通率。晚近应用包绕超声换能器的球囊导管消融心房颤动肺静脉异位激动点的研究已有报道。

（4）微泡携带基因和药物的局部治疗　目前的基因治疗多采用病毒作为载体，具有潜在的副作用。将包绕于微泡内的基因注射于血液中，在靶器官表面进行高强度超声波照射，微泡被超声波击破后释放基因，可达到局部治疗的目的。应用同样的原理，将具有较大副作用的药物（如抗癌药）置于微泡内，在靶器官局部释放可达到减小剂量和增加疗效的目的。近年来有关超声微泡治疗学的研究已逐渐增多，这一技术的进一步完善将为基因和药物治疗开辟新的途径。

913• 核素检查心肌缺血的意义是什么？

核素检查主要包括心肌灌注显像和核素心血池显像。前者可用^{201}铊、^{131}铯使正常心肌显像，而缺血坏死区不显影的“冷区”显像法，也可用^{99m}锝-焦磷酸盐，使新鲜坏死区显影，而正常心肌不显影的“热区”显像法。一般认为探测心肌缺血和心肌梗死，以^{201}铊的方法较为理想，特别是对6小时以内的AMI的检出阳性率可高达100%。如果观察再分布现象(3～4小时后分布再显像)，则可区别缺血或瘢痕，如与负荷试验相结合（踏车或双嘧达莫试验）可提高冠心病的检出率，可定量诊断心室整体与局部的收缩功能。对冠心病患者心肌缺血或心肌梗死后的心室节段性异常活动或局限性室壁瘤的检出有较大价值。

914• 何谓心肌灌注显像？其原理是什么？

心肌灌注显像是一种无创的检测心肌梗死和心肌缺血的方法。正常心肌有选择性摄取某些放射性药物的功能而显像，坏死心肌无摄取功能表现为放射性缺损称放射性“冷区”。心肌摄取该放射性药物的量与心肌血流灌注量成正比，故此类心肌显像称为心肌灌注显像或称心肌“冷区”显像。常用的放射性药物有两种，一种是放射性核素^{201}铊（^{201}T1），另一种是^{99m}锝（^{99m}Tc）标记的异腈类化合物。

^{201}T1静脉注射后随血液循环通过心肌时约90%被心肌细胞吸收；^{201}T1还可通过激活心肌细胞膜的Na-K-ATP酶而转移至心肌细胞中，但又较快被心肌细胞所清除。因此，^{201}T1在

心肌内的聚集量取决于心肌血流量、心肌细胞摄取率和清除率三者的动态平衡。如局部心肌血流量减少或缺失，细胞变性坏死，酶系统失活，引起心肌摄取^{201}T1 减少或不摄取，在心肌显像中表现为病灶局部放射性稀疏或缺损。单纯的心肌缺血，缺血灶对^{201}T1 摄取较正常心肌缓慢，早期显像缺血区呈放射性稀疏或缺损；随后心肌开始清除，而缺血心肌仍继续摄取，经过一段时间后，正常心肌和缺血心肌对^{201}T1 的聚集量基本平衡，再次显像时，由于正常和缺血心肌的放射性差别明显缩小乃至消失，原稀疏或缺损区被放射性填充，出现放射性再分布图像。而心肌梗死灶因无摄取^{201}T1 功能而无再分布现象。采用运动负荷或药物介入试验加大缺血与正常心肌摄取^{201}T1 的差距来鉴别心肌缺血或梗死，可提高检测的灵敏性。在进行运动负荷试验前患者必须停服冠脉扩张药物 1~2 天，运动方法和标准与门电路心血池显像的运动负荷试验相同。检查前患者空腹，然后进行踏车或活动平板运动。当运动负荷达到预定标准时，通过预先建立的静脉通道注射^{201}T1，继续维持原运动量运动 30 秒至 1 分钟。在静脉注射后 10 分钟内开始进行心肌显像，心肌缺血区表现为放射性稀疏缺损，让患者休息 2~4 小时再进行一次延迟显像即再分布显像，观察^{201}T1 重新再分布的状态。若运动负荷试验显像出现的稀疏区缺损在再分布显像时被放射性填充，表明该稀疏缺损区为心肌缺血；若无放射性填充，则为心肌坏死或瘢痕组织。

另一种显像剂是近几年研制成功的^{99m}Tc 标记的异腈类化合物。目前最常用的药物是^{99m}Tc 标记甲氧基异丁基异腈（^{99m}Tc-me-thoxyisobutyl isonitrile，^{99m}Tc-MIBI），它与^{201}T1 具有相似的生物学特性，心肌摄取量同心肌血流量有显著相关，故其显像结果的解释和评价与^{201}T1 心肌显像相同。但^{99m}Tc-MIBI 在心肌内分布保持相对稳定，清除缓慢，故无再分布现象。因此，在运动负荷试验显像后，须经 48 小时才能进行静息态显像，以避免第一次显像时心肌放射性本底的干扰，在静息态显像时须再次注射显像剂。^{99m}Tc-MIBI 心肌灌注显像最大的优点是所获得的平面或断层影像的分辨率优于^{201}T1，而且可以进行门电路心肌显像，显示心肌壁运动功能。

915. 放射性核素显像技术在心血管病诊断的应用中取得哪些重要进展？

近 20 年来，随着伽玛闪烁照相技术、电子计算机技术的发展和^{99m}锝（^{99m}Tc）标记的心肌显像药物研制成功，应用放射性核素诊断心血管病技术获得长足的进步，如心脏的功能测定、心肌显像以及放射性核素心血管造影等，已成为临床诊断心脏疾病的重要手段，并在核医学领域中形成了新的分支学科——核心脏病学（muclear cardiology）。由于放射性核素单光子发射型计算机断层摄影仪（single photon emission computedtomography，SPECT）的广泛应用，以及正电子发射型计算机断层摄影仪（position emission computed tomography，PET）的研制与临床应用研究，使放射性核素诊断技术从二维显像发展到三维显像，大大地提高了对疾病诊断的灵敏度和分辨率。放射性核素显像是一种功能性、生化学和参数化的显像技术，并向高特异性显像技术发展，如放射免疫显像、受体显像等，这些是放射性核素显像技术的最大特色，现在应用这种技术已可在生理条件下，无创伤地准确评价活体心脏的整体和局部功能、心肌血流和心肌代谢，极大地提高了对心脏疾病的诊断效能及其临床价值。

916 · 如何评价CT在心血管疾病诊断中的应用？

电子计算机X线体层摄影（X-CT或CT）具有良好的密度分辨率，可以清晰分辨骨骼、肌肉、脂肪、空气和水等，从而能满足心脏、心包、大血管的形态学诊断。动态CT有助于心脏运动功能观察，视野宽阔，横截面可全面观察心脏及大血管及肺组织的形态；可以分辨各心腔、大血管相互位置关系。此点优于超声心动图视野小、探及深度不理想的缺点；也优于平片、造影重叠影像的不足。CT属于无创性检查。超高速CT可以满足小儿检查的要求均为其优点。临床上可应用于主动脉与肺动脉疾病、心包疾病、瓣膜病、冠心病、心肌病、心脏肿瘤及先天性心脏病的诊断和辅助诊断。尤其是近年来投入使用的16排、32排等多层螺旋CT可提取清楚的冠状动脉影像，已可相当部分替代冠脉造影，显示冠脉狭窄的部位、程度、冠脉内支架的位置情况及心肌血供情况等。

但是，CT仅能观察横截面，此点不如磁共振成像技术优越。X线及造影剂的应用对人体有一定损害，存在有造影剂毒性及变态反应问题为其缺点。另外设备较昂贵，费用仍偏高，亦应引起医生注意，应根据病情有选择性的应用。

917 · 何为磁共振成像技术？在心血管疾病诊断中有哪些应用？

磁共振成像（MRI）是生物磁自旋成像技术，利用人体自身存在的氢原子核自旋运动的特点，使用磁场标定人体层面的空间位置，再以无线电波（射频脉冲）进行序列照射，激发原子核，而产生磁共振现象。在停止无线电波照射后，被激发的原子核自动恢复到静止的平衡状态，而把吸收的能量放射出来，这一能量信号可由探测器检测，输入电子计算机中，对所得大量信号进行空间编码，以确定所测得的空间分布，再用转换器重建图像。MRI的基础是梯度磁场、射频脉冲程序及信号回收。

心脏MRI首先采用心电图门控技术，这样才能保证准确的不同心动周期采像的可能。心电门控自旋回波成像：一般采用双重自旋回波序列获得解剖、血流和组织形态方面的资料。第一回波图像显示解剖结构最佳，图像信号/噪声比好。第二回波图像则包含了有关血流特点及不同组织形态的特点。变换心电图门控，可以获收缩期、舒张期心脏容积，可测得心功能有关资料（如射血分数）。小角度快速成像技术：采用梯度回波和回波平面成像技术，在短期内形成心脏不同运动周期图像，为心脏磁共振实时成像提供了保证，实现了心脏电影MRI。磁共振血管造影，主要用时间飞跃效应（time of flight effect）、相位对比效应（phase contrast effect）等原理，经三维数据采集图像重建，得到与周围静止组织相比较强的血流信号，达到血管成像。

其主要临床应用：①冠心病诊断，如急性心肌梗死表现为T_1、T_2弛豫时间延长，梗死信号变强，室壁变薄。陈旧性心肌梗死表现为局部心壁变薄，信号强度变弱，T_2弛豫时间变短。室壁瘤形成及腔内附壁血栓均可以清楚地显示；②肥厚型心肌病的诊断，在不同的层面可以清楚地显示增厚的心肌。通 T_1、T_2 可以测定心肌的特性；③MRI 可以从不同体位取得心脏大血管切面像，因此，可以清楚显示心内结构，房室、大血管的位置关系，对某些先心病作出诊断。电影 MRI 使诊断的效果、范围更加扩大；④瓣膜病的诊断。电影 MRI 对瓣膜反流十分敏感，在高信号的心腔内出现高速反流引起的 MRI 信号失落。根据其失落面积，可以估价瓣膜反流的严重程度；⑤MRI 能清楚地显示心包结构，对心包积液、积血、心包增厚、心包肿瘤等都可以得到有价值的诊断信息；⑥心脏肿瘤的诊断：MRI 可以对心脏肿瘤行定位诊断。T_1、T_2 值可为测得肿瘤成分提供价值。电影 MRI 可观察心脏肿瘤（心房黏液瘤）活动状态；⑦主动疾患的诊断：MRI 可对各型主动脉瘤的诊断提供重要信息。先天性主动脉缩窄、后天性主动脉狭窄梗阻性疾患诊断也有重要价值。在一定程度上可代替血管造影，为外科手术提供可靠依据；⑧磁共振血管造影（MRA）的临床应用：MRA 对颈动脉-脑动脉血管的检查效果最佳，一次扫描可以显示头臂全部血管及 Willis 环。对于各种病因引起的狭窄梗阻性病变、动脉瘤、动-静脉瘘等有重要价值。目前在胸、腹主动脉，肢体动脉，腔静脉造影及血流动力学研究都有重要价值；⑨磁共振频谱分析可以测定分子结构，检验和定量组织中 ATP 新陈代谢的中间产物，以表明其生理、生化特性，从而提供疾病的生化变化，达到分子水平诊断。

918 · 与其他影像学方法比较，磁共振成像有哪些优越性？其禁忌证是什么？

与其他影像学方法比较，磁共振成像（MRI）有如下优越性：

（1）MRI 无电离辐射，因此对人体无害。

（2）空间分辨率及心电图门控三维成像明显优于超声心动图及放射性核素检查。小角度快速成像（即电影 MRI）在心脏结构及血流动力学诊断方面也优于多普勒诊断检查。

（3）MRI 血管造影不同造影，它可显示血管影像，有可能逐渐代替常规血管造影术。

（4）MRI 以多维成像方法对心血管进行诊断检查，较只能作横截面的 CT 检查有较大的优越性。

MRI 的禁忌证主要有三种情况：①安装起搏器患者禁止采用 MRI 检查；②带有治疗动脉瘤金属夹及眼球内金属异物者禁用本法检查；③病情危重或不宜长时间静卧的患者、严重心律失常者等不宜采用 MRI 检查。

919 · 如何应用磁共振技术判断心肌活力？

随磁共振成像（MRI）技术在心血管病中的应用，已发现一些 MRI 方法可作为评价冠状动脉疾病（CAD）的诊断技术，在 CAD 患者中，最重要的是识别有活力的心肌和心肌纤维化部位。目前判断心肌活力的三个指标是①存在冠状动脉的血流，即有足够的冠状动脉灌注；②存在室壁运动，即收缩期室壁增厚；③存在心肌代谢。而 MRI 技术可分别通过以下三种技术判定上述指标：①用自旋回波 MRI 成像或超声 MRI 成像估价冠状动脉灌注；②用电影 MRI 成像法测量收缩期室壁厚度；③用磁共振波谱分析（MRS）估价心肌代谢，目前已有较多研究探测心肌灌注异常和室壁运动，只有少数研究应用 MRS 估价心肌代谢。

920 • 什么是光学相干断层成像新技术？

光学相干断层成像（optical coherence tomograph，OCT）是高分辨率影像观察斑块形态的一种新技术，用反射红外激光波产生 micro-scale 影像，其分辨率高于现有诸种影像，分析粥样斑块（尤其正在破裂的斑块）的精微结构，优于血管内超声，可以展示斑块内脂质积聚，其上内膜的厚度，有无裂隙，从而有可能辨认出高危病变。对 ACS（心肌梗死、不稳定型心绞痛、心脏性猝死）患者，粥样斑块长期存在于冠脉内，患者并无症状，为何能在数小时内斑块活化，发生危及生命的病理生理改变？这是目前国内外冠心病防治研究中的一个关键性问题。而 OCT 技术，是目前唯一能早期发现易碎斑块的检测技术，这对 ACS 的防治具有重要的临床意义。

921 • 什么叫介入性心导管检查技术？

介入性心导管检查技术是将一根特制的不透 X 线的塑料管——心导管送至心脏需检查的部位，借以了解心脏血流动力学及血氧含量的变化，有利于心脏病的诊断、病情观察和疗效考核的一种方法。心导管检查包括左、右心导管术两种，右心导管通常从贵要静脉及其分支，或从股静脉插入，经上或下腔静脉至右心房、右心室，然后进入肺动脉及其分支。通过右心导管测定右心腔及肺动脉的压力或连续测压，可获得有关右心腔血流动力学变化的资料，经取血标本了解心脏各部位的血氧含量，用于判断心脏内或大血管内之间有无左向右或右向左的分流，若心导管进入异常通路，从而证实心脏有某些畸形的存在，根据所获有关材料可计算心排出量及分流量，以评价心功能情况和病变严重程度。根据需要经心导管注射造影剂进行选择性右心腔造影，有助于诊断某些先天性心脏病，应用附有探查电极的心导管可进行右心腔内心电图检查，包括心脏电生理检查、心内起搏等。插入 Swan-Ganz 导管监测心脏血流动力学的变化，有助于心泵功能的评价。左心导管通常从股动脉插入，逆行经主动脉至左心室，主要用于选择性左心室、主动脉根部及左右冠脉造影，用于诊断某些先天性心脏病、瓣膜病和冠心病，确定其手术适应证和术后疗效的考核等。

随着医学科技的发展，心导管检查技术的临床应用，已远远超越了诊断的范畴，具有诊断和治疗双重作用。如进行心导管消融术等治疗快速性心律失常，通过 PCI 治疗冠心病等。

922 • 何谓肺毛细血管楔压？有何意义？

肺毛细血管楔压（pulmonary capillary wedge pressure，PCWP）是指用漂浮导管使导管顶端嵌入肺动脉分支后，导管后方的血流被阻断，当时测得的压力。此压力在一定程度上反映了肺毛细血管压、肺静脉压，乃至左心房压。在没有二尖瓣狭窄时，也可间接地反映左心室充盈压。

PCWP压是项有重要价值的血流动力学指标，其临床意义在于①反映左心室充盈压，因而反映左心室受损程度；②PCWP是使液体自肺毛细血管进入肺间质和肺泡的静水压，正常值为8~12mmHg（1.0~1.6kPa）。PCWP为18~20mmHg（2.40~2.66kPa）时，开始出现肺充血；20~25mmHg（2.66~3.33kPa）时为轻到中度肺充血；25~30mmHg（3.33~4.0kPa）时为中到重度肺充血；>30mmHg（4.0kPa）时出现肺水肿。左心衰竭患者在临床上出现症状和肺部X线改变前已有PCWP增高，因此，监测PCWP变化有助于早期发现和早期治疗肺水肿。治疗时在肺部湿啰音和肺部X线改变消失之前PCWP已降低，从而可指导治疗；③有利于给左心室选择最适宜的前负荷。PCWP应维持在既能充分利用Frank-Starling原理以提高心排出量，又低于可能导致肺充血的范围。以15~20mmHg（2.0~2.66kPa）为适宜，这也是左心室充盈的最佳压力范围；④鉴别心源性休克与低血容量性休克：该两种休克的治疗方法及预后完全不同，鉴别极为重要。PCWP>18mmHg（2.4kPa）时通常为心源性休克，低血容量性休克时肺毛细血管楔压通常较低。有人认为对PCWP<2.4kPa（<18mmHg）的休克患者应先作扩容治疗，并密切观察PCWP的变化，如PCWP明显升高而血压和心排出量改善，提示血容量不足，应继续扩容治疗。如PCWP升高>2.4kPa（18mmHg）而血压和心排出量无改善，提示心源性休克，应停止扩容，按心源性休克治疗。